# Osteopatía
# Fundamentos
# para el diagnóstico
# y tratamiento

## 4.ª EDICIÓN

# Osteopatía
# Fundamentos para el diagnóstico y tratamiento

## 4.ª EDICIÓN

**Eileen L. DiGiovanna,** DO, FAAO

Former Chairperson and Professor
The Stanley Schiowitz, DO, FAAO Department of Osteopathic Manipulative Medicine
The New York College of Osteopathic Medicine
New York Institute of Technology
Old Westbury, New York
Fellow of the American Academy of Osteopathy

**Christopher J. Amen,** DO

Physical Medicine and Rehabilitation
Department of Orthopaedics y Rehabilitation
Renaissance School of Medicine at Stony Brook
Stony Brook, New York
New York Institute of Technology College of Osteopathic Medicine
Old Westbury, New York

**Denise K. Burns,** DO, FAAO

Clinical Professor
Department of Osteopathic Manipulative Medicine
Touro College of Medicina osteopática
Harlem, New York
New York Institute of Technology College of Osteopathic Medicine
Old Westbury, New York
Fellow of the American Academy of Osteopathy

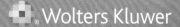

Philadelphia • Baltimore • New York • London
Buenos Aires • Hong Kong • Sydney • Tokyo

Av. Carrilet, 3, 9.ª planta, Edificio D-Ciutat de la Justícia
08902 L'Hospitalet de Llobregat
Barcelona (España)
Tel.: 93 344 47 18
Fax: 93 344 47 16
Correo electrónico: consultas@wolterskluwer.com

*Revisión científica*
Mike Azencott,
Osteópata y Fisioterapeuta, COA ATMAN (París, Francia)

Frank Emil Pohlmann
Profesor de educación física, fisioterapeuta y osteópata
Escuela de Osteopatía. Buenos Aires

*Traducción*
Dra. Gabriela León Jiménez
Dra. Silvia Suárez Martínez

*Dirección editorial:* Carlos Mendoza
*Editora de desarrollo:* Cristina Segura Flores
*Gerente de mercadotecnia:* Juan Carlos García
*Cuidado de la edición:* Brenda González Barajas
*Maquetación:* Punto 5
*Adaptación de portada:* Jesús Mendoza
*Impresión:* C&C Offset-China / Impreso en China

*Dedicamos este libro:*

*A los estudiantes de osteopatía y médicos osteópatas, quienes abrazan el principio
de que nuestras manos son canales de curación;*

*A nuestros profesores y mentores, que abrieron el camino
para la profesión osteopática;*

*A nuestros pacientes, por brindarnos la oportunidad de curar;
y a nuestras familias, que aman y apoyan la tradición osteopática.*

*Este libro está dedicado a todos aquellos que practican los principios osteopáticos
en el tratamiento del cuerpo, la mente y el espíritu humanos.*

# Prefacio

Andrew Taylor Still enfatizó que la medicina de manipulación osteopática se aprendió por medio del tacto y la práctica, en lugar de la memorización de procedimientos. A medida que la profesión osteopática continúa creciendo y explorando nuevos caminos, los principios aún son los mismos. Observar. Sentir. Escuchar. Cada paciente es diferente y el manejo exitoso de la enfermedad consiste en el tratamiento completo del cuerpo, la mente y el espíritu. La medicina osteopática requiere la individualización de los tratamientos a través de la lente de las técnicas fundamentales que enseñamos aquí. Exhortamos a nuestros colegas a continuar con estas tradiciones, ya que son la base de la medicina osteopática. No hay dos pacientes iguales y, por lo tanto, no hay dos tratamientos iguales. Escuche, y el cuerpo de su paciente le hablará por medio de sus manos. Perfeccione las habilidades que aprenda a través de sus estudios con la práctica. Ahí es donde ampliará su comprensión de las intricadas interacciones biomecánicas entre el cuerpo, la mente y el espíritu humanos.

Con la 4.ª edición de *Osteopatía. Fundamentos para el diagnóstico y tratamiento* continuamos el legado que comenzaron el Dr. Stanley Schiowitz y la Dra. Eileen DiGiovanna y pasamos la antorcha a la siguiente generación de estudiantes y médicos osteópatas. Seguimos integrando las enseñanzas más recientes y avanzadas de los principios y técnicas en un texto completo. Ésta es nuestra base educativa para la profesión osteopática.

**Eileen L. DiGiovanna, DO, FAAO**
**Christopher J. Amen, DO**
**Denise K. Burns, DO, FAAO**

# Agradecimientos

Queremos reconocer al personal editorial de Wolters Kluwer, incluidos Andrea Vosburgh, Matt Hauber, Tim Rinehart y todos los demás que ayudaron en este proyecto; el personal de *Touro College of Osteopathic Medicine*, cuya hospitalidad y apoyo hicieron posible este proyecto; John Jackson, por su estupendo trabajo con la fotografía y las imágenes; y a nuestras familias cuyo apoyo y amor nos anima a continuar la tradición osteopática.

Un agradecimiento especial a mi nieto, Christopher J. Amen, DO, un graduado del *New York College of Osteopathic Medicine*, quien ayudó hábilmente a hacer de este texto una realidad. Gracias a los estudiantes del *Touro College of Osteopathic Medicine* que se ofrecieron para ser modelos de pacientes.

# Colaboradores

CHRISTOPHER J. AMEN, DO
Physical Medicine and Rehabilitation
Department of Orthopaedics and Rehabilitation
Renaissance School of Medicine at Stony Brook
Stony Brook, New York
New York Institute of Technology College
   of Osteopathic Medicine
Old Westbury, New York

MARY BANIHASHEM, DO
Assistant Professor
Department of Osteopathic Manipulative Medicine
Touro College of Osteopathic Medicine
Harlem, New York

NANCY BROUS, DO
Family Medicine
Vidant Medical Group
The Boulevard Clinic
Eden, North Carolina

DENISE K. BURNS, DO, FAAO
Clinical Professor
Department of Osteopathic Manipulative Medicine
Touro College of Osteopathic Medicine
Harlem, New York
New York Institute of Technology College of
   Osteopathic Medicine
Old Westbury, New York
Fellow of the American Academy of Osteopathy

JOHN D. CAPOBIANCO, DO, FAAO
Clinical Associate Professor
The Stanley Schiowitz, DO, FAAO Department
   of Osteopathic Manipulative Medicine
New York College of Osteopathic Medicine
New York Institute of Technology
Old Westbury, New York

LISA R. CHUN, DO
Associate Dean For Osteopathic Clinical Education
California Health Science University College of
   Osteopathic Medicine
Clovis, California

WILLIAM THOMAS CROW, DO, FAAO
Private Practice
River of Life Osteopathic Center
Ocoee, Florida

ALBERT J. DERUBERTIS, DO
Private Practice
Munster, IN

EILEEN L. DIGIOVANNA, DO, FAAO
Former Chairperson and Professor
The Stanley Schiowitz, DO, FAAO
   Department of Osteopathic Manipulative
   Medicine
The New York College of Osteopathic
   Medicine
New York Institute of Technology
Old Westbury, New York
Fellow of the American Academy of Osteopathy

JOSEPH A. DIGIOVANNA, DO
Former Acting Chairman and Associate Professor
   of Family Practice
Former Associate Professor of Osteopathic
   Manipulative Medicine
Smithtown, New York

DENNIS J. DOWLING, DO, FAAO
Attending Physician and Director of Manipulation
Physical Medicine and Rehabilitation Department
Nassau University Medical Center
East Meadow, New York
Former Professor and Chairperson
The Stanley Schiowitz, DO, FAAO Department
   of Osteopathic Manipulative Medicine
New York College of Osteopathic Medicine
New York Institute of Technology
Old Westbury, New York

BARRY S. ERNER, DO
Private Practice
Armonk, New York

HUGH ETTLINGER, DO, FAAO
Associate Professor
The Stanley Schiowitz, DO, FAAO Department of
   Osteopathic Manipulative Medicine
Residency Director of Neuromusculoskeletal
   Medicine
Saint Barnabas Hospital
Bronx, New York

JONATHAN E. FENTON, DO
Private Practice
Winooski, Vermont

MARY-THERESA FERRIS, DO
Private Practice
Henrico, Virginia

BONNIE GINTIS, DO
Retired Private Practice
Burlington, Vermont

DAVID J. MARTINKE, DO
Private Practice
Williamsville, New York

SUSAN MILANI, DO
Assistant Professor and Chair of Department of
    Osteopathic Manipulative Medicine
Touro College of Osteopathic Medicine
Harlem, New York

MICHAEL F. OLIVERIO, DO
Private Practice
Wantagh, New York

DONALD E. PHYKITT, DO
Private Practice
Athens, Pennsylvania

SONIA RIVERA-MARTINEZ, DO
Associate Professor Family Medicine
New York Institute Of Technology College of
    Osteopathic Medicine
Old Westbury, New York

MICHAEL ROWANE, DO, MS, FAAFP, FAAO
Associate Dean of Clinical Education at Lake Erie
    College of Osteopathic Medicine
Erie, Pennsylvania

PAULA D. SCARIATI, DO, MPH
Public Health and General Preventative Medicine
Graduate of the New York College of Osteopathic Medicine
Old Westbury, New York
Assistant Professor
Virginia College of Osteopathic Medicine
Blacksburg, Virginia

STANLEY SCHIOWITZ, DO, FAAO
Dean Emeritus
Distinguished Professor and Former Chairperson
The Stanley Schiowitz, DO, FAAO Department
    of Osteopathic Manipulative Medicine
New York College of Osteopathic Medicine
New York Institute of Technology
Old Westbury, New York
Deceased

ANITA SHOWALTER, DO
Associate Dean for Clinical Education
Chief of Clinical Medicine
Chief and Associate Professor of Women's Health at
    Pacific Northwest University of Health Sciences
Yakima, Washington

CHARLES J. SMUTNY III, DO
Assistant Professor
Department of Osteopathic Manipulative Medicine
Campbell University School of Osteopathic Medicine
Bules Creek, North Carolina

LILLIAN SOMNER, DO
Private Practice
Galax, Virginia

TONI SPINARIS, DO
Private Practice
Colden, New York

SANDRA D. YALE, DO
Private Practice
Buffalo, New York

Las siguientes personas ayudaron y aparecen en las fotografías que ilustran las técnicas descritas en este texto.

DAVID A. FORSTEIN, DO, FACOOG
Dean
Harlem Campus of Touro College of Osteopathic
    Medicine
Harlem, New York

JEREMY SHUGAR, DO
Assistant Professor
Department of Osteopathic Medicine
Touro College of Osteopathic Medicine
Harlem, New York

GRACE VASCONEZ-PEREIRA, DO, MD
Clinical Assistant Professor
Department of Osteopathic Manipulative Medicine
Touro College of Osteopathic Medicine
Harlem, New York

MIKAIL VOLOKITIN, DO
Assistant Professor
Department of Osteopathic Manipulative Medicine
Touro College of Osteopathic Medicine
Harlem, New York

# Contenido

## SECCIÓN VIII
## EXTREMIDADES SUPERIORES

## SECCIÓN IX
## EXTREMIDADES INFERIORES

## SECCIÓN X
## OSTEOPATÍA CRANEAL

## SECCIÓN XI
## CONSIDERACIONES SISTÉMICAS

# Aspectos básicos de la medicina osteopática

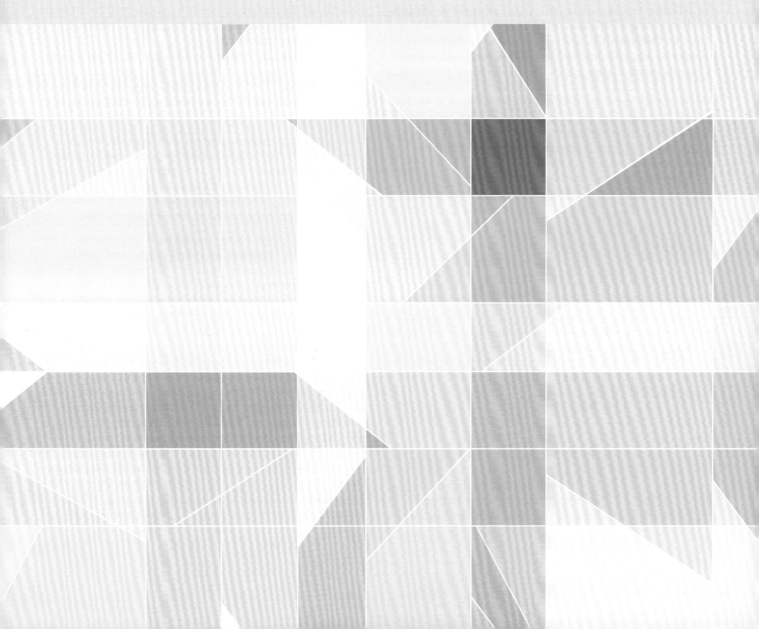

# 1

# Introducción

Eileen L. DiGiovanna

La medicina osteopática representa una de las dos escuelas de medicina en Estados Unidos; en este país tan sólo hay dos grupos de médicos con licencia. Las instituciones médicas osteopáticas otorgan el grado de Doctor en Medicina Osteopática o Doctor en Osteopatía (DO) y las instituciones médicas alopáticas (no osteopáticas) otorgan los grados de Doctor en Medicina (MD, *Medical Doctor*). El proceso educativo es similar en ambas instituciones, con diferencias particulares en el plan de estudios osteopático. Los aspirantes a las escuelas médicas osteopáticas tienen una licenciatura y muchos poseen una maestría u otro posgrado. Éstos realizan el *Medical College Aptitude Test* (MCAT), al igual que los aspirantes a otras universidades alopáticas.

Los 4 años que transcurren en la escuela de medicina osteopática se invierten en el estudio de ciencias básicas y clínicas, muy parecido a las escuelas médicas no osteopáticas, pero con un enfoque adicional en los principios y conceptos osteopáticos y el estudio intensivo en medicina de manipulación osteopática. El tercer y cuarto años permiten rotaciones en clínicas, consultorios y hospitales con práctica clínica en ciudades, suburbios y zonas rurales.

Después de la graduación, el DO puede hacer un internado rotatorio de 1 año y después ingresar a una residencia para especializarse en cualquier rama de la medicina. El DO está calificado para prescribir, realizar una cirugía, atender partos y llevar a cabo otros servicios médicos conforme se requiera para promover la salud del paciente. Desde abril de 1985, los DO están certificados en todas las especialidades, incluida la medicina familiar. Es posible escoger una subespecialidad en cualquier área. A partir del 30 de junio de 2020, todas las residencias de la *American Osteopathic Association* (AOA) requieren la acreditación del *Accreditation Council for Graduate Medical Education* (ACGME) y muchas de estas residencias reciben una designación de Reconocimiento Osteopático.

La particularidad de la medicina osteopática radica en la aplicación de la filosofía y los conceptos osteopáticos. Los médicos siguen los métodos aceptados de diagnóstico y tratamiento físico y quirúrgico; también están capacitados para evaluar de manera experta el sistema neuromusculoesquelético y procurar una mecánica corporal normal mediante el uso de la medicina de tratamiento manual. Los médicos osteópatas reconocen la capacidad del cuerpo para regularse a sí mismo y establecer sus propias defensas contra la mayoría de las patologías.

La medicina osteopática reconoce que el sistema neuromusculoesquelético es muy importante para la expresión plena de la vida, pues le ayuda nutriéndolo y a eliminar sus desechos. Como señaló George Northup (1966) en *Osteopathic Medicine, An American Reformation*:

El sistema musculoesquelético está conectado íntimamente con todos los sistemas del cuerpo por medio del sistema nervioso voluntario e involuntario. Por lo tanto, hay indicios de que el sistema musculoesquelético es un espejo de la salud y la enfermedad, que responde con inflamación y dolor por un trastorno en otros sistemas corporales.

Por consiguiente, cuando se valora a un paciente, el médico osteópata considera al cuerpo como una unidad integrada que comprende múltiples funciones complejas y estructuras interrelacionadas.

Otro principio importante en la medicina osteopática es que la estructura y la función están relacionadas de manera íntima. Una anomalía en la estructura de cualquier parte del cuerpo provoca una función anormal, ya sea que se exprese local o a distancia de la estructura alterada. Para corregir los trastornos mecánicos, el médico osteópata realiza una manipulación osteopática terapéutica. Este tratamiento manual es sutil y controlado; puede dirigirse hacia el movimiento articular o hacia los músculos o fascias. También se usa para afectar la circulación, los líquidos corporales y los impulsos nerviosos.

La esencia de la osteopatía es el reconocimiento de la capacidad del cuerpo para curarse a sí mismo, con cierta ayuda externa, de muchas patologías. Este principio hace eco de la creencia enunciada por Hipócrates hace más de 2 000 años: "Nuestra naturaleza es el médico de nuestras enfermedades".

La medicina osteopática sigue creciendo a pesar de que se mantiene en una posición minoritaria en el sistema de atención a la salud. Según el *Osteopathic Medical Profession Report* de 2017, hay más de 108 000 DO y más de 137 000 DO y estudiantes de medicina osteopática combinados en Estados Unidos (EU). Uno de cada cuatro estudiantes de medicina en EU asiste a una de las 34 universidades de medicina osteopática en 32 estados.

La profesión de osteópata ha cambiado de la misma forma que ha crecido. Ha logrado el reconocimiento como una parte importante del sistema de atención a la salud de EU. En la actualidad se definen con cuidado sus contribuciones especiales a la medicina y están en curso varios tipos de investigación para probar la eficacia de sus técnicas de manipulación. Con estos y otros pasos similares hacia la completa realización del potencial de la medicina osteopática, la profesión está asegurando su posición en el entorno médico moderno.

## Referencias

American Osteopathic Association. *Annual Report of the American Osteopathic Association* 2015; 2015.

American Osteopathic Association. *2017 Osteopathic Medical Report*. Chicago, IL: American Osteopathic Association; 2017.

Northup GW. *Osteopathic Medicine: An American Reformation*. Chicago, IL: American Osteopathic Association; 1966.

# 2 Historia de la osteopatía

Eileen L. DiGiovanna

Andrew Taylor Still, fundador de la osteopatía, nació el 6 de agosto de 1828 en Jonesville (escrito como *Jonesboro* por el biógrafo E. R. Booth), Lee County, Virginia, de ascendencia inglesa-escocesa-irlandesa-alemana. Su padre fue ministro itinerante de la Iglesia Metodista Episcopal, médico, granjero y fabricante de molinos. Su madre era una mujer robusta, de la frontera, Martha Poague Moore, quien crió a sus hijos en un hogar muy religioso. Fue a partir de esta formación que Still desarrolló una fuerte creencia en Dios como el creador perfecto de todas las cosas. De ahí su convicción de que toda la creación era perfecta, incluido el cuerpo humano. Proclamó que un cuerpo humano perfecto sería capaz de curarse a sí mismo y que contenía dentro de sí los medios para hacerlo.

Cuando era un niño pequeño, Still presentaba con frecuencia cefaleas intensas. Un día, durante una crisis intensa, se sentó en un columpio de cuerda que su padre había colgado de la rama de un árbol; como se sentía mal, le quitó la tabla al columpio y se acostó en el suelo con la nuca apoyada en una cobija que arrojó sobre la cuerda. El dolor se alivió y se quedó dormido. Cuando despertó, la cefalea había desaparecido. Hizo esto muchas veces cuando se presentaba el dolor y notó el mismo éxito. Esta observación contribuyó a ideas posteriores relacionadas con la participación del sistema nervioso en la mecánica corporal, lo que a la larga contribuyó al desarrollo de la osteopatía.

Al ser un cazador, como lo era la mayoría de los hombres de la frontera, Andrew Still le quitaba la piel a los animales que cazaba y desarrolló una fascinación de por vida por sus músculos, huesos y articulaciones. Nunca dejó de estudiar anatomía y siempre instruyó a sus estudiantes acerca de la importancia de un conocimiento sólido de la anatomía como la base para el diagnóstico y el tratamiento.

Se educó en casas escuela pequeñas, ya que su padre se mudaba cada vez más hacia el oeste. Su educación informal consistió en la lectura incesante y la información que aprendió al acompañar a su padre en sus giras como ministro-médico por las granjas y pequeñas comunidades esparcidas alrededor del campo. Still adquirió su formación en medicina principalmente como aprendiz, aunque tuvo cierta capacitación formal en Kansas City y obtuvo un título de Doctor en Medicina (MD) expedido en el estado de Missouri.

Todavía siendo un joven, Still tenía opiniones sólidas en muchos temas controvertidos. Uno de esos se refería a la esclavitud. Él y su padre eran partidarios tan férreos de la abolición de la esclavitud que su padre, temiendo por la seguridad de su familia, tuvo que solicitar un traslado de Missouri, un estado fronterizo que apoyaba la esclavitud, hacia una reserva de nativos americanos Shawnee en el territorio de Kansas. Ahí, Andrew Taylor Still continuó su lucha contra la esclavitud y también tuvo acceso a las tumbas de nativos americanos de las que exhumó y disecó cuerpos. Tan macabro como pueda parecer en la actualidad, este comportamiento era muy común en los estudiantes de medicina.

Se unió a la milicia de Kansas durante la Guerra Civil y ascendió de capitán al rango de mayor. Pudo haber sido durante su servicio militar que aprendió sobre manipulación. Los mercenarios europeos que pelearon con la Union quizá le hablaron de sus "hueseros", que eran populares en Inglaterra y otras partes de Europa en el siglo XIX. Sin duda hubo cierta influencia de ellos, porque una tarjeta distribuida por Still entre los años 1883 y 1890, lo llamaba el "Huesero relámpago (*Lightning Bonesetter*)".

Más tarde, como miembro de la legislatura, ayudó a que Kansas se convirtiera en un Estado. Mientras vivía con su familia en Kansas, Andrew, sus hermanos y su padre donaron tierras y dinero para la construcción de la *Baker University* en Baldwin, Kansas.

En las décadas de 1850 y 1860, los practicantes de la medicina en Estados Unidos con frecuencia estaban mal capacitados y tenían poco conocimiento de las causas de la enfermedad. Muy pocos tenían la ventaja de contar con educación en una escuela de medicina, e incluso los que la tenían recibieron una formación elemental en comparación con los estándares actuales. Los tratamientos no eran sofisticados hasta el punto de ser peligrosos. Algunos remedios comunes utilizados en esos días incluían laxantes, purgas, sangrías (algunas veces hasta el punto de la inconsciencia), cloruro de mercurio, narcóticos, y medicamentos con base de alcohol. Algunos de los resultados fueron deshidratación, drogadicción, alcoholismo e intoxicación por mercurio. A menudo los tratamientos eran más peligrosos que las enfermedades. Este periodo ocurrió en la época conocida como la "Era de la medicina heroica", no por los héroes médicos que la produjeron sino por las intervenciones difíciles y arduas infligidas a los desafortunados pacientes.

Las epidemias de tifoidea, tuberculosis, influenza, fiebre amarilla, paludismo (malaria), sarampión y meningitis, así como otras enfermedades infecciosas, a menudo estaban descontroladas a través de la frontera. Una epidemia de meningitis cobró la vida de tres de los hijos de Andrew; la medicina ortodoxa fue incapaz de salvarlos. En su autobiografía, Still reflexionó acerca de este episodio: "En la enfermedad, ¿Dios dejó al hombre en un mundo de suposiciones? ¿Suponer cuál es el problema? ¿Qué hacer y suponer el resultado?" Still buscó las respuestas a estas preguntas desconcertantes y comenzó a desarrollar un método sistemático de tratamiento que eliminaría las conjeturas y daría salud sin los resultados desastrosos de los tratamientos vigentes en ese momento. Trabajó en gran medida con el sistema musculoesquelético y reconoció la importancia de los sistemas vascular y linfático. Creyó en la inmunidad natural que el cuerpo tenía como su propia "farmacia" para curarse a sí mismo. Desarrolló una forma de manipulación para ayudar a mantener el cuerpo en forma con una circulación e inervación sin obstrucciones.

El 22 de junio de 1874, Still rompió con la alopatía, como se llamaba a la medicina ortodoxa, cuando "lanzó al viento el estandarte de la osteopatía". Viajó por Kansas y Missouri como médico itinerante, logró el seguimiento de pacientes y, por último, se estableció en Kirksville, Missouri. Más tarde, fue respaldado en cartas y testimonios por un colega de Missouri, Samuel Clemens (Mark Twain).

Al inicio hubo muchas dificultades. Los pacientes eran desconfiados y otros practicantes de la medicina eran antagónicos. Fue condenado al ostracismo por iglesia que dijo que estaba tratando de sanar por "imposición de manos". Muchos lo consideraron un "charlatán". Incluso sus hermanos al principio pensaron que no estaba en su juicio.

Comenzó a tratar personas en las granjas de la periferia hasta que la gente del pueblo reconoció los resultados que lograba, al parecer milagrosos. Conforme aumentó su éxito, su fama creció y grandes multitudes se reunían para recibir su nuevo tratamiento. Pronto, la pequeña localidad estuvo tan superpoblada que se tuvo que construir un hotel cerca de la estación del ferrocarril para alojar a los pacientes visitantes. Al final, se construyó un sanatorio para tratar pacientes y enseñar.

Still recibió muchas peticiones para que enseñara su nuevo método de curación. Primero intentó instruir a los hijos de un paciente por tutoría, pero fracasó cuando no pudieron comprender sus conceptos. Esto lo llevó a creer que la osteopatía era algo que sólo él podía hacer, pero más tarde tuvo éxito al enseñar a sus propios hijos. Después intentó dar un curso en la *Baker University* en Baldwin, Kansas, la institución en la que él y sus hermanos contribuyeron de manera

sustancial con territorio y apoyo financiero. No tuvo éxito; la osteopatía era considerada charlatanería.

En el año 1892, Still compró un pequeño edificio de dos habitaciones y comenzó la *American School of Osteopathy* (ASO) en Kirksville, Missouri. La primera clase de 22 estudiantes se graduó en el año 1893 e incluyó a cinco mujeres, algo inusual en ese momento de la historia. Still enseguida se dio cuenta de que 1 año no era suficiente y aumentó el programa de estudios a 2 y después a 3 años. En el primer año, sólo se enseñaba anatomía y manipulación osteopática.

El Dr. William Smith, graduado de la prestigiosa *Edinburgh University Medical School*, se encontraba en Estados Unidos aprendiendo y vendiendo equipo médico quirúrgico. Al principio, otros médicos lo dirigieron al Dr. Still en un intento de desacreditar al legendario osteópata; en cambio, se quedó para convertirse en el primer profesor de anatomía en la escuela a cambio de que le enseñaran manipulación. Después de irse, Jeanette (Nettie) Bolles, un miembro de la primera clase y graduada de la ASO, se convirtió en profesora de anatomía.

Still capacitó a sus hermanos, sus hijos, algunos de sus pacientes, y otros MD en esta nueva profesión. Nunca escribió de manera específica un libro técnico porque creía que sus estudiantes deberían conocer la anatomía muy bien y ser capaces de diseñar sus propias técnicas y adaptarlas con base en ese conocimiento. Escribió una autobiografía y dos libros de conceptos.

Still murió en el año 1917 a la edad de 89 años, 6 meses después de que se inauguró una estatua en su honor en la calle de la corte de justicia de Kirksville, donde se encuentra hoy (Trowbridge, 1991). Dejó atrás una profesión y una escuela en lucha. Faltan muchas batallas para que la osteopatía sea aceptada en el sistema de atención a la salud de Estados Unidos.

La ASO prosperó y pronto tuvo que mudarse a nuevos distritos. Para el cambio de siglo, había más de 700 estudiantes inscritos en la escuela. Una de las batallas profesionales se produjo entre el profesorado de la ASO. Algunos querían desarrollar un plan de estudios con base en conocimientos más científicos. También hubo desacuerdos políticos entre los profesores, y se abrió una segunda escuela, *The Andrew Taylor Still School of Osteopathy*, en Kirksville en el año 1922 con el yerno de Still, George Laughlin, a la cabeza. Más tarde se alcanzó una tregua entre las dos escuelas y se fusionaron. Surgieron muchas escuelas de osteopatía alrededor del país. Algunas proporcionaban una educación adecuada sobre los principios y métodos de la osteopatía, en tanto que otras estaban mal dirigidas y algunas eran sólo fábricas de diplomas. La mayoría cerró por motivos financieros o se fusionó con otra escuela de osteopatía.

Se produjo otra lucha cuando se cuestionó a todas las instituciones médicas con respecto a la calidad de la educación. Abraham Flexner, un profesor de escuela fue comisionado por el *Rockefeller Institute* para evaluar cada uno de los programas de enseñanza de las escuelas de medicina en Estados Unidos, incluidas las escuelas de osteopatía. La *Johns Hopkins University Medical School* se tomó como el estándar de oro para la comparación. El informe de Flexner se publicó en el año 1910 y sus conclusiones fueron mordaces, muchas de las instituciones se encontraron muy deficientes y se forzó el cierre de muchas de éstas, incluidas algunas escuelas de osteopatía de mala calidad. Las universidades de osteopatía legítimas optaron por mejorar sus planes de estudios médicos para cumplir con los estándares establecidos. Sin embargo, la farmacología no se incluyó hasta 1929 porque Still se había opuesto con vehemencia a hacerlo antes de su muerte.

Durante las siguientes décadas, los doctores en osteopatía (DO) se preocuparon por desarrollar lugares para ejercer, ganar privilegios de personal hospitalario, obtener licencias completas y desarrollar un mecanismo para la acreditación de sus universidades y hospitales. Surgieron muchos hospitales osteopáticos para satisfacer las necesidades de los DO que no eran admitidos como personal en los hospitales no osteopáticos. Fue necesario darse cuenta de la legislación perjudicial y presionar para la inclusión en muchas de las leyes médicas y programas médicos gubernamentales. El Código de ética de la *American Medical Association* (AMA) prohibía a los MD tener cualquier interacción profesional con los DO.

En la década de 1960 había seis escuelas de osteopatía estables, localizadas en Kirksville, Kansas City, Chicago, Filadelfia, Los Angeles y Des Moines. En 1962, la profesión tuvo un importante retroceso cuando la AMA cambió su política de luchar por la osteopatía y ofreció una alianza para los DO en California, animándolos a unirse a la *California Medical Associaton*. Tuvieron la cooperación de la *California Osteophatic Association* en el proceso. Más de 2 000 DO en el estado aceptaron el ofrecimiento. La escuela de Los Angeles se convirtió en una institución de MD que ofrecía un título de MD a los DO de California (y por un pago de US$65 a los DO de todo el país). Esta universidad después se convirtió en parte del *California University System* en Irvine. Se aprobaron leyes que impedían que el estado otorgara licencias a los DO para que ejercer en California. La profesión perdió un gran número de DO, la *California Osteophatic Medical Society*, más de 2 000 médicos osteópatas, una de sus universidades y alrededor de 60% de sus residencias.

Para sorpresa de la AMA, algunos DO de California y la mayoría de los DO en el resto del país rechazaron la propuesta de convertirse en MD y comenzaron a pelear por restablecer la osteopatía dentro del estado, incluido un consejo de licenciamiento, una nueva *Osteopathic Medical Society*, una nueva escuela localizada en Pomona (después llamada *Western University College of Osteopathic Medicine*). La legislación que impedía que los DO tuvieran licencia fue revocada a principios de la década de 1970 después de una larga lucha en la corte.

Hasta 2004 había 20 escuelas de medicina osteopática con dos más por abrir en el mismo año. Los DO tienen licencia en los 50 estados; Vermont fue el primero (1896) y Mississippi fue el último (1973) en otorgar licencias con derechos totales de práctica. La licencia se ha ganado con esfuerzo a través de muchas batallas en la corte, y muchos DO han pasado tiempo en prisión por "practicar medicina sin una licencia". Hasta 2001, todos los consejos de licenciamiento estatal aceptaron que el *College of Osteopathic Medicine Licensing Examination* (COMLEX) de la *National Board of Osteopathic Medical Examiners* (NBOME) cumple el requisito de examen para otorgar la licencia estatal.

Los médicos osteópatas continuaron luchando durante muchos años por sus derechos: para unirse al personal hospitalario, participar en los planes de seguro médico y ser incluidos en las leyes y proyectos de ley de atención a la salud, estatales y federales. La *American Osteopathic Association* (ASO) todavía se mantiene vigilante para proteger los derechos de sus miembros, que aún se ven amenazados en ocasiones.

Uno de los derechos que había que establecer era el de igualar los tratamientos con los médicos alópatas en el ejército. A inicios de 1917, Theodore Roosevelt escribió una carta al Congreso solicitando que los DO fueran admitidos en el ejército como oficiales comisionados igual que los MD. El Congreso no respondió a su solicitud. Los DO sólo podían unirse como reclutas regulares y, a menudo, servían como paramédicos si elegían integrarse.

Durante la Segunda Guerra Mundial se reclutó a los MD, pero no a los DO. Cuando los MD regresaron de la guerra, se encontraron con que habían perdido a muchos de sus pacientes que ahora se trataban con los médicos osteópatas que se quedaron en casa. Después de esto, la AMA se convirtió en un aliado de la AOA para presionar a favor de la aceptación de los DO como oficiales comisionados en el ejército. En 1966, el ejército por fin aceptó a los médicos osteópatas igual que a los alópatas. En la actualidad hay muchos médicos osteópatas en el ejército. El rango más alto lo obtuvo Ronald Blanck, DO, quien se convirtió en comandante del *Army Medical Corps* y director del *Walter Reed Army Hospital*. Más tarde se retiró para ingresar a la medicina académica.

Mucha gente ha contribuido al crecimiento de la profesión. Sería imposible nombrarlos a todos, pero cabe mencionar algunos colaboradores destacados.

J. Martin Littlejohn, DO, MD, fue un estudiante escocés de múltiples profesiones, incluida la teología y la medicina. Llegó a Estados Unidos con sus dos hermanos médicos; encontraron su camino en Kirksville y asistieron a la *American School of Osteopathy*. Después de su graduación, se unió a la facultad. Fomentó la enseñanza de fisiología y otras materias "más científicas". Él y sus hermanos se mudaron a Chicago, donde fundaron el *Chicago College of Osteopathy*. Más tarde, J. Martin Littlejohn se mudó a Londres y fue primordial en la fundación de la *British School of Osteopathy*, una de las escuelas europeas más conocidas y respetadas, de donde se extendió la osteopatía por toda Europa.

William Garner Sutherland fue otro estudiante de Still. Cuando los surcos en la sutura de un hueso temporal llamaron su atención, él creyó que los huesos del cráneo debían ser capaces de moverse. Los comparó con las "branquias de un pez". De esta manera comenzó el estudio de la osteopatía craneal y pasó muchos años desarrollando sus teorías y técnicas, que se utilizan en la actualidad como una variante especializada de la osteopatía.

Harrison H. Fryette fue un DO que estudió el movimiento de la columna vertebral y de las vértebras individuales mediante el uso de fluoroscopia, y su trabajo produjo los *Physiologic Principles of Vertebral Motion*. Esto mejoró el conocimiento sobre cómo funciona la columna vertebral y todavía se utiliza como modelo.

Fred Mitchell, padre, realizó un trabajo extenso con el movimiento del sacro y su relación con la marcha. Fue un líder en el desarrollo de la técnica de energía muscular. Desarrolló la técnica con base en algunas teorías de una técnica desarrollada por T. J. Ruddy, un oftalmólogo. La técnica se llamó Ducción restrictiva y se utilizó en el tratamiento de los trastornos oculares. Se desarrollaron tutoriales para enseñar las técnicas de energía muscular a los profesores universitarios de osteopatía y a los médicos osteópatas en práctica.

Irwin Korr, PhD, fisiólogo, pasó años enseñando en Kirksville, Michigan y Texas en las universidades de osteopatía. Su fuerte compromiso con la osteopatía lo llevó a investigar en el campo de la disfunción somática y publicó algunos de los mejores trabajos en esta área, incluido *The Physiologic Basis of Osteopathy*. Aportó mucho conocimiento acerca de la facilidad de la columna vertebral y el transporte axonal de sustancias a través de las fibras nerviosas. Fue un firme defensor de la medicina osteopática.

Lawrence Jones era médico general en Oregón cuando trató a un paciente con un espasmo del músculo psoas y, por casualidad, obtuvo información que lo llevó a desarrollar las teorías y técnicas de distensión/contradistensión. Publicó esta información por primera vez en *The DO* en 1960 y después en un libro, *Strain/Counterstrain*.

Stanley Schiowitz, decano emérito del *New York College of Osteopathic Medicine*, desarrolló la técnica conocida como liberación posicional facilitada. También fue coeditor de este libro de texto y dedicó su vida a mejorar el sistema de educación dentro de la profesión, al asegurarse de que los principios osteopáticos se incluyeran en este sistema.

Eileen L. DiGiovanna se unió al *New York College of Osteopathic Medicine* en el *Department of Osteopathic Principles and Practice* (conocido después como *Department of Osteopathic Manipulative Medicine*) en 1977. En aquel tiempo no había un libro de texto completo disponible para los estudiantes, por lo que se imprimieron pequeños manuales para que los usaran. En 1990, el Dr. Schiowitz solicitó que se preparara un nuevo manual; no obstante, la Dra. Eileen DiGiovanna consideró que se requería un libro de texto completo y el profesorado comenzó a escribir la primera edición de este libro. Ésta es su cuarta edición.

Richard van Buskirk revivió algunas de las prácticas del Dr. Still al estudiar algunos de los escritos originales, así como el libro de uno de sus primeros estudiantes, Charles Hazzard. Estas técnicas se llamaron técnicas Still.

Louisa Burns fue una de las primeras y más exigentes investigadoras en esta profesión. Se graduó de la escuela de California, pasó un tiempo en la escuela de Chicago investigando y después se mudó a California para desarrollar un centro de investigación, donde realizó la mayor parte de su trabajo. Su estudio contribuyó a la comprensión del desarrollo y tratamiento de la disfunción somática.

J. Stedman Denslow fue otro investigador que contribuyó a la literatura de la profesión. Gran parte de su trabajo se realizó en el *Kirksville College of Osteopathy*.

Muchos otros contribuyeron de modo significativo al desarrollo y crecimiento de la profesión, y por eso les agradecemos.

## Referencias

Booth ER. *History of Osteopathy and Twentieth Century Medical Practice*. Cincinnati, OH: Press of Jennings & Graham; 1905.

DiGiovanna EL. An *Encyclopedia of Osteopathy*. Indianapolis, IN: American Academy of Osteopathy; 2002.

Gevitz N. The D.O.s, *Osteopathic Medicine in America*. Baltimore, MD: Johns Hopkins University Press; 1982.

Hildreth AG. *The Lengthening Shadow of Dr. Andrew Taylor Still*. Kirksville, MO: The Journal Printing Co; 1938.

Jones BE. *The Difference a D.O. Makes*. Millennium ed. Oklahoma City, OK: Oklahoma Educational Foundation for Osteopathic Education; 2001.

Schiowitz S. *An Osteopathic Approach to Diagnosis and Treatment*. 2nd ed. Philadelphia, PA: Lippincott-Raven; 1997.

Still CE Jr. *Frontier Doctor Medical Pioneer*. Kirksville, MO: Thomas Jefferson University Press; 1991.

Trowbridge C. *Andrew Taylor Still 1828–1917*. Kirksville, MO: Thomas Jefferson University Press; 1991.

# 3

# Filosofía de la medicina osteopática

Dennis J. Dowling y David J. Martinke

Los preceptos que se presentan en esta sección son ideales. Aquellos que los incorporan a su práctica tendrán una visión más realista de la salud y la enfermedad desde la perspectiva de la filosofía osteopática.

La medicina osteopática no es sólo una combinación de la medicina occidental tradicional y las manipulaciones osteopáticas. Más bien, los principios y la filosofía de la medicina osteopática aplican no sólo al tratamiento de manipulación sino también a la atención a la salud completa del individuo. Esto incluye cirugía, obstetricia, medicina de urgencias, medicina interna, pediatría, geriatría y otras áreas de atención que, de forma tradicional, se asocian con la medicina occidental convencional. De hecho, los principios y la filosofía osteopáticos permean todos los aspectos del mantenimiento de la salud y la prevención y el tratamiento de enfermedades.

El *American Heritage Dictionary* define la filosofía como una "investigación de la naturaleza de las cosas con base en el razonamiento lógico en lugar de métodos empíricos". En contraste, un principio se define como una "regla o ley acerca del funcionamiento de fenómenos naturales o procesos mecánicos". A diferencia de las filosofías, estas reglas o leyes se pueden probar mediante un diseño experimental o análisis de laboratorio. Con estas definiciones en mente, debe quedar claro que las descripciones se denominan de manera adecuada como filosofías, y no principios, porque en su mayoría se basan en el razonamiento lógico más que en un diseño experimental.

El comité de profesores de osteopatía en el *Kirksville College of Osteopathic Medicine*, en Kirksville, Missouri, desarrolló los primeros cuatro de los siguientes preceptos en 1953. Sarah Sprafka, Robert C. Ward y David Neff presentaron otros en el *Journal of American Osteopathic Association*, en septiembre de 1981, y otros se agregaron por uso común.

1. "El cuerpo es una unidad".

    A veces esto también se destaca como "La persona es una unidad". El cuerpo humano no funciona como una

colección de partes separadas sino como un todo integral. Sin duda, el cuerpo consta de partes (el corazón, los pulmones, el sistema musculoesquelético, etc.) que trabajan para beneficiar al organismo en su totalidad. Sin embargo, el médico osteópata se abstiene de seleccionar cualquier parte por encima del todo. El médico osteópata considera a los riñones, el foco principal para un nefrólogo, o el corazón, de interés particular para un cardiólogo, como componentes al servicio del mayor interés del cuerpo. Para unificar las partes del cuerpo está la fascia, un tejido fibroso profundo que cubre los músculos y órganos, y actúa como una sustancia fundamental para soportar y unir todo el cuerpo de la cabeza a los pies. Por eso, la fascia es un mecanismo cambiante con un significado funcional importante. Otros componentes, como los sistemas neurológico y musculoesquelético, contribuyen con aspectos de comunicación y locomoción que benefician e integran el todo. Las arterias que llevan nutrientes a las estructuras, venas y los vasos linfáticos que son conductos que salen de varias partes del cuerpo actúan como suministradores de nutrientes y sistemas de eliminación de desechos del cuerpo. Junto con los otros órganos y estructuras, el cuerpo es una unidad funcional. Todos serían poco funcionales sin la dirección, vigilancia y modificación de los sistemas nervioso central y periférico. La medicina osteopática también relaciona a la persona como un todo, que consta de mente, cuerpo y espíritu. Las implicaciones del efecto del estado de salud de la mente sobre las funciones corporales y viceversa son todo un campo de estudio, la psicosomática, en sí misma. Todo esto, junto con el lado espiritual del individuo, forman un todo del cual depende la vida del paciente.

2. "La estructura y la función están interrelacionadas".

    Cualquier parte del cuerpo realiza una función determinada por su estructura. Por ejemplo, la estructura pulmonar dicta que los gases transportados y disueltos en el cuerpo pasen por las arterias pulmonares hacia los pequeños capilares en estrecha cercanía con los alvéolos, en donde se lleva a cabo el intercambio gaseoso. Así como la estructura gobierna la función, de manera similar una estructura anormal produce disfunción. En el caso de una estructura pulmonar anormal, como en el caso de la fibrosis pulmonar o la neumonía intersticial, el gradiente entre los gases alveolares y los sanguíneos aumenta, lo que provoca una disminución en el intercambio gaseoso. La función también modifica la estructura. Por ejemplo, ciertas protrusiones óseas, como la apófisis mastoides del hueso temporal, no existen en el recién nacido. Conforme el niño se desarrolla, los músculos esternocleidomastoideos mantienen la posición erguida de la cabeza y permiten que el cuello gire y se incline hacia los lados. El uso crónico de estos músculos provoca el crecimiento y elongación de las inserciones óseas. Se sabe que un músculo que se ejercita crece. Como corolario de "la estructura y la función están interrelacionadas" está la relación entre la función anormal y la estructura anormal. La función anormal también resulta en la alteración de las estructuras relacionadas. La constricción de los vasos sanguíneos bajo la influencia del sistema nervioso simpático ocasiona cambios en estos vasos sanguíneos, así como en otras estructuras, como el corazón, los riñones y ojos. Por el contrario, la estructura anormal provoca la disfunción. Un corazón de tamaño mayor, como en la miocardiopatía, es ineficiente y será incompatible con la salud y quizá con la vida.

3. "El cuerpo posee mecanismos autorreguladores".

Se pueden considerar muchos ejemplos de este precepto. Primero, los mecanismos de reflejo neuronal vigilan de manera constante las funciones corporales. Por ejemplo, el seno carotídeo y los barorreceptores en el cuello vigilan la presión arterial y ajustan la frecuencia cardiaca y la contractilidad del corazón en respuesta a cambios en la presión arterial. Segundo, las vías hormonales están involucradas en la autorregulación. Las hormonas liberadas del hipotálamo regulan la liberación de las hormonas estimulantes de la hipófisis, lo cual provoca la liberación de productos del órgano final (como hormonas o esteroides). Estos productos, a su vez, proporcionan retroalimentación y regulan la actividad del eje hipotálamo-hipófisis. Estas vías hormonales son parte del sistema endocrino complejo que está involucrado en la autorregulación del cuerpo. Tercero, muchos órganos como el corazón, los pulmones y riñones pueden regular el flujo sanguíneo. Esta autorregulación vascular permite que el órgano mantenga un flujo sanguíneo adecuado en el contexto de un cambio en el estado vascular y las demandas sanguíneas. Estos ejemplos representan sólo algunas de las muchas formas en las cuales el cuerpo puede regular sus funciones: la naturaleza reconstructiva de muchos sistemas, incluido el gastrointestinal, permite que las estructuras se reconstruyan, el intercambio de elementos tóxicos y la eliminación posterior de los productos de desecho. Todo esto sucede sin un control consciente en una manera que también incorpora el concepto de unidad corporal.

4. "El cuerpo tiene la capacidad inherente para defenderse y restaurarse a sí mismo".

Es sorprendente que la enfermedad no se presente con mayor frecuencia debido al entorno de patógenos, irritantes y sustancias tóxicas en el que vivimos. Las primeras líneas de defensa reconocidas con frecuencia son la piel y las mucosas. Algunos patógenos e irritantes entran por los portales del sistema respiratorio, la nariz y la boca. Según el tamaño, algunos son atrapados en los vellos y otros se disuelven en el moco o la saliva, se deglutten y después se desnaturalizan por el pH bajo del medio gástrico. Una vez que se traspasan estas barreras o se tornan ineficaces, los elementos del sistema inmune celular y humoral deben proteger al cuerpo de los invasores presentes y futuros. Los mecanismos de defensa trabajan de manera constante para proteger al cuerpo, ya que entra en contacto con miles de microorganismos a diario. En ocasiones, el cuerpo encapsula una región para aislar una infección y en otros casos reacciona con rapidez para desnaturalizar o eliminar al invasor. La temperatura corporal, regulada por el sistema nervioso central, puede aumentar en forma drástica en respuesta a la presencia de patógenos. La fiebre común, un síntoma que la medicina más tradicional consideró como un motivo de tratamiento en el pasado, es parte de un intento del cuerpo por inhibir una replicación mayor de microorganismos. Mantener una temperatura con cierta elevación permite que el cuerpo continúe existiendo mientras se mantiene limitado el número de microorganismos y que sean más susceptibles al ataque de otros componentes inmunes. Sin embargo, por arriba de cierta temperatura, la fiebre pone en peligro al individuo.

El cuerpo también tiene la capacidad de adaptarse y compensar los daños y lesiones a la estructura y la función. La piel protege a los órganos y estructuras profundas a la superficie, y brinda un sistema de alarma por medio de los vellos y órganos sensoriales que se encuentran en ella. Los vasos y los nervios proporcionan regulación de la temperatura, eliminación de algunos desechos y comunicaciones. La piel, músculos, ligamentos, huesos y otras estructuras musculoesqueléticas pueden redistribuir fuerzas generadas por actividades y traumatismos. La capacidad del cuerpo para repararse a sí mismo se comprueba con facilidad al observar la reparación de una laceración o fractura. El tejido de granulación y las propiedades regenerativas de ciertos tejidos permiten que se lleve a cabo la curación. La naturaleza es el mejor sanador. El médico puede facilitar el proceso, pero la capacidad inherente del cuerpo para repararse a sí mismo produce la curación real. La contribución del médico es eliminar los obstáculos para el desempeño del cuerpo.

Puede haber casos en los que el cuerpo puede tener una parte incapacitada o incluso destruida. La redundancia de algunos sistemas permite la pérdida completa de uno de un par de órganos, la compensación por parte de otro del grupo, y el funcionamiento normal o casi normal. Un riñón dañado por enfermedad o traumatismo a menudo provoca que el que se encuentra en el lado opuesto lleve a cabo la función completa. Es posible extirpar una porción significativa de los intestinos durante una cirugía, y el resto de los componentes mantiene la función. La extirpación del pulmón del lado izquierdo con frecuencia da como resultado el crecimiento y una mayor eficiencia del pulmón del lado derecho. Incluso cuando sólo hay uno de un órgano, una fracción puede estar alterada mientras el resto continúa con la función. El hígado, que es responsable de una gran parte de la eliminación de toxinas, puede seguir funcionando a pesar de tener un daño significativo. La compensación no siempre está al nivel del funcionamiento previo. La pérdida de una extremidad, un oído o un ojo no necesariamente produce un aumento compensatorio en la capacidad de la estructura contralateral. La discapacidad que se presenta puede obstaculizar en gran medida el funcionamiento normal.

El cuerpo pasa de manera constante por procesos reconstructivos. El alimento, las vitaminas y el agua se convierten en fuentes de energía y componentes básicos para las estructuras. Algunas superficies, como la que cubre la lengua y la mucosa que recubre el estómago y los intestinos, tienen un recambio rápido. Otros procesos celulares pasan por replicaciones y sustituciones que pueden tardar más tiempo. Algunos, como las porciones del sistema nervioso, sólo presentan crecimiento y replicación en los primeros años. Todos incluyen intercambio de sustancias nutritivas y de otra índole. El recambio de sustancias moleculares y atómicas es casi constante. Ciertos sistemas, incluidas las vísceras, son parte del proceso de mantenimiento y construcción que garantiza una mayor actividad del individuo.

Los mecanismos de defensa también son congénitos para interactuar con el entorno en el nivel visible. Los seres humanos, al igual que otros animales, tienen un sistema nervioso simpático que los prepara y reacciona ante el peligro. Las pupilas se dilatan, la audición se agudiza, la sangre es expulsada hacia los brazos y piernas, aumenta la transpiración, la saliva y otros líquidos del tubo gastrointestinal reducen su producción, la conversión de energía cambia y la capacidad para movilizarse está lista para un ataque anticipado. Esto contribuye al estado de alerta para una respuesta de "huida" o "lucha". El sujeto se puede defender a sí mismo y a los que están bajo su protección al eliminar el peligro, o puede usar los mismos recursos para intentar escapar. Éstas son reacciones reflexivas. Algunas veces, los hábitos o el entrenamiento determinan el resultado real. Un soldado entrenado en el uso de armas es posible que se encuentre usándolas a toda su capacidad cuando está atrapado. En otras ocasiones, el escape puede ser la mejor respuesta. En un umbral más bajo, el cuerpo responde ante las amenazas percibidas. Los estudiantes presentan algunas de las mismas respuestas fisiológicas sin las conductas manifiestas de lucha o huida. Ante la amenaza de un examen importante, el cuerpo se prepara para el peligro. Cierta actividad leve es útil porque eleva los sentidos. Las respuestas persistentes y las que están fuera de proporción ante la situación pueden alterar los procesos del pensamiento y, a la larga, tener un impacto en otros sistemas.

5. "Cuando se altera la adaptabilidad normal o los cambios ambientales sobrepasan la capacidad del cuerpo para el automantenimiento, puede sobrevenir la enfermedad".

La enfermedad es una interacción de la persona con el entorno externo e interno. Es causada por factores ambientales adversos que sobrepasan las defensas del cuerpo o por la incapacidad del cuerpo para adaptarse a una situación. En otras palabras, es posible que el cuerpo esté agobiado o mal preparado para lo que se presenta. La causa puede ser la incapacidad del cuerpo para adaptarse, como en el caso de una estructura o función anormales. El cuerpo es susceptible a cambios internos y externos. Éstos pueden ser pequeños o de gran importancia. En ocasiones, un suceso que previamente era inocuo puede resultar más dañino. Nos rodean bacterias y otros patógenos. Por lo general, nuestro sistema maneja pequeñas cantidades de manera muy eficaz. Es posible que se requiera cierta exposición en tiempo o en cantidad antes de que se presente la enfermedad. En otras ocasiones, los mecanismos de defensa pueden ser deficientes y permitir que se produzca la enfermedad. Esto también sucede cuando una enfermedad se presenta después de otra. La primera debilita al hospedador y la segunda encuentra un terreno más adecuado para su desarrollo. En otras palabras, los mecanismos congénitos de adaptación, reparación y defensa se vuelven ineficaces por todos los estímulos dañinos. Éste fue el caso de ciertas epidemias. La pandemia de influenza española de 1917 se diseminó a todo el mundo. Aunque fue más virulenta que las versiones previas, aparentemente hubo un agente infeccioso subsiguiente que fue responsable de o contribuyó a millones de muertes.

6. "El tratamiento racional se basa en los principios anteriores".

El tratamiento de manipulación osteopática no se mencionó en estos preceptos de la filosofía osteopática. Cuando el Dr. Still anunció por primera vez su filosofía en 1874, no mencionó la manipulación, y fue casi 5 años después que comenzó a utilizar de manera activa la manipulación como una herramienta diagnóstica y terapéutica. La manipulación no es el único aspecto de la filosofía osteopática, ni es de modo necesario el más importante. Sin embargo, con el reconocimiento de la importancia del componente somático de la enfermedad, en consecuencia, el valor de la manipulación se debe apreciar mejor.

Aunque la osteopatía convencional de principios de la década de 1900 no incorporó el uso de otras intervenciones, como las farmacológicas, en la actualidad muchos médicos osteópatas contemporáneos utilizan intervenciones farmacológicas. Es una parte importante del plan de estudios y la experiencia clínica. Esto no puede verse como un contraste o abandono de los principios, sino más bien en un análisis más detallado, como una aplicación adicional de estos principios. Por ejemplo, los medicamentos como los antibióticos tienen propiedades bactericidas y bacteriostáticas. Al actuar de esta forma, pueden mantener o reducir la carga absoluta de bacterias hasta el punto en el cual los mecanismos inmunes del sujeto pueden recuperarse y producir una defensa adecuada contra los invasores y su eliminación. En otras palabras, se pueden usar para maximizar el potencial de los pacientes y permitir que sus capacidades congénitas hagan el resto. La manipulación osteopática se dirigiría hacia el mismo fin. En su totalidad, los médicos osteópatas son "holísticos" para tratar al paciente en su totalidad y en su arsenal de intervenciones. Por lo general, un médico al que se le presenta un síntoma, disfunción o enfermedad se embarca en una búsqueda de la causa. El médico que sólo trata una enfermedad está simplemente tratando un efecto y quizá no tenga un gran impacto en la causa. El médico osteópata que ayuda a corregir la causa al apoyar la restauración de la estructura y la función adecuadas, en el sistema, órgano, tejido o célula, facilita los procesos naturales. Una vez que se corrige la causa, el cuerpo tiene la oportunidad de curarse a sí mismo mediante su capacidad inherente de reparación hasta el grado al que es capaz.

Además de los principios básicos de la filosofía osteopática, hay otros principios que ayudan a dirigir y controlar el método del médico osteópata ante un paciente:

1. "El movimiento de los líquidos corporales es esencial para el mantenimiento de la salud".

    Las arterias y otras estructuras tubulares tienen un papel crucial en el transporte de elementos nutritivos a su destino y en el transporte de materiales de desecho para su expulsión. Las alteraciones en la circulación producen enfermedades, como inflamación aguda o crónica, atrofia, irritación o traumatismo. Si los vasos sanguíneos hacia esas áreas están alterados por daño intrínseco o extrínseco, el flujo es inadecuado. Un entorno así puede retrasar o incluso detener los procesos de curación. Por ejemplo, si la arteria afectada es una arteria coronaria, entonces se puede presentar angina de pecho o infarto del miocardio.

    El médico osteópata se enfoca en áreas de disfunción que influyen en la circulación hacia un área afectada por un proceso patológico. Si se corrige esa disfunción, entonces el suministro de oxígeno por parte de las arterias puede aumentar, la congestión venosa quizá se disipe y es posible que inicie el proceso de curación. Este proceso libera al cuerpo para hacer las reparaciones necesarias a fin de recuperar salud.

2. "El sistema nervioso tiene una participación crucial en el control del cuerpo".

    El sistema nervioso es un factor importante que controla el flujo sanguíneo. Las alteraciones en el control nervioso autónomo de la parte superior de la médula espinal torácica que viaja hacia los ganglios simpáticos cervicales pueden producir una amplia variedad de cambios vasculares en los dermatomas somáticos controlados por estos nervios. Los posibles cambios somáticos cuando se produce esa disfunción incluyen aumento de la temperatura local, humedad, dolor a la palpación y edema. Estos signos, que se reconocen con la palpación, son respuestas vasculares adaptativas a un suministro nervioso autónomo anormal.

Una vez que se corrige la disfunción, se restablece el tono autónomo normal, y se produce una respuesta vascular y un nivel más alto de salud. Por lo tanto, el pensamiento osteopático requiere conocimiento de anatomía y la capacidad para razonar desde la manifestación patológica de la región hasta el sitio de control autónomo, sin ignorar ninguno de los tejidos en la vía que pueden contribuir a su disfunción.

3. "Existen componentes somáticos para la patología que no sólo son expresiones de enfermedad, sino que son factores que contribuyen a mantener el estado patológico".

    El componente somático del proceso de enfermedad puede ser causado por una lesión corporal directa, como un golpe en las estructuras musculoesqueléticas, o puede representar la respuesta de las vísceras a la patología.

    Por ejemplo, en una enfermedad visceral abdominal, como apendicitis aguda o peritonitis, se puede observar espasmo o resistencia de la musculatura abdominal. Es posible que se desarrollen otros efectos musculoesqueléticos en una región raquídea que tiene relación segmentaria, lo que crea disfunciones somáticas osteopáticas. Estos componentes somáticos de la enfermedad visceral son pistas diagnósticas importantes. El mecanismo de esta respuesta somática es tal vez el reflejo visceral-somático integrado de manera segmentaria. El sistema nervioso es el sistema más importante que conecta e integra los órganos viscerales y esqueléticos.

    En muchos casos, la enfermedad es un desequilibrio entre el sistema neuromuscular y los sistemas viscerales. Esto debe mitigarse antes de que el cuerpo pueda curarse a sí mismo.

    ¿Qué es tan "osteopático" en estos preceptos? El propósito del Dr. Still no fue infringir o reescribir los principios científicos básicos de su tiempo, sino esclarecerlos y colocarlos en el centro en un sistema de terapias que enfatiza la promoción de la capacidad del cuerpo para regularse a sí mismo hacia la salud, debido a un entorno apropiado y una nutrición adecuada. La medicina osteopática, por lo general, se aplica a todas las enfermedades; el médico osteópata no se dirige a un sistema o estructura de órganos a expensas de otra, sino que considera a la persona como una unidad integral.

## Referencias

Frymann VM. The philosophy of osteopathy. *Osteopath Ann.* 1976; 4:102-112.

Morris W, ed. *American Heritage Dictionary.* Boston, MA: Houghton Mifflin; 1969.

Seffinger MA, King HH, Ward RR, Jones III JM, Rogers FJ, Patterson, MM. Osteopathic philosophy. En Chila AG ed. *Foundations of Osteopathic Medicine.* Baltimore, MD: Lippincott Williams & Wilkins; 2011:3-22

Sprafka S, Ward RC, Neff D. What characterizes an osteopathic principle? Selected responses to an open question. *J Am Osteopath Assoc.* 1981;81:81-85.

Still AT. *Philosophy of Osteopathy.* Kirksville, MO: A. T. Still; 1899.

Still AT. *The Philosophy and Mechanical Principles of Osteopathy.* Kansas City, MO: Hudson Kimberly; 1920.

# 4 Disfunción somática

Eileen L. DiGiovanna

La profesión osteopática adoptó el término *disfunción somática* como un sustituto para las designaciones anteriores, *lesión osteopática* o *lesión de Still*. La disfunción somática es una afección del sistema musculoesquelético que sólo la profesión osteopática reconoce y fue definida por primera vez por la DO Ira Rumney. La definición aceptada en el *Glossary of Osteopathic Terminology* es la siguiente:

La disfunción somática es una alteración de la función de los componentes relacionados del sistema somático (marco corporal): estructuras esqueléticas, articulares y miofasciales, así como elementos vasculares linfáticos y neurales.

No todas las alteraciones somáticas son disfunciones somáticas. Las fracturas, los esguinces y los procesos degenerativos e inflamatorios no corresponden con las disfunciones somáticas. El DO Fred Mitchell, padre, hizo una observación útil: "en el término 'disfunción somática' está implícita la noción de que la manipulación es un tratamiento adecuado, eficaz y suficiente para ésta".

Una disfunción somática es un cambio en la función normal de una articulación y se diagnostica mediante criterios específicos. Estos criterios de diagnóstico se pueden memorizar con la nemotecnia *T-A-R-D*.

1. *T* indica cambios en la *textura del tejido*. Los tejidos blandos alrededor de una articulación con disfunción somática o regional en un grupo de disfunciones somáticas se exponen a cambios palpables. Estos cambios se presentan en la piel, las fascias o los músculos y varían con la agudeza o cronicidad de la disfunción.
2. *A* indica *asimetría*. La posición de las vértebras y otros huesos es asimétrica. Las desviaciones, la atrofia o la hipertrofia son algunos de los cambios asimétricos que se pueden apreciar a la palpación. Éste es un hallazgo estático posicional.
3. *R* indica *restricción del movimiento* dentro de los límites del movimiento fisiológico. La articulación afectada no tiene un rango de movimiento completo y libre. La restricción incluye uno o más planos; con mayor frecuencia afecta los movimientos menores de una articulación

dada. Esta restricción se encuentra con una prueba de movimiento articular en todos los planos.
4. *D* indica *dolor a la palpación*. Aunque no es un hallazgo objetivo, el dolor se produce durante la palpación de los tejidos donde no debería presentarse si no hubiera disfunción somática.

Se ha propuesto una segunda nemotecnia para los criterios diagnósticos, *S-T-A-R*, por el DO Dennis Dowling. En esta nemotecnia, la *S* representa *sensibilidad*. El dolor a la palpación es una respuesta del paciente ante la exploración del médico. Esto se presenta en tejidos que, por lo general, no duelen a la palpación. Sin embargo, este cambio en la sensibilidad es percibido como entumecimiento, parestesia o anestesia u otra sensación subjetiva. La otra *T* representa cambios en la *textura del tejido*; la *A* significa *asimetría*, y la *R*, *restricción de movimiento*, igual que en TARD. Esto se puede utilizar si el estudiante o el médico lo encuentran más útil.

## CAMBIOS EN LA TEXTURA DEL TEJIDO

Los cambios en la textura del tejido son una herramienta diagnóstica importante. Se presentan en respuesta ante una variedad de factores, incluidos los siguientes:

A. Factores neurológicos
   1. Manifestaciones somáticas
      a. Hiperrespuesta de funciones segmentarias relacionadas
      b. Músculos hipertónicos
      c. Sobreactividad del huso muscular
      d. Hiperactividad nociceptora; actividad sudomotora (producción de sudor) alterada, ya sea aumentada o disminuida
      e. Actividad vasomotora inducida neurológicamente, ya sea constricción o dilatación vascular
      f. Dolor a la palpación de tejidos blandos u otras alteraciones de la sensibilidad

2. Manifestaciones reflejas
   a. Dolor referido a otro sitio distinto al local (reflejo somatosomático)
   b. Rigidez de los tejidos en el sitio reflejo
   c. Actividad sudomotora que puede aumentar o disminuir
   d. Cambios en la frecuencia del pulso (puede aumentar o disminuir)
   e. Cambios en la temperatura de la piel

B. Factores circulatorios
   1. Cambios macroscópicos
      a. Cambios de temperatura
      b. Eritema o palidez
      c. Edema (inflamación) o adelgazamiento
      d. Cambios en el pulso, la presión arterial o la frecuencia cardiaca
   2. Cambios microscópicos
      a. Hiperemia de tejidos blandos, cambios microvasculares
      b. Congestión o dilatación
      c. Edema (inflamación)
      d. Hemorragias mínimas
      e. Fibrosis
      f. Isquemia local
      g. Atrofia

## CRITERIOS PARA LA VALORACIÓN DE TEJIDOS BLANDOS

Los cambios en la textura de los tejidos varían entre las disfunciones somáticas agudas y las crónicas. En el área raquídea, los cambios tienden a presentarse en las articulaciones de las vértebras, sobre las apófisis transversas y espinosas (tabla 4-1).

**TABLA 4-1. Hallazgos en las disfunciones somáticas agudas y crónicas**

|  | AGUDA | CRÓNICA |
|---|---|---|
| Temperatura | Aumentada | Ligeramente aumentada o disminuida (frialdad) |
| Textura | Esponjosa | Delgada, lisa |
| Humedad | Húmeda | Seca |
| Tensión | Rígida, como tabla | Ligeramente aumentada, cordal, fibrosa |
| Dolor a la palpación | Mayor | Presente, pero puede ser menor |
| Edema | Presente | No tan probable |
| Vasos sanguíneos | Congestión venosa | Neovascularización |
| Eritema | Persistente | Enrojecimiento que se desvanece con rapidez o blanqueamiento |

Las definiciones de términos según el Glossary of Osteopathic Terminology son las siguientes: cordal: cambio en la textura que se caracteriza por una sensación de cuerda o semejante a una cuerda; esponjoso: anormalidad en la textura del tejido que se caracteriza por una sensación palpable de esponjosidad en el tejido por la congestión provocada por un aumento en el contenido de líquido; fibrosidad: anormalidad palpable en la textura del tejido que se caracteriza por estructuras miofasciales finas o semejantes a tiras.

## Asimetría

A la palpación de una articulación raquídea afectada por una disfunción somática, la estructura ósea involucrada con la articulación relacionada se debe encontrar en una posición asimétrica con respecto a su posición normal y a la posición de segmentos contiguos. Por ejemplo, la apófisis espinosa de una vértebra afectada por una disfunción somática puede estar a un lado de la línea formada por las apófisis espinosas de otras vértebras (que deberían estar en la línea media), o una apófisis transversa puede estar más posterior que la superior y la inferior a ésta y a la contralateral de la misma vértebra. Es posible que haya una aproximación de una apófisis transversa con la vértebra de abajo, en tanto que la apófisis transversa opuesta está separada de la de abajo. Una apófisis espinosa puede estar más cerca o más lejos de lo esperado con respecto a la posición de la siguiente apófisis espinosa. Las articulaciones apendiculares a veces muestran asimetría en comparación con las articulaciones del otro lado. La posición estaría en otra distinta a la que se esperaría en una función normal.

## Restricción de movimiento

Una articulación afectada por una disfunción somática tiene un rango de movimiento limitado. Se considera que tiene una "barrera" anormal para el movimiento. En la articulación que funciona con normalidad, hay dos barreras para el movimiento (fig. 4-1):

1. La *barrera fisiológica* se encuentra casi a la mitad del punto neutral (fig. 4-2A), que es el punto en el cual el paciente puede mover activamente cualquier articulación dada; representa un límite funcional dentro del rango de movimiento anatómico. Aún es posible cierto movimiento pasivo adicional pasando este punto hacia la barrera anatómica (fig. 4-2B).

2. La *barrera anatómica* es el punto en el que la articulación puede moverse en forma pasiva más allá de la barrera fisiológica (fig. 4-2C). La restricción en este punto se debe a los huesos, ligamentos o tendones. Para traspasar la barrera anatómica, tiene que producirse una alteración del tejido (ligamento, tendón, cápsula o hueso) (fig. 4-2D).

También es posible que se presente una *barrera patológica* como resultado de una enfermedad o un traumatismo.

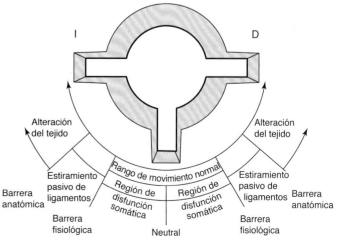

**FIGURA 4-1.** Barreras del movimiento.

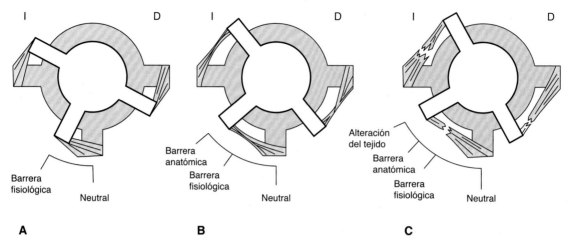

**FIGURA 4-2.** **(A)** Neutral. **(B)** Barrera fisiológica reactivada por el paciente. **(C)** Barrera anatómica reactivada pasivamente, con ligamentos estirados.

Un ejemplo es la fusión articular causada por espondilitis o la unión de osteofitos en una articulación artrítica. La inflamación o derrame articular restringe el movimiento normal. La barrera restrictiva osteopática es la que se presenta dentro del rango de movimiento fisiológico y que evita que una articulación se mueva en forma simétrica dentro de ese rango de movimiento (fig. 4-3).

En la disfunción somática, la articulación está restringida, o tiene una *barrera restrictiva*, en uno o más planos de movimiento. El movimiento en la dirección opuesta puede parecer normal o relativamente libre. Por ejemplo, una vértebra se puede mover con mayor libertad en flexión, pero no se puede mover en todo el trayecto hacia la barrera fisiológica de movimiento de extensión. Debido a que el movimiento en una dirección de la articulación está afectado, los movimientos en otras direcciones cardinales de la articulación se ven afectados en forma similar. A menudo, la restricción es aparente en los tres planos de movimiento vertebral, sobre todo en los movimientos menores de esa articulación. Aunque el movimiento en una o más direcciones puede parecer mayor que sus opuestos, en realidad, lo más probable es que también estén disminuidos. Los movimientos son relativamente mayores sin que lo sean en realidad. En la disfunción somática vertebral es posible encontrar hipermovilidad o aumento en el movimiento en las vértebras contiguas. Estos aumentos aparentes en el movimiento pueden ser compensaciones o el resultado de restricciones regionales persistentes.

Es importante comprender que el movimiento puede estar restringido como resultado de "un nudo" por un músculo contraído y no del choque contra un obstáculo. Quizá ésta sea la causa más frecuente. Es probable que la palpación de la musculatura alrededor de las estructuras óseas revele un aumento de tensión y cierto dolor a la palpación o alteración de la sensibilidad.

## Dolor a la palpación (alteraciones de la sensibilidad)

El dolor a la palpación es la sensación subjetiva de dolor que el paciente refiere en respuesta a la exploración de tejidos por parte del médico. El dolor a la palpación es el hallazgo subjetivo más probable. Esta sensación puede estar presente en los tejidos alrededor de una disfunción somática cuando el médico ejerce pequeñas cantidades de presión que, por lo común, no deberían provocar la sensación. Presionar con mucha firmeza los tejidos blandos casi siempre produce dolor o dolor a la palpación. La presión que, por lo general, no causaría dolor, suele hacerlo en los tejidos alrededor de una articulación disfuncional.

Es importante estar consciente de esto porque el dolor a la palpación es un hallazgo subjetivo, no todos los pacientes lo refieren como tal en el sitio de la disfunción somática. Es posible que refieran otras sensaciones subjetivas, o que no sientan ninguna. Si hay otros criterios presentes, son suficientes para establecer el diagnóstico. El dolor a la palpación y otras sensaciones subjetivas indican la probabilidad de un problema, pero no son un diagnóstico por sí solas. Las quejas subjetivas de dolor y dolor a la palpación indican la probabilidad de un problema, pero es posible que no distingan la causa o ubicación del mismo. El médico debe usar estos hallazgos como parte de un panorama más amplio cuando establece el diagnóstico de disfunción somática.

## Diagnóstico de las disfunciones del reflejo viscerosomático

Un principio de la medicina osteopática es que los reflejos viscerales hacia el organismo son una causa importante de disfunción somática y son de gran relevancia diagnóstica. Las disfunciones provocadas por estos reflejos pueden ser agudas o crónicas.

Las disfunciones agudas del reflejo viscerosomático quizá sean indistinguibles de cualquier otra disfunción somática aguda. Las disfunciones viscerosomáticas crónicas tienen pocas características que pueden ayudar a diferenciarlas de las disfunciones somáticas derivadas de otras causas.

1. La piel tiende a ser más atrófica sobre el área afectada.
2. Los tejidos muestran una esponjosidad firme y seca, en contraste con la esponjosidad que se encuentra en una disfunción aguda. La textura es muy firme.

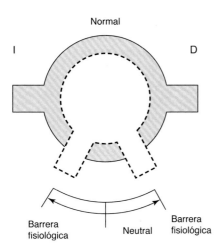

Normal

I    D

Barrera fisiológica    Neutral    Barrera fisiológica

**A**

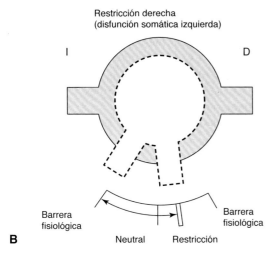

Restricción derecha
(disfunción somática izquierda)

I    D

Barrera fisiológica    Neutral    Restricción    Barrera fisiológica

**B**

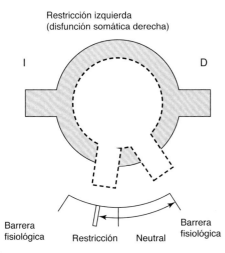

Restricción izquierda
(disfunción somática derecha)

I    D

Barrera fisiológica    Restricción    Neutral    Barrera fisiológica

**C**

**FIGURA 4-3. (A-C)** Disfunción somática con ilustración de las restricciones rotacionales.

3. El movimiento articular es más restringido y parece más fijo que en la disfunción usual. Los intentos por provocar el movimiento en la articulación afectada producen un movimiento lento y rígido. La terminación que se encuentra en la barrera tiende a ser más "gomosa".
4. Cuando se corrige una disfunción somática como ésta, tiende a regresar a un estado disfuncional en 24 h hasta que se corrija la causa del reflejo.

Es importante conocer la ubicación de la inervación simpática en relación con las vértebras torácicas y lumbares superiores para poder utilizar las disfunciones del reflejo viscerosomático con fines diagnósticos. Los patrones parecen seguir estas distribuciones de los nervios autónomos.

## Nombrar las disfunciones somáticas

Se ideó una terminología estándar con el fin de registrar las disfunciones somáticas. En el caso de las vértebras, lo tradicional es referirse a una unidad vertebral funcional, que consta de dos vértebras y el disco intermedio, la vértebra superior es la que presenta la restricción del movimiento. En realidad, una sola disfunción somática vertebral quizá afecte a la vértebra que se denomina disfuncional y a las que están justo arriba y abajo. Por acuerdo y con fines de simplicidad, se denomina conforme a unidad funcional de dos segmentos. La disfunción somática siempre se nombra según la libertad de movimiento relativa diagnosticada, esto es, las direcciones en las que la vértebra se puede mover con mayor facilidad. Por ejemplo, si la vértebra C3 (que se mueve sobre C4) está restringida en los movimientos de extensión, inclinación lateral a la derecha y rotación hacia la derecha, entonces se dice que C3 está flexionada, inclinada a la izquierda y rotada a la izquierda sobre C4. Esto se indica como C3 $FS_LR_L$ (*flexed, side-bent to the left, and rotated to the left*) y también se puede escribir C3 $FSR_L$.

La terminología refleja el hecho de que la vértebra asume la posición de su libertad de movimiento. T7 $ES_RR_R$ (*extended, side-bent to the right, and rotated right*) indica que la séptima vértebra está extendida, inclinada a la derecha y rotada a la derecha sobre T8. En este caso, la séptima vértebra torácica está restringida en los movimientos de flexión, inclinación a la izquierda y rotación hacia la izquierda.

Las disfunciones somáticas raquídeas se clasifican como tipo I o tipo II. Éstas siguen las descripciones del DO Harrison H. Fryette, basadas en las observaciones de las características del movimiento de la columna torácica y lumbar cuando se usa la columna de Halliday. Las disfunciones tipo I siguen el primer principio de Fryette del movimiento fisiológico, que establece que cuando las vértebras se inclinan a los lados desde una posición neutral, la rotación se presenta en dirección opuesta al lado inclinado. Estas leyes dependen de la orientación de las articulaciones facetarias, que son un grupo de conexiones entre las vértebras en la columna. Cuando se afectan la rotación y la inclinación lateral, la rotación es opuesta a la inclinación lateral. Aunque las disfunciones tipo I son grupos de curvas, son distintas a la escoliosis idiopática o la funcional. Aunque las disfunciones somáticas tipo I tienden a presentarse con la postura y la actividad habituales, pueden ser resultado de un traumatismo.

A diferencia de las disfunciones tipo II menos fisiológicas, el grupo de curvas tipo I se describe como neutral y no muestra ninguna preferencia de flexión o extensión.

Las disfunciones tipo II siguen el segundo principio de Fryette del movimiento fisiológico, el cual establece que cuando hay una inclinación lateral desde una posición de hiperflexión o hiperextensión (no neutral), la rotación y la inclinación lateral de un segmento son en la misma dirección. Éstas son disfunciones vertebrales únicas y a menudo son resultado de un movimiento anormal. La vértebra afectada se encuentra flexionada o extendida sobre la vértebra debajo e inclinada y rotada hacia el mismo lado. Las disfunciones tipo II tienen con mayor frecuencia un origen traumático.

Las disfunciones tipos I y II se refieren sólo a las disfunciones somáticas en las vértebras torácicas y lumbares porque los principios de Fryette sólo se aplican a estas áreas. Sin embargo, en el uso común, las disfunciones somáticas en la columna cervical típica a menudo se refieren como disfunciones somáticas únicas. Las características de movimiento de la región cervical dictan que las vértebras cervicales típicas se inclinan al lado y rotan hacia el mismo lado sin importar la disfunción o el funcionamiento normal. La distinción es la afectación de un componente de flexión o extensión en la unidad disfuncional.

Las disfunciones somáticas en otras áreas del cuerpo, como las extremidades, todavía se nombran por su libertad de movimiento relativa. Por ejemplo, la cabeza del radio se puede mover en sentido anterior y posterior. Si se mueve con mayor libertad en sentido posterior y está restringida en su movimiento anterior, se denomina "cabeza radial posterior". Asimismo, cuando se mueve libremente en una dirección anterior y está restringida en su movimiento posterior, se denomina "cabeza radial anterior". A menos que se describa de otra manera, la lista de disfunciones somáticas en estas otras articulaciones debe ser en concordancia con la libertad relativa y los descriptores lo deben indicar. Cuando un médico osteópata elige hacer notar la barrera en vez de la libertad de movimiento, por lo general, se escribe "restricción" después de la descripción en vez de la disfunción somática.

## Factores predisponentes

Sin duda hay muchos factores que crean condiciones que predisponen a los músculos y las superficies articulares para ser más susceptibles al desarrollo de una disfunción somática. Finalmente, una *facilidad* del nivel de la médula espinal segmentaria mantiene la disfunción somática durante un periodo prolongado.

Ciertos factores que predisponen al desarrollo de una disfunción somática son los siguientes:

1. Postura
   a. Habitual
   b. Laboral
   c. Actividad (p. ej., relacionados con los deportes)
2. Gravedad
   a. Complexión
      i. Obesidad
      ii. Embarazo
   b. Soporte de peso

3. Anomalías
   a. Tamaño o forma anormal de la vértebra
   b. Facetas anormales
   c. Fusión o falta de fusión
      i. Lumbarización
      ii. Sacralización
      iii. Espina bífida
      iv. Agenesia
4. Áreas de transición (áreas que son especialmente propensas al desarrollo de disfunción somática)
   a. Occipitoatlantoidea (O-A)
   b. C7-T1
   c. T12-L1
   d. L5-S1
5. Hiperirritabilidad muscular
   a. Estrés emocional
   b. Infección
   c. Reflejo de otras áreas somáticas o viscerales
   d. Estrés muscular
      i. Sobreesfuerzo
      ii. Sobredistensión
      iii. Falta de calentamiento
      iv. Acumulación de productos de desecho
6. Bloqueo fisiológico de una articulación, "posición cerrada"
7. Adaptación a los factores estresantes: reversible de manera espontánea
8. Compensación de otros déficits estructurales: estable

Las disfunciones somáticas tipo I pueden ser causadas por cualquiera de los siguientes factores:

1. Desequilibrio muscular
2. Pierna corta
3. Ocupación
4. Traumatismo
5. Reflejos viscerales
6. Enfermedad o infección

## Etiología

La causa exacta de la disfunción somática se debate a menudo. Algunos sostienen que en realidad hay una faceta "trabada o bloqueada". La mayoría piensa que la disfunción muscular es el factor principal para la creación o mantenimiento de las restricciones articulares. Los impulsos neurales anormales, que es probable que surjan de la actividad nociceptiva y las respuestas de estiramiento de los husos musculares hacia el músculo, mediados por el huso muscular, quizá son la causa más importante de la restricción articular y el dolor. El traumatismo (dolor y fuerza) tal vez es el factor principal que desencadena un impulso neural anormal.

Algunas otras teorías postuladas para fundamentar el bloqueo facetario incluyen las siguientes:

1. Atrapamiento de meniscos: basado en la teoría de que las articulaciones facetarias vertebrales tienen meniscos pequeños que pueden quedar atrapados dentro de la articulación
2. Extrusión de meniscos: basado en la teoría de que los meniscos pueden quedar atrapados fuera de la articulación
3. Compresión capsular

La teoría de meniscos fue propuesta por Kos y Wolf como un mecanismo de "atrapamiento posterior agudo" y fue

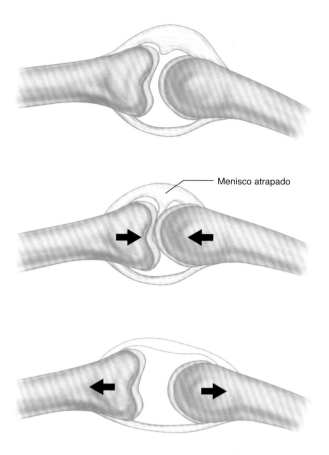

Menisco atrapado

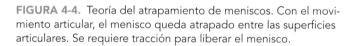

**FIGURA 4-4.** Teoría del atrapamiento de meniscos. Con el movimiento articular, el menisco queda atrapado entre las superficies articulares. Se requiere tracción para liberar el menisco.

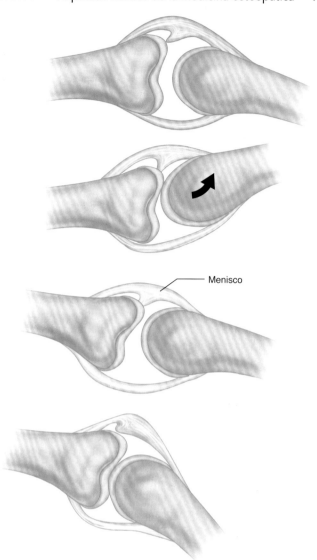

Menisco

**FIGURA 4-5.** Teoría de la extrusión de meniscos. Conforme se flexiona la articulación, el menisco se mueve hacia arriba de la superficie articular y, en ocasiones, queda atrapado allí a medida que la articulación se comienza a extender. Con una mayor extensión el menisco se dobla, lo que provoca dolor.

elaborada por Bogdvk y Jull (1985). Esta teoría se basa en la premisa de que hay meniscos en forma de cuña en las articulaciones cigapofisiarias. Se especula que el vértice de la cuña puede quedar atrapado entre las superficies articulares o, con la flexión, fuera de la cavidad articular (figs. 4-4 y 4-5).

## Referencias

Bogdvk N, Jull G. The theoretical pathology of acute locked back: A basis for manipulative therapy. *Man Med.* 1985;1:78-82.

Burns L. Viscero-somatic and somato-visceral spinal reflexes. *J Am Osteopath Assoc.* 1907;7:60.

DiGiovanna EL. *An Encyclopedia of Osteopathy.* American Academy of Osteopathy. Columbus, OH: Greydon Press; 2002.

Educational Council on Osteopathic Principles. *Glossary of Osteo Terminology.* Chicago, IL: American Osteopathic Association Directory; 1995.

Fryette HH. *Principles of Osteopathic Technique.* Kirksville, MO: Journal Printing Co; 1954:9.

Greenman P. *Principles of Manual Medicine.* Baltimore, MA: Lippincott Williams & Wilkins; 1991.

Mitchell FL. Towards a definition of "somatic dysfunction." *Osteopathic Annals.* 1979;7(1):12-25.

Rumney I. *The Relevance of Somatic Dysfunction. Yearbook of the American Academy of Osteopathy.* Colorado Springs, CO: American Academy of Osteopathy; 1976.

# 5 Consideraciones anatómicas generales

Stanley Schiowitz, Eileen L. DiGiovanna y Nancy Brous

La piel es el órgano más grande en el cuerpo. Está en contacto directo constante con el entorno y muchas de sus funciones importantes están relacionadas con la protección del cuerpo de las agresiones ambientales o con la regulación del medio interno conforme cambia el ambiente externo. La piel salvaguarda las estructuras internas de los irritantes químicos y mecánicos y contiene los líquidos corporales para mantener un ambiente interno líquido. La sal y los productos de desecho se excretan a través de la piel. La dilatación y constricción de los vasos sanguíneos de la piel y la evaporación del sudor de la superficie de la piel ayudan a regular la temperatura corporal. Por último, la piel actúa como un órgano sensorial, al llevar información del entorno hacia el sistema nervioso central.

La piel consta de tres capas. Desde el exterior al interior, están la epidermis, la dermis y la fascia. La capa epidérmica más externa está hecha de células córneas muertas y secas. Tiene relativamente pocas terminaciones nerviosas y no tiene vasculatura. La capa dérmica media y la más importante es la menos densa, consta de casi cinco capas de células. Contiene capilares, vasos pequeños y la gran mayoría de las terminaciones nerviosas cutáneas. El vello y las uñas, estructuras protectoras especializadas de la piel, se derivan del tejido dérmico. La capa fascial profunda de la piel se conecta con el tejido subcutáneo y también contiene vasos y terminaciones nerviosas.

Los elementos circulatorios de la piel tienen dos funciones: conducir el calor y llevar nutrición a la piel. La conducción de calor se lleva a cabo mediante los plexos venosos y las anastomosis arteriovenosas. Las arterias y capilares llevan componentes nutritivos. Otras estructuras de la piel incluyen dos tipos de glándulas: *sudoríparas*, o glándulas productoras de sudor, y *sebáceas*, o glándulas productoras de grasa.

## INERVACIÓN Y SENSACIÓN

La piel es inervada por el sistema nervioso autónomo (simpático) y el sistema nervioso periférico (sensorial). La inervación simpática afecta los vasos sanguíneos, los músculos de los folículos pilosos y las glándulas de la piel. La inervación simpática de los vasos sanguíneos de la piel contribuye a la vasoconstricción y la vasodilatación. Las terminaciones de las fibras vasoconstrictoras al parecer secretan noradrenalina, y

se cree que la vasodilatación es resultado de la secreción de acetilcolina en algunas de las terminaciones. La vasodilatación eleva la temperatura y causa un enrojecimiento de la piel. La vasoconstricción da como resultado el enfriamiento de la piel y un color azul provocado por el aumento de la sangre desoxigenada. Con la vasoconstricción grave y prolongada, la piel palidece conforme la sangre es expulsada de los vasos sanguíneos. La estimulación simpática también aumenta la transpiración. Estos efectos de estimulación simpática contribuyen al diagnóstico osteopático. El aumento o disminución de la temperatura, la transpiración y los cambios en la textura de la piel se relacionan con disfunciones somáticas en el área afectada.

La piel responde a cuatro tipos de sensación: tacto (presión), calor, frío y dolor. Estas sensaciones son detectadas por los mecanorreceptores, que son terminaciones nerviosas expandidas en la piel. También existen algunas terminaciones nerviosas no mielinizadas o libres. Las cuatro sensaciones son desencadenadas en la piel donde sólo hay terminaciones nerviosas libres; por lo tanto, las terminaciones nerviosas libres al parecer responden a todos los tipos de estímulo. Los mecanorreceptores o terminaciones nerviosas expandidas (discos de Merkel y terminaciones de Ruffini) y las terminaciones encapsuladas (corpúsculos de Pacini, corpúsculos de Meissner y bulbos de Krause; fig. 5-1) parecen ser específicos para una

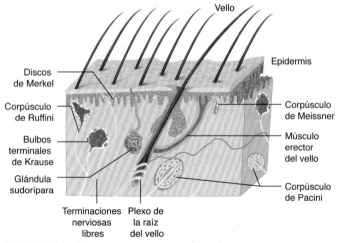

**FIGURA 5-1.** Mecanorreceptores en la piel.

sensación. Los discos de Merkel son sensibles al tacto (discriminación de dos puntos). Los corpúsculos de Meissner son sensibles al tacto; y los de Pacini, a la vibración y la presión profunda. Se postuló que las terminaciones de Ruffini son sensibles al calor y los bulbos de Krause al frío.

## La piel del médico

Los mecanorreceptores y otros elementos neurales en la piel de la mano del médico que palpa brindan información del paciente. Debido a que el dorso de la mano tiene una piel más delgada que la de la palma, la temperatura se percibe mejor con el dorso. Los discos de Merkel son más numerosos en la palma y en especial en las yemas de los dedos, lo que las hace más sensibles al tacto. El engrosamiento de la piel, como sucede en el caso de los callos, disminuye la sensibilidad. Dado que los receptores se fatigan, el médico quizá necesite descansar o cambiar de dedos durante la palpación para asegurar la máxima sensibilidad.

# FASCIA

Los anatomistas definen la fascia como una masa disecable de tejido conjuntivo fibroelástico. El médico osteópata considera como fascia a todo el tejido conjuntivo del cuerpo que tiene una función de soporte, incluidos los ligamentos y tendones, la duramadre y el recubrimiento de las cavidades corporales.

La fascia es muy extensa. Si se retiraran todos los demás tejidos y órganos del cuerpo, con la fascia intacta, todavía se tendría una réplica de la anatomía humana. La fascia rodea a cada músculo y compartimenta las masas musculares. Encapsula y envuelve a los órganos de la cabeza, la cara, el cuello, el tórax, el mediastino, el abdomen y la pelvis. La fascia forma vainas alrededor de los nervios y vasos. Forma la pleura, el pericardio y el peritoneo. La fascia conecta a los huesos entre sí y al músculo con el hueso y forma bandas y poleas tendinosas.

La fascia es continua en todo el cuerpo. La mayoría de los planos fasciales está dispuesta en dirección longitudinal. Las áreas de hipertonicidad o desequilibrio muscular pueden imponer una restricción funcional al deslizamiento longitudinal natural de las vainas fasciales del cuerpo. Por lo tanto, un área de restricción puede influir en las áreas adyacentes y distales.

Existen numerosos diafragmas transversos funcionales en el cuerpo. Las restricciones de estos diafragmas pueden provocar alteraciones mayores en la función de las estructuras circundantes. El diafragma respiratorio permite el paso de la aorta, el esófago, la vena cava, las venas ácigos, el conducto torácico y los nervios vago y frénico. El diafragma urogenital soporta las vísceras pélvicas, permite la movilidad sacrococcígea y comunica al conducto anal, la uretra, la vagina, los linfáticos y los fascículos neurovasculares. La base del cráneo y la duramadre tienen comunicación por las venas yugulares y los nervios craneales IX, X y XI a través del agujero yugular. Cualquier restricción en estos diafragmas transversales mayores inhibe el movimiento fascial longitudinal por arriba y por debajo y, por tanto, afecta la función de las estructuras que los rodean.

## Funciones

La fascia tiene varias funciones. Actúa para estabilizar y mantener la postura erguida a través de la fascia toracolumbar, la banda iliotibial, la fascia glútea y la fascia cervical. La fascia también protege al envolver grupos musculares y define de esa forma su movimiento. Esta función de delimitación dirige la energía muscular hacia una acción específica y, al mismo tiempo, evita que los músculos se rompan y se desgarren. Por lo tanto, la fascia coordina la acción del músculo y los grupos musculares para una coordinación más regular y soporta órganos, músculos, fascículos neurovasculares y conductos linfáticos. Restringe y une el movimiento.

La fascia ayuda a la circulación de los líquidos corporales. Mantiene las venas abiertas y las amplía cuando se tensa durante la contracción muscular. La fascia es por naturaleza contráctil y elástica. Conforme se contrae junto con el músculo, comprime las venas que están dentro, lo que aumenta el retorno venoso. Cualquier contracción, tensión o desequilibrio en la fascia puede impedir o inhibir esta actividad dinámica contráctil-elástica y provocar una disminución del retorno venoso y congestión.

La distribución de la sangre arterial hacia cualquier parte del cuerpo requiere una presión arterial adecuada y conductos arteriales sin obstrucciones. El corazón debe ser capaz de contraerse libremente en el tórax sin restricciones fasciales u óseas. La inervación al corazón debe estar libre de irritación mecánica a lo largo de su distribución. Se necesita un retorno venoso adecuado. De nuevo, cualquier restricción en las vainas fasciales que contienen fascículos neurovasculares o incluso en los planos fasciales vecinos puede disminuir el flujo sanguíneo a un área.

Los vasos linfáticos están distribuidos en un grupo superficial y profundo. Los vasos linfáticos y las venas perforan la fascia. Por lo tanto, el drenaje linfático también puede resultar afectado por restricciones en los planos fasciales.

Como el entorno externo inmediato de cada célula viva, la fascia tiene una influencia directa o indirecta en el metabolismo de estas células. La presión o tensión anormal altera la difusión de nutrientes y la eliminación de desechos, lo que resulta en alteraciones en la función celular. Una célula necesita el mantenimiento adecuado de la presión osmótica y la tensión tisular del líquido intersticial circundante, así como la matriz extracelular para un metabolismo apropiado.

## Composición celular

El componente celular más abundante de la fascia es el fibroblasto. Los fibroblastos los controla el sistema endocrino y son responsables de la producción de colágeno y matriz extracelular. Su respuesta a los cambios fisicoquímicos es importante. Por lo general, el tejido sin tensión se establece de manera amorfa. Bajo presión, los fibroblastos producen colágeno organizado a lo largo de las mismas líneas de tensión conforme a la dirección de la fuerza. Por lo tanto, la fascia se puede adaptar a las fuerzas externas por entrecruzamiento de colágeno. Este aumento en la fuerza también puede disminuir la flexibilidad fascial y provocar restricciones y posible compresión de los vasos y nervios.

## Efectos circulatorios

La fascia influye de manera directa o indirecta en la salud del cuerpo al coordinarse con el sistema musculoesquelético, al cooperar en la circulación de los líquidos corporales y al permitir un paso abundante de nervios. El desajuste de los planos fasciales provoca congestión, edema, reflejos anormales y disminución en el rango de movimiento. Es importante que el médico osteópata evalúe las fascias como parte de la exploración estructural y trate cualquier tensión o restricción que se encuentre.

# MÚSCULOS

Cabe señalar que los músculos son prácticamente los únicos tejidos del cuerpo que tienen la capacidad de acortarse (las células de la glía tienen propiedades viscoelásticas). Es esta característica contráctil del músculo la que le permite acortarse y así mover los huesos en sus articulaciones.

## Acción muscular sobre las articulaciones

El movimiento articular es generado por la acción de los músculos esqueléticos. Éstos crean movimiento al contraerse. Un músculo se puede contraer en cuatro formas diferentes:

1. *Contracción isotónica*, en la cual el músculo se acorta.
2. *Contracción isométrica*, en la que el músculo mantiene la misma longitud.
3. *Contracción isolítica*, en la cual el músculo se contrae mientras se alarga.
4. *Contracción isocinética*, en la que el músculo se contrae a la misma velocidad.

## Definiciones de contracción muscular

1. *Contracción concéntrica*: el músculo se acorta utilizando la propiedad de la contractilidad para realizar la tarea.
2. *Contracción excéntrica*: el músculo se alarga utilizando la extensibilidad para realizar la tarea.
3. *Contracción estática*: el músculo está en contracción parcial o completa sin cambiar su longitud. No hay movimiento articular rotatorio.

## Ejemplo de inclinación de la cabeza hacia adelante

1. En la posición erguida, la contracción excéntrica (alargamiento) de los músculos extensores controla la velocidad de la inclinación hacia adelante. Estos músculos se ejercitan.
2. En decúbito dorsal, la contracción concéntrica (acortamiento) de los músculos flexores eleva la cabeza del piso. Estos músculos se ejercitan.
3. En decúbito ventral, el paciente trata de inclinarse hacia adelante, pero el piso evita el movimiento. Esto crea una contracción estática de los músculos flexores del cuello, los cuales se ejercitan.

## Clasificación

La manera en la que se construyen los músculos determina cuánto se pueden acortar, en relación con su fuerza. Esta clasificación se basa en las disposiciones de las fibras musculares. En un *músculo fusiforme* las fibras son paralelas entre sí por todo el eje largo del músculo y sus tendones. Este tipo de disposición permite el mayor grado de acortamiento. En los músculos *unipeniforme y multipeniforme*, las fibras corren en forma oblicua a los tendones. Estas fibras, cuando están enervadas, se contraen al máximo, pero debido a su orientación oblicua, su acción no produce el mismo nivel de acortamiento del músculo que se logra en un músculo paralelo.

## Momento de fuerza

La fuerza muscular se utiliza para mover una parte del sistema esquelético alrededor de otra parte, y su articulación actúa como eje. Esto crea un momento de torsión o *momento de fuerza*. El momento de torsión alrededor de cualquier punto es igual al producto de la cantidad de fuerza y su distancia perpendicular desde la dirección de la fuerza hasta el eje de rotación (*momento del brazo*). Si una persona sostuviera un peso de 2.5 kg (5 libras) en la palma de la mano, con el codo flexionado en un ángulo de 90°, y si la distancia desde la articulación del codo hasta el peso fuera de 30 cm (1 pie), entonces se requeriría un esfuerzo muscular flexor de 75 cm/kg (5 pies/libra) para mantener esta posición. Si el codo se flexionara en un ángulo de 45°, la fuerza, el peso de 2.5 kg (5 libras), sería la misma, pero el momento del brazo sería menor. Se requerirían menos de 75 cm/kg (5 pies/libra) de esfuerzo muscular flexor para mantener esta posición.

## Acción de palanca

El uso de una articulación como eje pone en juego las leyes de las palancas de Newton.

1. Una palanca de primer tipo tiene el eje colocado entre el punto de esfuerzo y la resistencia.
2. La palanca de segundo tipo tiene la resistencia colocada entre el eje y el punto de esfuerzo.
3. La palanca de tercer tipo tiene el punto de esfuerzo entre el eje y la resistencia.

De las tres palancas, la de segundo tipo es la más eficiente para reducir al mínimo el esfuerzo que se necesita para mover una resistencia. Una carretilla es un ejemplo de este tipo de palanca. La mayoría de los músculos largos actúan como palancas de tercer tipo. El esfuerzo de flexión del músculo bíceps para mover el antebrazo es un ejemplo de esa acción de palanca. La acción del tríceps para extender el antebrazo es un ejemplo de palanca de primer tipo. La acción de palanca de primer tipo, por lo general, requiere menos esfuerzo para el movimiento que la acción de palanca de tercer tipo.

El músculo braquial en flexión ofrece una demostración interesante de la acción de palanca. La flexión simple del antebrazo representa una acción de palanca de tercer tipo; no obstante, con un peso en la palma de la mano, bajar el antebrazo desde una posición de flexión hasta una extensión revierte las designaciones, en donde la gravedad se convierte en el esfuerzo o fuerza de movimiento, mientras que la inserción del braquial se convierte en la fuerza de resistencia. Esto crea una acción de palanca de segundo tipo.

## Acción de arranque y desviación

MacConaill y Basmajian definen la acción de arranque y desviación de los músculos de la siguiente forma: cuando un músculo se contrae, crea dos fuerzas vectoriales con respecto a la articulación. Una es una fuerza de balanceo (rotación) alrededor de su eje (acción de arranque). La segunda es un movimiento transarticular hacia la articulación en relación con su eje (acción de desviación). Estos dos movimientos se presentan en forma simultánea, pero en diferentes proporciones en todos los músculos. Una relación arranque-desviación amplia permite un mayor movimiento de rotación con menor estabilidad articular. Sucede lo contrario con una relación arranque-desviación aumentada.

El movimiento de flexión del bíceps para el antebrazo es sobre todo una acción de arranque en el codo, pero la contracción de la cabeza larga del bíceps es una acción de desviación estabilizante en la articulación glenohumeral.

La contracción muscular genera un tercer movimiento: el movimiento de giro. El grado de giro depende de la diferencia en los planos de origen e inserción del músculo. El movimiento de giro tiene una participación importante en la segunda ley de la miocinemática.

## Leyes de la miocinemática

La primera ley de la *miocinemática* (MacConaill y Basmajian, 1977), la ley de la *aproximación*, establece que "cuando un músculo se contrae tiende a acercar sus puntos de unión (origen e inserción)". En la mayoría de las actividades, el efecto de esta ley se modifica mediante el uso de otra actividad muscular o fuerza de resistencia para estabilizar la inserción o el origen de un extremo del músculo. Esto genera movimiento sólo en un extremo del músculo.

La segunda ley, la ley de la *detorsión*, establece que "cuando un músculo se contrae, tiende a llevar su línea de origen y su línea de inserción hacia un mismo plano". Un ejemplo sencillo es la acción del esternocleidomastoideo. La contracción unilateral crea inclinación ipsilateral, flexión y rotación contralateral de la cabeza.

Una aplicación menos reconocida de este principio es en la extensión de la cadera. La contracción pura del músculo glúteo mayor tensa la articulación de la cadera y eleva el fémur un poco sobre el ilion en el plano frontal. Para lograr la extensión de la cadera, la pelvis rota en sentido anterior en el plano sagital. Esta rotación cambia las relaciones del plano de los puntos de origen e inserción del músculo. La ley de la detorsión se activa y la inserción trata de igualar el plano del origen del músculo. Mientras más rota la pelvis, mayor es la extensión de la cadera.

## Gravedad

La fuerza gravitacional es la atracción de cada partícula de masa en el universo por cada otra partícula de masa. La fuerza gravitacional tiene tres características únicas:

1. Se aplica de manera constante.
2. Se aplica sólo en una dirección.
3. Actúa sobre cada partícula de masa del cuerpo.

Esta fuerza se ejerce de manera constante sobre todas las partes del sistema musculoesquelético. Sin embargo, sus efectos se pueden modificar por la posición del cuerpo. En la posición anatómica erguida la gravedad ayuda a estabilizar las articulaciones de la cadera, las rodillas y los tobillos. Al mismo tiempo crea inestabilidad de la articulación glenohumeral. En decúbito dorsal, la fuerza gravitacional sobre estas articulaciones es muy diferente. El médico debe tener en cuenta la acción de la gravedad, en especial cuando se aplica un tratamiento con ejercicio. Inclinar la cabeza hacia adelante en posición erguida no ejercita en forma significativa los músculos flexores del cuello. La gravedad es la principal fuerza involucrada. Los músculos extensores participan si se desea controlar la velocidad de la inclinación hacia adelante. En decúbito dorsal la inclinación hacia adelante o llevar el mentón hacia el pecho necesitaría el uso de los flexores del cuello.

# ARTICULACIONES

Todos los huesos que tienen libertad de movimiento se mueven sobre otros huesos en sus articulaciones respectivas. Varios factores influyen en estos movimientos. Conocer el motivo, el momento y la forma en la que se induce el movimiento es esencial para comprender la anatomía funcional y para diagnosticar y tratar las disfunciones somáticas osteopáticas.

## Clasificaciones

Por lo general, las articulaciones se dividen en tres tipos según su composición: fibrosas, cartilaginosas y sinoviales. Las *articulaciones fibrosas (sinartrosis)* están conectadas por tejido fibroso. Sus movimientos están muy limitados. Con frecuencia se encuentran en el cráneo. Las superficies articulares del cráneo son irregulares, sin embargo, forman una sutura específica y engranan. Están unidas por tejido fibroso que es muy firme y casi llena el espacio articular. Este tipo de articulación permite un mayor movimiento en los lactantes, con una reducción gradual en la movilidad con el envejecimiento.

Las *articulaciones cartilaginosas (anfiartrosis)* se caracterizan por la presencia de discos fibrocartilaginosos entre las dos superficies contiguas. Ligamentos muy firmes y fuertes, contiguos a los discos, mantienen la articulación unida. Se permite un pequeño grado de movimiento de balanceo y deslizamiento. Los mejores ejemplos son los discos intervertebrales y la sínfisis del pubis.

Las *articulaciones sinoviales (diartrosis)* son las más comunes en todo el cuerpo. Las siguientes características son comunes en este tipo de articulaciones: sus superficies articulares están cubiertas por cartílago hialino y la articulación está limitada por una cápsula articular que crea una articulación cerrada, la cual contiene líquido sinovial que lubrica al cartílago hialino. Algunas articulaciones contienen discos intraarticulares o meniscos, como las rodillas. Estos meniscos separan las superficies articulares de los huesos y ayudan a crear superficies articulares que embonen mejor.

La estructura de las superficies articulares subclasifica a las articulaciones en *planas, esferoideas, condilares, elipsoidales, trocoides (pivote), selares y trocleares o gínglimos.*

Una *articulación plana* tiene dos superficies casi planas y, por lo general, está limitada a un movimiento de deslizamiento. Un ejemplo de este tipo de superficie es la articulación piramidal-pisiforme.

Una *articulación esferoidea (enartrosis)* tiene una cabeza redonda convexa que se articula con una superficie cóncava. Esta articulación tiene el mayor grado de movimiento, con libertad de movimiento en los tres planos. Un ejemplo de este tipo es la articulación de la cadera.

Una *articulación condilar* es una *enartrosis* modificada, con aplanamiento parcial de ambas superficies articulares. Este aplanamiento limita los movimientos disponibles en comparación con la esferoidea. Un ejemplo de esto es la articulación metacarpofalángica.

La *articulación elíptica* modifica la articulación esferoidea por una cabeza en forma elíptica (en forma de balón de futbol americano). Tiene mayor movimiento que la articulación condilar, pero menor que la esferoidea. Un ejemplo de esto es la articulación radiocarpiana.

La *articulación trocoide (pivote)* se compone de una esfera rodeada por un círculo compuesto por hueso y ligamentos. Su movimiento principal es la rotación. Un ejemplo de esto es la articulación que está entre el atlas y el axis.

La *articulación selar* está compuesta por dos huesos cuyas superficies articulares tienen forma de silla de montar, con una superficie convexa y la otra cóncava. Esto permite un mayor movimiento en todos los planos. Ejemplos de esto son las articulaciones trapeciometacarpiana (pulgar) y la esternoclavicular.

La *articulación gínglimo* es una articulación troclear. Sus superficies articulares se ajustan una con otra de tal manera que permite una libertad de movimiento en especial amplia en un plano, una acción similar a una bisagra. Un ejemplo de esto es la articulación humerocubital.

## Biomecánica del movimiento articular

Ninguna de las superficies articulares del cuerpo es realmente plana. Son ovoides o selares (en forma de silla de montar; fig. 5-2). Las articulaciones que han evolucionado son un intento de unión de estas formas: selar a selar y ovoide convexa con ovoide cóncava. Las articulaciones formadas de esta manera no son en verdad congruentes, lo que permite una mayor libertad de movimiento articular y se crearon de forma geométrica acoplamientos y movimientos accesorios.

Los movimientos articulares individuales se pueden describir en términos de girar, rodar y deslizar. *Girar* se define como un hueso que rota sobre su eje mecánico, en su lugar, sobre otro hueso. *Rodar* se define como el movimiento que resulta de un aumento o disminución en el ángulo entre los dos huesos que se articulan. *Deslizar* es un movimiento de traslación de un hueso que se desliza sobre la superficie de otro hueso (fig. 5-3).

Las superficies articulares curvas, que se mueven una sobre otra, desarrollan patrones complejos de movimiento. Los movimientos acoplados creados por las articulaciones de unión convexas-cóncavas siguen patrones específicos. Cuando una

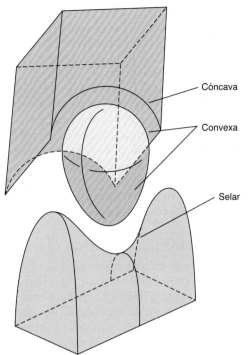

**FIGURA 5-2.** Formas óseas. En esta articulación, una forma ovoide se asienta en una forma selar. Se muestran las superficies cóncava y convexa.

superficie cóncava se mueve sobre una superficie convexa, los movimientos de rodamiento y deslizamiento se dan en la misma dirección. Sin embargo, cuando una superficie convexa se mueve sobre una cóncava, los movimientos de rodamiento y deslizamiento se dan en direcciones opuestas.

La extensión femoral sobre la tibia sigue estos patrones de movimiento. Conforme la pierna de apoyo se extiende durante la marcha, el fémur rueda en sentido anterior con deslizamiento posterior sobre una tibia fija (fig. 5-4). No obstante, la pierna que se balancea en la extensión crea un rodamiento tibial y se desliza en sentido anterior (en la misma dirección) sobre la parte distal del fémur (fig. 5-5). La extensión femoral completa se puede describir como un rodamiento femoral anterior con un deslizamiento posterior, acompañado de una extensión completa por un giro femoral medial sobre la tibia.

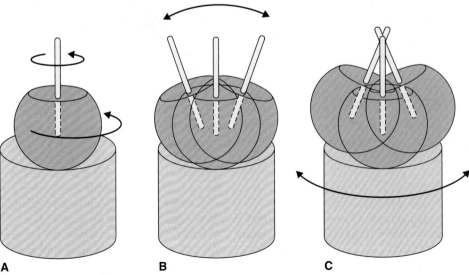

**A**        **B**        **C**

**FIGURA 5-3. (A)** Girar. **(B)** Rodar. **(C)** Deslizar.

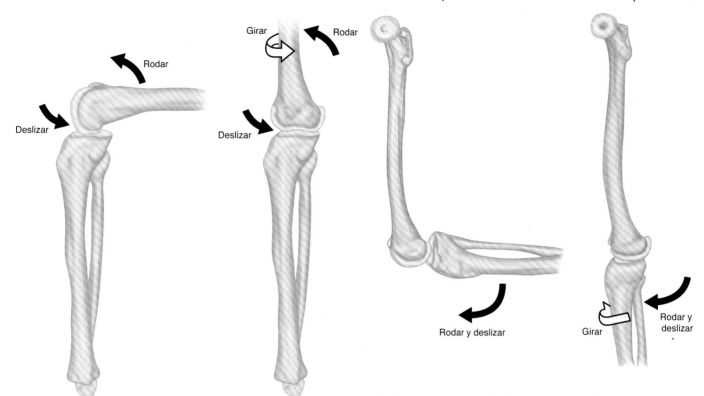

**FIGURA 5-4.** Extensión femoral sobre una tibia fija. El rodamiento y el deslizamiento se produce en direcciones opuestas.

**FIGURA 5-5.** Extensión tibial del fémur. El rodamiento y el deslizamiento se producen en la misma dirección.

La rodilla extendida por completo se somete a otro movimiento establecido en su etapa final de extensión. Ésta es una rotación conjunta creada por la geometría de las superficies articulares.

La estabilidad articular es una función combinada de la forma de la articulación, sus inserciones ligamentosas y musculares, la fuerza de su cápsula y el equilibrio de la presión articular con la presión atmosférica. La variación en cualquiera de estos factores puede contribuir a las disfunciones somáticas.

Es común describir el movimiento como la acción que se presenta en planos cardinales sobre ejes fijos. La abducción del hombro se describiría como un movimiento en un plano frontal alrededor de un eje anteroposterior. Sin embargo, la cabeza del húmero, una superficie convexa, se mueve sobre una fosa glenoidea cóncava con un rodamiento hacia arriba y un deslizamiento hacia abajo. Debido a que éste es un movimiento acoplado y continuo, no puede ser sobre un eje fijo. Se dice que este tipo de movimiento es sobre un *eje instantáneo de rotación*. Este eje define múltiples movimientos, rotación y traslación, que se producen de manera simultánea en el mismo plano. El movimiento de abducción requeriría determinaciones continuas de su eje instantáneo mientras se presenta. Esto daría una vía real del movimiento articular. Este movimiento sigue siendo, por lo general, sólo en un plano.

En extensión completa, el fémur rueda, se desliza y gira. El movimiento es en múltiples planos e involucra más de un eje; se dice que se produce en un *eje helicoidal*. Este eje define por completo un movimiento tridimensional entre dos cuerpos rígidos. Los movimientos funcionales activos, apendiculares y vertebrales, suelen ser movimientos sobre ejes helicoidales.

La adición de fuerza a los movimientos articulares puede introducir *movimientos accesorios*. Estos movimientos no se pueden llevar a cabo de forma voluntaria; sólo se pueden activar contra la resistencia o por una fuerza externa. Un ejemplo es la tracción de eje largo sobre las articulaciones interfalángicas. La restricción de movimientos accesorios pequeños es un factor principal en la creación de disfunciones somáticas, en especial en las articulaciones de las extremidades.

El movimiento resulta afectado por las relaciones ligamentosas. Una *posición de articulación cerrada* es aquella en la que los ligamentos se han dispuesto de manera tal que colocan los huesos en su máxima congruencia. Los huesos no se pueden separar sin primero relajar los ligamentos. El movimiento articular se detiene y las fuerzas se transmiten con mayor facilidad de un hueso mediante esta articulación hacia el siguiente. Es más probable que la fuerza tangencial provoque una fractura que un esguince.

En las articulaciones que soportan peso, la posición cerrada sustituye la actividad muscular para mantener el soporte. En la columna vertebral, el movimiento se transmite a través de los cuerpos de las vértebras en posición cerrada hacia la primera articulación cigapofisaria móvil. Es posible que resulte en disfunción somática.

## Biomecánica del movimiento de la articulación intervertebral

Los principios generales de movimiento examinados con respecto a las articulaciones de las extremidades también atañen a las articulaciones sinoviales raquídeas. Sin embargo, las articulaciones vertebrales tienen una disposición de trípode, lo que complica más sus movimientos. Este trípode consta de una sinartrosis anterior, los cuerpos vertebrales con discos intervertebrales y un par de articulaciones sinoviales posteriores acopladas. Estas tres articulaciones están involucradas al mismo tiempo en cada movimiento vertebral.

Los factores comunes que influyen en el movimiento segmentario incluyen el diseño y las relaciones espaciales de las facetas individuales; los ligamentos vertebrales y las inserciones musculares y su función; el tamaño y la salud de los discos intervertebrales; la osteología de las vértebras, y la edad, el sexo y la salud del paciente. Además, se deben tomar en cuenta la precarga, la gravedad, el tono, la cantidad y la dirección de la carga y el estrés aplicados.

## COLUMNA VERTEBRAL

### Osteología vertebral

Las diversas formas y estructuras de las vértebras también pueden afectar sus movimientos. Los cuerpos vertebrales cervicales tienen forma de silla, lo que fomenta la libertad de movimiento. Las articulaciones de Luschka modifican el movimiento lateral de traslación de los cuerpos vertebrales cervicales. El efecto de teja creado por las apófisis espinosas torácicas puede restringir la extensión. Una restricción similar se presenta en la región lumbar si se elongan las apófisis espinosas. La caja torácica restringe la flexión lateral y la rotación articular unilateral.

La quinta vértebra lumbar está sujeta a un mayor número de anomalías congénitas que cualquier otro hueso. Estas anomalías afectan el movimiento y crean la tendencia a la disfunción. Una anomalía muy frecuente de esta región, considerada una variante normal en radiología, implica un cambio en las relaciones de las articulaciones facetarias de la quinta vértebra lumbar y la base del sacro. Esto crea un desequilibrio que puede contribuir a la disfunción de la zona lumbar.

Una unidad funcional de la columna vertebral se compone de dos segmentos: uno anterior que consta de dos cuerpos vertebrales vecinos separados por un disco intervertebral y un segmento posterior que consta de dos arcos neurales, sus pedículos, láminas, articulaciones superior e inferior, apófisis transversas y una apófisis espinosa (fig. 5-6).

Las funciones principales del segmento anterior son soporte, carga de peso, absorción de choque y, en combinación con el segmento posterior, protección de la médula espinal. El segmento posterior efectúa sobre todo una guía direccional del movimiento articular. En la posición erguida, casi no soporta peso.

### Facetas

Las facetas de las vértebras cervicales típicas, C3 a C7, son planas y ovoides. Su orientación espacial promedio es un ángulo de 45° entre los planos horizontal y frontal. Las facetas superiores están dirigidas hacia atrás y arriba (fig. 5-7). Por lo tanto, tienen una gran libertad de movimiento en todos los planos. Debido a la relación de plano espacial de 45°, los movimientos

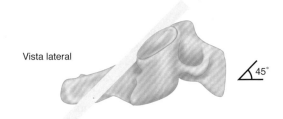

Vista superior en un plano horizontal

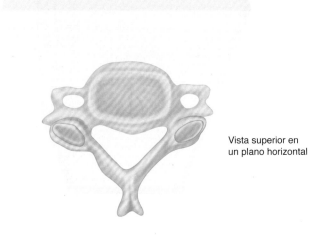

Vista lateral

45°

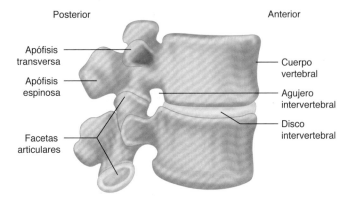

Posterior
Anterior

Apófisis transversa

Apófisis espinosa

Facetas articulares

Cuerpo vertebral

Agujero intervertebral

Disco intervertebral

**FIGURA 5-6.** Unidad funcional de la columna vertebral.

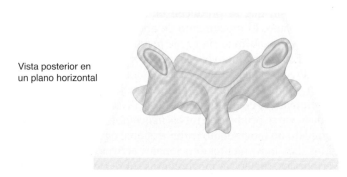

Vista posterior en un plano horizontal

**FIGURA 5-7.** Orientación de la faceta vertebral cervical al nivel de C4.

acoplados de rotación y flexión lateral siempre se producen en la misma dirección.

Las facetas articulares torácicas son planas, con las facetas superiores hacia atrás, hacia arriba y en sentido lateral. La orientación espacial de la faceta superior de la vértebra torácica típica es en un ángulo de 60° desde el plano horizontal al frontal, y una rotación de 20° desde el plano frontal al sagital en una dirección medial (fig. 5-8). Sin la inserción de las costillas, los movimientos acoplados de flexión lateral y rotación serían excelentes. La flexión se reduce en gran medida por el ángulo de 60° hacia el plano frontal. La flexión lateral combinada con rotación puede ser en la misma dirección o en la opuesta.

Las facetas lumbares tienen superficies curvas. Las facetas superiores son cóncavas y están dirigidas hacia atrás y en sentido medial. Las facetas inferiores se reflejan a las anteriores con su forma convexa y su dirección hacia delante y en sentido lateral. Las reglas de la relación cóncava-convexa son evidentes con el movimiento articular. La flexión lateral es un movimiento acoplado de rodamiento y deslizamiento. Esto crea un leve movimiento rotatorio. Al igual que en la región torácica, la flexión lateral y la rotación pueden realizarse en la misma dirección o en la opuesta.

La orientación espacial de la faceta lumbar promedio es un ángulo de 45° desde el plano frontal al sagital, que cambia a dirección lateral (fig. 5-9). El mayor movimiento se encuentra en la flexión-extensión; existe cierta flexión lateral con una ligera rotación. Los patrones de movimiento típicos descritos pueden variar de manera segmentaria si intervienen otros factores.

El movimiento que se encuentra en los segmentos intervertebrales de transición es relativamente impredecible. El estrés adicional creado por los cambios en las direcciones de la curva y las variaciones en la forma ósea crean un entorno para el desarrollo de disfunciones somáticas.

## Ligamentos vertebrales

Los ligamentos longitudinales anterior y posterior limitan la extensión y la flexión, de manera respectiva. En sentido posterior, están unidos por los ligamentos interespinoso y supraespinoso y por el ligamento amarillo. En conjunto, crean una firme conexión, al unir todas las vértebras. Esto soporta y limita el movimiento excesivo. Es posible que se desarrolle la disfunción cuando los discos degenerativos permiten un aflojamiento de los ligamentos de soporte, y se produce una espondilolistesis posterior o anterior.

### Uniones musculares vertebrales

En general, las uniones musculares se describen como simétricas de manera bilateral. Desafortunadamente, esto no siempre sucede. El desarrollo asimétrico es más la regla que la excepción. Esto provoca un estado hipotónico o hipertónico muscular. Incluso los movimientos raquídeos sencillos se desequilibrarían si no fuera por la asistencia sinérgica o estabilizadora de otros grupos de músculos. Todos los movimientos son susceptibles de disfunción debido a estos factores. Mientras mayor es el desequilibrio, mayor es la tendencia al desarrollo de disfunción somática.

Cuando se evalúa la función muscular o se usa la fuerza de la contracción muscular de forma terapéutica, el médico

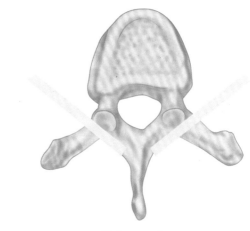

**Vista superior**

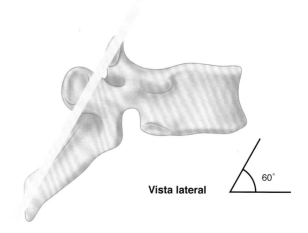

**Vista lateral**

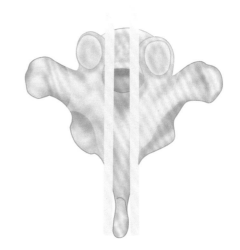

**Vista posterior**

**FIGURA 5-8.** Orientación de la faceta vertebral torácica al nivel de T6.

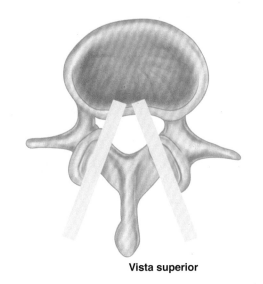

**Vista superior**

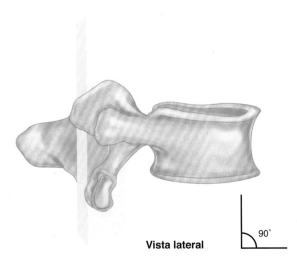

**Vista lateral**

90°

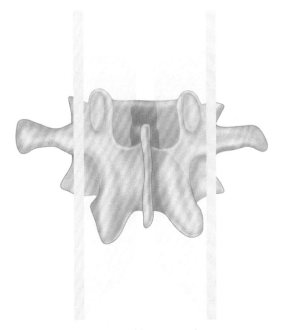

**Vista posterior**

**FIGURA 5-9.** Orientación de la faceta vertebral lumbar al nivel de L3.

debe ser consciente de las diferencias en la fuerza y la acción entre los músculos superficiales y poderosos y los músculos profundos y más débiles. Debido a sus uniones vertebrales, los músculos profundos generan movimientos de balanceo intervertebral localizado. El médico usa la fuerza localizada pero menor de los músculos profundos en el tratamiento de energía muscular.

## Discos intervertebrales

Los discos intervertebrales influyen en el movimiento de la articulación vertebral en varias formas. El anillo consta de capas de fibras fibroelásticas que se unen a las placas terminales superior e inferior. Estas fibras se entrelazan en patrones oblicuos que permiten el rodamiento, la rotación y la traslación de una vértebra sobre otra. El tamaño relativo del disco con referencia a sus vértebras unidas es proporcional al movimiento permitido.

La degeneración del disco, con una reducción en la altura, crea un desequilibrio en la relación de la faceta articular. El posible efecto ligamentoso se expuso con anterioridad.

## Precarga y gravedad

Normalmente, los efectos de la precarga (gravedad, peso y tono muscular) son mayores en la quinta vértebra lumbar que en la quinta vértebra cervical en el sujeto que se encuentra en posición vertical. No obstante, los músculos cervicales de un paciente que ha vivido con estrés constante pueden estar contraídos en forma crónica, con un aumento marcado en el tono. Los discos estarían sujetos a una precarga aumentada constante. Una pequeña fuerza puede crear grandes disfunciones. El efecto de la escoliosis a cualquier nivel crea un desequilibrio en el tono muscular, con un aumento de la precarga sobre un lado del disco. De esta manera, el desarrollo muscular excesivo de un solo lado, un hecho común que se presenta con el tiempo en la mayoría de los seres humanos, puede producir disfunción.

La fuerza gravitacional normal afecta en forma directa a la unidad raquídea funcional. Una fuerza gravitacional que no se dirige hacia el centro de gravedad de un objeto crea un vector de fuerza rotatoria secundaria. Ninguna de las unidades raquídeas funcionales está por completo horizontal al suelo. Existen curvaturas raquídeas fisiológicas laterales normales o anormales y múltiples patrones escolióticos compensatorios. Por lo tanto, los músculos raquídeos están en un estado constante de hipertonicidad, tratando de mantener una postura erguida contra la fuerza rotatoria de la gravedad. Todos estos factores afectan el movimiento y la función articular.

## Movimiento vertebral en la unidad raquídea funcional

Es normal que haya movimientos acoplados en una unidad raquídea funcional. La **flexión** es el movimiento rotatorio de la aproximación vertebral anterior junto con el deslizamiento de traslación ventral. La **extensión** es el movimiento rotatorio de la separación vertebral anterior junto con el deslizamiento de traslación dorsal.

La **rotación derecha** es el cambio de la cara anterior del cuerpo de la vértebra hacia la derecha, junto con una disminución de la altura del disco intervertebral, que se describe como compresión de traslación vertical (fig. 5-10).

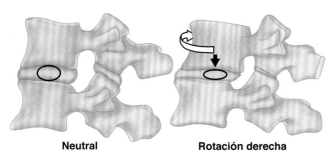

**Neutral**                    **Rotación derecha**

**FIGURA 5-10.** Rotación acoplada y movimiento de traslación en el plano horizontal.

La **rotación izquierda** es el cambio de la cara anterior del cuerpo vertebral hacia la izquierda, junto con la compresión de traslación vertical descrita antes. Conforme la vértebra se dirige hacia atrás en dirección a la línea media, ya sea desde la rotación izquierda o derecha, el disco intervertebral regresa a su altura habitual.

La **flexión lateral derecha o izquierda** es un movimiento de rotación que hace que el lado del cuerpo vertebral superior se aproxime al que está debajo, a la derecha o izquierda, acompañado de un deslizamiento de traslación contralateral (fig. 5-11).

Cada uno de estos movimientos acoplados descritos se presenta en un solo plano y en un eje de rotación instantáneo. Si dos de estos movimientos acoplados se producen al mismo tiempo, por ejemplo, la flexión lateral que acompaña a la rotación, entonces se involucran múltiples planos y los movimientos combinados se presentan sobre un eje de rotación helicoidal.

Un diagnóstico de disfunción somática, T4 $ES_RR_R$, indica que el movimiento de la cuarta vértebra torácica sobre la quinta vértebra torácica es mayor en las direcciones de extensión, flexión lateral derecha (o inclinación lateral) y rotación derecha. Estos tres movimientos acoplados se presentan en tres planos al mismo tiempo sobre un eje de rotación

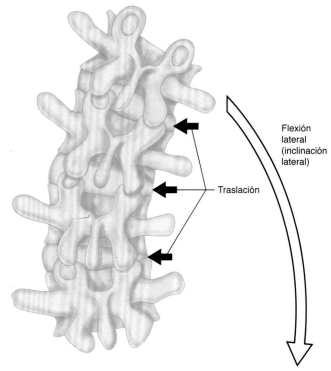

Flexión lateral (inclinación lateral)

Traslación

**FIGURA 5-11.** Movimientos acoplados de rotación y traslación contralateral en el plano frontal que se producen durante la inclinación lateral.

helicoidal (fig. 5-12). Las barreras para la libertad de movimiento descrita estarían en direcciones opuestas, pero en ejes de rotación helicoidal similares.

Muchos diagnósticos osteopáticos y modalidades terapéuticas se pueden explicar al combinar las leyes del movimiento fisiológico, la biomecánica vertebral y de otras articulaciones, y el principio cinético del efecto de la resistencia al movimiento lineal. El efecto de la resistencia al

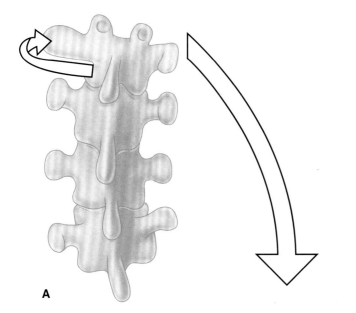

**A**

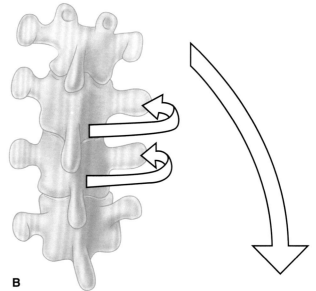

**B**

**FIGURA 5-12. (A)** Tipo II, inclinación lateral y rotación en la misma dirección. **(B)** Tipo I, inclinación lateral y rotación hacia el lado opuesto.

movimiento lineal se puede describir de la siguiente forma: si un objeto en movimiento lineal encuentra un obstáculo o resistencia, entonces gira alrededor de su punto de contacto con el factor de interferencia.

Por ejemplo, a la palpación, la apófisis transversa de la cuarta vértebra torácica es más prominente en la parte posterior sobre el lado derecho. Como parte del complejo de disfunción somática que afecta tres planos y seis movimientos sobre un eje helicoidal, cuando la vértebra se coloca en una posición de flexión, la apófisis transversa derecha se hace más prominente posteriormente. Se puede asumir que esto sucede porque hay una barrera para el movimiento de flexión y la vértebra responde según la regla del efecto de la resistencia sobre el movimiento lineal. Es decir, al encontrarse con esta barrera de flexión, la vértebra se aparta de ella y la rodea en la dirección de la libertad de movimiento permitida, o en rotación derecha.

Ya están disponibles dos partes del diagnóstico. La libertad de movimiento en extensión (barrera de flexión) y la rotación derecha. Según las leyes del movimiento fisiológico, si la flexión o la extensión están implicadas en el diagnóstico de movimiento, entonces la flexión lateral está en la misma dirección que el movimiento de rotación. Por lo tanto, el diagnóstico es T4 $ES_RR_R$, que se mueve en un eje helicoidal.

## Referencias

Basmajian JV. *Muscles and Movements*. Huntington, NY: Robert E. Krieger Publishing; 1977.

Basmajian JV. *Muscles Alive*. 4th ed. Baltimore, MD: Williams & Wilkins; 1978.

Becker FR. The meaning of fascia and continuity. *Osteopath Ann*. 1975;3:8-32.

Ealton WJ. *Textbook of Osteopathic Diagnosis and Technique Procedures*. 2nd ed. Colorado Springs, CO: American Academy of Osteopathy; 1970.

Educational Council on Osteopathic Principles. *Glossary of Osteopathic Terminology*. Chicago, IL: American Osteopathic Association; 1995.

Fujiwara M, Basmajian JV. Electromyographic study of two joint muscles. *Am J Phys Med*. 1975;54:234-242.

Hoag JM, Kosok M, Moser JR. Kinematic analysis and classification of vertebral motion. *J Am Osteopath Assoc*. 1960;54:899-908, 982-986.

Kapandji IA. *The Physiology of the Joints*. 2nd ed. Edinburgh, Scotland: Churchill Livingstone, 1974.

Lu Y-B, Franze K, Seifert G, et al. Viscoelastic properties of individual glial cells and neurons in the CNS. *Proc Natl Acad Sci USA*. 2006;103(47):17759-17764. doi:10.1073/pnas.0606150103.

MacConaill MA. The movements of bones and joints. *J Bone Joint Surg [Am]*. 1949;(31B)1:100-104.

Moore KL. *Clinically Oriented Anatomy*. Baltimore, MD: Lippincott Williams & Wilkins; 1980.

Pratt NE. *Clinical Musculoskeletal Anatomy*. Philadelphia, PA: J.B. Lippincott Company; 1991.

Rasch PJ, Burke RK. *Kinesiology and Applied Anatomy*. 6th ed. Philadelphia, PA: Lea & Febiger; 1978.

Sauer GC. *Manual of Skin Diseases*. 4th ed. Philadelphia, PA: J.B. Lippincott; 1980.

Warwick R, Williams P. *Gray's Anatomy*. 35th British ed. Philadelphia, PA: W.B. Saunders; 1973.

Wells KF, Luttgens K. *Kinesiology*. 6th ed. Philadelphia, PA: W.B. Saunders; 1976.

White AA, Panjabi MM. *Clinical Biomechanics of the Spine*. Philadelphia, PA: J.B. Lippincott; 1978.

# 6

# Consideraciones fisiológicas generales

Dennis J. Dowling y Paula D. Scariati

En esencia, la osteopatía se basa en los conceptos de estructura y función. En su interpretación más simple, la estructura es anatomía y la función es fisiología. La comprensión de la fisiología y la neurofisiología en particular es esencial para entender los mecanismos de la disfunción somática y la aplicación lógica de la manipulación osteopática. Es necesario aclarar los siguientes términos básicos:

**Nervio aferente:** un nervio que lleva impulsos nerviosos hacia el sistema nervioso central (SNC).

**Nervio eferente:** un nervio que lleva impulsos nerviosos desde el SNC.

**Asta anterior:** la porción anterior de la sustancia gris en la médula espinal, donde las motoneuronas eferentes salen de la médula espinal.

**Asta posterior:** porción posterior de la sustancia gris de la médula espinal, donde los nervios sensoriales aferentes entran en la médula espinal.

**Contracción:** acortamiento fisiológico de la longitud del músculo con respecto a su longitud de reposo usual.

**Contractura:** acortamiento anormal y fijo de la longitud del músculo.

**Agonista:** músculo o grupos de músculos principalmente responsables de realizar algún movimiento (es decir, flexión).

**Antagonista:** músculo o grupos de músculos que se oponen al movimiento del agonista y producen un movimiento opuesto (es decir, extensión).

Los nervios sensoriales llevan impulsos desde los órganos de los sentidos hacia la médula espinal o el cerebro. Estos nervios aferentes entran en la médula espinal a través del asta posterior. Aquellos destinados a terminar de forma local culminan en la sustancia gris de la médula espinal, donde producen respuestas segmentarias locales como excitación, facilitación y acciones reflejas. Pueden afectar directamente un nervio motor o simpático, o mediante una interneurona intermediaria. Estas interneuronas pueden ser excitatorias o inhibidoras. Las que están distales a las terminaciones u otros intermediarios viajan a áreas de integración más altas en la médula espinal, el tronco cerebral o la corteza cerebral.

El cuerpo se divide de manera artificial en grupos de estructuras identificadas como órganos, glándulas, ligamentos, músculos, tejido neural, vasos, huesos y piel. Esta diferenciación es correcta desde el punto de vista anatómico, pero funcionalmente es incorrecta. Los componentes somáticos y viscerales actúan de forma sinérgica para satisfacer las necesidades y funciones del cuerpo. Sin embargo, esta interacción se visualiza a menudo como un proceso estrictamente mecánico, en el cual una parte del cuerpo provoca que se inicie la acción, automática o voluntaria, y el resto del cuerpo sólo cumple las órdenes. En contraste, la medicina osteopática sostiene que cada parte del cuerpo es, de alguna manera, responsable y responsiva a las demás partes.

La médula espinal organiza la información que se procesa desde el cerebro hasta otras regiones. La retroalimentación desde estas áreas hacia el cerebro contribuye a mantener la función normal. Un concepto difícil de comprender es que las partes del cuerpo se pueden comunicar de manera directa entre sí sin la intervención del cerebro. En estas comunicaciones, el sistema nervioso no es un sistema de intercomunicación de dos vías en un edificio grande de departamentos, sino un sistema telefónico completo interactivo con el cerebro que actúa como el operador. Un ejemplo común es el *reflejo de sacudida de la rodilla* que se produce en forma automática en respuesta a un estímulo adecuado sin la intervención directa del cerebro. Se puede producir una modificación en el nivel central del cerebro o, algunas veces, por otros factores. La atención consciente a un reflejo de golpe de martillo en el ligamento rotuliano puede debilitar o eliminar el efecto reflejo de extensión de la rodilla. A menudo es necesario utlizar técnicas de distracción como cerrar los ojos, sacar la lengua o realizar un ejercicio isométrico con las manos para reducir la inhibición consciente del reflejo. El consumo de cafeína, medicamentos a base de hormonas tiroideas, estimulantes, alcohol y el efecto de la temperatura, el estrés y la ansiedad pueden modificar los reflejos.

Algunos reflejos tienen un efecto benéfico de supervivencia aparente al inicio de la vida, pero se desvanecen rápido en la infancia. El *reflejo de Babinski* cambia de manera significativa. Al inicio, los dedos de los pies se contraen con un estímulo de frote y después los dedos se extienden hacia arriba y se produce el retiro del pie. El *reflejo de Moro* consiste en abducción del brazo y flexión del cuello en respuesta a una caída súbita hacia atrás. El reflejo tónico asimétrico, también conocido como reflejo del esgrimista o reflejo del arquero, produce la contracción del tríceps, el psoas y los músculos isquiotibiales, con relajación del bíceps braquial con la cabeza al lado y rotación del cuello, con el efecto opuesto exacto sobre el lado contralateral. Hay una contracción agonista con relajación antagonista. Cada uno de estos reflejos puede considerarse mediador de la supervivencia y al parecer desaparecen en preparación para el movimiento coordinado. En realidad, existe un efecto inhibidor central y estos reflejos se suprimen durante la mayor parte de la vida. Desafortunadamente, reaparecen en caso de daño al SNC.

## SISTEMA NERVIOSO AUTÓNOMO

El sistema nervioso autónomo se puede considerar como un dirigente involuntario, lo que indica que la modificación se presenta sin un esfuerzo consciente. Se divide en sistema nervioso simpático y parasimpático. El sistema nervioso autónomo controla la actividad visceral a cada instante. Sus componentes, a menudo descritos como antagonistas, se detallan de manera más realista como cooperadores y complementarios.

El componente somático se examina con frecuencia como un sistema voluntario totalmente independiente que es responsable del sistema musculoesquelético. Por lo general, no se considera que interactúe con el sistema nervioso autónomo. Sin embargo, el componente somático tiene efectos innegables sobre el sistema nervioso autónomo y viceversa.

## SISTEMA NERVIOSO SIMPÁTICO

Las cadenas simpáticas de ganglios están orientadas a ambos lados en dirección cefalocaudal en el nivel del primer segmento torácico hasta casi el segundo segmento lumbar. Las fibras salen de la médula junto con los axones motores somáticos en las raíces anteriores a través de los agujeros intervertebrales. Estas fibras preganglionares salen de la raíz junto con los ramos comunicantes blancos hacia los ganglios. Hacen sinapsis con los nervios posganglionares en varios niveles de la cadena. Los axones posganglionares regresan al nervio raquídeo a través de la sustancia gris. Los axones posganglionares regresan a los nervios raquídeos a través de los ramos comunicantes grises. En gran parte del trayecto, los nervios simpáticos viajan de manera estrecha con los axones somáticos (fig. 6-1).

Otra característica anatómica importante de las cadenas simpáticas es su relación con las costillas. Los ganglios se encuentran en sentido anterior a la unión entre la cabeza y el cuello de cada costilla, pero por detrás de la pleura. El rango de influencia se extiende aún más en sentido superior hasta el punto de los plexos simpáticos a la cabeza y la extremidad superior por los ganglios cervicales y a las extremidades inferiores por los nervios esplácnicos lumbares.

El sistema nervioso simpático ayuda al cuerpo a manejar el estrés y los requerimientos del entorno. Es responsable de la *respuesta de lucha o huida*. Las reacciones son constantemente moderadas y ajustadas en respuesta a la información

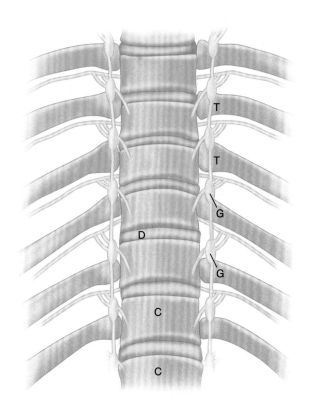

**FIGURA 6-1.** Cadena simpática. C, cuerpo vertebral; D, disco intervertebral; G, ganglio simpático del tronco; T, tronco simpático.

recibida por los centros superiores. Se ajusta la función visceral. Se regulan la circulación, el metabolismo, el tono del músculo liso, la motilidad intestinal, la función cardiaca y la respuesta pulmonar.

## SISTEMA NERVIOSO PARASIMPÁTICO

El sistema parasimpático también se conoce como la porción craneosacra del sistema nervioso autónomo debido a los sitios de origen de las fibras preganglionares. La porción craneal tiene ganglios asociados con los nervios craneales III, VII, IX y X. Los segmentos de la médula espinal S2, S3 y S4 comprenden la porción sacra, en tanto que S1 proporciona nervios sensoriales y motores a las extremidades inferiores.

Los ganglios parasimpáticos se localizan cerca del órgano inervado. Las fibras provenientes de los nervios oculomotor, facial y glosofaríngeo abastecen los ganglios para los órganos que se encuentran en la cabeza, en tanto que el resto de los órganos viscerales recibe su inervación del nervio vago y el eje sacro. El nervio vago inerva partes de la cabeza, el corazón, los pulmones, la tráquea, el hígado, la vesícula biliar, el esófago, el estómago, el páncreas, el bazo, los riñones, el intestino delgado y el intestino grueso. Los nervios esplácnicos, que constituyen el nervio pélvico, envían fibras a los órganos sexuales, genitales externos, la vejiga y sus esfínteres. No hay inervación parasimpática a las extremidades. Los órganos viscerales están bajo el control dual de los sistemas nerviosos simpático y parasimpático. El proceso es sinérgico en lugar de competitivo y la activación, por lo general, es recíproca. La función principal del sistema parasimpático es el mantenimiento interno, incluidas la digestión y la excreción. Entre otras funciones, el eje craneal provoca la constricción de la pupila y disminuye la frecuencia cardiaca. La división parasimpática opera con mayor eficacia durante los periodos de recuperación y reposo.

## SISTEMA MUSCULOESQUELÉTICO

El sistema nervioso esquelético o somático tiene control voluntario, aunque algunos procesos se realizan en forma automática. La unión de las raíces anterior y posterior dentro del conducto vertebral forma un típico nervio raquídeo. Las fibras sensoriales tienen sus cuerpos celulares en los ganglios de la raíz posterior y después hacen sinapsis en el asta posterior. La raíz anterior contiene las motoneuronas. Los ramos de los 31 pares de nervios raquídeos se dividen en una rama posterior y una anterior. Éstas a su vez se subdividen en otras ramas. La estructura es bastante consistente, pero los nervios torácicos la representan mejor. Todos los nervios musculoesqueléticos surgen o terminan en orígenes comunes en la médula espinal y salen a través de los agujeros intervertebrales. Las vías simpáticas se muestran en la figura 6-2.

## Reflejos neuromusculares

Las motoneuronas anteriores surgen principalmente de dos tipos de nervios que salen del asta anterior para inervar el músculo esquelético: las motoneuronas alfa y las gamma. Las alfa transmiten impulsos a través de las fibras nerviosas para inervar las fibras musculares esqueléticas largas. Una sola motoneurona alfa excita de unas cuantas a varios cientos de fibras musculares esqueléticas conocidas como *unidad motora*. Las motoneuronas gamma transmiten impulsos a través de las fibras nerviosas para inervar pequeñas fibras musculares esqueléticas conocidas como *fibras intrafusales*. Estas fibras contribuyen al aparato que constituye el huso muscular (fig. 6-3).

Dos sistemas de reflejos musculares primarios e independientes, cada uno con su propio aparato, función y respuesta, tienen una participación importante en la estabilización y modulación de la actividad muscular. El reflejo del huso muscular envía información al sistema nervioso sobre la longitud del músculo estático y el grado de cambio en la longitud muscular o la longitud muscular dinámica. El reflejo tendinoso de Golgi envía información al sistema nervioso sobre la tensión muscular o el grado de cambio en la tensión. Ambos protegen la estabilidad del músculo. El sobreestiramiento de la porción central de un músculo provoca la activación del huso muscular con tensión refleja y el subsecuente acortamiento de la unión e inserción de ese músculo.

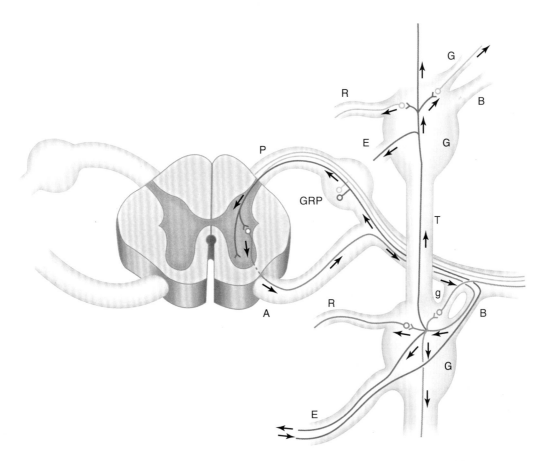

**FIGURA 6-2.** Vías simpáticas. A, raíz anterior; B, ramas comunicantes blancas; E, esplácnico; G, ganglio del tronco simpático; g, ramas comunicantes grises; GRP, ganglio de la raíz posterior; P, raíz posterior; R, meníngea recurrente; T, tronco simpático.

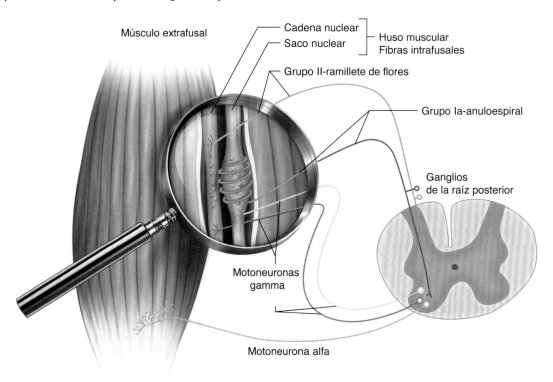

**FIGURA 6-3.** Huso muscular y detalle de sus componentes.

## REFLEJO DEL HUSO MUSCULAR

Los husos musculares son mecanorreceptores intrafusales que están distribuidos ampliamente dentro de las fibras musculares esqueléticas en el vientre del músculo. Se distribuyen en forma paralela a las fibras musculares esqueléticas extrafusales mucho más largas, y el tejido conjuntivo alrededor de los husos musculares es continuo con el tejido conjuntivo alrededor de las otras fibras musculares. Los husos musculares median una respuesta ante la carga colocada sobre el músculo; esto se conoce como *reflejo de carga*. Los husos musculares también tienen una función amortiguadora. Evitan ciertos tipos de oscilación y sacudida en el movimiento corporal. De hecho, los temblores notados, en especial durante momentos de ansiedad o estimulación extrema, representan una falla para amortiguar esta respuesta sin problemas. Además de funcionar en nivel subconsciente, el reflejo del huso muscular es desencadenado en la actividad motora voluntaria.

Los husos musculares están compuestos por dos tipos de fibras musculares intrafusales: fibras de saco nuclear y fibras de cadena nuclear. Las fibras de saco nuclear tienen núcleos que parecen estar concentrados en el centro de la célula, y las fibras de cadena nuclear tienen sus núcleos alineados en una sola fila en el centro como en una serie. Hay de 2 a 5 fibras de saco nuclear y de 6 a 10 fibras de cadena nuclear en un huso muscular típico. Las porciones centrales de cualquier tipo de fibra tienen muy poca contractilidad, mientras que las terminaciones que están unidas tienen mayor contractilidad (fig. 6-3).

Los nervios sensoriales del huso muscular comprenden las fibras del grupo Ia (terminaciones primarias), que envían ramas a cada fibra intrafusal en el huso muscular, y fibras del grupo II (terminaciones secundarias), que inervan sólo las terminaciones de la cadena nuclear. Las terminaciones primarias más largas (Ia) rodean el centro del huso muscular como una espiral, en tanto que las terminaciones secundarias más pequeñas (II) finalizan en cualquier lado de las terminaciones primarias en una disposición semejante a una rama. Las fibras Ia se conocen como *terminaciones anuloespirales* y las fibras tipo II como *terminaciones en ramillete de flores*. Aunque ambas responden a cambios de longitud, el complejo de saco nuclear-anuloespiral responde sobre todo a la velocidad del cambio y el complejo de cadena nuclear-complejo de ramillete de flores reacciona más al cambio de longitud absoluto. Los dos reaccionan de alguna manera a ambas condiciones.

La estimulación del huso muscular se produce con el alargamiento de todo el músculo, que estira el punto medio y excita a los receptores, o con la contracción de los puntos terminales de las fibras intrafusales mediante las motoneuronas gamma, que también estiran el punto medio y excitan a la fibra. El estiramiento del huso muscular aumenta la velocidad de activación, mientras que el acortamiento del huso muscular disminuye la velocidad de activación. En la denominada posición neutral, se establece un punto de referencia como punto de partida de la activación (fig. 6-4A). Sin embargo, en una posición compactada o hiperacortada, en teoría, se puede presentar el cese de la activación. Por lo tanto, el sistema musculoesquelético puede enviar una señal positiva o ninguna señal a la médula espinal para indicar el estado del músculo.

La fibra nerviosa desde el grupo tipo Ia o II pasa a través del asta posterior hacia la región anterior de la médula espinal. El efecto es la estimulación de la motoneurona alfa. La estimulación de esta fibra provoca la activación y contracción del componente muscular extrafusal más largo. Esto da

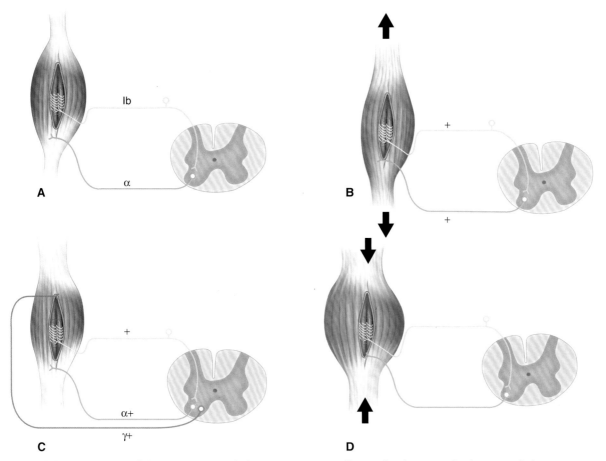

**FIGURA 6-4.** **(A)** Posición neutral. **(B)** Estiramiento de las motoneuronas alfa extrafusales e intrafusales estimuladas para iniciar en forma refleja la contracción muscular extrafusal. **(C)** Inervación de la motoneurona gamma del huso muscular. La contracción de las terminaciones estira el huso, activando a las fibras Ib. La fibra sensorial Ib activa la motoneurona alfa para causar la contracción muscular extrafusal. **(D)** La compresión de todo el músculo o la contracción muscular extrafusal provoca el acortamiento del huso muscular y la desactivación de la fibra sensorial.

como resultado el acortamiento de toda la unidad muscular. Luego, el huso muscular hundido y más pequeño se acorta, lo que lleva a una disminución o eliminación de la activación en las fibras sensoriales.

Un ejemplo sencillo del reflejo del huso muscular es el reflejo del tendón rotuliano. Cuando se flexiona la rodilla a 90°, el músculo cuádriceps se coloca en una posición relativamente estirada. El golpeteo repentino de un martillo de reflejos contra el tendón provoca un estiramiento dinámico del huso y la activación de la fibra Ia (y quizá de la II) hacia la médula espinal; entonces la motoneurona alfa se estimula y, a su vez, induce la contracción del cuádriceps y la extensión de la rodilla (fig. 6-4B).

El estiramiento lento a lo largo de la porción del receptor del huso muscular o la posición estirada sostenida produce el reflejo de estiramiento estático. El número de impulsos transmitidos desde las terminaciones primarias y secundarias aumenta en proporción al grado de estiramiento, y las señales se transmiten en tanto que el músculo esté estirado. Se piensa que el reflejo de estiramiento estático está mediado de manera principal por fibras de la cadena nuclear, porque son las únicas fibras inervadas por terminaciones primarias y secundarias. Las fibras gamma estáticas excitan, sobre todo, a las fibras de la cadena nuclear y mejoran el reflejo estático, pero contribuyen poco al reflejo dinámico.

Las fibras eferentes motoras del huso muscular constan de fibras gamma estáticas y dinámicas, que tienen diferentes contribuciones al reflejo de estiramiento mediado por el huso muscular. Las fibras gamma estáticas inervan principalmente las fibras de la cadena nuclear, lo que produce actividad tónica en las fibras aferentes Ia. Las fibras dinámicas gamma inervan de manera principal las fibras de saco nuclear, generando actividad fásica en las fibras aferentes Ia. En general, las motoneuronas gamma cumplen dos funciones: 1) provocan que las fibras intrafusales se contraigan y así estiran la porción central del huso muscular y producen la actividad de las terminaciones sensoriales (se teoriza que éste es el mecanismo para mantener el tono postural); y 2) provocan que las fibras intrafusales se contraigan lo suficiente para estirar el huso muscular hacia su umbral, con lo cual aumenta la sensibilidad del aparato del huso muscular (fig. 6-4C).

Las motoneuronas gamma son muy numerosas y, en algunas regiones, constituyen 70% de las motoneuronas que salen de la médula espinal. El efecto de establecer o mantener un estado constante del huso también causa que el sistema sea vulnerable a la sobrerregulación. La contracción resultante de las porciones terminales del huso produce mayor sensibilidad al estiramiento adicional (fig. 6-4D). La activación demasiado constante, rápida o frecuente, o el mantenimiento de la activación más allá del tiempo necesario produce una configuración de ganancia alta. El estiramiento repentino del tejido muscular que no se ha preparado con la estimulación gamma concomitante provoca una respuesta aún más poderosa. El mantenimiento inadecuado de la estimulación de la motoneurona gamma puede causar un reflejo de estiramiento, aunque el músculo esté en una posición neutral o relativamente acortada.

Los receptores de estiramiento en otros tejidos neuromusculoesqueléticos blandos son similares al huso muscular, pero sin capacidad elástica. Los corpúsculos de Pacini están en la piel, las fascias, el cartílago y los ligamentos y responden al estiramiento súbito o contundente por "señalización" de la médula espinal. Aunque los ligamentos no tienen capacidad contráctil intrínseca verdadera, la señal aferente puede interactuar en el nivel segmentario con los elementos del huso muscular. En realidad, las señales eferentes pueden viajar hacia los músculos extrafusales de la región inmediata e iniciar una cascada de estiramiento y contracción muscular. Esto puede cumplir una función protectora mediante el uso de estructuras distintas de los ligamentos y las fascias en sí, de manera principal el músculo, para efectuar la contracción regional y limitar el rango de movimiento de las articulaciones regionales.

## Circuito neuronal de los reflejos del huso muscular

La vía monosimpática, en la cual las fibras sensoriales de entrada hacen sinapsis directamente con las fibras motoras de salida, gobierna las terminaciones primarias (Ia) que median el reflejo de estiramiento dinámico. En ocasiones, las fibras tipo II pueden terminar en forma monosináptica, pero la mayoría termina en múltiples interneuronas en la sustancia gris de la médula espinal. Las fibras tipo II transmiten señales más retrasadas hacia el asta motora anterior.

## REFLEJO TENDINOSO DE GOLGI

Los *órganos tendinosos de Golgi*, a veces llamados husos tendinosos, son mecanorreceptores sensoriales encapsulados y localizados en los tendones de los mamíferos entre el músculo y las inserciones del tendón. Hay un órgano tendinoso por cada 3 a 25 fibras musculares. Los tendones, debido a su naturaleza más fibrosa y menos contráctil, están sujetos a un efecto de estiramiento mientras haya contracción del vientre muscular. Los órganos tendinosos de Golgi detectan el grado de tensión del músculo esquelético y transmiten esta información de manera local y hacia el SNC. Los órganos tendinosos de Golgi se distribuyen en series con las fibras extrafusales y se estiran siempre que el músculo se contrae.

Las neuronas aferentes provenientes del mecanorreceptor tendinoso de Golgi son neuronas mielinizadas más largas del grupo Ib. Al entrar a la sustancia gris de la médula espinal, la neurona aferente Ib hace sinapsis con las interneuronas inhibidoras. También hace sinapsis con otras interneuronas que ascienden a niveles más altos del SNC. Las interneuronas inhibidoras hacen sinapsis con las motoneuronas alfa grandes localizadas en el asta anterior gris de la médula espinal. Las motoneuronas alfa que son inhibidas están en el mismo músculo en el cual se originan las aferentes Ib (fig. 6-5). Esto produce un reflejo de relajación del músculo.

El aumento de tensión en un músculo esquelético distorsiona el órgano tendinoso de Golgi, lo que produce un generador que inicia un potencial de acción. El potencial

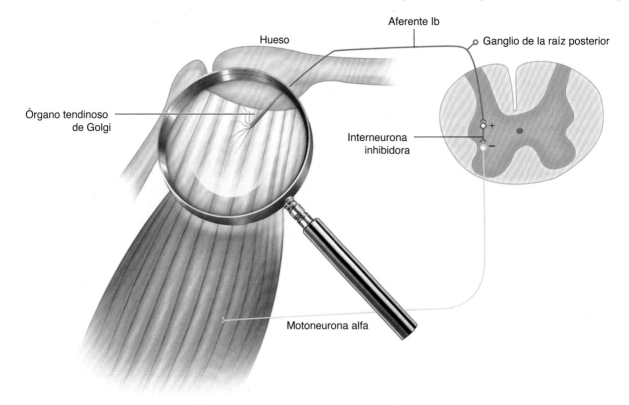

**FIGURA 6-5.** Reflejo tendinoso de Golgi.

de acción viaja sobre las neuronas Ib hacia la médula espinal. Los potenciales de acción aferente activan las interneuronas, que inhiben a las motoneuronas alfa de vuelta al músculo esquelético. El aumento de la tensión muscular que inicia el reflejo puede ser el resultado de la contracción del músculo esquelético o de un marcado estiramiento pasivo del músculo.

Las interneuronas, como su nombre lo implica, son neuronas bipolares que conectan dos neuronas. Se localizan en todas las áreas de la médula espinal, no sólo en el asta anterior. Las interneuronas son pequeñas, muy excitables y, a menudo, se activan en forma espontánea. Se pueden activar tan rápido como 1 500 veces por segundo.

Ciertas interneuronas localizadas en el asta anterior en estrecha asociación con las motoneuronas constituyen el *sistema inhibidor de Renshaw*, el cual provoca la inhibición de las neuronas que rodean a la motoneurona que lleva un impulso excitatorio dado. El fenómeno se conoce como *inhibición recurrente*. La función del sistema inhibidor de Renshaw es perfeccionar la señal de la unidad motora. Evita que la señal se difunda hacia las fibras nerviosas adyacentes, lo que debilitaría la señal.

Debido a que el reflejo tendinoso de Golgi básico da como resultado la inhibición refleja del músculo, el efecto opuesto del reflejo de estiramiento producido por el huso muscular, a veces se denomina *reflejo de estiramiento inverso*. Esta inhibición autógena se conoce con mayor frecuencia como *reacción de alargamiento* o *reflejo de navaja*. Similar a una navaja de bolsillo, el aumento de la tensión muscular puede provocar una relajación repentina. Un ejemplo es la extensión súbita del codo del perdedor de una lucha de vencidas.

El reflejo del huso muscular y el del órgano tendinoso de Golgi tienen el mismo propósito básico: evitar el daño al tejido y mantener un funcionamiento adecuado. En el caso del huso muscular, es evitar de manera dinámica el desgarro o el sobreestiramiento del vientre del músculo. El aparato de Golgi protege la porción tendinosa del desgarro o incluso de la avulsión de la inserción ósea. Sin embargo, cuando se activa en forma inadecuada, puede crear o mantener una función muscular anormal. En teoría, esto puede ser un mecanismo protector para un músculo dañado.

## REFLEJOS FLEXORES

### Reflejo extensor cruzado

El reflejo extensor cruzado es la respuesta desencadenada por la estimulación de un músculo (p. ej., el bíceps del brazo derecho, que provoca la flexión) en el músculo de función opuesta en el lado contralateral del cuerpo (p. ej., contracción del tríceps en el brazo izquierdo, que produce la extensión). El reflejo extensor cruzado está mediado por muchas interneuronas sensoriales y motoras en la médula espinal. Algunas funcionan para inhibir el agonista contralateral y estimular al antagonista contralateral. El reflejo suele presentarse en respuesta a la estimulación prolongada (200 a 500 ms) luego de un estímulo doloroso y continúa mucho después de que se retira el estímulo que lo provocó (fig. 6-6). El efecto es necesario para la actividad equilibrada coordinada como

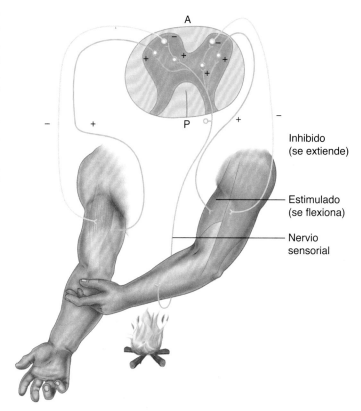

**FIGURA 6-6.** Reflejo extensor cruzado con inhibición recíproca.

caminar, gatear, escalar y correr. Mientras un brazo se extiende, el opuesto se flexiona.

## INERVACIÓN RECÍPROCA

La inervación recíproca es el estiramiento de un músculo, estimulando la contracción de ese músculo mediante el huso muscular. El músculo antagonista se inhibe. Estos reflejos, similar al reflejo extensor cruzado, son ipsilaterales. Un ejemplo clásico de inhibición recíproca es la contracción del bíceps braquial acompañada de la relajación antagonista del tríceps ipsilateral.

### Segmentación

El mapeo de un dermatoma de inervación cutánea es un método establecido para localizar un proceso patológico en un segmento en particular. Aunque puede haber variaciones en un sujeto dado, el patrón general es muy consistente. No es tan conocido un tipo de segmentación distinto: el sistema simpático también muestra una preferencia segmentaria con respecto a los órganos viscerales. Según *Gray's Anatomy*, las fibras aferentes que acompañan a las fibras preganglionares y posganglionares del sistema simpático se presentan en una disposición segmentaria. Los estímulos dolorosos hacia las vísceras se transportan de vuelta a la médula mediante el sistema nervioso simpático (fig. 6-7). Cuando se combinan

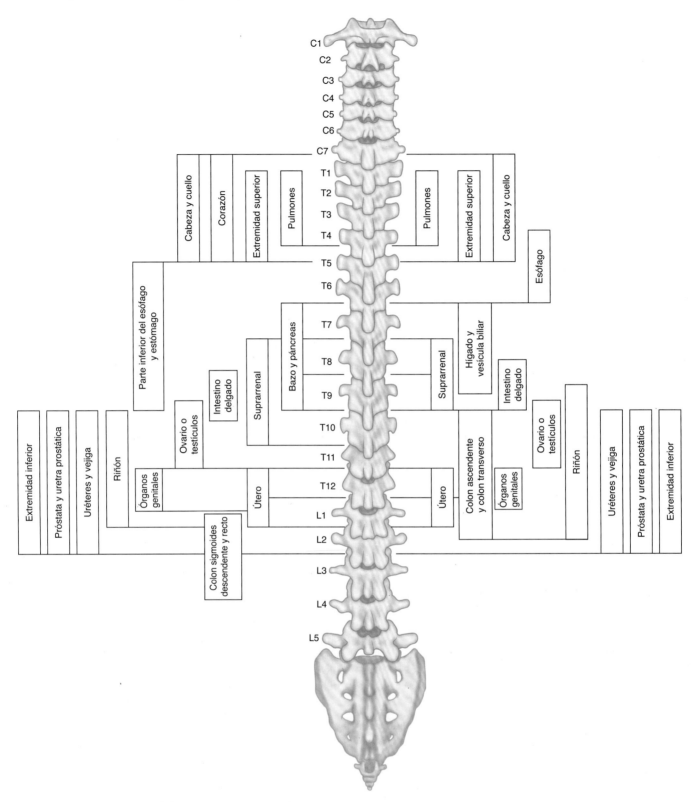

**FIGURA 6-7.** Segmentación del sistema nervioso simpático.

todos los datos, conocer esta segmentación ayuda en el diagnóstico de un trastorno visceral. Por ejemplo, las fibras del dolor desde el corazón pasan a los primeros cinco segmentos de la médula espinal torácica, principalmente a través de los nervios cardiacos medio e inferior. La isquemia del músculo cardiaco produce dolor subesternal con irradiación al tórax, los hombros, el cuello, la mandíbula y el abdomen.

Por lo general, el dolor secundario a apendicitis se presenta al inicio en la región periumbilical. Desde el punto de vista anatómico, el apéndice no está en esta región del abdomen. Sin embargo, la inervación del apéndice se deriva del décimo segmento torácico, al igual que el área alrededor del ombligo. Esta relación segmentaria demuestra la interconexión de diferentes regiones anatómicas. La progresión típica del dolor hacia el cuadrante inferior derecho del abdomen sólo se presenta cuando un apéndice inflamado hace contacto con un peritoneo sensible en esa región. La contracción del músculo psoas y el dolor lumbar se pueden presentar si el apéndice es retrocecal e irrita la pared posterior del peritoneo. Esto representa un efecto mecánico e inflamatorio directo y no un patrón neurológico.

## Reflejos viscerosomáticos

El reflejo viscerosomático es aquel en el cual una alteración, irritación o enfermedad de un órgano o tejido interno produce una disfunción refleja de una región musculoesquelética relacionada de manera segmentaria. En 1907, la DO Louisa Burns, con experimentos realizados en animales, intentó demostrar los procesos fisiológicos que se presentan en los reflejos viscerosomáticos y somatoviscerales. Al estimular varios órganos viscerales, provocó contracciones de los músculos relacionados por segmentos. La irritación del pericardio visceral y el músculo cardiaco inició contracciones del segundo al sexto músculos intercostales y raquídeos. La estimulación de los órganos abdominales produjo resultados predecibles a partir de distribuciones segmentarias. Investigaciones más recientes (Beal, 1983) examinaron de manera experimental a pacientes cardiacos y a sujetos normales para determinar la extensión de la distribución de la disfunción somática torácica, con resultados similares a los obtenidos por Burns.

El dolor musculoesquelético relacionado con la disfunción visceral puede ser el único síntoma de presentación de un reflejo viscerosomático. Como diagnóstico auxiliar, los reflejos viscerosomáticos desempeñaron un papel importante en la medicina, aunque el médico comprendiera o no el mecanismo. Un dicho común en el diagnóstico físico es que la mayoría de la información necesaria para establecer un diagnóstico se deriva de la historia clínica y la exploración física. Las pruebas hematológicas, radiológicas, fisicoquímicas, patológicas y de otro tipo se utilizan como es debido para confirmar una sospecha de enfermedad.

## Reflejos somatoviscerales

El término *reflejo somatovisceral* se refiere a las alteraciones neuromusculoesqueléticas, también conocidas como disfunciones somáticas, que alteran la función de los órganos viscerales. Los nervios somáticos provenientes de la región segmentaria se relacionan de manera estrecha con los nervios simpáticos originados en ese segmento.

En 1838, Thomas Brown examinó la naturaleza de la "irritación raquídea" de un órgano visceral resultado de una alteración vertebral. En 1863, John Hilton, un anatomista y cirujano, describió "simpatías" que correlacionaban por segmentos los puntos sensibles relacionados con el dolor visceral (Gevitz).

Las alteraciones en la estructura del tejido neural circundante, por lo general, se describen en términos macroscópicos: subluxaciones, "nervios comprimidos", hernia discal y fracturas. Sin embargo, algunas alteraciones en la función pueden ser inducidas por afectaciones pequeñas del tejido neural y vascular. Dentro de los agujeros intervertebrales hay nervios y raíces cubiertos por sus vainas, tejido conjuntivo, perineuro, vasos sanguíneos y grasa. Normalmente, con el movimiento, el nervio se debe deslizar dentro de la vaina. Las fuerzas de irritación inducidas por adherencias, tracciones, inflamaciones, compresiones, torsión o espasmo pueden incitar alteraciones de la conductividad y la excitabilidad. Estas alteraciones, con frecuencia, no son aparentes en la radiografía. Además, gran parte del trayecto de los nervios raquídeos se realiza a través del músculo esquelético. Las contracciones localizadas, resultantes de la distensión, pueden comprimir todavía más un nervio ya alterado. Los vasos sanguíneos en la región se pueden estrechar y producir cambios isquémicos.

La exploración de Burns del reflejo somatovisceral, a principios del siglo xx, comprendió la observación visual de los órganos viscerales de animales durante la estimulación de los tejidos paravertebrales profundos. Ella notó una disminución de la irrigación vascular evidente por la atenuación de la coloración. El cese de la irritación provocó un retorno subsecuente al color normal. Estudios posteriores realizados en animales con transección de la médula espinal produjeron contracción de los órganos viscerales ipsilaterales después de la estimulación de los músculos paravertebrales relacionados de manera segmentaria.

Las disfunciones somáticas, en especial en la región torácica, producen la alteración de los tejidos subyacentes. A veces, la estimulación alcanza proporciones suficientes para provocar síntomas. Los nervios simpáticos en la región pueden estar con estimulación constante, lo cual, para los diferentes órganos, puede constituir estimulación o inhibición. El sistema gastrointestinal se vuelve menos móvil. El sistema cardiovascular presenta taquicardia, elevación de la presión arterial, vasoconstricción u otros cambios. La intervención farmacológica puede reducir por algún tiempo estos síntomas; no obstante, es posible que la causa persista. El tratamiento de la causa, neuromusculoesquelética en estos ejemplos, es el único curso lógico.

## Transporte axonal y la función trófica de los nervios

El mantenimiento de la porción distal de la neurona depende de la liberación del citoplasma fresco. El axón y sus ramificaciones actúan como un sistema de liberación para las sustancias producidas, incluidos los neurotransmisores. El flujo avanza a una velocidad de 1 a 11 mm por día y puede ocurrir en forma de ondas. Estas sustancias nutritivas no se limitan al tejido neural, se han encontrado en tejido muscular. Todavía no se determina la importancia de estos hallazgos, pero es evidente que la alteración por compresión limitaría o eliminaría cualquier beneficio obtenido de esta nutrición. Con la separación completa del axón, se presenta la degeneración walleriana y se pierden las fibras inervadas. Es interesante que el Dr. Still escribió acerca de los *nervios de la nutrición* como importantes en el mantenimiento de la función normal. Un análisis profundo de sus escritos indica que no había confusión de las estructuras vasculares con nervios en cuanto a esta observación.

## Facilitación

La facilitación indica que un área de alteración o restricción desarrolla un umbral más bajo de irritación y disfunción cuando se estimulan otras estructuras. Los reflejos somatosomáticos o viscerosomáticos activan este estado. Estos segmentos de umbral bajo mostraron hiperexcitabilidad refleja en respuesta a la presión aplicada sobre las apófisis espinosas correspondientes, en respuesta a la presión aplicada sobre las apófisis espinosas de segmentos de umbral alto, y en respuesta a los impulsos provenientes de los propioceptores relacionados con la posición, desde áreas remotas de la piel y centros superiores (fig. 6-8). Los segmentos facilitados son hiperirritables e hiperreactivos crónicos. Los músculos en la región se mantienen hipertónicos, lo que restringe el movimiento raquídeo disponible. Las estructuras de soporte y sus inervaciones pueden convertirse en fuentes aferentes de facilitación. Justificadamente, se esperaría que los controles neurales se acomoden al nivel elevado de actividad, y esto sucede en algunos casos. Según una teoría, los husos musculares, que vigilan la longitud muscular con el control de la motoneurona gamma, están mal ubicados y, por lo tanto, reaccionan inadecuadamente a los estímulos. En comparación con los mensajes enviados del tejido neural vecino que reacciona con normalidad, los mensajes enviados de los tejidos que reaccionan en forma inadecuada se presentan a la médula espinal y los centros superiores como confusos. En otras teorías, la médula espinal en sí se considera capaz de adaptarse a un nivel mayor de actividad y de canalizar los impulsos hacia la región afectada como si fueran una "lente neurológica" (Korr, 1986).

## Nocicepción

A nivel local, el dolor se percibe por varias terminaciones sensoriales que se encuentran muy concentradas, en especial en la piel. Los neuropéptidos bioquímicos locales como la sustancia P, el péptido relacionado con el gen de la calcitonina (CGRP), las histaminas, las prostaglandinas y la interleucina median los cambios inflamatorios y también aumentan la sensibilidad neural y tisular. La fascia y la adventicia de los vasos sanguíneos musculares tienen numerosas fibras no mielinizadas del grupo IV y pequeñas fibras mielinizadas del grupo III. La presión, el estiramiento, las contracciones prolongadas, los cambios térmicos y químicos y la isquemia pueden excitar o sensibilizar estas fibras. Existe una alta concentración de neuronas nociceptivas-sensitivas en las láminas I, II, IV y X en la médula espinal. Algunas median respuestas locales y otras se proyectan al SNC por medio de los tractos espinotalámicos, espinorreticulares y espino-hipotalámicos. La afectación del centro superior del hipotálamo, el locus cerúleo y la hipófisis provoca la alteración de las respuestas neuroendocrinoinmunológicas así como la respuesta de la corteza. La naturaleza cíclica del dolor-inflamación-restricción del movimiento-contracción-cambios histoquímicos-disfunción está bien establecida. La persistencia de este ciclo recurrente depende de muchos factores, de los cuales la duración de la afección es trascendente.

## Causas de dolor muscular

Los espasmos musculares de origen diverso pueden provocar dolor. Las contracciones musculares prolongadas irritan el músculo inmovilizado y los ligamentos y tendones relacionados, lo que produce más espasmos e inicia un ciclo de dolor. La gravedad del dolor refleja la duración de una contracción sostenida.

La isquemia, o anemia localizada producida por la obstrucción de la sangre en un sitio determinado, es una causa bien conocida de dolor muscular, cefaleas tensionales occipitales y claudicación intermitente. La retención de metabolitos irritantes y productos de desecho también contribuye al dolor muscular. Se debe incrementar el flujo sanguíneo al área para eliminar estas sustancias. No se puede producir un suministro adecuado de oxígeno, glucosa y otras sustancias nutritivas si el bloqueo persiste.

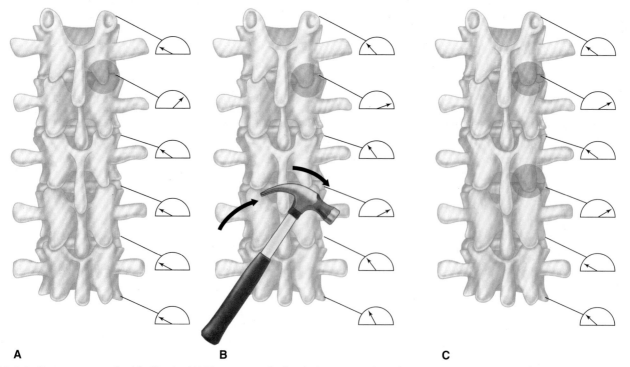

**A**  **B**  **C**

**FIGURA 6-8.** Segmento vertebral facilitado. **(A)** El segmento facilitado (región sombreada) muestra un aumento de actividad. **(B)** La fuerza o esfuerzo aplicado a cierta distancia del segmento facilitado produce un aumento de la actividad de todos los niveles, pero en especial del segmento facilitado y el segmento golpeado. **(C)** El segmento sometido a esfuerzo y el segmento facilitado presentan hiperreactividad.

El dolor provocado por un traumatismo o irritación (p. ej., por un osteofito) se puede aliviar con modalidades de tratamiento osteopático que disminuyen la tensión muscular y mejoran la circulación tisular local, lo que proporciona el alivio subjetivo y objetivo del dolor y el espasmo.

Algunos dolores se correlacionaron con la existencia de interleucinas que se describieron como miembros necesarios para una cascada de reparación inflamatoria. Se encontraron concentraciones elevadas de sustancia P, en especial en personas con síndromes de dolor miofascial crónico. Se cree que los medicamentos como la capsaicina contribuyen al control analgésico del dolor al bloquear la formación de sustancia P.

La falta de acumulación de calcio en el retículo sarcoplásmico, la interacción anormal entre las fibrillas musculares actina y miosina y la ansiedad pueden causar dolor muscular.

## Manipulación

El objetivo de la manipulación es restablecer el funcionamiento máximo de todo el cuerpo. No hay un algoritmo estandarizado que se aplique de manera estricta a todos los casos. Más bien, se deben diseñar estrategias terapéuticas individualizadas para cada paciente. El descubrimiento de las disfunciones somáticas describe las regiones que deben tratarse. En el caso de los segmentos facilitados, si se piensa en restablecer la ganancia gamma o una comunicación neural coherente, el objetivo final es lograr un movimiento normal y cómodo. Con respecto a la hiperactividad simpática y parasimpática, el objetivo no es estimular o inhibir uno u otro, sino ayudar a restablecer el equilibrio.

Los reflejos somatoviscerales producen cambios no medidos en los órganos internos. La estimulación simpática promueve o mantiene una disfunción. El alivio de esta fuente, si se realiza lo suficientemente pronto, debería aliviar los síntomas y el proceso patológico. El reflejo viscerosomático es menos susceptible de curarse. Manipular el cuerpo afectado tendría un efecto beneficioso para reducir los síntomas, pero el efecto general sobre el componente visceral es indeterminado en este momento. Si un "ciclo" promueve el circuito de disfunción, entonces cualquier aspecto que rompa el ciclo es importante.

Los cambios creados por el tratamiento de manipulación osteopática están mediados en el nivel local, pero tienen potencial de ser de gran alcance e interactivos. El control adecuado de la función muscular depende de la excitación local junto con la retroalimentación continua desde el cerebro con respecto al estado muscular.

## APLICACIONES PRÁCTICAS DE LA NEUROFISIOLOGÍA EN EL TRATAMIENTO DE MANIPULACIÓN OSTEOPÁTICA

### Técnicas miofasciales/musculares

1. *Reflejo de estiramiento*: el estiramiento rápido de un músculo excita al huso muscular y provoca la contracción refleja. Para evitar este reflejo, la terapia miofascial se realiza con lentitud para corregir los músculos contraídos o contracturados. Se puede hacer un estiramiento rápido si el objetivo del tratamiento es estimular el tono muscular.
2. El **calor húmedo** aplicado al músculo, por lo general, aumenta su respuesta **elástica** al estiramiento. También ayuda a aumentar la circulación. El calor seco no es eficaz y no penetra tan profundo como el calor húmedo. La aplicación de **hielo** al parecer tiene un efecto paradójico, en especial cuando se observa que el calor aumenta la relajación y el estiramiento tisular local. El frío tiene múltiples efectos. Es un analgésico y cuando se aplica a una región puede incluso aumentar la circulación local. El momento de la aplicación de una de estas modalidades puede afectar la respuesta en forma significativa. El calor en la etapa inflamatoria inicial en realidad aumenta el edema localizado. El frío puede producir o aumentar la contracción muscular, es posible que las aplicaciones durante 15 o 20 min con periodos de latencia equivalentes sean más eficaces que el uso constante. Algunos pacientes incluso responden a la alternancia de frío y calor.
3. El tejido conjuntivo sometido a una **tensión leve** prolongada puede demostrar elongación plástica.
4. La *función de asistencia del reflejo del huso muscular*: si las fibras extrafusales se contraen menos que las intrafusales, entonces los husos musculares mantienen un reflejo de estiramiento para excitar todavía más las fibras extrafusales. Esta técnica se usa en la terapia miofascial activa resistente.
5. *Reflejo del órgano tendinoso de Golgi:* Cuando la tensión en un tendón se vuelve extrema, el efecto inhibidor del órgano tendinoso es tan grande que provoca la relajación súbita de todo el músculo. Esta técnica se usa en la terapia miofascial activa resistente y en la técnica de energía muscular.
6. *Inervación recíproca*: cuando un reflejo de estiramiento excita un músculo, inhibe de manera simultánea al músculo antagonista. La inervación recíproca es útil en la terapia miofascial indirecta activa, con o sin resistencia.
7. *Reflejo extensor cruzado*: cuando un reflejo de estiramiento excita a un músculo, excita de manera simultánea al músculo antagonista contralateral; el movimiento creado cruza de un lado al otro la columna vertebral en un patrón en X. El reflejo extensor cruzado es útil en la terapia miofascial activa, por lo general, con resistencia isocinética.

## TERAPIA DE CONTRAFUERZA, TÉCNICA DE STILL Y TRATAMIENTOS DE LIBERACIÓN POSICIONAL FACILITADA

Las teorías de contrafuerza, la técnica de Still y los tratamientos de liberación posicional facilitada se exponen en detalle en capítulos posteriores.

El acortamiento prolongado de un músculo permite el acortamiento de las fibras intrafusales (huso muscular) y extrafusales. Las motoneuronas gamma aumentan su velocidad de activación para mantener el tono muscular, lo que provoca que las fibras del huso muscular sean hipersensibles en el músculo acortado. Si el músculo acortado e hipersensible ahora se alarga con rapidez (el huso muscular responde a la longitud y la velocidad de cambio de longitud), se presenta un reflejo de sobreestimulación de las motoneuronas alfa y se produce un espasmo muscular. Las señales sensoriales también viajan a los centros superiores del SNC, los cuales no son capaces de interpretarlas de manera adecuada y, por lo tanto, responden con una estimulación motora gamma excesiva, lo que mantiene el espasmo.

El reacortamiento del músculo permite que el huso muscular se acorte y reanude la activación normal. El SNC ahora es capaz de interpretar las señales en forma correcta, por lo que se restauran las motoneuronas gamma. Esto tarda alrededor de 90 s para lograrlo.

Agregar una fuerza facilitadora a lo largo de la columna o articulación axial con la adición de posicionamiento pasivo en el acortamiento muscular puede comprimir el huso muscular y reducir y eliminar la activación de las terminaciones anuloespiral y en ramillete de flores, y restaurar la influencia de la motoneurona gamma en una forma más inmediata.

## TÉCNICAS DE ENERGÍA MUSCULAR

El tratamiento de energía muscular combina elementos del reflejo tendinoso de Golgi, la inervación recíproca y el estiramiento elástico. Las técnicas de energía muscular que usan el reflejo tendinoso de Golgi se parecen mucho a las técnicas miofasciales activas en las que se usa una tensión extrema para crear un efecto inhibidor que produce una relajación súbita.

Para lograr el mecanismo, el médico debe resistir los esfuerzos del paciente con una fuerza isométrica después de colocar el grupo muscular o la articulación en su barrera patológica. El paciente se contrae durante 3 a 5 s con una fuerza mínima suficiente para activar los músculos locales. El órgano de Golgi inicia la relajación refleja del músculo al inhibir las motoneuronas alfa. Después de un periodo breve, el médico puede estirar lentamente los músculos afectados y montar una nueva barrera.

La tracción muscular directa provoca un estiramiento elástico, como el que ocurre durante los periodos de relajación entre las contracciones activas y también durante el estiramiento pasivo aplicado al final del tratamiento de energía muscular.

En la inervación recíproca cuando un estiramiento excita un músculo, al mismo tiempo inhibe a su antagonista.

## IMPULSO DE ALTA VELOCIDAD Y BAJA AMPLITUD

Aunque no se considera necesariamente una técnica para tejidos blandos, el impulso de alta velocidad y baja amplitud (HVLA, *high-velocity low-amplitude*) puede provocar cambios regionales en la musculatura. Por lo general, los tejidos blandos circundantes se deben relajar antes de usar la técnica. Siempre y cuando no inicie un reflejo de estiramiento, el efecto del impulso rápido de baja amplitud puede reducir los impulsos propioceptivos y nociceptivos locales provenientes de la articulación. El restablecimiento súbito del movimiento

normal puede interrumpir el ciclo de dolor-inflamación-restricción de movimiento-contracción-cambios histoquímicos-disfunción. Se desconoce el mecanismo completo.

## LIBERACIÓN FASCIAL (LIBERACIÓN MIOFASCIAL)

La fascia es un tejido que cubre de manera intrínseca todos los tejidos, y la tensión que resulta del espasmo no puede separar la combinación de fascia y músculo. Como una sustancia que actúa como una vaina y un coloide, la fascia comienza a mostrar cambios histoquímicos después de un traumatismo o estrés prolongado. La resolución de la disfunción somática debe incluir la reversión de esas tensiones.

## INHIBICIÓN/ESTIMULACIÓN

Las teorías acerca del proceso de inhibición no están bien documentadas. Una de las técnicas de manipulación más antiguas, su aplicación es muy similar a la acupresión, y quizá no se diferencia de ésta. El médico raspa o empuja un punto, por lo general con uno o dos dedos; algunos profesionales usan los codos y áreas grandes como el antebrazo o la palma de la mano. La presión es firme y constante. Después de un tiempo, el tejido se torna blando y el paciente puede describir que el dolor o la sensibilidad han disminuido.

Cuando esta técnica se aplica a la región torácica u otras regiones de la columna vertebral relacionadas con la inervación visceral, el objetivo es reducir la estimulación, simpática o parasimpática, a un órgano o sistema. Algunas teorías destacan que el efecto es sólo muscular y puede ser causado por isquemia localizada. Otros declaran que los estímulos dolorosos o la contracción muscular disminuyen debido a la acomodación. La acomodación sucede muchas veces durante el día. Una persona que usa anteojos deja de darse cuenta de los estímulos del armazón que descansa sobre el puente de la nariz. Nos volvemos menos conscientes de nuestra ropa conforme avanza el día. Sin embargo, un collar o pretina que irrita en forma intermitente puede ser más notable que alguno que es irritante de manera constante.

La estimulación, también utilizada durante miles de años, puede dirigirse hacia el músculo o las estructuras subyacentes. Un músculo flácido se puede estimular para la actividad al presionar o amasar. Esto puede activar algunos de los receptores de estiramiento, como el aparato del huso muscular, y el cuerpo del músculo se contrae. Cuando se usa para fines viscerales, el efecto puede incluir estimulación de los componentes simpáticos o parasimpáticos subyacentes. La estimulación en la región suboccipital o a lo largo del sacro puede iniciar el primero, en tanto que la actividad en la columna toracolumbar puede incluir al segundo.

Con cualquiera de estas técnicas, el médico puede intentar lograr un objetivo determinado, pero lo importante es la respuesta del paciente. Es posible que los cambios en la salud no se presenten tanto debido a un simple método de "girar la perilla". Conforme los médicos usan la medicina de manipulación, se facilita la capacidad del propio paciente para restablecer su condición de vuelta al estado funcional más normal.

## Bibliografía

Appeltauer GSL. Continued studies on axonal transport of nerve proteins to muscle. *J Am Osteopath Assoc.* 1970;69:76-78.

Barry G. *Lecture, Physiology.* Old Westbury, NY: New York College of Osteopathic Medicine; 1984.

Beal, MC. Palpatory testing for somatic dysfunction in patients with cardiovascular diseases. *J Am Osteopath Assoc.* 1983;82(11):822-831.

Becker FR. The meaning of fascia and continuity. *Osteopath Ann.* 1975;3:8-32.

Bullock J, Boyle J III, Wang MB, et al. *The National Medical Series for Independent Study: Physiology.* New York, NY: John Wiley & Sons; 1984.

Cathie AG. *Manual of Osteopathic Principles and Practice—Second Year, Article C-17.* Philadelphia, PA: Philadelphia College of Osteopathy; 1966.

Chornock FW, Cole WV, Wilkinson PN. Studies in trophic mechanisms: does changing its nerve change a muscle? *J Am Osteopath Assoc.* 1967;66:79-80.

Denslow JS, Korr IM, Krems AD. Quantitative studies of chronic facilitation in human motor neuron pools. *Am J Physiol.* 1949;150:229-238.

Ettlinger H. *Myofascial Release. Osteopathic Principles and Practice.* Old Westbury, NY: NYCOM; 1987.

Ganong WF. *Review of Medical Physiology.* Palo Alto, CA: Lange Medical Publications; 1981.

Guyton AC. *Textbook of Medical Physiology.* 7th ed. Philadelphia, PA: W.B. Saunders; 1986.

Hollinshead HW. *Textbook of Anatomy.* 3rd ed. Hagerstown, MD: Harper & Row; 1974.

Kandel E, Schwartz JH. *Principles of Neural Science.* New York, NY: Science Publishing; 1985.

Korr IM. Somatic dysfunction, osteopathic manipulative treatment and the nervous system: a few facts, some theories, many questions. *J Am Osteopath Assoc.* 1986;86(2):109-114.

Langley LL, Telford IR, Christenson JB. *Dynamic Anatomy and Physiology.* New York, NY: McGraw-Hill; 1980.

Moritan T, Moramatsu S, Neuo M. Activity of the motor unit during concentric and eccentric contractions. *Am J Physiol.* 1987;66:338-350.

Nicholas AS. Palpation in osteopathic medicine. *Osteopath Ann.* 1978;67:36-42.

Patterson MM, Howell JN, eds. *The Central Connection: Somatovisceral/Viscerosomatic Interaction: 1989 International Symposium.* Athens, OH: University Classics, Ltd; 1992.

Sauer GC. *Manual of Skin Diseases.* 4th ed. Philadelphia, PA: J.B. Lippincott; 1980.

Smith PE, Copenhaver WM, eds. *Bailey's Textbook of Histology.* Baltimore, MD: Lippincott Williams & Wilkins; 1984.

Taber W. *Taber's Cyclopedic Medical Dictionary.* 2nd ed. Philadelphia, PA: F.A. Davis; 1970.

Upledger JE, Vredevoogd JD. *Craniosacral Therapy.* Seattle: Eastland Press; 1983.

Wilkinson PN, Chornock FW. Axonal delivery of neuroplasmic components to muscle cells. *J Am Osteopath Assoc.* 1967;66:1057-1061.

Wilkinson PN, Chornock FW. Studies in neurotrophic mechanisms [abstract]. *J Am Osteopath Assoc.* 1966;65:990-991.

Willard FH, Patterson MM, eds. *Nociception and the Neuroendocrine-Immune Connection: 1992 International Symposium.* Athens, OH: University Classics, Ltd; 1994.

Williams PL, Warwick R, eds. *Gray's Anatomy.* 36th ed. Philadelphia, PA: W.B. Saunders; 1980.

# 7

# Exploración estructural y documentación

Stanley Schiowitz y Dennis J. Dowling

## SIMETRÍA ESTÁTICA

Cualquier observación de un paciente que se pueda usar para diferenciar la función normal de la anormal es una ventaja para obtener un diagnóstico diferencial. Los cambios en el color de la piel, la marcha o las restricciones regionales del movimiento se usan a diario para este fin. Este capítulo describe las posturas ideales y las variantes de un paciente inmóvil en posición vertical como se observa en los planos sagital, anterior y posterior. La técnica de exploración estructural y las causas comunes de los hallazgos anormales se describen en la siguiente sección.

### Simetría del plano sagital

En una postura erguida ideal, una línea vertical trazada desde el punto más alto a lo largo de la línea media del cuerpo pasaría a través de los siguientes puntos:

1. Ligeramente posterior al vértice de la sutura coronal
2. A través del conducto auditivo externo
3. A través de los cuerpos de la mayoría de las vértebras cervicales
4. A través de la articulación del hombro
5. A través de los cuerpos de las vértebras lumbares
6. Ligeramente posterior al eje de la articulación de la cadera
7. Ligeramente anterior al eje de la articulación de la rodilla
8. Ligeramente anterior al maléolo externo

Cualquier desviación de estas relaciones se considera una variante normal de una relación postural anormal.

## CURVATURAS FISIOLÓGICAS EN EL PLANO SAGITAL

El adulto tiene cuatro curvaturas sagitales normales:

1. En la región cervical, C1 a C7, convexa hacia adelante, lordosis normal
2. En la región torácica, T1 a T12, cóncava hacia adelante, cifosis normal
3. En la región lumbar, L1 a L5, convexa hacia adelante, lordosis normal
4. En la región sacra, el sacro fusionado, cóncava hacia adelante

Estas curvaturas son fisiológicas y biomecánicas y fueron creadas por el desarrollo funcional del cuerpo. Al nacer, las vértebras cervicales, torácicas y lumbares forman una curvatura cifótica continua (cóncava hacia adelante). Conforme se desarrollan los músculos extensores cervicales, lo que permite que la cabeza permanezca elevada, se desarrolla la lordosis cervical normal (convexa hacia adelante). A medida que el niño comienza a ponerse de pie y caminar, los músculos de la espalda se fortalecen y se alcanza una lordosis lumbar normal (convexa hacia adelante). Este proceso comienza alrededor de los 3 años de edad y se desarrolla por completo a los 10 años de edad. La columna vertebral torácica mantiene su postura cifótica, pero el ángulo de la curvatura suele disminuir.

## ARTICULACIONES TRANSICIONALES

La curvatura raquídea sagital normal cambia de una convexidad anterior a una concavidad anterior y retorna en articulaciones específicas: C7 sobre T1, T12 sobre L1 y L5 sobre la base del sacro. Estas articulaciones tienen construcciones osteológicas especiales que ayudan a mantener el equilibrio y reducir el esfuerzo mecánico local. Una transición en la curvatura en cualquier otra articulación provoca distensión local y disfunción.

Las curvaturas raquídeas sagitales están interrelacionadas en su función. Un aumento en la lordosis lumbar resulta en un incremento en la cifosis torácica y la lordosis cervical. Además, las curvaturas promueven la flexibilidad y la fuerza de la columna vertebral, lo que permite que soporte el esfuerzo. La columna vertebral tiene propiedades elásticas bajo fuerza, ayudando a la función de soporte de los ligamentos y músculos. Una columna vertebral recta transmitiría fuerzas vectoriales a través de los cuerpos vertebrales, esto contribuiría a las fracturas.

## RELACIÓN DE LA BASE DEL SACRO

El ángulo normal entre la columna lumbar y la base del sacro es de 25 a 35° (en el plano sagital). Un ángulo mayor o menor afecta la curvatura lumbar y provoca cambios compensatorios en las curvas en un nivel superior de la columna. La flexión del sacro en el plano sagital aumenta la lordosis lumbar (convexidad anterior). Esto se acompaña de un aumento similar en la cifosis torácica y la lordosis cervical. La extensión del sacro reduce la convexidad lumbar anterior, lo cual disminuye la lordosis lumbar y produce un aplanamiento similar de las curvaturas torácica y cervical.

## VARIACIONES COMUNES EN LAS POSTURAS SAGITALES

Postura cifolordótica (fig. 7-1A)

1. Cabeza hacia adelante
2. Columna cervical lordótica
3. Columna torácica cifótica

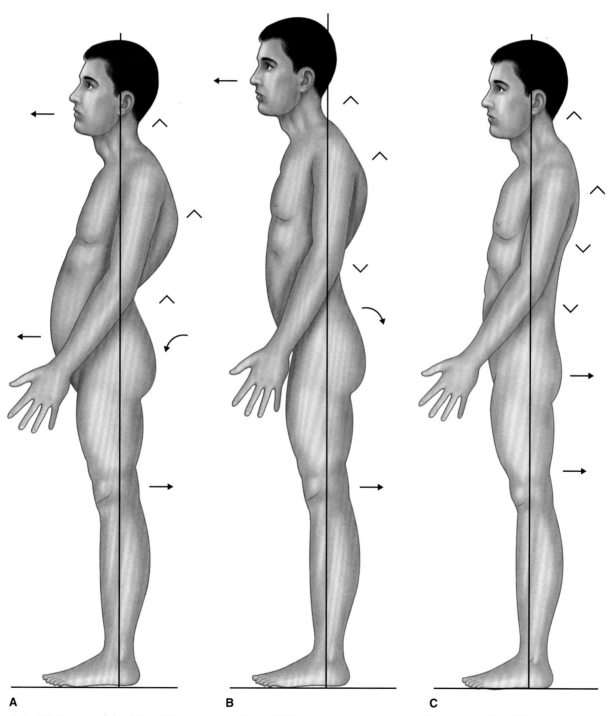

A                           B                           C

**FIGURA 7-1.** **(A)** Postura cifolordótica. **(B)** Postura lordótica. **(C)** Postura de espalda plana. **(D)** Postura militar. **(E)** Desviación postural anterior. **(F)** Desviación postural posterior. **(G)** Postura de rotación.

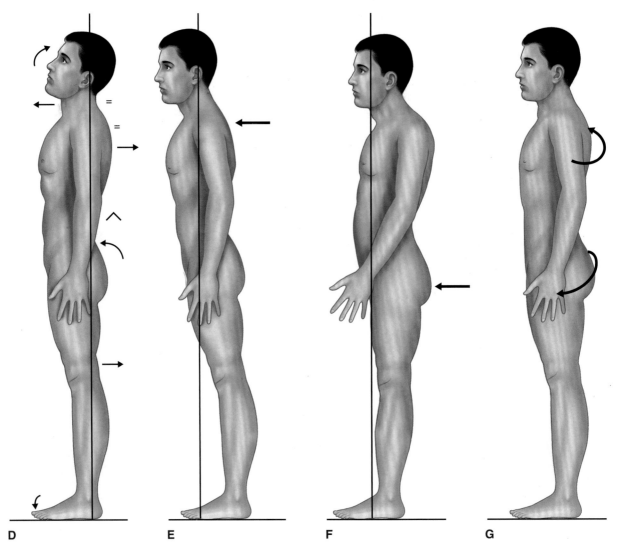

**D**      **E**      **F**      **G**

**FIGURA 7-1.** (*Continuación*).

4. Abducción de las escápulas
5. Columna lumbar lordótica
6. Inclinación pélvica anterior
7. Articulaciones de la cadera ligeramente flexionadas
8. Articulaciones de las rodillas extendidas
9. Flexión plantar de las articulaciones de los tobillos en relación con el ángulo de las piernas
10. Abultamiento anterior del abdomen

Postura lordótica (fig. 7-1B)

1. Cabeza hacia adelante
2. Columna cervical lordótica, columna torácica cifótica
3. Disminución de la lordosis de la columna lumbar
4. Inclinación pélvica posterior
5. Articulaciones de la cadera y las rodillas hiperextendidas

Postura de espalda plana (fig. 7-1C)

1. Cabeza hacia adelante
2. Columna cervical con un aumento leve de la lordosis
3. Columna torácica ligeramente cifótica en la porción superior, después se aplana en los segmentos inferiores
4. Lordosis lumbar aplanada
5. Cadera y rodillas extendidas

Postura militar (fig. 7-1D)

1. Creada por el hábito de mantener una posición con "el pecho afuera y el abdomen contraído"
2. Cabeza inclinada ligeramente hacia atrás
3. Curvaturas cervical y torácica normales
4. Tórax elevado, que crea una desviación cervical anterior y torácica posterior desde la línea vertical
5. Aumento de la curvatura lumbar
6. Inclinación pélvica anterior
7. Rodillas extendidas
8. Tobillos con flexión plantar

Desviación postural anterior (fig. 7-1E)

1. Todo el cuerpo se inclina hacia adelante con una desviación en sentido anterior desde la línea vertical
2. El peso del paciente es soportado por los metatarsos

Desviación postural posterior (fig. 7-1F)

1. Todo el cuerpo se inclina hacia atrás con una desviación en sentido posterior desde la línea vertical
2. El equilibrio se mantiene por la proyección anterior de la pelvis y la cadera
3. Lordosis marcada desde la columna torácica media hacia abajo

Postura de rotación (fig. 7-1G)

1. Cuerpo rotado a la derecha o izquierda
2. Todo el cuerpo puede estar involucrado con rotación que comienza desde los tobillos y avanza hacia arriba
3. El alineamiento lateral parece por completo diferente cuando se observa desde los lados derecho e izquierdo en postura escoliótica, rotación principalmente del tórax en dirección a la convexidad escoliótica

Lordosis lumbar

1. Número de variaciones, descritas por el aumento en la curvatura lumbar y altura de la curvatura
2. Lordosis simple: curvatura lordótica aumentada, pero contenida dentro de la región lumbar
3. Lordosis alta: la curvatura lordótica lumbar pasa hacia la región torácica, que incluye de la mitad a dos tercios de la columna torácica en convexidad anterior; el vértice de la curvatura se mueve hacia arriba hacia la primera vértebra lumbar
4. Las variaciones en la postura descritas, por lo general, se crean por cambios en los ángulos de la pelvis, la cadera y las rodillas o por múltiples combinaciones de hipotonicidades e hipertonicidades musculares

## Aplanamiento torácico localizado

El examinador puede encontrar un área localizada de la columna torácica, que comprende no más de tres vértebras contiguas, y que presenta un aplanamiento grave del patrón cifótico usual. Esta relación se produce en un área de cambio de dirección de una curvatura escoliótica, como una convexidad derecha que se convierte en una convexidad izquierda. Si la rotación en ambas direcciones es intensa, entonces las apófisis espinosas de las vértebras involucradas se rotan lejos de la línea media. El hecho de que estas apófisis no apunten en forma directa hacia atrás da apariencia aplanada.

El aplanamiento torácico localizado también se debe a una disfunción somática crónica en dos vértebras contiguas. El examinador debe buscar un patrón reflejo viscerosomático relacionado segmentariamente como la causa subyacente. Una enfermedad visceral crónica puede provocar esta condición.

## SIMETRÍA DEL PLANO POSTERIOR

En una postura por completo simétrica (fig. 7-2), una línea vertical trazada desde el punto más alto hasta el piso pasaría a través de los siguientes puntos:

1. El inion
2. La línea media de las vértebras
3. La línea media del sacro
4. La línea media del cóccix
5. Un punto intermedio entre los maléolos internos

## Escoliosis

Los músculos y ligamentos equilibran la columna vertebral de forma bilateral. Un segundo grupo de músculos mantiene la posición y alineación de la cintura escapular con respecto a la columna vertebral. Una diferencia en la función entre los músculos y ligamentos en ambos lados de la columna afecta esta alineación. La columna vertebral no es rígida, ya que está formada por múltiples uniones vertebrales maniobrables. En

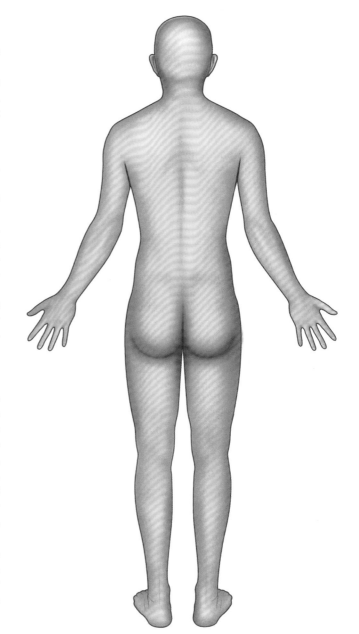

**FIGURA 7-2.** Vista posterior del cuerpo. Se muestra una alineación ideal en línea vertical.

respuesta a una tracción asimétrica, una o más vértebras se mueven desde su posición simétrica. Este movimiento vertebral puede presentarse en tres planos: el sagital (flexión y extensión), el horizontal (rotación) o el frontal (inclinación lateral: siempre representa una combinación de múltiples movimientos en planos).

La escoliosis se define como una desviación apreciable de un grupo de vértebras desde la línea vertical recta normal de la columna vertebral, como se observa en el plano posterior. La escoliosis puede ser estructural (orgánica) o funcional. Una curvatura estructural está fija cuando el paciente se inclina hacia la convexidad de la curvatura y ésta no se endereza. Un patrón escoliótico funcional se corrige con la inclinación. Si una contractura muscular aguda provoca una apariencia escoliótica, colocar al paciente en decúbito ventral debe enderezar la curvatura. Una curva escoliótica funcional que permanece sin

corregir durante varios años produce cambios musculoesqueléticos y se convierte en una curvatura estructural fija.

Harrison Fryette, en *Principles of Osteopathic Technique*,
examinó patrones de movimiento acoplados específicos. Lo
relevante es que cuando la columna está en reposo, la flexión lateral normal en una dirección provoca que el cuerpo
vertebral rote en sentido opuesto. (Esta regla aplica sólo a
las regiones torácica y lumbar). Si un grupo de vértebras se
inclina hacia la derecha, los cuerpos vertebrales rotan hacia
la izquierda. Si esta posición vertebral está fija, el paciente
tendría una curvatura escoliótica. Se dice que la escoliosis
tiene una convexidad izquierda. Las apófisis espinosas están
desviadas a la derecha de la línea media y las apófisis transversas izquierdas están rotadas hacia atrás. Si la región torácica está afectada, la caja torácica rota y se inclina con las
vértebras. Las costillas están más posteriores y separadas en
el lado izquierdo. Es posible que la cintura escapular siga a la
caja torácica en su desplazamiento. El desequilibrio muscular, que representa hipo o hipertonicidad unilateral, genera
patrones escolióticos. El examinador debe ser consciente de
la línea de fuerza de los músculos afectados y de la complejidad de las múltiples acciones en una región. La asignación
de la causa o el efecto de los cambios posturales requiere una
comprensión profunda de la anatomía funcional.

¿Qué le sucede a la columna vertebral cuando la base del
sacro no está nivelada? En el plano frontal, la base del sacro
desnivelada provoca un patrón escoliótico lumbar convexo
hacia el lado sacro inferior, si la columna es flexible. La convexidad puede continuar hacia arriba a través de la región
torácica para crear una curvatura escoliótica toracolumbar
en forma de C (fig. 7-3). El cuerpo intenta compensar el desequilibrio generado por la curvatura en C al crear una curvatura compensatoria secundaria por arriba de la primera
curvatura lumbar. El lado de convexidad de la segunda curvatura es opuesto al de la curvatura primaria, lo que produce
una curvatura en forma de S (fig. 7-4). Es posible que se desarrollen curvaturas escolióticas compensatorias adicionales
en niveles más altos de la columna, en la región cervical, con
convexidades alternadas. Debido a que el cuerpo siempre intenta mantener los ojos en un plano nivelado, la última maniobra de compensación puede ser la inclinación lateral de la
cabeza. Las líneas del pliegue de la cintura del cuerpo suelen
seguir el patrón de la asimetría escoliótica más grande. El
pliegue de la cintura tendría el ángulo más agudo en el sitio y
el lado de la mayor curvatura cóncava de flexión lateral.

## Factores que en general afectan o causan escoliosis

(Ver también el capítulo 45)

1. Escoliosis estructural u orgánica: todas las causas
2. Deformidades óseas congénitas, traumáticas o patológicas
3. Cambios en el tono muscular causados por hipotonicidad, hipertonicidad, hipertrofia o atrofia
4. Cambios posturales creados por hábitos u ocupación
5. Cambios estructurales unilaterales: pierna corta o pie
   plano o pronación unilateral; torsión tibial, deformidad
   de la rodilla o de la cadera; torsión del sacro o pélvica
6. Disfunciones somáticas
7. Patrones fasciales compensatorios y no compensatorios

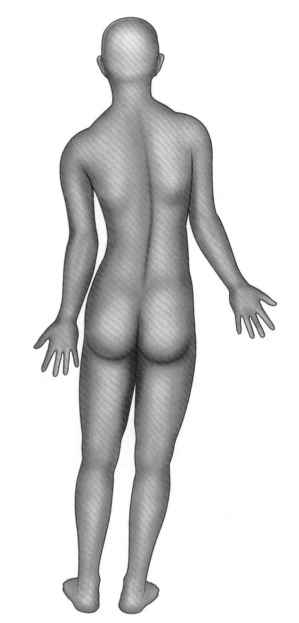

**FIGURA 7-3.** Curvatura en forma de C provocada por la
desnivelación de la base del sacro, vista posterior.

## VARIACIONES COMUNES DE LAS POSTURAS FRONTALES

1. Personas diestras
   a. Escoliosis torácica superior, cóncava a la derecha
   b. Hombro derecho más bajo que el izquierdo
   c. Glúteo derecho desviado de la línea media
2. Personas zurdas
   a. Escoliosis torácica superior, cóncava a la izquierda
   b. Hombro izquierdo más bajo que el derecho
   c. Glúteo izquierdo desviado de la línea media
3. Escoliosis estructural compensada en forma de S
   a. Las convexidades escolióticas lumbares y torácicas
      están en direcciones opuestas
   b. La caja torácica rota hacia atrás con la convexidad torácica

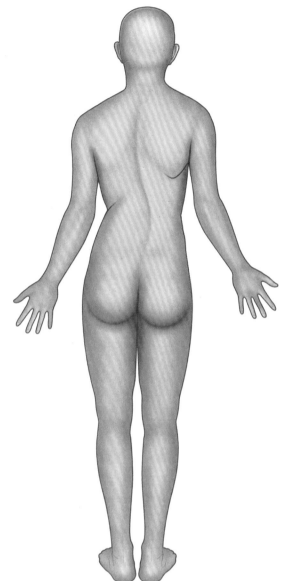

**FIGURA 7-4.** Curvatura en forma de S que compensa la escoliosis toracolumbar, vista posterior.

   c. Los hombros pueden estar nivelados
   d. Las crestas iliacas pueden estar niveladas
   e. Los glúteos no están desviados de la línea media
4. Escoliosis estructural compensada en forma de C
   a. La convexidad escoliótica torácica y lumbar forma una curvatura continua en la misma dirección
   b. Caja torácica rotada hacia atrás con convexidad torácica
   c. Los glúteos no están desviados de la línea media
   d. Las crestas iliacas pueden estar niveladas
5. Curvatura funcional de inclinación pélvica lateral con la cabeza a la derecha, en forma de C
   a. Curvaturas torácicas y lumbares continuas y convexas a la izquierda
   b. Escápula descendida a la derecha
   c. Caja torácica rotada hacia atrás a la izquierda
   d. El pliegue de la cintura tiene un ángulo más agudo a la derecha
   e. Cuello inclinado lateralmente hacia la izquierda

6. Curvatura funcional de inclinación pélvica lateral con la cabeza a la derecha, en forma de S
   a. Si está compensada, debe actuar como se describe en el punto 3, excepto que la cresta iliaca está más alta en el lado derecho
7. Hipertonicidad unilateral del músculo erector de la columna
   a. Inclinación de la columna en dirección al músculo hipertónico
   b. Convexidad escoliótica en dirección opuesta
   c. Elevación de la cresta iliaca en el lado de la hipertonicidad
   d. Colocar al paciente en decúbito ventral cambia los hallazgos anteriores
8. Hipertonicidad unilateral de la parte superior del músculo trapecio
   a. Cabeza inclinada hacia el lado del músculo hipertónico
   b. Cintura escapular elevada en el lado afectado
   c. Escápula del lado del músculo hipertónico rotada hacia arriba y con ligera aducción.

Los patrones de asimetría descritos aquí no incluyen todos. El cuerpo presenta varias respuestas biomecánicas a todos los factores que influyen en el sistema musculoesquelético.

## TÉCNICA DE EXPLORACIÓN DE LA SIMETRÍA ESTÁTICA

Una exploración postural comienza con el paciente y el médico en una posición fija, reproducible, para que las observaciones se puedan correlacionar con las percepciones en exploraciones futuras. El paciente se pone de pie sobre una superficie nivelada, descalzo. Todas las extremidades deben estar en extensión total. Los pies se colocan con una separación de 15 a 20 cm (6 a 8 pulgadas), con los talones en el mismo plano frontal y los dedos en abducción de alrededor de 15°. El médico se coloca de frente a la zona del paciente que se va a evaluar (parte anterior, posterior o lateral) y a una distancia suficiente para permitir una vista completa del cuerpo. En el curso de la exploración, el médico debe acercarse para observar las áreas locales de interés. Los ojos del explorador deben estar en el nivel de la parte que se observa, lo que puede implicar agacharse o arrodillarse durante la valoración de las porciones corporales inferiores. También es posible que se lleve a cabo una palpación ligera. Las observaciones se presentan en la figura 7-5.

### Vista posterior

Para la inspección posterior, un buen método es observar al paciente en la secuencia siguiente:

#### Valoración a distancia, vista posterior

1. Observación general gruesa de la simetría y asimetría del cuerpo
2. Tendón de Aquiles
3. Maléolo interno
4. Líneas poplíteas
5. Pliegues glúteos
6. Trocánteres mayores
7. Crestas iliacas posterosuperiores
8. Altura de las crestas iliacas
9. Apófisis toracolumbares en busca de desviaciones de la simetría de la línea media o aplanamiento
10. Pliegues de la cintura

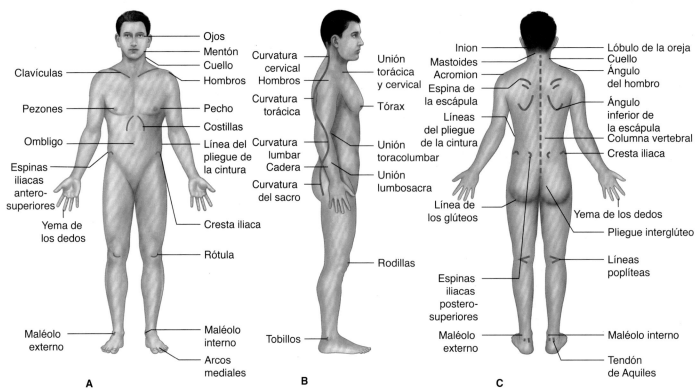

**FIGURA 7-5.** Puntos de interés en la exploración de simetría estática. **(A)** Vista anterior. **(B)** Vista lateral. **(C)** Vista posterior.

11. Nivel inferior de los ángulos de la escápula, abducción-aducción
12. Rotación de la caja torácica o rotación escapular
13. Nivel de los hombros
14. Nivel de la yema de los dedos
15. Desviación de la columna cervical y el cráneo de la línea media
16. Nivel de los lóbulos de las orejas

Observe los factores siguientes:

a. Cabeza
b. Lóbulos de las orejas
c. Cuello
d. Hombros
e. Cintura escapular
f. Columna vertebral
g. Caja torácica
h. Líneas de los pliegues de la cintura
i. Crestas iliacas
j. Pliegues glúteos
k. Puntas de los dedos
l. Pliegues poplíteos
m. Tendones de Aquiles
n. Talones

Después de obtener una impresión general, el examinador se coloca a una distancia igual a la longitud del brazo del paciente y palpa para confirmar la observación visual. Se repite la secuencia de la observación.

## Valoración cercana con palpación: vista posterior

1. ¿La cabeza está recta? Palpe el inion. ¿Está en la línea media?
2. Con un dedo sobre el inion, coloque un dedo de la otra mano en el pliegue interglúteo. ¿Están en una línea vertical entre sí?
3. Toque los lóbulos de las orejas; mida sus alturas. Toque las puntas de las apófisis mastoides. ¿Están niveladas?
4. ¿El cuello y la cabeza están inclinados?
5. Coloque un dedo de cada mano en los músculos trapecios derecho e izquierdo, donde el cuello se une con el tronco. ¿Están nivelados?
6. Deslice esos dedos en sentido lateral hacia la punta de cada acromion. ¿Están nivelados?
7. Coloque un dedo en el ángulo inferior de cada escápula, aproximadamente en el nivel de la séptima vértebra torácica. ¿Están nivelados?
8. Mueva ambos dedos hacia arriba por los bordes vertebrales de las escápulas en dirección a la cara medial de sus espinas. ¿Están niveladas?
9. Coloque la palma de la mano sobre la superficie posterior de cada escápula, con los dedos descansando sobre el borde escapular superior. ¿Las escápulas están rotadas? ¿Están niveladas?

10. Pida al paciente que se incline hacia adelante. Deslice la palma de sus manos sobre los ángulos de las costillas. ¿Hay alguna giba costal que indique convexidad escoliótica?
11. Coloque un dedo sobre las apófisis espinosas de la primera vértebra torácica. Deslícelo hacia abajo por la columna, palpando cada vértebra, hasta el sacro. ¿Las apófisis espinosas son simétricas entre sí en los tres planos?
    a. Plano frontal: palpe en busca de desviación de la línea media
    b. Plano sagital: palpe en busca de depresión o prominencia
    c. Plano horizontal: palpe el espacio entre las puntas de las apófisis espinosas. ¿Son iguales?
    d. ¿Hay áreas de la columna que parezcan planas?
12. Siga las líneas de los pliegues de la cintura. ¿Los ángulos son iguales? ¿El ángulo más agudo coincide con la concavidad de una escoliosis raquídea?
13. Mida las espinas ilíacas posterosuperiores de ambos lados. Coloque su pulgar o índice en cada hoyuelo de la zona lumbar. Identifique el punto óseo más prominente (posterior). Inclínese flexionando las rodillas, de manera que sus ojos estén en el nivel del dedo. Tenga en cuenta lo siguiente:
    a. ¿Están a la misma altura?
    b. ¿Tienen la misma profundidad?
14. Mueva los dedos hacia arriba por la cresta ilíaca hasta que descansen sobre la porción más alta del ilion a ambos lados. ¿La altura de las crestas está nivelada?
15. Coloque un dedo de cada mano en las líneas de los glúteos. Mueva sus ojos a ese nivel. ¿Las líneas están niveladas?
16. Inclínese más y mida las alturas de las líneas poplíteas. ¿Están niveladas?
17. Mida la distancia desde la punta de los dedos hasta el piso.
18. Siga cada tendón de Aquiles hasta su inserción. ¿Están arqueados o rectos?

## Vista anterior

La secuencia para la observación anterior es la siguiente:

### Valoración a distancia, vista anterior

1. Observación general en busca de simetría y asimetría
2. Arcos longitudinales internos
3. Maléolos internos
4. Rótulas
5. Trocánteres mayores
6. Espinas ilíacas anterosuperiores
7. Altura de las crestas ilíacas
8. Pliegues de la cintura
9. Ángulo de la caja torácica
10. Rotación de la caja torácica
11. Nivel de los pezones: sólo en hombres y niños
12. Nivel de los hombros
13. Nivel de la yema de los dedos
14. Desviación de la columna cervical y el cráneo de la línea media
15. Nivel de los lóbulos de las orejas
16. Nivel de los ojos

Considere los factores siguientes:
a. Cabeza
b. Ojos
c. Cuello
d. Mentón
e. Hombros
f. Clavículas
g. Pared torácica
h. Ángulo de las costillas
i. Pezones
j. Ombligo
k. Crestas ilíacas
l. Rótulas
m. Yema de los dedos
n. Maléolos internos
o. Arcos internos

Después de terminar la valoración general, el explorador se mueve hacia adelante y comienza la palpación para confirmar las observaciones visuales.

### Valoración cercana con palpación: vista anterior

1. ¿La cabeza está recta? Palpe el nivel de los lóbulos de las orejas.
2. ¿Los ojos están nivelados?
3. ¿El mentón está desviado de la línea media?
4. Palpe y mida las alturas de los hombros en la punta del acromion. ¿Están nivelados?
5. Palpe y mida la altura de las clavículas. ¿Están niveladas?
6. Observe la simetría y la rotación de la pared torácica. Si es asimétrica, ¿coincide con los hallazgos de la vista posterior?
7. Observe la altura de los pezones (sólo en hombres y niños).
8. Mida el ángulo de la caja torácica y el ángulo del brazo a la altura del codo.
9. ¿El ombligo está en la línea media? ¿Hay cicatrices en el abdomen?
10. Palpe las líneas del pliegue de la cintura y observe su longitud y ángulo.
11. Palpe las espinas ilíacas anterosuperiores y observe sus alturas y orientación anteroposterior (los ojos del explorador en ese nivel).
12. Siga las crestas ilíacas hasta sus niveles más altos y mídalas (los ojos del explorador en ese nivel). ¿Son iguales?
13. Palpe la cara superior de ambas rótulas y mida sus alturas (los ojos del explorador en ese nivel). ¿Están niveladas? ¿Se dirigen en sentido anterior, medial o lateral?
14. Mida la altura de las puntas de los dedos desde el piso. ¿Son iguales? ¿Las manos están rotadas hacia adentro?
15. Mida la altura de la parte más baja de cada maléolo interno desde el piso. ¿Son iguales?
16. Mida la altura de cada arco medial. ¿Son iguales?

*Vista del plano sagital: valoración
a distancia, vista sagital*

1. Cabeza
2. Curvatura cervical
3. Unión cervicotorácica
4. Curvatura torácica
5. Unión toracolumbar
6. Curvatura lumbar
7. Unión lumbosacra
8. Curvatura sacra
9. Hombros
10. Cadera
11. Rodillas
12. Tobillos
13. Silueta anterior, de tórax a abdomen

Con estas observaciones en mente, el explorador se mueve hacia adelante y comienza la palpación para confirmar las observaciones visuales, reproduciendo la secuencia de la valoración.

*Valoración cercana con palpación:
vista del plano sagital*

1. ¿La cabeza está desplazada hacia adelante?
2. ¿La curvatura cervical anteroposterior está exagerada o aplanada?
3. ¿La transición de la lordosis cervical a la cifosis torácica es una curvatura regular mínima?
4. ¿La convexidad torácica posterosuperior está aumentada?
5. ¿La convexidad torácica posterior es una curvatura regular? ¿Su cifosis está exagerada? ¿Los segmentos parecen aplanados?
6. ¿La unión toracolumbar está en la articulación de la duodécima vértebra torácica y la primera lumbar? ¿La curvatura transicional es regular?
7. ¿La curvatura lumbar anteroposterior es regular? ¿Está exagerada o aplanada?
8. ¿La unión lumbosacra es una curvatura transicional regular? ¿El ángulo lumbosacro parece normal?
9. ¿Hay una angulación posterior del sacro marcada?
10. Observe en forma directa el hombro más cercano. ¿Está desplazado hacia adelante, deprimido o rotado? ¿Puede observar el otro hombro sin mover la cabeza?
11. Repita la misma exploración con las escápulas y la caja torácica. ¿Están rotadas?
12. ¿El cuerpo está rotado?
13. Inclínese y observe las caderas. ¿Están rotadas? ¿Están extendidas por completo?
14. Observe las rodillas, ¿están rotadas? ¿Están extendidas por completo? ¿Están hiperextendidas?
15. Examine los tobillos, ¿están rotados?
16. Observe la silueta anterior. ¿Cuál es la forma y posición del tórax? ¿Cuál es la relación del tórax con el abdomen en posición y tamaño?
17. ¿El cuerpo parece desplazado de la línea media hacia adelante o atrás?

# FACTORES QUE GENERALMENTE INFLUYEN EN LAS CURVATURAS SAGITALES

## Factores óseos y musculares

1. Deformidades óseas, de las cuales las más frecuentes resultan de:
   a. Deformidades congénitas de las vértebras
   b. Traumatismo que provocan fractura o luxación
   c. Enfermedades como tumores, infecciones y osteopenia/osteoporosis
2. Cambios en el tono muscular anterior o posterior, por lo general causados por:
   a. Falta de uso o atrofia muscular secundaria a enfermedad neurológica, inmovilización o edad
   b. Obesidad o embarazo, que produce estiramiento de los músculos abdominales
   c. Contractura de los músculos debido a protuberancias, sobredesarrollo, lesiones o reflejos viscerosomáticos

## Factores estructurales y mecánicos

1. Cambios en la ubicación de las áreas transicionales de las curvaturas sagitales, por lo general causados por:
   a. Formación vertebral congénita
   b. Desequilibrio de la base del sacro en el plano sagital o frontal
   c. Patrones escolióticos regionales localizados
   d. Cifoescoliosis orgánica
   e. Usar calzado de tacón alto
   f. Hábito u ocupación
2. Características endomórficas (incrementa la curvatura lordótica)
3. Características hereditarias (aumento de la curvatura lordótica)
4. Defectos en los pies como pronación o valgo del calcáneo (aumento de la lordosis lumbar)
5. Genu valgo o varo (influye en la curvatura lumbar)
6. Cambios en la articulación de la cadera como ante/retroversión femoral o valgo/varo femoral (influye en la curvatura lumbar)
7. Disfunciones somáticas localizadas (aplanamiento de la cifosis torácica)

# CONSIDERACIONES GENERALES

En todas las exploraciones cercanas, el médico debe recurrir a la palpación siempre que pueda para confirmar las observaciones visuales. Los ojos deben estar en el nivel de la parte del cuerpo que se observa durante las exploraciones cercanas. Mirar hacia arriba o hacia abajo puede distorsionar los hallazgos. El explorador puede agacharse flexionando las rodillas o sentarse en una silla adecuada.

Las primeras observaciones deben realizarse a distancia. El explorador primero desarrolla un sentido de simetría corporal y después recurre a la observación más estrecha y la palpación para confirmar o descartar las impresiones iniciales.

# DOCUMENTACIÓN

Al igual que con otras entradas del expediente médico, los detalles sobre los hallazgos estructurales se deben registrar como componentes pertinentes positivos y negativos relevantes para la condición del paciente. La documentación en el expediente de un paciente tiene el propósito de registrar el progreso o los cambios en el tiempo y como un medio de comunicación con otros médicos osteópatas y otros miembros del personal de la salud. Se deben incluir datos específicos en cuanto a la desviación de lo normal, el lado de los hallazgos asimétricos y las referencias comunes. En ocasiones, una representación pictórica puede resumir los hallazgos con más facilidad que las descripciones escritas amplias.

Cuando se incluya documentación en el expediente de un paciente, se deben utilizar nomenclaturas y abreviaturas comunes. Por ejemplo, "D" que indica "derecha" e "I" para izquierda son fácilmente comprensibles para todos los que lean el expediente; utilizar "MH" para "músculos hipertónicos" no lo sería.

Para las abreviaturas comunes que se utilizan en las disfunciones somáticas, ver el capítulo 4.

## Referencias

Basmajian JV. *Muscles Alive*. 4th ed. Baltimore, MD: Lippincott Williams & Wilkins; 1978.

Calliet R. *Scoliosis*. Philadelphia, PA: F.A. Davis; 1975.

Fryette HH. *Principles of Osteopathic Technique*. Carmel, CA: Academy of Applied Osteopathy; 1954.

Heilig D. Some basic considerations of spinal curves. *Osteopath Ana*. 1978;311-318.

Kapandjil A. *Physiology of the Joints*. 2nd ed., vol 3. Edinburgh, Scotland: Churchill Livingstone; 1974.

Kendall FP, McCreary EK. *Muscles: Testing and Function*. 3rd ed. Baltimore, MD: Lippincott Williams & Wilkins; 1983.

MacConaill MA, Basmajian JV. *Muscles and Movements*. 2nd ed. Huntington, NY: Robert E. Krieger; 1969.

Northup GW. Osteopathic lesions. *J Am Osteopathic Assoc*. 1972;71:854-864.

Schiowitz S. Static symmetry and asymmetry. *Osteopath Ann*. 1980;8:9.

# 8 Palpación

Eileen L. DiGiovanna

La palpación es un medio importante en particular para descubrir información. Puede revelar cambios sutiles en la textura de los tejidos blandos del cuerpo: piel, fascias, músculos, ligamentos y tendones. Los cambios tisulares que se presentan en respuesta a los efectos de la inervación simpática se pueden manifestar por aumento o disminución de la temperatura o la humedad de la piel. El edema de los tejidos blandos subyacentes produce un abultamiento palpable. Es posible que se perciban los cambios en la calidad del movimiento articular antes de que se produzcan síntomas visibles. La palpación más profunda se utiliza para buscar masas, delinear el tamaño y la consistencia de los órganos, examinar el tono muscular y sentir el impulso del corazón.

Durante la palpación, el médico se concentra en las sensaciones percibidas a través de los dedos y las manos. La distribución y la profundidad de los órganos receptores determinan qué parte de la mano es más útil en pruebas específicas. Debido a que los receptores de calor se encuentran en la profundidad, se debe usar la cara cubital o dorsal de la mano (donde la piel es más delgada que en las palmas) para examinar los cambios de temperatura. Los receptores táctiles como los discos de Merkel y los corpúsculos de Meissner son más numerosos en las yemas de los dedos, lo que las convierte en las áreas más sensibles.

La observación es un auxiliar importante para la palpación. El área que se examina debe inspeccionarse para detectar cambios de coloración (palidez) o eritema (enrojecimiento). Es posible que un aumento del eritema indique infección o inflamación y, por lo general, se presenta con la disfunción somática aguda. La palidez se puede producir con la disfunción somática crónica. Las áreas de hiperpigmentación pueden ser significativas. El médico también debe buscar signos de traumatismo, como cicatrices, hematomas, laceraciones, abrasiones e inflamación. Se deben observar las manchas o masas en la superficie de la piel.

## PALPACIÓN DE LA PIEL Y LOS TEJIDOS BLANDOS

El siguiente es un método organizado para el desarrollo de habilidades de palpación. Practique cada una de éstas hasta que se sienta satisfecho con sus hallazgos.

## Cambios de temperatura

1. Palpe ligeramente. La presión o la fricción provoca vasodilatación, lo que produce cambios de temperatura.
2. Observe qué área de la mano es más sensible a la temperatura: el dorso o la parte lateral de la mano, las yemas de los dedos o la muñeca. (Las áreas de piel más delgada son las más sensibles).
3. Palpe varias áreas de la espalda para discriminar las diferencias de temperatura. El área torácica suele ser más cálida porque contiene al corazón y los vasos grandes. Compare la temperatura de la piel de varias regiones del cuerpo en diferentes sujetos.

## Evaluación del deslizamiento de la piel

1. Deslice las yemas de los dedos con ligereza por la superficie de la piel para ver si se puede sentir algún deslizamiento en las yemas de los dedos. Asegúrese de que el paciente no se aplicó aceite o crema en el área del cuerpo que desea examinar.
2. Un aumento en el deslizamiento puede ser provocado por una capa fina de humedad.
3. Una disminución en el deslizamiento puede ser causada por humedad excesiva, piel grasa o piel anormal atrófica.

## Evaluación de la textura de la piel

1. Palpe en busca de aspereza o tersura de la piel. Compare las diferencias individuales.
2. Examine la actividad sebácea (oleosidad).
3. Intente palpar a través de la tela para sentir su efecto sobre la recepción de la sensación de la mano.

## Palpación de líquido en los tejidos

1. El exceso de líquido en los tejidos se llama *edema*, y produce una sensación esponjosa de los tejidos. El edema de proporciones importantes se puede acumular en el sacro o en la cara anterior de la parte inferior de las piernas y los tobillos. También se encuentra en la urticaria y las ronchas.
2. Los tejidos blandos involucrados en la disfunción somática aguda tienen cierto edema. Trate de palpar la esponjosidad de los tejidos.

# Turgencia (recuperación elástica de la piel)

1. Pellizque la piel y después suéltela.
2. Observe cómo regresa a su tonicidad anterior. Si la piel regresa a su estado original de inmediato, tiene una turgencia normal. Si la piel permanece elevada, tiene poca turgencia.
3. La falta de turgencia se encuentra en la deshidratación, el envejecimiento y ciertas enfermedades metabólicas.

# Evaluación del eritema (reflejo rojo)

1. Frote la piel con los dedos con un movimiento firme. Observe el blanqueamiento (palidez) o eritema (enrojecimiento). Tenga en cuenta el tiempo que transcurre para que el color de la piel regrese a la normalidad.

   *Nota:* ¿Ambos lados están igual de rojos? ¿El enrojecimiento se desvanece de la misma forma? ¿Un lado permanece rojo durante más tiempo? Las áreas de disfunción somática aguda tienden a permanecer rojas durante más tiempo. La cronicidad de la disfunción somática provoca blanqueamiento de la piel que persiste durante un tiempo.

# Dolor a la palpación

El dolor a la palpación es un hallazgo subjetivo más que objetivo. La palpación de determinadas áreas puede provocar la sensación de dolor en el paciente. Esto se conoce como dolor a la palpación. Debido a que es subjetivo, este hallazgo no es tan confiable como los hallazgos objetivos del médico. Pida al paciente que califique la sensación dolorosa en una escala del 1 al 10, siendo 10 el peor dolor que haya experimentado.

# Palpación capa por capa

Durante la palpación, es útil visualizar la profundidad de la palpación. Una presión que aumenta de manera gradual con las yemas de los dedos da las sensaciones y texturas de estructuras cada vez más profundas en el cuerpo. Observar un atlas anatómico mientras se palpa una región ayuda a aprender la sensación de varias estructuras del cuerpo.

## Tejidos subcutáneos

Debajo de la superficie de la piel se encuentran los tejidos subcutáneos que constan de varios tejidos conjuntivos, fascias y grasa. Estos tejidos, por lo general, tienen una sensación un poco esponjosa. El líquido del edema puede acumularse en esta zona y producir una sensación "pastosa". A veces, estos tejidos presentan "agujeros" con la presión. El agujero permanece durante algún tiempo y casi siempre indica que hay edema. Es posible observar el agujero cuando se aplica presión en los tobillos o el sacro con edema.

En los tejidos subcutáneos se encuentran algunos de los vasos sanguíneos superficiales. Palpe las venas sobre el dorso de la mano o en la fosa antecubital. La oclusión con un torniquete hace que las venas sean más prominentes. Perciba la sensación elástica. Palpe las arterias radial y carótida. Tenga en cuenta que son mucho más firmes que las venas no ocluidas. Palpe la espalda en busca de tensiones anormales en los tejidos subcutáneos. Esto indica contractura o cambios fibrosos de las fascias.

## Músculo

El tejido muscular consta de fascículos de fibras dispuestas de forma paralela.

1. Presione más profundo en los tejidos hasta que contacte con los tejidos musculares más firmes.
2. Seleccione varios músculos grandes (trapecio, bíceps, esternocleidomastoideo o deltoides) y siga las direcciones de sus fibras hacia las inserciones musculares.
3. Palpe los músculos paravertebrales, sintiendo lo siguiente:
   a. *Tono*: la sensación normal de un músculo en reposo (si la palpación es demasiado brusca, puede cambiar el tono):
      (1) *Hipertónico*: aumento en el tono normal
      (2) *Hipotónico*: disminución en el tono normal
      (3) *Atónico*: sin tono; un músculo flácido
   b. *Contracción*: tensión normal acumulada en el músculo conforme se acorta
   c. *Contractura*: fijación anormal de un músculo en una posición acortada con cambios fibrosos en el tejido
   d. *Espasmo*: contracción anormal mantenida más allá de la necesidad fisiológica
   e. *Esponjoso*: aumento de líquido en un músculo hipertónico; se siente como una esponja mojada
   f. *Fibrosis*: sensación semejante a una cuerda o un lazo en un músculo que se contrajo de manera crónica
   g. *Cordal*: una versión más fina de la fibrosis. El músculo se siente como si estuviera hecho de cuerdas tensas.

## Tendones

Los tendones son bandas fibroelásticas de tejido conjuntivo que unen el músculo al hueso.

1. Palpe el tendón de Aquiles en el talón y el tendón del bíceps en el codo.

   Note la sensación más firme de estos tejidos en comparación con el músculo.

## Ligamentos

Los ligamentos son bandas fibrosas resistentes que conectan hueso con hueso. Debido a que se encuentran muy profundos, son difíciles de palpar. Algunos no son accesibles a la palpación.

1. El ligamento colateral externo de la rodilla se puede palpar al pedirle al paciente que cruce sus piernas de manera que un tobillo se apoye sobre la rodilla de la otra pierna. La rodilla debe estar flexionada y el muslo debe estar rotado hacia afuera. El ligamento se puede palpar cruzando el espacio articular en sentido lateral y ligeramente hacia atrás.

## Referencias

DiGiovanna E. *Encyclopedia of Osteopathy*. Indianapolis, EN: American Academy of Osteopaths; 2002.

Educational Council on Osteopathic Principles. *Glossary of Osteopathic Terminology*. Chicago, IL: American Osteopathic Association; 2001.

Nicholas AS. Palpation in osteopathic medicine. *Osteopath Ann*. 1978;67:36-42.

# Función del ejercicio en el manejo osteopático

## 9

Stanley Schiowitz y Albert J. DeRubertis

El médico general, antes de prescribir un medicamento específico, debe haber llegado a un diagnóstico y un plan de tratamiento. Se espera que el médico conozca la dosis adecuada del fármaco, sus efectos secundarios, sus compatibilidades con otros medicamentos y sus efectos sobre otras entidades clínicas que el paciente pueda tener.

Estos requerimientos mínimos de la capacidad del médico tienen la misma validez en la prescripción del ejercicio como una modalidad terapéutica. Todos los médicos se encuentran con pacientes que realizan por voluntad alguna forma de ejercicio o con sujetos a quienes se les debe prescribir un programa de ejercicio. Este capítulo aborda el uso y la prescripción de un ejercicio terapéutico por parte del médico de atención primaria para las disfunciones musculoesqueléticas.

Se recomienda que el lector revise el análisis de la anatomía funcional del músculo como se describe en la Sección I, Capítulo 5, *Consideraciones anatómicas generales*.

## CLASIFICACIÓN DEL EJERCICIO

1. *Isotónico*: ejercicio dinámico con una carga constante. La resistencia es el producto de la carga y el brazo de resistencia (brazo de momento) y, por lo tanto, no es constante.
2. *Isocinético*: ejercicio dinámico en el que la velocidad del movimiento se controla al variar la resistencia.
3. *Isométrico*: ejercicio estático en el cual el músculo se contrae con poco o sin acortamiento (contracción estática).

*Nota:* el ejemplo de la flexión del codo por contracción del bíceps con un peso sostenido en la palma de la mano se puede describir de la manera siguiente:

1. Conforme sucede la flexión desde una posición de 90°, el brazo de momento disminuye; por lo tanto, la resistencia disminuye. Si la fuerza de contracción del bíceps se mantiene constante, la velocidad de flexión debe aumentar en consecuencia. Éste es un ejemplo de ejercicio isotónico.
2. Si, a medida que el brazo de momento disminuye, el peso en la palma de la mano incrementa en forma correspondiente, entonces la resistencia aumenta continuamente con la flexión. La velocidad de flexión debe permanecer constante. Éste es un ejemplo de ejercicio isocinético, que sólo se puede realizar con máquinas diseñadas para este fin.
3. Si el peso en la palma de la mano fuera demasiado pesado para moverlo, entonces conforme el bíceps se contrajera, no se generaría la flexión, el músculo no cambiaría su longitud, y el brazo de momento y la resistencia serían constantes. Éste es un ejemplo de ejercicio isométrico.

El ejercicio *isocinético* aumenta el trabajo que un músculo puede realizar con más rapidez que el ejercicio isométrico o el isotónico. Es más eficiente. El ejercicio *isométrico* se debe usar cuando el movimiento de la articulación está contraindicado o produce dolor. Para el entrenamiento de habilidades, la mejor forma de ejercicio es la repetición isotónica de los movimientos necesarios para realizar esas habilidades.

## INDICACIONES PARA EL EJERCICIO TERAPÉUTICO

1. Desarrollar la sensación de una alineación postural que sea adecuada.
2. Relajar o alargar la musculatura contraída o acortada.
3. Lograr la flexibilidad del movimiento articular dentro de su rango normal de movimiento.
4. Aumentar la fuerza muscular según lo requerido para lograr y mantener una función adecuada.

Otros capítulos de este libro describen los métodos para determinar si existen estas indicaciones: escaneo de simetría estática, prueba de movimiento regional, prueba de movimiento articular, palpación y prueba de movimiento intersegmentario. La única prueba de disfunción que todavía no se describe es la que se usa para la fuerza muscular.

## PRUEBA DE FUNCIÓN MUSCULAR (FUERZA Y CONTRACTILIDAD)

El procedimiento general para la prueba de fuerza es dirigir al paciente para que contraiga de manera concéntrica el músculo que se va a examinar y después medir cuantitativamente los resultados y clasificar los hallazgos.

1. Procedimiento para la prueba de fuerza
   a. Coloque el segmento en una posición relajada por completo con una mínima influencia de la gravedad.
   b. Coloque el segmento del cuerpo afectado para que se pueda producir el movimiento que se va a examinar.
   c. Pida al paciente que contraiga el músculo afectado en un intento de lograr la contracción concéntrica y el movimiento articular.
   d. Evalúe los resultados.
2. Clasificación
   a. Sin contracción alguna: grado 0.
   b. Contracción percibida por los dedos del explorador, pero sin movimiento: grado 1.
   c. Contracción con movimiento que no es contra la gravedad: malo, grado 2.
   d. Contracción con movimiento contra la gravedad, pero sin resistencia: regular, grado 3.
   e. Contracción contra la gravedad, pero no completamente contra la resistencia: bueno, grado 4.
   f. Contracción completa contra la gravedad y la resistencia: excelente, grado 5.

## INACTIVIDAD Y ENFERMEDAD HIPOCINÉTICA

Kraus y colaboradores informaron sobre estudios realizados para medir la fuerza y la flexibilidad de los músculos del tronco y las piernas en niños. Mientras que sólo 8.7% de los niños europeos no superó esta prueba, 57.9% de los niños estadounidenses no la superó. El mal desempeño de los estadounidenses puede explicarse por el alto grado de mecanización disponible.

Además de la mecanización, la civilización ha inhibido la respuesta de "lucha o huida". Los seres humanos urbanizados viven en una fase de reacción de alerta casi constante. Este desequilibrio en nuestras vidas (estimulación excesiva no resuelta) combinado con ejercicio insuficiente nos mantiene viviendo en un entorno potencialmente patógeno.

Los términos *tensión del cuello*, *cefalea tensional* y *dorsalgia tensional* son comunes para el médico de atención primaria. Estos síndromes son difíciles de diagnosticar y aún más difíciles de tratar. Es aconsejable un método multifactorial que incorpore la modificación conductual con ejercicios de relajación y estiramiento. La prevención mediante ejercicios generales de relajación y estiramiento y técnicas de modificación del estrés debe comenzar en la infancia y continuar durante toda la vida.

## PRUEBA DE KRAUS-WEBER (MODIFICADA)

La prueba de Kraus-Weber modificada es un procedimiento de exploración para valorar grupos de músculos que actúan juntos para realizar movimientos corporales específicos. Las pruebas 1 a 5 evalúan principalmente la fuerza muscular. A medida que se contraen los músculos agonistas primarios, se estiran los músculos antagonistas. La contractura de estos músculos antagonistas puede dar lugar a una interpretación falsa de debilidad de los músculos agonistas. Las pruebas 6 a 7 evalúan sobre todo el acortamiento muscular (pérdida de extensibilidad).

Los médicos que tratan las disfunciones musculoesqueléticas deben utilizar alguna forma de detección para ayudar en la prescripción de un ejercicio terapéutico eficaz. Existen muchas otras pruebas disponibles, además de las descritas.

**Prueba 1** evalúa la fuerza muscular de la parte superior del abdomen y del músculo psoas (fig. 9-1):

1. *Posición del paciente*: decúbito dorsal, con las manos cruzadas sobre el pecho y las piernas extendidas por completo.
2. *Posición del médico*: a los pies de la mesa, manteniendo los pies del paciente abajo.
3. Se le pide al paciente que eleve la cabeza y el cuerpo separándose de la mesa. Si la espalda se eleva 30° o más de la mesa, entonces los músculos de la parte superior del abdomen funcionan de manera adecuada. Si la espalda se eleva más de 60° hasta la posición erguida completa, la fuerza del músculo psoas se utiliza y valora.

**Prueba 2** evalúa la fuerza muscular del abdomen sin involucrar al músculo psoas (fig. 9-2):

1. *Posición del paciente*: decúbito dorsal, con las manos cruzadas sobre el pecho, la cadera y las rodillas flexionadas, con los pies apoyados sobre la mesa.
2. *Posición del médico*: sosteniendo los pies del paciente sobre la mesa.
3. Se le pide al paciente, como ya se mencionó, que se eleve hasta una posición sedente.
4. Se mide el grado de cumplimiento.

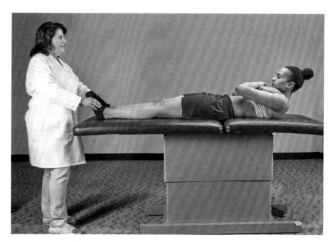

**FIGURA 9-1.** Prueba de fuerza muscular de la parte superior del abdomen, músculo psoas.

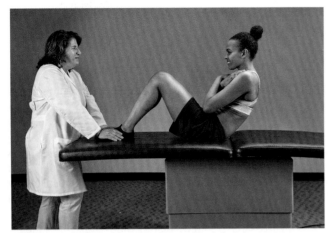

**FIGURA 9-2.** Prueba de fuerza muscular del abdomen sin involucrar al músculo psoas.

**Prueba 3** evalúa la fuerza muscular de la parte inferior del abdomen (fig. 9-3):

1. *Posición del paciente*: decúbito dorsal con las manos detrás del cuello y ambas piernas extendidas.
2. *Posición del médico*: en la cabecera de la mesa, manteniendo los hombros del paciente contra la mesa.
3. Se le pide al paciente que eleve ambos pies de la mesa, con las piernas extendidas, hasta una altura de 25 cm (10 pulgadas), y que mantenga esta posición durante 10 s.
4. Se mide el grado de cumplimiento.

**Prueba 4** evalúa la fuerza muscular de la parte superior de la espalda (fig. 9-4):

1. *Posición del paciente*: decúbito ventral, con una almohada debajo del abdomen, las piernas extendidas por completo y las manos entrelazadas detrás de la espalda.
2. *Posición del médico*: en los pies de la mesa, sosteniendo la cadera y las piernas del paciente contra la mesa.
3. Se le pide al paciente que eleve el pecho y el abdomen de la mesa y que mantenga esta posición durante 10 s.
4. Se mide el grado de cumplimiento.

**Prueba 5** evalúa la fuerza muscular de la región lumbar (fig. 9-5):

1. *Posición del paciente*: decúbito ventral, con una almohada debajo del abdomen, las piernas extendidas por completo y las manos entrelazadas detrás del cuello.

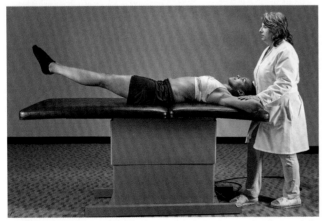

**FIGURA 9-3.** Prueba de fuerza muscular de la parte inferior del abdomen.

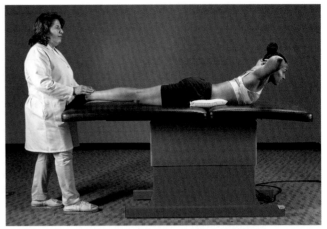

**FIGURA 9-4.** Prueba de fuerza muscular de la parte superior de la espalda.

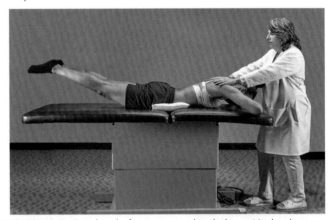

**FIGURA 9-5.** Prueba de fuerza muscular de la región lumbar.

2. *Posición del médico*: a la cabecera de la mesa, manteniendo los hombros del paciente contra la mesa.
3. Se le pide al paciente que eleve ambas piernas de la mesa, sin flexionar las rodillas y que mantenga esta posición durante 10 s.
4. Se mide el grado de cumplimiento.

**Prueba 6** evalúa la extensibilidad de los músculos isquiotibiales (fig. 9-6):

1. *Posición del paciente*: de pie, completamente erguido, los pies juntos y las manos a los lados.
2. Se le pide al paciente que se incline hacia delante, tratando de tocar el piso, sin flexionar las rodillas.
3. El médico mide la distancia desde las yemas de los dedos al piso para determinar el grado de cumplimiento.

**Prueba 7** evalúa la extensibilidad de los músculos isquiotibiales (fig. 9-7):

1. *Posición del paciente*: en decúbito dorsal, ambas piernas extendidas por completo.
2. *Posición del médico*: al lado de los isquiotibiales que se van a examinar.
3. El médico coloca una mano debajo del talón del paciente. La otra mano la coloca en la espina iliaca anterosuperior ipsilateral.
4. El médico eleva pasivamente la pierna extendida por completo hasta que se perciba un movimiento rotatorio en la espina iliaca anterosuperior.

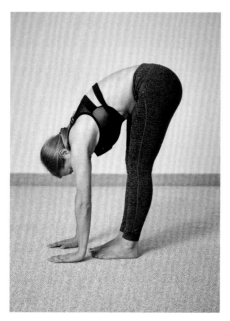

**FIGURA 9-6.** Prueba de extensibilidad de los músculos isquiotibiales, de pie.

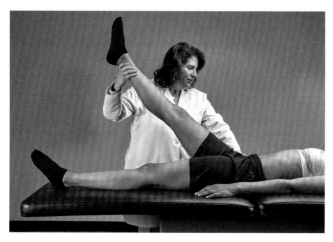

**FIGURA 9-7.** Prueba de extensibilidad de los músculos isquiotibiales, decúbito dorsal.

5. Se mide el grado de flexión de la cadera. Menos de 60° se considera pérdida de la extensibilidad de los músculos isquiotibiales.
6. La flexión de 80 a 90° indica una extensibilidad adecuada del músculo glúteo mayor. Más de 90° de flexión indican una extensibilidad adecuada del músculo erector de la columna.

    *Nota:* la interpretación de esta prueba se puede invalidar por la presencia de radiculitis o restricción de la articulación de la cadera.

## PLANEACIÓN DE UN PROGRAMA DE EJERCICIO: PRINCIPIOS GENERALES

1. No realice si el ejercicio produce dolor.
2. Evalúe la fuerza gravitacional y la posición del paciente.
3. Evalúe el efecto de ejercitar dos músculos articulares sobre ambas articulaciones.

4. Comience con ejercicios de relajación (posturales), después agregue ejercicio correctivo leve, aumente de manera gradual otros más extenuantes, específicamente planeados y según la tolerancia del paciente.
5. Los ejercicios deben comenzar y terminar de manera gradual, con rutinas de estiramiento y relajación utilizadas en las fases de calentamiento y enfriamiento.
6. Instruya al paciente para que se relaje entre cada ejercicio.
7. Cambie la posición del paciente y varíe los ejercicios.
8. Se deben evitar las repeticiones múltiples de movimientos idénticos. Se realizan sólo dos o tres del mismo ejercicio en una sesión.
9. Todos los ejercicios se hacen lenta y suavemente.
10. Evite la fatiga del paciente.
11. El programa se debe realizar con regularidad.

## PRECAUCIONES GENERALES

Se deben tener en cuenta estas precauciones al redactar prescripciones de ejercicio.

1. Proteja un segmento del cuerpo para que no se sobrecargue al ejercitar otra parte.
2. Tenga en cuenta las necesidades, expectativas y limitaciones del paciente de edad avanzada.
3. Considere las necesidades, expectativas y limitaciones de los pacientes debilitados.
4. Es posible que los pacientes tengan enfermedades que pueden empeorar con los ejercicios activos.
5. Prescriba siempre un tratamiento específico para propósitos determinados.
6. Evite la sobredosis de ejercicio terapéutico.
7. No provoque dolor por el movimiento.
8. Prescriba medicamentos de soporte según se indique.
9. Recomiende tratamientos de seguimiento.
10. Prescriba un tratamiento y ejercicio en casa como lo haría con la farmacoterapia.

## EJERCICIOS DE RELAJACIÓN

Existen muchas variaciones y estilos de ejercicios de relajación. El que se describe a continuación utiliza la contracción muscular estática.

1. *Posición del paciente*: decúbito dorsal, piernas extendidas y brazos a los lados. Pida al paciente lo siguiente:
2. Coloque los tobillos y los dedos de los pies en dorsiflexión completa e intente empujar los pies y los dedos hacia una mayor dorsiflexión. Mantenga la posición durante 4 s, relaje.
3. Contraiga los músculos de la pantorrilla en forma estática, mantenga la posición durante 4 s, relaje.
4. Contraiga los glúteos en forma estática, mantenga la posición durante 4 s, relaje.
5. Flexione la cadera y las rodillas y coloque los pies sobre el piso. Empuje la región lumbar hacia el piso lo más firme posible, mantenga la posición durante 4 s, relaje.

6. Eleve la espalda del piso para que se apoye en los pies, la parte superior de la espalda y los hombros. Empuje hacia abajo la parte superior de la espalda y los hombros. Mantenga la posición durante 4 s, relaje.

7. Contraiga las manos, poniéndolas en puño firme. Mantenga la posición durante 4 s, relaje.

8. Contraiga los músculos del antebrazo en forma estática. Mantenga la posición durante 4 s, relaje.

9. Contraiga los músculos bíceps estáticamente. Mantenga la posición durante 4 s, relaje.

10. Encoja los hombros hacia las orejas, lo más alto posible. Mantenga la posición durante 4 s, relaje.

11. Lleve los hombros hacia delante, tratando de unirlos en la línea media. Mantenga la posición durante 4 s, relaje.

12. Encoja el mentón y después empuje el cuello firmemente hacia atrás, hacia el piso. Mantenga la posición durante 4 s, relaje.

# REDACTAR UNA PRESCRIPCIÓN DE EJERCICIO

La prescripción de ejercicio debe cumplir con lo siguiente:

1. Ser específica para las disfunciones musculoesqueléticas.
2. Tener en cuenta la condición física y mental del paciente.
3. Considerar la función muscular del paciente:
   a. Capacidad para acortarse: *contractilidad*.
   b. Capacidad para alargarse: *extensibilidad*.
   c. Capacidad para regresar a su tamaño normal: *elasticidad*.

## Referencias

Ashmore EF. *Osteopathic Mechanics*. London, England: Tamor Pierston; 1981.

Bove AA, Lowenthal DT. *Exercise Medicine*. New York, NY: Academic Press; 1983.

Cailliet R. *Soft Tissue Pain and Disability*. Philadelphia, PA: F.A. Davis; 1977.

Carew TJ. The control of reflex action. En: Kandel ER, Schwartz JH, eds. *Principles of Neural Science*. 2nd ed. New York, NY: Elsevier; 1985:464.

Daniels L, Worthingham C. *Muscle Testing*. 3rd ed. Philadelphia, PA: W.B. Saunders; 1972.

Daniels L, Worthingham C. *Therapeutic Exercise*. 2nd ed. Philadelphia, PA: W.B. Saunders; 1977.

De Lateur B, Lehmann J, Stonebridge J. Isotonic versus isometric exercise. *Arch Phys Med Rehabil*. 1972;53:212-217.

Gowitzke BA, Milner M. *Understanding the Scientific Basis of Human Movement*. Baltimore, MD: Lippincott Williams&Wilkins; 1980.

Kendall FP, McCreary EB. *Muscles: Testing and Function*. 3rd ed. Baltimore, MD: Lippincott Williams & Wilkins; 1983.

Kraus H, Hirschland RP. Minimum muscular fitness tests in school children. *Res Q*. 1954;25(2):178-188.

Kraus H, Kraus H. *Clinical Treatment of Back and Neck Pain*. New York, NY: McGraw-Hill Book Co; 1970.

Kraus H, Prudden B, Hirschorn K. Role of inactivity in production of disease: a hypokinetic disease. *J Am Geriatr Soc*. 1956;4(5):463-471.

Moffroid M, Whipple R, Hofkosh J, et al. A study of isokinetic exercise. *Phys Med Ther*. 1969;49:735-746.

Thiistle HG, Hislop HJ, Moffroid M. Isokinetic contraction: a new concept of resistive exercise. *Arch Phys Med Rehabil*. 1967;48:279-282.

# Manipulación osteopática

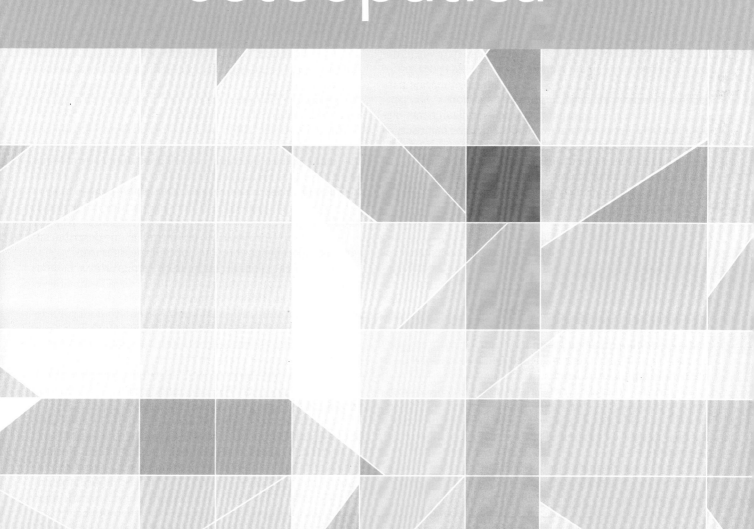

# 10 Historia de la medicina manual

Eileen L. DiGiovanna

La historia de la medicina manual se entremezcla con la de la medicina que comenzó en la Antigüedad. Quizá uno de los primeros usos de las manos en la medicina fue para el tratamiento de luxaciones y fracturas. Asimismo, el masaje se practicó desde los primeros tiempos y continuó a lo largo de los años hasta la época moderna como tratamiento para varios dolores y molestias del tejido blando. Floreció en la época griega y romana. Aretaeus, un médico griego, utilizó el masaje para cefaleas, vértigo y epilepsia, entre otras afecciones. Los jeroglíficos sugieren que los primeros egipcios utilizaron sus manos para tratar lesiones y enfermedades. Algunos manuscritos antiguos de Hipócrates, el padre de la medicina moderna, describen técnicas de medicina manual que se utilizaban con frecuencia para tratar luxaciones y deformidades raquídeas. Los escritos de otros médicos de la historia, como Galeno, describen varios procedimientos que utilizan las manos para tratar a los pacientes.

En el Oriente, los japoneses y los chinos utilizaban sus manos para tratar a pacientes con hombros y maxilares luxados y otras lesiones. Se considera que el *kong-fu*, que describe el masaje chino, contiene la mención más antigua del masaje como tratamiento médico. Se utilizaban rodillos dirigidos manualmente sobre el abdomen de los pacientes para tratar el estreñimiento. Greenman publica en su texto, *Principles of Manual Medicine*, la evidencia en forma de estatuas de más de 4 000 años de antigüedad que indica el uso de la medicina manual en Tailandia.

En muchas religiones y entre muchos chamanes, curanderos y médicos era común el ritual de "imposición de las manos". Se creía que una fuerza curativa o alguna forma de energía pasaba del curandero al paciente, la cual efectuaría la curación.

Los médicos romanos y los médicos de la época medieval utilizaron varios dispositivos para ayudar en los tratamientos ortopédicos. Se diseñaron rieles para estirar la columna, en algunos casos colgando al paciente boca abajo, como si fueran mesas con poleas y cuerdas acopladas que aplicarían tracción en una articulación luxada para ayudar a colocarla en su lugar.

En el siglo XIX, en Inglaterra y toda Europa surgió una clase de manipuladores conocidos como "hueseros". Estos practicantes guardaron celosamente los "secretos" de la manipulación que pasaron por familias durante generaciones. Sirvieron como una fuente principal de atención médica para la gente común que no podía pagar a los médicos. La realeza también empleó a los hueseros cuando la atención de los médicos de la corte era insuficiente o ineficaz. En Londres, una famosa huesera, la Sra. Mabb, algunas veces conocida como Sra. Mapp, se convirtió en la huesera de la corte real y poco después paseaba por Londres en un carruaje con caballos blancos debido a su éxito.

En la década de 1860, los hueseros atrajeron la atención de algunos médicos reconocidos. Sir James Paget observó que eran capaces de tratar con eficacia algunos problemas articulares que no habían respondido a la atención médica tradicional. Avisó a sus colegas que debían poner atención a lo que estaban haciendo los hueseros porque era probable que fueran competidores importantes. Pocos años después, el Dr. Wharton Hood escribió un libro en el que describió sus propias experiencias como un aprendiz de huesero.

En la época colonial, los hueseros emigraron a Estados Unidos. La migración más notable fue la de la familia Sweet que practicó en Rhode Island y Connecticut durante casi 200 años. Andrew Taylor Still quizá se enteró de los hueseros, ya sea por el libro de Hood o durante su tiempo en el ejército, cuando estuvo en contacto con soldados del Este y mercenarios provenientes de Europa. Entre los años 1883 y 1890, aproximadamente, Still distribuyó tarjetas que lo identificaban como el "Huesero relámpago". No atribuyó su conocimiento a ninguna capacitación recibida.

La medicina atravesó una época de conflicto en el siglo XIX. Samuel Thompson (1769-1843) fue uno de los primeros en desafiar la práctica de la medicina tradicional. Rechazó todos los métodos habituales de tratamiento, convencido de que los medicamentos no debían usarse como tratamiento. El magnetismo animal, desarrollado por Franz Mesmer, se popularizó durante un tiempo. Esto aparentemente tuvo efecto en Still, quien alguna vez se promocionó como un "sanador magnético". Samuel Hahnemann desarrolló un método de tratamiento conocido como *homeopatía*, que fue muy popular en ese tiempo y todavía se practica hoy en una forma modificada. Estos tratamientos alternativos sin duda contribuyeron a la creencia de Still de que los medicamentos eran dañinos y que la manipulación era una opción más segura para tratar a los pacientes.

En Estados Unidos, el uso de la manipulación se dividió en dos movimientos principales. Andrew Taylor Still desarrolló la *osteopatía*, que en definitiva evolucionó a la combinación de la manipulación con la medicina tradicional en el siglo xx, y la *quiropráctica*, que todavía se practica en la actualidad como un tratamiento dirigido principalmente al "ajuste" de la columna vertebral.

Daniel David Palmer (1845-1913), un empresario de Davenport, Iowa, que se convirtió en un "sanador magnético", desarrolló la quiropráctica. Se cree que Palmer tuvo contacto con Still desde 1893. Se sabe que llegó a Kirksville, Missouri, con un estudiante de la primera clase de osteopatía llamado Strothers. Arthur Hildreth informó que Blanche Still le dijo que Palmer fue invitado a cenar en la casa de Still. Después de casi una semana regresó a Iowa, donde abrió la primera universidad de quiropráctica en 1896. Daniel Palmer murió en un accidente, cuando el automóvil en el que iba su hijo lo atropelló durante un desfile. La quiropráctica cobró impulso cuando su hijo, Benjamin J. Palmer, se encargó de la escuela y comenzó la promoción activa de la profesión.

Aunque la osteopatía y la quiropráctica eran las principales fuentes de manipulación en Estados Unidos, otras profesiones desarrollaron un interés en la medicina manual. Muchos fisioterapeutas integraron la manipulación en sus esquemas de tratamiento. Algunos médicos, en especial ortopedistas y fisiatras, comenzaron a utilizar técnicas de manipulación. En Inglaterra, James Mennell y Edgar Cyriax, ambos médicos, concienciaron a la comunidad médica tradicional sobre la manipulación. Cyriax fue categórico en la promoción de la manipulación como parte de su práctica ortopédica, pero denigró el valor de la manipulación osteopática al considerar que los osteópatas eran charlatanes. Sin embargo, muchos médicos en Europa fueron motivados a utilizar la manipulación como parte de su práctica.

Se formó una organización de médicos que utilizaban la manipulación; entre sus miembros había médicos de Europa, Canadá y Estados Unidos, y era conocida como *Fédération Internationale de Médecine Manuelle* (FIMM), ahora también llamada *International Federation for Manual/ Musculoskeletal Medicine*. Esta organización realiza seminarios científicos anuales con ponentes de Estados Unidos, Europa y otros países.

## Referencias

DiGiovanna E. *Encyclopedia of Osteopathy*. Indianapolis, IN: American Academy of Osteopathy; 2000.

Gevitz N. The D.O.s, *Osteopathic Medicine in America*. Baltimore, MD: Johns Hopkins University Press; 1982.

Greenman PE. Models and mechanisms of osteopathic manipulative medicine. *Osteopath Med News*. 1987;IV:11-14, 20.

Greenman PE. *Principles of Manual Medicine*. 2nd ed. Baltimore, MD: Lippincott Williams & Wilkins; 1996.

Hildreth AG. *The Lengthening Shadow of Dr. Andrew Taylor Still*. Macon, MO: A.G. Hildreth; 1938.

Northup GW. *Osteopathic Medicine: An American Reformation*. Chicago, IL: American Osteopathic Association; 1966.

Trowbridge C. *Andrew Taylor Still*, 1828–1917. Kirksville, MO: Thomas Jefferson University Press; 1990.

# 11

# Metas, clasificación y modelos de manipulación osteopática

Eileen L. DiGiovanna

El tratamiento de manipulación osteopática (TMO) incluye varias técnicas en las que los médicos osteópatas utilizan las manos en el diagnóstico y tratamiento de pacientes. Es una parte del plan de manejo general para muchos tipos de lesiones y procesos patológicos. Este plan puede incluir fármacos, ejercicio, modalidades, procedimientos quirúrgicos, asesoramiento nutricional y sobre el estilo de vida. El TMO está dirigido de manera específica al tratamiento de disfunciones somáticas, que incluyen el marco corporal: articulaciones, músculos, fascias, tendones y ligamentos, así como vasos sanguíneos y nervios que están involucrados en estas estructuras.

La palpación tiene una participación importante en el diagnóstico de la disfunción somática. El médico utiliza las manos para diagnosticar esta disfunción, así como otras patologías del sistema musculoesquelético. La observación, las pruebas de movimiento y de fuerza y una variedad de pruebas especiales se incorporan en la evaluación diagnóstica del paciente.

La capacidad para realizar bien el TMO requiere una retroalimentación constante a las manos del médico a partir de los tejidos del paciente. Durante el tratamiento, el médico debe estar alerta a las sensaciones de palpación que indican dónde se localiza el problema y cómo responden los tejidos al manejo que se realiza. Se deben identificar los mecanismos compensatorios y aislar las causas básicas.

Las *metas* del TMO incluyen los siguientes:

A. Alivio del dolor y reducción de otros síntomas

B. Mejoría de la función

C. Aumento del movimiento funcional

D. Mejoría de la irrigación sanguínea y nutrición a las áreas afectadas

E. Retorno suficiente de líquidos por medio de los sistemas linfático y venoso

F. Eliminación de impedimentos para la transmisión nerviosa normal.

Las metas que se establecen para cada individuo deben ser realistas y completarse en un tiempo razonable. Cada paciente (y médico) debe darse cuenta de que es posible que no se presente una "curación" en todos los casos. Por lo general, mientras más tiempo tenga el paciente un problema, más tiempo tarda en resolverse, si se resuelve. El restablecimiento de la salud total puede ser una meta poco realista. Sin embargo, se debe comprender que, aunque el problema quizá no se resuelva por completo, a menudo se puede esperar que se observen algunos efectos beneficiosos, como disminución del dolor, alguna mejoría en el movimiento por debajo de lo normal u otra en la calidad de vida.

Es necesario reevaluar las metas en cada consulta y modificarlas para reflejar la verdadera naturaleza de la condición del paciente. Algunas veces no se puede establecer una meta final al inicio del tratamiento. La meta original puede ser sólo a corto plazo, y las metas a largo plazo se establecen mejor después de que el médico se familiarice con la respuesta del cuerpo del paciente al tratamiento.

## CLASIFICACIONES DE LA MANIPULACIÓN

Una clasificación de las técnicas osteopáticas incluye las técnicas *directas* e *indirectas*:

1. *Directas*: las técnicas directas son aquellas en las que la articulación o tejido restringido se lleva al inicio en dirección a la restricción del movimiento. La parte restringida

se lleva hacia la barrera al principio del tratamiento. En algunas, la fuerza generada por el operador permite que la articulación o el tejido se mueva más allá de la barrera de restricción de movimiento. En otras, el movimiento se produce de forma gradual durante el tratamiento.

2. *Indirectas*: las técnicas indirectas son aquellas en las que al inicio se coloca la articulación o el tejido lejos de una barrera de movimiento y hacia la relativa facilidad o libertad de movimiento. Las técnicas indirectas permiten alterar los mecanismos neurales o las tensiones fasciales para permitir un mejor movimiento de la articulación o el tejido.

3. *Combinación*: hay algunas técnicas en las que parte de la técnica es indirecta y después se agrega un componente directo o, por el contrario, una técnica puede comenzar como directa y después se agrega un componente indirecto. Lo más común es pasar de una indirecta a una directa.

Otro sistema de clasificación divide las técnicas de manipulación en *pasivas* y *activas*:

1. *Pasivas*: las técnicas pasivas son aquellas que realiza el médico sin ninguna participación activa del paciente.

2. *Activas*: las técnicas activas requieren una participación significativa del paciente, son guiadas por el médico. La contracción muscular voluntaria y el esfuerzo respiratorio son dos ejemplos de participación activa.

# MODELOS DE MANIPULACIÓN

Un sistema de *modelos de manipulación* es útil para determinar un plan para elegir los tipos de técnicas que se deben utilizar, así como en el establecimiento de metas.

A. Modelo postural, estructural o biomecánico

Es quizá el modelo más utilizado y está dirigido al tratamiento del sistema musculoesquelético para aliviar el dolor y mejorar el movimiento. Se evalúan la estructura y la función del área afectada y el TMO se dirige a regresar las funciones a un estado lo más cercano a la normalidad posible, teniendo en cuenta que la estructura y la función están relacionadas de manera estrecha.

B. Modelo neurológico

Este modelo se elige para tratar al influir en los sistemas nerviosos sensorial, motor o autónomo o en los reflejos relacionados con ellos. Éstos pueden estar afectados en varios sitios, como la columna vertebral torácica y lumbar superior, en la región de los ganglios cervicales o localmente donde el nervio atraviesa un músculo. Algunas técnicas osteopáticas se dirigen de manera específica al sistema nervioso.

C. Modelo respiratorio/circulatorio

Este modelo se elige para influir en el movimiento de líquidos, como linfa o sangre, para mejorar la capacidad respiratoria o reducir el trabajo respiratorio. Las técnicas se pueden dirigir al tórax, el diafragma, las costillas y la columna vertebral. Este modelo es útil en el tratamiento de los problemas cardiacos y respiratorios o la eliminación de líquido de edema.

D. Modelo bioenergético

Este modelo se enfoca en las energías inherentes al cuerpo. Varios tipos de técnicas utilizan este modelo en su totalidad o en parte. Se abordan una variedad de energías, como la mejoría de los movimientos craneales y sacros mediante la osteopatía en el campo craneal. Se pueden abordar las fluctuaciones de líquidos. El diagnóstico térmico es una parte de la manipulación visceral.

E. Modelo psicoconductual

Las metas de este modelo son influir en las percepciones del dolor, la enfermedad y la discapacidad. Algunos trastornos mentales/emocionales, en particular la ansiedad y el estrés, responden bien al tratamiento manual. Durante un tratamiento osteopático a menudo hay una liberación de emociones, como risa o llanto. Cualquier paciente que tiene dolor durante un periodo con el tiempo presenta afectación emocional y esto puede interactuar con el soma para crear un ciclo de dolor-ansiedad-dolor, el enojo o el dolor con frecuencia están presentes.

Los modelos de manipulación son exactamente eso, modelos. En el tratamiento de cualquier individuo, es posible que sea adecuada una mezcla de modelos. Siempre es obligatorio "escuchar" la retroalimentación de los tejidos del paciente para determinar cuándo y dónde se debe utilizar un tipo de técnica particular. La elección de la técnica depende de lo que funcione mejor para el paciente que recibe el tratamiento y la afección, así como de las habilidades del médico tratante.

## Referencias

DiGiovanna EL. *An Encyclopedia of Osteopathy*. Indianapolis, IN: American Academy of Osteopathy; 2002.

Greenman PE. *Principles of Manual Medicine*. 2nd ed. Baltimore, MD: Lippincott Williams & Wilkins; 1996.

# 12 Técnicas miofasciales (tejidos blandos)

Toni Spinaris y Eileen L. DiGiovanna

Las técnicas miofasciales son un grupo de maniobras específicas que están dirigidas a los tejidos blandos del cuerpo, en particular a los músculos y las fascias. Por este motivo, también se conocen como *técnicas para tejidos blandos*. Se pueden utilizar como la modalidad primaria de tratamiento o en combinación con otros métodos, o como preparación para éstos.

El término *miofascial* proviene de la raíz *myo*, que significa "músculo", y *fascia*, que se explica por sí misma. Los músculos y las fascias se consideran con más frecuencia como los tejidos tratados con estas técnicas, pero todos los tejidos conjuntivos fibroelásticos, así como la piel, los tendones y ligamentos, el cartílago, la sangre y la linfa, pueden ser afectados.

Hay varias metas que se pueden lograr mediante el uso de técnicas miofasciales.

Entre otras, se incluyen:

1. Relajación de los músculos contraídos, que disminuye la demanda de oxígeno del músculo, reduce el dolor y permite un rango de movimiento normalizado a través de una articulación.
2. Aumento de la circulación a un área de isquemia, por lo tanto, se suministra sangre que lleva oxígeno y nutrientes a los tejidos y elimina los productos de desecho metabólico dañinos.
3. Incremento del drenaje venoso y linfático, lo que disminuye el edema y la inflamación local.
4. Un efecto estimulante sobre el reflejo de estiramiento en los músculos hipotónicos.

El diagrama esquemático en la figura 12-1 explica los cambios en los tejidos que provocan la alteración de la movilidad y la función, dolor y cambios en los tejidos blandos que se observan y se perciben en el cuerpo humano en varias etapas. El daño o traumatismo inicial puede ser sutil o drástico. Cailliet define *traumatismo* como "una herida o lesión con implicación de una fuerza aplicada externa o internamente que provoca una reacción del tejido. El dolor es el resultado que tiene diversos grados de intensidad e interpretación eficaz con numerosas vías de transmisión".

El traumatismo inicial puede ser cualquier cosa que provoque irritación de los tejidos blandos. La irritación se interpreta con más frecuencia como dolor. La reacción usual del cuerpo al dolor es un aumento de la tensión muscular. Se produce un círculo vicioso: un mecanismo de retroalimentación positiva informado por el dolor provoca aumento de la tensión muscular, lo que lleva a incremento del dolor, y así de manera sucesiva. El aumento de la tensión muscular tiene una participación importante en la isquemia tisular. El ciclo continúa y la isquemia tisular dificulta el suministro de nutrientes a los tejidos y permite la acumulación de productos de desecho en los tejidos. Estos productos de desecho actúan como estímulos nocivos, lo que provoca una mayor irritación de los tejidos, dolor e inflamación.

Hasta este punto, el proceso se puede considerar agudo. Si el proceso continúa, se puede volver crónico. El aumento inicial de la inflamación y la actividad disminuye y se dice que la lesión es crónica. El siguiente paso es la reacción del tejido fibroso. Un efecto de la reacción fibrosa es la limitación del estiramiento o elongación muscular, lo que permite que

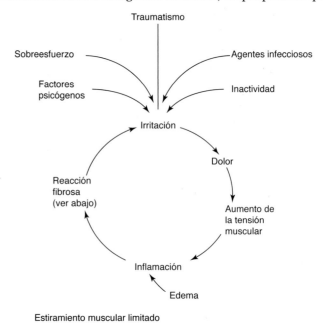

Estiramiento muscular limitado
Restricción en el movimiento articular
Función tendinosa limitada
Acortamiento fascial

**FIGURA 12-1.** Ciclo de los cambios en los tejidos blandos/dolor/modificaciones en los tejidos blandos después de un traumatismo.

se desarrolle un acortamiento muscular, que a su vez puede limitar el movimiento a través de una articulación. Otros efectos son la limitación en la función tendinosa y el acortamiento de las fascias, lo que causa una disminución en la capacidad funcional de la parte corporal y de la persona.

Las técnicas miofasciales son útiles para romper el ciclo de dolor-tensión muscular-dolor que tienen las lesiones agudas. El aumento de la circulación y el drenaje de los tejidos puede ayudar a disminuir la respuesta inflamatoria. En las lesiones crónicas, las técnicas miofasciales aumentan el flujo sanguíneo y las citocinas inflamatorias hacia la región crónica, lo que permite iniciar la curación y, al mismo tiempo, relajar los músculos y las fascias que están tensos.

Algunos de los principios fisiológicos aplicados en las técnicas miofasciales incluyen los siguientes:

1. *Extensibilidad de los tejidos conjuntivos*: el tejido conjuntivo sometido a una tensión leve prolongada muestra una elongación plástica.
2. *Reflejo de estiramiento*: el estiramiento de un músculo excita el mecanismo del huso muscular, lo que resulta en la contracción refleja de ese músculo. Esto debe evitarse al aplicar técnicas miofasciales pasivas a los músculos en contracción o con contractura. Puede eludirse aplicando una fuerza de manera lenta y uniforme y soltándola de la misma manera, lenta y uniforme. Sin embargo, el reflejo de estiramiento debe utilizarse durante las técnicas miofasciales activas con el fin de estimular el tono muscular en los músculos hipotónicos.
3. *Calor*: el calor aplicado a un músculo, por lo general, da como resultado un aumento en la respuesta elástica del músculo al estiramiento.
4. *Reflejo del huso muscular*: se utiliza en las técnicas miofasciales de resistencia activa. Si las fibras extrafusales se contraen menos que las fibras intrafusales, el huso muscular mantiene un reflejo de estiramiento, lo que excita aún más las fibras extrafusales.
5. *Reflejo del órgano tendinoso de Golgi*: se utiliza en las técnicas miofasciales activas. Cuando la tensión sobre el tendón se vuelve extrema, el efecto inhibidor del órgano tendinoso de Golgi puede provocar una relajación súbita de todo el músculo.
6. *Inhibición recíproca*: se utiliza en las técnicas miofasciales activas con o sin resistencia. Cuando un reflejo de estiramiento estimula un músculo, al mismo tiempo inhibe al músculo antagonista; p. ej.; si el reflejo de estiramiento excita el bíceps, la inhibición recíproca retrae al tríceps.
7. *Reflejo extensor cruzado*: se utiliza en las técnicas miofasciales activas con resistencia. Cuando un reflejo de estiramiento excita un músculo, de manera simultánea relaja el músculo agonista contralateral. Se crea un movimiento que cruza de un lado de la columna vertebral al otro en un patrón de X; p. ej.; el reflejo de estiramiento excita el bíceps derecho y el reflejo extensor cruzado relaja el bíceps izquierdo.

## TÉCNICAS PASIVAS Y ACTIVAS

El médico utiliza técnicas miofasciales pasivas con el paciente relajado. Las técnicas pasivas implican la aplicación de una fuerza de tracción manual en una de cuatro direcciones:

1. Tracción lineal en cualquier extremo del músculo
2. Tracción lineal en ambos extremos del músculo al mismo tiempo
3. Empujar el músculo en dirección perpendicular al eje largo de las fibras musculares, produce un estiramiento
4. Traccionar el músculo en dirección perpendicular al eje largo de las fibras musculares, produce un estiramiento.

En las técnicas **activas**, el paciente ayuda al médico al contraer de manera activa ciertos músculos con la guía del médico. Hay dos formas de técnicas miofasciales activas. Las técnicas **directas activas** son aquellas en las que se le pide al paciente que contraiga el músculo afectado. Estas técnicas utilizan el reflejo del órgano tendinoso de Golgi para provocar la relajación del o los músculos afectados. En estas técnicas, el médico aplica una resistencia isométrica a la contracción. (*Resistencia isométrica*: el médico aplica resistencia a la contracción del paciente de manera que se permite poco acortamiento del músculo, pero se produce un gran aumento de la tensión muscular).

Las técnicas **indirectas activas** son aquellas en las que se pide al paciente que contraiga los músculos antagonistas ipsilaterales o los mismos músculos en el lado contralateral. Este método utiliza la inhibición recíproca o los reflejos extensores cruzados para relajar los músculos tratados. En estas técnicas, el médico suele aplicar resistencia isocinética a la contracción del paciente. (*Resistencia isocinética*: el médico aplica una fuerza de resistencia de manera que la contracción del músculo aumenta muy poco con la disminución gradual de la longitud muscular; es decir, se permite que la articulación se mueva y la resistencia aumenta de manera gradual).

## CONSIDERACIONES GENERALES

Hay algunas reglas generales que deben seguirse cuando se aplican técnicas miofasciales:

1. El paciente debe estar en una posición cómoda y relajado.
2. El médico debe estar en una posición cómoda y relajado.
3. El médico debe minimizar el gasto de energía y utilizar el peso corporal siempre que sea posible en lugar de la fuerza del brazo.
4. La fuerza debe ser de baja intensidad, se aplica lentamente y se mantiene durante 3 a 4 s, y después se libera poco a poco.
5. La fuerza aplicada no debe provocar dolor ni otras molestias.
6. Siempre empujar o jalar el músculo para separarlo del hueso, porque es incómodo cuando el tejido blando se presiona contra el hueso.
7. Evitar frotar o irritar la piel del paciente con la fricción de los dedos o las manos.
8. Usar el efecto de palanca siempre que sea posible.
9. Cuando se tratan los músculos con técnicas miofasciales, se utilizan las yemas de los dedos del médico y las eminencias tenar e hipotenar para aplicar presión.
10. Cuando se aplica una fuerza transversa (empujar o jalar) a través de un cuerpo muscular, también se puede utilizar contratensión para mantener la posición del paciente.
11. Se puede aplicar el estiramiento a lo largo de la longitud del músculo o perpendicular al músculo.
12. Se puede utilizar la compresión en áreas de múltiples capas musculares para llegar a los tejidos más profundos.

# 13 Energía muscular

Dennis J. Dowling

Como médico, el DO y FAAO Fred Mitchell, Sr., formuló por primera vez la técnica de energía muscular. Más tarde, en colaboración con el DO Neil Pruzzo y el DO Peter Moran, desarrolló un programa tutorial. En 1979 se publicó una colección de técnicas descriptivas en *An Evaluation and Treatment Manual of Osteopathic Muscle Energy Procedures*. Al parecer el trabajo del Dr. Mitchell se basó en el de otro médico osteópata, el DO TJ Ruddy, quien utilizó procedimientos terapéuticos regulados por el pulso en la cabeza y el cuello y su alrededor.

Muchos osteópatas utilizaron técnicas similares durante décadas, pero el trabajo de Mitchell, Moran y Pruzzo fue el primer trabajo coordinado y unificador. Desde entonces, está disponible otro trabajo, *Outline of Muscle Energy Techniques,* del DO Kenneth Graham. El hijo del Dr. Mitchell, el DO y FAAO Fred Mitchell, Jr., desarrolló una serie de libros que detallan la teoría y práctica de la energía muscular de manera integral.

Un principio básico de la modalidad de energía muscular es que los músculos provocan o mantienen las disfunciones somáticas. Para las disfunciones somáticas tipo II, los pequeños músculos de arranque y desviación como el rotador corto o el intertransverso pueden convertirse o permanecer en un estado de hipertonicidad. Esto permite cierto movimiento regional, pero restringe el movimiento intervertebral individual.

También se puede teorizar que la disfunción somática tipo II se presenta debido al bloqueo de las facetas involucradas. En este caso, la posición de las vértebras puede producir tensión sobre los pequeños músculos que responden con contracción. Después del tratamiento con técnicas de empuje de alta velocidad y baja amplitud, es posible que la articulación sea más móvil, pero la tonicidad de estos pequeños músculos quizá no se reduzca. La contracción inapropiada y continua puede regresar la articulación vertebral u otra articulación a su posición disfuncional. Es posible que este patrón justifique la necesidad de tratar a los pacientes varias veces a la semana si sólo se utilizan las técnicas articulatorias. Por lo tanto, mediante el uso de las técnicas de energía muscular se puede mejorar o resolver el reflejo que mantiene la disfunción. Estas técnicas también se pueden utilizar antes o en combinación con otras técnicas, como el empuje de alta velocidad y baja amplitud.

Se postula que la energía muscular, cuando se usa directamente sobre las restricciones involucradas, utiliza el reflejo tendinoso de Golgi. El médico localiza los músculos que rodean y actúan a través de una articulación al colocarla en su barrera o restricción en todos los planos implicados. Se pide al paciente que mueva esa parte del cuerpo hacia las libertades relativas de movimiento de la articulación diagnosticadas. El médico aplica resistencia mediante contratensión isométrica. Esto se mantiene durante 3 a 4 s. Después de la relajación completa, la articulación se mueve todavía más hacia las nuevas barreras y se repite todo el procedimiento con la frecuencia que sea necesaria hasta que se restablezcan los límites fisiológicos. Esto suele requerir de tres a cinco repeticiones. Debe producirse un reposicionamiento pasivo después de la última secuencia para restablecer de manera adecuada un movimiento más normal.

Después de completar la técnica, se revalúa la región. La contracción con resistencia activa el reflejo tendinoso de Golgi y los músculos se relajan por el reflejo neurofisiológico. Otra teoría es que se produce una fatiga muscular temporal y que la contracción-relajación simple permite un estiramiento adicional sin la contracción refleja de los músculos contraídos de manera inapropiada.

El diagnóstico requiere que las pruebas se localicen en la articulación diana. La restricción del movimiento es el criterio principal, pero la asimetría, los cambios de tensión del tejido blando y el dolor se pueden utilizar para localizar mejor y corroborar el diagnóstico. Existen técnicas de energía muscular específicas para cada región del cuerpo. Sin embargo, algunos principios básicos se aplican a todas las áreas. Una vez que se conoce la articulación; los orígenes, inserciones y acciones de los músculos; los hallazgos de las libertades relativas de movimiento, y las restricciones de movimiento se puede diseñar un tratamiento.

El Dr. Graham resumió algunos de los principios en su libro. La siguiente es una paráfrasis de sus ocho pasos esenciales.

1.  Se debe realizar un *diagnóstico* estructural exacto. Cada localización se puede definir por su diagnóstico de disfunción somática. Un ejemplo sería $C4ES_RR_R$ o $C4ESR_R$, que indica que las barreras involucradas son flexión, inclinación lateral y rotación izquierda.

2. Involucra la *barrera restrictiva* en los tres planos. El movimiento raquídeo implicaría la restricción en flexión-extensión, inclinación lateral y rotación. Las restricciones apendiculares con frecuencia incluyen flexión-extensión, supinación-pronación (rotación externa-interna) y abducción-aducción. La barrera no debe provocar dolor al paciente. Aunque el efecto final es un movimiento mayor en una articulación, el médico debe ser consciente de la barrera muscular de los tejidos blandos. Algunos médicos describen esto como la colocación de una barrera de "bordes suaves".

3. Es necesaria una *contratensión* firme (fuerza del operador = fuerza del paciente) de resistencia isométrica para activar el reflejo tendinoso de Golgi. La inexactitud puede provocar una fuerza contraproducente.

4. *Esfuerzo muscular* adecuado del paciente:
   a. Cantidad correcta de fuerza, que es un esfuerzo de leve a moderado (gramos a kilogramos)
   b. Dirección correcta del esfuerzo (lejos de la barrera de restricción)
   c. Duración correcta del esfuerzo (3 a 5 s)

5. *Relajación completa* después del esfuerzo muscular (ambos, operador y paciente relajan sus fuerzas al mismo tiempo). Por lo general, son necesarios unos segundos para una relajación muscular suficiente para que no haya activación de los receptores de estiramiento.

6. *Reposicionamiento* hacia la nueva barrera de restricción en los tres planos; el médico vigila el movimiento mediante palpación. En la mayoría de los casos, esto implica mantener la vigilancia con una mano durante todo el tratamiento. La reintegración en la mayoría de los casos incluye movimientos cortos en cada dirección.

7. Se *repiten* los pasos 3 a 6, de tres a cinco veces o hasta que se logre el rango normal.

8. Se *revalúa* la región (se repite el diagnóstico estructural).

El Dr. Graham también destaca algunos de los errores más comunes que cometen los médicos cuando están aprendiendo y practicando por primera vez las técnicas de energía muscular:

1. El médico no vigila con precisión mediante palpación de la articulación afectada.

2. El paciente ejerce una contracción muscular muy enérgica. Esto evita que el tratamiento sea localizado porque se involucran otros músculos y articulaciones. Los músculos más grandes pueden anular el esfuerzo de los más pequeños y reducir la eficacia. Por el contrario, un esfuerzo muy reducido quizá no active lo suficiente los músculos diana.

3. La contracción muscular es de duración muy corta. En este caso, el órgano tendinoso de Golgi no se activaría. Si se asume un mecanismo simple de contracción-relajación, es posible que no haya suficiente fatiga para permitir el estiramiento.

4. No se permite que el paciente se relaje por completo antes de volverlo a colocar en nuevas barreras de restricción. Esto puede conducir a una localización ineficaz o quizá las nuevas barreras no se apliquen en absoluto.

5. El examinador olvida revalorar la disfunción. Es posible que no se observe ninguna mejoría. Un tratamiento adicional puede ser necesario o no.

Las técnicas de energía muscular son muy eficaces y bien toleradas en muchas condiciones en una amplia variedad de pacientes. El espasmo, primario o secundario, que se reduce casi siempre se acompaña de cierta disminución del dolor.

Las técnicas de energía muscular también se pueden utilizar en regiones más amplias, en especial para las disfunciones raquídeas de curvatura tipo I. En este caso, se aplican las barreras de inclinación lateral y rotación y la región no se mueve desde su posición neutral en el plano sagital (no hay componente de flexión ni extensión). Se emplean los mismos principios que se mencionaron antes. Ya sea que se utilicen segmentaria o regionalmente, estas formas de energía muscular son directas, ya que se aplican barreras, y activas, pues el paciente realiza alguna actividad.

También se pueden emplear otras formas de energía muscular. Las técnicas indirectas activas de energía muscular utilizan un reflejo extensor cruzado. La contracción de los músculos antagonistas resulta en relajación refleja de los músculos agonistas diana que, por lo general, son músculos regionales grandes. Al principio, la región se coloca en sus libertades relativas de movimiento y los músculos diana se acortan. Se dirige al paciente a empujar hacia las barreras. El médico aplica contratensión isocinética que permite el movimiento hacia la barrera. En otras palabras, el paciente empuja contra la resistencia, pero se mueve lentamente en las direcciones prescritas. Después de empujar lo más posible sin molestias, se pide al paciente que se relaje. Luego, el médico empuja con cuidado algunos grados más hacia las barreras. La región se vuelve a colocar en las libertades relativas de movimiento y el procedimiento se repite por lo menos dos veces, y cada vez implica más esfuerzo por parte del paciente y resistencia coordinada por parte del médico. La extensión cruzada o la inhibición recíproca resulta en la activación refleja de las interneuronas inhibidoras, las cuales limitan o evitan que las motoneuronas activen el músculo.

Los procedimientos isolíticos incluyen el alargamiento de los músculos involucrados mientras que el paciente los contrae activamente. En teoría, las adherencias y los cambios fibróticos pueden romperse y permitir que el músculo se desempeñe de una manera más fisiológica.

Las contracciones isotónicas pueden ser excéntricas o concéntricas y, por lo general, involucran grandes grupos musculares regionales. Este tipo de energía muscular se dirige al desarrollo de la fuerza, la resistencia, el crecimiento o definición de los músculos. Muchos de los aparatos de ejercicio conocidos utilizan este principio. La actividad concéntrica se presenta cuando el paciente supera una fuerza por el tono constante y continuo del músculo acompañado de un acortamiento muscular. En el caso de la contracción isotónica excéntrica, el músculo se estira mientras mantiene relativamente el mismo tono. Durante la inclinación del torso hacia delante, los músculos de la espalda se activan para ayudar a mantener la fluidez del movimiento y el equilibrio, en tanto que la gravedad y los músculos flexores promueven el movimiento.

El ejercicio con aparatos se realiza con más eficiencia cuando el paciente ejerce un rango de movimiento regular y, al mismo tiempo, mantiene la tensión en los grupos agonistas y antagonistas.

## Referencias

Graham K. *Outline of Muscle Energy Techniques*. Tulsa, OK: Oklahoma College of Osteopathic Medicine; 1985.

Greenman PE. Models and mechanisms of osteopathic manipulative medicine. *Osteopath Med News*. 1987;IV:11-14, 20.

Guyton AC. *Textbook of Medical Physiology*. Philadelphia, PA: W.B. Saunders; 1986.

Hutton RS, Nelson DL. Stretch sensitivity of Golgi tendon organs in fatigued gastrocnemius muscle. *Med Sci Sports Med*. 1986;18(1):69-74.

Mitchell FL Jr, Moran PS, Pruzzo NA. *An Evaluation and Treatment Manual of Osteopathic Muscle Energy Procedures*. Valley Park, MO: Mitchell, Moran, and Pruzzo Association; 1979.

Stauffer EK, Auriemma RA, Moore GP. Responses of Golgi tendon organs to concurrently active motor units. *Brain Res*. 1986;375:157-162.

Thistle HG, Hislop HJ, Moffroid M. Isokinetic contraction: a new concept of resistive exercise. *Arch Phys Med Rehabil*. 1967;48:279-282.

# 14 Contratensión (*counterstrain*)

Eileen L. DiGiovanna

Lawrence Jones, un osteópata familiar de Oregón, desarrolló la técnica contratensión (*counterstrain*). En 1955 se encontró con su descubrimiento durante el tratamiento de un paciente con un espasmo intenso del psoas que no había respondido a la manipulación quiropráctica u osteopática convencional previa. Después de colocar al paciente en una posición cómoda, lo dejó sobre la mesa durante un momento y cuando el hombre se levantó, ya no tenía dolor. El Dr. Jones pasó muchos años perfeccionando la técnica antes de introducirla a la práctica.

En su texto, *Strain and Counterstrain*, Jones ofrece dos definiciones de la técnica:

1. "Alivio del dolor raquídeo o de otras articulaciones al colocar de manera pasiva la articulación en su posición de mayor comodidad".
2. "Alivio del dolor mediante la reducción y la detención de la actividad propioceptiva inadecuada continua. Esto se logra acortando de manera marcada el músculo que contiene el huso muscular con disfunción al aplicar una distensión leve a sus antagonistas".

La base fisiológica de la contratensión es la presunción de que la disfunción somática tiene una base neuromuscular (fig. 14-1; ver el capítulo 6). Con el traumatismo o el esfuerzo muscular contra un cambio súbito en la resistencia, o con la distensión muscular que se presenta al resistir los efectos de la gravedad (p. ej., al inclinarse) durante un tiempo, el músculo se distiende y su antagonista se acorta mucho. Cuando el músculo acortado se estira de repente, se estimulan los receptores anuloespirales de los husos musculares de ese músculo, lo que provoca una contracción refleja del músculo ya acortado. Los propioceptores en el músculo corto ahora generan impulsos como si el músculo acortado se estuviera estirando. Debido a que esta respuesta propioceptiva inadecuada se puede mantener durante un tiempo indefinido, se crea una disfunción somática. Este músculo acortado impide que la articulación alcance un rango completo de movimiento, dentro de su rango fisiológico. Por lo tanto, es un proceso activo y no una lesión estática, como la que se suele relacionar con la tensión (fig. 14-2).

En la contratensión, el diagnóstico se establece al encontrar el reflejo de los "puntos dolorosos". Cada ligamento, articulación o músculo involucrado tiene sus propios puntos dolorosos específicos, anteriores o posteriores, que dependen de la disfunción somática articular. El punto puede estar en el músculo acortado o en una zona más distante a la indicada por el reflejo. Es un cambio palpable en la textura del tejido y comprende una zona tensa y fibrótica de casi 2 cm. Es doloroso a la aplicación de una presión que normalmente no lo provocaría. Los puntos dolorosos pueden estar relacionados con los puntos desencadenantes (puntos de Travell) y los puntos de acupuntura; existen similitudes marcadas en su distribución.

La técnica de tratamiento es posicional y el Dr. Jones originalmente nombró a su técnica "liberación espontánea mediante posicionamiento". Según Jones, colocar la articulación en la posición que acorta el músculo afectado alivia el dolor y la disfunción. Por lo tanto, la articulación se coloca de tal manera que la presión sobre el punto doloroso ya no provoca dolor a la palpación. Esto a menudo resulta en un ablandamiento palpable de los tejidos. Los estudiantes que aprenden por primera vez las habilidades de palpación pueden confiar en la retroalimentación del paciente con respecto a una disminución del dolor a la palpación cuando se logra la posición adecuada. Conforme mejoran las habilidades de palpación, es posible confiar sólo en los cambios tisulares que se producen.

La técnica es pasiva, ya que se solicita al paciente que permita que el músculo tratado se relaje por completo. Es indirecta porque la articulación se coloca en su comodidad de movimiento (lejos de la barrera).

Para colocar la articulación, el médico hace un ajuste tosco hacia la posición de comodidad y después la ajusta con precisión. Es decir, la articulación quizá requiera la flexión para reducir el grado de dolor y después una pequeña rotación o inclinación lateral para eliminar el dolor a la palpación remanente. Jones se refiere a la posición final como el "punto móvil". La posición se mantiene durante 90 s, la cantidad de tiempo que, por lo general, se requiere a fin de activar el reflejo propioceptivo para disminuir la frecuencia y la amplitud y para que los mecanorreceptores reduzcan la estimulación de la contracción muscular.

El siguiente paso es importante. La articulación se regresa lentamente a su posición neutral. El movimiento lento evita que se reinicie la activación propioceptiva inadecuada. El punto se debe vigilar todo el tiempo porque es posible palpar los cambios que se presentan en el músculo y, por esto, quizá

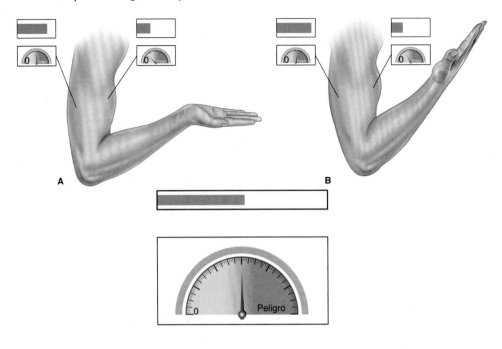

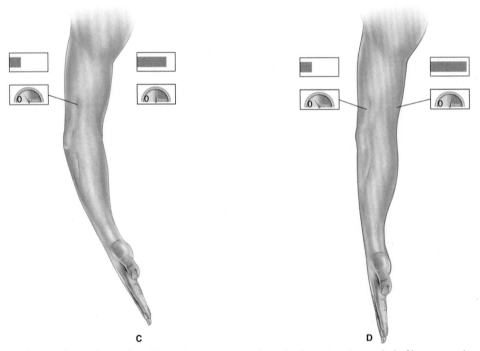

**FIGURA 14-1.** Actividad muscular. La barra de calibración representa el grado de estiramiento de la fibra muscular y la calibración circular indica los impulsos de los receptores de estiramiento muscular. **(A)** Brazo flexionado. **(B)** Brazo hiperflexionado. **(C)** Brazo extendido. **(D)** Brazo hiperextendido.

se requieran menos de 90 s para el tratamiento. Se debe evaluar el grado de dolor a la palpación remanente en los tejidos.

Se advierte al paciente que es posible que se produzca un poco de dolor muscular, pero debido a que esto no es una disfunción somática, el músculo regresa a la normalidad con rapidez. Una contraindicación de esta técnica puede incluir un proceso inflamatorio en la localización del punto doloroso, que indica la presencia de otros problemas posibles, como un esguince o desgarro muscular.

El tratamiento de contratensión (*counterstrain*) es muy eficaz y no traumático. Es, sobre todo, adecuado para los pacientes de edad avanzada u hospitalizados y cualquiera que tenga una contraindicación para las técnicas directas. Los pacientes que han presentado una distensión aguda responden bien. Algunas posiciones pueden ser incómodas o indeseables para algunos pacientes, así que el médico debe utilizar su criterio al seleccionar los tratamientos.

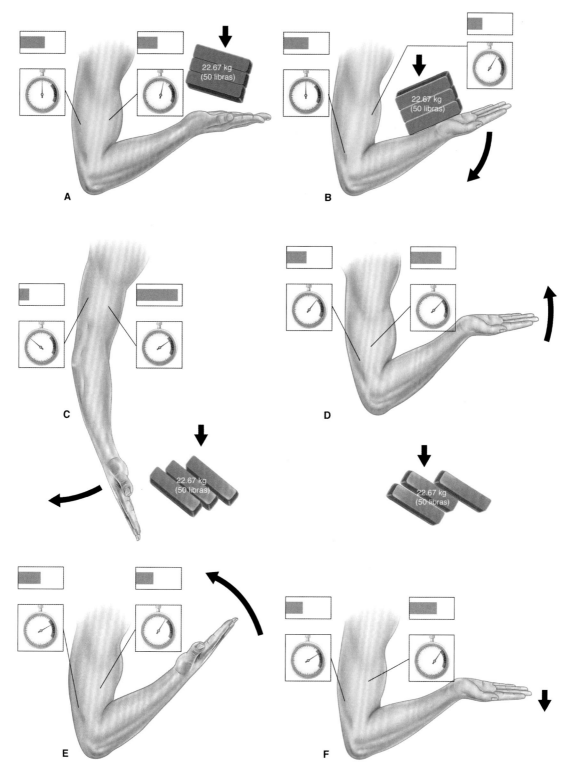

**FIGURA 14-2.** Causa del punto doloroso. **(A)** Los flexores y extensores están en una posición normal sencilla. **(B)** De repente, se ejerce fuerza contra los flexores, lo que obliga al brazo a extenderse. **(C)** Las fibras y los receptores de estiramiento indican que se ha alcanzado un punto de peligro. Las fibras extensoras se acortan mucho. **(D)** El brazo está relativamente flexionado, lo que excita los receptores de estiramiento muscular. **(E)** La velocidad rápida de flexión sobreestimula los receptores extensores de estiramiento. **(F)** El brazo está en la misma posición que en **A**, pero los receptores de estiramiento continúan respondiendo como si el músculo se estuviera estirando con rapidez.

## Referencias

Jones LH. *Strain and Counterstrain*. Indianapolis, en: American Academy of Osteopathy; 1981.

Jones LH, Kusunose R, Goering E. *Jones Strain-Counterstrain*. Boise, ID: Jones Strain-Counterstrain, Inc; 1995.

Yates HA, Glover JC. *Counterstrain Handbook of Osteopathic Technique*. Tulsa, OK: Y Knot Publishers; 1995.

# 15

# Liberación posicional facilitada

Stanley Schiowitz

La liberación posicional facilitada fue desarrollada por el autor de este capítulo. La presentó por primera vez a la profesión en un artículo para el *Journal of the American Osteophatic Association*, "Liberación posicional facilitada", en el año 1990.

Esta técnica utiliza una modificación de las técnicas de liberación miofascial indirecta, optimizada al colocar la región en una posición neutral y al agregar una fuerza facilitadora de compresión o torsión. La ventaja de esta técnica es su facilidad de aplicación y velocidad de respuesta. Además, si los resultados deseados no se presentan de inmediato, se puede repetir o agregar otros métodos de tratamiento.

Este tratamiento está dirigido a la normalización de los músculos hipertónicos, superficiales y profundos. Es probable que la mayoría de las restricciones de movimiento de las articulaciones vertebrales diagnosticadas como disfunciones somáticas sea provocada o mantenida por la hipertonicidad de los músculos intervertebrales pequeños y profundos. Estos músculos hipertónicos responden bien a la liberación posicional facilitada, de esta manera se restablece de inmediato la función articular normal.

Cuando se tratan disfunciones en la región raquídea posterior, la modificación de la postura sagital es crear un aplanamiento de la curvatura raquídea anteroposterior en la región o segmento a tratar. Por tanto, se establece una reducción localizada y leve de la lordosis normal o la cifosis torácica. Se intenta llegar a una posición espinal neutral como la definió Fryette, es decir, la posición de cualquier área de la columna vertebral en la que las facetas están relajadas, en la posición entre el comienzo de la flexión y el inicio de la extensión.

Después se agrega una fuerza facilitadora, que consiste en compresión, torsión o una combinación de ambas. En ocasiones, puede ser necesario aplicar una fuerza de tracción en lugar de compresión.

Los músculos a tratar se colocan con libertad de movimiento específico, es decir, acortamiento. Están involucrados dos tipos de músculos: los superficiales más grandes que se palpan con facilidad y los más pequeños y profundos. Se colocan los músculos superficiales posteriores en extensión y flexión lateral del mismo lado. Si la hipertonicidad muscular se encuentra en sentido anterior, por lo general se requiere una inclinación hacia delante. Algunos músculos tienen una función de inclinación lateral contralateral o un componente rotatorio; estos músculos se deben colocar en sus posiciones de acortamiento individual. La localización cuidadosa de los movimientos de facilitación, inclinación hacia delante y hacia atrás, inclinación lateral y rotación al área de la hipertonicidad produce resultados más exactos. Los músculos profundos se deben colocar en las direcciones de la disfunción somática intersegmentaria nombrada que se trata.

Una posible explicación de la eficacia de este tratamiento se relaciona con la acción del bucle gamma del huso muscular cuando el alcance disminuye de manera súbita. Según Carew, con una disminución súbita en la carga, los husos en el músculo se quedan sin carga y las descargas de la fibra Ia de estos husos se detienen y ya no excitan las motoneuronas que controlan la fibra muscular extrafusal. Entonces el músculo se comienza a relajar hasta que se alarga. Este cambio fisiológico puede explicar el efecto inmediato que se percibe cuando se aplica una fuerza facilitadora en estas técnicas.

Hay tres pasos básicos involucrados:

1. El médico modifica la postura sagital del paciente en la región a tratar al colocarla en una posición neutral.
2. Se aplica una fuerza facilitadora.
3. El músculo grande se acorta o la disfunción somática se coloca en sus libertades de movimiento.

## TÉCNICA PARA LA HIPERTONICIDAD MUSCULAR SUPERFICIAL EN LA COLUMNA VERTEBRAL

1. El paciente adopta una posición relajada.
2. El médico aplana la curvatura anteroposterior de la columna vertebral del área a tratar.

3. El médico coloca el músculo en su facilidad de movimiento (es decir, acortado).
4. El médico aplica una fuerza facilitadora (compresión, torsión o una combinación de ambas).
5. Los pasos 3 y 4 se pueden aplicar en orden inverso según la técnica específica.
6. La posición se mantiene durante 3 a 4 segundos.
7. Se libera la posición y se revalúa.

## TÉCNICA PARA LA HIPERTONICIDAD DE LOS MÚSCULOS INTERVERTEBRALES PROFUNDOS

Los pasos son los mismos que se siguen para tratar la hipertonicidad muscular superficial, excepto el paso 3. El médico coloca las vértebras en sus planos de libertad de movimiento. Es decir, una disfunción somática diagnosticada como C5FS-$_R$R$_R$ se trata al colocar la quinta vértebra cervical en una posición de flexión, inclinada a la derecha, y rotada a la derecha con respecto a la sexta vértebra cervical. Es posible agregar muelleo (resorte), que exagera las libertades de movimiento, para liberar por completo las disfunciones articulares.

## TÉCNICA PARA MÚSCULOS HIPERTÓNICOS EN LAS EXTREMIDADES

El paciente debe estar en decúbito ventral o dorsal.

El médico coloca la articulación afectada en su posición "normal sencilla", es decir, que se mueva libremente, con los ligamentos relajados.

1. El médico aplica compresión hacia la articulación. Esto debe acortar el músculo afectado.
2. Se aplica abducción/aducción, según se requiera, en la dirección de acción del músculo que se trata.
3. Si se aplica abducción, se coloca la articulación en rotación externa hasta la región del músculo hipertónico. Si se aplica aducción, se coloca la articulación en rotación interna hasta la región del músculo hipertónico.
4. La posición se mantiene durante 3 a 4 segundos.
5. Se libera la posición y se revalúa.

### Referencias

Carew TJ. The control of reflex action. En: Kandel ER, Schwartz JH, eds. *Principles of Neural Science*. 2nd ed. New York, NY: Elsevier; 1985.

Schiowitz S. Facilitated positional release. *J Am Osteopath Assoc*. 1990;1901:145-155.

# 16 Técnica de Still

Dennis J. Dowling

Existe un dicho común en la tradición osteopática acerca de que el Dr. Andrew Taylor Still nunca escribió un libro técnico. En cambio, es cierto que intentó, mediante sus escritos, guiar a sus estudiantes para que comprendieran la estructura y la función y después la aplicación del tratamiento más adecuado. Se resistió a la idea de que debían hacer exactamente lo que él había hecho. Deseaba médicos osteópatas pensantes en lugar de imitadores.

Parte de la resistencia original al establecimiento de la primera escuela fue la impresión de que el tratamiento indicado por el "Viejo doctor" era peculiar para él. Su éxito continuo se convirtió en el imán que atrajo a pacientes y estudiantes. No es de extrañar que estos últimos intentaran imitarlo. Una vez que se estableció la escuela, se sintió decepcionado con algunos de sus primeros estudiantes. Los llamó "limpiaparabrisas motorizados" porque podían limpiar los problemas de la superficie sin comprender realmente el funcionamiento interno de la maquinaria humana. Para el Dr. Still era importante que los practicantes de medicina osteopática desarrollaran tratamientos para el individuo. Sin embargo, en realidad no es correcto decir que nunca enseñó una técnica ni escribió una descripción. Ocultó sus descripciones en lo que él consideraba los componentes más importantes, la filosofía y los principios de su nueva ciencia. Algunas maniobras están incluidas en *Osteopathy: Research and Practice and The Philosophy and Mechanical Principles of Osteopathy*. Es evidente que tampoco pudo evitar que sus seguidores observaran algunos de los métodos que utilizaba, en especial cuando ellos lo veían repetirlos. Incluso hay un corto cinematográfico de unos segundos con el Dr. Still demostrando un tratamiento para un hombro o una costilla en el porche de una casa en Kirksville. Con frecuencia se refería a los "tronidos y chasquidos" que las articulaciones hacían algunas veces en respuesta a las manipulaciones. Ya sea que fueran ocasionados por maniobras de articulación o posicionamiento, pensaba que la meta era restablecer la función. También exhortó a sus seguidores a diagnosticar y encontrar la salud del paciente.

A pesar de sus propias dudas al describir los ajustes, algunos de los estudiantes del Dr. Still escribieron sus propias observaciones en libros y artículos. Uno de ellos fue el DO Charles Hazzard, graduado de la *American School of Osteopathy* a finales del siglo XIX. El Dr. Hazzard produjo su propio trabajo y le dio todo el crédito al Dr. Still. Sus observaciones fueron una continuación de las descripciones hechas por éste. Hay una coherencia en el enfoque que lo distingue como una modalidad única. Algunas de las aplicaciones persisten desde décadas fuera del libro de Hazzard después de haber pasado de padres a hijos, de médico osteópata o mentor a aprendiz. Sin embargo, existían como tratamientos específicos localizados, no como un método sistemático organizado.

No fue hasta que el DO y PhD Richard van Buskirk publicó un artículo en 1996 en el que se dio un verdadero reconocimiento a una técnica que fue desarrollada y aplicada sólo por el Dr. Still. El Dr. Van Buskirk primero se interesó por la posibilidad mientras era miembro de la facultad y después como estudiante en la *West Virginia School of Osteophatic Medicine*. Esto lo llevó a investigar más a fondo los escritos del Dr. Still y sus estudiantes. Algunas veces pudo correlacionarlos con demostraciones de otros practicantes. Una compilación más completa apareció en la publicación, *The Still Technique Manual* en 1999.

En términos de procedimiento, la técnica de Still se parece más a la liberación posicional facilitada (LPF) desarrollada por el DO y FAAO Stanley Schiowitz. Aquellos formados en este método, por lo general, tienen poca o ninguna dificultad para aprender la técnica de "Still" epónima. El Dr. Van Buskirk declaró que la LPF se parece más a la parte indirecta de la técnica de Still, pero no incluye la parte articulatoria final de esta técnica. Esto es cierto si sólo se aprendiera la LPF a partir de los escritos del Dr. Schiowitz y otros. Sin embargo, la práctica real de la LPF con frecuencia incluye un reto hacia la barrera en su culminación. Esto es más notable en el tratamiento de LPF para la disfunción de la primera costilla, una técnica que difiere de la versión de la técnica de Still sólo en la ubicación del médico, no en el procedimiento. La técnica de Still también depende de un diagnóstico segmentario preciso de la disfunción somática. Con esta información, la aplicación de la técnica de Still es relativamente simple y sofisticada al mismo tiempo. Los pasos son:

1. El paciente es pasivo durante todos los procedimientos.
2. Se establece el diagnóstico de la articulación y la posición en la que el tejido circundante está menos tenso.
3. La articulación y el tejido se mueven hacia las direcciones de alivio en todos los planos.
4. La posición se exagera un poco a fin de aumentar la relajación de los elementos miofasciales afectados.
5. Se aplica una fuerza que es vectorialmente paralela a la parte del cuerpo que se utiliza como palanca (es decir, cabeza y cuello, brazo, pierna, tronco) hacia el punto de mayor relajación de los tejidos afectados. La tracción y la compresión son las fuerzas más comunes que se aplican durante unos segundos.
6. Mientras se mantiene la fuerza vectorial, la región y la disfunción se llevan hacia las direcciones de la barrera y luego de regreso hasta las restricciones.
7. La fuerza y el movimiento, por lo general, movilizan la articulación y liberan el tejido hacia el punto en el que puede haber una liberación repentina reflejada por un "tronido", "chasquido" u otro sonido similar.
8. Las fuerzas se liberan y la región se regresa al punto neutro para revaluar la disfunción.

La técnica de Still es una técnica pasiva. El hecho de que sea un método pasivo en lugar de uno activo es sólo un aspecto de separación. El comienzo, que consiste en el posicionamiento hacia las libertades de movimiento, es un factor indirecto. Entonces, el movimiento hacia las direcciones de las restricciones, lo convierte en una técnica directa. Se dirige a los componentes artrodiales y de los tejidos blandos de la disfunción somática.

Por último, ya sea que se aplique a una articulación interfalángica o un hombro, los principios aplicados persisten. Existen algunas descripciones estándar de tratamiento para ciertas áreas que intentan ser una guía. Sin embargo, la verdadera aplicación está en la habilidad para explorar, adaptar y aplicar el método de manera individual.

## Referencias

Hazzard C. *The Practice and Applied Therapeutics of Osteopathy*. 3rd revised ed. Kirksville, MO: Journal Printing, Co.; 1905.

Schiowitz S. Facilitated positional release. *J Am Osteopath Assoc.* 1990;90:145-155.

Still AT. Osteopathy: *Research and Practice*. Kirksville, MO: Journal Printing Co.; 1910 (Reprint: Seattle, WA: Eastland Press; 1992).

Still AT. *The Philosophy and Mechanical Principles of Osteopathy*. Kansas City, MO: Hudson Kimberly Publishing Co.; 1902 (Reprint: Kirksville, MO: Osteopathic Enterprise).

Van Buskirk RL. A manipulative technique of Andrew Taylor Still. *J Am Osteopath Assoc.* 1996;96:597-602.

Van Buskirk RL. *The Still Technique Manual*. Indianapolis, IN: American Academy of Osteopathy; 1999.

# 17

# Técnicas de articulación y empuje

Eileen L. DiGiovanna

Las *técnicas articulatorias* son directas y pasivas, en las que no se utiliza fuerza de empuje. Se pueden considerar de baja velocidad y baja amplitud. Por lo general, se realizan dentro del rango de movimiento fisiológico de cualquier articulación y tienden a ser repetitivas para liberar todos los planos de movimiento dentro de la articulación.

La mayoría de las *técnicas de empuje* es directa, ya que la unidad disfuncional se coloca en, por lo menos, una de sus barreras restrictivas de movimiento y el médico empuja a través de esa barrera. Las técnicas se consideran pasivas porque el médico proporciona la fuerza de tratamiento y el paciente permanece pasivo.

## TÉCNICAS DE ALTA VELOCIDAD Y BAJA AMPLITUD

Las más conocidas de todas las técnicas de manipulación son las de empuje de alta velocidad y baja amplitud (AVBA). En estas técnicas, el médico coloca al paciente de tal manera que la articulación restringida se ubica en sus barreras restrictivas de movimiento. Luego, el médico aplica con rapidez una fuerza de pequeña a moderada sobre la articulación de forma que se mueva a través de las barreras. La mejoría en el movimiento articular debería presentarse rápidamente.

Para lograr los mejores resultados con la menor molestia posible, los tejidos blandos circundantes se deben relajar antes de aplicar la fuerza de empuje. Para este propósito se utilizan técnicas miofasciales (tejidos blandos) u otras sin empuje. Cuando los músculos y los tejidos blandos están relajados, se requiere menos fuerza para mover la articulación y causa menor molestia.

Las técnicas de AVBA quizá fueron el primer tipo concebido de medicina manual. Son las maniobras terapéuticas que utilizan con mayor frecuencia los quiroprácticos y osteópatas, así como otros practicantes de la medicina manual.

## TÉCNICAS DE BAJA VELOCIDAD Y ALTA AMPLITUD

En algunas técnicas de empuje se aplica una fuerza mayor lenta con el objetivo de mover la articulación a través de la barrera. Se debe tener cuidado para evitar daños en la articulación o el tejido blando. Cuando estas técnicas se aplican con habilidad son muy útiles, pero la fuerza se debe controlar. De nuevo, la relajación de los tejidos blandos antes de aplicar la fuerza hace que el procedimiento sea más seguro y menos molesto.

## TÉCNICAS DE MUELLE

Las *técnicas de muelle* o *resorte* son similares a las de AVBA, excepto que no se aplica una fuerza completa. La articulación se coloca como en la técnica anterior, después se hace muelle o resorteo con cuidado varias veces contra sus barreras. Esta maniobra empuja con suavidad la articulación para que se mueva a través de su barrera de restricción. La fuerza de resorte es mucho menor que la que se aplica en las técnicas de AVBA.

Con la repetición del empuje de resorte contra la barrera, la articulación se puede mover con la misma eficacia que con la AVBA con empuje, pero con menos posibilidades de efectos adversos. Las técnicas de muelle son útiles en articulaciones más dolorosas, adultos mayores y niños, y siempre que esté contraindicada una fuerza mayor.

## PRINCIPIOS GENERALES DE LAS TÉCNICAS DE EMPUJE

1. Se prepara la articulación a tratar al relajar los tejidos blandos para que se pueda mover más fácil con menos resistencia de los tejidos blandos.

2. Se coloca la articulación dentro de sus barreras restrictivas de movimiento. Si sólo se involucra una barrera, es esencial que todos los demás movimientos articulares estén "bloqueados".

Una vez colocada la articulación dentro de sus barreras de movimiento, el médico debe mantener esta posición de manera firme y el "bloqueo" así creado no se pierde cuando se aplica la fuerza.

3. El médico debe controlar la fuerza. Nunca se debe aplicar una fuerza excesiva con la expectativa de que la articulación se mueva. Sólo se debe aplicar la fuerza suficiente para crear el movimiento deseado. La fuerza nunca debe sustituir a la habilidad.

4. El tratamiento se debe localizar y aplicar a la articulación restringida específica. Un método de "escopeta" para una zona completa de la columna vertebral es inadecuado y dañino.

## TRONIDOS Y CHASQUIDOS

En particular con las técnicas de AVBA, es posible escuchar un tronido o chasquido similar al sonido que se produce al tronar los nudillos. Algunos observadores piensan que el sonido es provocado por el rompimiento de un vacío dentro de la articulación; otros creen que se debe a la liberación de una burbuja de nitrógeno. Cualquiera que sea su causa, no es esencial que se produzca un sonido para la corrección de una disfunción. Sentir el movimiento de la articulación es más importante que escuchar el tronido.

Muchos pacientes piensan que el tratamiento es exitoso sólo si escuchan este sonido; a otros les asusta, por temor a que los huesos se rompan. Se debe asegurar al paciente que el sonido es inofensivo, así como innecesario.

# 18 Conceptos de liberación miofascial

Dennis J. Dowling y Paula Scariati

La fascia es una vaina de tejido conjuntivo o banda de tejido fibroso que se encuentra en la profundidad de la piel y cubre todas las estructuras del cuerpo. Cada nervio, hueso, músculo y órgano está cubierto con alguna forma de fascia. El término, que en latín significa banda o vendaje, describe la presencia extendida del material. Si todas las otras estructuras, viscerales y somáticas, se disolvieran de alguna manera, una imagen fascial espectral persistiría y conservaría una forma reconocible.

## FUNCIÓN

Algunos autores (Kuchera y Kuchera) describen las funciones de la fascia como las cuatro P: empaquetamiento (*packaging*), protección, postura y vías de paso (*passageways*). Existe una inervación amplia en las fascias, y todos los nervios perforan o están incluidos en la fascia. Ésta envuelve a los músculos (liso, cardiaco y esquelético). La contracción y el movimiento de los músculos son guiados por la fascia y el equilibrio de las estructuras se mantiene mediante las fuerzas distribuidas en todas partes. De manera similar a una envoltura y una atadura, la fascia protege las estructuras subyacentes. Por lo general, esto significa que las fuerzas se absorben y se redistribuyen. Debido a su reactividad a las fuerzas, su configuración puede cambiar y preceder a los cambios en otras estructuras, como los músculos. Los procesos de circulación, vascular y linfática, se mantienen y regulan por la influencia de las fascias. Cuando el cambio no se produce en la estructura de la fascia con reorganización, direccionalidad y engrosamiento, todas las funciones se pueden alterar o reducir. El estiramiento súbito de la fascia puede estar acompañado de una sensación de dolor ardoroso e irritación de los componentes membranosos y puede resultar en sensaciones agudas o punzantes. Es posible que los músculos regionales se contraigan como reflejo de estos estímulos.

## ORGANIZACIÓN

Gran parte de las fascias regionales y localizadas se dividen en forma artificial. La fascia forma una continuidad y es una variante de tejido conjuntivo. Los componentes celulares incluyen fibroblastos, osteoblastos, condroblastos, osteocitos, condrocitos, células reticulares, mastocitos y elementos formados de la sangre.

Hay dos tipos de tejido conjuntivo general: laxo y denso. El tejido denso puede ser regular o irregular. El *tejido conjuntivo regular denso* tiene capas largas o superpuestas. Los tendones y ligamentos están formados por tejido conjuntivo denso. La dermis, las cápsulas de los órganos, el periostio y el pericondrio son variantes del *tejido conjuntivo irregular denso*. Las fibras son semejantes a una malla, carecen de un patrón distintivo y están orientadas en muchas direcciones diferentes.

El *tejido conjuntivo laxo* se encuentra en la fascia subcutánea, en la lámina propia debajo del epitelio y en los mesenterios. Existe una amplia variedad de material no fibroso, como fibroblastos, células cebadas y macrófagos, contenidos en toda la fascia. En este tejido se puede encontrar cualquier elemento sanguíneo, con excepción de los eritrocitos y las plaquetas.

## COMPONENTES

Los *fibroblastos* preparan y secretan colágeno, elastina y otros proteoglucanos. Cuando hay una mayor necesidad de reparación, pueden proliferar para adaptarse a la mayor demanda. Junto con los macrófagos, conocidos como histiocitos, comprenden el componente reconstructivo de la reparación. Los macrófagos fagocitan los restos celulares y se desarrollan a partir de los precursores de monocitos.

Los *colágenos* están compuestos de muchas fibras más pequeñas y son las proteínas más abundantes y ampliamente distribuidas en el cuerpo. Aunque suelen ser blandas y flexibles, aportan una fuerza de tensión alta para muchas estructuras. Existen cuatro clases que están determinadas por su localización y tipo: I, se encuentra en la dermis, los tendones y huesos; II, forma cartílago; III, se localiza en el aparato cardiovascular, el aparato digestivo y los tegumentos, y IV, se encuentra en las membranas basales del epitelio.

La proteína *elastina* es el componente principal de las fibras elásticas. Tiene una capacidad distinta para estirarse y luego regresar a su posición original sin deformarse de manera permanente. Es abundante en regiones sometidas a expansión y relajación cíclica, se encuentra en estructuras cardiacas, pulmonares y cutáneas. Los factores estresantes como el humo del tabaco y la luz solar degradan las fibras elásticas de la elastina.

Todos los tejidos conjuntivos tienen un material de relleno espacial en cantidades variables que se conoce como *sustancia fundamental amorfa*, que es una mezcla de macromoléculas conocidas como proteoglucanos y glucoproteínas. Ambas contienen hidratos de carbono y material proteináceo. Los glucosaminoglucanos son de varios tipos, con cierta especificidad regional. Junto con los proteoglucanos, aportan una gran carga negativa neta a la amalgama y se pueden unir a enormes cantidades de agua. Esto permite la libre difusión de moléculas más pequeñas en toda la superficie; también le da a la sustancia fundamental amorfa una consistencia semejante al gel.

Ambos, los nutrientes y los productos de desecho, se difunden a través del material líquido. Alrededor de 70% del tejido conjuntivo está compuesto por agua, de la cual la sustancia fundamental es la principal responsable. El ácido hialurónico, un componente de la sustancia fundamental, es muy hidrófilo. Este aspecto le da a la fascia una capacidad semejante al coloide. Los impulsos intermitentes o de fuerza baja pueden crear mecanismos líquidos semejantes a ondas que se distribuyen y después se disipan. El *arrastre* es la cantidad de resistencia al movimiento y está determinada por la resistencia molecular interna. La fuerza focal súbita evoca una reacción más rígida. La lesión o la tensión constante puede reducir el componente de agua, lo que deja los componentes restantes más secos y relativamente más rígidos. Entonces, es más probable que se produzcan adherencias, que son enlaces cruzados anormales entre las fibras de colágeno. Las adaptaciones de manera relativa tardías ante fuerzas significativas o sostenidas son los cambios fibróticos y el desarrollo de la direccionalidad de la sustancia. Ambos dan como resultado un cambio más tenso y resistente de la sustancia.

Como tejido conjuntivo, el *tejido adiposo* es subcutáneo y se encuentra alrededor de algunos órganos internos. Es un sitio de almacenamiento de energía, también funciona como un aislante contra temperaturas extremas y como soporte para algunas estructuras. Se encuentra un suministro sanguíneo abundante y una malla reticular, y el tamaño relativo de cada una de las células varía, lo que depende de la actividad y el estado nutricional de la persona.

## TIPOS

La fascia también se describe como superficial, profunda y subserosa. Una capa continua de *fascia superficial* se encuentra debajo y es continua con la dermis. Existen dos capas, con un espacio potencial entre ellas que es capaz de alojar la acumulación de líquido. La fascia superficial cubre los componentes externos del músculo esquelético y ayuda a dar forma a la piel. En concepto, es un saco que ayuda a aislar y separar el cuerpo del entorno externo. Las fibrillas pequeñas actúan como anclas desde la piel hasta la fascia más profunda. Las fuerzas dirigidas mediante la palpación perpendicular hacia estas ataduras, pero paralelas a las fascias profundas permiten al examinador apreciar una sensación de resistencia ("arrastrar" o "adherir") o libertad ("facilidad") al movimiento.

La *fascia profunda* desempeña una función parecida a la compartimentación. Dispuesta en una forma más rígida y compacta, encapsula y separa los músculos y órganos viscerales. Varias regiones identificadas de la fascia son las localizaciones de la fascia más gruesa y profunda. El pericardio fibroso, la pleura parietal, el perineuro y el perimisio son algunas de éstas. Las paredes divisorias musculares también son ejemplos. Estas cubiertas dan cierta forma y guía a las estructuras que recubren. Una afección como "periostitis tibial" (calambres en las piernas) u otros síndromes compartimentales pueden ser el resultado de una isquemia debido al agrandamiento muscular dentro de un espacio confinado.

La *fascia subserosa* es un tejido conjuntivo laxo y fibroelástico. La pleura visceral, el pericardio, el peritoneo y otras cubiertas capsulares de los órganos viscerales son ejemplos representativos. El tejido también está sujeto a procesos inflamatorios e infecciosos como pleuritis o peritonitis.

## INTERCONEXIÓN

En lugar de existir en una forma segregada, las diferentes fascias muestran una comunicación continua. Los ligamentos suspensorios del corazón y otros órganos representan continuidades. La conexión recién descubierta entre la duramadre y el recto posterior menor de la cabeza es un ejemplo de la continuidad y la interrelación de las estructuras corporales. El ligamento inguinal es un reflejo del borde inferior enrollado de la aponeurosis del músculo oblicuo externo.

Al igual que el tejido conjuntivo, otros elementos como la sangre y las estructuras óseas del cuerpo actúan para mantener la comunicación entre las diversas áreas del cuerpo. La sangre es un tejido conjuntivo por su capacidad para eliminar, sustituir, nutrir y distribuir en todas las regiones del cuerpo. El sistema musculoesquelético permite la interacción de varias partes del cuerpo y ayuda en el proceso de flujo de líquidos. La sustitución y el mantenimiento de sustancias elementales, como el calcio, dependen de los sitios de almacenamiento en el hueso y el proceso de hematopoyesis se produce en la médula ósea.

Los huesos se deben considerar más como un plástico que como una piedra. Tienen mucha elasticidad y pueden alojar y distribuir tensiones dentro de una cierta capacidad de tolerancia. La cantidad, el intervalo y el impulso de la fuerza, así como el vector, la dirección y la estructura individual, la edad y el estado nutricional del hueso ayudan a determinar el resultado. Las fuerzas súbitas pueden crear una inclinación, como en una fractura en tallo verde en niños o la rotura de los componentes y estructuras relacionadas. A veces, la fuerza se transmite a las estructuras circundantes o subyacentes de otros tipos. Es difícil concebir algún caso en el que una fractura ósea no implique también una lesión de tejidos blandos de las estructuras regionales. Un traumatismo craneoencefálico puede evitar una fractura del cráneo franca, pero resulta en alteración de los vasos sanguíneos, daño a las meninges subyacentes o contusión cerebral. Es posible que las fuerzas constantes o intermitentes de intensidad relativamente menor provoquen la deformación o reformación del hueso.

Según la ley de Wolff, la alteración de la función produce un cambio en la estructura ósea. La apófisis mastoides es apenas perceptible en un recién nacido, pero se convierte en proyecciones más grandes, como protuberancias del hueso temporal en la edad adulta. Lo más probable es que la hipertrofia del inion indique una tensión crónica aplicada sobre los músculos trapecio y esplenio de la cabeza. Los factores estresantes asimétricos o incluso los simétricos que se presentan en el hueso u otros componentes corporales provocan cambios crónicos a largo plazo en la estructura.

El principio de la ley de Wolff también aplica al tejido fascial. Cuando se somete a estrés, el tejido previamente ambiguo desarrolla direccionalidad. La capacidad para regresar a un estado más elástico es obstaculizada o eliminada. Cuanto más tiempo continúe la fuerza y la reacción de respuesta, menos probable es que el tejido se repare. Las adherencias fibrosas se desarrollan por la aproximación de tejido y los procesos inflamatorios. Como un proceso agudo, la compresión a la que se somete el material es protectora. La contracción y la reformación restringen y resisten una mayor destrucción. Al eliminar el evento irritante, los mecanismos corporales de autorreparación ayudan a restaurar la capacidad del tejido. Sin embargo, la persistencia inadecuada de la reacción o una lesión mayor resultan en cambios crónicos y, quizá, incluso cicatrización. Las fascias retienen memoria de las fuerzas que se han impuesto a través de la reorganización del tejido. Estos cambios histoquímicos se pueden producir en paralelo a la fuerza vectorial cuando hay cizallamiento de la fascia o en forma perpendicular cuando hay un impacto focal. Las afecciones como la fibromialgia pueden representar cambios inflamatorios crónicos en múltiples sitios. En otras palabras, los tejidos conjuntivos muestran con facilidad una interrelación de estructura-función. Es evidente el corolario de una función anormal que promueve el desarrollo de una estructura anormal.

## RECONSTRUCCIÓN

La reparación y la proliferación del tipo y la cantidad de tejido tienen múltiples determinantes. El tabaco, la exposición al sol y la edad reducen la facilidad para producir elastina. Se desarrollan corrientes piezoeléctricas debido a las cargas iónicas después de una irritación o lesión. Los fibroblastos se alinean a lo largo de los campos eléctricos y determinan la dirección de la reparación y la proliferación. Ciertas fascias especializadas como la fascia toracolumbar, el tentorio (tienda) del cerebelo y la hoz del cerebro muestran líneas de fuerza con base en el estrés crónico normal.

## PATRONES DE DISTENSIÓN FASCIAL

Como un órgano de compensación, la fascia absorbe y distribuye fuerzas. Cuando se examina a los pacientes en busca de disfunción somática, a menudo se observan patrones en los hallazgos. Con más frecuencia, se encuentran las áreas de restricción en las zonas de transición, con una aparente preferencia por la alteración de un lado a otro de una región a la siguiente región sucesiva. J. Gordon Zink llamó a esto *patrones compensatorios*. Encontró que en las personas que examinó, que se describieron a sí mismas como "bien", 80% presentaba este patrón. El resto del grupo de personas "bien" también mostró una secuencia alternada, pero en las direcciones opuestas exactas. Llamó a esto *patrones compensatorios comunes* y *poco comunes*, respectivamente. Los patrones se presentan en la tabla 18-1.

Es posible que algunos sujetos no muestren una preferencia por un lado u otro y tengan tejido que responde igual en ambos lados. Éstos son tejidos bastante saludables y adaptativos.

La razón de los patrones compensatorios puede ser la lateralidad (diestro o zurdo), la dominancia ocular o la preferencia del pie. El desequilibrio postural como las discrepancias en la longitud de las piernas y el desequilibrio en el nivel ocular también puede desempeñar un papel. La tendencia a moverse en una dirección resulta en intentos por mantener un centro de gravedad y simetría de todas las fuerzas para lograr el equilibrio. Algunos autores incluso sugieren una base genética en la formación natural de los patrones helicoidales, incluso tan pequeños como el ADN.

Se observó que los individuos que no se ajustaban a ninguno de estos patrones compensatorios tenían *patrones no compensados*, en los que quizá no haya una alteración o es incompleta. El Dr. Zink dedujo que los patrones compensados eran más adaptativos y que estos sujetos respondían de manera más favorable a cualquier estrés o enfermedad. Las lesiones tienden a exagerar los patrones ya existentes. Las personas con patrones no compensados tenían más probabilidades de haber presentado un traumatismo, tardaban más en recuperarse de la enfermedad y requerían un tratamiento crónico.

## CONSIDERACIONES TERAPÉUTICAS

Todas las intervenciones de la medicina de manipulación se basan en la interacción física del médico con los elementos somáticos del paciente. El proceso se guía por varias consideraciones. Todos los tejidos blandos tienen una tolerancia al estiramiento según su condición, dentro de ciertos límites. Algunas de las estructuras, como los músculos, tienen la habilidad de contraerse. Pueden hacerlo con control voluntario o por reflejo. La lesión, la cronicidad, el estado nutricional

TABLA 18-1.  **Patrones compensatorios comunes y poco comunes**

|  | OCCIPITOATLANTOIDEO | CERVICOTORÁCICO | TORACOLUMBAR | LUMBOSACRO |
|---|---|---|---|---|
| Común | I | D | I | D |
| Poco común | D | I | D | I |

y la posición afectan la capacidad de respuesta. Los orígenes e inserciones de los tendones y ligamentos determinan el movimiento disponible. La fascia muestra una disminución de la elasticidad con la edad y una contractilidad sin disminuir relativamente. La naturaleza de las estructuras circundantes, la fuerza regional y los requerimientos de tensión, además del estado nutricional modifican aún más el estiramiento o la reactividad ante la contracción. Los huesos actúan como palancas, tanto en su función como cuando el médico los utiliza de manera terapéutica.

Históricamente, las modalidades de liberación del tejido conjuntivo se han llamado *técnicas de liberación miofascial*. En realidad, son técnicas "mio-fasciales-tendinosas-ligamentosas-óseas-viscerales". La mayoría de los profesionales de estas técnicas ha utilizado la capacidad de respuesta del tejido como una guía para la introducción adicional de la asistencia terapéutica.

Casi todas las modalidades son pasivas, ya que el paciente no debe hacer ningún esfuerzo consciente para mover una región. Cuando se requiere una participación activa, suele ser para facilitar la relajación, ya sea mediante una respuesta de contracción/relajamiento o por reflejo de la inhibición recíproca. En ambas situaciones, la participación del paciente es en pulsos cortos.

Las modalidades se pueden describir como directas o indirectas. Las técnicas *directas* llevan la región en cuestión hacia una o más de las barreras relativas al movimiento, con la intención de que el tejido se relaje y se estire hacia los límites fisiológicos. Se ha utilizado una respuesta llamada *deslizamiento* para describir la relajación del tejido miofascial ante una ligera fuerza de carga y la disminución de la resistencia a aplicaciones subsecuentes. Las variedades de técnicas *indirectas* posicionan la región en las diversas libertades de movimiento. Algunas son estáticas, ya que se mantiene la posición. Otras son dinámicas y utilizan el movimiento continuo en respuesta a la retroalimentación experimentada por el médico o la aplicación de fuerzas de facilitación o movimientos. Después del tratamiento, se realiza una revaluación o movilización hacia las barreras. Algunas de estas modalidades y técnicas específicas también se describen en otras secciones de este libro.

## TÉCNICAS DE LIBERACIÓN MIOFASCIAL

La *contratensión* (*counterstrain*) es una técnica de liberación miofascial descrita originalmente como "liberación espontánea mediante el posicionamiento". Se encuentra un punto doloroso a la palpación y la región o todo el cuerpo se coloca en sus libertades de movimiento con el fin de acortar los músculos. Por lo general, las posiciones se mantienen durante 90 a 120s o hasta que se nota una reacción de un punto móvil. Se observa un ablandamiento del tejido o disminución del dolor a la palpación subsiguiente.

La *liberación posicional facilitada* incluye colocar una región o articulación en una posición neutra, descargar la articulación, agregar una fuerza facilitada (compresión o torsión), añadir movimiento en los tres planos de libertad de movimiento y controlar la liberación. El intervalo es de pocos segundos.

Las *técnicas funcionales* comenzaron con el Dr. Still. La palpación de una articulación específica y la elasticidad del tejido determinan la posición en los tres planos cardinales, la traslación en dos planos (transversa y anterior o posterior) y la compresión o la tracción. Un elemento adicional es la reacción a un componente respiratorio (inhalación o exhalación).

La *liberación por torsión* es una modalidad inédita, que se enseña en los seminarios. Tiene una base teórica de cubos corporales, con regiones de restricción que se reflejan en superficies opuestas provocadas por vectores de fuerza que son el resultado de alguna lesión. El tratamiento consiste en alinear los dos extremos, imitar la posición de la lesión original, y esperar a que se libere, o agregar fuerzas de torsión oscilatorias ligeras en ambas ubicaciones al mismo tiempo. Estas técnicas intentan equilibrar la carga de estrés al agregar fuerzas limitadas en la dirección opuesta al vector original de la lesión.

La *liberación ligamentosa equilibrada (liberación articular ligamentosa)* usa las manos que palpan como controles y puntos de apoyo. Las regiones de las articulaciones y los ligamentos se equilibran para crear relajación y espacios. La liberación se produce a medida que el tejido se relaja más y se establece un movimiento más normal.

La *relajación* es una técnica dinámica. El paciente retroalimenta de manera constante al examinador mientras se mueve una parte del cuerpo en respuesta a las sensaciones de movimiento. La técnica se puede localizar utilizando impulsos de arrastre y facilidad sobre regiones más amplias. El cuello o las extremidades pueden tratarse de manera regional o utilizarse como palancas para manipular el tronco. El médico facilita el proceso al resistir influencias como la gravedad mientras sigue con movimientos musculares cortos o facilidad fascial.

La *liberación fascial directa* requiere que una fuerza de torsión, compresión o tracción se mantenga contra la barrera mientras se espera la liberación (deslizamiento fascial). Después de que esto ocurra, la región se puede mover en todos los planos con mayor facilidad.

La *osteopatía craneal* es una forma de liberación fascial que intenta equilibrar las fuerzas de los cinco componentes, tal como propuso William Garner Sutherland.

Las *manipulaciones viscerales* utilizan técnicas manuales (el contacto del médico con el sistema somático) para equilibrar las fuerzas que crean tensiones sobre los órganos viscerales.

La *técnica de Still* es una aplicación recién "redescubierta" de técnicas de manipulación que se cree que el Dr. Still utilizó. Combina una técnica indirecta con un procedimiento articulatorio rápido subsecuente. Comparte una gran similitud con la liberación posicional facilitada. A veces, las únicas diferencias entre las dos son las posiciones del paciente y el médico.

La *inhibición progresiva de estructuras neuromusculares* y otras formas de *inhibición* son técnicas que se pueden dirigir a las restricciones fasciales mediante el uso de fuerzas de inhibición.

La *técnica de banda de gatillo*, como la describió el DO Stephen Typaldos, es una forma directa que involucra presiones muy profundas. El médico ejerce una fuerza significativa al utilizar un instrumento o los dedos a lo largo del tejido afectado en una manera básicamente lineal desde un área de disfunción relativa hacia la región más afectada.

El *método biodinámico*, descrito por el DO James Jealous, es un sistema de diagnóstico y tratamiento osteopático que utiliza el control y la facilitación de las fuerzas innatas de sanación-restauración, que se producen en ciclos de movimiento polirrítmico. La *liberación fascial bioeléctrica*, descrita por la DO y FAAO Judith O'Connell, es también una forma de liberación fascial que utiliza y dirige fuerzas inherentes.

La *liberación neuromusculoesquelética integrada* (LNI) se puede considerar una técnica de fusión, ya que utiliza la liberación fascial, la técnica funcional y los esfuerzos musculares isométricos-isotónicos. Esta técnica fue desarrollada por el DO y FAAO Robert Ward con el fin de provocar estiramiento y relajación refleja en áreas de disfunción.

Aunque estas modalidades se mencionan como unidades distintas, su uso puede superponerse. El médico puede cambiar de una a otra para adaptarse a la respuesta del tejido.

# EJEMPLOS DE TÉCNICAS MIOFASCIALES

## Técnica funcional de la columna cervical

1. *Posición del paciente*: en decúbito dorsal.
2. *Posición del médico*: sentado a la cabecera de la mesa.
3. *Técnica*:
   a. El médico coloca el dedo índice de cualquiera de las manos sobre la apófisis transversa de la vértebra que se va a liberar.
   b. Se valora el rango de movimiento de la unidad vertebral en los tres planos: flexión-extensión, inclinación lateral y rotación.
   c. Se valora la respuesta a la traslación lateral en el plano coronal y anterior/posteriormente a lo largo del plano sagital.
   d. Se valora la capacidad de respuesta del tejido en el sitio tratado para compresión o tracción.
   e. La vértebra se coloca en los tres planos cardinales de libertad de movimiento.
   f. Se agregan las dos direcciones de traslación.
   g. Se usa la respiración para determinar la relajación del tejido. Si el tejido se siente más relajado durante la inhalación, se pide al paciente que tome una respiración profunda y la mantenga. Si la exhalación es el modificador más libre, entonces el paciente toma una respiración y exhala por completo y mantiene la exhalación completa durante varios segundos.
   h. El médico sigue la vértebra en la dirección de facilidad en cada liberación.
   i. Se revalúa la región.

## Columna torácica/relajación de la extremidad superior

1. *Posición del paciente*: en decúbito dorsal.
2. *Posición del médico*: de pie o sentado al lado de la mesa a lo largo del lado a tratar.

3. *Técnica*:
   a. El médico sujeta el antebrazo del paciente con ambas manos.
   b. El brazo del paciente se lleva a casi 90° de flexión del hombro.
   c. Se introduce una ligera tensión por tracción y todo el brazo se somete a una leve torsión al rotar el brazo en sentido interno y después externo.
   d. Se reduce la tensión y el esfuerzo se dirige hacia el soporte del brazo contra la gravedad.
   e. Se valora la capacidad de respuesta del tejido en el sitio tratado.
   f. El médico permite que el brazo se desvíe en cualquier dirección o en todas. Si la extremidad topa con una barrera, debe haber una tendencia a que los músculos se tensen. El médico debe intentar utilizar la menor cantidad de interacción necesaria.
   g. A medida que el movimiento se vuelve más activo, el médico puede dar cada vez menos apoyo.
   h. Si un patrón de movimiento se repite tres veces o más, el médico debe sostener el brazo en uno u otro extremo del movimiento y mantenerlo en su lugar. Se debe resistir cualquier movimiento de tracción que provoque el mismo movimiento repetitivo al mantener la extremidad en su lugar.
   i. Se debe eliminar la resistencia cuando la extremidad comienza a moverse en una dirección que no se ajusta al patrón previo.
   j. El punto final se produce cuando el brazo se coloca en reposo al costado o sobre el abdomen del paciente. No deben estar presentes los impulsos que se palpan al movimiento.
   k. Se revalúa la región.
   l. Los movimientos amplios del hombro involucran la columna torácica, mientras que los movimientos cónicos más cortos pueden soportar sólo el movimiento regional de la extremidad.

## Liberación de la escápula

1. *Posición del paciente*: acostado de lado, con la zona a tratar hacia arriba.
2. *Posición del médico*: de pie, de cara al paciente.
3. *Técnica*:
   a. El médico abduce el brazo del paciente y coloca su brazo caudal (relativo al paciente) entre el brazo del paciente y su pared torácica.
   b. El médico sujeta la escápula del paciente en el borde medial y el ángulo inferior con su mano caudal y el borde medial, y el ángulo medial superior con su mano cefálica (fig. 18-1).
   c. Con una ligera tracción, se prueba la escápula en las direcciones siguientes:
      (1) Cefálica (elevación) y caudal (depresión)
      (2) Lateral (distracción) y medial (retracción)
      (3) Rotación en sentido de las manecillas del reloj y en sentido contrario
   d. Se coloca la escápula en las tres direcciones de libertad de movimiento de manera sucesiva y se mantiene en su lugar.

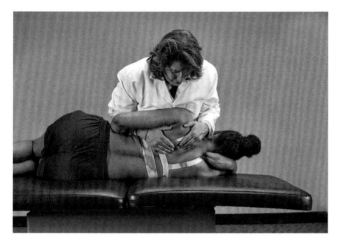

**FIGURA 18-1.** Liberación fascial de la escápula.

e. El médico espera una mayor relajación en una o más direcciones de libertad de movimiento, lo que indica una liberación.

f. Se revalúa la región.

## Equilibrio sacro

1. *Posición del paciente*: en decúbito dorsal.
2. *Posición del médico*: sentado a un lado del paciente mirando hacia su cabeza.
3. *Técnica*:
   a. Dependiendo de la comodidad del paciente, se puede utilizar una de las posiciones siguientes:
      (1) Ambas rodillas flexionadas, los pies apoyados sobre la mesa, separados y en aducción.
      (2) Piernas extendidas.
   b. El médico coloca la mano del brazo que está más cerca del paciente debajo del sacro. Las yemas de los dedos del médico se extienden hacia la base del sacro del paciente y el vértice del sacro descansa entre las eminencias tenar e hipotenar del médico. Con la mano se sigue el contorno del sacro. El médico descansa su antebrazo sobre la mesa.
   c. El médico coloca el antebrazo de su otro brazo a través de la espina iliaca anterosuperior (EIAS) de la pelvis del paciente. El brazo del médico, que ahora está cerca de la cabeza del paciente, descansa sobre la EIAS ipsilateral mientras la mano sostiene el borde externo de la cresta iliaca opuesta.
   d. Se aplica una fuerza medial a través de estos dos puntos de contacto con este brazo.
   e. El médico controla el movimiento del sacro durante la inhalación y la exhalación. La base del sacro se mueve en sentido posterior en la inhalación y en sentido anterior en la exhalación.
   f. El médico evalúa el movimiento en busca de simetría y calidad.
   g. El médico intenta equilibrar el sacro en todas las direcciones de facilidad.
   h. Cuando se logra la simetría, el médico valora la eficacia del tratamiento.

## Relajación de torsión de la rodilla

1. *Posición del paciente*: en decúbito dorsal.
2. *Posición del médico*: sentado o de pie a un lado del paciente mirando hacia su cabeza.
3. *Técnica*:
   a. El médico encuentra un punto de dolor a la palpación, restricción de movimiento o tensión tisular en cualquier ubicación de la rodilla.
   b. El médico debe imaginar que la rodilla está encerrada en un cubo.
   c. Al trazar una línea imaginaria en sentido diagonal a través de la ubicación del punto original, el médico debe darse cuenta que este punto es un reflejo del punto original. Al palpar el punto original, golpetearlo y percibir una resonancia del impulso también se puede encontrar el segundo punto. Si el punto está dos dedos por debajo del borde superior del cubo, el punto de resonancia debe estar dos dedos por encima del borde inferior de la cara opuesta del cubo. Se mantiene la misma relación para el punto relativo a los bordes laterales del cubo.
   d. Uno o dos dedos de cada mano cubren cada punto.
   e. Se agrega un movimiento de rotación en ambos sitios al mismo tiempo. La forma preferida es rotar un lado en el sentido de las manecillas del reloj mientras que el otro lado se mueve en sentido contrario y después se invierten las direcciones. El ángulo del movimiento de rotación es estrecho y la oscilación del movimiento es de unos cuantos ciclos por segundo hasta por 1 min.
   f. Los puntos alternos que se encuentran en las caras opuestas de los cubos imaginarios se pueden localizar a lo largo de la extremidad inferior.
   g. Se revalúa la región.

## Referencias

Barral JP, Mercier P. *Visceral Manipulation*. Seattle, WA: Eastland Press; 1988.

Bowles CH. Functional technique: a modern perspective. En: Beal MC, ed. *The Principles of Palpatory Diagnosis and Manipulative Technique*. Newark, OH: American Academy of Osteopathy; 1992:174-178.

DiGiovanna E. *Encyclopedia of Osteopathy*. Indianapolis, IN: American Academy of Osteopathy; 2001.

Dowling DJ. Progressive inhibition of neuromuscular structures (PINS) technique. En: Chaitow L, ed. *Modern Neuromuscular Techniques*. New York, NY: Churchill Livingstone; 2003:225-250.

Dowling DJ. Progressive inhibition of neuromuscular structures (PINS) technique. En: Ward RC, ed. *Foundations for Osteopathic Medicine*. 2nd ed. Philadelphia, PA: Lippincott Williams & Wilkins; 2003.

Greenman PE. *Principles of Manual Medicine*. Baltimore, MD: Lippincott Williams & Wilkins; 1989.

Jones LH. Spontaneous release by positioning. En: Beal MC, ed. *The Principles of Palpatory Diagnosis and Manipulative Technique*. Newark, OH: American Academy of Osteopathy; 1992:179-185.

Kuchera WA, Kuchera ML. *Osteopathic Principles in Practice.* 2nd ed. Columbus, OH: Greyden Press; 1994.

O'Connell J. *Bioelectric Fascial Release.* Indianapolis, IN: American Academy of Osteopathy; 2000.

Typaldos S. Introducing the fascial distortion model. *Am Acad Osteopath J.* 1994;4(2):14-18.

Van Buskirk RL. A manipulative technique of Andrew Taylor Still. *J Am Osteopath Assoc.* 1996;96:597-602.

Van Buskirk RL. *The Still Technique Manual.* Indianapolis, IN: American Academy of Osteopathy; 1999.

Wallace EM. Torque unwinding. Presented at the Convocation of the American Academy of Osteopathy, Nashville; 1995.

Ward RC. Integrated neuromusculoskeletal release. En: Ward RC, ed. *Foundations for Osteopathic Medicine.* 2nd ed. Philadelphia, PA: Lippincott Williams & Wilkins; 2003.

# 19

# Técnica de tensión articular ligamentosa y técnica de tensión ligamentosa equilibrada

William Thomas Crow

La técnica de tensión articular ligamentosa (TAL) y la técnica de tensión ligamentosa equilibrada (TLE) son dos técnicas derivadas de lo que una vez se denominó "técnicas osteopáticas generales". Las dos son técnicas principalmente indirectas que afectan a los tejidos conjuntivos del cuerpo: fascias, ligamentos, tendones y, de manera indirecta, flujo linfático y sanguíneo. Ambos términos provienen de la frase de William Garner Sutherland de que "las tensiones articulares ligamentosas se tratan mediante el uso de una tensión ligamentosa equilibrada". La razón por la que estos nombres persisten es que varios médicos osteópatas que las enseñaron llamaron a sus métodos de tratamiento por cualquiera de los términos.

Por lo general, las técnicas de TLE se relacionan con un toque muy ligero y la cooperación respiratoria, aunque las técnicas de TAL suelen tener más fuerza aplicada y no siempre se recurre a la cooperación respiratoria. En términos generales, la cantidad de fuerza en la TLE es de alrededor de 0.453 a 1.36 kg (1 a 3 libras), en tanto que en las técnicas TAL puede llegar a 18.14 kg (40 libras). Sin embargo, ambas tienen tres componentes en común:

1. Separación
2. Exageración
3. Punto de equilibrio

## SEPARACIÓN

Para "separar", el médico osteópata debe usar compresión o descompresión. Esto se logra por lo general al empujar una articulación o un tejido para juntarlos o jalarlos para separarlos. El método más común es el uso de la compresión. Una vez separados, la articulación o el tejido se mueven. El médico utiliza la palpación para llevar el tejido hasta un punto neutral.

## EXAGERACIÓN

Después de la separación, la articulación o el tejido se llevan en dirección de la lesión. Esto exagera la posición del diagnóstico de la libertad de movimiento relativa. Debido a que la articulación o el tejido se llevan más allá de su barrera fisiológica y permanecen disfuncionales por la lesión, no regresan a su posición fisiológica. Cerca del punto de la lesión es la ubicación más probable para encontrar la disfunción. Al abordar la disfunción con exageración de su libertad de movimiento relativa, se determina un punto de equilibrio.

## PUNTO DE EQUILIBRIO

Establecer el punto de equilibrio lleva a la resolución de la disfunción somática. Los primeros puntos se determinan mediante la palpación y el diagnóstico. Éste es el momento en el que comienza el tratamiento. Se establece un punto de equilibrio, casi de la misma forma en la que se equilibra un plato, un lápiz o cualquier cosa en la punta del dedo. Todos los parámetros de tracción se dirigen a un estado de equilibrio. El equilibrio consiste en no llevar los tejidos más allá de los límites de la elasticidad y, sin embargo, no es un toque ligero. Una resiliencia vital debe estar todavía presente en el tejido después de que se aplique suficiente presión para lograr una liberación. La clave para un tratamiento exitoso es este delicado equilibrio de todos los ligamentos, todas las tensiones y todos los demás tejidos, fascias, etc.

Las técnicas TAL y TLE se publicaron originalmente en el *Year Book of the Academy of Applied Osteopathy* de 1949 como *"The Osteopathic Technique of Wm. G. Sutherland"* escrito por el DO H. A. Lippincott. El Dr. Sutherland atribuyó el origen de estas técnicas al Dr. Still.

El DO y MD Carl Phillip McConnell, quien fue tratado por el Dr. Still y estaba en la facultad de la *American School of Osteopathy*, escribió en su libro *The Practice of Osteopathy*:

> Separar los puntos articulares que se bloquean. Reducir la luxación al regresar la trayectoria a lo largo de la cual se luxaron las partes. Se puede observar de inmediato que una enartrosis luxada sólo se puede reducir al hacer que el hueso dislocado regrese en la trayectoria a través de la cual salió de su cavidad, ya que el ligamento capsular evitaría su retorno inmediato a la cavidad por cualquier trayectoria distinta a la que tomó cuando se dislocó. Esto se aplica a todas las luxaciones en mayor o menor grado.

Ésta fue la primera documentación escrita en analizar la técnica del Dr. Still que se encontró en fuentes distintas al propio Dr. Still. Una descripción del tratamiento del Dr. Still dice:

> ¿Uno se pregunta cuánto se jala un hueso para acomodarlo? Respondo, jalarlo hasta su sitio apropiado y dejarlo ahí.

También se aborda el fenómeno de "tronido":

> Un hombre aconseja jalar un hueso para intentar colocarlo hasta que truene. Ese tronido no es un criterio a seguir. Los huesos no siempre truenan cuando regresan a su lugar correcto, ni significa que estén de manera correcta ajustados cuando truenan. Si jala su dedo, se escucha un ruido súbito. La separación repentina y forzada [*sic*] de los extremos de los huesos que forman la articulación provoca un vacío y el aire que entra por la articulación para llenar el vacío provoca el ruido explosivo.

El Dr. Still continúa:

> No importa cuál sea o qué tanto se forzó de su cavidad, primero se debe aflojar en sus uniones en su extremo articular, siempre teniendo en mente que cuando un hueso deja su articulación adecuada los músculos y ligamentos circundantes están irritados y mantienen una contractura continua.

Afirma además:

> Sin entrar en más detalles, diré que todas las luxaciones, parciales o totales se pueden ajustar por esta regla: primero se afloja el extremo luxado de otros tejidos, después se vuelve a colocar con cuidado en su sitio original.

En 1915, la Dra. Edythe Ashmore, una estudiante del Dr. Still, escribió *Osteopathic Mechanics*, donde describe técnicas osteopáticas. "Reglas generales: las superficies articulares deben regresar por la trayectoria que tomaron en su desplazamiento". También, ella dice: "Hay dos métodos que los 'osteópatas' utilizan con frecuencia en la corrección de lesiones, el más antiguo es el método de tracción y, el último, el método directo o empuje". Y va más allá en una nota a pie de página: "Se prefiere el término 'directo' porque los imitadores de la osteopatía le han dado a la palabra 'empuje' un significado objetable de dureza".

Después, escribe acerca del *"método antiguo"*: TAL. El nuevo método que surgió para representar el empuje fue el de alta velocidad y baja amplitud (AVBA). "Aquellos que utilizan el método de tracción aseguran la relajación de los tejidos cercanos a la articulación mediante lo que se denomina exageración de la lesión, un movimiento en la dirección del movimiento forzado [*sic*] que produjo la lesión, como si su propósito fuera aumentar la deformidad".

El DO C. P. McConnell, declaró: "Esto separa los tejidos que mantienen las partes en la posición normal". El movimiento que provoca es una reacción. "Se mantiene la exageración, se ejerce tracción sobre la articulación, se inicia la recolocación y luego se completa mediante la reversión de las fuerzas".

El Dr. Ashmore continúa con la descripción del método utilizado por el Dr. Still:

> Técnica: en todas las técnicas raquídeas tengo por costumbre hacer que el paciente ejercite sus propias fuerzas naturales en lugar de aplicar la mía. No hay empujes, sacudidas ni la aplicación de otra parte o extremo distal como una palanca. El principio es el que utiliza y enseña el Dr. Still, es decir, la exageración de la lesión hasta el grado de liberación y después permitir que los ligamentos lleven las articulaciones de vuelta a su relación normal. Este mismo método se aplica en la técnica sacroiliaca.

Es posible notar con facilidad la similitud de las descripciones entre los doctores Ashmore y Lippincott detallando la técnica de Sutherland:

> Dado que los ligamentos son los que están involucrados principalmente en el mantenimiento de la lesión, son éstos y no el apalancamiento muscular, los que se utilizan como el principal medio de reducción. La articulación se lleva en dirección a la posición de la lesión lo suficiente para provocar que la tensión de los elementos debilitados de la estructura ligamentosa sea igual o ligeramente superior a la tensión de los que no están distendidos. Éste es el punto de tensión equilibrada. Al forzar la articulación de vuelta y lejos de la dirección de la lesión, se distienden los ligamentos que están normales

y sin oposición, y si esto se hace con empuje y sacudida existe una posibilidad definitiva de separar las fibras de los ligamentos de sus uniones óseas. Cuando la tensión se equilibra de manera adecuada, se recurre a la cooperación respiratoria o muscular del paciente para vencer la resistencia del mecanismo de defensa del cuerpo para liberarse de la lesión.

## TÉCNICA DE TAL PARA EL REDONDO MENOR

1. *Posición del paciente*: en decúbito lateral con el hombro afectado hacia arriba.
2. *Posición del médico*: de pie detrás del paciente.
3. *Técnica*:
   a. El médico usa el pulgar de su mano caudal y lo coloca en el pliegue axilar posterior.
   b. La otra mano del médico se coloca sobre el ilion con el pulgar en la región del cuadrado lumbar.
   c. El médico entonces aplica presión sobre el redondo menor mientras estabiliza el ilion (fig. 19-1).
   d. El pulgar de la mano superior debe estar sobre el área del espasmo máximo.
   e. Se mantiene la presión constante con la mano superior. El grado de fuerza suele ser de casi 9.07 a 13.60 kg (20 a 30 libras).
   f. Se puede soltar la zona cuando el espasmo se relaja.
   g. Se revalúa el área.

## TÉCNICA DE TLE PARA LAS VÉRTEBRAS TORÁCICAS: ROTACIÓN CON INCLINACIÓN LATERAL (P. EJ., T4 F SL RL)

1. *Posición del paciente*: sentado sobre la mesa.
2. *Posición del médico*: de pie detrás del paciente.
3. *Técnica*:
   a. El médico coloca el pulgar en el lado de la rotación de la disfunción somática sobre la apófisis transversa de la siguiente vértebra inferior de ese lado (pulgar izquierdo sobre la apófisis transversa izquierda de T5 en este ejemplo).
   b. El otro pulgar del médico se coloca sobre la apófisis transversa de la disfunción somática en el lado opuesto a la rotación (pulgar derecho sobre la apófisis transversa derecha de T4). Esto también se coloca un poco más hacia adelante para hacer que la vértebra realice una flexión relativa con respecto a la vértebra inferior.
   c. Se pide al paciente que eleve el hombro del lado opuesto a la disfunción de inclinación lateral (eleva el hombro derecho en este ejemplo). Esto crea inclinación lateral hacia la libertad de movimiento relativa de la disfunción somática (fig. 19-2).
   d. Se localiza el punto de tensión equilibrada, se controla, y "la cooperación respiratoria puede ser por exhalación-inhalación si el desequilibrio ligamentoso está principalmente en el lado de la convexidad y por exhalación si está en la concavidad" (Lippincott).
   e. Se lleva de nuevo al paciente a la posición neutral y se revalúa la disfunción somática.

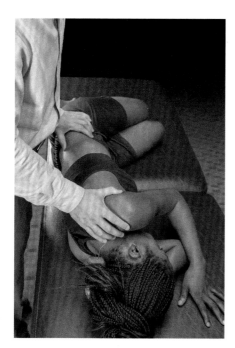

**FIGURA 19-1.** Técnica de tensión articular ligamentosa para el redondo menor.

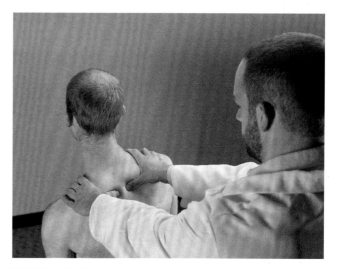

**FIGURA 19-2.** Técnica de tensión ligamentosa equilibrada para la columna vertebral torácica.

## Referencias

Ashmore EF. *Osteopathic Mechanics: A Textbook*. Kirksville, MO: Journal Printing Co.; 1915:72.

Lippincott HA. *The Osteopathic Technique of Wm. G. Sutherland, D.O. Yearbook of the Academy of Applied Osteopathy*. Reprint. Indianapolis, IN: American Academy of Osteopathy; 1949.

McConnell CP. *Practice of Osteopathy*, 1899. Kirksville, MO: Journal Printing Co.; 1906:58.

Still AT. *Osteopathy: Research and Practice*. Kirksville, MO: The Journal Printing Co.; 1910:52.

# 20 Técnicas funcionales

Stanley Schiowitz

Las técnicas funcionales se pueden describir como técnicas de poca fuerza y sin empuje para el tratamiento de las restricciones de movimiento vertebral que utilizan el posicionamiento indirecto para crear una liberación gradual de las tensiones restrictivas en el segmento disfuncional.

Desde el punto de vista histórico, el uso de técnicas funcionales se puede remontar a A. T. Still. Es notable que el DO Harold Hoover, uno de los pioneros en el uso de metodologías funcionales, utilizaba las técnicas aprendidas de las enseñanzas de Still. Con el tiempo, estas técnicas funcionales perdieron popularidad en favor de las de empuje. Las escuelas encontraron que las técnicas de empuje eran más fáciles de enseñar, y la mayoría de los médicos encontraron que los pacientes aceptaban con mayor facilidad estos métodos y esperaban escuchar el "tronido" que se creaba.

A principios de la década de 1950, los hallazgos de Harrison Fryette sobre los movimientos raquídeos, así como los informes de investigación de Irvin M. Korr sobre la relación neural de la disfunción somática, crearon una atmósfera para el resurgimiento de la aceptación de estas técnicas. Se creía que se había encontrado una explicación científica que aclararía el fundamento de por qué y cómo se podían obtener los resultados. En 1951, Hoover fue invitado a Nueva Inglaterra para presentar un programa sobre su método para diagnosticar y tratar las disfunciones somáticas. Llamó a los métodos enseñados un enfoque funcional para el tratamiento de las restricciones segmentarias. Al siguiente año, se formó una rama de la *Academy of Applied Osteopathy* de Nueva Inglaterra. Este grupo de médicos pasó los siguientes 5 años estudiando y formalizando el diagnóstico de palpación funcional y la aplicación de métodos funcionales de tratamiento.

Para utilizar de manera adecuada estas técnicas, se debe realizar un diagnóstico y la posición del segmento involucrado debe estar en sus libertades de movimiento, lo que

crea una técnica indirecta. El DO William Johnston define una técnica indirecta como "el método de mover un hueso o segmento ligeramente en la dirección opuesta al sentido de la corrección hasta que la resistencia de sostén de los tejidos y líquidos se supere en parte y las tensiones se equilibren de manera bilateral; entonces, se permite que los ligamentos y músculos liberados ayuden a jalar la parte hacia la normalidad. Se pueden utilizar otras fuerzas corporales, entre ellas la respiración".

Las técnicas funcionales aplican la información de la palpación derivada a medida que el segmento se coloca pasivamente en sus tres planos de movimiento. La metodología general es colocar una mano sobre el segmento involucrado; ésta es la mano que palpa o "escucha". La otra mano se utiliza para mover pasivamente al paciente de una manera que crea movimiento del segmento en los tres planos. Esto se llama la mano "móvil". La mano que palpa valora el movimiento que se crea, con lo que se diagnostica cualquier restricción de movimiento que se presente. La mano "móvil" posiciona al paciente y aumenta el movimiento segmentario en dirección a su facilidad de movimiento. Se puede pedir al paciente que inhale y exhale lentamente. Conforme la mano que palpa siente que se liberan las restricciones, la posición del paciente se modifica para permitir un aumento del movimiento segmentario hacia sus libertades de movimiento. Esto se repite hasta que se restablece por completo la libertad de movimiento.

Se comprende de inmediato que la aplicación de las técnicas funcionales requiere que el médico esté bien capacitado en procedimientos de palpación. Debe ser capaz de separar las sensaciones de movimiento segmentario de las creadas por los tejidos circundantes al segmento cuando se coloca en su posición. Los resultados obtenidos y la apreciación del paciente de la delicadeza y la comodidad de su aplicación deben recompensar la maestría en estos métodos.

## Referencias

Bowles CH. *Functional Techniques: A modern perspective.* Colorado Springs, CO: Academy of Applied Osteopathy; 1964.

DiGiovanna EL. *An Encyclopedia of Osteopathy.* Indianapolis, IN: American Academy of Osteopathy; 2001.

Fryette HH. *Principles of Osteopathic Techniques.* Colorado Springs, CO: Academy of Applied Osteopathy; 1954.

Hoover HV. *Collected Papers.* Colorado Springs, CO: Academy of Applied Osteopathy; 1969.

Johnston WL. Functional technique. En: Ward RC, ed. *Foundations for Osteopathic Medicine.* 2nd ed. Philadelphia, PA: Lippincott Williams & Wilkins; 2003.

Korr IM. The neural basis of the osteopathic lesion. J Am Osteopath Assoc; 1947. Reprinted in *The Collected Papers of Irvin M. Korr.* Colorado Springs, CO: American Academy of Osteopathy; 1979:120-127.

# 21 Osteopatía craneal

Hugh Ettlinger y Bonnie Gintis

El concepto craneal fue concebido y desarrollado originalmente por William Garner Sutherland desde 1899 hasta su muerte en 1954. Las enseñanzas de Sutherland son una extensión directa de los principios de la osteopatía como los enseñó Andrew Taylor Still en la *American School of Osteopathy*.

El estudio del Dr. Sutherland comenzó después de una exploración cuidadosa de un cráneo desarticulado. Primero identificó un diseño de movimiento en la estructura de las suturas. Después de un amplio estudio, concluyó que el movimiento debe ser la respuesta a un mecanismo involuntario. Lo nombró como *mecanismo respiratorio primario* (MRP).

Este capítulo introduce los principios básicos del concepto craneal y el MRP, según los modelos de enseñanza presentados en *Osteopathy in the Cranial Field and Teachings in the Science of Osteopathy*. Se debe utilizar como un escalón para un estudio más profundo del campo. Además del estudio didáctico, la capacitación perceptiva individual es un complemento obligatorio para el estudio de este aspecto de la osteopatía.

## MECANISMO RESPIRATORIO PRIMARIO

El MRP es perceptible en el cráneo y en todo el cuerpo. Su acción es parte de la fisiología normal del cuerpo humano vivo. Tiene dos fases alternantes denominadas fases de *inhalación* y *exhalación*. El MRP no es una onda que viaja de la cabeza a los pies.

Los cinco fenómenos siguientes funcionan juntos como el MRP.

1. La fluctuación del líquido cefalorraquídeo (LCR) y la potencia de la corriente.
2. La movilidad de las membranas intracraneales e intrarraquídeas y la función de la membrana de tensión recíproca (MTR).
3. La movilidad inherente del sistema nervioso central.
4. La movilidad articular de los huesos craneales.
5. La movilidad involuntaria del sacro entre los iliacos.

Estos cinco fenómenos juntos reflejan una relación de estructura-función que existe no sólo entre el sistema nervioso central y su contenedor, sino también en todo el cuerpo humano vivo.

## FASES DEL MRP

Las fases de *inhalación* y *exhalación* del MRP se pueden percibir al mismo tiempo en los cinco fenómenos y en todo el cuerpo. Durante la fase de inhalación, los huesos de la línea media se flexionan y los huesos pares rotan hacia afuera, lo que mueve la base del cráneo hacia arriba. El aumento resultante en el diámetro transverso del cráneo se acompaña de una disminución simultánea en el diámetro anteroposterior y una disminución en la dimensión vertical (fig. 21-1). El agujero magno se mueve relativamente en sentido superior, llevando la base del sacro en sentido posterior por medio de su unión dural en el segundo segmento sacro. La forma del espacio que contiene el LCR y el propio líquido resultan afectados por las fases alternantes del MRP. Las membranas durales cambian de forma alrededor de un fulcro suspendido que cambia de manera automática, lo que mantiene el

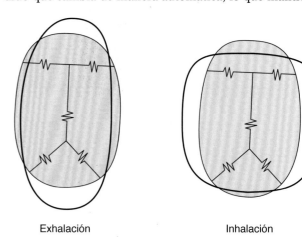

Exhalación                    Inhalación

**FIGURA 21-1.** Fases de inhalación y exhalación del mecanismo respiratorio primario.

equilibrio y la tensión constante durante las fases del MRP. Existe un enrollamiento y desenrollamiento rítmico del cerebro y la médula espinal durante las fases del MRP. En la fase de exhalación, estos movimientos se invierten. El estudio del MRP comienza con la exploración de cada uno de sus cinco fenómenos.

## FLUCTUACIÓN DEL LCR Y POTENCIA DE LA CORRIENTE

La fluctuación del LCR se considera el primer principio en el MRP. Dentro del líquido hay una potencia o fuerza que se manifiesta como un movimiento fluctuante. El Dr. Sutherland se refirió a esta fuerza como el "aliento de vida".

> Dentro del líquido cefalorraquídeo hay un elemento invisible al que llamo el "Aliento de Vida" como un líquido dentro de este líquido, algo que no se mezcla, algo que tiene la misma potencia que lo que lo hace moverse. ¿Es realmente necesario saber qué hace que el líquido se mueva?
>
> (Sutherland, 1990, p. 14)

Aunque el Dr. Sutherland no teorizó sobre el origen del aliento de vida y la fluctuación que produce, lo distinguió con claridad de las acciones creadas por el pulso arterial y la respiración (fig. 21-2).

## MOVILIDAD DE LAS MEMBRANAS INTRACRANEALES E INTRARRAQUÍDEAS Y LA FUNCIÓN DE LA MTR

La membrana de tensión recíproca (MTR) se refiere a la función de la movilidad de las membranas intracraneales e intrarraquídeas, la piamadre, la aracnoides y la duramadre. Comprender el desarrollo y la anatomía de las membranas ayuda a ilustrar su función (ver el capítulo 103). Las membranas intracraneales están relacionadas íntimamente con la fascia en todo el cuerpo.

La capa interna de la duramadre rodea el cerebro y se repliega en dos capas para formar la hoz del cerebro y el tentorio del cerebelo.

La MTR es una unidad de estructura y función sencilla. Todas las membranas cambian de forma durante las fases del MRP. Las membranas equilibran y mantienen un nivel constante de tensión durante las fases del MRP.

## MOVILIDAD INHERENTE DEL SISTEMA NERVIOSO CENTRAL

Hay una expansión y contracción rítmica del cerebro y la médula espinal durante las fases del MRP. Este cambio de forma se produce de manera simultánea con el movimiento de la

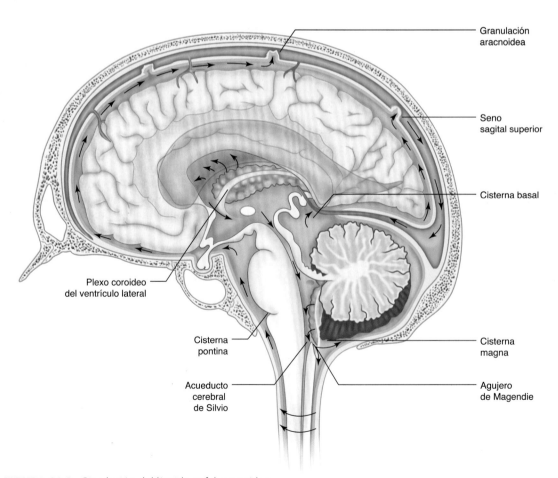

**FIGURA 21-2.** Circulación del líquido cefalorraquídeo.

membrana, el hueso y el líquido durante las fases del MRP. Este enrollamiento y desenrollamiento del sistema nervioso se presenta sobre un fulcro localizado en la lámina terminal, el punto más anterior del tubo neural primitivo.

Debido a que cada célula en el cuerpo resulta afectada por las fases del MRP, existe un efecto paralelo dentro del sistema nervioso periférico, porque los nervios periféricos y sus estructuras relacionadas responden a las fases de inhalación y exhalación.

## MOVILIDAD ARTICULAR DE LOS HUESOS CRANEALES

El estudio de muestras óseas de cadáveres ha permitido a los anatomistas obtener una información amplia acerca de la forma del hueso, pero ha dado lugar a datos imprecisos sobre su función. Según *Gray's Anatomy*, "los huesos de cadáveres conservados producen valores erróneos, en especial en lo que respecta a la deformación plástica, pero también en la elasticidad, la dureza y las propiedades de compresión y tensión".

El hueso vivo está compuesto por alrededor de 60% de agua. Sus propiedades se parecen más a otros tejidos conjuntivos de lo que el estudio en cadáveres nos llevaría a creer. La movilidad limitada que permiten las suturas hace que la plasticidad del hueso sea una fuente de movimiento relativamente importante para el cráneo. Los huesos delgados y planos del cráneo son muy adecuados para la deformidad plástica.

La estructura de las suturas craneales permite varios tipos de movimiento entre los huesos contiguos. La naturaleza de las suturas se expone con mayor detalle en el capítulo 103, así como las características de movimiento de los diferentes huesos craneales.

## MOVILIDAD INVOLUNTARIA DEL SACRO ENTRE LOS ILIACOS

El eje de movimiento del sacro se puede considerar mediante el uso de una variedad de puntos de referencia distintos. Debe variar en función de si se consideran sus movimientos posturales voluntarios, su respuesta de movimiento a la respiración o su movimiento involuntario en respuesta al MRP.

El sacro se mueve sobre un eje transverso a través de la columna articular del segundo segmento sacro posterior al canal sacro. Este movimiento se debe diferenciar del movimiento sacro respiratorio, que es provocado por el movimiento de la columna vertebral y la contracción del diafragma pélvico. El eje del movimiento involuntario del sacro cae anterior al canal sacro y pasa a través del cuerpo de S2 en la unión de los brazos corto y largo de la articulación sacra en forma de L.

## METODOLOGÍA

La osteopatía en el campo craneal se realiza con las manos colocadas en ubicaciones definidas sobre el cráneo. Después del diagnóstico de disfunciones, las manos guían con cuidado los huesos del cráneo hacia patrones de movimiento más normales o liberan las restricciones de movimiento.

Debido al estrecho funcionamiento del sacro con los movimientos craneales, el sacro también se puede utilizar como punto de entrada para el diagnóstico y tratamiento de disfunciones susceptibles de osteopatía en el campo craneal.

## INDICACIONES PARA EL USO DE LA OSTEOPATÍA EN EL CAMPO CRANEAL

Debido a que el MRP se percibe en todo el cuerpo humano vivo, es posible tratar disfunciones y patologías en una vasta gama de ubicaciones. Múltiples sistemas y órganos del cuerpo pueden resultar afectados por el uso de la osteopatía en el campo craneal. Ver el capítulo 106 para conocer algunas de las aplicaciones prácticas.

### Referencias

Magoun HI. *Osteopathy in the Cranial Field*. 3rd ed. Kirksville, MO: Journal Printing Co.; 1976.

Sutherland WG. *Teachings in the Science of Osteopathy*. Cambridge, MA: Rudra Press; 1990.

Williams PL. *Gray's Anatomy*. London, England: Churchill Livingstone; 1995.

# 22 Puntos reflejos de Chapman

John D. Capobianco

## INTRODUCCIÓN

Los puntos de Chapman son reflejos viscerosomáticos descubiertos por su homónimo, el DO Frank Chapman, en la primera parte del siglo xx. Estos reflejos o contracciones "gangliformes" o congestión tisular excesiva, reflejan una disfunción visceral y están mediados por la parte simpática del sistema nervioso autónomo. El exceso de tono simpático de un órgano irritado, enfermo o estresado provoca estasis linfática que se manifiesta como nódulos miofasciales, que se pueden sentir gomosos, fibrosos o engrosados. Estos puntos casi siempre presentan dolor a la palpación. Los reflejos de Chapman son herramientas diagnósticas excelentes para el osteópata y también se pueden usar para romper los ciclos de retroalimentación positiva a través de las vías somatoviscerales para restablecer la salud.

## HISTORIA

Frank Chapman, un estudiante de Andrew Taylor Still, se graduó de la *American School of Osteopathy* en 1897. Los pensamientos y métodos de Chapman no aparecieron en el vacío. Como estudiante del "Viejo Doctor", aprendió la función de las fascias y la importancia de los linfáticos en la salud y la enfermedad. Still advirtió: "La fascia es el lugar para buscar la causa de la enfermedad..." y "Todos los nervios van y terminan en el gran sistema que es la fascia". Still también afirmó: "Los nervios más pequeños residen con los linfáticos más que en el ojo" y continúa diciendo que "el sistema linfático es el sistema universal de irrigación".

Chapman no vivió para ver su trabajo terminado. Su esposa, Ada Chapman, y su cuñado, Charles Owens, junto con W. F. Ling publicaron su trabajo en la década de 1930. Los Dres. Fred Mitchell padre e hijo dieron claridad adicional al trabajo de Chapman durante las publicaciones posteriores del tratado de Owens, *An Endocrine Interpretation of Chapman's Reflexes*. El trabajo de Chapman influyó en muchos maestros de la osteopatía, incluidos los Dres. William Garner Sutherland, Beryl Arbuckle, Harold Magoun Sr., Fred Mitchell Sr. y Jr., Robert Fulford y William y Michael Kuchera.

## DIAGNÓSTICO

Existen alrededor de 50 reflejos de Chapman distintos, que van desde puntos para el cerebro hasta los órganos de la reproducción. Estos puntos son bilaterales y están ubicados en las regiones anterior y posterior del cuerpo. Esto representaría casi 200 reflejos neurolinfáticos independientes. El "neuro" indica que el sistema nervioso autónomo media estos reflejos. Se utiliza "linfático" porque toda la vasculatura, incluidos los vasos linfáticos, están bajo control simpático.

Los médicos osteópatas se deben familiarizar con los *grupos* de reflejos en lugar de memorizar cada punto específico. En la parte anterior, estas contracciones gangliformes o congestiones tisulares excesivas, que se manifiestan como edematosas o fibrosas, por lo general se localizan en el espacio intercostal "entre las capas anterior y posterior de la fascia intercostal anterior". Estos segmentos costales están relacionados con la inervación simpática correspondiente de las vísceras afectadas. Por ejemplo, las fibras simpáticas hacia los senos paranasales se originan en los cuerpos celulares del primer al cuarto segmento raquídeo torácico. Por lo tanto, la sinusitis, o cualquier patología de oídos, nariz y garganta, se manifestaría como una alteración en la textura del tejido a lo largo de la clavícula y las dos primeras costillas.

Los principios de los reflejos de Chapman se basan en la anatomía y la fisiología. Estas contracciones gangliformes se pueden sentir duras, gomosas, edematosas y dolorosas, y suelen tener el tamaño de una cuenta o un chícharo que se partió por la mitad. Estos cambios en la textura del tejido se pueden sentir en el periostio de la costilla.

Una contracción gangliforme más crónica es probable que se sienta fibrosa. Los reflejos de Chapman no irradian dolor de la manera en que lo hacen los puntos gatillo y no siempre se relacionan con una disfunción somática remota, como los puntos dolorosos de contratensión de Jones. Aunque estos reflejos neurológicos presentan dolor a la palpación, *el dolor a la palpación no es el único criterio para un punto de Chapman; más bien es la congestión linfática y la alteración en la textura miofascial.*

En la parte posterior, los reflejos de Chapman se localizan en los tejidos blandos entre la apófisis espinosa de una vértebra por encima y la apófisis transversa de una vértebra por debajo. Un ejemplo sería el punto de Chapman posterior para el corazón que se encuentra entre las apófisis transversa y espinosa de la segunda y tercera vértebras torácicas. Los puntos posteriores tienen la consistencia de un reflejo viscerosomático clásico; el examinador debe palpar algo semejante a un nódulo gomoso. Si el médico intenta expresar una disfunción somática vertebral y la columna "rebota" lejos del empuje, se debe considerar la posibilidad de un reflejo viscerosomático.

Los reflejos de Chapman también se localizan a lo largo de las extremidades. Esto se relaciona con la inervación de las extremidades superiores e inferiores por T2 a T8 y T11 a L2, respectivamente. El brazo y la pierna comparten fibras simpáticas con las vísceras; el colon y el muslo están inervados por los cuerpos celulares simpáticos de T11 a L2. Si el paciente tiene colitis, el reflejo de Chapman resultante se manifiesta como una "placa redonda" con un tamaño de casi 3 cm de diámetro a lo largo de la cara externa del muslo. Asimismo, los trastornos del ojo presentan cambios en la textura del tejido a lo largo de la cara anterosuperior del húmero.

Una idea errónea común es que los puntos anteriores de Chapman (fig. 22-1) se utilizan para el diagnóstico; y los posteriores (fig. 22-2), para el tratamiento. Cualquiera de los puntos se puede utilizar para el diagnóstico y el tratamiento, según se desee.

En su análisis del trabajo de Chapman, el Dr. Fred Mitchell afirma: "Un toque ligero es esencial, ya que estos centros pueden ser especialmente dolorosos y la sensación de la palpación es mejor con un toque ligero".

Un punto anterior de interés en el diagnóstico quirúrgico es el reflejo de la apendicitis. Se ubica a lo largo de la punta de la duodécima costilla derecha. Este reflejo puede ayudar al médico osteópata en el servicio de urgencias a distinguir la apendicitis de un problema quirúrgico distinto, como rotura de un quiste ovárico, adenitis mesentérica o ureterolitiasis. Sin embargo, debido a que un segmento de la médula espinal inerva más de un órgano, se considera que los reflejos de Chapman son *más sensibles que los indicadores específicos* de la enfermedad.

## TRATAMIENTO

En el texto, *An Endocrine Interpretation of Chapman's Reflexes*, Owens destacó la importancia de tratar primero la pelvis. Más tarde, el Dr. Beryl Arbuckle explicó que la pelvis aloja no sólo el ganglio impar, el aspecto más distal del sistema nervioso simpático, sino también los ovarios y testículos. Owens enfatizó el papel de las hormonas en la homeostasis corporal total. Según el texto original, el diagnóstico de una disfunción iliaca se estableció mediante la valoración del ligamento inguinal (de Poupart) en busca de cualquier engrosamiento. Este "fundamento" de la columna vertebral se trató de una manera similar a lo que más tarde describieron Mitchell, Moran y Pruzzo como un compromiso directo de la barrera que incluye una desrotación del iliaco afectado. Por lo tanto, es esencial que la zona pélvica y toracolumbar se trate antes que los puntos reflejos reales.

Los puntos anteriores y posteriores se pueden utilizar para el diagnóstico y el tratamiento. Por costumbre, se palpaban los reflejos anteriores y posteriores. Si el tratamiento del punto anterior no resolvía el problema, entonces se intentaba con el punto posterior. El axioma ampliamente sostenido: "Diagnóstico anterior y tratamiento posterior" no se evidencia en los escritos o comentarios originales de los reflejos de Chapman. El criterio clínico de "qué punto" tratar está mejor dictado por la amplitud de la experiencia clínica para determinar qué es lo mejor para el paciente, en especial los umbrales de tolerancia al dolor. Cuando el médico está listo para aplicar puntos de Chapman específicos, se induce un movimiento de rotación ligero sobre cada punto, utilizando la yema del dedo durante un periodo de alrededor de 15 s. Sin embargo, el tratamiento puede tardar sólo unos segundos o durar 2 min. La presión debe ser firme, aunque no suficiente para provocar una queja sostenida del paciente. El punto final de un tratamiento reflejo realizado con los dedos "pensantes, conocedores, susceptibles y sensibles" del médico es la disolución del edema y la disminución de la tensión en los tejidos miofasciales. La disminución del dolor es más bien el resultado que el propósito del tratamiento.

## CONEXIÓN NEUROENDOCRINA-INMUNOLÓGICA

Chapman fue uno de los primeros en describir la interrelación de los sistemas "neuroendocrino e inmunológico" con la introducción del concepto del síndrome "pélvico-tiroideo". Años más tarde, Arbuckle incluyó el término "suprarrenal" acuñando el término "síndrome pélvico-tiroideo-suprarrenal" (SPTS). Para Chapman y Owens, la tiroides era la glándula maestra de la inmunidad. Como ya se mencionó, tratar la pelvis era vital debido a la proximidad del ganglio impar con el cóccix. Además, los ovarios y los testículos producen hormonas esteroideas sexuales, específicamente estrógenos, progesterona y testosterona. Estas hormonas interactúan no sólo con los inmunocitos sino también con las glándulas suprarrenales y tiroides. Las hormonas sexuales tienen receptores en la glándula tiroides, influyen en la hormona estimulante de la tiroides (TSH, *thyroid-stimulating hormone*) y pueden aumentar la proliferación de los timocitos. La tiroides, a su vez, fomenta la función reproductiva. La hormona tiroidea no sólo penetra en todas las células del cuerpo, sino que también es importante en la producción de mielina para los nervios. Es necesaria una función tiroidea adecuada para la proliferación de los inmunocitos. Además, la hormona tiroidea tiene un efecto simpaticomimético. El aumento del estímulo simpático hacia la glándula tiroides aumenta la secreción de hormona tiroidea.

El exceso de tono adrenérgico puede provocar vasoconstricción orgánica. Es conveniente recordar la advertencia de Still: "La regla de la arteria es absoluta, universal y debe estar sin obstrucciones, o se producirá la enfermedad". El cortisol, secretado por las glándulas suprarrenales, puede afectar la tiroides al inhibir la secreción de TSH. En el nivel de los inmunocitos, los linfocitos son productores en miniatura de sustancias endocrinas, lo cual es evidente por el hecho de que pueden secretar TSH además de progesterona,

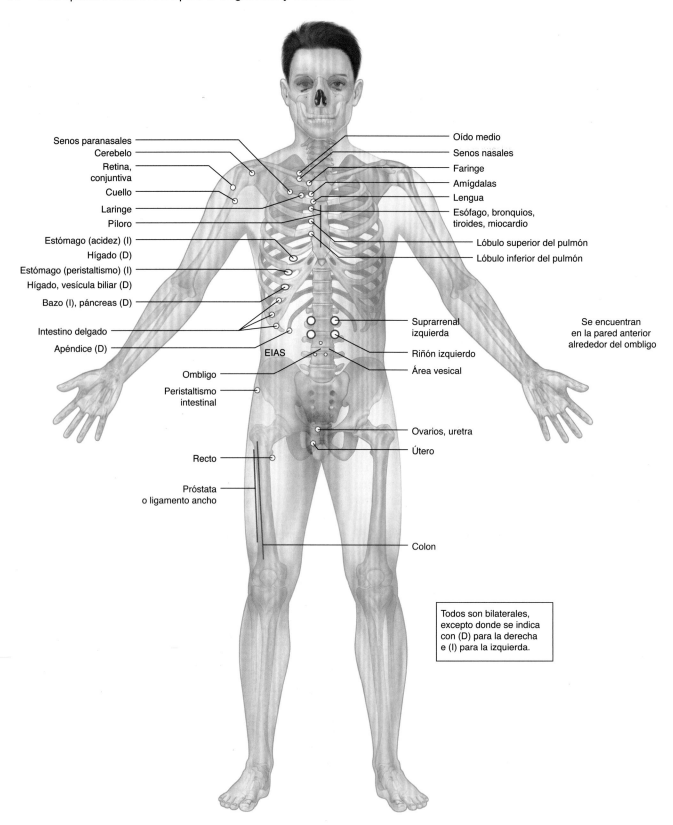

**FIGURA 22-1.** Puntos anteriores de Chapman.

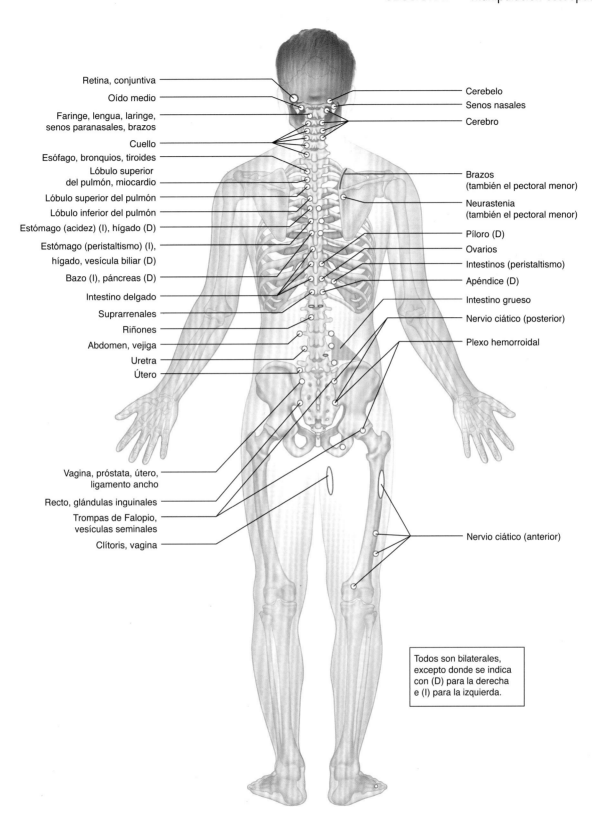

Retina, conjuntiva

Oído medio

Faringe, lengua, laringe,
senos paranasales, brazos

Cuello

Esófago, bronquios, tiroides

Lóbulo superior
del pulmón, miocardio

Lóbulo superior del pulmón

Lóbulo inferior del pulmón

Estómago (acidez) (I), hígado (D)

Estómago (peristaltismo) (I),
hígado, vesícula biliar (D)

Bazo (I), páncreas (D)

Intestino delgado

Suprarrenales

Riñones

Abdomen, vejiga

Uretra

Útero

Cerebelo

Senos nasales

Cerebro

Brazos
(también el pectoral menor)

Neurastenia
(también el pectoral menor)

Píloro (D)

Ovarios

Intestinos (peristaltismo)

Apéndice (D)

Intestino grueso

Nervio ciático (posterior)

Plexo hemorroidal

Vagina, próstata, útero,
ligamento ancho

Recto, glándulas inguinales

Trompas de Falopio,
vesículas seminales

Clítoris, vagina

Nervio ciático (anterior)

Todos son bilaterales,
excepto donde se indica
con (D) para la derecha
e (I) para la izquierda.

**FIGURA 22-2.**  Puntos posteriores de Chapman.

hormona liberadora de corticotropina (CRH, *corticotrophin-releasing hormone*) y hormona adrenocorticotrópica (ACTH, *adrenocorticotrophic hormone*). Cada aspecto de la tríada neudoendocrina funciona sobre un punto metabólico, que promueve el equilibrio homeostático; por ejemplo, el exceso de producción cortical es un inmunosupresor.

Los reflejos de Chapman para las gónadas se pueden ubicar en la parte anterior a lo largo del borde superior del hueso púbico, justo lateral a la sínfisis. En la parte posterior, los reflejos para las gónadas se encuentran entre las apófisis espinosas y transversas de T9 y T10, y T10 y T11, respectivamente. El reflejo anterior para la glándula suprarrenal se encuentra 2.5 cm (1 pulgada) lateral y 6 cm (2.5 pulgadas) en sentido superior al ombligo. El reflejo tiroideo reside en el segundo espacio intercostal, a lo largo del borde esternal. El punto posterior para las suprarrenales se ubica entre la apófisis espinosa de T11 y la apófisis transversa de T12. El reflejo posterior de Chapman para la tiroides se puede encontrar a lo largo de la apófisis transversa de T2.

El tratamiento reflejo de Chapman es fácil de aplicar; se puede hacer con rapidez y seguridad. Lo más importante es que los reflejos de Chapman son eficaces en muchos de los trastornos sistémicos que se encuentran en la práctica general de la medicina osteopática (tabla 22-1).

**TABLA 22-1. Tratamiento con reflejo de Chapman**

| REGIÓN | CONDICIÓN CLÍNICA | PUNTO DE CHAPMAN | |
| --- | --- | --- | --- |
| | | ANTERIOR | POSTERIOR |
| Ojo, retina | Conjuntivitis, ulceración, abrasiones, autoinmune (Reiter, Sjögren), sicca, uveítis, epiescleritis | Parte superior del húmero en el cuello quirúrgico | Área suboccipital, que incluye el hueso occipital |
| Oído | Otitis media, mastoiditis, vértigo, mareo, conductos semicirculares | Borde superior de la clavícula proximal donde se cruza la primera costilla | C1 |
| Nasal | Rinitis, fiebre del heno, epistaxis* | Cartílago de la primera costilla en el manubrio | Vértebras cervicales superiores en sentido anterior desde el ángulo de la mandíbula a la AT *Epistaxis: inhibe el nervio suboccipital |
| Garganta | Amigdalitis (mononucleosis infecciosa) | Espacio entre la primera y segunda costillas (p. ej., EIC) | C1 |
| | Garganta (faringitis estreptocócica, crecimiento de la úvula, taponamiento de la trompa de Eustaquio) | Donde se cruza la clavícula con la 1ª costilla | Cara posterior de C2 |
| Lengua | Sensación de asfixia, patología de la lengua | Cartílago de la 2ª costilla cerca del esternón en el ángulo de Louis | A través de la cara superior-posterior de C2 |
| Laringe | Laringitis, afonía | Borde superior de la 2ª costilla a 6 cm del esternón | A través de la cara posterior de C2 |
| Senos paranasales | Sinusitis de los senos frontal, etmoidal o maxilar | Borde superior de la 2ª costilla, 8.5 cm del esternón y del 1er EIC | A través de la cara posterior de C2 |
| **T**iroides (punto BETC*) | Hipotiroidismo (incluida tiroiditis de Hashimoto), hipertiroidismo | 2° EIC cerca del esternón | A través de la cara posterior de T2 |
| **B**ronquios (punto BETC*) | Bronquitis | 2° EIC cerca del esternón | En el nivel de T2 a la mitad entre la AE y la AT (*espacio intertransverso*) |
| **E**sófago (punto BETC*) | ERGE | 2° EIC cerca del esternón | Espacio intertransverso en el nivel de T2 |
| **C**orazón (punto BETC*) | Miocarditis | 2° EIC cerca del esternón | Espacios intertransversos en el nivel de T2 y T3 |
| Lóbulo superior del pulmón | Neumonía, asma, tuberculosis (*Nota*: en asma, junto con otras enfermedades, tratar primero la pelvis/hueso iliaco, después la tiroides [para la inmunidad], para fomentar el equilibrio adecuado y la eficacia de las hormonas) | 3er EIC | Espacios intertransversos en el nivel de T3 y T4 |
| Lóbulo inferior del pulmón | Neumonía, asma, tuberculosis | 4° EIC cerca del esternón | Espacios intertransversos en el nivel de T4 y T5 |

**TABLA 22-1.** **Tratamiento con reflejo de Chapman** (*continuación*)

| REGIÓN | CONDICIÓN CLÍNICA | PUNTO DE CHAPMAN ANTERIOR | PUNTO DE CHAPMAN POSTERIOR |
|---|---|---|---|
| Estómago | Ácido, úlcera, neoplasia, gas/meteorismo, hipercongestión gástrica inespecífica (puede incluir anemia perniciosa:* deficiencia de vitamina B12 debido a un ataque autoinmune de las células intrínsecas del estómago) (*Nota:* puede simular una úlcera duodenal o una obstrucción pilórica) | 5° EIC izquierdo sobre una línea entre la línea media mamaria y el esternón *6° EIC | Espacios intertransversos en el nivel de T5 y T6 *Espacios intertransversos en el nivel de T6 y T7 |
| Píloro | Estenosis pilórica (gas/distensión) (*Nota:* puede simular un infarto de miocardio) | Músculo esternal sobre el esternón | Unión de la punta de T10 y la 10ª costilla (*Nota:* el Dr. Still presionó las AT en el nivel de T5 para esta afección) |
| Intestino delgado | Ilion terminal (enteritis regional de la enfermedad de Crohn) (*Nota:* puede simular una úlcera gástrica) | Entre la 8ª y 10ª costillas desde el apéndice xifoides hasta el hipogastrio | Espacios intertransversos en el nivel de T8, T9 y T10 |
| Intestino grueso (*Nota:* las áreas van desde el trocánter mayor hasta 2.5 cm por encima de la rótula) | Colitis | *Ciego:* trocánter mayor derecho (D) *Colon ascendente:* mitad externa del muslo D *Primeros $^2/_5$ del colon transverso al ángulo hepático:* $^1/_5$ distal del muslo D *Sigmoides:* trocánter mayor izquierdo (I) *Colon descendente:* mitad externa del muslo I *Últimos $^3/_5$ del colon transverso al ángulo esplénico:* $^1/_5$ distal del muslo I | Triángulo que incluye L2, L3 y L4 a la punta de la cresta del iliaco |
| Apéndice | Apendicitis (*Nota:* esta afección puede simular la inflamación del ovario derecho) | Punta de la 12ª costilla del *lado derecho* | Espacio intertransverso en el nivel de T11 |
| Recto | Cáncer rectal, hemorroides* | Trocánter menor en la inserción del psoas (*Nota:* el recto es una estructura bilateral, los puntos se pueden encontrar bilaterales sobre los trocánteres menores) *Superior a la tuberosidad isquiática junto con el nervio pudendo | Borde inferior de la articulación iliosacra *Articulación iliosacra |
| Estreñimiento | Atomía (incluyendo íleo inducido por opioides y posoperatorio) | Entre la EIAS y el trocánter mayor | Entre la 11ª costilla y la punta de la AT en el nivel de T11 |
| Páncreas | Pancreatitis, diabetes | 7° EIC derecho | Espacios intertransversos en el nivel de T7 y T8 derechos |
| Vesícula biliar (*Nota:* el punto reflejo de la vesícula biliar se puede encontrar en la cara anteromedial de la cabeza radial derecha y la 5ª costilla derecha, en la línea media axilar) | Colelitiasis (puede incluir afectación hepática) | 6° EIC sobre una línea entre la línea media mamaria y el esternón | Espacios intertransversos en el nivel de T6 y T7 derechos |

(*continúa*)

**TABLA 22-1.** **Tratamiento con reflejo de Chapman** (*continuación*)

| REGIÓN | CONDICIÓN CLÍNICA | PUNTO DE CHAPMAN | |
| --- | --- | --- | --- |
| | | ANTERIOR | POSTERIOR |
| Hígado (*Nota*: se puede encontrar un reflejo a lo largo del deltoides derecho) | Tórpida, inespecífica | 5° EIC derecho | Espacios intertransversos en el nivel de T5 y T6 |
| Bazo (*Nota*: se puede encontrar un reflejo sobre la cara anterior medial izquierda de la cabeza radial proximal; la 5ª costilla en la línea media axilar) | Leucemia, crecimiento del bazo, mononucleosis infecciosa, infecciones generalizadas | 7° EIC izquierdo | Espacios intertransversos en el nivel de T7 y T8 |
| Próstata (*Nota*: comparte el origen embriológico con el ligamento ancho del útero) | Prostatitis | A lo largo de la cara externa-lateral del muslo | Entre la EIPS y la AE de L5 |
| Ovario | SOPQ | Superior al borde inferior del hueso púbico | *Ovario interno*: espacios intertransversos en el nivel de T9 y T10 *Ovario externo*: espacios intertransversos en el nivel de T10 y T11 |
| Enfermedad inflamatoria pélvica (masculina y femenina) | Infección gonocócica de las trompas de Falopio o vesículas seminales (puede ser secundaria a prostatitis) | A la mitad entre el acetábulo y la muesca ciática | Entre la EIPS y la AE de L5 |
| Útero | Inespecífico *Un poco diferente para neoplasias/fibromas | La unión entre el borde superior del ramo púbico y el isquion *Agujero obturador | Entre la EIPS y la AE de L5 *2.5 cm lateral desde la punta de la AT de L5 |
| Ligamento ancho del útero | Posición anormal del útero durante el embarazo | Cara externa del muslo | Entre la EIPS y la AE de L5 |
| Vagina | Flujo vaginal (infección por levaduras) | De 7.5-15 cm por encima de la cara interna posterior del cóndilo femoral | Entre la EIPS y la AE de L5 |
| | Dispareunia (contacto sexual doloroso debido a problemas vaginales o del clítoris) | Parte superior, interior y posterior del muslo (un área de 10 × 6 cm) | A ambos lados de la unión sacrococcígea |
| Vejiga | Cistitis | Ombligo (como si jalaran la parte superior del capuchón del ombligo para que cubriera la abertura uretral) y superior a la sínfisis del pubis inferior | A través del borde superior de la cara posterior de L2 |
| | Enuresis (mojar la cama) | Limita la sínfisis del pubis | |
| Riñones | Enfermedad de Bright (nefritis crónica, edema, albuminuria, hipertensión) | Casi 2.5 cm lateral al ombligo a las 10:00 y 2:00 en la carátula del reloj | Espacios intertransversos en el nivel de T12 y L1 |
| Suprarrenales | Enfermedad de Addison, agotamiento suprarrenal, trastorno por estrés postraumático (TEPT) | Cerca de 6 cm por encima del punto del riñón (lateral y superior al ombligo a las 11:00 y la 1:00 en la carátula del reloj) | Espacios intertransversos en el nivel de T11 y T12 (*Nota*: tratar T11 y T12) |
| Neurastenia (se puede considerar "disautonomía"): debilidad, fatiga, cambios en la presión arterial, aumento de la presión intracraneal, dispepsia y flatulencia (*Nota*: como el agotamiento suprarrenal, que ya se mencionó) | | A lo largo del pectoral mayor debajo de la 4ª costilla | 4ª costilla debajo de la escápula (*Nota*: punto que también se relaciona con el insomnio) |

**TABLA 22-1. Tratamiento con reflejo de Chapman** (*continuación*)

| REGIÓN | CONDICIÓN CLÍNICA | PUNTO DE CHAPMAN | |
| --- | --- | --- | --- |
| | | ANTERIOR | POSTERIOR |
| Alteraciones del sueño | | A lo largo del pectoral mayor | A lo largo de la 4ª costilla, justo debajo de la escápula |
| Cabeza | Distonía cervical, tortícolis (cuello torcido) | Cara interna del extremo superior del húmero desde el cuello quirúrgico hacia abajo | A través de las AT de C3, C4, C6 y C7 |
| Cerebelo (*Nota*: la apófisis coracoides se relaciona no sólo con trastornos del movimiento, sino también con enfermedad de Parkinson [EP] que se encuentra a lo largo de la cara interna de la articulación sacrococcígea) | Ataxia (en particular por un evento en el cerebelo) (*Nota*: los puntos del cerebelo se han relacionado con alteraciones del aprendizaje en los niños; corea, corea de Huntington, y corea de Sydenham) | Cara medial de la apófisis coracoides del acromion | C1 |
| Cerebro | Accidente vascular cerebral, tumor | Lateralmente desde las espinas de C3, C4 y C5 | A lo largo de la cara posterior de C1 y C2 |
| Piel | Acné | 3ª y 4ª costillas | |
| Extremidad superior | Contractura de Dupuytren. Otras enfermedades relacionadas con hipersimpatetonia: síndrome de dolor regional complejo y DSR; "neuritis de la extremidad superior" | 3er EIC *Margen anterior, superior, lateral de la escápula (abordaje desde la parte anterior con el paciente en decúbito dorsal) | Espacios intertransversos en el nivel de T3 y T4 (*Nota*: a menudo se encuentra con una 3ª costilla deprimida, también se relaciona con una "disfunción de los pies") |
| Extremidad inferior | Ciática (término inespecífico que suele indicar una hernia del núcleo pulposo de la columna lumbar inferior o columna sacra superior) (*Nota*: la disfunción iliaca puede estar involucrada en esta afección [y casi todas las afecciones anteriores] debido a la conexión pélvica-tiroidea-suprarrenal) | Seis puntos: (1) 6 cm posterior-inferior al trocánter mayor (2) Cara externa, lateral, posterior del muslo, $1/5$ arriba de la rodilla (3) Cara posterior del muslo, $1/3$ arriba de la rodilla (4) Parte proximal de la cabeza del peroné, medial a lateral (5) A la mitad entre el trocánter mayor y la tuberosidad isquiática (6) Justo debajo de la EIPS | A lo largo de la parte superior del sacro dentro de la articulación sacroiliaca (*Nota*: el síntoma de "ciática" secundaria a una hernia del núcleo pulposo de la región lumbosacra se extiende a la cabeza del peroné [proximidad del nervio peroneo común o del peroné], que es una extensión del fascículo del nervio ciático) |

*Éstas parecen ser "notas al margen" que describen con mayor detalle la localización anatómica.
*Mama: ángulo de la 5ª y 6ª costillas en sentido posterior según las notas originales del Dr. Arbuckle tomadas durante un curso impartido por el Dr. Owens.*
AE, apófisis espinosa; AT, apófisis transversa; EIAS; espina iliaca anterosuperior; EIC, espacio intercostal; EIPS, espina iliaca posterosuperior; ERGE, enfermedad por reflujo gastroesofágico; SOPQ, síndrome del ovario poliquístico.

## AGRADECIMIENTOS

El autor desea agradecer la asistencia técnica proporcionada por la estudiante de osteopatía Dra. Nicole Angelo y de la asistente médica Sara Winter.

### Referencias

Arbuckle BE. *Reflexes, The Selected Writings of Beryl E. Arbuckle, D.O., F.A.C.O.P.* Rev. ed. Indianapolis, EN: American Academy of Osteopathy; 1994.

Beal MC. Viscerosomatic reflexes: a review. *J Am Osteo Assoc.* 1985;85(12):786-801.

Brown EA. Clinical Aspects of the Chapman's Reflexes. En: Northup TL, ed. *Academy of Applied Osteopathy Yearbook.* Ann Arbor, MI: Edwards Brothers, Inc; 1949.

Kuchera ML, Kuchera WA. *Osteopathic Considerations in Systemic Dysfunction.* Rev. 2nd ed. Columbus, OH: Greyden Press; 1994.

Magoun HI. *Practical Osteopathic Procedures.* Kirksville, MO: The Journal Printing Company; 1978.

Mitchell FL Jr. The influence of Chapman's reflexes and the immune reactions. En: Stark EH, ed. *Clinical Review Series in Osteopathic Medicine.* Acton, MA: Publishing Sciences Group, Inc; 1975.

Mitchell FL Jr., Moran PS, Pruzzo NA. *An Evaluation and Treatment Manual of Osteopathic Muscle Energy Procedures.* Valley Park, MO: Mitchell, Moran, and Pruzzo; 1979.

Owens C. *An Endocrine Interpretation of Chapman's Reflexes (1937).* Carmel, CA: Academy of Applied Osteopathy; 1969 (reprint).

Patriquin DA. Chapman's reflexes. En: Ward RC, ed. *Foundations for Osteopathic Medicine.* Baltimore, MD: Lippincott Williams & Wilkins; 1997.

Pottenger FM. *Symptoms of Visceral Disease.* 7th ed. St. Louis, MO: CV Mosby Co.; 1953.

Sherwood L. *Human Physiology.* Belmont, CA: Wadsworth Publishing Company; 1997.

Soden CH. Lecture notes on Chapman's reflexes. En: Northup TL, ed. *Academy of Applied Osteopathy Yearbook.* Ann Arbor, MI: Edwards Brothers Inc; 1949

Still AT. *Autobiography of Andrew T. Still (1908).* Kirksville, MO: American Academy of Osteopathy; 2000 (reprint).

Thorpe RG. *Osteopathic Manipulative Therapy for Infections.* Osteopathic Annals. New York, NY: Insight Publishing Co., Inc; 1980.

Thorpe RG. *Psychodynamics of Stress and Relationships with the Musculoskeletal System.* Osteopathic Annals. New York, NY: Insight Publishing Co., Inc; 1973.

Truhlar RE. *Doctor A.T. Still in the Living.* Cleveland, OH: Privately Printed; 1950:54-55, 80-83.

Willard FH, Mokler DJ, Morgane PJ. Neuroendocrine-immune system and homeostasis. En: Ward RC, ed. *Foundations for Osteopathic Medicine.* Baltimore, MD: Lippincott Williams and Wilkins; 1997.

# Técnicas de inhibición e inhibición progresiva de estructuras neuromusculo-esqueléticas

# 23

Dennis J. Dowling

## INHIBICIÓN

La inhibición, tal como se define en el *Glossary of Osteopathic Terminology*, es "un término que describe la presión constante a los tejidos blandos para efectuar la relajación y normalizar la actividad refleja". Este uso de "presión constante a los tejidos blandos" es quizá una de las primeras técnicas del tratamiento manual. Puede que se utilicen otros nombres, pero el método es casi el mismo. La inhibición se realiza con más frecuencia al presionar los dedos u otra parte del cuerpo contra una región del cuerpo del paciente con una cantidad constante de fuerza de leve a moderada en regiones con espasmo o músculos hipertónicos. Algunos incluso han utilizado instrumentos de madera, plástico, caucho, piedra, metal u otra sustancia como medio de autoaplicación o protección para las manos.

Al inicio, el paciente puede referir dolor, espasmo o disminución de la función, pero una de las metas del tratamiento es disminuir la tonicidad de los músculos. Los síntomas del paciente parecen estar relacionados directamente con el grado de aumento del tono muscular. Los músculos más grandes y superficiales se identifican con facilidad, en especial cuando hay hipertonicidad. Aunque un paciente puede estar en cualquier posición, el proceso se facilita si se coloca en decúbito dorsal o ventral. Un músculo, como el trapecio, se puede palpar con facilidad en las regiones cervical, del hombro y la parte superior del tronco. Es posible sujetar el trapecio entre el hombro y el cuello, o presionar o apretar otras partes. Cuando existe espasmo, por lo general se encuentra más firme que el tejido muscular normal. El paciente puede referir un aumento de la sensibilidad o dolor a la palpación. Si la fuerza se mantiene a una presión constante durante un periodo de segundos a minutos, la sensibilidad disminuye de manera gradual y las estructuras se relajan.

Se teoriza que la inhibición también afecta a otras estructuras y funciones corporales. Existe una relación entre las estructuras musculoesqueléticas y las vísceras, mediante su innervación común desde la médula espinal.

Cuando el cambio es agudo, la piel y el tejido subcutáneo de la región pueden tener una consistencia "blanda o pastosa" y el dolor es agudo y punzante. Durante un tiempo, las alteraciones reflejan la cronicidad como músculos fibrosos y piel más delgada, pálida y fría. El espectro de dolor puede variar desde la insensibilidad ("anestésico") a la alteración de la sensibilidad ("parestesia") hasta la hipersensibilidad. La presión inhibidora aplicada por el médico puede provocar al inicio un aumento transitorio del espasmo o la sensibilidad seguido de la reducción posterior de algunos o todos estos componentes. Si existe una anomalía visceral persistente, los resultados de la inhibición en el nivel somático pueden ser de corta duración. Cuando una lesión musculoesquelética es el origen, se puede producir un reflejo somatovisceral. El tratamiento inhibidor de las estructuras musculoesqueléticas puede dar resultados más duraderos.

La inhibición aplicada a las regiones suboccipital y sacra se dirige a reajustar la actividad parasimpática. El sistema parasimpático es la otra mitad del sistema nervioso autónomo. La actividad parasimpática mejorada resulta en aumento en la motilidad gastrointestinal, disminución del cierre de esfínteres, reducción de la frecuencia cardiaca, constricción de las pupilas y somnolencia, entre otras reacciones. Las afecciones persistentes como náusea, vómito, diarrea, dismenorrea y dispepsia son de naturaleza parasimpática. La disfunción de las regiones cervical superior, occipital y sacra puede reflejar o provocar una actividad parasimpática inadecuada. El tratamiento inhibidor reduce el tono musculoesquelético más superficial y la congestión y, por extensión, en teoría disminuye los mecanismos más internos.

Andrew Taylor Still, MD, tenía cefaleas crónicas cuando era joven. Se trató a sí mismo con un columpio de cuerda. Bajó la cuerda a pocos centímetros del piso, colgó una manta a través de ésta y luego se colocó con el cuello, en la base del cráneo, directamente sobre la manta. Después se quedó dormido y cuando despertó se sintió renovado y sin dolor. Este método puede representar la inhibición así como una intervención posicional. El Dr. Still incluyó algunas descripciones de los métodos de inhibición y estimulación en algunos de sus primeros escritos.

# INHIBICIÓN PROGRESIVA DE ESTRUCTURAS NEUROMUSCULARES

La inhibición progresiva de estructuras neuromusculoesqueléticas (IPEN) es una variante de la "inhibición". El médico debe observar los cambios en los tejidos blandos provocados por la disfunción, mediante el seguimiento durante todo el procedimiento. Existen casos en los que el médico osteópata trata las disfunciones notables con muchas técnicas, pero el problema persiste. Una parte puede ser más notoria para el paciente y para el médico porque es la más sintomática, mientras que el otro componente menor puede ser el que inicia o mantiene la disfunción. Éstos son factores que actúan para resistir el reajuste o el tratamiento. Existe un vínculo para mantener el patrón. Esto se conoce dentro de la profesión de manera coloquial y arcaica como la "lesión clave". En teoría, el tratamiento de esto permitió que se descifrara el patrón de disfunción. La IPEN es un método sistemático que utiliza la inhibición para descubrir y tratar el origen de la disfunción. Como enfoque más centrado, se utiliza para determinar los patrones de disfunción. En teoría, estas disfunciones no son sólo locales, sino que son una serie o corriente de componentes que persisten.

El sistema IPEN permite una versatilidad que se basa en la capacidad del médico para utilizar el conocimiento anatómico y clínico para determinar el tratamiento. Se localiza un punto en la región de la disfunción. El punto primario presenta una sensibilidad distinta a la esperada por la cantidad de presión ejercida. Después, también se determina un punto relacionado dentro de una estructura subyacente. La aplicación de la anatomía funcional determina el curso en la selección del siguiente punto sensible. El conocimiento del médico de los trayectos típicos y variantes de los nervios, bandas fasciales, músculos y otras estructuras debe incrementarse con las habilidades para la toma de decisiones clínicas para lograr eficacia y precisión. El médico ejerce una pequeña cantidad de presión de forma progresiva desde un punto hasta otro.

Los pacientes participan en el tratamiento de IPEN al describir su respuesta a la sensibilidad.

## Procedimiento

El desarrollo de un protocolo de diagnóstico y tratamiento adecuado y específico mediante la IPEN necesita lo siguiente:

1. La exploración precede al tratamiento en todos los casos.
2. Se deben determinar los componentes que comprenden una disfunción somática. Se puede utilizar la mnemotecnia "S-T-A-R" para seguir los aspectos diferentes:
   [S] Cambios de **S**ensibilidad
   [T] Cambios en la textura de los **T**ejidos
   [A] **A**simetría
   [R] **R**estricción del movimiento
3. Se localiza un punto "sensible primario" mediante el examen del síntoma del paciente. Si no se encuentra uno significativo, el médico amplía la búsqueda hacia áreas contiguas.
4. Se localiza otro punto, designado como "punto final", distal o proximal al punto primario. Si el punto primario está en el origen de un músculo, el punto final puede estar en la inserción. También puede ocurrir lo contrario. A veces, el punto primario se ubica en el vientre del músculo. En ese caso, ambos extremos de las uniones al hueso pueden revelar la localización de un punto final. Los ligamentos tienen puntos que también están muy cerca unos de otros. Es posible que el trayecto entre un punto y otro en la fascia parezca cruzar otras estructuras. Cuanto más especializada es la fascia, es más palpable y tendinosa.
5. Algunas vías siguen los trayectos superficiales y profundos de los nervios. El punto primario se puede encontrar al principio de un nervio y el punto final al comienzo del otro si la región está inervada por más de un nervio. Por lo general, el punto primario elegido está más cerca de los síntomas del paciente. El punto final también puede desencadenar síntomas, pero en menor medida. En los dos extremos del mismo problema, se deben tratar ambos puntos y todos los involucrados.

   Con el fin de proceder de una forma lógica, el punto que es más sensible se designa como el "primario" inicial. El otro punto, que se encuentra en el otro extremo, se considera como el "punto final".

6. El médico establece una vía muscular, fascial o neurológica entre el punto primario sensible y el punto final. La línea primaria al punto final puede ser curva, recta o en zigzag. La dirección del tratamiento puede ser de distal a proximal o de proximal a distal.

7. Se establece una conexión entre los dos puntos mediante el conocimiento anatómico, en especial:
   a. Inervación
   b. Orígenes e inserciones musculares
   c. Fascia
   d. Uniones ligamentosas
   e. Huesos (aunque los huesos son los más profundos de las estructuras musculoesqueléticas, éstos y sus componentes también se deben considerar como tejido conjuntivo)
   f. Vascular y linfáticos

8. El punto principal y el final se presionan al mismo tiempo con un poco de presión con la yema de un dedo de cada mano. El médico puede identificar el punto primario como el "primer punto" para el paciente. La presión es suficiente para desencadenar los síntomas y debe ser de la misma cantidad. Es posible que, al principio, el paciente presente un aumento de leve a moderado en la sensibilidad, pero disminuye con bastante rapidez. El médico también debe determinar la respuesta del tejido blando a la presión:
   a. Las disfunciones agudas pueden ser más sensibles que las crónicas. Un músculo hipertónico suele ser más sensible a la presión que el músculo contralateral.
   b. Cuanto más tiempo haya estado hipertónico un músculo, más grande será ese músculo en comparación con el lado opuesto.
   c. Los músculos más grandes no siempre indican disfunción, pero el tamaño indica su uso.
   d. Los músculos hipertónicos que han estado así durante algún tiempo quizá no sean tan sensibles a la presión. Un músculo más sensible, pero menos hipertónico indica un problema. Esto no indica necesariamente la lateralidad del problema. Ambos lados pueden ser disfuncionales. El médico debe tratar al principio el tejido más disfuncional, reexaminar y tratar el lado menos afectado también.
   e. El paciente debe estar en una posición cómoda.

9. La presión ejercida en los puntos primario y final debe ser igual. Los pacientes deben estar seguros de que la razón de la asimetría es la aparente disfunción o hiperactividad del tejido afectado.

10. El médico mantiene una presión constante sobre el punto final durante todo el tratamiento.
    a. Se usa otro dedo para localizar un "punto secundario". Si el dedo índice está sobre el punto primario, entonces se puede utilizar el dedo medio para palpar el punto secundario.
    b. Por lo general, un punto secundario se encuentra alrededor de 2 a 3 cm de distancia del punto primario en la dirección del punto final. El médico puede identificar el punto secundario como "el segundo punto" para el paciente. Esto suele seguir el curso predicho de una estructura anatómica (nervio responsable, a lo largo del sentido de las fibras musculares o siguiendo los planos fasciales).

11. Se ejerce la misma presión sobre los puntos primario y secundario mientras se mantiene la presión sobre el punto final.

12. El paciente coopera al informar al médico sobre cuál de los dos puntos (primario *vs.* secundario o "primero *vs.* segundo") es más sensible. El médico comenta: "Estoy presionando sobre dos puntos que están muy juntos. Por favor, dígame cuál de los dos, el 'primero' (puede mover un poco el dedo) o el 'segundo', es más sensible".

13. Si el segundo punto es más o igual de sensible en comparación con el primero:
    a. La presión se aligera y se retira del primer punto (primario).
    b. Se mantiene una presión constante sobre el segundo punto sensible (secundario) durante 20 a 30 s.
    c. La sensibilidad en cualquier punto no tiene que desaparecer por completo antes de moverse al siguiente punto. Es importante que el punto siguiente sea más sensible.
    d. La presión inicial sobre un nuevo punto "secundario" suele provocar una respuesta de mayor tensión y sensibilidad. Por lo general, esto regresa al punto inicial después de algunos segundos, como se señaló. La cantidad de tiempo depende de la respuesta de los tejidos blandos.

14. Si el punto primario persiste como el más sensible de los dos puntos contiguos:
    a. Se mantiene la presión en la ubicación del punto primario.
    b. El médico mueve el dedo que presiona el punto secundario en sentido más lateral o medial. Es posible encontrar un punto que tenga la misma o mayor sensibilidad que el punto primario al buscar un poco fuera de la línea que se dirige al punto final (la estructura anatómica, que se inhibe, puede tener ligeras variaciones en el curso específico en este paciente).
    c. Una vez que se localiza un punto secundario que es igual a 20 o más sensible, se libera la presión del punto primario y se mantiene sobre el nuevo punto secundario como se describió.
    d. El punto secundario se convierte entonces en el nuevo "primer" punto en la secuencia continua de tratamiento hacia el punto final.

15. Antes de buscar o inhibir cualquier punto subsecuente, el médico debe esperar cerca de 20 a 30 s.

16. Si no se puede localizar ningún punto secundario a pesar de buscar en un radio de 2 cm desde el punto primario, entonces el médico mantiene la presión sobre el punto primario (o el nuevo punto "primario") durante

otros 30 s. A veces, ciertos puntos requieren una mayor inhibición antes de poder avanzar. Después de hacer esto, se puede ubicar un nuevo punto secundario donde antes había menos sensibilidad.

17. El punto final se inhibe durante y hasta el final del tratamiento. A menudo, el paciente olvida que este punto se está inhibiendo y puede perder toda la sensibilidad.
18. El proceso continúa de manera sucesiva hasta que el último "segundo" punto esté a 2 cm del punto final.
19. Una vez que se inhiben los dos puntos finales, el médico determina el grado de disfunción que persiste en las ubicaciones de los puntos final y secundario. Es posible que se haya reducido o desaparecido por completo.
20. Si la disfunción persiste, incluido el punto final, es posible que el médico elija tratar la disfunción con otra modalidad. La técnica *IPEN* puede ser el único método para las disfunciones somáticas que se encontraron o se puede utilizar junto con cualquier otra modalidad de tratamiento de manipulación osteopática. La determinación de esto es:
    a. La persistencia de la disfunción o componentes relacionados después del tratamiento.
    b. La capacidad del médico para realizar otras modalidades de tratamiento.
    c. La necesidad o capacidad del paciente para aceptar tratamiento adicional.
21. Es posible que persista un poco de dolor u otros síntomas a pesar de un tratamiento suficiente. El médico debe determinar la finalización del tratamiento con base en los hallazgos del individuo. No se debe basar en los síntomas subjetivos del paciente. El tratamiento excesivo puede provocar muchos problemas al igual que la terapia insuficiente.
22. Siempre se revalúa la disfunción somática.
23. Se debe informar al paciente que a pesar del relativo alivio por el tratamiento, es posible que haya una reacción posterior. Estas reacciones son relativamente menores, transitorias y autolimitadas, y por lo general consisten en dolor, sensibilidad o fatiga. En pacientes propensos a los hematomas, o cuando hay algunos otros factores predisponentes (es decir, medicamentos), se pueden

producir equimosis. Esto también se puede presentar si se aplica una presión excesiva. En general, todos estos efectos secundarios desaparecen en 24 a 48 h.

Los patrones presentados en este libro son solo ejemplos. El método óptimo es que el médico osteópata utilice los principios presentados y los aplique al paciente en lugar de memorizar patrones específicos. Sin embargo, algunos patrones se encuentran de manera consistente. Esto puede ser causado por los hábitos típicos de la actividad que dan lugar a hallazgos y resultados iguales o similares en diferentes grupos de pacientes.

## Referencias

Dowling DJ. Progressive inhibition of neuromuscular structures (PINS) technique. *J Am Osteopath Assoc.* 2000;100:285-286, 289-298.

Dowling DJ. Progressive inhibition of neuromuscular structures (PINS) technique. En: Chaitow L. *Modern Neuromuscular Techniques.* Edinburgh, Scotland: Churchill Livingstone; 2003:225-250.

Dowling DJ. S.T.A.R.: a more viable alternative descriptor system of somatic dysfunction. *The AAO Journal.* 1998;8(2):34-37.

Dowling DJ, Scariati PD. Neurophysiology relevant to osteopathic principles and practice. En: DiGiovanna, Schiowitz, eds. *An Osteopathic Approach to Diagnosis and Treatment.* 2nd ed. Philadelphia, PA: Lippincott-Raven; 1997:33.

Dowling DJ. Progressive inhibition of neuromuscular structures (PINS) technique. En: Ward RC, ed. *Foundations for Osteopathic Medicine.* 2nd ed. Philadelphia, PA: Lippincott Williams & Wilkins; 2003.

Educational Council on Osteopathic Principles. *Glossary of Osteopathic Terminology.* Chicago, IL: AOA Yearbook and Directory of Osteopathic Physicians; 1998.

Ehrenfeuchter WC. Soft tissue techniques. En: Ward RC, ed. *Foundations for Osteopathic Medicine.* Baltimore, MD: Lippincott Williams & Wilkins; 1997:781-794.

Still AT. *The Philosophy and Mechanical Principles of Osteopathy.* Kansas City, MO: Hudson-Kimberly Pub. Co.; 1902:101.

Still AT. *Autobiography of A. T. Still* Rev. ed. Kirksville, MO: Published by the author; 1908:32.

# Columna cervical

# 24 Consideraciones anatómicas cervicales

Stanley Schiowitz y Jonathan E. Fenton

La columna cervical se articula en su extremo cefálico con el cráneo en la articulación occipitoatlantoidea y en su extremo caudal con la primera vértebra torácica. Como unidad total, tiene una movilidad extrema, y las articulaciones cervicales medias son vulnerables a la subluxación. La columna cervical está compuesta por siete vértebras cervicales. Desde el punto de vista funcional, se divide en dos áreas: las articulaciones entre el occipucio, el atlas y el axis, y las articulaciones entre la tercera y la séptima vértebras cervicales.

## ARTICULACCIÓN OCCIPITOATLANTOIDEA

La articulación occipitoatlantoidea consta de las facetas articulares superiores del atlas y los dos cóndilos occipitales. Las facetas superiores del atlas se miran hacia atrás, hacia arriba y en sentido medial y son cóncavas en los diámetros anteroposterior y transverso. Las superficies de los cóndilos occipitales se unen a las facetas del atlas, y la articulación se concibe mejor como una esfera (occipucio) que se desliza sobre las superficies articulares del atlas (fig. 24-1). El occipucio que se mueve libremente está limitado por sus uniones musculares y ligamentosas, que hacen de la flexión-extensión el movimiento principal, lo que produce un balanceo de baja amplitud de la cabeza. La flexión del occipucio sobre el altas se acompaña de un deslizamiento de traslación posterior del mismo; la extensión va acompañada de un deslizamiento de traslación anterior.

La inclinación lateral y la rotación de la articulación occipitoatlantoidea siempre se producen en direcciones opuestas, en parte debido a la posición del ligamento atlantooccipital lateral. Cuando el occipucio rota a la izquierda sobre el atlas, el ligamento atlantooccipital lateral provoca que el occipucio se deslice (traslade) a la izquierda y, por lo tanto, se incline a la derecha (fig. 24-2). Las disfunciones somáticas de la articulación occipitoatlantoidea casi siempre afectan los movimientos menores de inclinación lateral con rotación contralateral.

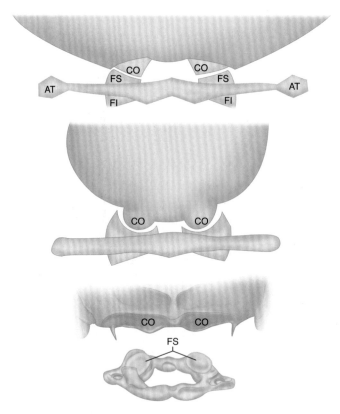

**FIGURA 24-1.** Anatomía ósea de la articulación occipitoatlantoidea, vista posterosuperior. AT, apófisis transversa; CO, cóndilo occipital; FI, faceta inferior; FS, faceta superior.

## ARTICULACIÓN ATLANTOAXIAL

La articulación atlantoaxial está, en especial, adaptada para la rotación (casi) exclusiva. Además de las facetas articulares inferiores del atlas y las articulares superiores del axis, el movimiento distinto de la rotación está limitado por

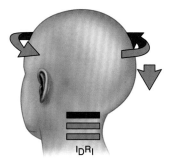 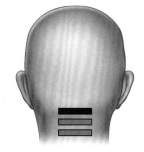 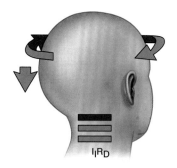

**FIGURA 24-2.** Articulación occipitoatlantoidea: la inclinación lateral y la rotación se producen en direcciones opuestas. $I_DR_I/I_IR_D$, inclinación lateral a la derecha rotación a la izquierda/inclinación lateral a la izquierda rotación a la derecha.

la apófisis odontoides localizada en la parte anterior del axis. La apófisis odontoides se mantiene cerca del arco anterior del atlas mediante el ligamento transverso del atlas, que permite sólo una ligera flexión del atlas sobre el axis.

No hay una flexión lateral real en la articulación atlantoaxial, sólo un bamboleo creado por la articulación de las facetas articulares axial superior y atlantoidea inferior. A diferencia de la mayoría de las facetas, estas cuatro son de forma convexa (fig. 24-3). Durante la rotación del atlas sobre el axis hacia la derecha, la faceta articular izquierda del atlas en efecto se desliza hacia arriba sobre la faceta articular izquierda del axis, mientras que a la derecha el atlas se desliza hacia abajo sobre el axis. Este movimiento de bamboleo no es una flexión lateral real. La disfunción somática en la articulación atlantoaxial se produce en la rotación.

El complejo de la articulación occipitoatlantoidea más la atlantoaxial se conoce como *articulación suboccipital*. Su rango de movimiento hace que funcione como una articulación universal (pivote). Muchos consideran que la articulación suboccipital es el compensador final de la columna, por medio del cual el cuerpo se ajusta a cualquier disfunción que se produzca abajo. Se requiere un ajuste compensatorio para mantener el nivel ocular en dos planos y promover la visión binocular.

La articulación entre la segunda (C2) y la tercera (C3) vértebras cervicales sostiene una tensión tremenda debido a su posición entre el compensador final arriba y el resto de la columna abajo. Por lo tanto, es una ubicación común de disfunción somática crónica. Estas vértebras suelen compensar el desequilibrio estructural que se produce debajo de éstas. Estos desequilibrios se deben corregir para resolver la disfunción somática C2-C3.

## Tercera a séptima vértebras cervicales (C3-C7)

Esta parte de la columna cervical permite un gran rango de movimiento, con una adaptación especial para satisfacer las demandas de movilidad y estabilidad que recaen sobre ella. Los discos intervertebrales cervicales son los más gruesos de los discos raquídeos; el rango de altura del disco con respecto a la altura del cuerpo vertebral en esta sección de la columna es 2:5. Los discos tienen forma de cuña y son más gruesos en la parte anterior que en la posterior (fig. 24-4). Junto con la convexidad anteroposterior de los platillos vertebrales, la forma de cuña mantiene la lordosis cervical flexible.

Las articulaciones facetarias en esta zona se encuentran en sentido posterolateral. Dos articulaciones facetarias, una

superior y la otra inferior, forman los pilares articulares palpables. Las facetas articulares superiores miran hacia atrás y hacia arriba. El plano de las articulaciones facetarias se encuentra en un punto intermedio entre los planos horizontal y frontal en la lordosis normal (fig. 24-5). Esta orientación provoca que la rotación y la inclinación lateral sean movimientos acoplados, que normalmente se producen en la misma dirección. Cuando la columna cervical se coloca en una posición de inclinación más hacia atrás, las facetas están más orientadas en el plano frontal, donde la inclinación lateral es el movimiento principal. Cuando el cuello se lleva a una posición de inclinación hacia delante, el plano de las facetas se hace más horizontal y la rotación es el movimiento principal.

Las vértebras cervicales de C3 a C7 se mueven en un mínimo de flexión-extensión. En flexión, las facetas articulares inferiores de las vértebras superiores se deben deslizar hacia arriba de las facetas articulares superiores de las vértebras inferiores, hasta un ángulo de 45°. La curvatura lordótica normal en esta zona coloca la columna cervical en extensión parcial; la columna cervical no tiene una posición neutra.

Para ayudar a mantener cierto grado de estabilidad frente a grandes cantidades de movimiento posibles en la columna cervical media, se desarrolló un conjunto especializado de articulaciones sinoviales como una adaptación para la postura vertical en los seres humanos. Estas articulaciones, conocidas como articulaciones *unciformes* o *de Luschka*, se ubican en los bordes laterales de los cuerpos vertebrales cervicales (fig. 24-6). Los labios laterales de las dos vértebras adyacentes se articulan y están contenidos dentro de una cápsula sinovial pequeña. Estas articulaciones se desarrollan entre los 8 y 10 años de edad.

Las articulaciones unciformes (articulaciones de Luschka) actúan como rieles de guía para los movimientos de flexión-extensión. También limitan el movimiento de traslación lateral (deslizamiento lateral) que se produce de manera simultánea con los movimientos acoplados de inclinación lateral y rotación. Cuando una vértebra se inclina hacia un lado y rota sobre otra, esa vértebra se traslada en sentido lateral en la dirección opuesta. En la columna cervical, este movimiento de traslación lateral sería excesivo hasta el punto de subluxación si no fuera por las articulaciones unciformes.

Las disfunciones somáticas en las articulaciones de C3 a C7 se presentan en los movimientos rotatorios acoplados de inclinación lateral y rotación, y en traslación lateral. Las disfunciones del movimiento de traslación que acompañan a las alteraciones rotatorias crean una disfunción complicada, el *deslizamiento lateral*.

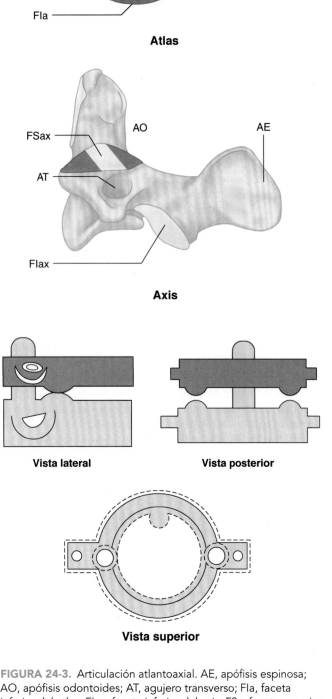

**Atlas**

**Axis**

**Vista lateral**       **Vista posterior**

**Vista superior**

**FIGURA 24-3.** Articulación atlantoaxial. AE, apófisis espinosa; AO, apófisis odontoides; AT, agujero transverso; Fla, faceta inferior del atlas; Flax, faceta inferior del axis; FSa, faceta superior del atlas; FSax, faceta superior del axis; TA, tubérculo anterior; TP, tubérculo posterior.

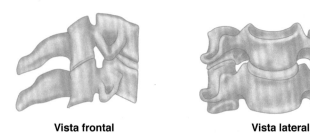

**Vista frontal**       **Vista lateral**

**FIGURA 24-4.** Disco intervertebral cervical entre C3 y C4.

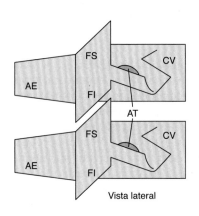

Vista lateral

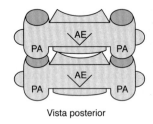

Vista posterior

**FIGURA 24-5.** Orientación de las facetas articulares de las vértebras C3 y C4. AE, apófisis espinosa; AT, agujeros transversos; CV, cuerpo vertebral; FI, faceta inferior; FS, faceta superior; PA, pilar articular.

## Articulación entre la séptima cervical y la primera torácica (C7-T1)

La anatomía de la séptima vértebra cervical es transicional, se asemeja a la anatomía vertebral cervical superior y la anatomía vertebral torácica inferior (fig. 24-7). En la unión cervicotorácica (C7-T1), la lordosis cervical, por lo general, termina y comienza la cifosis torácica. Como resultado, las fuerzas que se ejercen sobre esta zona son más complejas y de una naturaleza distinta a las fuerzas sostenidas en zonas superiores o inferiores de la columna vertebral. La disfunción somática de la unión cervicotorácica es muy común y difícil de tratar. Las disfunciones en estas articulaciones a menudo involucran las primeras costillas.

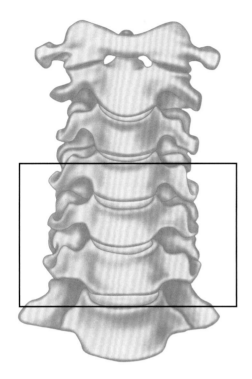

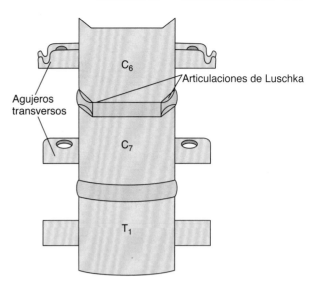

**FIGURA 24-7.** Séptima vértebra cervical. Se observa la semejanza anatómica superior con la sexta vértebra cervical e inferior con la primera vértebra torácica.

## Referencias

Fryette H. *Principles of Osteopathic Techniques.* Carmel, CA: Academy of Applied Osteopathy; 1954.

Kapandjii IA. *The Physiology of the Joints: The Trunk and Vertebral Column.* Vol 3. Edinburgh, Scotland: Churchill Livingstone; 1973.

Warwick RW. *Grays Anatomy.* 35th ed. Philadelphia, PA: W.B. Saunders; 1973.

White A, Panjabi MM. *Biomechanics of the Spine.* Philadelphia, PA: J.B. Lippincott; 1978.

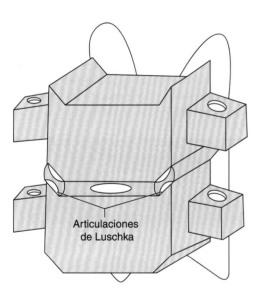

**FIGURA 24-6.** Ubicación de las articulaciones de Luschka (articulaciones unciformes), vista anterior.

# 25 Evaluación de la columna cervical

Eileen L. DiGiovanna

La evaluación de la columna cervical comienza con la historia del síntoma del paciente y una exploración completa. El antecedente de traumatismo en el cuello es, en especial, importante. El dolor y la disminución del rango de movimiento son las quejas más frecuentes en relación con la columna cervical.

## OBSERVACIÓN

El médico debe observar la posición en la que el paciente lleva la cabeza hacia delante o hacia atrás de los hombros, se inclina hacia un lado o rota con el mentón alejado de la línea media. Se debe inspeccionar la curvatura lordótica en busca de un aumento o aplanamiento de la curvatura.

Se debe notar cualquier evidencia de traumatismo, como hematomas, abrasiones o laceraciones, así como las cicatrices que indican una lesión antigua o cirugía del cuello.

El médico debe ser consciente de la manera en la que el paciente se mueve en general, con atención especial a la columna cervical cuando el síntoma se relaciona con esa región.

## PRUEBA DE MOVIMIENTO GRUESO

El movimiento grueso de la columna cervical se valora con el paciente sentado y el médico de pie detrás o al lado de él. Se valora cada dirección de movimiento mientras se controla la unión cervicotorácica (entre C7 y T1) o en la zona distal del hombro.

### Inclinación hacia adelante (flexión)

1. El médico coloca una mano sobre la cabeza del paciente y la otra controla la unión cervicotorácica (fig. 25-1).
2. Se empuja despacio la cabeza hacia delante hasta que se perciba movimiento en el dedo de control (*monitoring finger*) o el mentón del paciente toque el manubrio del esternón.

3. El movimiento cervical puramente termina cuando se percibe un movimiento hacia arriba en la unión cervicotorácica.
4. Se observa el ángulo de desplazamiento desde la posición vertical. Por lo general, debe ser de 80 a 90°.

### Inclinación hacia atrás (extensión)

1. El médico coloca una mano sobre la frente del paciente y la otra controla en la unión cervicotorácica (fig. 25-2).
2. Se empuja despacio la cabeza hacia atrás hasta que se perciba movimiento en el dedo de control.

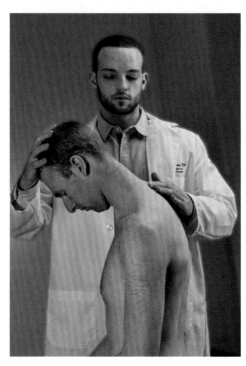

**FIGURA 25-1.** Prueba de movimiento grueso de la columna cervical, inclinación hacia adelante.

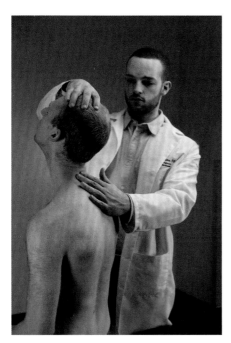

**FIGURA 25-2.** Prueba de movimiento grueso de la columna cervical, inclinación hacia atrás.

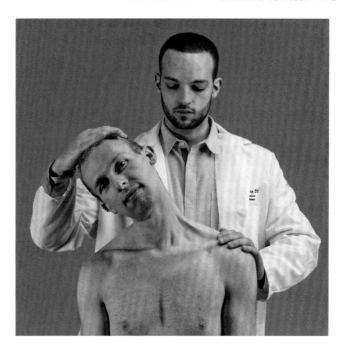

**FIGURA 25-3.** Prueba de movimiento grueso de la columna cervical, inclinación lateral.

3. El movimiento cervical puramente termina cuando se percibe un movimiento hacia abajo en la unión cervicotorácica.
4. Se observa el ángulo de desplazamiento desde la posición vertical. Suele ser de 45°.

## Inclinación lateral

1. El médico coloca una mano a un lado de la cabeza del paciente y la otra controla en la unión cervicotorácica o en el hombro de ese lado (fig. 25-3).
2. Se jala despacio la cabeza del paciente hacia un lado y se observa el ángulo de desplazamiento desde la posición vertical. El movimiento cervical puramente termina cuando se percibe un movimiento hacia arriba en el hombro contralateral. Se invierten las manos y se mueve la cabeza hacia el lado opuesto y se percibe ese ángulo de desplazamiento. Por lo general, es de 40 a 45°. Se deben comparar los dos ángulos en busca de una restricción en una o ambas direcciones.

## Rotación

1. El médico coloca una mano sobre la zona frontal izquierda y la otra controla en la unión cervicotorácica (fig. 25-4).
2. Se rota la cabeza hacia la derecha y se observa el ángulo de rotación.
3. El movimiento cervical puramente termina cuando se percibe un movimiento hacia delante en el hombro contralateral.
4. Se invierten las manos una puesta en la zona frontal derecha y la otra controla en la unión cerivicotorácica.
5. Se rota la cabeza hacia la izquierda y se observa el grado de rotación, normalmente es de 45 a 60°.
6. Se comparan los dos lados en busca de una restricción en una o ambas direcciones.

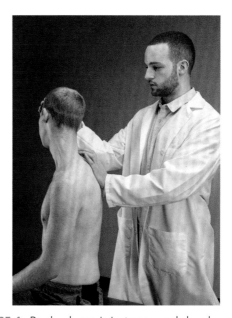

**FIGURA 25-4.** Prueba de movimiento grueso de la columna cervical, rotación.

## PALPACIÓN

Aunque la palpación se puede llevar a cabo con el paciente sentado, es mejor tenerlo en decúbito dorsal. Esto permite la relajación de los músculos posturales del cuello y facilita la palpación más profunda. Después, el médico se sienta a la cabecera de la mesa.

El médico palpa de manera superficial al principio y después más profundo en los tejidos. Se evalúa la textura de los tejidos, que incluye la suavidad, la fibrosis o un cambio en el tono de los músculos. Si bien los tejidos en la parte posterior se evalúan en busca de disfunción somática, los tejidos de la parte anterior también se deben evaluar. Los músculos escaleno y esternocleidomastoideo aportan indicios importantes sobre el dolor cervical o la restricción del movimiento.

El médico también debe notar cualquier asimetría de la posición de los pilares articulares de la columna vertebral. En la columna cervical, las apófisis transversas son pequeñas y profundas con respecto a los pilares articulares, lo que hace que tengan menos valor como puntos de referencia diagnósticos. Por lo tanto, para este fin se palpan los pilares articulares.

En ocasiones, es posible palpar cambios artríticos graves alrededor de las articulaciones facetarias. El médico también debe notar cualquier masa, como quistes o lipomas, que pueda palparse.

## PRUEBA DE RANGO DE MOVIMIENTO INTERSEGMENTARIO

En la valoración de la columna cervical en busca de disfunción somática, el movimiento intersegmentario entre las vértebras es de gran importancia. Hay varias formas en las que se puede examinar la columna cervical para determinar el movimiento vertebral individual. Para todos estos métodos, el paciente debe estar en decúbito dorsal y el médico debe estar sentado a la cabecera de la mesa.

### Prueba de movimiento intersegmentario

I. Articulación occipitoatlantoidea (O-A)

   *Ejemplo*: si el surco derecho es más profundo que el izquierdo y su profundidad aumenta con la flexión y los dos surcos son más simétricos con la extensión del occipucio, el diagnóstico es O-A E $I_I R_D$. Por el contrario, si el surco derecho es más profundo que el izquierdo y su profundidad aumenta con la extensión y los dos surcos son más simétricos en la flexión, el diagnóstico es O-A F $I_I R_D$.

   a. El médico sostiene el occipucio con las manos ahuecadas y desliza los dedos hacia el surco occipital lateral hasta la línea media (fig. 25-5).

   b. El médico debe evaluar la profundidad de los surcos en ambos lados. Un surco que es superficial en comparación con el del lado opuesto indica la inclinación lateral del occipucio hacia ese lado. Una mnemotecnia que se usa con frecuencia para recordar esto es "DR. SS: rotación profunda (*Deep Rotated*)—inclinación lateral superficial (*Shallow Side-bending*)".

   c. Después se inclina la cabeza hacia delante y se observa la profundidad de los surcos.

   d. A continuación se inclina la cabeza hacia atrás y se observa la profundidad de los surcos.

   e. Se compara el cambio en la profundidad de los surcos en flexión y extensión del occipucio. La posición en la que los surcos son más simétricos es la libertad de movimiento y la posición en la cual los surcos son más simétricos es la restricción.

II. Articulación atlantoaxial (A-A)

   *Ejemplo*: si la cabeza rota con mayor libertad hacia la derecha que a la izquierda, el diagnóstico es A-A $R_D$. Si la cabeza rota con mayor libertad hacia la izquierda, el diagnóstico es A-A $R_I$.

   a. El médico sostiene la cabeza del paciente con la palma de la mano ahuecada y desliza los dedos a lo largo del surco occipital en sentido lateral hasta palpar los vértices de las apófisis mastoides. Se notan los cambios en la textura del tejido. Entonces mueve sus dedos hacia abajo y lateral a aquellas y sobre los vértices de las apófisis transversas del atlas, que se encuentran entre los vértices de las apófisis mastoides y los ángulos de la mandíbula (fig. 25-6).

   b. Se pide al paciente que incline la cabeza hacia delante y de esta manera se bloquea la articulación O-A.

   c. Después, el médico rota la cabeza hacia la derecha y hacia la izquierda para evaluar la libertad de rotación de la articulación A-A. Se compara el rango de movimiento rotatorio de forma bilateral en busca de simetría. Cualquier disminución en un lado en comparación con el otro indica una restricción en la rotación de la articulación A-A.

III. De C2 a C7

   a. El médico sostiene la cabeza del paciente con las palmas de las manos ahuecadas y coloca un dedo de control de cada mano sobre el pilar de la vértebra que se va a valorar. Esto se palpa mejor en el surco que existe entre las masas musculares paravertebrales.

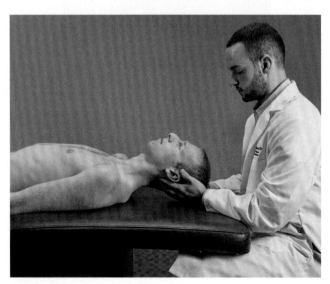

**FIGURA 25-5.** Prueba de movimiento intersegmentario de la articulación occipitoatlantoidea.

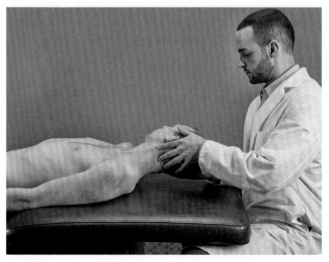

**FIGURA 25-6.** Prueba de movimiento intersegmentario de la articulación atlantoaxial.

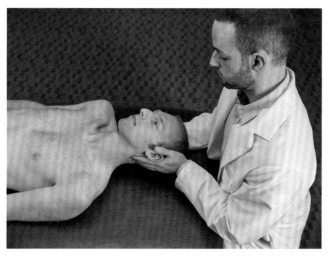

**FIGURA 25-7.** Prueba de movimiento intersegmentario de C2 a C7, inclinación lateral.

b. De C2 a C3 están alrededor de 1 cm por debajo del surco occipital.
c. Se pide al paciente que incline la cabeza en sentido lateral en cada dirección y los dedos que palpan pueden identificar el movimiento de deslizamiento. Si hay una asimetría tal que un pilar articular esté más posterior que el otro, esto indica una rotación hacia ese lado.
d. Prueba de movimiento de inclinación lateral (fig. 25-7).
   a. Se mantiene el contacto con los pilares articulares y se introduce la inclinación lateral hasta que se sienta el movimiento en la yema de los dedos.
   b. Se observa el desplazamiento de la cabeza desde la línea media.
   c. Un mayor movimiento de un lado que del otro indica una restricción de inclinación lateral en el lado de disminución de movimiento. Se observa la fluidez y el grado de movimiento.
e. Flexión/extensión (fig. 25-8)
   a. Se mantiene el contacto firme con los pilares articulares y se flexiona el cuello hasta que se perciba el movimiento en el segmento que se evalúa.

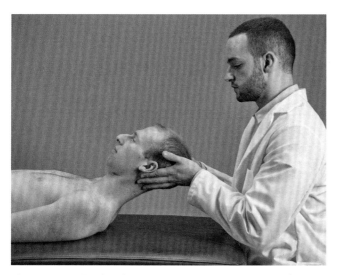

**FIGURA 25-8.** Prueba de movimiento intersegmentario de C2 a C7, flexión-extensión.

b. Se regresa el cuello a una posición neutra y después se extiende hasta que se palpe el movimiento con el dedo de control en el segmento involucrado.
c. Se observa cualquier asimetría de movimiento en el segmento. Si el movimiento está restringido en la flexión, es una disfunción de extensión. Si el movimiento está restringido en la extensión, es una disfunción de flexión.

## Prueba de movimiento de rotoescoliosis

Cuando una vértebra cervical se inclina en sentido lateral, también rota en la misma dirección. Una disfunción somática presenta restricciones en la inclinación lateral y la rotación en las mismas direcciones, excepto en circunstancias inusuales, que suelen ser de naturaleza traumática, así como en flexión o extensión. La rotoescoliosis es un método de prueba de movimiento que utilizó este principio con fines diagnósticos. Para este método, el paciente está en decúbito dorsal y el médico se sienta cómodamente a la cabecera de la mesa.

1. De C2 a C7
   a. El médico sostiene la cabeza del paciente con las palmas de las manos ahuecadas y coloca un dedo de cada mano sobre los pilares articulares afectados.
   b. El médico flexiona la cabeza y el cuello del paciente hasta que se perciba movimiento con el dedo que palpa.
   c. Si el pilar articular rotado en sentido posterior se hace más posterior, la vértebra tiene una restricción de movimiento en la flexión. Esto también confirma la libertad de rotación.
   d. Después se extienden la cabeza y el cuello hasta que se perciba movimiento con el dedo que palpa. Si los pilares se vuelven más simétricos, esto confirma que la restricción se encuentra en la flexión y la libertad de movimiento se encuentra en la extensión.
   e. *Ejemplo*: si el pilar articular de C4 en rotación posterior se palpa en el lado derecho y la rotación empeora en la flexión y es más simétrica en la extensión, el diagnóstico sería C4 $EI_DR_D$.
2. Prueba de movimiento atlantoaxial
   La articulación atlantoaxial nunca abandona la posición neutra, porque la extensión está limitada por la aposición ósea y el ligamento odontoide limita la flexión. Por lo tanto, el movimiento principal de esta articulación es la rotación.
   a. El médico sostiene el occipucio del paciente con las palmas de las manos ahuecadas.
   b. El cuello del paciente está completamente flexionado, lo que bloquea todas las vértebras cervicales para evitar el movimiento de la columna vertebral debajo de la articulación atlantoaxial.
   c. Mientras se mantiene la flexión completa, se rota la cabeza hacia la derecha y hacia la izquierda y se compara la fluidez y se evalúa el grado de movimiento (fig. 25-9).
   d. *Ejemplo*: si la rotación es mayor hacia la derecha que hacia la izquierda, el diagnóstico sería AA $R_D$.

## Prueba de movimiento de desplazamiento

Las pruebas de movimiento de rotoescoliosis evalúan la rotación de las vértebras. La prueba de movimiento de desplazamiento evalúa el movimiento de inclinación lateral. El desplazamiento lateral de la vértebra se acopla con la

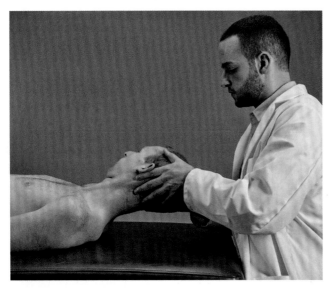

**FIGURA 25-9.** Prueba de movimiento de rotoescoliosis de la articulación atlantoaxial.

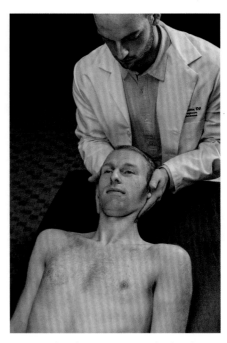

**FIGURA 25-10.** Prueba de movimiento de desplazamiento de C2 a C7.

inclinación lateral en la dirección opuesta. El movimiento de desplazamiento de C4 hacia la derecha se acopla con la inclinación lateral de C4 hacia la izquierda. Para la mayoría de las vértebras cervicales, la inclinación lateral y la rotación están acopladas y se producen en la misma dirección. Estos principios se pueden utilizar para evaluar la capacidad de movimiento de las vértebras cervicales. Un error común es observar el aumento de la tensión de los tejidos en el dedo que desplaza e interpretarlo como una barrera. A menudo, hay un aumento de la respuesta del tejido sobre un pilar articular posterior, porque ese es el lado de inclinación lateral y rotación. La presión directa del dedo que se desplaza puede provocar un aumento de la tensión del tejido, que el examinador inexperto puede considerar de manera errónea como toparse con una barrera. El enfoque debe estar en la respuesta articular más profunda y el grado o asimetría del movimiento es lo que se determina cuando se realiza una prueba de desplazamiento en la región cervical. La prueba de movimiento de desplazamiento se realiza con el paciente en decúbito dorsal y el médico se sienta cómodamente a la cabecera de la mesa.

1. De C2 a C7
   a. El médico sostiene el occipucio del paciente con las palmas de las manos ahuecadas y coloca un dedo de control de cada mano de forma bilateral sobre los pilares articulares del segmento que se va a evaluar.
   b. El médico usa el dedo de control de su mano derecha para empujar las vértebras en un desplazamiento lateral hacia la izquierda. Después empuja las vértebras en un desplazamiento lateral hacia la derecha. Este movimiento de desplazamiento crea una inclinación lateral de las vértebras hacia el lado opuesto (fig. 25-10).
   c. *Ejemplo*: si C4 se desplaza hacia la derecha, se debe inclinar hacia la izquierda y rotar hacia la izquierda.
   d. El médico percibe la facilidad y el grado de desplazamiento. Se comparan los dos lados.
   e. El médico entonces flexiona el cuello del paciente hasta que se perciba movimiento en los dedos de control y repite el empuje de desplazamiento hacia cada lado y los compara.

   f. Luego, el médico extiende el cuello del paciente hasta percibir movimiento en los dedos de control y repite el empuje de desplazamiento hacia cada lado y los compara.
   g. *Ejemplo*: si el desplazamiento de C4 es igual hacia ambos lados con el cuello flexionado, pero se percibe una restricción al empujar hacia la derecha cuando el cuello está extendido, el diagnóstico sería C4 $FI_IR_I$. Se debe recordar que los movimientos son simétricos en las direcciones de la disfunción somática y las restricciones se perciben en las direcciones opuestas.

2. Articulación occipitoatlantoidea
   a. El médico sostiene el occipucio del paciente con las palmas de las manos ahuecadas mientras coloca un dedo de control de cada mano de manera bilateral en los surcos occipitales.
   b. Se flexiona el cuello ligeramente hasta que se perciba movimiento en los dedos de control.
   c. Se mueve la cabeza en sentido lateral a la izquierda y a la derecha. El desplazamiento hacia la derecha se acopla con la inclinación lateral hacia la izquierda (fig. 25-11).
   d. La inclinación lateral hacia la izquierda se acopla con la rotación del occipucio hacia la derecha.
   e. *Interpretación*: debido a que la rotación es opuesta a la inclinación lateral en la articulación occipitoatlantoidea, hay cuatro posibles designaciones para la disfunción somática encontrada: OA $FI_DR_I$, OA $ER_DR_I$ y OA $ES_IR_D$.
   f. *Ejemplo*: si existe un desplazamiento normal hacia la derecha en la flexión y una disminución en el desplazamiento hacia la izquierda en la extensión, la disfunción somática se designa OA $FS_IR_D$ (el occipucio está restringido en la inclinación lateral hacia la derecha y en la rotación hacia la izquierda mientras está en posición extendida).

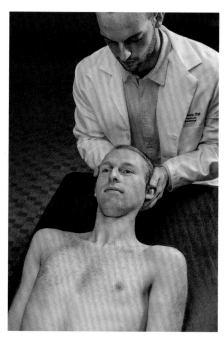

**FIGURA 25-11.** Prueba de movimiento de desplazamiento de la articulación occipitoatlantoidea.

## Pruebas neurológicas

La alteración de las raíces nerviosas cervicales a menudo es la causa de entumecimiento o parestesias en las extremidades superiores. Cuando se sospecha la afectación de la raíz nerviosa, es esencial una evaluación neurológica. Debido a que sólo de C5 a C8 inervan el brazo, esas son las raíces nerviosas que se deben evaluar en un examen neurológico. La debilidad motora de los músculos intrínsecos del cuello ayuda a identificar la afectación de los nervios motores de la columna cervical. También es útil valorar la fuerza de los músculos de la extremidad superior en la evaluación neurológica. Las pruebas sensoriales de pueden realizar sobre las siguientes áreas de la extremidad superior:

1. *C3*: porción inferolateral del cuello hacia la clavícula
2. *C4*: hombro
3. *C5*: parte lateral del brazo
4. *C6*: parte lateral del antebrazo, pulgar, dedo índice y la mitad lateral del dedo medio
5. *C7*: dedo medio
6. *C8*: antebrazo medial, cuarto y quinto dedos.

Los reflejos tendinosos profundos de las extremidades superiores indican la integridad de algunas de las raíces nerviosas cervicales.

1. *C5*: reflejo del bíceps, se evalúa sobre el tendón del bíceps en el codo (también tiene un componente menor de C6)
2. *C6*: reflejo braquiorradial, se evalúa sobre el tendón del braquiorradial en el antebrazo, justo proximal a la muñeca
3. *C7*: reflejo del tríceps, se evalúa en el tendón del tríceps sobre la apófisis posterior del olécranon.

### Referencias

Fryette H. *Principles of Osteopathic Technique.* Colorado, CO: American Academy of Osteopathy; 1954.

Hoppenfeld S. *Physical Examination of the Spine and Extremities.* Norwalk, CT: Appleton-Lange; 1976.

Kapandji IA. *The Physiology of the Joints, Vol. 3: The Trunk and the Vertebral Column.* Edinburgh, Scotland: Churchill-Livingstone; 1974.

# 26 Técnicas miofasciales

Toni Spinaris y Eileen L. DiGiovanna

Este capítulo describe *técnicas miofasciales pasivas, activas directas e indirectas* que se utilizan para tratar la disfunción somática cervical, así como la tensión muscular o fascial en la región cervical. Estas técnicas pueden implicar un estiramiento pasivo lineal o perpendicular de los músculos del cuello o un uso activo de los métodos neuromusculares para relajar los músculos suboccipitales y paravertebrales.

## TÉCNICAS PASIVAS

El médico realiza las *técnicas pasivas* en un paciente relajado. El propósito de las técnicas pasivas descritas es estirar los músculos extensores posteriores de la región cervical. El estiramiento debe aplicarse y liberarse lentamente para evitar la activación del reflejo del órgano tendinoso de Golgi. Cuando se realiza de esta manera, los músculos estirados tienden a relajarse y el tomo del músculo regresa a un estado más normal.

### Tracción lineal aplicada a los músculos suboccipitales

1. *Posición del paciente*: en decúbito dorsal.
2. *Posición del médico*: sentado o de pie a la cabecera de la mesa.
3. *Técnica*:
   a. El médico ahueca las manos para soportar el occipucio del paciente.
   b. Los dedos del médico se colocan en el surco occipital a ambos lados.
   c. Para obtener los mejores resultados, el cuello del paciente debe estar recto o inclinado ligeramente hacia delante.
   d. Los codos del médico deben estar en extensión total o casi total, de manera que puedan utilizarse como palanca. Esta posición permite al médico utilizar su peso como fuerza de tracción, balanceándose hacia atrás en lugar de depender de la fuerza de la parte superior del cuerpo (fig. 26-1).
   e. Se aplica tracción de manera lenta y uniforme, se mantiene durante algunos segundos, y después se libera poco a poco.
   f. La técnica se puede repetir sin reposicionar los dedos del médico.
4. *Consejos para realizar la técnica*:
   a. Los pies del médico se deben colocar alejados de la mesa para que se pueda balancear hacia atrás y así aplicar tracción sin cambiar su posición. Si está sentado, se debe mover el banco hacia atrás para permitir el movimiento del cuerpo.
   b. El médico debe evitar crear fricción al deslizar los dedos sobre la piel del paciente. Esto es incómodo para la persona.
   c. Hay que asegurarse de que el paciente esté cómodo y relajado.
   d. Esta técnica también se puede realizar en una posición sentada (fig. 26-2).

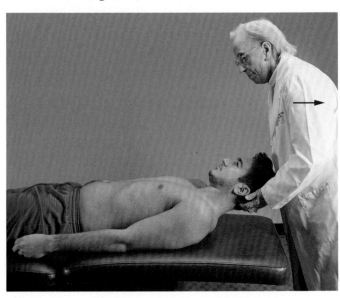

**FIGURA 26-1.** Estiramiento lineal con el médico de pie.

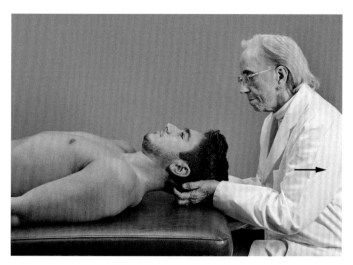

**FIGURA 26-2.** Estiramiento lineal con el médico sentado.

## Técnica suboccipital

Se puede utilizar una técnica similar en la región occipital. En esta técnica, los dedos del médico estiran los tejidos del surco occipital en sentido lateral a medida que se aplica tracción lineal.

1. *Posición del paciente*: en decúbito dorsal.
2. *Posición del médico*: sentado a la cabecera de la mesa.
3. *Técnica*:
   a. El médico coloca los dedos índice y medio en el surco occipital a ambos lados pero en la zona medial, de manera que los dedos medios se junten en la línea media.
   b. Se coloca el occipucio en las palmas de las manos ahuecadas del médico.
   c. El cuello del paciente se mantiene en una posición recta o ligeramente inclinada hacia adelante.
   d. El médico aplica tracción lineal despacio balanceándose hacia atrás sobre sus glúteos.
   e. Manteniendo una tracción lineal, el médico gira los dedos en sentido lateral lejos de la línea media. Con el eje longitudinal del antebrazo como eje de rotación, los dedos permanecen en el surco occipital pero giran de forma gradual en sentido lateral.
   f. La muñeca, el antebrazo, la mano y los dedos del médico se mantienen en alineación recta y funcionan como una sola unidad.
   g. Es posible repetir la técnica según se requiera.

## Tracción lineal aplicada a los músculos cervicales inferiores

1. *Posición del paciente*: en decúbito dorsal.
2. *Posición del médico*: de pie o sentado a la cabecera de la mesa.
3. *Técnica*:
   a. El médico coloca los dedos sobre los músculos posteriores del cuello del paciente en ambos lados en cualquier nivel cervical y mantiene un contacto firme.
   b. El médico aplica una fuerza de tracción lineal a la musculatura de manera lenta y uniforme, balanceándose hacia atrás sobre los pies o glúteos.
   c. El cuello del paciente se mantiene recto o ligeramente inclinado hacia delante mientras se aplica la tracción.

   d. Se libera poco a poco balanceándose hacia delante.
   e. Es posible agregar cierto estiramiento perpendicular al empujar los dedos en sentido ventral mientras se mantiene la tracción.

## Estiramiento lineal para los músculos cervicales posteriores

1. *Posición del paciente*: en decúbito dorsal.
2. *Posición del médico*: de pie o sentado a la cabecera de la mesa.
3. *Técnica*:
   a. El médico sostiene el occipucio con una mano y el mentón con la otra mano ahuecada (fig. 26-3).
   b. El médico aplica una fuerza de tracción lineal a lo largo del eje longitudinal de la columna cervical con la mano que sostiene el occipucio. La mano ahuecada que sostiene el mentón se utiliza ante todo para estabilizar el cuello y mantenerlo un poco flexionado hacia delante. La fuerza de tracción principal se aplica al occipucio.
   c. Esto se puede repetir según se requiera hasta que los músculos se relajen.

## Estiramiento perpendicular de los músculos

1. *Posición del paciente*: en decúbito dorsal.
2. *Posición del médico*: de pie al lado del paciente del lado opuesto a tratar.
3. *Técnica*:
   a. El médico coloca una mano sobre la frente del paciente para actuar como una contrafuerza estabilizadora para la mano tratante.
   b. El médico coloca la otra mano a través del cuerpo del paciente y sujeta los músculos cervicales posteriores del lado opuesto (fig. 26-4).
   c. Se aplica un estiramiento suave al cuerpo del músculo alejándolo de las apófisis espinosas en sentido lateral y ventral.
   d. Se mantiene el estiramiento durante algunos segundos y después se libera con lentitud. La maniobra se puede repetir según se requiera. Es posible que la mano que

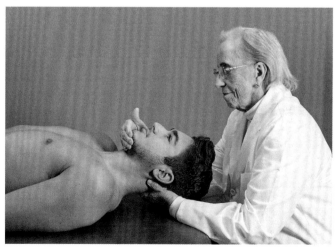

**FIGURA 26-3.** Estiramiento lineal de los músculos extensores posteriores del cuello, sosteniendo el mentón con la mano ahuecada.

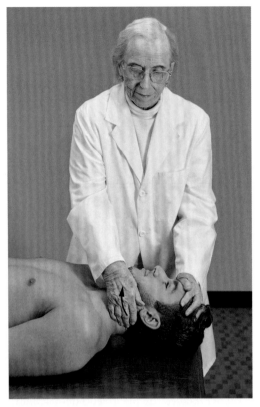

**FIGURA 26-4.** Estiramiento perpendicular unilateral.

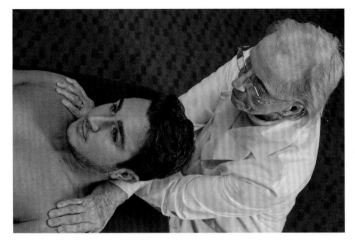

**FIGURA 26-5.** Técnica con los brazos cruzados.

estira los músculos se mueva hacia arriba y abajo de la columna cervical.

e. Se puede lograr un estiramiento adicional al rotar la cabeza del paciente mientras se jala el músculo.

## Estiramiento lineal bilateral aplicado a ambos extremos del músculo

1. *Posición del paciente*: en decúbito dorsal.
2. *Posición del médico*: de pie a la cabecera de la mesa.
3. *Técnica*:
   a. El médico cruza sus antebrazos bajo el occipucio y el cuello del paciente para que la cabeza esté apoyada por completo en los antebrazos del médico y las manos presionen hacia abajo sobre los hombros contralaterales del paciente (fig. 26-5).
   b. El médico eleva sus brazos con lentitud y suavidad, lo que crea un efecto de palanca que aplica tracción lineal en ambos extremos de los músculos. El cuello del paciente debe inclinarse hacia delante hasta una posición cómoda de máximo estiramiento. Se debe tener un control cuidadoso de la fuerza.
   c. Se mantiene esta posición durante algunos segundos y se regresa lentamente a una posición neutra.
   d. Al repetir la técnica, el médico debe inclinar el cuello hacia delante un poco más que la vez anterior. Cada repetición de la técnica debe aumentar el rango de movimiento.
4. *Modificación de la técnica activa directa*:
   a. Mientras el médico sostiene completamente la cabeza en el estiramiento máximo, puede pedir al paciente que empuje hacia atrás contra sus brazos.

b. El médico resiste este movimiento con una contra-fuerza isométrica.
c. Se permite al paciente que empuje durante 3 s y después se le pide que se relaje.
d. El médico permite al paciente de 3 a 6 s de relajación y después inclina el cuello hacia delante hacia el nuevo punto de estiramiento máximo.

## Estiramiento lineal unilateral aplicado a ambos lados de los músculos

1. *Posición del paciente*: en decúbito dorsal.
2. *Posición del médico*: de pie a la cabecera de la mesa.
3. *Técnica*:
   a. El médico coloca un antebrazo en el lado del cuello a tratar, debajo de la cabeza y con la mano sobre el hombro contralateral del paciente. La cabeza del paciente debe estar bien apoyada.
   b. El médico coloca su otra mano sobre la cabeza del paciente, en el lado a tratar.
   c. El médico eleva lenta y suavemente la cabeza e inclina el cuello hacia delante (fig. 26-6). La cabeza se rota para estirar los músculos en sentido opuesto a la rotación.

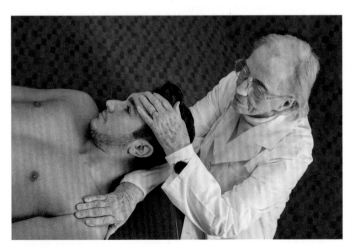

**FIGURA 26-6.** Estiramiento lineal unilateral.

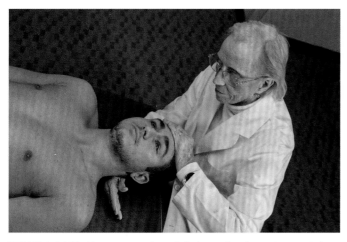

**FIGURA 26-7.** Estiramiento lineal de los músculos suboccipitales.

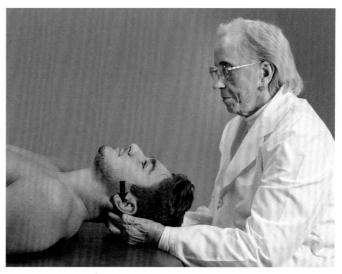

**FIGURA 26-8.** Técnica miofascial activa directa para la región suboccipital con resistencia isométrica.

## Tratamiento del músculo suboccipital

1. *Posición del paciente*: en decúbito dorsal.
2. *Posición del médico*: de pie o sentado a la cabecera de la mesa de cara al paciente.
3. *Técnica*:
   a. El médico coloca un antebrazo debajo del cuello del paciente en el surco suboccipital para que descanse sobre el borde radical del antebrazo.
   b. La otra mano se coloca sobre la frente del paciente y se aplica una presión ligera hacia abajo, hacia la mesa. El antebrazo se puede girar hacia la cabeza del paciente para un mayor estiramiento del músculo suboccipital (fig. 26-7).

## TÉCNICAS ACTIVAS DIRECTAS

Las *técnicas activas directas* utilizan el *reflejo tendinoso de Golgi* para relajar el músculo tratado. Estas técnicas se describen para la región del músculo suboccipital y para los músculos occipitales y paravertebrales unilaterales.

### Región del músculo suboccipital

1. *Posición del paciente*: en decúbito dorsal.
2. *Posición del médico*: sentado a la cabecera de la mesa con los antebrazos descansando sobre la mesa, las palmas hacia arriba.
3. *Técnica*:
   Los músculos involucrados en esta técnica incluyen los suboccipitales bilaterales: el recto capital posterior mayor, el recto capital posterior menor, el oblicuo capital inferior y el oblicuo capital superior.
   a. El médico coloca las yemas de los dedos en el surco occipital del paciente, lo que permite que el occipucio descanse en sus palmas.
   b. El paciente empuja con suavidad su cabeza hacia las palmas del médico, y las yemas de los dedos del médico se usan como fulcro (punto de apoyo), lo que evita la extensión del cuello.
   c. A medida que el paciente empuja hacia sus palmas, el médico resiste este movimiento con una contrafuerza isométrica (fig. 26-8).

4. *Modificación*:
   a. La misma técnica se puede aplicar a los músculos extensores inferiores de la región cervical. El médico coloca los dedos en sentido más caudal.
   b. El paciente puede empujar la cabeza hacia las palmas del médico con una fuerza ligeramente mayor cuanto más baja el cuello que está tratando, porque los músculos se agrandan.

## Técnica activa para el músculo occipital unilateral

1. *Posición del paciente*: en decúbito dorsal.
2. *Posición del médico*: sentado a la cabecera de la mesa con los antebrazos descansando sobre la mesa, las palmas hacia arriba.
3. *Técnica*:
   a. El médico coloca las yemas de los dedos en el surco occipital en el lado a tratar.
   b. La otra mano del médico guía la cabeza del paciente hacia la inclinación lateral sobre el fulcro de sus dedos.
   c. El paciente trata de inclinar la cabeza más allá de la libertad de movimiento (hacia el lado disfuncional).
   d. El médico resiste este movimiento al aplicar una contrafuerza isométrica con la palma.
   e. El médico debe ser capaz de percibir la contracción del músculo involucrado.
4. *Modificación*: el médico puede pedir al paciente que empuje la cabeza con suavidad hacia atrás, hacia la mesa. Este movimiento se resiste de manera similar con una contrafuerza isométrica.

## Tratamiento de los músculos paravertebrales únicos unilaterales: inclinación lateral y rotación

1. *Posición del paciente*: en decúbito dorsal.
2. *Posición del médico*: sentado a la cabecera de la mesa.
3. *Técnica*:
   a. El médico coloca el dedo índice o medio sobre el músculo afectado. Éste es el dedo de control.

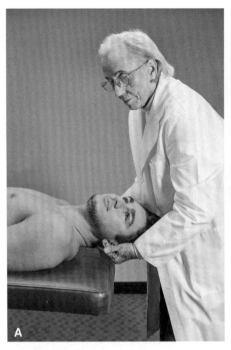
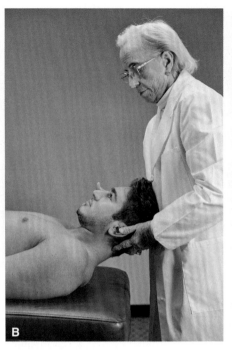
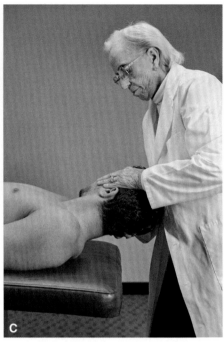

**FIGURA 26-9.** Estiramiento indirecto activo de los músculos paravertebrales mediante el uso del reflejo extensor cruzado. **(A)** Posición inicial. **(B)** A mitad del trayecto en la maniobra, con el paciente intentando llevar su mentón hacia su hombro derecho mientras el médico aplica resistencia isocinética. **(C)** Un estiramiento pasivo termina la técnica.

b. Con la otra mano, el médico sujeta la cabeza del paciente por debajo del occipucio y la inclina hacia atrás, la inclina hacia un lado, y la rota del mismo lado hasta que el dedo de control perciba el movimiento del músculo afectado.

c. El paciente intenta empujar la cabeza hacia una mayor inclinación hacia atrás e inclinación lateral y rotación del mismo lado.

d. El médico resiste este movimiento con una contrafuerza isométrica durante no más de 2 s. Se relaja y repite el proceso.

## TÉCNICAS ACTIVAS INDIRECTAS

Las *técnicas activas indirectas* utilizan la *inhibición recíproca* o el *reflejo extensor cruzado*. Se describen para los músculos paravertebrales.

1. *Posición del paciente*: en decúbito dorsal con la cabeza fuera de la mesa.
2. *Posición del médico*: sentado a la cabecera de la mesa, sosteniendo por completo la cabeza del paciente.

3. *Técnica*:
   a. El médico coloca la palma de una mano sobre la zona parietooccipital ipsilateral del paciente para que la cabeza quede sostenida completamente.
   b. La palma de la otra mano se coloca al otro lado de la cabeza. No se ejerce presión sobre el oído del paciente.
   c. El médico coloca la cabeza del paciente inclinada hacia atrás y lateral, y rotada hacia el lado de la mano que está sobre el occipucio (fig. 26-9A). (Se suspende si el paciente presenta mareo).
   d. Se pide al paciente que flexione el cuello al mismo tiempo que empuja el mentón hacia el hombro opuesto (fig. 26-9B).
   e. El médico aplica resistencia isocinética a este movimiento con la mano sobre la región temporoparietal.
   f. El médico detiene el esfuerzo del paciente en el límite o si hay dolor.
   g. Después, el médico aplica con suavidad un estiramiento pasivo del cuello del paciente, aumentando de manera manual el estiramiento muscular deseado (fig. 26-9C).
   h. El paciente se relaja. El médico regresa a la posición inicial y repite la maniobra.

# 27 Técnicas de energía muscular

Nancy Brous

Esta sección describe las técnicas de energía muscular que se utilizan para tratar las disfunciones de la articulación occipitoatlantoidea, disfunciones rotatorias de la articulación atlantoaxial y disfunciones simples de una articulación vertebral cervical típica. El procedimiento debe repetirse tantas veces como sea necesario para restablecer el movimiento hasta la barrera fisiológica. Sin embargo, las técnicas suelen repetirse un mínimo de tres ocasiones; se involucra la barrera de movimiento en cada repetición.

## DISFUNCIÓN OCCIPITOATLANTOIDEA

### Disfunción en la flexión

*Ejemplo*: OA $FI_DR_I$

1. *Posición del paciente*: en decúbito dorsal.
2. *Posición del médico*: sentado a la cabecera de la mesa.
3. *Posición de las manos*: la mano de control del médico toma el occipucio del paciente. Dos dedos de esa mano están en el surco occipital (medial e inferior a la apófisis mastoides). La otra mano del médico se coloca en la cara inferior del mentón del paciente.
4. *Técnica*:
   a. El médico extiende la cabeza del paciente hacia atrás sobre la mano de control hasta que se perciba un movimiento en la articulación occipitoatlantoidea (fig. 27-1).
   b. Con la mano de control, el médico inclina en sentido lateral el occipucio hacia la izquierda y lo rota hacia la derecha hasta que se perciba un movimiento en la articulación occipitoatlantoidea.
   c. Se pide al paciente que lleve su mentón hacia el pecho contra la resistencia isométrica del médico (hacia la libertad de movimiento) durante 3 a 5 s. Se usan *gramos* (*onzas*) de fuerza para lograr los resultados deseados.
   d. El paciente se relaja durante 3 a 5 s.
   e. El médico vuelve a involucrar la barrera de movimiento cada vez y repite los pasos (a) a (d) por lo menos dos veces más.
   f. La cabeza del paciente regresa a la posición neutra y se revalúa la disfunción en busca de algún cambio.

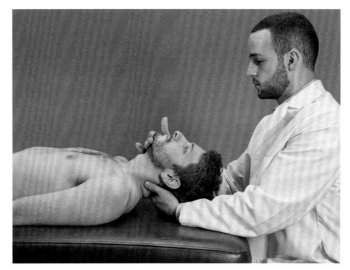

FIGURA 27-1. Técnica de energía muscular para una disfunción en la flexión de la articulación occipitoatlantoidea.

### Disfunción en extensión

*Ejemplo*: OA $EI_DR_I$

1. *Posición del paciente*: en decúbito dorsal.
2. *Posición del médico*: sentado a la cabecera de la mesa.
3. *Posición de las manos*: la mano de control del médico toma el occipucio del paciente. Dos dedos de esa mano están en el surco occipital. La otra mano del médico se coloca en la cara inferior del mentón del paciente.
4. *Técnica*:
   a. El médico flexiona la cabeza del paciente hacia delante hasta que perciba un movimiento en la mano de control (fig. 27-2).
   b. Con la mano de control, el médico inclina lateralmente el cuello del paciente hacia la izquierda y lo rota hacia la derecha hasta que perciba un movimiento en la articulación occipitoatlantoidea.
   c. Se pide al paciente que lleve su mentón hacia delante contra la resistencia isométrica del médico durante 3 a 5 s. Se utilizan *gramos* (*onzas*) de fuerza para lograr el resultado deseado.

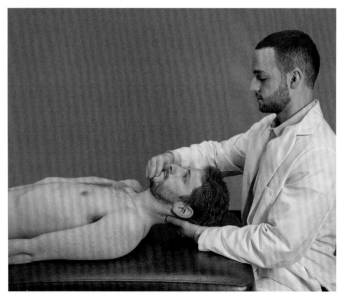

**FIGURA 27-2.** Técnica de energía muscular para una disfunción en la extensión de la articulación occipitoatlantoidea.

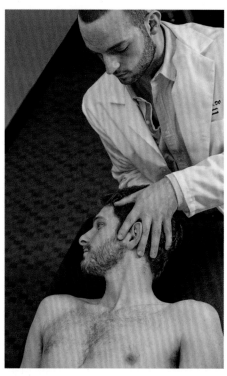

**FIGURA 27-3.** Técnica de energía muscular para una restricción de la rotación atlantoaxial.

d. El paciente se relaja durante 3 a 5 s.

e. El médico vuelve a involucrar la barrera de movimiento cada vez y repite los pasos (a) a (d) por lo menos dos veces más.

f. La cabeza del paciente regresa a la posición neutra y se revalúa la disfunción en busca de algún cambio.

## DISFUNCIÓN ATLANTOAXIAL

*Ejemplo:* AA $R_D$

1. *Posición del paciente*: en decúbito dorsal.
2. *Posición del médico*: sentado a la cabecera de la mesa.
3. *Técnica*:
   a. Debido a que el movimiento de la articulación atlantoaxial implica principalmente la rotación, el médico sólo necesita dirigirse a la barrera de movimiento de la rotación.
   b. El médico sostiene la parte posterior de la cabeza del paciente con las palmas. Las yemas del segundo dedo de cada mano que se ubican a cada del nivel del atlas pueden valorar el movimiento AA. Las yemas de los dedos se colocan con suavidad entre la rama descendente de la mandíbula y la apófisis mastoide.
   c. El médico flexiona por completo el cuello y la cabeza del paciente hacia delante hasta que se produce el bloqueo debajo de la articulación A-A.
   d. Manteniendo el cuello del paciente inclinado hacia delante, el médico rota la cabeza hacia el lado de la restricción de rotación e involucra la barrera de movimiento (izquierda).
   e. El médico entonces coloca la palma de su mano sobre la sien y la mejilla del paciente en el lado opuesto a la restricción (fig. 27-3).
   f. Se pide al paciente que mueva la cabeza con una fuerza de rotación pura contra la resistencia isométrica proporcionada por la mano del médico sobre la mejilla del paciente.

g. Después de 3 a 5 s, se pide al paciente que se relaje y el médico deja de aplicar la contrafuerza al mismo tiempo.

h. Una vez que el paciente se relajó por completo durante por lo menos de 3 a 5 s, el médico aumenta la rotación de la cabeza y el cuello en la dirección de la restricción, e involucra una nueva barrera de movimiento.

i. Se repiten los pasos (f) a (h) por lo menos tres veces. Se vuelve a revisar la simetría del movimiento en la articulación atlantoaxial.

j. La cabeza del paciente regresa a la posición neutra y se revalúa la disfunción en busca de algún cambio.

## DISFUNCIONES VERTEBRALES CERVICALES TÍPICAS (C2 A C7)

*Ejemplo:* C4 $EI_D R_D$

1. *Posición del paciente*: en decúbito dorsal.
2. *Posición del médico*: sentado a la cabecera de la mesa.
3. *Técnica*:
   a. El médico coloca la yema del dedo índice de la mano de control contra el pilar posterior lateral en el nivel del segmento afectado (lado izquierdo; fig. 27-4A).
   b. El médico incorpora la flexión del cuello para tratar una disfunción de extensión o la extensión para tratar una disfunción de flexión. El movimiento se controla y se localiza en el nivel particular que se está tratando con la vigilancia hasta que se involucre la barrera de movimiento.
   c. Se incorpora la inclinación lateral al colocar una fuerza de desplazamiento en el lado del segmento restringido, lo que produce una inclinación lateral hacia la barrera (izquierda).

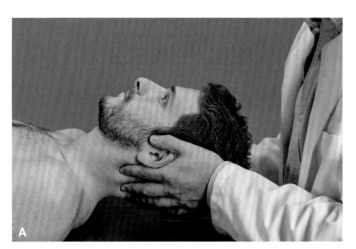
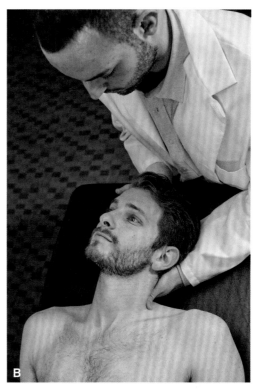

**FIGURA 27-4.** Técnica de energía muscular para una disfunción en la extensión de una vértebra cervical típica. **(A)** Se observa la posición del dedo de control. **(B)** Se incorpora la rotación hacia la barrera de movimiento de una vértebra cervical típica.

d. Se incorpora la rotación al girar la cabeza y el cuello del paciente hacia el sitio de restricción (izquierda) hasta que se perciba un movimiento en el segmento que se vigila. Se incluyen las tres barreras (fig. 27-B).

e. Se pide al paciente que se mueva hacia una libertad de movimiento al hacer que lleve su oreja hacia su hombro, lo que provoca una inclinación lateral en sentido opuesto a la barrera. (El médico también puede pedir al paciente que rote la cabeza hacia la libertad de movimiento). Estas acciones se realizan contra la resistencia isométrica proporcionada por la mano del médico contra la mejilla del paciente durante 3 a 5 s.

f. El paciente se relaja y el médico al mismo tiempo deja de aplicar la contrafuerza durante 3 a 5 s.

g. El médico incluye las nuevas barreras de movimiento en los tres planos al aumentar la inclinación lateral, la rotación y la flexión (o extensión) más hacia la barrera de restricción.

h. Se repite el procedimiento de los pasos (e) a (g) tantas veces como sea necesario para restablecer el movimiento hacia la barrera fisiológica. Esto suele ser un mínimo de tres ocasiones.

i. La cabeza del paciente regresa a la posición neutra y se revalúa la disfunción en busca de cambios.

# 28 Técnicas de contratensión (*counterstrain*)

Eileen L. DiGiovanna y Lillian Somner

El tratamiento de los puntos dolorosos mediante el método de contratensión (*counterstrain*) de Jones requiere que el paciente esté relajado completamente. La meta es acortar el músculo afectado, mantenerlo en esta posición acortada durante 90 s, y después regresar al paciente a una posición neutra.

Cada paciente es único. Hay que recordar que el posicionamiento dado es útil para la mayoría de los pacientes. Si la posición descrita no alivia el dolor a la palpación, puede necesitar una modificación para ese paciente.

## PUNTOS DOLOROSOS ANTERIORES

Los puntos dolorosos anteriores se muestran en la figura 28-1. Los puntos dolorosos típicos se encuentran en la punta anterolateral de los pilares articulares de las vértebras cervicales o en la masa muscular lateral. La C1 tiene un punto doloroso atípico ubicado en lo alto del borde posterior de la rama ascendente de

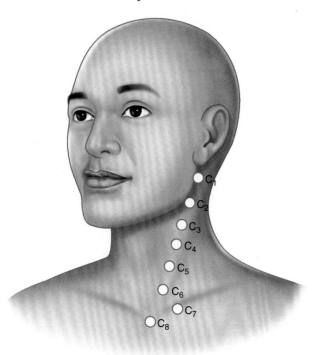

**FIGURA 28-1.** Puntos dolorosos cervicales anteriores.

la mandíbula. Está cerca del vértice de la apófisis transversa de C1. El punto doloroso de C7 se encuentra en la superficie superior, casi a 2.5 cm (1 pulgada) lateral al extremo medial de la clavícula, y quizá esté relacionado con la inserción del músculo esternocleidomastoideo. El punto doloroso de C7 es muy común. El punto de C8 se encuentra en el extremo medial de la clavícula en la muesca esternal. Por supuesto que no hay una octava vértebra cervical; no obstante, hay inervación que proviene de un octavo nervio cervical. Este último punto es poco común.

Hay dos mnemotecnias que ayudan al estudiante a recordar la posición de la articulación vertebral a tratar:

*STAR* = inclinación lateral hacia el punto doloroso y rotación en sentido opuesto a tal punto (*side-bending toward and rotation away from the tender point*).

*SARA* = inclinación lateral y rotación en sentido opuesto al punto doloroso (*side-bending and rotation away from the tender point*).

1. *Posición del paciente*: en decúbito dorsal.
2. *Posición del médico*: sentado a la cabecera de la mesa.
3. *Técnica*:
   a. *C1*: rotar la cabeza en sentido opuesto al punto doloroso (fig. 28-2). No hay flexión, extensión o inclinación lateral.
   b. *C2 y C3*: flexión ligera, rotación e inclinación lateral en sentido opuesto al punto doloroso (SARA).
   c. *C4*: crear flexión de la vértebra, después inclinar lateralmente y rotar en sentido opuesto al punto doloroso (SARA; fig. 28-3). Este punto doloroso es inusual porque con frecuencia requiere la extensión en lugar de la flexión.
   d. *C5 y C6*: crear una flexión con inclinación lateral y rotación en sentido contrario al punto doloroso (SARA; fig. 28-4).
   e. *C7*: crear una flexión de moderada a fuerte del cuello en el nivel de C7 (no se aplica fuerza a la cabeza), rotar en sentido opuesto al punto doloroso e inclinar hacia el lado del punto doloroso ligeramente (STAR; fig. 28-5).
   f. *C8*: crear flexión del cuello, inclinación lateral y rotación en sentido opuesto al punto doloroso (SARA).

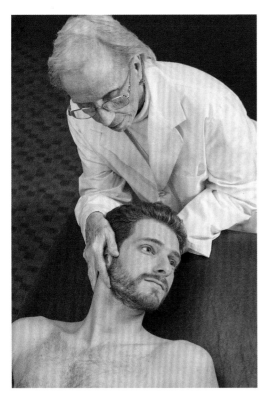

FIGURA 28-2. Tratamiento del punto doloroso en el lado derecho de C1. La cabeza se rota en sentido opuesto.

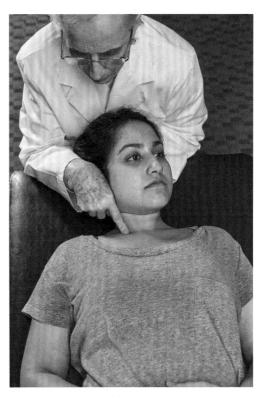

FIGURA 28-4. Tratamiento del punto doloroso anterior en el lado izquierdo de C7. Se observa la flexión con una ligera rotación en sentido contrario al punto doloroso y la inclinación lateral hacia el punto doloroso.

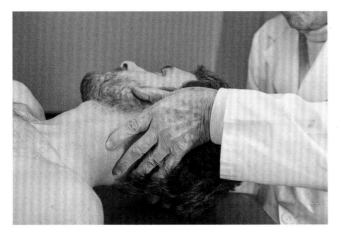

FIGURA 28-3. Tratamiento del punto doloroso en el lado izquierdo de C4. La inclinación lateral y la rotación son en sentido opuesto al punto doloroso. Se muestra con extensión.

Es importante recordar que, aunque se utiliza SARA (inclinación lateral y rotación en sentido opuesto al punto doloroso) para tratar la mayoría de los puntos dolorosos cervicales anteriores, es posible que sea necesario ajustar para cada paciente que necesita alguna variación, en especial del componente de inclinación lateral.

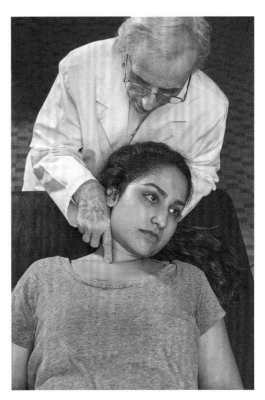

FIGURA 28-5. Tratamiento del punto doloroso anterior de C8. Se observa la flexión marcada con inclinación lateral y rotación en sentido opuesto.

## PUNTOS DOLOROSOS POSTERIORES

Los puntos dolorosos cervicales posteriores se muestran en la figura 28-6. Por lo general, se ubican sobre los ligamentos interespinosos, entre las apófisis espinosas o ligeramente medial o lateral, o en los pilares articulares en sentido más lateral. La C1 tiene puntos dolorosos justo debajo del inion y en las masas musculares hacia un lado sobre la línea nucal.

1. *Posición del paciente*: en decúbito dorsal.
2. *Posición del médico*: sentado a la cabecera de la mesa.
3. *Técnica*: mientras se controla, con cuidado, con un dedo sobre el punto doloroso, el médico coloca el cuello, como se indicó, hasta que el punto ya no duela. Esta posición se mantiene durante 90 s, se regresa despacio a una posición neutra y se revalúa.
   a. *C1*: tratar en flexión marcada el punto doloroso de la línea media (inion), con la mayor flexión que se produce justo debajo del occipucio al ejercer presión hacia delante sobre la frente en lugar de solo en la parte posterior de la cabeza. Para los puntos dolorosos laterales, se proporciona cierta extensión con rotación e inclinación lateral en dirección contraria al punto doloroso.
   b. *C2 puntos dolorosos*: crear la extensión del cuello hacia el segmento a tratar con inclinación lateral ligera y rotación en sentido contrario al punto doloroso (SARA).
   c. *Puntos de pilares articulares*:
      i. *C4 a C7*: crear extensión con rotación e inclinación lateral en sentido contrario al punto doloroso (SARA).
      ii. *C3*: crear flexión con rotación en sentido contrario al punto doloroso e inclinación lateral hacia el punto doloroso (STAR). En ocasiones, la C3 requiere extensión. Este punto doloroso puede

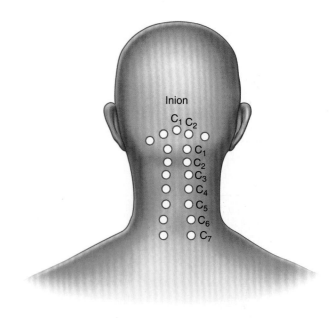

**FIGURA 28-6.** Ubicación de los puntos dolorosos cervicales posteriores.

estar presente con una disfunción somática de flexión o extensión. La flexión se utiliza con mayor frecuencia.

iii. *C8*: crear una flexión marcada con inclinación lateral y rotación en sentido contrario al punto doloroso.

En algunos pacientes es posible que se requiera cierto ajuste del componente de inclinación lateral, rotación o flexión-extensión. Es fundamental lograr una posición de comodidad en lugar de seguir una prescripción escrita.

# 29 Liberación posicional facilitada

Stanley Schiowitz

Todas las técnicas de liberación posicional facilitada para tratar las disfunciones de la región cervical comienzan con un aplanamiento ligero de la lordosis cervical.

## HIPERTONICIDAD MUSCULAR SUPERFICIAL, LADO POSTERIOR DERECHO, EN LA REGIÓN DE LA VÉRTEBRA C4

1. *Posición del paciente*: en decúbito dorsal.
2. *Posición del médico*: sentado a la cabecera de la mesa.
3. *Técnica*:
   a. El paciente se mueve hacia arriba de la mesa hasta que su cabeza y cuello estén fuera y sean sostenidos por el médico. (La cabeza puede estar apoyada sobre una almohada en el regazo del médico).
   b. Con el pulgar, la palma y el dedo medio de la mano izquierda, el médico toma el cuello del paciente. Su dedo medio está sobre el tejido a tratar. El resto de la mano ayuda a sostener el cuello del paciente.
   c. La cabeza del paciente se sostiene con firmeza en la palma de la mano derecha del médico, la cual se utiliza para realizar las maniobras.
   d. El médico inclina con cuidado la cabeza y el cuello hacia delante para aplanar la lordosis cervical.
   e. Desde esta posición de inicio, el médico aplica con suavidad una compresión axial sobre el occipucio del paciente, con el vector de fuerza dirigido a través de la cabeza hacia sus pies (fig. 29-1). Menos de 0.45 kg (1 libra) de fuerza es suficiente, lo necesario para que el médico pueda percibirlo con el dedo índice izquierdo.
   f. Manteniendo la compresión axial, el médico inclina el cuello del paciente hacia atrás y después en sentido lateral por arriba del dedo índice izquierdo del médico (fig. 29-2). Esta maniobra provoca un acortamiento y relajación del músculo que se trata.
   g. Se mantiene esa posición durante 3 s y después se libera y se revalúa la zona de disfunción interespinosa.

## Disfunción somática: C4 EI$_D$R$_D$

1. *Posición del paciente*: en decúbito dorsal, como se describe en la técnica anterior.
2. *Posición del médico*: sentado a la cabecera de la mesa, con las manos colocadas como se describe en la técnica anterior.

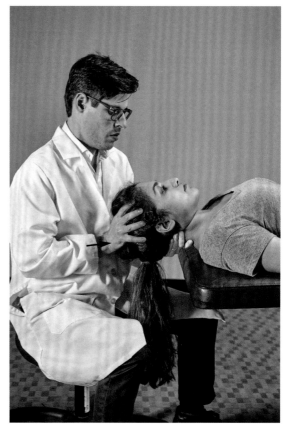

**FIGURA 29-1.** Tratamiento de liberación posicional facilitada de la hipertonicidad muscular superficial de la región cervical; aplicación de compresión axial.

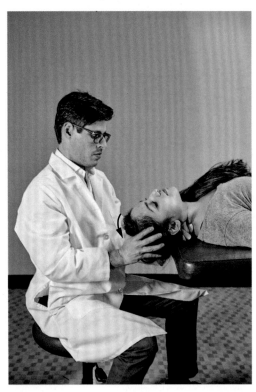

**FIGURA 29-2.** Tratamiento de liberación posicional facilitada de la hipertonicidad muscular en la región cervical con extensión e inclinación lateral a la derecha agregadas.

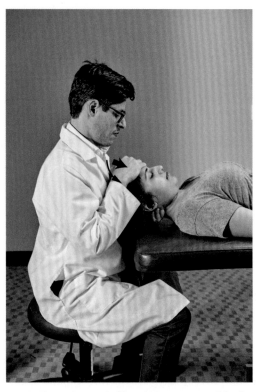

**FIGURA 29-3.** Tratamiento de liberación posicional facilitada para la disfunción de flexión de C4 con inclinación lateral y rotación a la derecha.

3. *Técnica*:
   a. El médico coloca su dedo en la faceta articular de C4 sobre C5.
   b. Después de aplanar la curvatura y agregar una fuerza de compresión, el médico mueve el cuello del paciente hacia la extensión y rotación a la derecha.
   c. El médico luego agrega la flexión lateral a la derecha de C4 sobre C5.
   d. Se debe percibir la liberación inmediata de la articulación.
   e. La posición se mantiene durante 3 s, se regresa a la posición original y se revalúa.

## Disfunción somática: C4 Fl$_D$R$_D$

1. *Posición del paciente*: en decúbito dorsal como se describe en la primera técnica.

2. *Posición del médico*: sentado a la cabecera de la mesa, con las manos colocadas como en las técnicas anteriores.
3. *Técnica*:
   a. El médico inclina con suavidad el cuello del paciente hacia delante para aplanar la curvatura sagital.
   b. Desde esta posición de inicio, el médico aplica compresión.
   c. Manteniendo la compresión, el médico aumenta con suavidad la inclinación hacia delante hasta que el dedo de control perciba la flexión de C4 sobre C5. (Al mantener la compresión, el grado de inclinación del cuello hacia delante que se requiere para lograr la flexión vertebral necesaria se reduce mucho).
   d. El médico agrega rotación y flexión lateral a la derecha, arriba del dedo de control (fig. 29-3).
   e. Después de percibir una liberación articular, el médico mantiene la posición durante 3 s, después la libera y revalúa la disfunción.

# 30 Técnicas de Still

Dennis J. Dowling

## INTRODUCCIÓN

Este capítulo describe los métodos de la técnica de Still para el tratamiento de las disfunciones somáticas de la columna cervical: atípicas (OA y AA [occipito-atlantoidea y atlan-to-axial]) y típicas (C2 a C7). Es posible tratar al paciente en posición sentada o en decúbito dorsal. Se utiliza la compresión para ambas posiciones, pero la tracción se puede utilizar cuando el paciente está en decúbito dorsal. En ocasiones, la parte del tratamiento que incluye un movimiento hacia las barreras puede ocasionar un "tronido" articular.

## DISFUNCIÓN SOMÁTICA OA (OA $I_D R_I$): SENTADO

1. *Posición del paciente*: sentado.
2. *Posición del médico*: de pie frente al paciente.
3. *Técnica*:
   a. El médico coloca la yema del dedo índice o medio de la mano de control en el lado del componente de inclinación lateral en la base del occipucio en el nivel del surco occipital superficial. (En este ejemplo, el dedo izquierdo hace contacto con el surco occipital superficial derecho del paciente). La palma de esa mano se ajusta y sostiene el lado de la cabeza del paciente.
   b. El médico coloca la palma de la otra mano en la parte superior de la cabeza del paciente y ajusta los dedos al contorno.
   c. El médico inclina la cabeza del paciente en dirección al dedo de control en la base del occipucio. Debido a que el movimiento se acopla en la articulación OA, se produce una ligera rotación en sentido contrario al surco superficial. El médico puede exagerar aún más esto si es necesario. Se agrega una ligera flexión o extensión, según el diagnóstico de la disfunción, terminando la posición hacia las libertades de movimiento relativas de la disfunción somática (fig. 30-1).
   d. El médico aplica alrededor de 2.27 kg (5 libras) de presión hacia abajo en dirección al dedo de control, con la mano en la parte superior de la cabeza del paciente.
   e. Mientras se mantiene la compresión, la cabeza se lleva con suavidad al plano sagital neutro y hacia la barrera

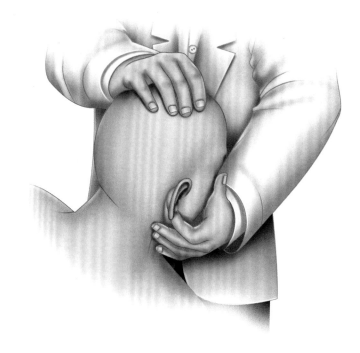

**FIGURA 30-1.** Técnica de Still para disfunción somática de OA (OA $I_D R_I$), sentado.

de flexión o extensión, después a la posición neutra y en las direcciones de la barrera (inclinación lateral a la izquierda y rotación a la derecha en este caso).
   f. La cabeza y el cuello del paciente se regresan a la posición neutra y se revalúa la articulación OA.

## DISFUNCIÓN SOMÁTICA OA (OA $I_D R_I$): DECÚBITO DORSAL/ COMPRESIÓN

1. *Posición del paciente*: en decúbito dorsal.
2. *Posición del médico*: sentado a la cabecera de la mesa.

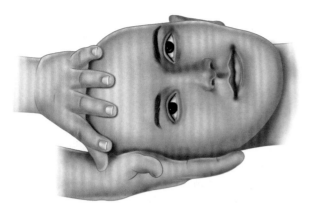

**FIGURA 30-2.** Técnica de Still para disfunción somática de OA (OA I$_D$ R$_I$), decúbito dorsal/compresión.

3. *Técnica*:
   a. El médico coloca la yema del dedo índice o medio de la mano de control en el lado del componente de inclinación lateral en la base del occipucio en el nivel del surco occipital superficial. (En este ejemplo, el dedo derecho hace contacto con el surco occipital superficial derecho del paciente). La palma de la mano se ajusta y sostiene el lado de la cabeza del paciente, y los dedos restantes la sostienen por debajo del occipucio.
   b. El médico coloca la palma de la otra mano en la parte superior de la cabeza del paciente y ajusta los dedos al contorno.
   c. El médico inclina la cabeza del paciente hacia el dedo de control en la base del occipucio. Debido a que el movimiento se acopla en la articulación OA, se produce una ligera rotación en sentido contrario al surco superficial. El médico puede exagerar aún más esto si es necesario.
   d. Se agrega una ligera flexión o extensión, según el diagnóstico de la disfunción, terminando la posición hacia las libertades de movimiento relativas de la disfunción somática (fig. 30-2).
   e. El médico aplica alrededor de 2.27 kg (5 libras) de presión hacia abajo en dirección a los pies del paciente, con la mano en la parte superior de la cabeza hacia el dedo de control.
   f. Mientras se mantiene la compresión, la cabeza se lleva con suavidad al plano sagital neutro y hacia la barrera de flexión o extensión, después a una posición neutra y en las direcciones de la barrera (inclinación lateral a la izquierda y rotación a la derecha en este caso).
   g. La cabeza y el cuello del paciente se regresan a la posición neutra y se revalúa la articulación OA.

## DISFUNCIÓN SOMÁTICA OA (OA I$_D$R$_I$): DECÚBITO DORSAL/ TRACCIÓN

1. *Posición del paciente*: en decúbito dorsal.
2. *Posición del médico*: sentado a la cabecera de la mesa.

3. *Técnica*:
   a. El médico coloca la yema del dedo índice o medio de la mano de control en el lado del componente de inclinación lateral en la base del occipucio en el nivel del surco occipital superficial. (En este ejemplo, el dedo derecho hace contacto con el surco occipital superficial derecho del paciente). La palma de esa mano se ajusta y sostiene el lado de la cabeza del paciente.
   b. El médico coloca la palma de la otra mano contra el lado opuesto de la cabeza del paciente, y se colocan uno o dos dedos debajo del mentón.
   c. El médico inclina la cabeza del paciente de lado hacia el dedo de control en la base del occipucio. Debido a que el movimiento se acopla en la articulación OA, se produce una ligera rotación en sentido contrario al surco superficial. El médico puede exagerar aún más esto si es necesario.
   d. Se agrega una ligera flexión o extensión, según el diagnóstico de la disfunción, terminando la posición hacia las libertades de movimiento relativas de la disfunción somática (fig. 30-3).
   e. El médico aplica alrededor de 2.27 kg (5 libras) de tracción con los contactos de las palmas de las manos que están contra la cabeza del paciente y jala en paralelo a la mesa y hacia él.
   f. Mientras se mantiene la tracción, la cabeza se lleva con suavidad al plano sagital neutro y hacia la barrera de flexión o extensión, después a una posición neutra y en las direcciones de barrera (inclinación lateral a la izquierda y rotación a la derecha en este caso).
   g. La cabeza y el cuello del paciente se regresan a la posición neutra y se revalúa la articulación OA.

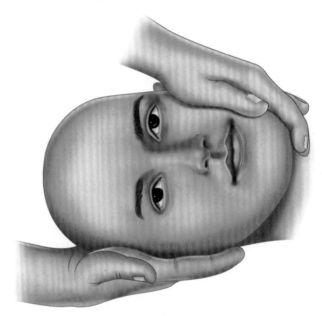

**FIGURA 30-3.** Técnica de Still para disfunción somática de OA (OA I$_D$ R$_I$), decúbito dorsal/tracción.

## DISFUNCIÓN SOMÁTICA AA (AA R$_D$): SENTADO

1. *Posición del paciente*: sentado.
2. *Posición del médico*: de pie frente al paciente.
3. *Técnica*:
   a. El médico coloca la yema del dedo índice o medio de la mano de control en la apófisis transversa del atlas que se encuentra entre la apófisis mastoides y la rama de la mandíbula. (En este ejemplo, el dedo izquierdo hace contacto con la apófisis transversa derecha del atlas del paciente). La palma de esa mano se ajusta y sostiene el lado de la cabeza del paciente y los dedos restantes rodean el resto del cuello.
   b. El médico coloca la palma de la otra mano en la parte superior de la cabeza del paciente y ajusta los dedos al contorno.
   c. El médico rota la cabeza del paciente hacia el dedo de control hasta que se perciba la relajación del tejido.
   d. El médico aplica alrededor de 2.27 kg (5 libras) de presión hacia abajo en dirección al dedo de control con la mano en la parte superior de la cabeza del paciente (fig. 30-4).
   e. Mientras se mantiene la compresión, la cabeza se lleva con suavidad a una posición neutra y en las direcciones de barrera (rotando a la izquierda en este caso).
   f. La cabeza y el cuello del paciente se regresan a la posición neutra y se revalúa la articulación AA.

## DISFUNCIÓN SOMÁTICA AA (AA R$_D$): DECÚBITO DORSAL

1. *Posición del paciente*: en decúbito dorsal.
2. *Posición del médico*: sentado a la cabecera de la mesa.
3. *Técnica*:
   a. El médico coloca la yema del dedo índice o medio de la mano de control en la apófisis transversa del atlas que se encuentra entre la apófisis mastoides y el ramo de la mandíbula. (En este ejemplo, el dedo derecho hace contacto con la apófisis transversa derecha del atlas del paciente). La palma de esa mano se ajusta y sostiene el lado de la cabeza del paciente, y los dedos restantes sostienen la cabeza debajo del occipucio.
   b. El médico coloca la palma de la otra mano en la parte superior de la cabeza del paciente y ajusta los dedos al contorno.
   c. El médico rota la cabeza del paciente hacia el dedo de control hasta que se perciba la relajación.
   d. El médico aplica alrededor de 2.27 kg (5 libras) de presión hacia abajo en dirección al dedo de control con la mano en la parte superior de la cabeza del paciente.
   e. Mientras se mantiene la compresión, la cabeza se lleva con suavidad a una posición neutra y en las direcciones de la barrera (rotación a la izquierda en este caso) (fig. 30-5).
   f. El cuello y la cabeza del paciente se regresan a la posición neutra y se revalúa la articulación AA.

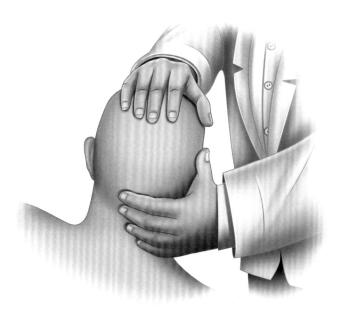

**FIGURA 30-4.** Técnica de Still para disfunción somática de AA (AA R$_D$), sentado.

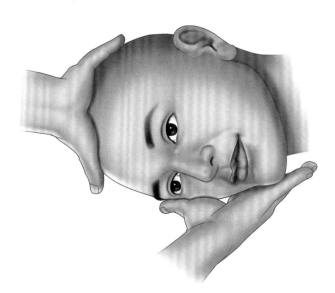

**FIGURA 30-5.** Técnica de Still para disfunción somática de AA (AA R$_D$), decúbito dorsal.

## DISFUNCIÓN SOMÁTICA CERVICAL TÍPICA (C5 $I_D$ $R_D$): SENTADO

1. *Posición del paciente*: sentado.
2. *Posición del médico*: de pie frente al paciente.
3. *Técnica*:
   a. El médico coloca la yema del dedo índice o medio de la mano de control sobre el pilar articular posterior en el nivel de la disfunción somática. (En este ejemplo, el dedo izquierdo hace contacto con el pilar articular posterior de C5 del paciente). La palma de esa mano se ajusta y sostiene el lado de la cabeza del paciente, y los dedos restantes rodean el cuello.
   b. El médico coloca la palma de la otra mano en la parte superior de la cabeza del paciente, ajusta los dedos al contorno.
   c. El médico inclina hacia un lado y rota la cabeza del paciente hacia y en el nivel del dedo de control.
   d. Se agrega flexión o extensión, según el diagnóstico de la disfunción, terminando la posición hacia las libertades de movimiento relativas de la disfunción somática.
   e. El médico aplica alrededor de 2.27 kg (5 libras) de presión hacia abajo en dirección al dedo de control, con la mano en la parte superior de la cabeza del paciente (fig. 30-6).
   f. Mientras se mantiene la compresión, la cabeza se lleva con suavidad al plano sagital neutro y hacia la barrera de flexión o extensión, después a una posición neutra y en las direcciones de la barrera (inclinación lateral a la izquierda y rotación a la izquierda en este caso).
   g. La cabeza y el cuello del paciente se regresan a la posición neutra y se revalúa la disfunción somática cervical.

## DISFUNCIÓN SOMÁTICA CERVICAL TÍPICA (C5 $I_D$ $R_D$): DECÚBITO DORSAL/COMPRESIÓN

1. *Posición del paciente*: en decúbito dorsal.
2. *Posición del médico*: sentado a la cabecera de la mesa.
3. *Técnica*:
   a. El médico coloca la yema del dedo índice o medio de la mano de control sobre el pilar articular posterior a nivel de la disfunción somática. (En este ejemplo, el dedo derecho hace contacto con el pilar articular posterior de C5 del paciente). La palma de esa mano se ajusta y sostiene el lado de la cabeza del paciente, y los dedos restantes sostienen la cabeza y el cuello.
   b. El médico coloca la palma de la otra mano en la parte superior de la cabeza del paciente y ajusta los dedos al contorno.
   c. El médico inclina hacia un lado y rota la cabeza del paciente hacia y en el nivel del dedo de control.
   d. Se agrega flexión y extensión, según el diagnóstico de la disfunción, terminando la posición hacia las libertades de movimiento relativas de la disfunción somática.
   e. El médico aplica alrededor de 2.27 kg (5 libras) de presión hacia abajo en dirección al dedo de control, con la mano en la parte superior de la cabeza del paciente (fig. 30-7).
   f. Mientras se mantiene la compresión, la cabeza se lleva con suavidad al plano sagital neutro y hacia la barrera de flexión o extensión, después a una posición neutra y en las direcciones de la barrera (inclinación lateral a la izquierda y rotación a la izquierda en este caso).
   g. La cabeza y el cuello del paciente se regresan a la posición neutra y se revalúa la disfunción somática cervical.

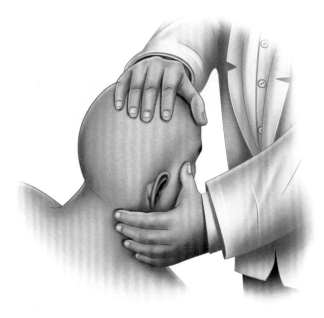

**FIGURA 30-6.** Técnica de Still para disfunción somática cervical típica (C5 $I_D$ $R_D$), sentado.

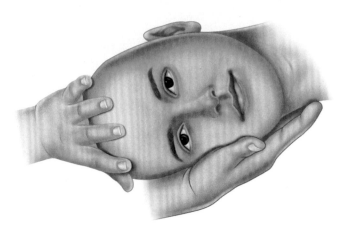

**FIGURA 30-7.** Técnica de Still para disfunción somática cervical típica (C5 $I_D$ $R_D$), decúbito dorsal/compresión.

# DISFUNCIÓN SOMÁTICA CERVICAL TÍPICA (C5 I$_D$ R$_D$): DECÚBITO DORSAL/TRACCIÓN

1. *Posición del paciente*: en decúbito dorsal.
2. *Posición del médico*: sentado a la cabecera de la mesa.
3. *Técnica*:

   a. El médico coloca la yema del dedo índice o medio de la mano de control sobre el pilar articular posterior en el nivel de la disfunción somática. (En este ejemplo, el dedo derecho hace contacto con el pilar articular derecho de C5 del paciente). La palma de esa mano se ajusta y sostiene el lado de la cabeza del paciente.

   b. El médico coloca la yema del dedo índice o medio de la otra mano sobre el pilar articular opuesto al mismo nivel de la disfunción somática. (En este caso, el dedo izquierdo hace contacto con el pilar articular izquierdo de C5 del paciente). La palma de esa mano se ajusta y sostiene el lado de la cabeza del paciente.

   c. El médico inclina hacia un lado y rota la cabeza del paciente hacia el dedo de control en el pilar articular posterior.

   d. Se agrega flexión o extensión, según el diagnóstico de la disfunción, terminando la posición hacia las libertades de movimiento relativas de la disfunción somática.

   e. El médico aplica alrededor de 2.27 kg (5 libras) de tracción, con los contactos de las palmas de las manos que están contra la cabeza del paciente y jala en paralelo a la mesa y hacia él (fig. 30-8).

   f. Mientras se mantiene la tracción, la cabeza se lleva con suavidad al plano sagital neutro y hacia la barrera de flexión o extensión, después a una posición neutra y en las direcciones de la barrera (inclinación lateral y rotación a la izquierda en este caso).

   g. La cabeza y el cuello del paciente regresan a la posición neutra y se revalúa la articulación OA.

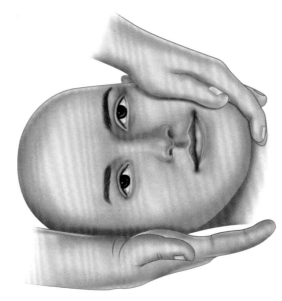

**FIGURA 30-8.** Técnica de Still para disfunción somática cervical típica (C5 I$_D$ R$_D$), decúbito dorsal/tracción.

## Referencias

Van Buskirk RL. A manipulative technique of Andrew Taylor Still. *J Am Osteopath Assoc.* 1996;96:597-602.

Van Buskirk RL. *The Still Technique Manual.* Indianapolis, IN: American Academy of Osteopathy; 1999.

Van Buskirk RL. Treatment of somatic dysfunction with an osteopathic manipulative method of Dr. Andrew Taylor Still. En Ward RC, ed. *Foundations for Osteopathic Medicine.* Philadelphia, PA: Lippincott Williams & Wilkins; 2003: 1094-1114.

# 31

# Técnicas de IPEN para la columna cervical

Dennis J. Dowling

En este capítulo se describen las técnicas de inhibición progresiva de estructuras neuromusculares (IPEN) para tratar disfunciones somáticas de la región cervical. Los ejemplos presentados no son los únicos posibles (figs. 31-1 y 31-2). Son muy frecuentes. En ocasiones, los patrones de la región cervical pueden continuar hacia o parten de regiones adyacentes. El paciente suele tratarse en decúbito dorsal, pero también puede ser sentado o en decúbito ventral. El médico se debe colocar con comodidad frente a la región a tratar o a la cabecera de la mesa. Los principios y métodos de IPEN se pueden aplicar:

1. Se localiza un punto sensible en la región de los síntomas.
2. Se analizan las estructuras profundas a ese punto.
3. Se ubica otro punto sensible en el otro extremo de una estructura que conecte (es decir, músculo, ligamento o nervio). El punto más sensible es el punto primario y el menos sensible es el punto final.
4. Se aplica presión inhibidora en ambos puntos durante 30 s o más. El tejido blando en el punto más sensible, por lo general, disminuye en tensión.
5. A partir del punto más sensible de los dos, se localiza otro sensible alrededor de 2 a 3 cm hacia el punto menos sensible.
6. Se repite el procedimiento de manera progresiva hacia el punto final.
7. Se revalúa el estado de la disfunción. Se determina si es necesario un tratamiento adicional o la aplicación de otras modalidades.

## NERVIO FRONTAL–OCCIPITAL/ TRIGEMINAL (RAMA OFTÁLMICA)– OCCIPITAL MAYOR

1. *Técnica*:
   a. El médico coloca la yema del dedo índice o medio sobre el borde orbitario superior cerca de la muesca troclear. Un dedo de la otra mano del médico localiza un punto

sensible en el triángulo suboccipital. El punto puede estar en el mismo lado o en el lado opuesto de la cabeza.
   b. El patrón de los puntos que intervienen puede ser recto o curvo (patrón muscular) o en zigzag (patrón nervioso).

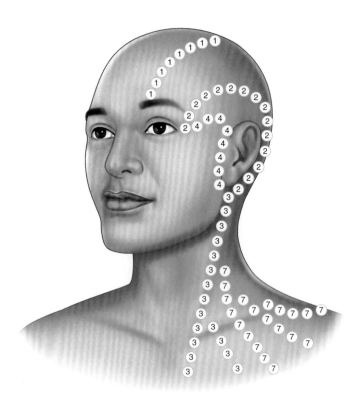

**FIGURA 31-1.** Patrones de puntos cervicales de IPEN, anterior. *1.* Nervio frontal-occipital/trigeminal (rama oftálmica), occipital mayor; *2,* esfenoides–temporal; *3,* esternocleidomastoideo; *4,* esfenoides–articulación temporomandibular; *7,* escalenos.

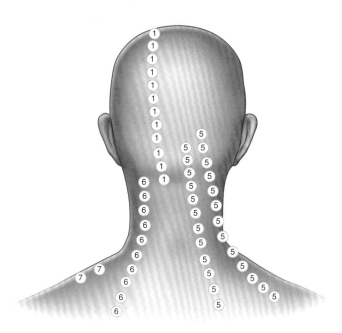

**FIGURA 31-2.** Patrones de puntos cervicales de IPEN, posterior. *1.* Nervio frontal-occipital (nervio trigémino), occipital mayor; *5,* trapecio; *6,* elevador de la escápula, *7,* escalenos (escaleno posterior posición aproximada de los puntos anteriores al trapecio).

2. *Correlación clínica:*
    a. Dolor ocular
    b. Cefalea

    (1) Cefalea tensional
    (2) Cefalea migrañosa

    c. Síntomas visuales (dolor ocular, visión borrosa o aumento del lagrimeo)
    d. Dolor cefálico unilateral
    e. Sinusitis

## ESFENOIDES–TEMPORAL

1. *Técnica:*
    a. El médico coloca la yema del dedo índice o medio lateral a la ceja en la ubicación del ala mayor del esfenoides. Un dedo de la otra mano del médico localiza un punto sensible en la sutura occipitomastoidea o en la apófisis mastoides del hueso temporal. El punto puede estar en el nivel del arco lateral del atlas.
    b. El patrón de los puntos que intervienen, por lo general, es curvo (patrón muscular) o en zigzag (patrón nervioso). Cuando es más bajo, el patrón puede seguir la sutura escamosa de los huesos temporal y parietal. Un patrón más alto puede seguir el borde del músculo temporal.
    c. En ocasiones, algunos de los puntos que intervienen pueden localizarse en el vientre del músculo temporal y después dirigirse hacia la apófisis coronoides de la mandíbula y no en la sutura occipitomastoidea.

2. *Correlación clínica:*
    a. Dolor ocular
    b. Cefalea

    (1) Cefalea tensional
    (2) Cefalea migrañosa

    c. Síntomas visuales (dolor ocular, visión borrosa o aumento del lagrimeo)
    d. Dolor cefálico unilateral
    e. Otitis externa o media
    f. *Dolor mandibular:* disfunción de la articulación temporomandibular (ATM)

## ESTERNOCLEIDOMASTOIDEO (ECM)

1. *Técnica:*
    a. El médico coloca la yema del dedo índice o medio sobre la apófisis mastoides. Un dedo de la otra mano del médico localiza un punto sensible en la muesca yugular del manubrio. El punto puede estar en el tercio medial de la clavícula, donde se une la porción más profunda del ECM.
    b. El patrón de los puntos que intervienen suele ser recto (patrón muscular) y sigue el músculo ECM.
2. *Correlación clínica:*
    a. *Dolor mandibular:* disfunción de la ATM
    b. Cefalea tensional
    c. Otitis externa o media
    d. Dolor al deglutir

## ESFENOIDES–ATM

1. *Técnica:*
    a. El médico coloca la yema del dedo índice o medio lateral a la ceja en la ubicación del ala mayor del esfenoides. Un dedo de la otra mano del médico localiza un punto sensible sobre la ATM.
    b. El patrón de los puntos que intervienen generalmente sigue las suturas esfenoides, cigomática y temporal.
2. *Correlación clínica:*
    a. *Dolor mandibular:* disfunción de la ATM
    b. Bruxismo
    c. Otitis externa o media
    d. Dolor dental.

## TRAPECIO

1. *Técnica:*
    a. El médico coloca la yema del dedo índice o medio sobre o lateral al inion. Un dedo de la otra mano del médico localiza un punto sensible en la región torácica, la escápula o hacia la región clavicular posterior lateral.
    b. El patrón de los puntos que intervienen suele ser recto o curvo (patrón muscular) o en zigzag (nervio accesorio espinal).
2. *Correlación clínica:*
    a. Cefalea
    b. Cervicalgia (dolor en el cuello)
    c. Dolor en la parte superior de la espalda

# ELEVADOR DE LA ESCÁPULA

1. *Técnica*:
   a. El médico coloca la yema del dedo índice o medio sobre la columna cervical lateral y superior posterior. Un dedo de la otra mano del médico localiza un punto sensible sobre el borde medial superior de la escápula.
   b. El patrón de los puntos que intervienen, por lo general, sigue un trayecto bastante recto que recorre el curso del músculo.
2. *Correlación clínica*:
   a. Cefalea
   b. Cervicalgia (dolor en el cuello), en especial en la rotación del cuello, con irradiación al occipucio
   c. Dolor de la parte superior de la espalda
   d. Dolor de hombro

# ESCALENOS

1. *Técnica*:
   a. El médico coloca la yema del dedo índice o medio sobre la columna cervical lateral y media. Un dedo de la otra mano del médico localiza un punto sensible en la región cervical inferior y lateral. El punto escaleno anterior es posterior a la clavícula medial. El escaleno medio es lateral, casi a la mitad de la clavícula. El escaleno posterior es más lateral y posterior, pero anterior al trapecio.
   b. El patrón de los puntos que intervienen, por lo general, sigue un trayecto bastante recto que recorre el curso de cada uno de los músculos.
2. *Correlación clínica*:
   a. Cefalea
   b. Cervicalgia (dolor en el cuello)
   c. Dolor de hombro
   d. Síntomas radiculares de las extremidades superiores (a causa de la compresión del plexo braquial por los escalenos anterior y medio)
   e. Relación respiratoria (disfunciones de inhalación de las dos costillas superiores)

### Referencia

Dowling DJ. Progressive inhibition of neuromuscular structures (PINS) technique. *J Am Osteopath Assoc.* 2000;100: 285-286, 289-298.

# 32 Técnicas de empuje

Eileen L. DiGiovanna y Barry S. Erner

Esta sección describe la aplicación de las técnicas de empuje de alta velocidad y baja amplitud (AVBA) para corregir las disfunciones somáticas de la columna cervical. Es posible colocar las vértebras en una o todas sus barreras de movimiento. Sin embargo, con frecuencia, con esta técnica sólo se aborda un plano de movimiento. Cuando se corrige esta restricción de movimiento, los otros planos de restricción también responden. Después de colocar la vértebra en su barrera de restricción, el médico aplica una fuerza rápida y suave por una distancia muy corta para pasar a través de la barrera.

En particular en la columna cervical, es obligatorio localizar con precisión la articulación que se va a tratar y utilizar una fuerza controlada, suficiente sólo para mover lo necesario la articulación afectada. La fuerza nunca debe sustituir la habilidad.

La técnica cervical de alta velocidad y baja amplitud se realiza con mayor eficacia sobre las articulaciones en las que la sensación final en la barrera de restricción es firme. Una sensación final gomosa no responde tan bien a las fuerzas mínimas que se deben utilizar en la columna cervical.

En todo momento, la cabeza y el cuello se deben mantener en la línea media y nunca hiperextendidos. Cualquier extensión que se utilice debe ser sólo en la articulación a tratar.

## DISFUNCIÓN DE LA ARTICULACIÓN OCCIPITOATLANTOIDEA

1. *Posición del paciente*: en decúbito dorsal.
2. *Posición del médico*: de pie a la cabecera de la mesa hacia el lado de la libertad de rotación.
3. *Técnica*:
   a. La cabeza del paciente puede descansar sobre la mano o el antebrazo que no empuja del médico. El cuello se flexiona ligeramente con la mano o el antebrazo.
   b. La articulación metacarpofalángica de la mano que empuja se coloca sobre el occipucio, justo encima del surco.
   c. Se permite que el occipucio se extienda un poco sobre ese dedo en una inclinación de cabeza hacia atrás. La extensión se debe producir *sólo* en la articulación afectada, no en todo el cuello.

   d. Se rota el occipucio y se inclina hacia un lado a sus barreras, tensando los tejidos blandos. Estos movimientos deben ser simultáneos para que la rotación sea mínima.
   e. Se aplica un empuje como una fuerza de inclinación lateral y rotación acoplada dirigida al ojo (fig. 32-1).

*Nota:* el cuello siempre se debe mantener en la línea media, sin permitir que la cabeza se mueva hacia los lados. Esta técnica no se debe realizar si la rotación de la cabeza y el cuello provoca mareo, obnubilación o dolor.

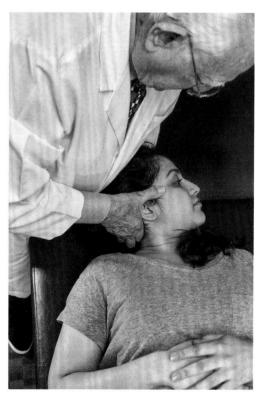

**FIGURA 32-1.** Técnica de empuje de alta velocidad y baja amplitud para la disfunción somática de la articulación occipitoatlantoidea.

# DISFUNCIÓN DE LA ARTICULACIÓN ATLANTOAXIAL

1. *Posición del paciente*: en decúbito dorsal.
2. *Posición del médico*: de pie a la cabecera de la mesa hacia el lado afectado.
3. *Técnica*:
   a. El médico coloca la cara lateral del mentón del paciente en la mano que no empuja sólo para soporte.
   b. El dedo de empuje del médico se coloca detrás del pilar articular rotado en sentido posterior.
   c. El médico rota la cabeza hacia la barrera de movimiento y la mantiene en la línea media, no se debe permitir la extensión.
   d. El médico ejerce un empuje rotatorio rápido a través de la barrera de restricción rotatoria (fig. 32-2). La fuerza debe mover sólo la articulación afectada, no todo el cuello.

*Nota:* este procedimiento no se debe realizar si la rotación de la cabeza y el cuello provoca mareo, obnubilación o dolor.

# DISFUNCIÓN SOMÁTICA DE C3 A C7

1. *Posición del paciente*: en decúbito dorsal.
2. *Posición del médico*: de pie a la cabecera de la mesa.

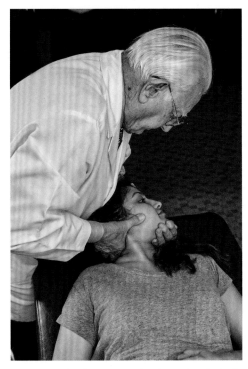

**FIGURA 32-3.** Técnica de empuje de alta velocidad y baja amplitud para la disfunción somática de la columna cervical, de C3 a C7.

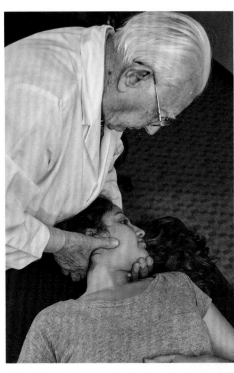

**FIGURA 32-2.** Técnica de empuje de alta velocidad y baja amplitud para la disfunción somática de la articulación atlantoaxial.

3. *Técnica*:
   a. El médico flexiona el cuello en el nivel de la vértebra que se va a tratar.
   b. El médico coloca su segunda articulación metacarpofalángica detrás del pilar articular rotado en sentido posterior.
   c. Se permite la extensión de la vértebra que se va a tratar sobre el dedo que empuja. La cabeza y el cuello deben estar bien apoyados para que no se extienda todo el cuello.
   d. El cuello se rota de manera simultánea hacia la barrera y se inclina hacia un lado, en la articulación afectada, separándolo de la mesa. Se elimina toda la extensión de los tejidos blandos. La inclinación lateral evita la rotación excesiva de la articulación.
   e. El médico ejerce un empuje rápido, corto y rotatorio (fig. 32-3).

*Nota:* es importante mantener la cabeza en la línea media en todo momento al realizar esta técnica. La técnica se puede modificar para involucrar las tres barreras de movimiento antes de realizar el empuje. Esta técnica no se debe llevar a cabo si la rotación de la cabeza y el cuello provoca mareo, obnubilación o dolor. La fuerza nunca debe sustituir a la destreza.

La dirección del empuje varía según el nivel de la vértebra que se va a tratar. Para la región cervical superior, el empuje es hacia el ojo, las cervicales de la línea media se empujan en línea recta a través del cuello y el empuje a través las cervicales inferiores se dirige abajo hacia el tórax.

## DISFUNCIÓN SOMÁTICA CERVICAL, TÉCNICA ALTERNATIVA

1. *Posición del paciente*: en decúbito dorsal.
2. *Posición del médico*: de pie a la cabecera de la mesa.
3. *Técnica*:
   a. El médico coloca la cara lateral de la segunda articulación metacarpofalángica de la mano que empuja sobre el pilar articular contralateral al que se rotó en sentido posterior.
   b. La otra mano se coloca a lo largo del lado opuesto de la cabeza del paciente. (Se puede sostener el mentón para mantener la rotación, pero el empuje nunca debe hacerse por el mentón).
   c. Se involucran las barreras de extensión y flexión, rotación e inclinación lateral.
   d. El médico ejerce un empuje rápido de inclinación lateral a través de la vértebra afectada (fig. 32-4).

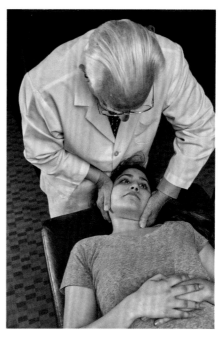

**FIGURA 32-4.** Técnica alternativa de alta velocidad y baja amplitud (AVBA) con un empuje de inclinación lateral.

# 33 Tratamiento con ejercicio

Stanley Schiowitz y Albert J. DeRubertis

Los ejercicios descritos se pueden utilizar para aumentar el movimiento cervical regional (estiramiento muscular, extensibilidad), aumentar la fuerza regional (contractilidad muscular) o restablecer la simetría estructural. Muchas funciones de los músculos cervicales y cambios estructurales incluyen la región torácica. Se sugiere que el médico revise la sección en el capítulo 9, *Clasificación del ejercicio*, y el capítulo 44, *Tratamiento con ejercicio* para la columna torácica, cuando se prescriba un tratamiento con ejercicio para el área cervical.

## ESTIRAMIENTO REGIONAL

### Estiramiento regional

1. *Posición del paciente*: sentado o de pie, con la espalda recta.
2. *Instrucciones*:
   a. Baje la cabeza hacia delante; deje que su peso (la gravedad) la empuje hacia abajo.
   b. Agregue contracción muscular anterior (flexión) para llevar el mentón al pecho.
   c. Coloque ambas manos detrás de la cabeza y jale en forma pasiva la cabeza hacia abajo, con el mentón hacia el pecho (fig. 33-1). No provoque dolor.
   d. Mantenga esta posición durante 5 a 15 s. Relájese, descanse y repita.

### Inclinación hacia atrás

1. *Posición del paciente*: sentado o de pie, con la espalda recta.
2. *Instrucciones*:
   a. Baje la cabeza hacia atrás; deje que su peso lo empuje hacia atrás.
   b. Agregue contracción muscular posterior (extensión) para aumentar la inclinación hacia atrás.
   c. Coloque ambas manos sobre la frente y empuje en forma pasiva la cabeza hacia atrás (fig. 33-2). No provoque dolor.
   d. Mantenga esta posición durante 5 a 15 s. Relájese, descanse y repita.

### Inclinación lateral

1. *Posición del paciente*: sentado o de pie, con la espalda recta.

2. *Instrucciones*:
   a. Sin mover los hombros, baje la cabeza hacia la derecha; deje que su peso jale la oreja derecha hacia el hombro del mismo lado.
   b. Agregue contracción muscular del lado derecho para aumentar la inclinación lateral.
   c. Coloque la mano derecha sobre la cabeza, la palma en el lado izquierdo de la cabeza y jale en forma pasiva la cabeza hacia la derecha (fig. 33-3). Trate de no hacer movimiento de rotación. No provoque dolor.
   d. Mantenga esta posición durante 5 a 15 s. Relájese, descanse y repita. Para la inclinación lateral hacia la izquierda, invierta las instrucciones.

## Rotación

1. *Posición del paciente*: sentado o de pie, con la espalda recta.
2. *Instrucciones*:

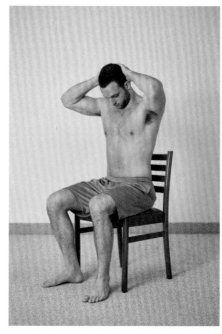

**FIGURA 33-1.** Tratamiento con ejercicio para la columna cervical: inclinación hacia delante.

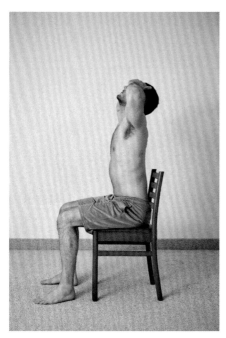

**FIGURA 33-2.** Tratamiento con ejercicio para la columna cervical: inclinación hacia atrás.

a. Sin mover los hombros, gire la cabeza a la derecha lo más que pueda, utilizando la contracción muscular de rotación hacia la derecha.
b. Coloque la palma de la mano derecha en el lado izquierdo de la frente. Jale en forma pasiva la cabeza hacia la derecha tanto como sea posible (fig. 33-4). No provoque dolor.
c. Mantenga esta posición durante 5 a 15 s. Relájese, descanse y repita. Para la rotación hacia la izquierda, invierta las direcciones.

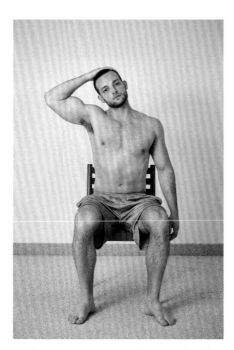

**FIGURA 33-3.** Tratamiento con ejercicio para la columna cervical: inclinación lateral.

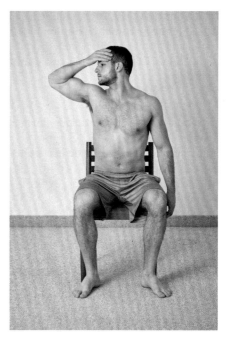

**FIGURA 33-4.** Tratamiento con ejercicio para la columna cervical: rotación.

*Nota:* en los pasos (a) y (b), mantenga el mentón en un plano horizontal. Evite agregar movimiento de inclinación lateral.

## FUERZA REGIONAL

Los ejercicios para promover la fuerza cervical utilizan la contracción estática. Se describen ejercicios para los músculos flexores, extensores, de inclinación lateral y rotadores.

### Músculos flexores

1. *Posición del paciente:* sentado o de pie, con la espalda recta.
2. *Instrucciones:*
   a. Coloque ambas palmas sobre la frente.
   b. Empuje la cabeza hacia delante contra sus palmas. Resista el empuje hacia delante para evitar el movimiento de la cabeza (fig. 33-5).

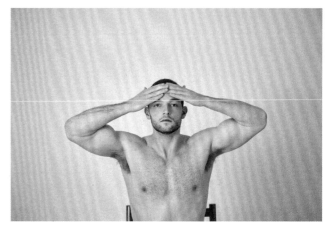

**FIGURA 33-5.** Ejercicio de fortalecimiento cervical: músculos flexores.

c. Mantenga durante 4 s y luego relájese.
d. Repita el ejercicio, aumentando de manera gradual la fuerza de contracción y la resistencia de las manos. No provoque dolor. Evite mantener una contracción estática más de 5 s.

## Músculos extensores

1. *Posición del paciente*: sentado o de pie, con la espalda recta.
2. *Instrucciones*:
   a. Coloque ambas manos detrás de la cabeza.
   b. Empuje la cabeza hacia atrás contra las manos que oponen resistencia (fig. 33-6). Evite el movimiento de la cabeza.
   c. Mantenga durante 4 s y luego relájese.
   d. Repita el ejercicio, aumentando de manera gradual la fuerza de contracción y la resistencia de las manos. No provoque dolor. Evite mantener una contracción estática durante más de 5 s.

## Músculos de inclinación lateral

1. *Posición del paciente*: sentado o de pie, con la espalda recta.
2. *Instrucciones*:
   a. Coloque la mano derecha en el mismo lado de la cabeza, por arriba de la oreja.
   b. Empuje la cabeza hacia la derecha contra la mano que opone resistencia (fig. 33-7). Evite el movimiento de la cabeza.
   c. Mantenga durante 4 s y luego relájese.
   d. Repita el ejercicio aumentando de manera gradual la fuerza de contracción y la resistencia de la mano. Para la inclinación lateral hacia la izquierda, invierta las direcciones. No provoque dolor. Evite mantener una contracción estática durante más de 5 s.

## Músculos rotadores

1. *Posición del paciente*: sentado o de pie, con la espalda recta.
2. *Instrucciones*:
   a. Coloque la mano derecha sobre el mismo lado de la frente.
   b. Gire la cabeza hacia la derecha contra la mano que opone resistencia (fig. 33-8). Evite el movimiento de la cabeza.
   c. Mantenga durante 4 s y luego relájese.

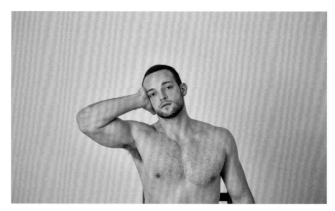

**FIGURA 33-7.** Ejercicio de fortalecimiento cervical: músculos de inclinación lateral.

d. Repita el ejercicio aumentando de manera gradual la fuerza de contracción y la resistencia de la mano. Para la rotación hacia la izquierda, invierta las direcciones. No provoque dolor. Evite mantener una contracción estática durante más de 5 s.

## ASIMETRÍA CERVICOTORÁCICA

Los ejercicios para la asimetría cervicotorácica están diseñados para reducir la lordosis cervical excesiva y la cifosis de la parte superior del tórax (joroba de viuda). Se describen tres ejercicios.

### Ejercicio 1

1. *Posición del paciente*: en decúbito dorsal sobre una superficie plana sólida.
2. *Instrucciones*:
   a. Contraiga el mentón.
   b. Trate de empujar el cuello hacia abajo, hacia la superficie en donde está acostado (fig. 33-9).
   c. Mantenga durante 4 s, relájese y repita.

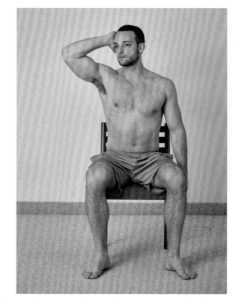

**FIGURA 33-8.** Ejercicio de fortalecimiento cervical: músculos rotadores.

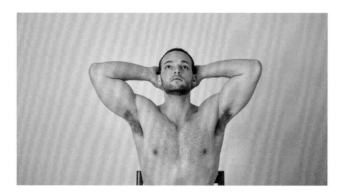

**FIGURA 33-6.** Ejercicio de fortalecimiento cervical: músculos extensores.

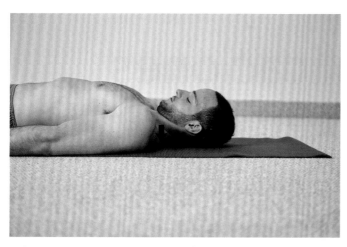

FIGURA 33-9. Primer ejercicio para la asimetría cervicotorácica.

## Ejercicio 2

1. *Posición del paciente*: sentado en una silla con la espalda presionada con firmeza contra el respaldo. Se puede usar una almohada para mantener la curvatura lordótica de la zona lumbar si es necesario.
2. *Instrucciones*:
   a. Contraiga el mentón.
   b. Con una mano empuje el mentón hacia la parte posterior del cuello, tratando de aplanarlo. El mentón se debe mantener en un plano horizontal (fig. 33-10).
   c. Mantenga durante 4 s, relájese y repita.

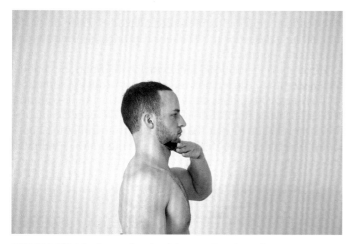

FIGURA 33-10. Segundo ejercicio para la asimetría cervicotorácica.

## Ejercicio 3

1. *Posición del paciente*: de pie.
2. *Instrucciones*:
   a. Párese erguido con la espalda y el cuello estirados lo más alto posible.
   b. Contraiga el mentón.
   c. Coloque ambas manos en la parte superior de la cabeza.
   d. Empuje la cabeza hacia las manos alargando el cuello. Mantenga el mentón en un plano horizontal (fig. 33-11).
   e. Mantenga durante 4 s, relájese y repita.

*Nota:* no aumente la lordosis lumbar. Una vez que haya dominado este procedimiento, mantenga las manos abajo y practique ponerse de pie y caminar con el mentón y el cuello en esta posición, con la mayor frecuencia posible.

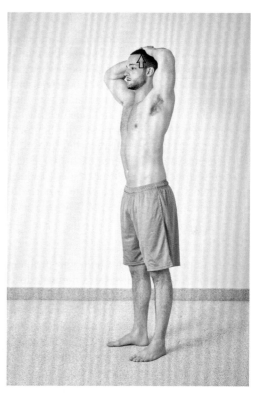

FIGURA 33-11. Tercer ejercicio para la asimetría cervicotorácica.

# 34 Aplicaciones prácticas y descripción de casos

Eileen L. DiGiovanna

## TRAUMATISMO

La columna cervical, con frecuencia, resulta afectada en los traumatismos causados por la flexibilidad del cuello, el cual lleva una cabeza pesada sobre las pequeñas vértebras. Con la velocidad rápida de los vehículos modernos, las lesiones del cuello por aceleración/desaceleración son muy comunes. Conforme el cuello se precipita hacia delante o atrás, los músculos largos tienden a desgarrarse, con hemorragia asociada. Sin embargo, es importante recordar que la "lesión por latigazo cervical" no es un problema exclusivo de la columna cervical, ya que se aplican fuerzas anormales a todo el cuerpo. La manipulación osteopática es una parte importante del tratamiento del paciente con lesiones por latigazo cervical.

## POSTURA

La postura es importante para cualquier problema de la columna cervical. Si la cabeza se lleva demasiado hacia delante o atrás, se ejercen fuerzas de tensión anormales sobre los músculos cervicales de soporte. El encorvamiento hacia delante de la parte superior de la espalda y los hombros provoca un aumento de la lordosis cervical con distensiones musculares. En las mujeres con cuello largo y delgado y debilidad de los músculos de soporte existe un mayor riesgo de lesión y del desarrollo de disfunciones somáticas. Trabajar, en particular, en condiciones estresantes, con la cabeza y el cuello inclinados hacia delante, por lo general provoca tensiones anormales en los músculos con el desarrollo de dolor y disfunción somática.

## ESTRÉS

La musculatura de la región cervical suele estar involucrada en las reacciones relacionadas con el estrés. Durante los momentos de estrés, los sujetos tienden a tensar el cuello y los músculos de la parte superior de la espalda, elevar los hombros y, como resultado, tener dolor y rigidez en el cuello y la parte superior de la espalda. Algunos pacientes tienden a "cargar el mundo" sobre sus hombros, y se tensa el trapecio. A menudo, se desarrollan puntos dolorosos y puntos gatillo en este músculo. Los puntos gatillo en el trapecio, por lo general, refieren dolor en la cabeza. En el tratamiento de las disfunciones somáticas relacionadas con el estrés es importante enseñar al paciente técnicas para hacer frente a éste.

## CEFALEA

Las cefaleas tensionales comienzan en los músculos del cuello y el cuero cabelludo. Estos músculos se tensan durante el estrés o con una postura inadecuada. A continuación se producen espasmo y disfunciones somáticas. El espasmo provoca isquemia de los músculos afectados y hay una acumulación de desechos metabólicos. Entonces se produce dolor, descrito como cefalea.

Otros tipos de cefaleas, incluidas las migrañas, a menudo tienen elementos de tensión muscular y disfunción somática. La disfunción somática de la parte superior de la columna cervical provoca dolor detrás de los ojos. Las cefaleas migrañosas se relacionan con frecuencia con movimientos anormales o restricciones de los huesos temporales. Cualquier paciente con cefalea se debe evaluar en busca de disfunciones somáticas del cráneo y la columna cervical, y tratarlas si es que se encuentran.

## DISFUNCIÓN DE LA ARTICULACIÓN TEMPOROMANDIBULAR

La disfunción de la articulación temporomandibular (ATM) puede ser causada por o provocar disfunciones de la columna cervical. En casos de dolor y restricción de movimiento de la ATM siempre se debe evaluar el cuello. El músculo esternocleidomastoideo, a menudo, está afectado junto con los músculos de la masticación.

## SINUSITIS

La sinusitis casi siempre se presenta junto con una disfunción somática de la parte superior de la columna cervical. La inervación simpática de los senos paranasales surge de la región cervical superior. La disfunción somática occipitoatlantoidea es la más frecuente. Tratar las disfunciones somáticas cervicales y realizar técnicas de drenaje de los senos paranasales ayuda a aliviar el dolor y sirve para drenar los senos paranasales.

# DISFUNCIÓN DEL MÚSCULO ELEVADOR DE LA ESCÁPULA

El músculo elevador de la escápula con frecuencia está involucrado en el dolor del cuello y la parte posterior del hombro. El espasmo de este músculo se produce, a menudo, debido al uso excesivo de computadoras o máquinas de escribir. Es necesario evaluar a estos sujetos para determinar una postura adecuada y las condiciones de trabajo ergonómicas. Dedicar tiempo a estirar y relajar los músculos cervicales ayuda a prevenir este problema común. Si no se trata, los puntos gatillo tienden a formarse en este músculo, lo que aumenta el dolor y la discapacidad.

# TORTÍCOLIS (CUELLO TORCIDO)

La tortícolis o cuello torcido es el acortamiento de un músculo de un lado del cuello, comúnmente del esternocleidomastoideo. La cabeza se jala hacia el lado afectado y gira en dirección opuesta. Con frecuencia se ve en los bebés y niños pequeños porque tiene un componente congénito. Los problemas neuromusculares causan tortícolis. No siempre se encuentran causas específicas, en especial en los adultos.

La inyección de toxina botulínica paraliza el músculo contraído y permite que la cabeza regrese a su posición normal. La manipulación osteopática puede solucionar muchos de estos casos.

## CASO 1: LESIÓN POR LATIGAZO EN LA COLUMNA CERVICAL

Mary K. es una mujer de 30 años de edad que presentó dolor de cuello y rigidez después de un accidente automovilístico. Se había detenido en un semáforo en rojo cuando un automóvil más grande la golpeó por detrás. Llevaba puesto el cinturón de seguridad y no sufrió lesiones evidentes en el momento del accidente. Varias horas después comenzó a sentir dolor en el cuello y se le hizo difícil inclinar la cabeza hacia delante o los lados.

En el momento de su primera consulta, refirió cefalea leve y sensación de náusea, así como dolor y rigidez en el cuello. Ella se encontraba bien hasta el momento del accidente y no tomaba medicamentos de forma regular. Rara vez presentaba cefaleas y no tenía antecedentes de problemas o lesiones musculoesqueléticas.

La exploración física fue irrelevante para otros problemas distintos a los hallazgos relacionados con la lesión del cuello. La musculatura de la parte posterior del cuello estaba tensa y dolorida a la palpación. El movimiento estaba muy restringido en la flexión, la inclinación lateral y la rotación hacia ambos lados. Había cierta tensión muscular y dolor a la palpación en la parte superior de la espalda casi en el nivel de T4. La exploración neurológica fue normal. El impulso rítmico craneal (ritmo craneal) era muy lento y había una tendencia hacia una disfunción de inclinación lateral a la derecha de la base del occipucio.

La radiografía de la columna cervical fue normal, excepto por un aplanamiento de la lordosis cervical.

Mary fue tratada al inicio con manipulación craneal por una disminución del impulso rítmico craneal, se le colocó un collarín blando y se le indicó que aplicara hielo y reposara durante 48 h. Debía tomar un antiinflamatorio no esteroideo según necesitara para controlar el dolor. Luego debía regresar para una valoración de seguimiento en 48 h.

En la segunda consulta, todavía refería cefalea leve, pero los músculos estaban menos tensos y doloridos. Se diagnosticaron las disfunciones somáticas: $C3EI_DR_D$

y $C7I_IR_I$. Se trató con técnicas de contratensión y energía muscular. Se le pidió que dejara de usar el collarín y que comenzara con ejercicios isométricos de fortalecimiento suaves. En la tercera consulta, se sentía mucho mejor. La disfunción de C3 había regresado, pero los músculos estaban más relajados. Esta disfunción se trató con liberación posicional facilitada y cierta energía muscular suave en las tensiones musculares restantes. Se le dio el alta, sin dolor, después de la tercera consulta.

### Discusión

"Latigazo cervical" es un término que se utiliza con frecuencia para describir una lesión de los tejidos blandos provocada por la hiperextensión-hiperflexión de la columna cervical. Estas lesiones se identifican como *latigazo cervical*, *lesiones por aceleración* y *distensión/esguince cervical*. Los accidentes automovilísticos representan la mayor parte de este tipo de lesiones. Cuando un vehículo es golpeado por detrás, la cabeza y el cuello, que no tienen soporte, son precipitados a la hiperextensión, seguida con rapidez por una hiperflexión. Los tejidos blandos son los más afectados por las fuerzas. Hay un alargamiento repentino de los músculos relajados y que no están preparados. Las fibras musculares intrafusales, que suelen controlar la longitud muscular, se estiran y producen, mediante una reacción refleja, una fuerte contracción del músculo involucrado. Esto contribuye al retroceso del cuello. Si el estiramiento es lo bastante grande, hay un desgarro de las fibras. Puede haber algo de sangrado en el tejido muscular. El edema y la microhemorragia provocan irritabilidad de los músculos, lo que produce espasmo. Mientras que la hiperflexión daña los músculos posteriores, la hiperextensión lesiona los anteriores. Es posible que se desarrollen puntos gatillo en los músculos afectados. Se puede presentar cierta compresión de las vértebras y con frecuencia se produce un desplazamiento anterior o posterior.

Pueden aparecer otros síntomas como cefaleas, náusea, mareo o parestesia. Es importante evaluar la columna completa, ya que las fuerzas que causan hiperflexión e hiperextensión involucran todo el cuerpo. El sacro está comprometido en la disfunción somática; si ésta no se trata, la discapacidad se mantendrá en caso de que el tratamiento falle. Es común que se presenten disfunciones en el cráneo después de traumatismos de aceleración/desaceleración. El occipucio y sacro tienen las mismas restricciones de movimiento. Los huesos temporales son vulnerables especialmente a las fuerzas transmitidas a través de los músculos esternocleidomastoideos.

Aunque, por lo general, el diagnóstico es clínico, es posible que se necesiten estudios radiológicos para descartar fracturas o luxaciones ocultas a pesar de que la mayoría de las placas sólo muestra una alteración en la lordosis cervical, ya sea aplanamiento o una reversión real de la curvatura. Una reversión significativa de la curvatura, sin duda, indica cierto grado de daño estructural.

La fase inicial de la lesión por latigazo cervical se caracteriza por la contracción muscular y la limitación del movimiento de la cabeza y el cuello.

Los tejidos blandos se sienten calientes y edematosos. Estos tejidos necesitan hielo durante las primeras 18 h después de la lesión para detener las microhemorragias y reposo durante 24 a 48 h, para permitir que comience la curación. Es posible usar calor húmedo en casa después de ese tiempo. Se puede usar un collarín blando para evitar el movimiento involuntario del cuello durante las primeras 24 a 48 h. Se debe retirar pasado ese tiempo para que los músculos cervicales no pierdan fuerza. Las áreas adyacentes a las lesiones más graves se deben tratar con manipulación osteopática, en particular el cráneo y el sacro. Se pueden administrar antiinflamatorios no esteroideos, si es adecuado, para aliviar el malestar.

Una vez que se resuelve la inflamación aguda, cierta tensión en los tejidos todavía permanece. El rango de movimiento mejora, pero aún puede ser limitado. Los síntomas de la lesión por latigazo cervical, con frecuencia, duran hasta 1 año después de la lesión inicial. Ahora, es posible tratar al paciente con técnicas de manipulación osteopáticas adecuadas para el área lesionada o donde se encuentre una disfunción somática. Las técnicas de energía muscular, contratensión, drenaje linfático, craneal y liberación posicional facilitada pueden utilizarse con criterio. Las técnicas de empuje se deben evitar hasta que los tejidos blandos ya no estén edematosos ni calientes. Si es necesario, se pueden utilizar para corregir disfunciones somáticas difíciles con barreras de movimiento firmes.

Se puede utilizar tratamiento adicional según se requiera, incluido el de los puntos gatillo. Se debe fomentar que el paciente ejercite la columna cervical y cualquier otra área involucrada para promover la relajación y el fortalecimiento muscular. Puede ser necesaria la fisioterapia para ayudar a los pacientes con su programa de ejercicio.

## CASO 2: TORTÍCOLIS

Alyssa R., una niña de 4 años, fue llevada a la clínica por sus padres. Alyssa tenía rigidez del cuello y mantenía la cabeza inclinada hacia la derecha. Sus padres no refirieron antecedentes de lesión. La niña no había informado dolor, pero la madre notó que cuando jugaba se sentaba con la cabeza inclinada. La madre la observó durante un tiempo y notó que siempre mantenía esa posición excepto cuando dormía. Si su madre intentaba inclinarle la cabeza a la izquierda, la niña le decía que le dolía y comenzaba a llorar. La niña fue evaluada por un neurólogo pediatra, quien dijo a los padres que era posible que tuviera algún tipo de distrofia muscular, aunque las pruebas fueron negativas hasta ese punto, y recomendó una revaluación en 6 meses.

La madre refirió un parto vaginal normal con desarrollo y actividad normales. Alyssa era hija única, pero tenía amigos en la escuela de educación preescolar, algunos de ellos iban a su casa a jugar.

Alyssa era una niña brillante y cooperadora. Cuando se le pidió que inclinara la cabeza hacia la izquierda, lo intentó pero dijo que le dolía y que no podía hacerlo. La inclinación hacia delante y hacia atrás y lateral hacia la derecha eran normales. La inclinación lateral hacia la izquierda y la rotación hacia la derecha e izquierda estaban restringidas. Los músculos cervicales, en especial los de la derecha, estaban tensos y fibrosos. La exploración neurológica fue normal, así como el resto de la exploración física. La exploración craneal fue normal. El resto de la exploración musculoesquelética fue normal, sin evidencia de escoliosis.

La madre llevó unas radiografías de la columna cervical que se habían tomado con anterioridad y eran normales.

Se trató a Alyssa con técnicas de tejidos blandos leves y técnicas de energía muscular en la primera consulta. Se utilizó una técnica de contratensión en un punto doloroso que se encontró en C3 a la izquierda. Se le enseñó a la madre cómo estirar suavemente el cuello en inclinación lateral a la izquierda y se le pidió que lo hiciera varias veces durante el día. En cada consulta, Alyssa mostró una mejoría gradual. No hubo evidencia de contractura en ningún músculo, lo que podría haber provocado una discapacidad permanente.

Durante el interrogatorio en una consulta de seguimiento, la madre admitió que ella y su esposo tuvieron algunas discusiones fuertes. No pensaba que Alyssa hubiera escuchado, pero no podía estar segura. Ésta pudo ser una situación estresante para Alyssa si hubiera escuchado a sus padres.

*(continúa)*

## Discusión

La tortícolis es provocada, a menudo, por una afección neurológica, y esto se debe descartar antes del tratamiento de manipulación. En este caso, no se pudo diagnosticar alguna afección neurológica. En los lactantes, puede ser el resultado del posicionamiento en el útero; pero en este caso, Alyssa era mayor para considerarlo. El tratamiento osteopático es útil incluso en el caso de un problema neurológico y se puede utilizar.

Es posible que los niños necesiten distraerse durante el tratamiento. Puede ser útil sostener su juguete favorito o que los padres sujeten algún otro frente a ellos. Se deben estirar los músculos con suavidad. Las técnicas de energía muscular son, en particular, útiles si el niño tiene la edad suficiente para seguir instrucciones. Las técnicas de empuje no se deben utilizar en niños con tortícolis.

Como en este caso, el estrés puede ser el factor contribuyente principal. Hacer que la madre realice ejercicios de estiramiento regulares en casa tiene beneficios físicos y emocionales. Las emociones son recíprocas con los problemas musculoesqueléticos, uno afecta al otro.

## Referencias

Bailey RW, Sherk HH, Dunn EJ. *The Cervical Spine*. Philadelphia, PA: JB Lippincott; 1983.

Esses SI. *Textbook of Spinal Disorders*. Philadelphia, PA: JB Lippincott; 1995.

Foreman SM, Croft AC. *Whiplash Injuries, The Cervical Acceleration/Deceleration Syndrome*. 2nd ed. Baltimore, MD: Lippincott Williams & Wilkins; 1995.

# Columna torácica

# Consideraciones anatómicas de la columna torácica

CAPÍTULO 35

Jonathan F. Fenton y Donald E. Phykitt

La columna torácica es una zona relativamente inmóvil, en comparación con la columna cervical o la lumbar. La inmovilidad tiene dos causas anatómicas. Primera, la conexión íntima de la columna torácica con la caja torácica, las costillas y el esternón proporciona una estabilidad considerable mediante las articulaciones costovertebrales. Segunda, la proporción de la altura del disco intervetebral con la altura del cuerpo vertebral es pequeña (1:5), lo que reduce en gran medida el movimiento intersegmentario. En contraste, las proporciones de la altura del disco con la altura del cuerpo vertebral en las regiones cervical y lumbar son 2:5 (lo que permite el mayor movimiento) y 1:3, respectivamente.

La columna torácica suele presentar una cifosis leve, una curvatura en forma de C con la convexidad en la parte posterior. Esto es provocado principalmente por la forma de cuña de los cuerpos vertebrales, que son un poco más altos en el borde posterior que en el anterior. El grado de cifosis puede variar con la edad y los hábitos posturales, así como con las condiciones patológicas, como la osteoporosis.

Aunque la columna torácica tiene características específicas que la distinguen de las regiones cervical y lumbar, es ante todo una zona de transición de esas regiones, como lo demuestra el aumento constante en la altura de los cuerpos vertebrales de T1 a T12. Además, las facetas articulares inferiores de T12 corresponden a las de la zona lumbar para permitir una articulación adecuada con L1. Las diferentes formas de articulación desempeñan un papel considerable en la amplitud de varios movimientos fisiológicos en la columna torácica.

## OSTEOLOGÍA

### Cuerpo vertebral

El diámetro transverso del cuerpo vertebral torácico es casi igual a su diámetro anteroposterior. El cuerpo vertebral es un poco más alto en el borde posterior que en el anterior, lo que contribuye a la cifosis normal en el área. Los bordes anterior y lateral del cuerpo son huecos.

Los ángulos posterolaterales de las mesetas vertebrales superior e inferior sostienen las facetas articulares costales. Estas facetas son ovaladas, están colocadas sobre el cuerpo en un ángulo oblicuo y recubiertas por cartílago. Se articulan con las cabezas de las costillas. De las vértebras torácicas, sólo T12 tiene facetas articulares costales únicamente en la meseta superior.

### Facetas articulares

Las facetas articulares superiores se dirigen hacia atrás, hacia arriba y hacia fuera. Están rotadas alrededor de 60° desde el plano horizontal y 20° desde el plano frontal. En la dimensión transversa, son convexas.

Las facetas articulares inferiores se dirigen hacia delante, hacia abajo y hacia dentro. En la dimensión transversa, son cóncavas. Las facetas articulares inferiores de T12 se asemejan a las de una vértebra lumbar en que se dirigen hacia fuera y hacia delante y son convexas en sentido transverso.

### Apófisis transversas

Las apófisis transversas de las vértebras torácicas se dirigen en sentido lateral y ligeramente hacia atrás; se palpan con facilidad. Soportan las facetas articulares costales en las caras anteriores de sus puntas bulbosas, el punto de articulación con los tubérculos costales de las costillas correspondientes.

### Apófisis espinosas

Las apófisis espinosas se dirigen hacia atrás y hacia abajo, el grado de angulación inferior varía con el área de la columna torácica. Se utiliza la *regla de los tres* para ubicar la apófisis espinosa de una vértebra en relación con su apófisis transversa.

### Regla de los tres

1. Las tres vértebras torácicas superiores (T1, T2 y T3) tienen apófisis espinosas que se proyectan de forma directa hacia atrás; por lo tanto, la punta de la apófisis espinosa está en el mismo plano que las apófisis transversas de esa vértebra.

2. Las tres vértebras siguientes (T4, T5 y T6) tienen apófisis espinosas que se proyectan un poco hacia abajo; por lo tanto, la punta de la apófisis espinosa se encuentra en un plano a la mitad entre las apófisis transversas de esa vértebra y las de la vértebra debajo de ésta.

3. Las tres vértebras siguientes (T7, T8 y T9) tienen apófisis espinosas que se proyectan de manera moderada hacia abajo; por lo tanto, la punta de la apófisis espinosa está en un plano con las apófisis transversas de la vértebra debajo de ésta.

4. Las últimas tres vértebras torácicas (T10, T11 y T12) tienen apófisis espinosas que se proyectan desde una posición similar a T9 y retroceden con rapidez hasta que la orientación de la apófisis espinosa de T12 es similar a la de T1. Es decir, la apófisis espinosa de T10 está cerca del plano de las apófisis transversas de la vértebra debajo de ésta, la apófisis espinosa de T11 se encuentra a la mitad entre sus apófisis transversas y las apófisis transversas de las vértebras debajo de ésta, y la apófisis transversa de T12 se proyecta directamente hacia atrás en el plano de sus apófisis transversas.

## ARTICULACIONES DE LAS COSTILLAS

### Articulaciones costovertebrales

Las facetas articulares sobre los cuerpos vertebrales son en realidad demifacetas (es decir, facetas parciales). La faceta completa consta de la demifaceta sobre la cara superior de una vértebra y la demifaceta sobre la cara inferior de la vértebra arriba de ésta.

Las cabezas de la segunda a la duodécima costilla se articulan con los cuerpos de las vértebras correspondientes y la de arriba, así como con el disco intevertebral correspondiente. Sin embargo, la primera costilla se articula sólo con la cara superior de T1. La articulación costovertebral es una articulación sinovial, con una cápsula articular que está reforzada por el ligamento radiado (ver *Ligamentos costovertebrales*).

### Articulaciones costotransversas

La articulación costotransversa es la que representa la articulación del tubérculo de una costilla con la apófisis transversa de la vértebra correspondiente. La articulación está rodeada por una cápsula débil que está reforzada en gran medida por los ligamentos costotransversos.

### Articulaciones anteriores

Los extremos anteriores de las costillas están unidos a sus cartílagos costales por la articulación costocondral. El cartílago costal se articula hacia delante en varias articulaciones esternocondrales con diferentes formaciones.

1. La primera costilla está unida al manubrio por una articulación cartilaginosa.
2. El cartílago de la segunda costilla se articula con las articulaciones del manubrio y del cuerpo del esternón mediante las sinoviales.

3. Los cartílagos de la tercera a la séptima costillas crean pequeñas articulaciones sinoviales con el cuerpo del esternón.
4. Los cartílagos costales del octavo al décimo no se unen de manera directa al esternón, sino que se conectan con el cartílago costal de la séptima costilla inmediatamente arriba.
5. Los cartílagos costales undécimo y duodécimo están libres. Estas costillas se conocen como costillas flotantes.

## INSERCIONES DE LOS LIGAMENTOS

Siete ligamentos conectan las vértebras adyacentes en la columna torácica.

1. El ligamento longitudinal anterior está unido a la superficie anterior de todos los cuerpos vertebrales.
2. El ligamento longitudinal posterior desciende por la superficie posterior de todos los cuerpos vertebrales.
3. Los ligamentos intertransversos pasan entre las apófisis transversas en la columna torácica.
4. Los ligamentos capsulares están unidos un poco más allá de los márgenes de las apófisis articulares adyacentes.
5. El ligamento amarillo (ligamento acurata) se extiende desde el borde anteroinferior de las láminas de arriba hasta los bordes posterosuperiores de las láminas de abajo.
6. Los ligamentos interespinosos conectan las apófisis espinosas adyacentes; se extienden desde la raíz hasta el vértice de cada apófisis espinosa.
7. El ligamento supraespinoso se origina en el ligamento nucal y continúa a lo largo de las puntas de las apófisis espinosas.

### Ligamentos costovertebrales

Hay dos tipos de ligamentos costovertebrales, interóseos y radiados, este último consta de tres bandas. Los ligamentos interóseos se unen a la cabeza de la costilla entre las dos demifacetas articulares y al disco intervertebral correspondiente. En los ligamentos radiados, la banda superior de tejido va desde la cabeza de la costilla hasta el cuerpo vertebral de arriba. La banda inferior se extiende desde la cabeza de la costilla hasta el cuerpo vertebral correspondiente, y la banda intermedia va desde la cabeza de la costilla hasta el disco intervertebral correspondiente.

### Ligamentos costotransversos

Hay tres tipos de ligamentos costotransversos, determinados por la ubicación anatómica con respecto a las costillas y vértebras: interóseo, posterior y superior. El ligamento costotransverso interóseo va de la apófisis transversa hasta la superficie posterior del cuello de la costilla correspondiente. El ligamento costotransverso posterior se extiende desde la punta de la apófisis transversa hasta el borde lateral del tubérculo costal correspondiente. El ligamento costotransverso superior va del borde inferior de la apófisis transversa hasta el borde superior del cuello de la costilla subyacente.

# MOVIMIENTO DE LA COLUMNA TORÁCICA

## Movimiento intervertebral, excluidas las costillas

### Extensión (movimiento mínimo)

En la extensión, las vértebras se apoximan en la parte posterior. La apófisis articular inferior de la vértebra superior se desliza en sentido posterior e inferior sobre la vértebra inferior. El movimiento está limitado por la aproximación de las apófisis articulares y las espinosas. Estas estructuras están inclinadas agudamente en sentido posterior e inferior, y en relación anatómica normal casi se tocan. Se estira el ligamento longitudinal anterior y se relajan el ligamento longitudinal posterior, el ligamento amarillo y los ligamentos interespinosos.

### Flexión (segundo movimiento mínimo)

Durante la flexión, el espacio entre las vértebras aumenta en la parte posterior. La apófisis articular inferior de la vértebra superior se desliza en sentido anterior y superior. El movimiento de la columna flexionada está limitado por la tensión desarrollada en los ligamentos interespinosos, el ligamento amarillo y el ligamento longitudinal posterior.

### Flexión lateral (segundo movimiento máximo)

En la flexión lateral, las superficies articulares a cada lado de una vértebra se deslizan en direcciones opuestas: en el lado contralateral, se deslizan hacia arriba, como en la flexión; en el lado ipsilateral, se desplazan hacia abajo, como en la extensión. La flexión lateral hacia un lado se acompaña de la rotación axial hacia el lado opuesto, por tres razones: 1) una superficie articular se desplaza hacia delante mientras que la otra se desliza hacia atrás; 2) la compresión desarrollada en el disco intervertebral, la cara anterior de la unidad, provoca que el cuerpo vertebral se mueva en la dirección opuesta a la de la inclinación lateral, y 3) la flexión lateral tiende a estirar los ligamentos contralaterales, ubicados en la cara posterior de la unidad, lo que provoca que éstos se muevan hacia la línea media posteriormente para minimizar sus longitudes.

El movimiento de la columna torácica flexionada hacia un lado está limitado por el impacto de las apófisis articulares en el mismo lado y por la tensión desarrollada en el ligamento amarillo contralateral y los ligamentos intertransversos.

### Rotación (movimiento máximo)

En rotación, la orientación de las facetas articulares torácicas les permite deslizarse entre sí con un eje de rotación cerca del centro del cuerpo vertebral. Así, una vértebra puede rotar alrededor de un eje, lo que produce una simple torsión del disco intervertebral torácico. En contraste, las facetas de las vértebras lumbares están alineadas de manera que el eje de rotación está en la apófisis espinosa. Para que ocurra la rotación, un cuerpo vertebral se debe deslizar en sentido lateral con respecto a sus vértebras adyacentes. Esto da como resultado fuerzas de cizallamiento en el disco intervertebral. La articulación en T12 a L1 es idéntica a las articulaciones que se encuentran en la columna lumbar, por lo que el grado de rotación se reduce de manera considerable. Para la columna torácica, el movimiento de rotación está limitado por múltiples tensiones ligamentosas.

# ESTABILIDAD PROPORCIONADA POR LA CAJA TORÁCICA

Existen dos mecanismos por los cuales las costillas tienden a aumentar la estabilidad (y disminuir el movimiento) de la columna torácica. El primer mecanismo implica la articulación de la cabeza de las costillas con el cuerpo y las apófisis transversas de las vértebras. El segundo mecanismo aumenta el momento de inercia de la columna mediante un aumento en las dimensiones transversa y anteroposterior de la estructura de la columna. Esto resulta en una mayor resistencia al movimiento en todas las direcciones.

Aunque ningún estudio ha comparado el movimiento de la columna torácica con y sin articulaciones costovertebrales intactas, White y Panjabi y colaboradores determinaron que la articulación costovertebral desempeña un papel fundamental en la estabilización de la columna torácica durante la flexión y la extensión.

La caja torácica, como un todo, aumenta de manera considerable la rigidez de la columna, a pesar de la flexibilidad de los componentes individuales de la caja torácica: las costillas, el esternón y sus articulaciones. Mediante el uso de un modelo matemático de la columna torácica y lumbar y la caja torácica, Andriacchi y colaboradores realizaron simulaciones computarizadas para determinar el efecto de la caja torácica sobre la rigidez de la columna vertebral normal durante la flexión, extensión, inclinación lateral y rotación axial. También estudiaron el efecto de retirar una o dos costillas o todo el esternón de un tórax intacto. Se encontró que las propiedades de rigidez de la columna vertebral aumentan en gran medida con una caja torácica intacta para los cuatro movimientos, en especial la extensión. El porcentaje de aumento en la rigidez de la columna vertebral con una caja torácica intacta, en comparación con la columna vertebral y los ligamentos solos, fue de 27% para la flexión, 132% para la extensión, 45% para la inclinación lateral y 31% para la rotación axial. El retiro del esternón prácticamente anuló el efecto de rigidez de la caja costal. La eliminación de una o dos costillas tuvo un efecto mínimo.

Por lo tanto, la caja torácica intacta, en lugar de los elementos individuales o articulaciones, es el factor principal que contribuye al aumento de estabilidad de la columna torácica.

# MOVIMIENTO GENERAL DE LA COLUMNA TORÁCICA

La columna torácica es una región de transición entre las regiones cervical y lumbar que son relativamente más móviles. Está diseñada para dar rigidez y soportar a estructuras vitales. La extensión de cada uno de los cuatro movimientos fisiológicos varía en toda la región debido a los efectos variables de la caja costal y cambios en la osteología vertebral de una osteología tipo cervical a un tipo lumbar.

*Flexión y extensión.* La flexión y la extensión son movimientos mínimos de la columna torácica y se producen en menor extensión en la parte superior de la columna torácica, aumentan de manera gradual en amplitud en la parte inferior de la columna torácica. Esta transición es provocada en gran parte por el efecto de rigidez de la caja costal en la parte superior de la columna torácica, que es más evidente durante la extensión. Las primeras siete costillas están unidas directamente al esternón, lo que promueve la mayor estabilidad. Las siguientes tres costillas están unidas sólo de manera indirecta por el cartílago costal. Las últimas dos costillas no están unidas por completo en sentido anterior y, por lo tanto, se parecen a un cilindro de cinta, lo que proporciona una estabilidad de forma considerable menor que las costillas que están más arriba en la caja costal.

Los movimientos de flexión y extensión en la columna torácica están más limitados por las articulaciones costovertebrales. Esta estabilización se pierde en T11 a T12 y T12 a L1, porque la undécima y duodécima costillas se articulan sólo con el cuerpo vertebral del mismo número; de esta manera pierden el soporte que se encuentra cuando una costilla se articula con dos vértebras adyacentes.

## Inclinación lateral

La inclinación lateral es el segundo movimiento máximo en la columna torácica. La amplitud de movimiento permanece bastante constante en toda la región, pero está restringida por el efecto articular, las inserciones ligamentosas (incluidos los ligamentos costovertebrales y costotransversos) y la resistencia proporcionada por la caja torácica intacta.

## Rotación

La rotación es el principal movimiento en la mayor parte de la columna torácica (T1 a T10). La amplitud de rotación se reduce notablemente en la parte inferior de la región. La orientación articular de las vértebras torácicas les permite rotar alrededor de un punto en el centro del cuerpo vertebral; pero la orientación articular de las vértebras torácicas de la parte inferior es similar a la de las vértebras lumbares y sólo permite la rotación alrededor de un punto cerca de la apófisis espinosa. Esta rotación tiene una gran resistencia por las fuerzas de cizallamiento en el disco intervertebral. La extensión de la rotación disminuye todavía más por la resistencia que proporciona la caja torácica intacta.

# 36 Evaluación de la columna torácica

Eileen L. DiGiovanna y Donald E. Phykitt

## OBSERVACIÓN

La observación de la columna torácica se realiza desde la espalda y desde cada lado. Se debe analizar en busca de cualquier curvatura anormal de la columna vertebral. Se debe notar la presencia de *cifosis*, un aumento en la curvatura anteroposterior normal de la columna, o *escoliosis*, una curvatura lateral anormal. La cifosis a veces se manifiesta en la parte superior de la columna torácica como la *joroba de la viuda*, se observa con mucha frecuencia en la osteoporosis, en especial en las mujeres de edad avanzada. El aplanamiento de la columna torácica se puede observar cuando hay espasmo muscular o disfunción somática.

Se debe inspeccionar la piel en busca de signos de traumatismo o cicatrices quirúrgicas. Se deben observar las lesiones cutáneas. La prueba del eritema y la del arrastre cutáneo se pueden realizar como indicadores de una posible disfunción somática.

## PALPACIÓN

Se deben palpar los tejidos blandos del área torácica en busca de cambios en la textura: piel, fascia, tejidos subcutáneos y músculos. Se debe observar la hipertonicidad de los músculos grandes o las pequeñas áreas localizadas de tensión muscular. Al igual que las áreas de dolor a la palpación o los puntos dolorosos específicos de Jones o puntos gatillo.

Se pueden palpar los puntos de referencia óseos, en especial, buscando asimetrías de la posición de las apófisis espinosas y transversas. Es importante recordar la *regla de los tres* cuando se intenta identificar sitios específicos de asimetrías; las apófisis transversas no siempre están en el mismo nivel que los cuerpos vertebrales y las apófisis espinosas. Los puntos de referencia óseos de la escápula son útiles para evaluar las inserciones musculares y los niveles vertebrales. El ángulo inferior de la escápula se encuentra en el nivel de T7 y la espina de la escápula se encuentra en T3. La duodécima costilla se puede utilizar para identificar la T12 y la *vértebra prominente* (C7) se utiliza para localizar T1 justo debajo de ella, también tiene una apófisis espinosa prominente.

## Cambios en la textura del tejido y simetría

1. *Posición del paciente*: sentado cómodamente, con las manos sobre los muslos y la columna cervical en posición neutra.
2. *Posición del médico*: de pie detrás del paciente.
3. *Técnica*:
   a. El médico desliza un dedo a lo largo de las apófisis espinosas desde T1 hasta T12.
   b. *Se debe tener en cuenta:*
      (1) Desviación de la línea media.
      (2) Cualquier cambio en el tamaño del espacio entre las apófisis espinosas.
      (3) Desplazamiento de las apófisis espinosas en el plano sagital.
      (4) Puntos dolorosos a la palpación a lo largo de las apófisis espinosas.
   c. Colocar la yema del segundo y tercer dedos a cada lado de las apófisis espinosas de T1, sobre las apófisis transversas. Deslizarlo hacia abajo desde T1 hasta T12.
   d. *Se debe tener en cuenta:*
      (1) Cambios en la textura de los tejidos (firmeza, reblandecimiento).
      (2) Prominencia posterior de las apófisis transversas.
      (3) Cambio en el tamaño del espacio entre las apófisis transversas.
      (4) Desviación de las apófisis espinosas desde la línea media.

## PRUEBA DE MOVIMIENTOS GRUESOS

La columna torácica se debe evaluar en busca de restricciones regionales de movimiento. Debido a la longitud de esta región, 12 vértebras, es útil dividir la región en tres segmentos: columna torácica superior (T1 a T4), columna torácica media (T5 a T8) y columna torácica inferior (T9 a T12).

### Inclinación lateral, T1 a T12

1. *Posición del paciente*: sentado.
2. *Posición del médico*: de pie detrás del paciente.

3. *Técnica*:
   a. El médico coloca las manos sobre los hombros del paciente, con el espacio interdigital del pulgar y el índice sobre el acromion. El pulgar descansa en la parte posterior, apuntando hacia T12, y los dedos descansan en la parte anterior.
   b. Para evaluar la inclinación lateral a la *derecha*:
      (1) El médico ejerce presión *hacia abajo* junto con una fuerza de desplazamiento a la *izquierda* en el hombro *derecho* (fig. 36-1A). La fuerza resultante se transmite hacia abajo a través del cuerpo de T12.
      (2) Se observa la facilidad y el grado de inclinación lateral (normal = cerca de 20°) y la uniformidad de la curvatura lateral derecha que se crea en la columna torácica.
   c. Para evaluar la inclinación lateral a la *izquierda*:
      (1) El médico ejerce presión *hacia abajo* con una fuerza de desplazamiento a la *derecha* sobre el hombro *izquierdo*. La fuerza resultante se dirige hacia abajo a través del cuerpo de T12.
      (2) Se observa la facilidad y el grado de inclinación lateral (normal = cerca de 20°) y la uniformidad de la curvatura lateral izquierda que se crea en la columna torácica.
   d. Se compara el grado de inclinación lateral en cada dirección.
   e. Se observa la presencia y ubicación de cualquier dolor que presente el paciente durante estas maniobras.

## Inclinación lateral, T1 a T8

1. *Posición del paciente*: sentado.

2. *Posición del médico*: de pie detrás del paciente.
3. *Técnica*:
   a. La técnica es similar a la descrita para la inclinación lateral de T1 a T12, con las siguientes modificaciones. Las manos del médico se colocan con el espacio interdigital del pulgar y el índice a la mitad entre la base del cuello del paciente y el acromion. Los pulgares apuntan hacia T8. Se requiere más fuerza para inducir la inclinación lateral en la región de T1 a T8. La fuerza resultante ejercida por el médico se dirige hacia abajo y a través del cuerpo de T8 (fig. 36-1B).
   b. Se compara el grado de inclinación lateral (izquierda *vs.* derecha) y se observa cualquier diferencia (normal = cerca de 10°).
   c. Se observa la uniformidad de la curvatura lateral que se crea.

## Inclinación lateral, T1 a T4

1. *Posición del paciente*: sentado.
2. *Posición del médico*: de pie detrás del paciente.
3. *Técnica*:
   a. La técnica es similar a la descrita para valorar la inclinación lateral de T1 a T12 y T1 a T4, con las siguientes modificaciones. Las manos del médico se colocan con el espacio interdigital del pulgar y el índice lo más cerca posible de los hombros del paciente en la base del cuello. Los pulgares apuntan hacia T4. Se requiere más fuerza para inducir la inclinación lateral que en las dos pruebas anteriores. La fuerza inducida por el médico se dirige hacia abajo y a través del cuerpo de T4 (fig. 36-1C).

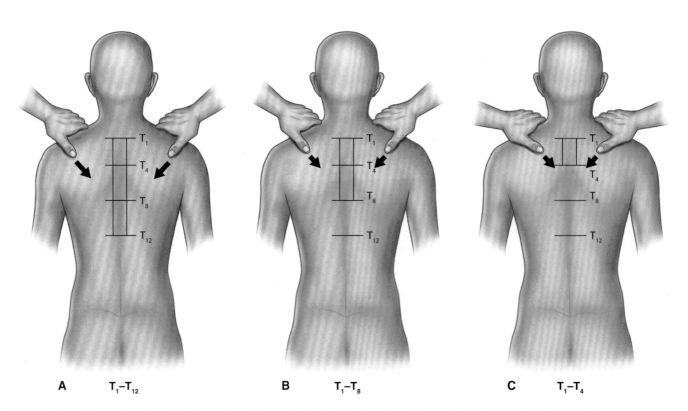

| A | T₁–T₁₂ | B | T₁–T₈ | C | T₁–T₄ |

**FIGURA 36-1.** **(A)** Localización de la fuerza inducida para la inclinación lateral torácica. T1 a T12. **(B)** T1 a T8. **(C)** T1 a T4.

b. Se compara el grado de inclinación lateral (derecha *vs.* izquierda) y se observa cualquier diferencia (normal = cerca de 5°).

c. *Se debe tener en cuenta*: la asimetría en la inclinación lateral (derecha *vs.* izquierda) puede ser provocada por disfunciones únicas, grupos de vértebras (curvatura) o tensión miofascial en el área examinada.

Las discrepancias en los hallazgos entre las áreas de la columna torácica (T1 a T12, T1 a T8 o T1 a T4) pueden indicar un área de disfunción y deben incitar al médico a examinar esta área más de cerca con las técnicas de pruebas de rotoescoliosis y de movimiento intersegmentario, que se describen más adelante.

## Rotación de la columna torácica

1. *Posición del paciente*: sentado, a horcajadas sobre la mesa, con la espalda cerca del extremo de la mesa.
2. *Posición del médico*: de pie detrás del paciente.
3. *Técnica*:
   a. El médico coloca una mano sobre cada acromion del paciente.
   b. El médico induce la rotación al jalar un hombro hacia sí y al mismo tiempo empujar el hombro opuesto (fig. 36-2).
      (1) *Rotación a la derecha*: el médico jala el hombro derecho hacia sí mientras empuja el hombro izquierdo.
      (2) *Rotación a la izquierda*: el médico jala el hombro izquierdo hacia sí mientras empuja el hombro derecho.
   c. *Se debe tener en cuenta*:
      (1) El grado de rotación en cada dirección. Esto se mide mejor por la observación de la desviación de la línea del hombro desde el plano frontal. La rotación normal es cercana a 40° en cada dirección.

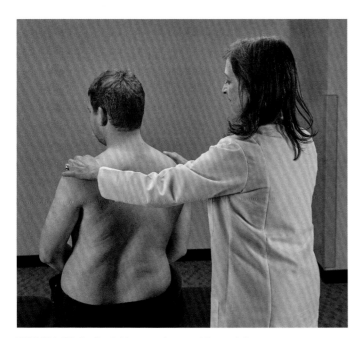

**FIGURA 36-2.** Posición para la rotación torácica.

(2) La simetría de la rotación a la derecha *vs.* la rotación a la izquierda.
(3) La presencia y ubicación del dolor durante esta maniobra.

## Inclinación hacia delante/inclinación hacia atrás

Es muy difícil separar los movimientos de inclinación hacia delante y atrás en la columna torácica de los mismos movimientos en la columna lumbar. Por lo tanto, estos movimientos se consideran para la región toracolumbar combinada y la técnica se describe en la sección V, capítulo 47.

## PRUEBAS SEGMENTARIAS

La *prueba de rotoescoliosis* y la *prueba de movimiento intersegmentario* son dos modalidades diagnósticas para la evaluación de la disfunción somática en el nivel vertebral. Es posible utilizarlas solas o en conjunto, según la preferencia del médico.

La prueba de rotoescoliosis evalúa la posición de rotación de las vértebras con respecto a la ubicación de las apófisis transversas. Esta posición se evalúa con la columna en posición neutra, en flexión y en extensión.

Las vértebras implicadas en un grupo de vértebras muestran la mayor rotación posicional en la postura neutra. Según el primer principio de Fryette, la inclinación lateral y la rotación deben ocurrir en direcciones opuestas. Las disfunciones somáticas únicas muestran la mayor rotación posicional en flexión o extensión. Según el segundo principio de Fryette, la inclinación lateral y la rotación deben ocurrir en la misma dirección. Además, en las disfunciones somáticas únicas, la libertad de movimiento (la dirección por la cual se denomina la disfunción) en flexión o extensión es opuesta a la posición en la que se exagera la rotación.

Las posiciones descritas en las siguientes secciones son las que se explora al paciente. Al final del capítulo se dan ejemplos de los hallazgos en la exploración y diagnósticos correspondientes.

## EL OJO DOMINANTE

El ojo dominante es el ojo a través del cual se transmite la mayor parte de la información acerca del mundo exterior. En cada persona, se desarrolla un ojo dominante poco después del nacimiento y no cambia durante toda la vida.

No tiene relación con la dominancia manual. Es útil para el médico identificar su ojo dominante de manera que ese ojo se pueda llevar al nivel que se explora para obtener la información más precisa.

### Técnica para determinar el ojo dominante

1. Se forma un círculo mediante la oposición del pulgar con el índice.
2. Se extiende por completo el brazo hacia delante.
3. Con ambos ojos abiertos, se ubica un objeto que se encuentre por lo menos a 3 m (10 pies) de distancia, de manera que quede dentro del círculo formado por los dos dedos.

4. Manteniendo esta posición, se cierra cada ojo de forma alternada, hasta que el objeto permanezca en el círculo.
5. El ojo dominante es el que "ve" el objeto dentro del círculo. El ojo no dominante "ve" el objeto fuera.

## PRUEBA DE ROTOESCOLIOSIS

### Disfunción somática tipo II, T1 a T3

1. *Posición del paciente*: sentado.
2. *Posición del médico*: de pie detrás del paciente.
3. *Técnica*:
   a. El médico utiliza los dedos índice y medio de una mano para palpar las puntas de las apófisis transversas, ubicadas a 1.27 cm (1/2 pulgada) lateral y al mismo nivel que las apófisis espinosas correspondientes (fig. 36-3).
   b. Se evalúa la presencia de dolor, el aumento de la tensión miofascial y una apófisis transversa (derecha o izquierda) más posterior que la otra. Esto último se puede detectar ya sea al palpar una apófisis transversa más posterior o al percibir una disminución en la profundidad del tejido en el lado de la apófisis transversa posterior.
   c. En cada nivel, se hace que el paciente comience con el cuello flexionado por completo. Se indica al paciente que lleve con lentitud la cabeza hasta una posición neutra y después a la extensión completa.
   d. Se observan los cambios que se perciben con los dedos en la palpación. *Se debe tener en cuenta* la posición (flexión o extensión) en la cual se produce la rotación posicional máxima y la dirección de la rotación posicional (lado de la apófisis transversa posterior).
   e. Se repiten estos pasos para T2 y T3.

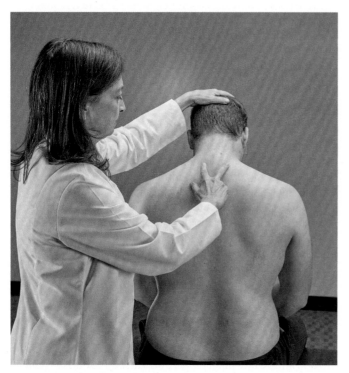

**FIGURA 36-3.** Prueba de rotoescoliosis para una disfunción tipo II en la parte superior del tórax.

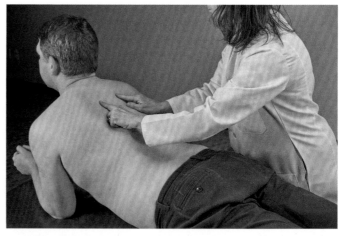

**FIGURA 36-4.** Prueba de rotoescoliosis para una disfunción tipo II en la región torácica media, paciente en decúbito ventral y extendido.

### Disfunción somática tipo II, T4 a T12

La prueba de rotoescoliosis en la región de T4 a T12 es idéntica a la prueba en la región torácica superior, con excepción de las diferencias en la posición del paciente para los distintos movimientos fisiológicos.

#### Extensión

1. *Posición del paciente*: en decúbito ventral, descansando sobre sus codos. La musculatura torácica superior debe estar relajada para permitir la extensión completa y facilitar la palpación (fig. 36-4).
2. *Posición del médico*: de pie al lado del paciente, frente a la cabeza. El ojo dominante está más cerca del paciente.
3. *Técnica*: se describe en la siguiente sección, "Flexión".

#### Flexión

1. *Posición del paciente*: sentado, con los pies descansando sobre el piso o en un banco. Se entrelazan las manos detrás del cuello y se pide se incline hacia delante tanto como sea posible (fig. 36-5).
2. *Posición del médico*: de pie en frente o detrás del paciente.
3. *Técnica* (para todos los diagnósticos de rotoescoliosis torácica inferior):

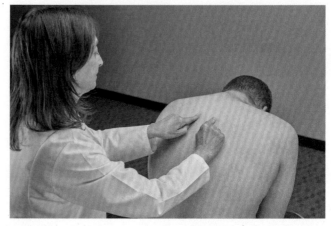

**FIGURA 36-5.** Prueba de rotoescoliosis para una disfunción tipo II en la región torácica media, paciente sentado y flexionado.

a. El médico utiliza los pulgares o índices para palpar las puntas de las apófisis transversas, ubicadas de 1.27 a 2.54 cm (1/2 a 1 pulgada) lateral a las apófisis espinosas.

b. Se evalúan las apófisis transversas posteriores. El aumento en la musculatura en esta región dificulta la palpación directa de las apófisis transversas. Es muy probable que la rotación posterior se detecte por una disminución de la profundidad del tejido.

c. El médico se coloca de manera que pueda visualizar la línea media de la espalda del paciente, paralelo a la columna. *Se deben tener en cuenta* las alturas relativas de los dedos que están palpando. ¿Están parejas? ¿Un dedo está más posterior?

d. Se comienza examinando toda la región torácica inferior completa en posición neutra y anotando los hallazgos. Después se pide al paciente que se mueva hacia arriba en extensión y se anotan los hallazgos en esta posición. Por último, se pide al paciente que se coloque en flexión y se anotan los hallazgos en esta posición.

e. Después de evaluar la región torácica inferior en las tres posiciones, se observa en qué posición fue mayor la rotación en cada nivel vertebral. Quizá sea necesario revaluar uno o más niveles para determinar la posición en la cual las apófisis transversas están más posteriores.

## Disfunción somática tipo I

La evaluación de la columna torácica para la detección de disfunciones tipo I comprende tres tipos diferentes de exploración:

1. *Simetría estática.* La observación desde atrás del paciente puede revelar la inclinación lateral de un grupo de vértebras, la asimetría en la altura de los puntos de referencia pares (p. ej., los hombros) o la asimetría en la prominencia de los puntos de referencia pares (p. ej., las escápulas).

2. *Prueba de movimiento regional.* El médico observa en busca de asimetría en la inclinación lateral. Es frecuente la restricción de movimiento hacia el lado de la convexidad.

3. *Prueba de rotoescoliosis.* El diagnóstico de las disfunciones tipo I se basa en la detección de tres o más vértebras adyacentes cuya rotación posicional es mayor en posición neutra. La prueba se realiza de forma separada para las regiones torácicas superior e inferior.

### Región torácica superior (T1 a T3)

1. *Posición del paciente:* sentado.
2. *Posición del médico:* de pie detrás del paciente.
3. *Técnica:*
   a. Se pide al paciente que se siente derecho, de este modo se colocan las vértebras en posición neutra.
   b. Con los pulgares, el médico palpa las apófisis transversas de T1.
   c. El médico determina cuál de las apófisis transversas es más posterior.
   d. Se repiten estos pasos en T2 y T3.

### Región torácica inferior (T4 a T12)

1. *Posición del paciente:* en decúbito ventral, con la cabeza apoyada sobre el mentón y mirando hacia delante, los brazos a cada lado o colgando de la mesa (fig. 36-6).
2. *Posición del médico:* de pie al lado del paciente, mirando hacia la cabeza. El ojo dominante está más cerca del paciente.
3. *Técnica:* se repite la prueba como se describe para la de rotoescoliosis para las disfunciones tipo II, T4 a T12.

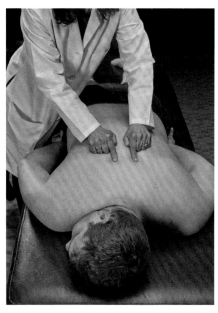

**FIGURA 36-6.** Prueba de rotoescoliosis para una disfunción tipo I, parte inferior del tórax, posición neutra.

### Métodos alternativos de pruebas de rotoescoliosis, T4 a T12

Los métodos descritos son alternativas para las pruebas de rotoescoliosis convencionales. Sus ventajas incluyen la facilidad y rapidez de diagnóstico. El paciente permanece en una sola posición en los tres métodos. Además, el médico puede comparar con mayor facilidad los hallazgos en neutra, flexión y extensión. Estas técnicas requieren una mayor habilidad para la palpación y se deben utilizar sólo después de adquirir mucha experiencia y correlación con otros hallazgos.

### Técnica alternativa 1

1. *Posición del paciente:* sentado en un banco con los pies apoyados con firmeza sobre el piso, separados a la altura de los hombros.
2. *Posición del médico:* de pie detrás del paciente.
3. *Técnica:*
   a. El médico palpa con los pulgares en forma bilateral las puntas de las apófisis transversas (fig. 36-7).
   b. En cada nivel vertebral, la evaluación se inicia con el paciente en posición neutra (sentado erguido).

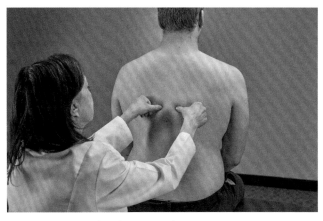

**FIGURA 36-7.** Prueba de rotoescoliosis, T4 a T12, posición de las manos.

*Se debe tener en cuenta* el dolor, los cambios tisulares y la rotación vertebral, como en la prueba de rotoescoliosis convencional de T4 a T12.

   c. El médico, con los pulgares en el mismo nivel vertebral, pide al paciente que se incline hacia delante tanto como sea posible. *Se deben tener en cuenta* los cambios en la rotación posicional de las vértebras.

   d. El médico, con los pulgares en el mismo nivel, pide al paciente que se siente erguido y se coloque en extensión.

     (1) Para evaluar de T4 a T8 se pide al paciente que expanda el pecho lo más posible.

     (2) Para evaluar de T9 a T12, se pide al paciente que expanda el abdomen tanto como sea posible.

     (3) Se observan los cambios en la rotación posicional de las vértebras.

   e. Se observa en qué posición (neutra, flexión o extensión) es mayor la rotación posicional de las vértebras.

   f. Se repiten estos pasos para todos los niveles, de T4 a T12.

## Técnica alternativa 2

1. *Posición del paciente*: en decúbito ventral, con la cabeza reposando sobre el mentón y los brazos a los lados.
2. *Posición del médico*: de pie al lado del paciente, con el ojo dominante más cerca del paciente.
3. *Técnica*:
   a. Se utilizan los pulgares o índices del médico para palpar las puntas de las apófisis transversas de forma bilateral.
   b. En cada nivel, el médico empieza palpando la vértebra en posición neutra presionando hacia abajo sobre las apófisis transversas.

     (1) Se observa la tensión de los tejidos y la rotación posicional de las vértebras, como se describe para el método convencional.

     (2) Se visualizan las alturas relativas de los pulgares, como se describe para el método convencional.

   c. Con los pulgares en el mismo nivel, el médico evalúa las vértebras en flexión.

     (1) Se ruedan los pulgares hacia arriba y se presiona hacia abajo en la cara superior de las apófisis transversas, esto coloca las vértebras en flexión (fig. 36-8).

     (2) Se evalúa según lo descrito.

   d. Con los pulgares en el mismo nivel, el médico evalúa las vértebras en extensión.

     (1) Se ruedan los pulgares hacia abajo y se presiona en la cara inferior de las apófisis transversas, lo que coloca las vértebras en extensión (fig. 36-9).

     (2) Se evalúa según lo descrito.

   e. Se determina en qué posición (neutra, flexión o extensión) se encuentra la mayor rotación posicional.

   f. Se repiten estos pasos en todos los niveles, de T4 a T12.

## Técnica alternativa 3

1. *Posición del paciente*: en decúbito ventral, con la cabeza reposando sobre el mentón y los brazos a los lados.
2. *Posición del médico*: de pie al lado del paciente.
3. *Técnica*:
   a. El médico sitúa las manos sobre la espalda del paciente con los dedos perpendiculares a la columna. Coloca en

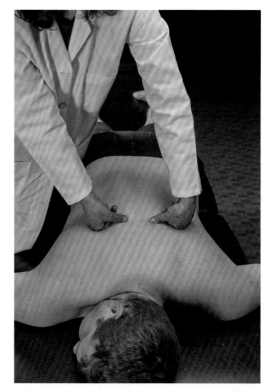

**FIGURA 36-8.** Prueba de rotoescoliosis, T4 a T12, técnica alternativa 2, prueba de flexión.

el espacio interespinoso un dedo arriba y otro dedo debajo de la vértebra que se evalúa.

   b. *Se debe tener en cuenta*:

     (1) La simetría de los espacios interespinosos por encima y por debajo de la vértebra en cuestión.

     (2) Desviación lateral de la apófisis espinosa de la vértebra involucrada.

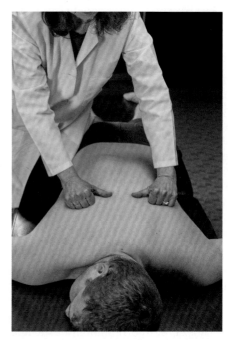

**FIGURA 36-9.** Prueba de rotoescoliosis, T4 a T12, técnica alternativa 2, prueba de extensión.

    (3) Desviación anteroposterior de la apófisis espinosa de la vértebra en cuestión.
  c. *Interpretación*:
    (1) Disfunción de la flexión (libertad de movimiento):
      a. Espacio interespinoso superior más estrecho.
      b. Espacio interespinoso inferior más amplio.
      c. Apófisis espinosa más prominente.
    (2) Disfunción de la extensión:
      a. Espacio interespinoso superior más amplio.
      b. Espacio interespinoso inferior más estrecho.
      c. Apófisis espinosa menos prominente.
    (3) Disfunción neutra (grupo de vértebras):
      a. Espacios interespinosos superior e inferior iguales.
    (4) Rotación:

Las apófisis espinosas desviadas hacia el lado opuesto de la rotación vertebral.

*Ejemplo*: la apófisis espinosa de T6 es más prominente y está rotada a la izquierda; el espacio entre las apófisis espinosas de T5 y T6 es más estrecho que el espacio entre las apófisis espinosas de T6 y T7. El diagnóstico es flexión, rotación e inclinación lateral de T6 a la derecha. Se repiten estos pasos en cada nivel de T4 a T12.

## EJEMPLOS DE HALLAZGOS DE ROTOESCOLIOSIS Y DIAGNÓSTICOS CORRESPONDIENTES

### Ejemplo 1

La apófisis transversa de T8 es posterior a la derecha y más prominente en la flexión. *Diagnóstico*: T8 E $_I$R$_D$R.

### Ejemplo 2

Las apófisis transversas de T4 a T10 son posteriores a la derecha y más prominentes en posición neutra. *Diagnóstico*: T4-10 N I$_I$R$_D$.

### Ejemplo 3

El mismo hallazgo que en el ejemplo 2, excepto que la apófisis transversa de T7 está posterior a la izquierda y es más prominente en extensión. *Diagnóstico*: grupo de vértebras (T4-T10 N I$_I$R$_D$) con una disfunción somática única (T7 F I$_I$R$_I$) en el vértice. Se pueden producir disfunciones somáticas únicas dentro de un grupo de vértebras. Son más frecuentes en el vértice (centro) y los extremos de una curvatura.

## PRUEBA DE MOVIMIENTO INTERSEGMENTARIO

La prueba de movimiento intersegmentario es otro método para determinar el movimiento entre dos vértebras a medida que una se mueve sobre la otra. Esto ayuda a determinar las restricciones de movimiento implicadas en la disfunción somática.

### Prueba de movimiento intersegmentario, T1 a T4

1. *Posición del paciente*: sentado cómodamente, con las manos sobre los muslos y la columna cervical en posición neutra.

2. *Posición del médico*: detrás y a un lado del paciente. La mano más alejada del sujeto (la que induce el movimiento) se coloca en la parte superior de la cabeza. La posición de la otra mano (la que palpa) varía con el movimiento que se pone a prueba y se describe para cada caso particular.

3. *Técnica*:
  a. Al evaluar la **flexión-extensión**, la mano de palpación del médico se coloca de manera que los dedos estén orientados de forma horizontal y apuntando en sentido opuesto al médico. La yema del dedo medio descansa en el espacio interespinoso del nivel que se examina (es decir, para probar T1, descansa en el espacio interespinoso entre T1 y T2). Las yemas del índice y el anular descansan en los espacios interespinosos un nivel por encima y uno por debajo, respectivamente. La cabeza del paciente se inclina de forma pasiva hacia delante y hacia atrás hasta que se palpa el movimiento en el nivel implicado, pero no en el nivel que está por debajo (fig. 36-10). *Se debe tener en cuenta* la simetría de la flexión *vs.* la extensión en el nivel vertebral.

  *Interpretación*: la disfunción recibe el nombre de la dirección (flexión o extensión) donde se detecta el mayor movimiento.

  b. Para evaluar la **rotación**, el médico coloca uno o dos dedos a cada lado de la apófisis espinosa, sobre las apófisis transversas de la vértebra que se valora. La cabeza del paciente se inclina hacia delante o hacia atrás (la dirección en la cual se detectó el menor movimiento en la prueba de flexión-extensión) hasta el nivel en cuestión. Entonces se rota la cabeza del paciente hacia la izquierda hasta que se palpa el movimiento completo en la apófisis transversa evaluada (fig. 36-11). Este proceso se repite hacia la derecha. *Se debe tener en cuenta* la simetría de la rotación a la derecha *vs.* a la izquierda.

  *Interpretación*: la disfunción recibe el nombre de la dirección de mayor rotación.

  c. Para evaluar la inclinación lateral, el médico coloca un dedo a ambos lados de la apófisis espinosa, entre las apófisis transversas del nivel que se valora y el que está

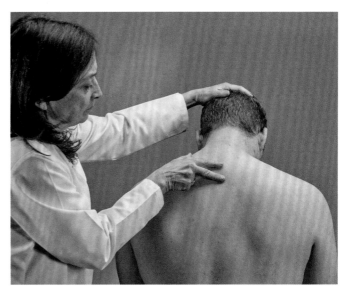

**FIGURA 36-10.** Prueba de movimiento intersegmentario, flexión-extensión, T1 a T4.

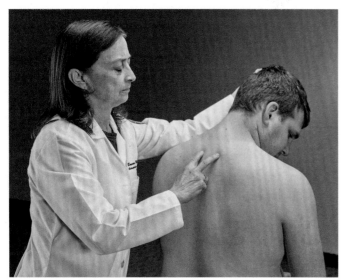

**FIGURA 36-11.** Prueba de movimiento intersegmentario, rotación, T1 a T4.

por debajo. La cabeza se inclina hacia delante o hacia atrás (en dirección de menor movimiento) hacia abajo hasta el nivel que se valora y después se inclina lateral hacia ambos lados (fig. 36-12). La inclinación lateral se detecta como una separación o aproximación de las apófisis transversas debajo de los dedos de palpación. *Se debe tener en cuenta* la simetría de la inclinación lateral a la derecha *vs.* a la izquierda.

*Interpretación*: la disfunción recibe el nombre de la dirección de mayor inclinación lateral.

Se debe considerar que la inclinación lateral en la prueba de movimiento intersegmentario está muy restringida por las costillas y puede ser difícil de evaluar. En las columnas normales o en los grupos de vértebras, la inclinación lateral se realiza en dirección opuesta al sentido de rotación. En las disfunciones somáticas tipo II de segmento único, la

inclinación lateral es en la misma dirección que la rotación. El diagnóstico de una limitación de la inclinación lateral se basa en el hallazgo de movimiento asimétrico en flexión-extensión y en rotación.

## Pruebas de movimiento intersegmentario, T5 a T12

Los métodos para diagnosticar la disfunción intersegmentaria en la columna torácica inferior son muy similares a las técnicas utilizadas en la columna torácica superior. La posición del paciente es la misma excepto que debe sentarse erguido. Las posiciones de la mano de palpación son las mismas. Sin embargo, el médico se coloca de manera diferente con respecto al paciente y usa distintas técnicas para inducir el movimiento en la columna torácica inferior. Sólo se describen estas diferencias.

1. *Posición del paciente*: como en la prueba de movimiento intersegmentario de la columna torácica superior.
2. *Posición del médico*: detrás y a un lado del paciente. La mano más cercana sirve para palpar. El otro brazo se coloca de modo que la axila descanse en el hombro cercano. El brazo se extiende a lo largo del esternón y la mano toma el hombro más alejado del paciente.
3. *Técnica*:
   a. La **flexión** se induce al aplicar una fuerza hacia abajo y un poco anterior a ambos hombros del paciente.
   b. La **extensión** se induce al aplicar una fuerza caudal y ligeramente posterior a ambos hombros del paciente.
   c. La **rotación** se induce con la rotación de los hombros en la dirección deseada (fig. 36-13).
   d. La **inclinación lateral** se induce ejerciendo una fuerza caudal en un hombro (el lado ipsilateral a la inclinación lateral deseada), con una fuerza de desplazamiento al lado opuesto.

La palpación e interpretación son idénticas a las descritas para la prueba de movimiento intersegmentario de la columna torácica superior.

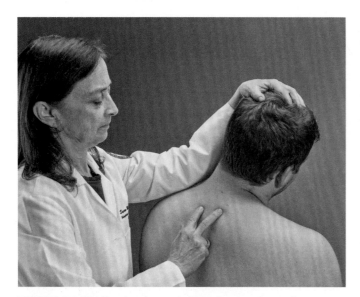

**FIGURA 36-12.** Prueba de movimiento intersegmentario, inclinación lateral, T1 a T4.

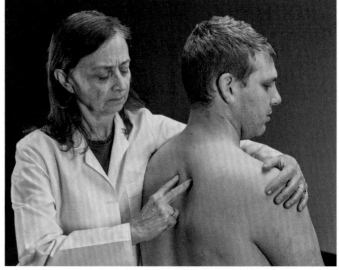

**FIGURA 36-13.** Prueba de movimiento intersegmentario, rotación, T5 a T12.

## Referencias

Fryette H. *Principles of Osteopathic Technique*. Colorado Springs, CO: Academy of Applied Osteopathy; 1954.

Kapandji IA. *The Physiology of the Joints*, vol 3. *The Trunk and the Vertebral Column*. Edinburgh, Scotland: Churchill Livingstone; 1974.

Warwick R, Williams P. *Gray's Anatomy*. 35th British ed. Philadelphia, PA: W.B. Saunders; 1973.

White A, Panjabi MM. *Biomechanics of the Spine*. Philadelphia, PA: J.B. Lippincott; 1978.

# 37 Técnicas miofasciales torácicas

Eileen L. DiGiovanna y Toni Spinaris

Las técnicas para tejidos blandos descritas en este capítulo son buenos procedimientos generales para estirar y relajar los músculos del tórax y la cintura escapular. Se pueden utilizar como tratamiento único para la hipertonicidad y tensión o para preparar los tejidos para otros tipos de técnicas de manipulación osteopática.

## TÉCNICAS PASIVAS

### Estiramiento perpendicular

Las técnicas de estiramiento perpendicular se pueden utilizar para tratar cualquier músculo de la región toracolumbar, que vaya en paralelo a las apófisis espinosas, incluido el músculo erector de la columna y sus subdivisiones.

1. *Posición del paciente*: en decúbito ventral, con la cabeza girada hacia el lado de mayor comodidad.
2. *Posición del médico*: de pie al lado de la mesa y opuesto al sitio a tratar.
3. *Técnica*:
   a. El médico coloca el pulgar y la eminencia tenar de una mano en el borde medial de músculo a tratar y lateral a las apófisis espinosas. El pulgar está paralelo a las apófisis espinosas (fig. 37-1).
   b. Después se coloca la eminencia tenar de la otra mano sobre el pulgar de la primera mano (fig. 37-2).
   c. El médico aplica presión lenta y suave hacia abajo (hacia la mesa) y hacia un lado. Se mantiene la presión durante 3 s y se libera con suavidad.

   *Nota*: la dirección de la fuerza es lateral y paralela a la mesa. No se presiona hacia abajo en el vientre muscular con esta técnica.

   d. El médico puede mover las manos hacia arriba o abajo de la columna para tratar diferentes áreas de la región toracolumbar.
   e. Se puede repetir la técnica varias veces.

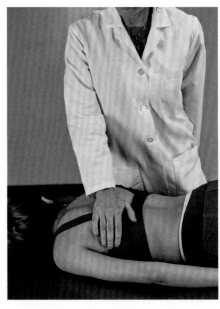

**FIGURA 37-1.** Estiramiento miofascial perpendicular, posición del pulgar. Con fines ilustrativos, los dedos apuntan en la dirección del movimiento, pero suelen encontrarse relajados.

## Tratamiento de los músculos que corren a lo largo del área supraescapular desde la región cervical hasta el hombro (p. ej., trapecio)

1. *Posición del paciente*: en decúbito ventral, con la cabeza girada hacia el médico.
2. *Posición del médico*: de pie al lado de la mesa y del paciente y opuesto al lado a tratar, cercano al nivel del hombro.
3. *Técnica*:
   a. El médico coloca el pulgar y la eminencia tenar de una mano perpendicular y ligeramente caudal a las fibras del músculo a tratar.

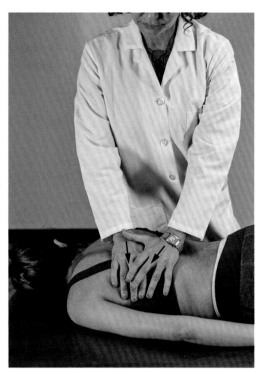

**FIGURA 37-2.** Estiramiento miofascial perpendicular, ambas manos colocadas.

b. La otra mano puede reforzar a la primera o colocarse al lado para ampliar el área de tratamiento.

c. El médico aplica una fuerza suave y lenta hacia abajo y perpendicular a las fibras musculares (fig. 37-3). Se

mantiene la fuerza durante 3 s y se libera con suavidad. *Nota*: siempre se presiona el músculo perpendicular a las fibras. No se debe permitir que las manos se deslicen y causen fricción en la piel.

d. Se puede repetir la técnica varias veces.

## Tratamiento del borde superior del trapecio

1. *Posición del paciente*: en decúbito ventral, con la cabeza girada hacia el lado más cómodo.
2. *Posición del médico*: de pie al lado de la mesa y opuesto al lado a tratar, cercano al nivel del hombro.
3. *Técnica*:
   a. El médico coloca la mano, que esté más cerca de los pies del paciente, sobre el hombro en el lado a tratar.
   b. Con los dedos de la otra mano se envuelve el borde superior del trapecio, tomando el borde del músculo.
   c. El médico aplica una tracción suave en el trapecio mientras aplica una contrapresión hacia abajo en el hombro. La dirección de la tracción debe ser hacia arriba con respecto a la mesa y perpendicular a las fibras musculares (fig. 37-4).
   d. Se debe mantener la tracción durante 3 s y se libera con suavidad.
   e. El médico puede deslizar la mano tratante más cerca del cuello u hombro del paciente para tratar otras partes del músculo.
   f. Se puede repetir la técnica varias veces.

*Modificación*: se puede realizar la misma técnica con el paciente en decúbito dorsal (fig. 37-5).

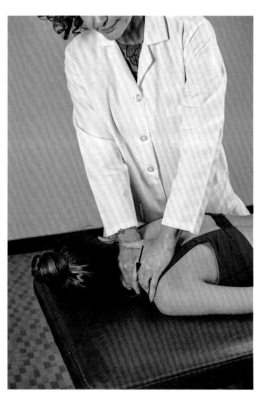

**FIGURA 37-3.** Estiramiento miofascial perpendicular del trapecio.

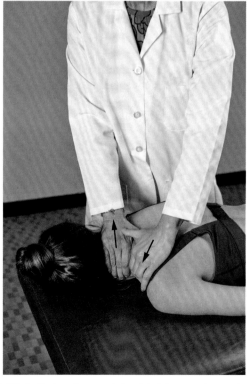

**FIGURA 37-4.** Estiramiento miofascial del trapecio, paciente en decúbito ventral.

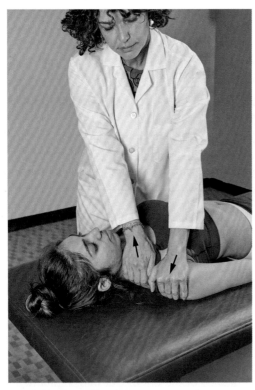

FIGURA 37-5. Estiramiento miofascial del trapecio, paciente en decúbito dorsal.

## Tratamiento de los músculos subescapulares (p. ej., serrato anterior)

1. *Posición del paciente*: en decúbito ventral, con la cabeza hacia el lado contrario del médico.
2. *Posición del médico*: de pie en el lado a tratar, ligeramente en sentido cefálico a la escápula.
3. *Técnica*:
   a. El paciente coloca la mano (del lado a tratar) detrás de su espalda hasta que la escápula se abduzca de la caja torácica.
   b. El médico envuelve con los dedos el borde medial de la escápula (fig. 37-6).
   c. Se aplica una tracción suave hacia arriba y hacia un lado, jalando la escápula en sentido contrario a la caja torácica. Se mantiene esta fuerza durante 3 s y se libera con suavidad.
   d. Se puede repetir la técnica varias veces.

### Estiramiento paralelo

1. *Posición del paciente*: en decúbito ventral, con la cabeza girada hacia el lado de mayor comodidad.
2. *Posición del médico*: de pie al lado de la mesa, opuesto al sitio a tratar.
3. *Técnica*:
   a. El médico cruza los antebrazos y coloca las palmas de las manos sobre el cuerpo del músculo, con los dedos de cada mano paralelos entre sí. Una mano se dirige en sentido cefálico y la otra en sentido caudal (fig. 37-7).
   b. Se aplica una presión suave hacia abajo a medida que se separan las manos.

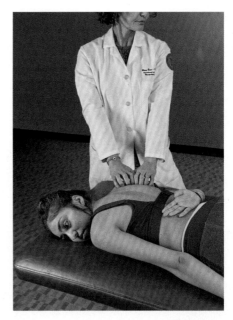

FIGURA 37-6. Músculo subescapular, estiramiento miofascial.

*Nota:* para evitar el estiramiento excesivo de la piel, se colocan las manos con una separación de casi 2.5 cm (1 pulgada) y luego se mueven juntas para crear holgura en la piel. Esto lleva las manos a la posición que se muestra en la figura 37-7.

## Tracción perpendicular para la región torácica

1. *Posición del paciente*: en decúbito lateral, con el lado a tratar hacia arriba. La cadera y las rodillas flexionadas a 90°.
2. *Posición del médico*: de pie al lado de la mesa y frente al paciente.
3. *Técnica*:
   a. El médico coloca las manos alrededor de la escápula del paciente, lo que permite que el brazo cuelgue sobre ellas.
   b. Con las yemas de los dedos, el médico toma con cuidado el músculo a tratar (erector de la columna, trapecio), separándolo de la columna.

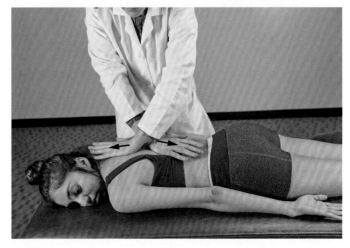

FIGURA 37-7. Estiramiento paralelo de un músculo largo.

c. El médico mueve el cuerpo hacia atrás y al mismo tiempo aplica tracción lateral y anterior (con respecto al paciente) sobre el músculo (fig. 37-8). La tracción se mantiene durante 3 s y se libera.

*Nota:* las manos del médico no deben deslizarse sobre la piel del paciente, porque esto causa fricción e irritación. Para evitar la fatiga, el médico debe hacer palanca y mecer su cuerpo en vez de aplicar la tracción con los brazos.

d. El médico puede mover las manos (y el cuerpo) en sentido caudal o cefálico para tratar otros grupos musculares.

## Tracción perpendicular para la zona toracolumbar

1. *Posición del paciente:* en decúbito lateral, con el lado a tratar hacia arriba. La cadera y las rodillas flexionadas a 90°.
2. *Posición del médico:* de pie al lado de la mesa, frente al paciente. Sus muslos descansan contra las rodillas del paciente.
3. *Técnica:*
   a. El médico toma los músculos paravertebrales a tratar.
      (1) Los dedos se colocan en dirección perpendicular a las fibras musculares a tratar.
      (2) Las puntas de los dedos se colocan entre las apófisis espinosas y el músculo a tratar.
   b. El médico mueve su cuerpo hacia atrás mientras aplica una tracción suave lateral y anterior en el músculo (fig. 37-9).
   c. El médico aplica una contrafuerza con los muslos contra las rodillas del paciente.
   d. Se mantiene la tracción durante 3 s y se libera con suavidad.
   e. El médico puede mover las manos hacia arriba o abajo de la espalda para tratar otras partes de la musculatura paravertebral.

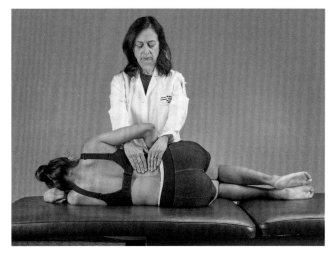

**FIGURA 37-9.** Estiramiento perpendicular de los músculos paravertebrales, paciente en decúbito lateral.

## Modificación de la técnica toracolumbar

1. *Posición del paciente:* igual a la descrita.
2. *Posición del médico:* igual a la descrita, excepto que el médico no necesita colocar los muslos contra las rodillas del paciente.
3. *Técnica:*
   a. El médico toma el músculo a tratar, según lo descrito.
   b. El médico tira el codo cefálico (respecto al paciente) contra la axila del paciente y el otro codo contra la cadera. Los codos no deben hundirse en el cuerpo del paciente.
   c. El médico aplica una tracción suave sobre el músculo mientras presiona hacia abajo y en sentido cefálico sobre la axila y hacia abajo y en dirección caudal sobre la cadera (fig. 37-10). Esto induce tanto estiramiento paralelo como tracción perpendicular sobre el músculo.

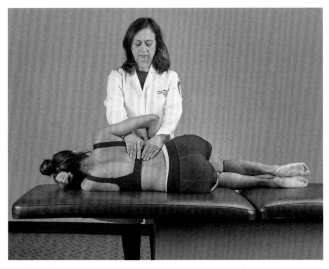

**FIGURA 37-8.** Estiramiento perpendicular, paciente en decúbito lateral.

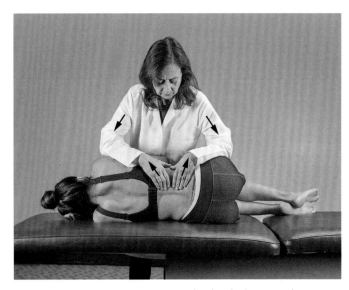

**FIGURA 37-10.** Estiramiento toracolumbar bidireccional.

## Zona escapular media (elevador de la escápula, romboides y trapecio superior)

1. *Posición del paciente*: en decúbito lateral, con el lado a tratar hacia arriba.
2. *Posición del médico*: de pie al lado de la mesa, frente al paciente.
3. *Técnica*:
   a. El médico toma los músculos de la escápula medial con la mano cefálica (respecto al paciente) y coloca el brazo del paciente sobre el suyo, hacia la cabeza de éste.
   b. La otra mano del médico se coloca sobre la parte inferior de la escápula y se utiliza para estabilizar al paciente.
   c. Se aplica una tracción suave en dirección perpendicular a las fibras musculares (fig. 37-11).
   d. Se mantiene la tracción durante 3 s y se libera con suavidad.

## Zona subescapular

1. *Posición del paciente*: en decúbito lateral, con el lado a tratar hacia arriba.
2. *Posición del médico*: de pie al lado de la mesa, frente al paciente.
3. *Técnica*:
   a. El médico coloca la mano cefálica (respecto al paciente) sobre la zona supraescapular y toma con los dedos el borde medial superior de la escápula.
   b. Con la otra mano, el médico pasa la mano por debajo del brazo del paciente y toma el ángulo inferior y el borde de la escápula (fig. 37-12).
   c. El médico aplica una tracción suave en sentido lateral y caudal (en relación con el paciente), elevando la escápula hacia la abducción y en sentido contrario a la caja torácica.
      (1) El médico también puede intentar insertar los dedos debajo de la escápula y alejarla de la caja torácica (como se describió e ilustró en la fig. 37-6).

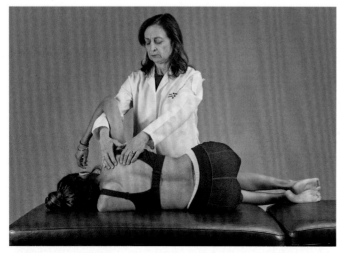

**FIGURA 37-11.** Estiramiento escapular medial, paciente en decúbito lateral.

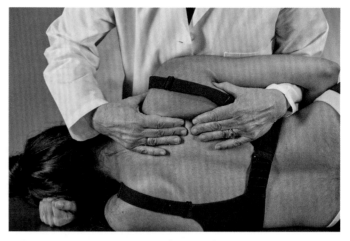

**FIGURA 37-12.** Estiramiento subescapular.

   (2) Esta técnica debe realizarse con cuidado para no causar molestias al paciente.
   d. Se mantiene la tracción durante 3 s y se libera con suavidad.

## TÉCNICAS ACTIVAS DIRECTAS

En las técnicas activas directas descritas, el paciente empuja su mano hacia el piso. Las primeras dos técnicas pueden utilizarse para tratar los músculos paravertebrales, los romboides y el elevador de la escápula y el trapecio.

### Técnica I

1. *Posición del paciente*: en decúbito lateral, con el lado a tratar hacia arriba.
2. *Posición del médico*: de pie al lado de la mesa, frente al paciente
3. *Técnica*:
   a. Con la mano caudal, el médico palpa (evalúa) los músculos a tratar.
   b. Con la otra mano toma la parte superior del brazo del paciente por el codo para que el brazo se apoye por completo. Se flexiona el brazo en el codo y los dedos apuntan hacia el piso.
   c. Una vez que se localiza la zona a tratar (ver más adelante), el médico indica al paciente que empuje los dedos hacia el piso (fig. 37-13).
   d. Con la mano cefálica, el médico ejerce una contrafuerza de resistencia isométrica al brazo del paciente.
   e. Para localizar las fibras musculares a tratar, el médico evalúa los músculos con la mano caudal durante la contracción isométrica. La localización está sujeta a la posición (caudal o cefálica) del brazo del paciente durante la contracción isométrica.
      (1) Cuanto más cefálico se coloque el codo del paciente durante la contracción, más cefálicas estarán las fibras que se contraerán (es decir, las fibras a tratar).
      (2) Cuanto más caudal se coloque el codo, más caudales estarán las fibras a tratar.

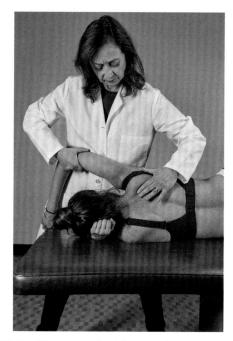

**FIGURA 37-13.** Técnica miofascial activa directa para los músculos toracolumbares. El paciente empuja el brazo hacia el suelo mientras el médico aplica resistencia isométrica.

     (3) La mano caudal evalúa la contracción muscular localizada en las fibras que se tratan.

  f. Se mantiene la contracción isométrica durante 3 s y después se indica al paciente que se relaje.

  g. Se puede repetir esta técnica en el mismo lugar o se puede reposicionar el codo para tratar una zona diferente.

## Técnica II

En la técnica descrita, el paciente eleva el codo hacia el techo mientras el médico aplica una contrafuerza isométrica.

1. *Posición del paciente*: en decúbito lateral, con el lado a tratar hacia arriba.
2. *Posición del médico*: de pie al lado de la mesa, frente al paciente.
3. *Técnica*:
  a. La mano caudal del médico evalúa el músculo a tratar, como en la técnica previa.
  b. Se coloca el brazo del paciente como en la técnica previa (codo flexionado, dedos apuntando hacia el suelo). El médico toma la cara dorsal del codo del paciente, la parte más cercana al techo (figs. 37-14 y 37-15).
  c. El médico indica al paciente que empuje el codo hacia el techo mientras aplica una fuerza de resistencia isométrica con la mano cefálica (respecto al paciente).
  d. Con esta técnica, la zona tratada está en línea directa con el eje longitudinal de la parte superior del brazo del paciente (fig. 37-16).
     (1) Si el codo del paciente se coloca más cefálico, las fibras tratadas se localizan más caudales.
     (2) Si el codo se coloca más caudal, las fibras tratadas se localizan más cefálicas

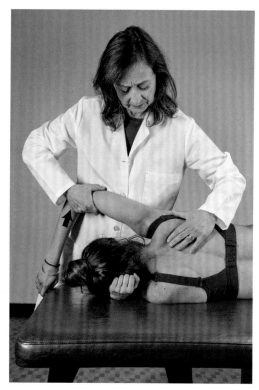

**FIGURA 37-14.** Técnica miofascial activa directa para los músculos toracolumbares. El paciente empuja el brazo hacia el techo mientras el médico aplica resistencia isométrica.

  e. Se mantiene la fuerza isométrica durante 3 s y después se indica al paciente que se relaje.

  f. Se puede repetir esta técnica en el mismo lugar o se puede reposicionar el codo para tratar otra zona.

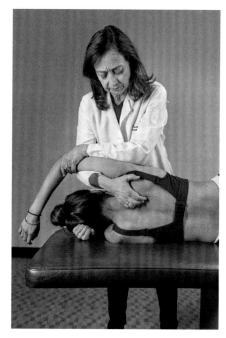

**FIGURA 37-15.** Técnica activa directa con el brazo apoyado.

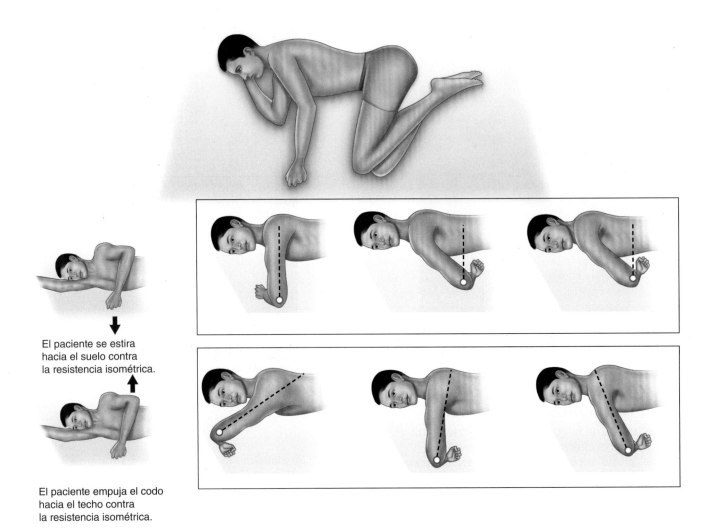

El paciente se estira
hacia el suelo contra
la resistencia isométrica.

El paciente empuja el codo
hacia el techo contra
la resistencia isométrica.

**FIGURA 37-16.** Localización del tratamiento miofascial activo de la región torácica.

## Técnica III activa directa: escápula

Esta técnica es adecuada como tratamiento inicial para facilitar la relajación general de toda la zona escapular.

1. *Posición del paciente*: en decúbito lateral, con el lado a tratar hacia arriba.
2. *Posición del médico*: de pie al lado de la mesa, frente al paciente.
3. *Técnica*:
   a. El médico toma el borde superior de la escápula con la mano cefálica (respecto al paciente) y el ángulo inferior con la otra mano. El brazo del paciente descansa sobre el brazo caudal del médico.
   b. El médico presiona con cuidado su esternón contra el hombro del paciente.
   c. Utilizando el peso de la parte superior del torso contra el hombro del paciente, el médico empuja con suavidad la escápula en sentido medial y hacia arriba o hacia abajo (el movimiento que sea más libre). Se mantiene la escápula en esa posición.
   d. El paciente empuja su hombro hacia arriba contra el pecho del médico mientras éste aplica una fuerza de resistencia isométrica hacia abajo.
   e. Se mantiene la tracción durante 3 s y después se indica al paciente que se relaje.
   f. El medico mueve la escápula aún más hacia dentro y hacia arriba o abajo.
   g. Se repite la técnica tres veces.

## TÉCNICA ACTIVA INDIRECTA

La técnica activa indirecta descrita es un método generalizado para todos los músculos de la región torácica superior y media.

1. *Posición del paciente*: en decúbito dorsal.
2. *Posición del médico*: de pie al lado de la mesa cerca de la cabeza del paciente, en el lado opuesto al sitio a tratar.

3. *Técnica*:

   a. El paciente toma la muñeca del lado a tratar con la otra mano. Luego se le indica que gire la parte superior del torso en sentido contrario al médico mientras mantiene la parte inferior del cuerpo apoyada sobre la mesa.

   b. El médico llega al otro lado de la mesa y sostiene la muñeca opuesta del paciente.

   c. El paciente tira del brazo que sostiene (el opuesto al médico) sobre su cuerpo hacia el médico, de esta forma rota el torso hacia el médico.

   d. El médico ejerce una contrafuerza isocinética a este movimiento (fig. 37-17).

   e. El movimiento activo del paciente termina cuando la parte superior de su torso se rote por completo hacia el lado del médico.

   f. Se indica al paciente que se relaje.

   g. El médico aplica un estiramiento pasivo para incrementar la rotación mientras estabiliza la parte inferior del cuerpo en la espina iliaca anterosuperior opuesta.

   h. Se repite la técnica tres veces, el médico ejerce cada vez una mayor contrafuerza.

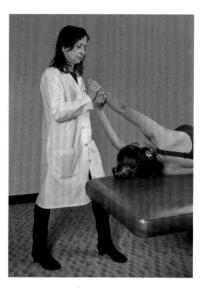

**FIGURA 37-17.** Técnica miofascial activa indirecta para la región torácica. El médico ejerce una resistencia isocinética a la tracción del brazo izquierdo del paciente. Se agrega estiramiento pasivo al final.

# 38

# Energía muscular de la columna torácica

Eileen L. DiGiovanna y Dennis J. Dowling

Esta sección describe la aplicación de técnicas para los grupos de vértebras (curvatura) y disfunciones somáticas de un único segmento en la columna torácica. Todas las técnicas comienzan con el paciente sentado, erguido y sus pies apoyados bien en el piso.

## GRUPO DE VÉRTEBRAS TIPO I (EJEMPLO T1-T10 N I$_D$ R$_I$)

1. *Posición del paciente*: sentado con los pies en el piso.
2. *Posición del médico*: de pie detrás del paciente y al lado de la convexidad del grupo de vértebras.
3. *Técnica*:
   a. El médico controla el vértice de la curvatura que está tratando con la mano que está más cerca de la convexidad (es decir, la mano derecha del médico se encuentra en T5 en el lado izquierdo).
   b. El médico coloca el antebrazo de su otro brazo sobre el hombro del paciente en el lado de la convexidad (es decir, el brazo izquierdo del médico sobre el hombro izquierdo del paciente). Puede utilizar su axila en lugar del antebrazo.
   c. Con el brazo que está sobre el hombro del paciente, el médico induce la inclinación lateral hacia la convexidad y la rotación en sentido contrario a la convexidad (es decir, inclina al paciente hacia la izquierda y rota hacia la derecha) hasta el vértice que se controla (fig. 38-1).
   d. Se debe aplicar una fuerza de desplazamiento hacia la concavidad si el movimiento desequilibra al paciente. *Se debe tener en cuenta* que la columna se mantiene en posición neutra (es decir, sin flexión ni extensión).
   e. Después se indica al paciente que se incline en sentido lateral hacia la concavidad (libertad de movimiento) durante 3 a 5 s intentando elevar el hombro sobre el lado de la curvatura (convexidad).

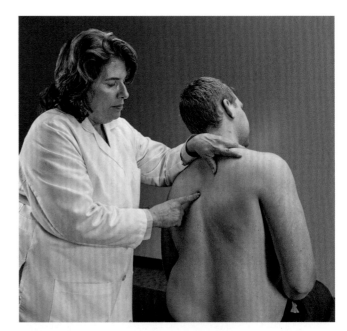

**FIGURA 38-1.** Tratamiento de energía muscular para un grupo de vértebras tipo I, convexidad a la derecha.

   f. El médico proporciona resistencia isométrica, lo que produce una contracción estática.
   g. Se relaja al paciente. Por lo general, esto se mantiene durante 3 a 5 s, pero puede prolongarse un poco si es necesario.
   h. El médico inclina hacia un lado y rota todavía más al paciente hasta que se perciba movimiento en las nuevas barreras.
   i. Se repite el procedimiento al menos tres veces.
   j. Se agrega estiramiento pasivo después de la última repetición.

# DISFUNCIÓN SOMÁTICA DE UN ÚNICO SEGMENTO TIPO II

## Región torácica superior (T1 a T4) (ejemplos T3 EI$_D$R$_D$ o T3 FI$_D$R$_D$)

1. *Posición del paciente*: sentado con los pies en el piso.
2. *Posición del médico*: de pie detrás del paciente y al lado de las barreras de movimiento (es decir, el médico se coloca a la izquierda).
3. *Técnica*:
   a. La mano del médico más cercana a la columna vertebral del paciente controla la disfunción somática en la vértebra involucrada sobre la apófisis transversa (es decir, la mano derecha del médico se encuentra en la apófisis transversa izquierda de T3).
   b. La otra mano del médico sostiene la cabeza del paciente, o la rodea con el brazo como si fuera un turbante para controlar su movimiento y proporcionar resistencia al movimiento del paciente.
   c. El cuello del paciente se flexiona o se extiende hacia su barrera de movimiento, mientras el médico controla la vértebra que se trata.
   d. Después, la cabeza del paciente se inclina hacia un lado y se rota hacia las barreras de movimiento (inclinación lateral y rotación a la izquierda) hasta que se localicen en la disfunción somática que se valora (fig. 38-2).
   e. Se pide al paciente que incline hacia un lado o rote la cabeza hacia la libertad de movimiento (fig. 38-3) durante 3 o 5 s.
   f. El médico ejerce resistencia isométrica, lo que produce contracción estática.
   g. Se relaja al paciente. Por lo general, esto se mantiene durante 3 a 5 s, pero puede prolongarse un poco si es necesario.

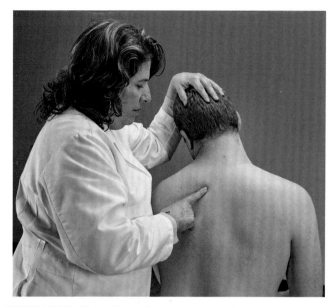

**FIGURA 38-3.** Tratamiento de energía muscular para una disfunción somática tipo II en la parte superior del tórax. Se han involucrado las barreras de flexión, con rotación e inclinación lateral a la izquierda de la cabeza del paciente.

   h. El médico inclina hacia un lado y rota todavía más el cuello del paciente en las direcciones de la barrera hasta que se perciba movimiento en la barrera nueva.
   i. Se repite el procedimiento al menos tres veces.
   j. Se agrega estiramiento pasivo después de la última repetición.

## Región torácica media e inferior (ejemplo T7 F I$_I$ R$_I$ o T7 E I$_I$ R$_I$)

1. *Posición del paciente*: sentado con los pies en el piso.
2. *Posición del médico*: de pie detrás del paciente y al lado de las barreras de movimiento (es decir, el médico se coloca a la derecha).
3. *Técnica*:
   a. El médico coloca el dedo sobre la vértebra afectada en la apófisis transversa para controlar la disfunción somática (es decir, la mano izquierda del médico se encuentra en la apófisis transversa derecha de T7).
   b. El médico coloca el antebrazo de su otro brazo sobre el hombro del paciente en el lado de la barrera (es decir, el brazo derecho del médico sobre el hombro derecho del paciente). Se puede utilizar la axila en lugar del antebrazo.
   c. El paciente se flexiona o se extiende hacia la barrera de movimiento. Se puede lograr la extensión pidiendo al paciente que se siente erguido o que proyecte el abdomen hacia fuera (fig. 38-4). La flexión se logra al hacer que el paciente se deje caer hacia delante (fig. 38-5). El movimiento se debe localizar en el segmento afectado.
   d. Con la axila o con el brazo que está sobre el hombro del paciente, el médico lo inclina hacia un lado y rota hacia las barreras de movimiento en el segmento afectado (es decir, inclina hacia un lado y rota al paciente a la derecha).

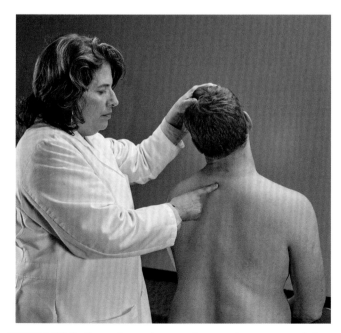

**FIGURA 38-2.** Tratamiento de energía muscular para una disfunción somática tipo II en la parte superior del tórax.

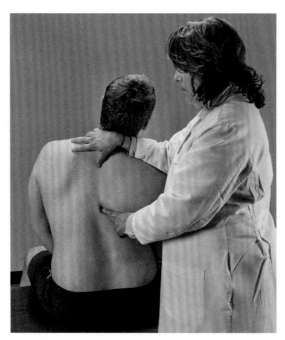

**FIGURA 38-4.** Tratamiento de energía muscular para una disfunción somática de flexión tipo II de la región torácica media e inferior. Se han involucrado las barreras de extensión, con rotación e inclinación lateral a la derecha del paciente.

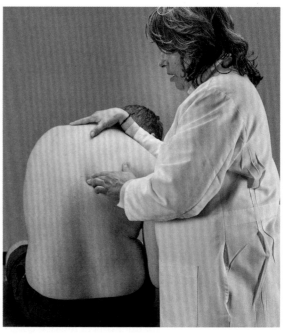

**FIGURA 38-5.** Tratamiento de energía muscular para una disfunción somática de extensión tipo II de la región torácica media e inferior. Se han involucrado las barreras de flexión, con rotación e inclinación lateral a la derecha del paciente.

e. Si la disfunción es lo bastante baja como para que la inclinación lateral desequilibre al paciente, se puede aplicar fuerza de desplazamiento en la dirección opuesta para mantener al paciente estable sobre la mesa.

f. Se pide al paciente que se incline hacia un lado o que rote su hombro hacia una libertad de movimiento durante 3 a 5 s.

g. Se relaja al paciente. Por lo general, esto se mantiene durante 3 a 5 s, pero puede prolongarse un poco si es necesario.

h. El médico inclina hacia un lado y rota todavía más el torso del paciente en las direcciones de la barrera hasta que se perciba movimiento en la barrera nueva.

i. Se repite el procedimiento al menos tres veces.

j. Se agrega estiramiento pasivo después de la última repetición.

# 39

# Técnicas de contratensión (*counterstrain*) torácica

Eileen L. DiGiovanna

Algunos de los puntos dolorosos de contratensión (*counterstrain*) corresponden a disfunciones de los segmentos vertebrales. Como en otras áreas del cuerpo, cuando se utiliza un tratamiento de contratensión en la columna torácica, las posiciones se mantienen durante 90 s. Se regresa al paciente a la posición neutra lentamente, sin ninguna contracción muscular sobre la parte corporal, y se revalúa el punto doloroso.

## PUNTOS DOLOROSOS ANTERIORES

La figura 39-1 muestra la ubicación de los puntos dolorosos anteriores de la columna torácica. Todos los puntos dolorosos anteriores se tratan con flexión como el movimiento principal en el posicionamiento. El ajuste de la posición se realiza mediante la inclinación lateral o la rotación.

## COLUMNA TORÁCICA SUPERIOR (T1 A T4)

1. *Posición del paciente*: en decúbito dorsal. La cabeza y la parte superior del torso descansan sobre la rodilla del médico de manera que la parte superior de la columna torácica se flexione hasta el nivel deseado.
2. *Posición del médico*: de pie a la cabecera de la mesa y apoyando una rodilla sobre la mesa. Una mano controla el punto doloroso.
3. *Técnica*: por lo general, se requiere sólo flexión. Sin embargo, una ligera modificación de la inclinación lateral y la rotación puede ayudar a localizar y reducir el punto de dolor a la palpación (fig. 39-2).

## COLUMNA TORÁCICA MEDIA (T5 A T8)

Las disfunciones de la parte media de la columna torácica pueden requerir una flexión tan marcada que la correspondiente a la parte superior del cuerpo, por sí sola, puede no ser suficiente. Es posible aumentar la flexión si la cadera del

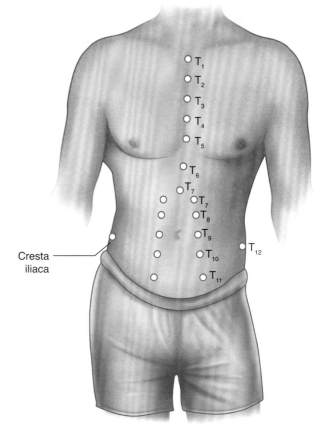

**FIGURA 39-1.** Ubicación de los puntos dolorosos anteriores del tórax.

paciente se dobla y se permite que la columna vertebral se flexione desde la zona lumbar hacia la parte inferior de la zona torácica.

1. *Posición del paciente*: en decúbito dorsal, la parte superior del cuerpo se apoya en almohadas, se flexiona la cadera a 90°, con la parte inferior de las piernas descansando sobre la rodilla del médico.

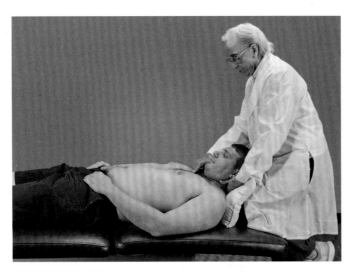

**FIGURA 39-2.** Técnica de contratensión para los puntos dolorosos anteriores: columna torácica superior.

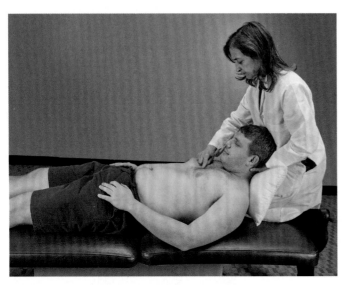

**FIGURA 39-3.** Técnica de contratensión para los puntos dolorosos anteriores: columna torácica media.

2. *Posición del médico*: al lado de la mesa, con un pie sobre la mesa con la rodilla flexionada, soportando la parte inferior de las piernas del paciente sobre su muslo.
3. *Técnica*: el paciente se flexiona llevando las rodillas hacia el abdomen mientras se valora el punto doloroso. Cuando se alivia el dolor a la palpación, la posición se mantiene durante 90 s.

*Modificaciones*:

1. La técnica se puede llevar a cabo con el paciente en decúbito lateral con la cadera y las rodillas flexionadas; el médico flexiona el torso del paciente hasta que se alivie el punto doloroso.
2. Otra alternativa es similar a la que se utiliza para la parte superior del tórax, con la parte superior de la espalda apoyada en la rodilla del médico (fig. 39-3).

## COLUMNA TORÁCICA INFERIOR (T9 A L1)

1. *Posición del paciente*: en decúbito dorsal, con las rodillas y la cadera flexionadas, apoyadas en la rodilla del médico. Es posible colocar una almohada debajo de la cadera y la parte superior de la espalda para ayudar a la flexión si es necesario.
2. *Posición del médico*: de pie al lado de la mesa junto al lado del punto doloroso, con un pie sobre la mesa y sosteniendo las piernas del paciente.
3. *Técnica*: las rodillas y la cadera del sujeto se flexionan y el médico soporta los muslos del paciente sobre su muslo. Se ejerce presión en sentido cefálico a medida que las rodillas se rotan hacia el lado de la disfunción (fig. 39-4).

## Puntos dolorosos posteriores

La figura 39-5 muestra la ubicación de los puntos dolorosos posteriores. Todos los puntos dolorosos posteriores se tratan en extensión con el paciente en decúbito ventral. La posición del paciente varía sólo para que el movimiento que se pueda localizar en un punto determinado.

## COLUMNA TORÁCICA SUPERIOR (T1 A T2)

1. *Posición del paciente*: en decúbito dorsal, con los brazos a los lados.
2. *Posición del médico*: de pie al lado del paciente, opuesto al punto doloroso.

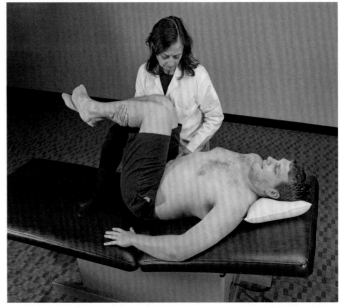

**FIGURA 39-4.** Técnica de contratensión para el punto doloroso anterior en T10: rodillas rotadas hacia el lado del punto doloroso.

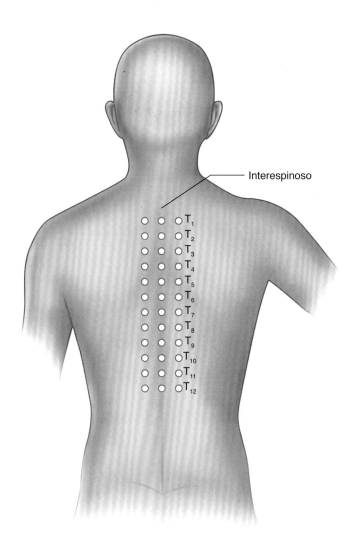

FIGURA 39-5. Ubicación de los puntos dolorosos posteriores: columna torácica.

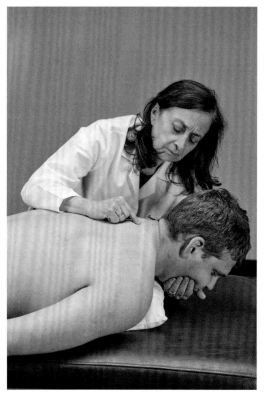

FIGURA 39-6. Técnica de contratensión para los puntos dolorosos posteriores: columna torácica superior.

3. *Técnica*: una mano sostiene el mentón del paciente; la otra mano controla el punto doloroso en el lado opuesto de la apófisis espinosa. La cabeza y el cuello se extienden hacia el segmento afectado (fig. 39-6). La rotación y la inclinación lateral son en sentido contrario al punto.

## COLUMNA TORÁCICA MEDIA (T3 A T5)

1. *Posición del paciente*: igual a la descrita, excepto que los brazos se extienden sobre la cabeza.
2. *Posición del médico*: de pie al lado del paciente, opuesto al lado del punto doloroso.
3. *Técnica*: igual a la descrita (fig. 39-7), con una ligera rotación.

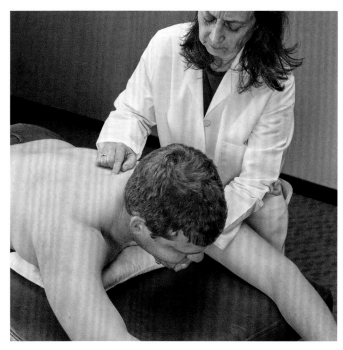

FIGURA 39-7. Técnica de contratensión para un punto doloroso posterior: columna torácica media. El punto doloroso está a la derecha; se induce una ligera rotación a la izquierda.

## COLUMNA TORÁCICA INFERIOR (T6 A L2)

1. *Posición del paciente*: en decúbito ventral, con los brazos extendidos por encima de la cabeza.
2. *Posición del médico*: de pie al lado del paciente opuesto al lado del punto doloroso. La mano dirigida en sentido cefálico (respecto al paciente) sostiene la axila en el lado del punto doloroso.
3. *Técnica*: se induce la rotación y la inclinación lateral jalando la axila al lado opuesto en sentido cefálico; se debe tener cuidado de no irritar la piel y otros tejidos. Se puede facilitar la extensión al colocar almohadas debajo del tórax del paciente (fig. 39-8).

*Modificación*:
El médico puede utilizar la pelvis para aumentar la rotación de una apófisis espinosa que ya está rotada hacia un lado. Esto alivia un punto doloroso directamente en la apófisis espinosa.

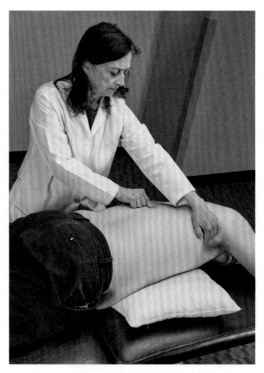

**FIGURA 39-8.** Técnica de contratensión para un punto doloroso de la columna torácica inferior.

# 40 Liberación posicional facilitada

Stanley Schiowitz

La liberación posicional facilitada en la región torácica se puede realizar con el paciente en sedestación o en decúbito ventral. Si se trata al paciente en decúbito ventral es necesario utilizar una almohada. La almohada se coloca debajo del abdomen o la cabeza y el cuello del paciente para ayudar a aplanar la cifosis torácica.

## HIPERTONICIDAD MUSCULAR SUPERFICIAL (REGIÓN POSTERIOR IZQUIERDA DE LA VÉRTEBRA T7)

1. *Posición del paciente*: sentado.
2. *Posición del médico*: de pie detrás y al lado del músculo afectado (a la izquierda del paciente).
3. *Técnica*:
   a. El médico coloca el dedo índice derecho sobre el sitio de la disfunción.
   b. El médico coloca el brazo izquierdo sobre el hombro, del mismo lado del paciente, con el codo en la cara lateral para permitir la dirección y el control del movimiento. El antebrazo del médico descansa detrás del cuello del paciente.
   c. Se pide al paciente que se siente erguido hasta que la cifosis torácica se aplane ligeramente.
   d. Si es necesario, se pide al paciente que empuje el tórax hacia fuera hasta que se genere una inclinación hacia atrás hasta el dedo de control, para un mayor aplanamiento de la columna torácica.
   e. El médico aplica compresión con el antebrazo cerca del cuello del paciente. El vector de fuerza se dirige en línea recta hacia abajo en paralelo a la columna (fig. 40-1).
   f. Al mantener la inclinación y la compresión hacia atrás, el médico crea una inclinación lateral debajo del dedo

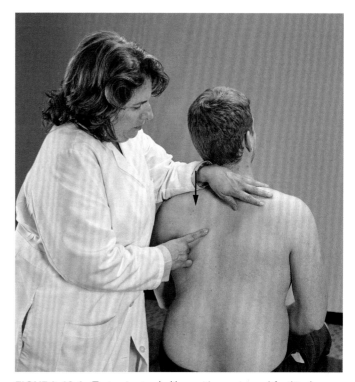

**FIGURA 40-1.** Tratamiento de liberación posicional facilitada para la hipertonicidad muscular superficial torácica; aplicación de compresión a la izquierda de la unión cervicotorácica.

de control presionando hacia abajo con el brazo izquierdo (fig. 40-2).
   g. Se mantiene la posición durante 3 s y después se libera.
   h. Se revalúa la disfunción.

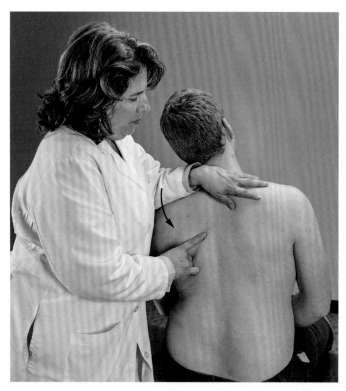

**FIGURA 40-2.** Tratamiento de liberación posicional facilitada para la hipertonicidad muscular superficial torácica; se agrega inclinación lateral a la izquierda.

## DISFUNCIÓN SOMÁTICA: T7 EI₁R₁

1. *Posición del paciente*: sentado.
2. *Posición del médico*: de pie detrás y al lado de la disfunción (la izquierda del paciente).
3. *Técnica*:
   a. El dedo de control del médico está en la apófisis transversa posterior.
   b. El médico coloca el brazo izquierdo sobre el hombro izquierdo del paciente con el codo en la cara lateral para permitir la dirección y el control del movimiento. El antebrazo del médico descansa detrás del cuello del paciente.
   c. Se pide al paciente que se siente erguido hasta que la cifosis torácica se aplane ligeramente.
   d. Si es necesario, se pide al paciente que empuje el tórax hacia fuera hasta que se genere una inclinación hacia atrás hasta el dedo de control, para un mayor aplanamiento de la columna torácica.
   e. El médico aplica compresión con el antebrazo cerca del cuello del paciente. El vector de fuerza se dirige en línea recta hacia abajo en paralelo a la columna.

f. Al mantener la inclinación y la compresión hacia atrás, el médico crea inclinación lateral debajo del dedo de control presionando hacia abajo con el brazo izquierdo para aumentar la extensión y agregar rotación al componente de inclinación lateral a la izquierda.
g. Se mantiene la posición durante 3 s y después se libera. Se revalúa la disfunción.

Para tratar una disfunción de flexión (T7 F IR₁), se agrega la flexión de la columna después de aplicar la fuerza de compresión. Se introduce la inclinación lateral y la rotación a la izquierda por debajo de la disfunción. Por lo demás, la técnica es la misma que la de la disfunción de extensión.

## TÉCNICA EN DECÚBITO VENTRAL: T3 EIR_D

1. *Posición del paciente*: en decúbito ventral.
2. *Posición del médico*: de pie al lado de la mesa, opuesto al lado de la disfunción.

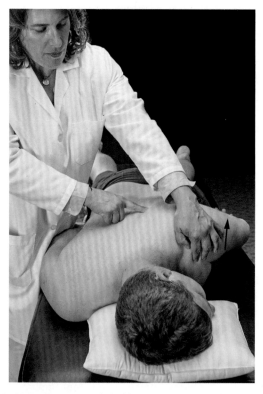

**FIGURA 40-3.** Tratamiento de liberación posicional facilitada para una disfunción somática de extensión de T3, paciente en decúbito ventral. El médico aplica tracción en sentido caudal y paralela, lo que crea compresión e inclinación lateral.

3. *Técnica*:
   a. El médico coloca el dedo índice de la mano que está en posición cefálica en la apófisis transversa posterior de T3. Con el paciente en decúbito ventral, por lo general, se crea un leve aplanamiento de la cifosis torácica. Si no es así, se coloca una almohada debajo de la cabeza y el cuello del paciente.
   b. Con la mano caudal, el médico toma el hombro del paciente sobre la apófisis del acromion. Con la mano sobre la cara superior de la cintura escapular, jala el hombro, paralelo a la mesa y hacia los pies del paciente, hasta que perciba una fuerza en el dedo de control (fig. 40-3). Esto genera inclinación lateral a la derecha.
   c. Manteniendo esta fuerza, el médico se endereza, de esta manera jala el hombro del paciente hacia atrás separándolo de la mesa, lo que crea rotación a la derecha.
   d. Estos movimientos combinados crean compresión, extensión, inclinación lateral y rotación arriba del dedo de control (fig. 40-4).
   e. Se mantiene la posición durante 3 s, después se libera; y se revalúa la disfunción.

Esta técnica, con el paciente en decúbito ventral, se puede utilizar para tratar músculos hipertónicos de las regiones torácica y lumbar superior. El médico coloca un dedo índice en el sitio de hipertonicidad y crea las mismas fuerzas abajo del dedo de control. Para las vértebras inferiores, es posible generar aplanamiento de la región al colocar una almohada debajo del abdomen.

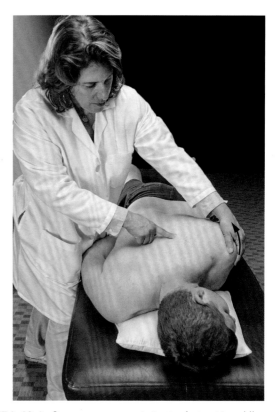

**FIGURA 40-4.** Se agrega un movimiento de torsión, al llevar el hombro hacia arriba y crear compresión, inclinación lateral y rotación.

# 41 Técnicas de Still

Dennis J. Dowling

En este capítulo se describen las técnicas de Still para el tratamiento de las disfunciones somáticas de la columna torácica. Las disfunciones somáticas tipo I (regionales) y tipo II (segmentarias, únicas) se producen dentro de la región torácica y se tratan mediante el posicionamiento en las direcciones de facilidad de los componentes diagnósticos.

La T1 y quizá la T2 se tratan casi de la misma manera que las disfunciones somáticas de las vértebras cervicales típicas, con la excepción de que la rotación y la inclinación lateral se realizan en la misma dirección. Aunque la posición primaria de aplicación es con el paciente sentado, también es posible tratarlo en decúbito lateral. En ambas posiciones se utiliza la compresión. En ocasiones, la parte del tratamiento que implica un movimiento hacia las barreras puede provocar un "chasquido" articular. Las descripciones son para los componentes específicos de la inclinación lateral y la rotación, con flexión y extensión como modificaciones en las direcciones adecuadas.

## DISFUNCIÓN SOMÁTICA DE T1 TIPO II (T1 $I_l$ $R_l$): PACIENTE SENTADO

1. *Posición del paciente*: sentado.
2. *Posición del médico*: de pie frente al paciente; más cerca del lado de la disfunción (el lado derecho en este ejemplo).
3. *Técnica*:
   a. El médico coloca la yema del dedo índice o medio de su mano de control (derecha) en el lado de la apófisis transversa posterior de la disfunción somática (en este ejemplo, el dedo derecho hace contacto con la apófisis transversa izquierda de T1 del paciente). La palma de esa mano se adapta al hombro del paciente (izquierdo).
   b. El médico coloca la palma de su otra mano en la parte superior de la cabeza del paciente con los dedos en el contorno.
   c. El médico inclina hacia un lado la cabeza del paciente en dirección al dedo de control en la apófisis transversa

posterior. Al mismo tiempo, hace una rotación ligera hacia la apófisis transversa posterior. Se agrega una flexión o extensión leve, según el diagnóstico de la disfunción, terminando la posición en las libertades de movimiento relativas de la disfunción somática (fig. 41-1).
   d. El médico ejerce presión hacia abajo de casi 2.5 kg (5 libras) en dirección al piso con la mano que se encuentra en la parte superior de la cabeza del paciente hacia el dedo de control. Debe percibirse relajación de los tejidos blandos palpados.
   e. Mientras se mantiene la compresión, la cabeza se lleva con suavidad a través del plano sagital neutro y hacia la barrera de flexión o extensión, después a la posición

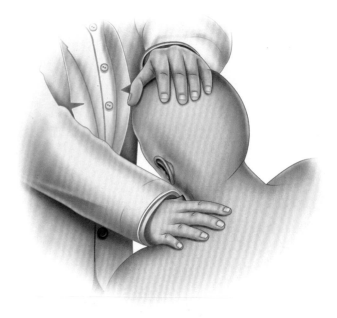

**FIGURA 41-1.** Disfunción somática de T1 (T1 $I_l$ $R_l$), sentado.

neutra y en las direcciones de la barrera (en este caso, inclinación lateral a la derecha y rotación a la derecha).

f. La cabeza y el cuello del paciente se regresan a la posición neutra y se revalúa la articulación de T1.

## DISFUNCIÓN SOMÁTICA TORÁCICA SUPERIOR TIPO II (T3 I$_D$ R$_D$): PACIENTE SENTADO

1. *Posición del paciente*: sentado.
2. *Posición del médico*: de pie delante y de cara al paciente.
3. *Técnica*:
   a. El médico coloca ambos antebrazos en los hombros del paciente, lo más cerca posible del cuello.
   b. El médico coloca la yema del dedo índice o medio de la mano de control en la apófisis transversa en el lado del componente de inclinación lateral/rotación de la disfunción somática (en este ejemplo, el dedo izquierdo hace contacto con la apófisis transversa derecha de T3 del paciente).
   c. El médico ejerce presión hacia abajo a través de los hombros del paciente, se ejerce un poco más de presión en el lado de la disfunción. La parte proximal del antebrazo del médico en el lado afectado, el cual está anterior al hombro del paciente, empuja el hombro de ese lado hacia atrás. Estos movimientos introducen la inclinación lateral y la rotación en la dirección de las libertades de movimiento relativas.

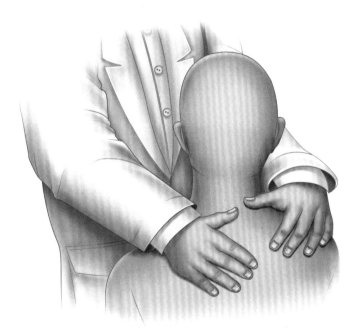

**FIGURA 41-2.** Disfunción somática torácica superior tipo II (T3 I$_D$ R$_D$), paciente sentado (médico frente al paciente).

d. Se agrega una flexión o extensión ligera, según el diagnóstico de la disfunción, y la posición termina en las libertades de movimiento relativas de la disfunción somática (fig. 41-2).
e. El médico ejerce presión hacia abajo de casi 2.5 kg (5 libras) con ambos antebrazos sobre los hombros del paciente hacia el dedo de control.
f. Mientras se mantiene la compresión, se lleva con suavidad la parte superior del cuerpo del paciente a través del plano sagital neutro y hacia la barrera de flexión o extensión, después a la posición neutra y en las direcciones de las otras barreras (inclinación lateral izquierda y rotación izquierda en este caso).
g. Se regresa el cuerpo del paciente a la posición neutra y se revalúa la disfunción somática torácica.

## DISFUNCIÓN SOMÁTICA TORÁCICA TIPO II (T6 I$_D$ R$_D$): PACIENTE SENTADO (MÉDICO DETRÁS)

1. *Posición del paciente*: sentado.
2. *Posición del médico*: de pie detrás del paciente.
3. *Técnica*:
   a. El médico coloca la yema del dedo índice o medio de la mano de control en la apófisis transversa del lado del componente de inclinación lateral/rotación de la disfunción somática (en este ejemplo, el dedo derecho hace contacto con la apófisis transversa derecha de T6 del paciente). La palma de esa mano se adapta y sostiene la espalda del paciente.
   b. Se pide al paciente que lleve la mano del lado de la disfunción somática hacia delante y hacia el otro lado para tomar el hombro contralateral.
   c. El médico coloca la axila sobre el hombro contralateral y lleva la mano que no es de control hacia delante y hacia el otro lado para sostener el hombro del lado de la disfunción (la axila izquierda del médico está sobre el hombro izquierdo del paciente y la mano izquierda del médico está sobre el hombro derecho del paciente).
   d. El médico inclina hacia un lado y rota al paciente hacia abajo y en dirección a la apófisis transversa posterior. El médico puede exagerar aún más esto si es necesario hasta que se observe la relajación del tejido subyacente.
   e. Se agrega flexión o extensión ligera, según el diagnóstico de la disfunción, y la posición termina en las libertades de movimiento relativas de la disfunción somática (fig. 41-3).
   f. El médico aplica compresión hacia abajo con los puntos de contacto de la palma de la mano (izquierda) y la axila (izquierda) que se encuentran en los hombros del paciente hasta que se perciba más tejido blando con el dedo de control.
   g. Mientras se mantiene la compresión, se lleva con suavidad el cuerpo del paciente a través del plano sagital neutro y hacia la barrera de flexión o extensión, después a la posición neutra y en las direcciones de la

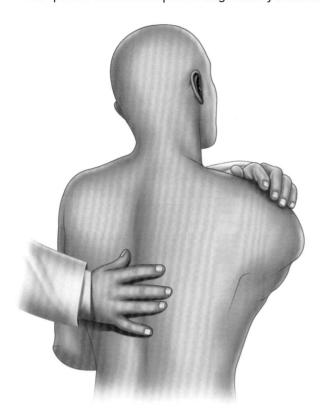

**FIGURA 41-3.** Disfunción somática torácica tipo II (T6 I$_D$ R$_D$), paciente sentado (médico detrás).

barrera (en este caso, inclinación lateral a la izquierda y rotación a la izquierda).

h. Se regresa el cuerpo del paciente a la posición neutra y se revalúa la disfunción somática torácica.

## DISFUNCIÓN SOMÁTICA TORÁCICA INFERIOR TIPO II (T9 I$_D$ R$_D$): PACIENTE SENTADO (MÉDICO AL FRENTE)

1. *Posición del paciente*: sentado.
2. *Posición del médico*: de pie frente al paciente.
3. *Técnica*:
   a. El médico coloca la yema del dedo índice o medio de la mano de control en la apófisis transversa posterior de la disfunción somática pasando esa mano por debajo de la axila del paciente y luego en sentido posterior hasta la espalda (en este ejemplo, el dedo izquierdo hace contacto con la apófisis transversa derecha de T9). La palma de esa mano se adapta y sostiene la espalda del paciente en esta región.
   b. El médico coloca el antebrazo del brazo opuesto sobre el hombro contralateral del paciente lo más cerca posible del cuello (en este ejemplo, el antebrazo derecho del médico está sobre el hombro izquierdo del paciente).

c. El médico rota y flexiona hacia un lado el cuerpo del paciente en dirección al dedo de control hasta que se perciba relajación del tejido. Se agrega flexión o extensión ligera, según el diagnóstico de la disfunción, y la posición termina en las libertades de movimiento relativas de la disfunción somática.
d. El médico ejerce presión hacia abajo de casi 2.5 kg (5 libras) con el brazo que se encuentra sobre el hombro del paciente hacia el dedo de control, lo que crea compresión (fig.41-4).
e. Mientras se mantiene la compresión, el cuerpo se lleva con suavidad a través de la posición neutra y en las direcciones de la barrera de movimiento (en este caso, inclinación lateral y rotación a la izquierda).
f. Se regresa el cuerpo del paciente a la posición neutra y se revalúa la disfunción somática torácica.

## DISFUNCIÓN SOMÁTICA TORÁCICA INFERIOR TIPO II (T9 I$_D$ R$_D$): PACIENTE SENTADO (MÉDICO AL FRENTE) ALTERNATIVA

1. *Posición del paciente*: sentado.
2. *Posición del médico*: de pie frente al paciente.
3. *Técnica*:
   a. Se coloca al paciente con las palmas de ambas manos sobre su regazo y se inclina un poco hacia delante.
   b. El médico lleva sus manos por debajo de las axilas del paciente en sentido lateral, las pasa por detrás y entonces coloca la yema del índice o medio de cada mano en las apófisis transversas, ya sea en el segmento o uno por debajo del nivel de la disfunción somática (los dedos

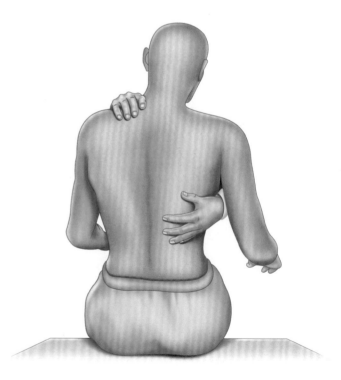

**FIGURA 41-4.** Disfunción somática torácica inferior tipo II (T9 I$_D$ R$_D$), paciente sentado (médico al frente).

hacen contacto en el mismo nivel si es una disfunción somática de flexión y un nivel por debajo si es una disfunción somática de extensión). Las palmas de las manos y el resto de los dedos se adaptan y sostienen la espalda del paciente.

c. La cabeza y los hombros del paciente descansan sobre el pecho del médico. La parte superior del brazo/hombro del médico del lado de la disfunción somática hace contacto con el hombro del paciente de ese lado.

d. El cuerpo del paciente se rota hacia atrás en el lado de la apófisis transversa posterior al llevar la apófisis transversa del lado opuesto hacia delante. El brazo del médico crea la inclinación lateral en el lado opuesto al levantar la axila opuesta.

e. El médico atrae los dedos y la mano hacia sí, creando flexión o extensión. (Los dedos en el mismo nivel que la disfunción somática crean una flexión relativa. Cuando los dedos están por debajo del nivel de la disfunción somática, esto crea extensión relativa en el nivel de la disfunción).

f. El médico ejerce presión hacia abajo de casi 2.5 kg (5 libras) con la parte superior del brazo/hombro que está en contacto con el hombro del paciente en el lado de la disfunción somática.

g. Mientras se mantiene la compresión, se lleva el cuerpo con suavidad a la posición neutra, se libera la presión anterior sobre las apófisis transversas y se lleva la región en las direcciones de la barrera (en este caso, rotación e inclinación lateral a la izquierda; fig. 41-5).

h. Se regresa el cuerpo del paciente a la posición neutra y se revalúa la disfunción somática torácica.

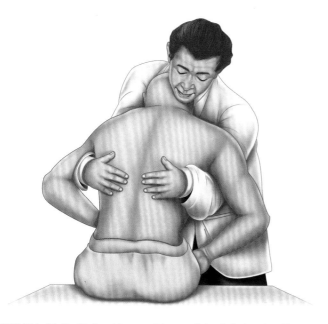

**FIGURA 41-5.** Disfunción somática torácica inferior tipo II (T9 $I_D$ $R_D$), paciente sentado (médico al frente) alternativa.

## DISFUNCIÓN SOMÁTICA TORÁCICA INFERIOR TIPO II (T8 $I_D$ $R_D$): PACIENTE EN DECÚBITO LATERAL

1. *Posición del paciente*: en decúbito lateral con el lado de la disfunción somática hacia arriba.

2. *Posición del médico*: de pie al lado de la mesa frente al paciente.

3. *Técnica*:

a. Se flexiona y abduce el brazo del paciente del lado de la disfunción somática y se coloca la mano en su cuello.

b. El médico coloca su brazo cefálico (el más cercano a la cabeza del sujeto) a través de la apertura creada por el brazo flexionado del paciente y coloca la palma y los dedos de esa mano sobre la escápula de ese lado.

c. El médico coloca la yema del dedo índice o medio de la otra mano de control (caudal) sobre la apófisis transversa posterior en el nivel de la disfunción somática. (En este ejemplo, el dedo izquierdo hace contacto con la apófisis transversa posterior derecha de T8 del paciente). La palma y los dedos de esta mano se adaptan al cuerpo del paciente y mantienen la posición del tronco durante la mayor parte del tratamiento. El médico también puede descansar el codo o el antebrazo en la cresta iliaca del paciente en ese lado (codo izquierdo sobre el lado derecho de la cadera).

d. Se agrega flexión o extensión, según el diagnóstico de la disfunción. Si la disfunción somática es de flexión, el médico utiliza la mano sobre el hombro y la escápula del paciente para introducir primero la flexión de la columna en ese nivel. Si la dirección de la disfunción somática es la extensión, entonces el médico empuja primero el hombro del paciente en sentido posterior.

e. Al empujar el hombro del paciente en sentido posterior, el médico rota la parte superior del cuerpo hacia la dirección de la libertad de movimiento de la disfunción somática. El médico aplica compresión (de casi 2.5 kg de presión) e inclinación lateral utilizando su brazo cefálico para empujar el hombro del paciente (en este ejemplo, a la derecha) hacia la apófisis transversa posterior para finalizar el posicionamiento en las libertades de movimiento relativas de la disfunción somática (fig. 41-6).

f. Mientras mantiene la compresión, el médico utiliza su brazo caudal sobre la cadera del paciente y gira la pelvis en sentido posterior. La mano y el brazo en dirección cefálica jalan el hombro del paciente en sentido anterior y la escápula hacia la cabeza y revierte la flexión o extensión (en este caso inclinación lateral y rotación a la izquierda en las direcciones de la barrera).

g. Se regresa el cuerpo del paciente a la posición neutra y se revalúa el nivel de la disfunción somática torácica.

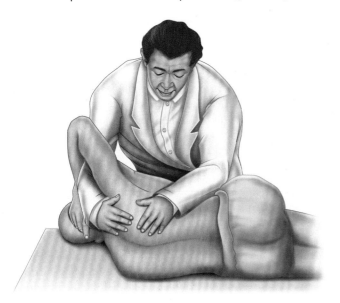

**FIGURA 41-6.** Disfunción somática torácica inferior tipo II (T8 $I_D$ $R_D$), paciente en decúbito lateral (médico al frente).

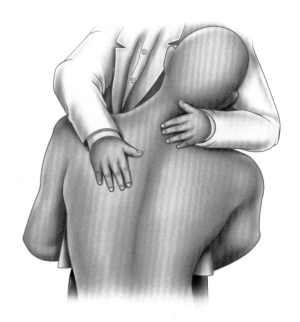

**FIGURA 41-7.** Disfunción somática del grupo de vértebras torácico tipo I (T1-9 $I_D$ $R_I$), paciente sentado (médico al frente).

## DISFUNCIÓN SOMÁTICA DEL GRUPO DE VÉRTEBRAS TORÁCICO TIPO I (T1-9 N $I_D$ $R_I$): PACIENTE SENTADO

1. *Posición del paciente*: sentado.
2. *Posición del médico*: de pie frente al paciente.
3. *Técnica*:
   a. El médico coloca los dos antebrazos sobre los hombros lo más cerca posible del cuello del paciente.
   b. El médico coloca la yema del dedo índice o medio de la mano de control sobre la apófisis transversa en el lado del vértice del grupo de vértebras con curvatura en el lado convexo (en este ejemplo, el dedo derecho hace contacto con la apófisis transversa izquierda de T5 del paciente).
   c. El médico ejerce presión hacia abajo a través de los hombros del paciente, haciendo un poco más de presión en el lado de la inclinación lateral del grupo de vértebras curvas. (En este ejemplo, el brazo izquierdo del médico empuja hacia abajo el hombro derecho del paciente). Al mismo tiempo, el otro brazo del médico empuja en sentido posterior el otro hombro del paciente, lo que crea rotación opuesta a la inclinación lateral. (En este ejemplo, el brazo derecho del médico empuja en sentido posterior el hombro izquierdo del paciente).
   d. Se mantiene al paciente en posición neutra mientras el médico aplica compresión bilateral a través de los hombros del paciente hacia el vértice del grupo de vértebras curvas (fig. 41-7).
   e. Mientras se mantiene la compresión, la parte superior del cuerpo del paciente se lleva con suavidad en las direcciones de la barrera de rotación e inclinación lateral (en este caso, inclinación lateral a la izquierda y rotación a la derecha).
   f. Se regresa el cuerpo del paciente a la posición neutra y se revalúa el grupo de vértebras con curvatura.

### Referencias

Van Buskirk RL. A manipulative technique of Andrew Taylor Still. *J Am Osteopath Assoc.* 1996;96:597-602.

Van Buskirk RL. *The Still Technique Manual.* Indianapolis, IN: American Academy of Osteopathy; 1999.

Van Buskirk RL. Treatment of somatic dysfunction with an osteopathic manipulative method of Dr. Andrew Taylor Still. En Ward RC, ed. *Foundations for Osteopathic Medicine.* Philadelphia, PA: Lippincott Williams & Wilkins; 2003:1094-1114.

# 42 Técnicas de IPEN para la columna torácica

Dennis J. Dowling

Este capítulo describe las técnicas de inhibición progresiva de estructuras neuromusculares (IPEN) para el tratamiento de disfunciones somáticas de la región torácica. Los ejemplos que se presentan no son los únicos posibles (fig. 42-1); sin embargo, son muy comunes. En ocasiones, los patrones en la región torácica pueden continuar hacia o desde regiones adyacentes. El paciente suele tratarse en decúbito ventral,

pero se puede tratar sentado. El médico se debe colocar de manera cómoda frente a la región que va a tratar o al lado de la mesa. Es posible aplicar los principios y métodos de IPEN:

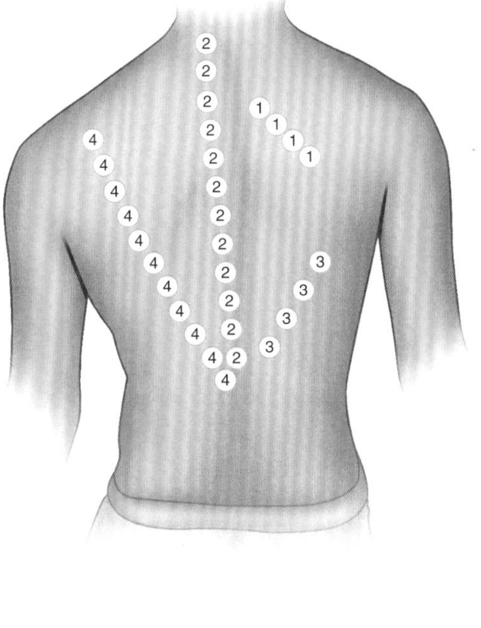

1. Se localiza un punto sensible en la región de los síntomas.
2. Se analizan las estructuras que se encuentran en lo profundo de ese punto.
3. Se ubica otro punto sensible en el otro extremo de una estructura de conexión (es decir, músculo, ligamento o nervio). El punto más sensible es el punto primario y el menos sensible es el punto final.
4. Se ejerce presión de inhibición en ambos puntos durante 30 s o más. Por lo general, el tejido blando en el punto más sensible tiene menos tensión.
5. Comenzando por el punto más sensible de los dos, se localiza otro punto sensible alrededor de 2 o 3 cm hacia el punto menos sensible.
6. Se repite el procedimiento de manera progresiva hacia el punto final.
7. Se revalúa el estado de la disfunción. Se determina si es necesario un tratamiento adicional o la aplicación de otras modalidades.

## ROMBOIDES/SERRATO POSTERIOR SUPERIOR

1. *Técnica*:
   a. El médico coloca la yema del dedo índice o medio sobre el borde medial de la escápula. Un dedo de la otra mano ubica un punto sensible superior y medial a ese punto cerca de las apófisis espinosas.
   b. El patrón de los puntos de intervención suele ser recto, pero la profundidad de la presión puede indicar los músculos afectados (los puntos más profundos son los serratos; los más superficiales son los romboides).
2. *Correlación clínica*:
   a. Cervicalgia (dolor de cuello)
   b. Dorsalgia (dolor de espalda)

FIGURA 42-1. Patrones de los puntos torácicos de IPEN. *1*, romboides/serrato posterior superior; *2*, músculos paravertebrales: *3*, serrato posterior inferior; *4*, trapecio.

## MÚSCULOS PARAVERTEBRALES

1. *Técnica*:
   a. El médico coloca la yema del dedo índice o medio al lado de las apófisis espinosas. Un dedo de la otra mano del médico ubica un punto sensible en sentido cefálico o caudal. El punto puede estar en el nivel medial de la duodécima costilla.
   b. Por lo general, el patrón de los puntos de intervención es un poco curvado o recto (patrón muscular).
2. *Correlación clínica*:
   a. Dorsalgia
   b. Dolor en el flanco
      (1) Nefrolitiasis (puede simular o relacionarse con litiasis renal)
      (2) Colelitiasis/colecistitis (a la derecha)

## SERRATO POSTERIOR INFERIOR

1. *Técnica*:
   a. El médico coloca la yema del dedo índice o medio en un punto en la región torácica inferior lateral a las apófisis transversas. Es posible encontrar un punto sensible lateral en una posición más alta o más lateral en la caja torácica.
   b. Por lo general, el patrón de los puntos de intervención es recto (patrón muscular), pero puede ser ligeramente en zigzag al seguir el curso de los músculos serratos en forma de cuchillo.
2. *Correlación clínica*:
   a. Dorsalgia
   b. Dolor de costado
   c. Dolor en el flanco

## TRAPECIO

1. *Técnica*:
   a. El médico coloca la yema del dedo índice o medio en la zona lateral cerca de la parte inferior de la espina escapular. Un dedo de la otra mano del médico ubica un punto sensible en la zona medial cerca de la apófisis espinosa de T12.
   b. Por lo general, el patrón de los puntos de intervención sigue el borde lateral del trapecio.
2. *Correlación clínica*:
   a. Dorsalgia
   b. Dolor de hombro

### Referencia

Dowling DJ. Progressive inhibition of neuromuscular structures (PINS) technique. *J Am Osteopath Assoc*. 2000;100:285-286, 289-298.

# 43 Técnicas de empuje para la columna torácica

Eileen L. DiGiovanna, Dennis J. Dowling, Barry S. Erner y Paula D. Scariati

Este capítulo describe las técnicas de empuje de alta velocidad y baja amplitud para el tratamiento de disfunciones somáticas de la columna torácica por región: superior, media e inferior. Para la mayoría de las técnicas, el paciente se coloca en decúbito dorsal; se presenta una variación en la que el paciente está sentado.

La técnica descrita para la columna torácica media se puede utilizar en cualquier área de la columna torácica que sea susceptible de su uso. La razón para utilizar los otros tipos de técnicas es el hecho de que algunas veces la columna torácica superior o inferior se arquea en sentido contrario a la superficie de la mesa y es difícil el contacto firme de la mano del médico y la columna con la superficie de la mesa. La flexión de las áreas superior o inferior las acerca a la mesa. El médico debe usar su criterio en cuanto a qué técnica utilizar.

## DISFUNCIÓN SOMÁTICA TORÁCICA SUPERIOR (T1-T3)

1. *Posición del paciente*: en decúbito dorsal.
2. *Posición del médico*: de pie al lado de la mesa, opuesto al lado de la apófisis transversa rotada en sentido posterior.
3. *Técnica*:
   a. El paciente coloca las manos entrelazadas detrás del cuello y se aproxima a los codos. El médico coloca la mano de empuje sobre los codos y el tórax sobre el dorso de la mano.
   b. El médico palpa el segmento con restricción con la mano de fulcro y apoya su apófisis transversa posterior sobre la eminencia tenar de la mano de fulcro.
   c. Con la otra mano, el médico toma los codos del paciente y lo gira ligeramente hacia sus pies de manera que la apófisis transversa descanse con más firmeza sobre la eminencia tenar del médico.
   d. Se pide al paciente que inhale profundamente y después que exhale por completo.

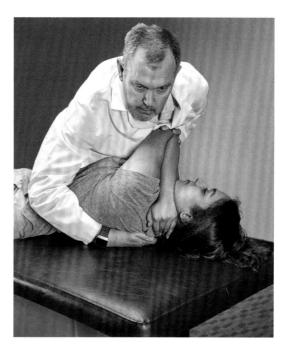

**FIGURA 43-1.** Técnica de empuje de alta velocidad y baja amplitud para la disfunción somática torácica superior.

   e. Al final de la exhalación, el médico ejerce un empuje rápido anteroposterior a través de los brazos del paciente hacia la apófisis transversa que descansa sobre su eminencia tenar (fig. 43-1).
   f. Se revalúa la disfunción somática.

## DISFUNCIÓN SOMÁTICA TORÁCICA MEDIA

1. *Posición del paciente*: en decúbito dorsal.
2. *Posición del médico*: de pie al lado de la mesa, opuesto al lado de la disfunción.

3. *Técnica*:
   a. El paciente cruza los brazos sobre el pecho. El brazo del lado de la apófisis transversa posterior se coloca en la parte superior. No se deben entrelazar los brazos, pero el superior debe descansar sobre el inferior.
   b. El médico inclina hacia un lado la parte superior del torso del paciente hasta la región de la disfunción y en sentido contrario a la apófisis transversa posterior.
   c. El médico palpa el segmento con restricción y apoya su apófisis transversa posterior sobre la eminencia tenar de la mano de fulcro (fig. 43-2).
   d. Con la otra mano, el médico toma los codos del paciente y gira el cuerpo hacia delante y crea un mayor contacto con la eminencia tenar. El médico coloca el tórax sobre la mano de empuje, la cual descansa sobre los codos del paciente.
   e. El médico puede ejercer una leve presión hacia abajo para saltar ligeramente hacia la disfunción somática con el fin de juzgar la exactitud de la ubicación en preparación para el empuje.
   f. Se pide al paciente que inhale profundamente y que exhale por completo.
   g. Al final de la exhalación completa, el médico ejerce un empuje rápido hacia abajo a través de los brazos del paciente hacia la apófisis transversa que descansa sobre su eminencia tenar (fig. 43-3). Se utiliza el peso corporal controlado como la fuerza de empuje sobre la mano y el antebrazo del médico y a través de éstos hacia el cuerpo del paciente.
   h. Se revalúa la disfunción somática.

*Nota*: esta técnica tiene el nombre coloquial de "Kirksville Krunch", en honor a la primera escuela de osteopatía.

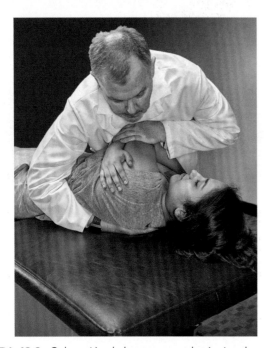

**FIGURA 43-2.** Colocación de la mano para la técnica de empuje de alta velocidad y baja amplitud para la parte media del tórax.

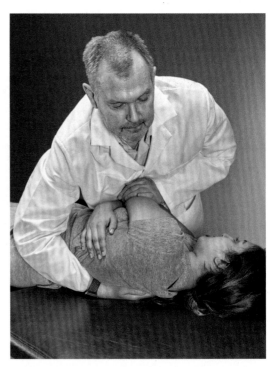

**FIGURA 43-3.** Empuje hacia abajo sobre el segmento medio del tórax.

## DISFUNCIÓN SOMÁTICA TORÁCICA INFERIOR

1. *Posición del paciente*: en decúbito dorsal.
2. *Posición del médico*: al lado de la mesa, opuesto al lado de la apófisis transversa rotada en sentido posterior.
3. *Técnica*:
   a. El paciente cruza los brazos sobre el pecho. El brazo superior es el que está en el lado de la apófisis transversa posterior.
   b. El médico palpa el segmento con restricción y apoya su apófisis transversa posterior sobre la eminencia tenar de la mano de fulcro.
   c. Con la otra mano, el médico toma al paciente por detrás de los hombros y lo mece; esto crea y localiza la flexión hacia abajo en dirección al segmento con restricción.
   d. El médico coloca el tórax encima de los brazos cruzados del paciente. Es posible colocar una almohada delgada entre los brazos del paciente y el tórax del médico.
   e. El médico puede ejercer una leve presión hacia abajo para saltar ligeramente hacia la disfunción somática con el fin de juzgar la exactitud de la ubicación en preparación para el empuje.
   f. Se pide al paciente que inhale completamente y después exhale por completo.
   g. Al final de la exhalación, el médico gira al paciente sobre su eminencia tenar y ejerce un empuje rápido, lo que crea una fuerza vectorial a través de la apófisis transversa posterior (fig. 43-4).
   h. Se revalúa la disfunción somática.

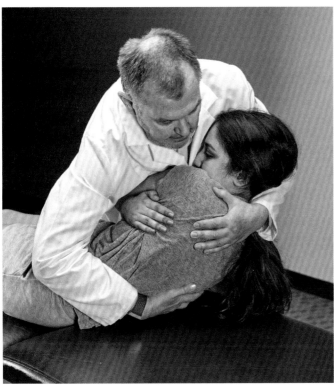

**FIGURA 43-4.** Técnica de empuje de alta velocidad y baja amplitud para la disfunción somática de la parte inferior del tórax.

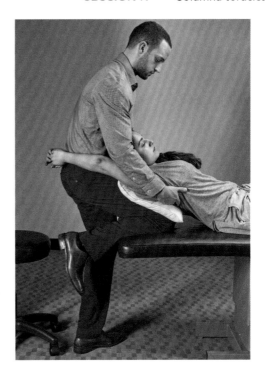

**FIGURA 43-5.** Técnica de empuje alternativa para la disfunción somática de la columna torácica, paciente en decúbito dorsal.

## TÉCNICAS ALTERNATIVAS PARA LA DISFUNCIÓN SOMÁTICA TORÁCICA

### Alternativa 1

1. *Posición del paciente*: sobre la mesa, reclinado con la espalda apoyada en la rodilla y el muslo del médico.
2. *Posición del médico*: de pie a la cabecera de la mesa con una rodilla sobre la mesa.
3. *Técnica*:
   a. El médico coloca la rodilla debajo de la apófisis transversa posterior del segmento con restricción.
   b. Se indica al paciente que se estire hacia atrás y entrelace las manos alrededor de la cintura del médico.
   c. El médico sujeta al paciente debajo de ambas escápulas.
   d. Se pide al paciente que inhale plenamente y después exhale por completo.
   e. Al final de la exhalación, el médico ejerce fuerza de tracción en sentido cefálico con las manos y al mismo tiempo gira al paciente sobre la rodilla (fig. 43-5).
   f. Se revalúa la disfunción somática.

### Alternativa 2

1. *Posición del paciente*: sentado en un banco o mesa con los pies apoyados en el piso.
2. *Posición del médico*: de pie detrás del paciente.

3. *Técnica*:
   a. El médico coloca el pie al lado de la apófisis transversa posterior del paciente sobre la mesa o el banco.
   b. Se coloca una almohada entre la apófisis transversa posterior de la disfunción somática y la rodilla flexionada del médico para mayor comodidad.
   c. Se pide al paciente que entrelace los dedos de ambas manos detrás del cuello.
   d. El médico localiza la apófisis transversa posterior y coloca la rodilla sobre ésta (con la rodilla derecha para una lesión del lado derecho).
   e. El médico sujeta los antebrazos del paciente al deslizar los brazos por debajo de las axilas y sostener la superficie dorsal de las muñecas.
   f. Los brazos del médico se colocan con firmeza contra el pecho del paciente en el nivel de las axilas.
   g. Se pide al paciente que inhale profundamente y que después exhale por completo.
   h. Al final de la exhalación, el médico ejerce fuerza en sentido cefálico a través de las axilas del paciente y al mismo tiempo gira la columna sobre la rodilla (fig. 43-6). También es posible que el médico utilice algún movimiento de empuje hacia delante con su rodilla.
   i. Se revalúa la disfunción somática.

### Alternativa 3

1. *Posición del paciente*: en decúbito ventral.
2. *Posición del médico*: de pie al lado de la mesa, frente al paciente.

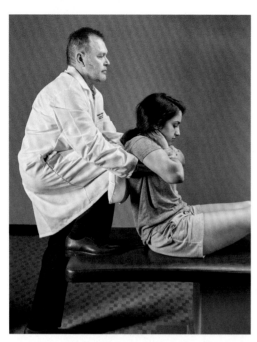

**FIGURA 43-6.** Técnica de empuje alternativa para la disfunción somática de la columna torácica, paciente sentado.

3. *Técnica*:

a. El médico coloca la eminencia tenar o la hipotenar de una mano sobre la apófisis transversa posterior de la disfunción somática. Los dedos de la mano de empuje deben estar paralelos a la columna y dirigidos en sentido cefálico.

b. El médico coloca la eminencia tenar o la hipotenar de la otra mano sobre la apófisis transversa del mismo nivel torácico, pero sobre el lado opuesto a la apófisis transversa posterior. Los dedos de la mano de empuje deben estar paralelos a la columna y dirigidos en sentido caudal.

c. Las manos se pueden juntar un poco para reducir el estiramiento de la piel del paciente.

d. Se pide al paciente que inhale profundamente y que exhale por completo.

e. Al final de la exhalación completa, el médico aplica el empuje.

f. La mano del médico en el lado de la apófisis transversa posterior ejerce una fuerza en sentido anterior, inferior y superior.

g. La mano del otro lado mantiene una presión de contrabalance ligera o fuerza hacia abajo en sentido caudal.

Se revalúa la disfunción somática.

# 44 Tratamiento con ejercicio

Stanley Schiowitz y Albert J. DeRubertis

La región torácica es mucho más compleja que el área cervical. Consiste en la columna torácica, la caja torácica, la cintura escapular y la musculatura intrincada que acompaña el funcionamiento de cada una. La prescripción de un tratamiento con ejercicios para las disfunciones de cualquiera de estas zonas debe incluir el reconocimiento de su interdependencia. El dolor y la limitación de movimiento en un segmento pueden ser secundarios a la disfunción de otro.

Los movimientos y funciones regionales se pueden dividir de la siguiente manera:

1. *Columna torácica*: inclinación hacia delante, hacia atrás, rotación e inclinación lateral.
2. *Escápula*: elevación, protracción, retracción y rotación.
3. *Costillas*: las costillas individuales tienen movimientos rotatorios de elevación o depresión. Sin embargo, todo el tórax se expande en el plano anteroposterior (movimiento de palanca de bomba) y en el plano frontal (movimiento de asa de cubo).

## ESTIRAMIENTO REGIONAL

### Inclinación hacia delante

1. *Posición del paciente*: sentado, con la espalda erguida.
2. *Instrucciones*:
   a. Deje caer la cabeza hacia delante, permitiendo que su peso lo incline hacia el frente.
   b. Permita que la inclinación hacia delante continúe de manera gradual hacia la región torácica, desde la primera vértebra torácica hacia abajo. No provoque dolor.
   c. Para incrementar el estiramiento, mantenga el cuerpo en inclinación hacia delante, deje caer ambas manos entre las piernas y estírese hacia el suelo (fig. 44-1). No cambie ni aumente la posición de inclinación hacia delante.
   d. Mantenga durante 5 a 15 s, después regrese despacio a la posición erguida.
   e. Relájese, descanse y repita.

### Inclinación hacia atrás

1. *Posición del paciente*: sentado, con la espalda erguida y las manos a los lados.

2. *Instrucciones*:
   a. Deje caer la cabeza hacia atrás, permitiendo que su peso lo incline hacia atrás.
   b. Permita que la inclinación hacia atrás continúe hacia la región torácica.
   c. Para incrementar el estiramiento, empuje el pecho y el abdomen hacia afuera y apunte las manos hacia abajo y hacia atrás, hacia el piso (fig. 44-2). No cambie ni aumente la posición de inclinación hacia atrás.
   d. Mantenga durante 5 a 15 s. Regrese despacio a la posición erguida.
   e. Relájese, descanse y repita.

### Inclinación lateral

1. *Posición del paciente*: de pie, con la espalda erguida y las manos a los lados.
2. *Instrucciones*:

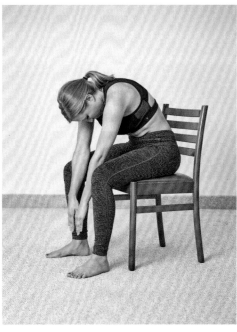

**FIGURA 44-1.** Estiramiento torácico: inclinación hacia delante.

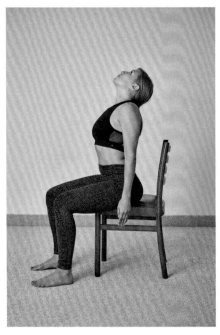

**FIGURA 44-2.** Estiramiento torácico: inclinación hacia atrás.

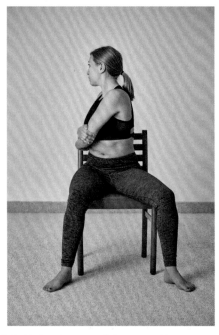

**FIGURA 44-4.** Estiramiento torácico: rotación.

a. Incline la cabeza, el cuello y la región torácica hacia la derecha y lleve la mano derecha hacia abajo por la pierna del mismo lado en dirección al piso (fig. 44-3).
b. Para incrementar el estiramiento, levante el brazo izquierdo sobre la cabeza e intente tocar la parte superior del hombro derecho.
c. Mantenga durante 5 a 15 s. Regrese despacio a la posición erguida.
d. Relájese, descanse y repita.
e. Para estirar el lado izquierdo, invierta las instrucciones.

## Rotación

1. *Posición del paciente*: sentado, mirando hacia atrás, en una silla sin brazos, con las piernas a horcajadas sobre el asiento.
2. *Instrucciones*:
   a. Cruce los brazos frente al pecho, cada mano debe sostener el codo opuesto.
   b. Gire poco a poco la cabeza, después el cuello y luego de vuelta a la derecha, en la medida de lo posible sin dolor. No cambie la posición sentada.
   c. Para incrementar el estiramiento, con la mano derecha, lleve el codo izquierdo hacia la derecha, aumentando el movimiento de rotación (fig. 44-4).
   d. Mantenga durante 5 a 15 s. Regrese despacio a la posición inicial.
   e. Relájese, descanse y repita.
   f. Para estirar en rotación a la izquierda, invierta las instrucciones.

## ESTIRAMIENTO DE LA PARTE SUPERIOR DE LA ESPALDA

### Estiramiento pasivo

1. *Posición del paciente*: sentado.
2. *Instrucciones*:
   a. Levante el codo izquierdo al nivel del hombro y coloque esa mano sobre el hombro derecho.
   b. Coloque la mano derecha en el codo izquierdo y empuje con suavidad hacia la espalda (fig. 44-5). Esto crea un estiramiento pasivo de la parte superior izquierda de la espalda.
   c. Mantenga el estiramiento máximo sin dolor durante 5 a 15 s. Regrese a la posición inicial.
   d. Relájese, descanse y repita.
   e. Para estirar el lado derecho, invierta las instrucciones.

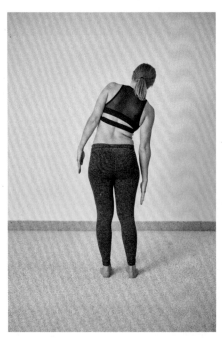

**FIGURA 44-3.** Estiramiento torácico: inclinación lateral.

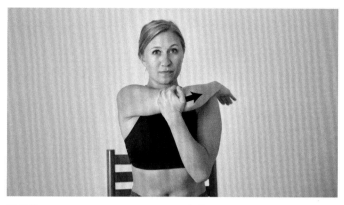

**FIGURA 44-5.** Estiramiento pasivo de la parte superior de la espalda: paciente sentado.

## Estiramiento activo

### Ejercicio 1

1. *Posición del paciente*: en decúbito ventral, con la frente tocando la mesa.
2. *Instrucciones*:
   a. Abduzca los hombros a 90° e incline los codos a 90°. Las manos, los codos y los brazos descansan sobre la mesa (o el piso).
   b. Levante al mismo tiempo ambas extremidades superiores de la mesa, incluyendo las manos, los codos y los brazos (fig. 44-6).
   c. Mantenga durante 5 a 15 s.
   d. Regrese los brazos a la mesa, relájese, descanse y repita.

   *Nota:* modificar el grado de abducción del hombro cambia la zona de la espalda que se estira.

### Ejercicio 2

1. *Posición del paciente*: en decúbito ventral, con la frente tocando la mesa.
2. *Instrucciones*:
   a. Coloque ambos brazos, con los codos rectos y las palmas hacia abajo, elevados sobre la cabeza.
   b. Levante al mismo tiempo ambas extremidades superiores del suelo, incluyendo las manos, los codos y los brazos (fig. 44-7).
   c. Mantenga durante 5 a 15 s.
   d. Regrese los brazos a la mesa, relájese, descanse y repita.

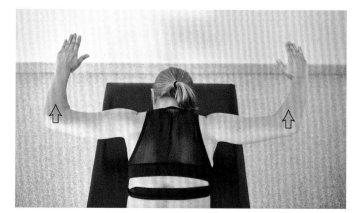

**FIGURA 44-6.** Estiramiento activo de la parte superior de la espalda: paciente en decúbito ventral.

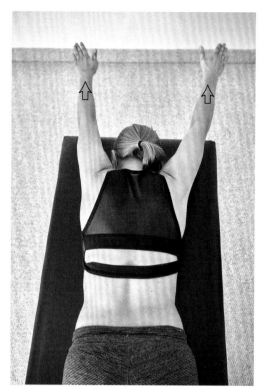

**FIGURA 44-7.** Estiramiento activo de la parte superior de la espalda: paciente en decúbito ventral.

### Ejercicio 3

1. *Posición del paciente*: de pie, con la espalda erguida.
2. *Instrucciones*:
   a. Estire ambos brazos sobre la cabeza, con los dedos entrelazados.
   b. Presione ambos brazos hacia atrás.
   c. Incline la parte superior del cuerpo hacia un lado (fig. 44-8). Mantenga durante 5 s, después incline la parte superior del cuerpo hacia el otro lado.
   d. Regrese a la posición inicial. Relájese, descanse y repita.

## CIFOSIS

### Ejercicio 1

1. *Posición del paciente*: en decúbito dorsal, con las rodillas flexionadas y una almohada pequeña debajo de la región torácica media.
2. *Instrucciones*:
   a. Junte las manos detrás del cuello.
   b. Trate de juntar los omóplatos en la línea media (fig. 44-9).
   c. Mantega durante 5 a 15 s.
   d. Relájese, descanse y repita.

### Ejercicio 2

1. *Posición del paciente*: igual que en el ejercicio anterior.
2. *Instrucciones*:
   a. Lleve ambos brazos extendidos completamente sobre la cabeza.
   b. Presione los antebrazos y codos hacia abajo contra la mesa (fig. 44-10).
   c. Mantenga durante 5 a 15 s.
   d. Relájese, descanse y repita.

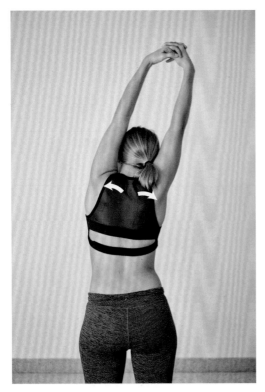

**FIGURA 44-8.** Estiramiento activo de la parte superior de la espalda.

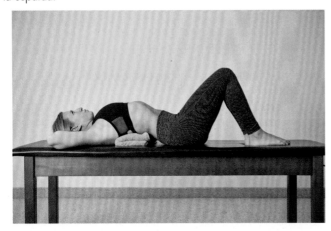

**FIGURA 44-9.** Estiramiento para la cifosis.

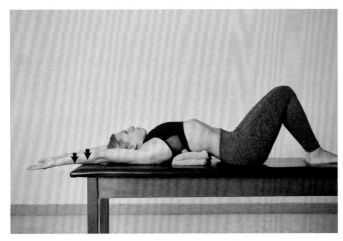

**FIGURA 44-10.** Estiramiento para la cifosis.

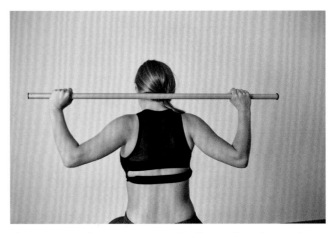

**FIGURA 44-11.** Estiramiento para la cifosis utilizando un tubo.

### Ejercicio 3

1. *Posición del paciente*: sentado, con la espalda erguida.
2. *Instrucciones*:
   a. Sostenga un palo de escoba o un tubo por ambos extremos, con las manos hacia delante.
   b. Levante el tubo por encima de la cabeza.
   c. Meta el mentón y, sosteniendo el cuello en una posición fija, lleve el tubo hacia abajo entre los omóplatos (fig. 44-11).
   d. Mantenga durante 5 a 15 s. Regrese a la posición inicial.
   e. Relájese, descanse y repita.

## MOVIMIENTOS ESCAPULARES

### Estiramiento con elevación (encogimiento de hombros)

1. *Posición del paciente*: de pie, con la espalda erguida y los brazos extendidos hacia abajo a los lados.
2. *Instrucciones*:
   a. Levante los hombros tratando de tocarse las orejas (fig. 44-12).
   b. Mantenga durante 5 a 15 s.
   c. Regrese despacio a la posición inicial.
   d. Relájese, descanse y repita lentamente.

### Estiramiento con protracción

1. *Posición del paciente*: de pie, con la espalda erguida y los brazos extendidos a los lados.
2. *Instrucciones*:
   a. Levante los hombros tratando de tocar las orejas.
   b. Gire los hombros hacia delante separando los omóplatos (fig. 44-13).
   c. Mantenga durante 5 a 15 s.
   d. Relájese, lentamente descanse y repita.

### Estiramiento con retracción

1. *Posición del paciente*: de pie, con la espalda erguida y los brazos extendidos a los lados.
2. *Instrucciones*:
   a. Levante los hombros tratando de tocar las orejas.
   b. Gire los hombros hacia atrás tratando de juntar los omóplatos (fig. 44-14).

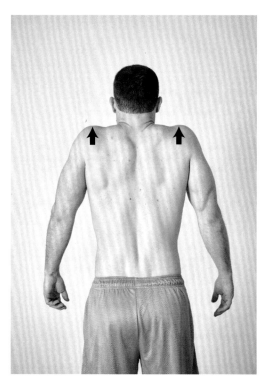

**FIGURA 44-12.** Estiramiento con elevación (encogimiento de hombros).

c. Mantenga durante 5 a 15 s.
d. Relájese, descanse y repita lentamente.
Los dos ejercicios previos se pueden modificar para aumentar la fuerza y el estiramiento. Encoja los hombros; luego, con los hombros elevados, proceda al giro anterior y posterior del hombro.

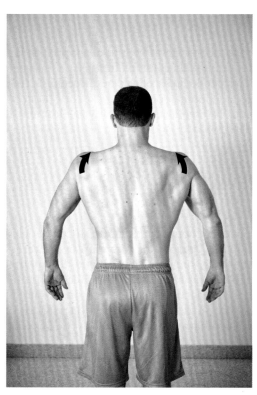

**FIGURA 44-13.** Protracción escapular.

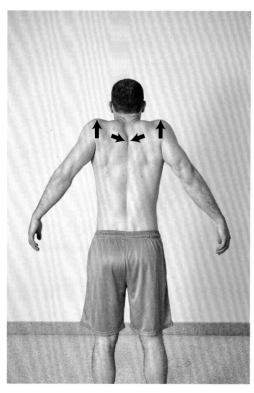

**FIGURA 44-14.** Retracción escapular.

# Rotación

1. *Posición del paciente*: de pie, con la espalda erguida.
2. *Instrucciones*:
   a. Coloque ambas manos sobre los hombros y levante los brazos alejándolos del cuerpo (abducción) a 135° (fig. 44-15).
   b. Mantenga esta posición elevada.
   c. Mantenga durante 5 a 15 s.
   d. Relájese, descanse y repita.

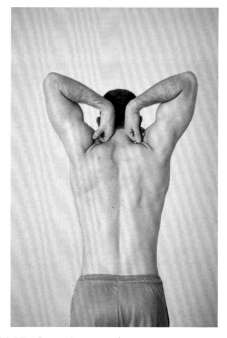

**FIGURA 44-15.** Rotación escapular.

# 45

# Aplicaciones prácticas de la columna torácica y descripción de casos

Eileen L. DiGiovanna y Christopher J. Amen

La columna torácica es objeto de muchas alteraciones que afectan a la columna cervical y lumbar, entre éstas, disfunción somática, hernia discal, artritis y otras lesiones y procesos degenerativos óseos y de los tejidos blandos. La osteoporosis suele manifestarse en la columna torácica, con fracturas por compresión vertebral y formación de la *joroba de viuda*, causada por microfracturas de los cuerpos anteriores de las vértebras, lo que lleva a una inclinación hacia delante de la parte superior de la columna torácica. En este capítulo se analizan algunas de las afecciones que involucran con mayor frecuencia a la columna torácica.

La disfunción somática de la columna torácica es muy significativa debido a la estrecha asociación del sistema nervioso simpático con el área costovertebral de esta región de la columna vertebral. Mediante esta asociación, las disfunciones somáticas pueden tener un efecto en los principales órganos internos del cuerpo y los procesos patológicos de muchos órganos internos pueden manifestarse como disfunciones somáticas reflejas viscerosomáticas en la región torácica. La columna torácica, por lo tanto, desempeña una función importante en el diagnóstico y tratamiento de otros trastornos que no sean sólo musculoesqueléticos.

## TRAUMATISMOS

El traumatismo en la columna torácica no es común a menos que haya habido un impacto grave en la columna, como en accidentes de tránsito o en algunos deportes. La fractura vertebral en la región torácica se relaciona con osteoporosis con mayor frecuencia. La herniación de los discos intervertebrales torácicos no es común y a menudo se relaciona con escoliosis de esta región.

Es más probable que el dolor de los tejidos blandos en la región torácica sea postural o esté relacionado con una disfunción somática provocado por un traumatismo. El examen físico debe incluir la observación de signos de traumatismo.

## ESCOLIOSIS

La *escoliosis* es una curvatura lateral anormal de la columna en el plano frontal. La columna torácica es, en especial, propensa al desarrollo de escoliosis o *cifoescoliosis* (inclinación lateral de la columna con flexión excesiva de la columna). En general, la escoliosis se puede clasificar en dos tipos principales:

1. *Escoliosis estructural*, a veces llamada *escoliosis idiopática*.
2. Escoliosis funcional.

### Escoliosis estructural

La escoliosis estructural a menudo se conoce como escoliosis idiopática porque no se comprendía muy bien su causa. Sin duda, suele ser el resultado de una predisposición genética. Con frecuencia hay antecedentes familiares de escoliosis estructural. Es más común en mujeres y, por lo general, se puede diagnosticar en la preadolescencia o adolescencia temprana.

La escoliosis recibe su nombre por el lado de la convexidad de la curva. Una columna que se inclina hacia la derecha y, por lo tanto, es convexa a la izquierda se denomina *levoescoliosis* y una que tiene la convexidad a la derecha se llama *dextroescoliosis*.

En la exploración física, es posible palpar las apófisis espinosas y observar una curvatura lateral. El mejor hallazgo diagnóstico es la *giba (joroba de costilla)* que puede notarse durante la inclinación hacia delante. Las costillas del lado convexo se encuentran posteriores a las del lado cóncavo a medida que las vértebras rotan hacia la convexidad, llevando las costillas con éstas. Esto proporciona una buena prueba de detección que se puede utilizar en las escuelas para determinar qué estudiantes podrían necesitar una evaluación adicional.

La extensión de la curvatura se puede medir en una radiografía de pie de la columna afectada. Esta medida se conoce como el *ángulo de Cobb*. Se dibuja una línea a través de la superficie superior del cuerpo vertebral en la parte superior de la curvatura y otra a través de la superficie inferior del cuerpo de la que está en la parte inferior de la curvatura. Se dibujan líneas perpendiculares a partir de cada una de las líneas anteriores y se mide el ángulo donde se intersectan. Este ángulo, el ángulo de Cobb, determina el nivel de gravedad; cuanto mayor es el ángulo, más grave es la escoliosis. En la radiografía, también se observa que las costillas en el lado convexo se encuentran más separadas y en el lado cóncavo se juntan.

La curvatura puede tener forma de "C" o "S". Una curvatura en forma de "S", una curvatura doble con una convexidad que cambia de una dirección a otra, por lo general se deforma menos porque el individuo aparenta estar de pie con la espalda recta. Con la curvatura doble, la columna lumbar a menudo también se ve involucrada. La curvatura en forma de "C" puede causar una apariencia más deforme. En casos graves de escoliosis torácica, el corazón y los pulmones pueden estar comprometidos.

La enfermedad suele ser progresiva, con periodos de aumento del ángulo durante la pubertad y el embarazo. Por eso, se debe vigilar de cerca, en especial, en mujeres jóvenes.

Es posible que se necesite un aparato ortopédico, yeso o tratamiento quirúrgico para prevenir una deformidad grave. El tratamiento de manipulación osteopática es útil para mantener cómodo al paciente y ralentizar el progreso de la curvatura. Los pacientes con escoliosis tienen riesgo de herniación de los discos intervertebrales, por lo que se les debe instruir en el cuidado de la espalda. Se deben enseñar ejercicios para fortalecer los músculos del soporte de la columna así como para estirar los músculos del lado cóncavo de la curva.

## Escoliosis funcional

La escoliosis funcional suele ser una afección corregible causada por factores posturales o biomecánicos. Sin embargo, si no se diagnostica y trata mientras aún se encuentra flexible, puede progresar a un problema estructural.

Algunas causas de la escoliosis funcional incluyen:

1. *Hipertonicidad muscular.* Un músculo largo hipertónico de un lado de la columna puede producir un efecto de cuerda de arco. Relajar y estirar ese músculo permite que la columna se enderece. Esto puede ser causado por una disfunción somática tipo I.
2. *Síndrome de la pierna corta.* Si una extremidad inferior es más corta que la otra, el sacro y la pelvis se inclinan hacia el lado más bajo. Esto provoca que la columna se curve hacia atrás en un intento por mantener el nivel de la cabeza (y ojos). Esta afección se expone con más detalle en el capítulo 58.
3. *Compensación.* Un área de la columna adyacente a una curvatura escoliótica con frecuencia se curva en la dirección opuesta. La columna torácica puede arquearse para compensar una curvatura en la columna lumbar o, en ocasiones, una en la columna cervical. Incluso es posible que una disfunción de inclinación lateral craneal de larga evolución sea la clave del problema, con el desarrollo de curvas compensatorias por debajo de la columna. La causa básica de la curvatura se debe eliminar para permitir la rectificación de la curva compensatoria.
4. *Musculatura débil.* Si el músculo paravertebral de un lado de la columna es más débil que el músculo opuesto, el músculo normal más fuerte también puede ejercer un efecto de cuerda de arco en la columna. El ejercicio debería ayudar en esta afección si es postural o funcional. Si el músculo se ha debilitado o paralizado, como en la poliomielitis, la afección no es corregible y puede considerarse estructural.

Todas las escoliosis funcionales se benefician de la manipulación osteopática una vez que la causa se eliminó o corrigió. Las técnicas miofasciales, la energía muscular y los ejercicios son más útiles cuando se trabaja sobre los músculos.

## CIFOSIS

La cifosis es una inclinación anormal hacia delante de la columna torácica. Puede ser postural o estructural.

Una radiografía es útil para determinar cualquier causa estructural, como artritis o espondilólisis. La cifosis postural puede ser causada por una postura encorvada habitual, laboral o debilidad de los músculos de soporte. Si la enfermedad es postural, se debe instruir al paciente sobre la postura correcta y darle ejercicios para estirar y fortalecer los músculos involucrados.

La manipulación osteopática es útil para corregir las disfunciones somáticas asociadas. Una postura encorvada a menudo da lugar a las disfunciones de flexión, que causan incomodidad durante la postura correcta e impide que el paciente intente sentarse y pararse de manera correcta. Corregir estas disfunciones somáticas mejora esa incomodidad.

## ESPALDA PLANA

La enfermedad de la "espalda plana" en la columna torácica puede ser causada por un tipo de postura "militar" exagerada o por hipertonicidad o espasmo bilateral de los músculos paravertebrales. Las disfunciones somáticas de extensión pueden provocar que el individuo mantenga la espalda en una postura recta inusual debido a molestias o dolor al flexionar. Se debe determinar la causa del problema. La mayoría de las causas responde a la manipulación osteopática.

## CASO 1

Una paciente de 15 años fue llevada a la clínica con síntoma de dolor en la parte superior de la espalda en el último mes. Pidió no asistir a la clase de educación física debido al dolor. Éste empeoraba por las tardes y las noches. El descanso lo aliviaba al igual que el paracetamol. El esfuerzo y las actividades que implican el uso de los brazos agravaron el dolor.

No tenía lesiones importantes ni cirugías. En sus antecedentes médicos sólo se informó varicela a la edad de 6 años. La exploración por sistemas reveló dolores de cabeza ocasionales, dismenorrea leve y el síntoma de dolor en la parte superior de la espalda.

El examen físico fue normal, excepto por el sistema musculoesquelético. En la observación, la parte superior de la espalda parecía normal; sin embargo, al inclinarse hacia delante, se observó una importante giba costal a la derecha. La palpación de la columna reveló una dextroescoliosis de T4 a T10. Había tensión muscular significativa en la zona, más evidente a la izquierda. Se encontró disfunción somática en T4 (T4Fl$_I$R$_I$) y otra en T8 (T8Fl$_I$R$_I$).

Una radiografía de columna torácica mostró dextroescoliosis con un ángulo de Cobb de 15°.

En un interrogatorio posterior, se informó que dos tías tenían escoliosis, por lo que una recibió tratamiento quirúrgico con la colocación de una varilla de Harrington.

El tratamiento consistió en estiramiento de los músculos paravertebrales del lado izquierdo y técnicas de energía muscular para ayudar a estirar esos músculos. Las dos disfunciones somáticas se trataron con técnicas de energía muscular y empuje de alta velocidad y baja amplitud (AVBA), con resolución.

A la paciente se le enseñaron ejercicios para estirar los músculos del lado izquierdo y fortalecer los del lado derecho. Se le dio una serie de ejercicios de flexibilidad para la columna torácica, cervical y lumbar. Se le dieron indicaciones sobre el cuidado adecuado de la espalda: cómo levantarse, la postura al estar sentada y de pie, y el uso ergonómico de la computadora que utilizaba para los trabajos escolares.

En la siguiente consulta, 1 sem después, presentaba menos molestias en la columna torácica. La disfunción en T4 no había regresado. La de T8 estaba presente, pero respondió con facilidad a una técnica de liberación posicional facilitada. Los músculos del lado izquierdo estaban menos hipertónicos. Se le indicó que continuara con el programa de ejercicios y que regresara para una radiografía de seguimiento en 6 meses, a menos de que el dolor y las molestias volvieran a aparecer.

### Discusión

Este caso demuestra la presentación típica de la escoliosis idiopática. En una persona joven, la incomodidad asociada con la escoliosis, por lo general, es causada por disfunción de los tejidos blandos y disfunción somática de las vértebras. La escoliosis no suele ser dolorosa por sí misma en las personas más jóvenes, cuyos cuerpos son capaces de tolerar el estrés generado mejor que las personas mayores. Un programa de ejercicios ayuda a prevenir molestias y permite actividades razonablemente normales. Es importante un seguimiento cuidadoso durante este tiempo para vigilar la progresión rápida que podría conducir a una deformidad.

## CASO 2

Una mujer de 72 años fue atendida en la clínica por dolor en la parte media del tórax de varios meses de duración. Se resbaló en el piso mojado y cayó sentada. Tuvo dolor agudo en la región torácica durante casi 1 sem. Disminuyó de manera gradual hasta convertirse en un dolor sordo y persistente.

En sus antecedentes médicos se informó hipertensión arterial, asma que, por lo general, sólo era molesta cuando estaba en contacto con polvo, moho u olores fuertes, e histerectomía con ooforectomía a los 38 años de edad por endometriosis. Se fracturó la muñeca a los 68 años de edad después de una caída cuando tropezó al subir las escaleras. Los medicamentos que tomaba incluían atenolol, un inhalador de xinafoato de salmeterol dos veces al día y ciclos ocasionales de prednisona cuando el asma

era más grave. Utilizó tratamiento de reemplazo hormonal durante 4 años después de la cirugía ginecológica, pero ninguna otra desde entonces.

El examen físico reveló presión arterial de 138/86 mm Hg, con ruidos y ritmo cardiacos normales. Se auscultaron algunos estertores crepitantes al espirar difusos en ambos campos pulmonares. La columna torácica estaba un poco cifótica. Se encontraron varias disfunciones somáticas: T1Fl$_D$R$_D$, T4Fl$_I$R$_I$ y T10El$_I$R$_I$. Los músculos paravertebrales estaban hipertónicos y doloridos en toda la región torácica.

Debido a su edad y al antecedente de uso de esteroides, se le envió para una densitometría ósea, que mostró osteoporosis de la columna y la cadera. Una radiografía de la columna torácica mostró una fractura consolidada en T9.

## CASO 2 (*continuación*)

Se le trató con técnicas miofasciales suaves para los tejidos blandos de los músculos paravertebrales y todos los puntos doloridos se trataron con técnicas de contratensión. Se le dieron ejercicios suaves de estiramiento y flexibilidad, así como instrucciones sobre el cuidado de la espalda, en particular, cómo y qué podía levantar y cómo prevenir caídas. Se le recetó alendronato. Se le trató con manipulación osteopática cada semana durante 3 sem, luego cada 2 sem durante 2 meses. Las disfunciones somáticas se resolvieron y disminuyó el dolor de espalda. (Distinto al de tejidos blandos).

### Discusión

La osteoporosis es el adelgazamiento de los huesos que se produce cuando la actividad osteoclástica es mayor que la osteoblástica. Hay una insuficiencia en el depósito de calcio en la matriz ósea, lo que deja una estructura delgada y frágil. La densidad de la masa ósea disminuye de manera significativa en las mujeres durante y después de la menopausia a medida que disminuyen las concentraciones de estrógeno. Cuanto más baja sea la masa ósea antes de la menopausia, más grave será la osteoporosis más adelante en la vida. La menopausia temprana, como la que tuvo esta mujer como resultado de una cirugía, es un factor de riesgo importante para la osteoporosis. El uso prolongado de esteroides conduce a osteoporosis y debe hacer sospechar su presencia. Esta paciente tenía dos factores de riesgo, además de la edad, lo que llevó a la necesidad de evaluarla para detectar la osteoporosis antes del tratamiento manipulativo.

Una preocupación importante en el tratamiento de los pacientes con osteoporosis que requieren manipulación osteopática es que los huesos se pueden fracturar. Aunque esto, sin duda, es una preocupación, no indica que un paciente con osteoporosis no deba recibir manipulación. La suavidad es la clave. No se debe ejercer una fuerza significativa sobre el hueso frágil, en especial en las costillas. El estiramiento suave de los tejidos blandos, las técnicas de posicionamiento como la contratensión y los ejercicios adecuados son muy útiles para disminuir el dolor de espalda. A menudo, el dolor experimentado no es el resultado de la osteoporosis, sino más bien de la tensión de los tejidos blandos. Las disfunciones somáticas se pueden tratar con técnicas de tensión ligamentosa equilibrada o contratensión. La osteopatía en el campo craneal no es traumática para estos pacientes.

En presencia de nuevas fracturas por compresión, no se debe realizar ninguna manipulación en la zona, pero la manipulación de zonas distantes aún es posible. Una vez que la fractura se consolida, la manipulación se puede realizar cerca de esa vértebra.

Las personas mayores, en particular las mujeres menopáusicas, se deben examinar con cuidado antes de utilizar cualquier tipo de fuerza de compresión.

## ENTRADA TORÁCICA

La entrada torácica, también llamada abertura torácica superior, es la abertura cefálica de la caja torácica. Es un espacio anatómico compuesto en la parte anterior por el manubrio y la clavícula, en la parte posterior por la primera vértebra torácica y se conecta lateralmente por el primer par de costillas.

Este espacio tiene importancia clínica debido a la proximidad de varias estructuras anatómicas, entre esófago, tráquea, vértices pulmonares, nervio frénico, nervio vago, troncos simpáticos, arterias carótidas comunes izquierda y derecha, arterias subclavias izquierda y derecha, venas yugulares internas, venas subclavias y conductos linfáticos.

## SALIDA TORÁCICA

La salida torácica, también llamada abertura torácica inferior, es la abertura caudal de la caja torácica. Está limitada en la parte anterior por la apófisis xifoides y el cartílago costal de la 7ª a 10ª costillas, en la parte posterior por la 12ª vértebra torácica y en la parte lateral por las 11ª y 12ª costillas. Estas últimas son flotantes y no se unen en la parte anterior al esternón ni al cartílago costal.

La salida torácica se identifica desde el punto de vista anatómico por la ubicación del diafragma torácico. El diafragma torácico es un músculo con forma de cúpula que se extiende a través del espacio de la salida torácica y separa la cavidad torácica de la cavidad abdominal. Existen numerosas estructuras con relevancia clínica que atraviesan el diafragma torácico en diferentes niveles.

- La vena cava inferior atraviesa el diafragma en el nivel de T8.
- La parte inferior del esófago pasa por el diafragma en el nivel de T10.
- La aorta pasa entre los pilares izquierdo y derecho del diafragma, el hiato aórtico, en el nivel de T12.

## SÍNDROME DE SALIDA TORÁCICA

El síndrome de salida torácica describe una constelación de síntomas relacionados con la compresión del paquete neurovascular. El paquete neurovascular consta de componentes del plexo braquial, la arteria subclavia y la vena subclavia. El síndrome de salida torácica puede ser causado, desde el punto de vista congénito, por costillas cervicales anómalas; anatómico, por movimientos repetitivos del brazo; o patológico, por traumatismo o lesión por latigazo cervical. La compresión del paquete neurovascular se puede producir en el triángulo del músculo escaleno, el espacio costoclavicular o el espacio del pectoral menor.

La compresión en el triángulo del músculo escaleno es la causa más común de síndrome de salida torácica. La compresión se produce entre los escalenos anterior y medial, que se insertan en la primera costilla. Es más probable que la compresión en este sitio cause el síndrome de salida torácica neurógena.

El espacio costoclavicular es la región entre la clavícula y la primera costilla. Este espacio está implicado con mayor frecuencia en la compresión de la vena subclavia, aunque cualquier región del paquete neurovascular puede estar comprometida.

El espacio del pectoral menor está delimitado en la parte anterior por el pectoral menor y en la parte posterior por la caja torácica.

El síndrome de salida torácica se puede dividir en función de los síntomas y la porción del paquete neurovascular afectado:

*Síndrome de salida torácica neurógena (95% de los casos)*: compresión del plexo braquial, con más frecuencia C8 y T1, que causa entumecimiento, debilidad y parestesias. La compresión crónica del nervio puede provocar debilidad grave y atrofia de los músculos inervados.

*Síndrome de salida torácica venosa*: la compresión de la vena subclavia se presenta como edema de la extremidad afectada, cianosis y dolor. La compresión venosa y la estasis sanguínea subsecuente pueden conducir a la formación de tromboembolia venosa en ciertos pacientes.

*Síndrome de salida torácica arterial*: compresión de la arteria subclavia con síntomas de isquemia, dolor y palidez en una extremidad. Casi siempre asociado con una costilla cervical anómala.

El diagnóstico y el tratamiento deben tener como objetivo la evaluación de los músculos escalenos, la clavícula, la primera costilla, el músculo pectoral y la exclusión de una causa alternativa para los síntomas del paciente (es decir, disfunción de la columna cervical).

## Referencias

DiGiovanna EL. *An Encyclopedia of Osteopathy*. Indianapolis, IN: American Academy of Osteopathy; 2003.

Ward RC. *Foundations for Osteopathic Medicine*. Baltimore, MD: Lippincott William & Wilkins; 1997.

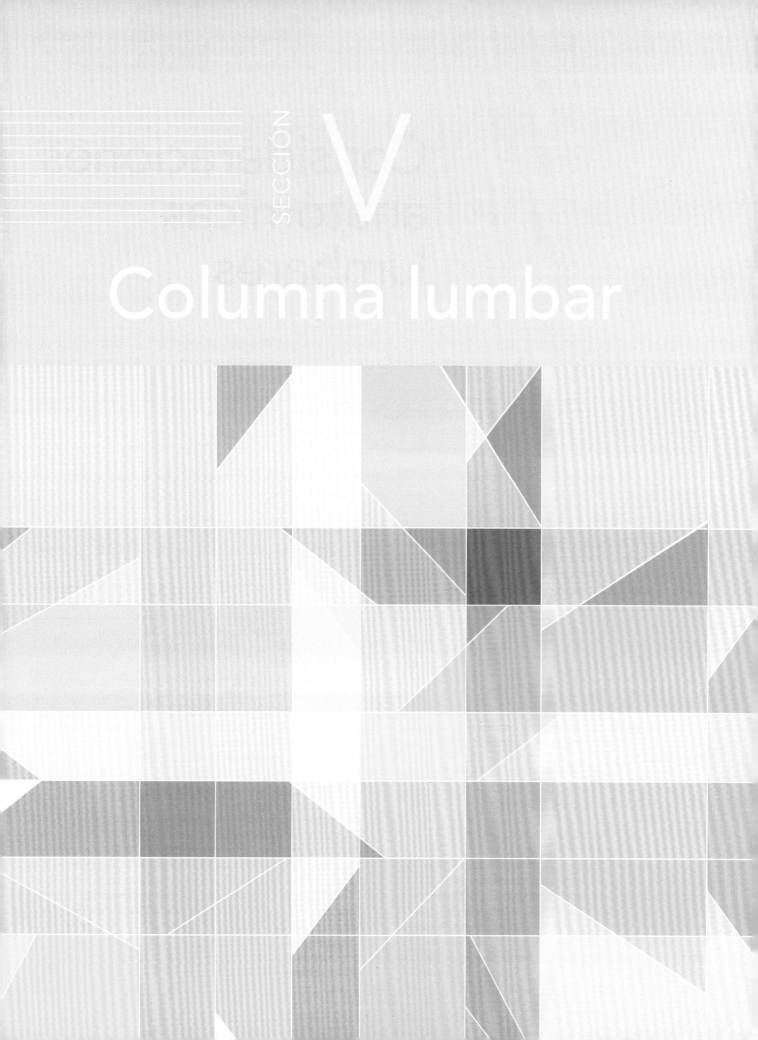

SECCIÓN

V

# Columna lumbar

# 46 Consideraciones anatómicas lumbares

Stanley Schiowitz

Las cinco vértebras lumbares están separadas entre sí por discos intervertebrales. La unidad combinada de vértebras y discos en posición vertical forma la curvatura lordótica lumbar anteroposterior entre la columna torácica y la base del sacro.

## OSTEOLOGÍA

Los cuerpos vertebrales lumbares son más grandes que los torácicos. Son más anchos en la parte transversal que en la dimensión anteroposterior y son más altos en la parte frontal que en la dorsal, lo que crea una cuña corporal posterior. En conjunto, con una forma de disco intervertebral similar, la forma de cuña de los cuerpos vertebrales lumbares ayuda a mantener la lordosis lumbar.

Las apófisis espinosas de las vértebras lumbares son grandes y cuadrangulares y se dirigen en sentido dorsal en plano horizontal. Las apófisis transversas son largas y delgadas y se dirigen a los lados en plano horizontal. En contraste con las diferentes relaciones de planos de las estructuras vertebrales torácicas, las apófisis espinosas y transversas así como los cuerpos vertebrales se encuentran en el mismo plano espinal.

La 5ª vértebra lumbar se diferencia de las que están por arriba por tener un cuerpo más grande, apófisis transversas más gruesas y cortas y una apófisis espinosa más pequeña. También es, de manera notable, más alta en su cara anterior. El mayor número de defectos congénitos raquídeos se produce en el nivel de la 5ª vértebra lumbar.

Las facetas articulares superiores de las vértebras lumbares son cóncavas y se dirigen en sentido medial y hacia atrás principalmente. Están rotadas 45º del plano sagital hacia el plano frontal. Las facetas articulares inferiores son convexas y se dirigen en sentido lateral y hacia delante. Las facetas articulares superior e inferior de las vértebras lumbares contiguas se ajustan entre sí, formando las articulaciones cigapofisiarias.

Se producen múltiples variaciones de las facetas articulares en la región lumbar, sobre todo en la articulación lumbosacra. Estas variaciones incluyen rotaciones del plano sagital de 0 a 90º, una orientación del plano horizontal y asimetrías facetarias. Estas variantes contribuyen a la inestabilidad de la zona lumbar, la enfermedad de los discos y la disfunción somática.

## MOVIMIENTO INTERVERTEBRAL

Todos los desplazamientos vertebrales individuales siguen las reglas de los movimientos acoplados:

1. La flexión y la extensión se acoplan con un deslizamiento de desplazamiento anteroposterior en el plano sagital.
2. La flexión lateral se acopla con un deslizamiento de desplazamiento contralateral en el plano frontal.
3. La rotación se acopla con la compresión del disco en el plano horizontal.

Los movimientos de flexión y extensión son mayores en todos los niveles, influidos por la orientación sagital vertical de las facetas. Existe un pequeño grado de flexión lateral que va acompañado siempre de una rotación muy limitada. Las formas articulares convexa y cóncava determinan el movimiento combinado de giro y deslizamiento.

## DISFUNCIÓN SOMÁTICA

Las curvaturas laterales de grupo son comunes en la región lumbar y, por lo general, son secundarias a la escoliosis torácica o al desnivel de la base del sacro. Las disfunciones somáticas vertebrales de un solo segmento incluyen restricción de movimiento en los tres planos; no obstante, la rotación es el movimiento principal restringido con mayor frecuencia. Esta restricción de rotación se acompaña de flexión lateral del mismo lado.

Las disfunciones somáticas se diagnostican, casi siempre, mediante la vigilancia de los movimientos de rotación de las apófisis transversas lumbares.

# DISCOS INTERVERTEBRALES

Un disco sano consta de una sustancia gelatinosa, el *núcleo pulposo*, rodeado por un anillo fibrótico, el *anillo fibroso*. El anillo comprende una serie de fibras de colágeno que están unidas con firmeza a sus platillos vertebrales superior e inferior. La malla fibroelástica está formada por laminillas circunferenciales concéntricas. Las fibras de colágeno de las laminillas se encuentran en un ángulo de 65° con respecto a la vertical y su orientación vertical se alterna en laminillas sucesivas. Esta disposición anatómica permite que el disco se someta a movimientos rotatorios y fuerzas de cizallamiento mientras mantiene una estabilidad restrictiva. El núcleo se mueve en dirección opuesta a la del movimiento vertebral, creando presión sobre el anillo y un mecanismo de distribución de la fuerza para normalizar.

Los discos intervertebrales sostienen los cambios y disfunciones más degenerativos de todos los discos espinales, con la posible excepción del disco C5-C6. Se considera que las posturas sedentes en las que la columna lumbar está flexionada provocan que se exprese más el líquido de los discos lumbares que en las posturas erguidas. Se postula que este movimiento, por estar de pie durante un tiempo prolongado, fusión, artritis degenerativa o restricción de movimiento raquídeo por cualquier causa, reduce el flujo de nutrientes hacia los discos y acelera la degeneración del disco lumbar. Los cambios degenerativos dan como resultado pérdida de elasticidad del tejido y de estabilidad restrictiva, disminución de los mecanismos de retroalimentación y pérdida de altura del disco. Las relaciones de las facetas articulares superior a inferior se vuelven anormales. Los ligamentos que conectan las vértebras y los discos se vuelven laxos y hay una mayor tendencia a la disfunción.

Los discos herniados son más comunes en la región lumbar inferior debido al estrechamiento del ligamento longitudinal posterior, la mayor incidencia de enfermedad degenerativa del disco, la laxitud de los ligamentos y el exceso de estrés que se ejerce sobre los discos en esta ubicación.

# NEUROLOGÍA

El plexo lumbar se encuentra dentro de la parte posterior del músculo psoas mayor y frente a las apófisis transversas de las vértebras lumbares. Consta de los ramos ventrales del 1°, 2°, 3° y parte del 4° nervio lumbar.

La médula espinal termina casi en el nivel de la segunda vértebra lumbar. Las raíces nerviosas inferiores se extienden en sentido caudal y lateral para salir de los agujeros intervertebrales. Esta terminación de la médula en un ramo de raíces nerviosas se conoce como *cola de caballo*. La hernia discal altera la raíz nerviosa de la parte inferior de las vértebras afectadas. Por lo tanto, una hernia discal en L5-S1 provoca una disfunción de la 1ª raíz nerviosa sacra.

Al menos, el médico debe poder reconocer los síntomas de las disfunciones de las raíces nerviosas de L4, L5 y S1. La disfunción del nervio L4 produce disminución del reflejo rotuliano, reducción de la fuerza en los músculos cuádriceps y tibial anterior, y cambios de la sensación cutánea en la cara medial de la pierna y el pie. La disfunción del nervio L5 no afecta un reflejo, pero provoca pérdida de la fuerza del primer dedo en dorsiflexión y en el músculo extensor del dedo gordo y cambios de la sensación cutánea en el lado de la pierna y parte superior del pie. La disfunción del nervio S1 provoca disminución del reflejo de Aquiles, reducción de la fuerza en los músculos peroneo largo y corto, y cambios de la sensación en la cara lateral del pie.

# MIOLOGÍA

El músculo erector de la columna es un grupo de músculos largos que se encuentra a ambos lados de la columna vertebral. Se origina en el sacro y continúa a través de la región cervical. En la región lumbar, se divide, de medial a lateral, en los músculos espinoso, dorsal largo e iliocostal. La contracción muscular bilateral provoca la extensión de la columna vertebral. La contracción unilateral causa extensión ipsilateral e inclinación lateral.

Los músculos multífidos, o transversoespinosos, y rotadores son músculos pequeños de la espalda que se encuentran profundos al erector de la columna. Funcionan sobre todo como músculos posturales, con control de los movimientos vertebrales individuales. La contracción bilateral crea extensión local y la contracción unilateral produce flexión lateral con rotación contralateral.

El cuadrado lumbar es un músculo lateral insertado en la 12ª costilla, la cresta iliaca y la columna vertebral. Su inserción costal le permite funcionar con la respiración al fijar la última costilla y ayudar a estabilizar el origen del diafragma. La contracción bilateral produce extensión; la contracción unilateral provoca extensión con inclinación lateral del mismo lado.

La acción sinérgica de los músculos abdominales provoca inclinación hacia adelante. La contracción del oblicuo externo crea rotación hacia el lado opuesto; la contracción del oblicuo interno produce rotación hacia el mismo lado. Las acciones combinadas de los músculos abdominales proporcionan un mecanismo coordinado para controlar el momento de torsión extremo, la inclinación y las fuerzas de cizallamiento en la columna lumbar. Su funcionamiento normal es esencial para el mantenimiento del mecanismo raquídeo.

El músculo psoasiliaco tiene una participación importante en la función y la estabilidad de la región lumbar. Está compuesto por dos músculos. El psoas mayor se origina en las superficies anteriores y los bordes inferiores de las apófisis transversas de todas las vértebras lumbares mediante cinco digitaciones, cada una se extiende desde el cuerpo de las dos vértebras y sus discos intersegmentarios, comenzando desde la 12ª vértebra torácica y terminando en la 5ª vértebra lumbar. El músculo desciende a lo largo del borde pélvico, pasa detrás del ligamento inguinal y delante de la cápsula de la articulación de la cadera, y termina en un tendón que recibe, en su parte lateral, casi todas las fibras del iliaco. El psoas mayor se inserta en el trocánter menor del fémur.

El músculo iliaco se origina en los dos tercios superiores de la concavidad de la fosa iliaca; del labio interno de la cresta iliaca; de los ligamentos sacroiliaco ventral e iliolumbar, y de la superficie superior lateral del sacro. Por delante llega hasta las espinas iliacas anterosuperior y anteroinferior y recibe algunas fibras de la parte superior de la cápsula de la articulación de la cadera. Se inserta en el lado externo del tendón del psoas mayor, el cual se inserta en el trocánter menor del fémur.

Desde arriba, el psoasiliaco flexiona el muslo sobre la pelvis; desde abajo, flexiona el tronco hacia delante mediante contracción bilateral. La contracción unilateral crea una flexión lateral del tronco con un giro de la pelvis hacia ese lado.

El psoasiliaco permanece en actividad constante en la postura erguida y evita la hiperextensión de la articulación de la cadera en un sujeto de pie. Un aumento de la lordosis lumbar mientras se está de pie provoca un incremento en la actividad del psoas e inestabilidad y disfunción en la zona lumbar.

Los signos principales de la disfunción del psoasiliaco en las posiciones de pie y decúbito dorsal son los siguientes:

1. *De pie*: flexión de la cadera y la rodilla e inclinación pélvica del lado de la disfunción, signo de Trendelenburg positivo y una postura psoática típica durante la marcha.
2. *Decúbito dorsal*: lordosis lumbar exagerada y una prueba de Thomas positiva.

La disfunción somática de la región lumbar que se relaciona con la contractura del psoasiliaco suele presentarse en el nivel de las vértebras lumbares superiores.

En la pelvis, estos músculos crean un mecanismo de soporte para las vísceras abdominales, el soporte del psoas, a medida que atraviesan los huesos del pubis en su descenso hacia los trocánteres menores. Cualquier disfunción somática que cambie esta relación estructural puede provocar síntomas y patología visceral. La inclinación sacra o pélvica anterior, la contractura del psoas, la debilidad de los músculos abdominales, el embarazo, el uso de zapatos de tacón alto, la mala postura y los reflejos somáticos pueden aumentar el estrés de las vísceras sobre la pared abdominal, que a su vez puede causar hernia diafragmática, hernias inguinales y femorales, retroversión del útero, ptosis renal y visceral, y síndromes como dismenorrea, menorragia, poliuria, estreñimiento y colitis.

El músculo psoasiliaco también tiene una participación importante en las actividades sinérgicas de los músculos de la región lumbar en el mantenimiento de un ángulo lumbosacro normal y un equilibrio postural adecuado.

## ÁNGULO LUMBOSACRO (ÁNGULO DE FERGUSON)

El ángulo lumbosacro es el que se forma en posición vertical, desde una vista lateral, al extender la línea de inclinación del sacro al encontrarse con una línea paralela al piso. Este ángulo suele estar entre 25 y 35°. Gran parte de la lumbalgia se atribuye a un aumento en el ángulo lumbosacro. Cuanto mayor es el ángulo, mayor es la inclinación y la fuerza de cizallamiento que se aplica sobre la articulación lumbosacra y

sus inserciones. Además, el aumento del ángulo incrementa la lordosis lumbar.

Los factores que pueden influir en el ángulo lumbosacro son obesidad, embarazo, debilidad de los músculos abdominales, uso de zapatos de tacón alto, pronación del pie, tendón de Aquiles valgo, facetas lumbosacras atípicas, espondilolistesis, disminución de la altura discal, debilidad ligamentosa, cifoescoliosis orgánica, mala postura, ocupación, somatotipo, herencia, disfunción del músculo psoas, inclinación sacra/pélvica anterior y disfunción somática.

El aumento del ángulo lumbosacro cambia las relaciones articulares porque las facetas lumbares inferiores se deslizan en sentido caudal sobre sus facetas sacras superiores acopladas.

## ACCIÓN SINÉRGICA DE LOS MÚSCULOS EN EL MANTENIMIENTO DE LAS CURVATURAS LUMBARES

Los músculos abdominales soportan y ayudan a aplanar la lordosis lumbar. Los músculos psoas jalan las vértebras y la pelvis anterior, lo que aumenta la lordosis lumbar. Los músculos glúteo mayor e isquiotibiales jalan la pelvis posterior, lo que disminuye la lordosis lumbar. Los músculos erectores de la columna y abdominales ayudan a aplanar la lordosis lumbar.

## RITMO LUMBAR Y PÉLVICO

Cuando un sujeto se inclina hacia delante para tocar el piso, se echan a andar los movimientos combinados de las articulaciones de las vértebras lumbares, la pelvis y la cadera. Las vértebras individuales se flexionan unas sobre otras, lo que endereza la lordosis lumbar y, algunas veces, causa una leve reversión de esa curvatura. Al mismo tiempo, se produce un movimiento secundario de rotación pélvica alrededor del eje de las articulaciones de la cadera a medida que se mueven en sentido posterior en el plano horizontal. Éstos son movimientos regulares e interrelacionados, tanto en la inclinación total hacia delante como en su reversión, al enderezarse.

Al evaluar el movimiento corporal brusco, el médico debe examinar los tres aspectos del ritmo lumbosacro. Es común relacionar todas las restricciones de inclinación hacia delante con la disfunción lumbar. Esta suposición no es correcta. Las disfunciones de la articulación de la cadera o la pelvis, a menudo, son la causa.

### Referencias

Adams MA, Hutton HC. The effect of posture on the fluid content of lumbar intervertebral discs. *Spine* 1983;8:665-671.

Basmajian JV. *Muscles Alive.* Baltimore, MD: Lippincott Williams & Wilkins; 1978.

Bogduk N, Twomey T. *Clinical Anatomy of the Lumbar Spine.* Edinburgh, Scotland: Churchill Livingstone; 1987.

Cailliet R. *Low Back Syndrome.* 2nd ed. Philadelphia, PA: F. A. Davis; 1968.

Farfan HF. Muscular mechanism of the lumbar spine and the position of power and efficiency. *Orthop Clin North Am.* 1975;6:135-144.

Farfan HF, Sullivan JD. The relation of facet orientation to intervertebral disc failure. *Can J Surg.* 1967;10:179-185.

Jayson IV. *The Lumbar Spine and Back Pain.* 3rd ed. Edinburgh, Scotland: Churchill Livingstone; 1976.

Jones L. *The Postural Complex.* St. Louis, MO: Charles C Thomas; 1955.

Kapanji IA. *The Physiology of the Joints, Vol 3: The Trunk and the Vertebral Column.* Edinburgh, Scotland: Churchill Livingstone; 1974.

Warwick R, Williams PL. *Gray's Anatomy.* 35th British ed. Philadelphia, PA: W.B. Saunders; 1973.

Weisel SW, Bernini P, Rothman RH. *The Aging Lumbar Spine.* Philadelphia, PA: W.B. Saunders; 1982.

White AA, Panjabi MM. *Biomechanics of the Spine.* Philadelphia, PA: J.B. Lippincott; 1978.

# 47

# Evaluación de la columna lumbar

Eileen L. DiGiovanna

La columna lumbar consta de cinco vértebras. La más grande es la columna vertebral. La mayoría de las anomalías congénitas se produce en la 5ª vértebra lumbar. La columna torácica, el sacro y la pelvis tienen efectos importantes en la postura y la función de la columna lumbar. Al realizar una evaluación, es necesario incluir estas zonas.

## HISTORIA CLÍNICA

Como en todas las regiones del cuerpo, una historia clínica completa es valiosa para determinar la causa del problema. La lumbalgia puede estar centrada en la columna lumbar o en la región sacra, por lo que se requiere que el paciente identifique la ubicación exacta de cualquier dolor lo más cerca posible. El entrevistador debe buscar cualquier asociación conocida de lumbalgia con una actividad, ya que puede estar relacionado con practicar algún deporte, ocupación, postura, levantar objetos pesados, agacharse o estirarse. Por supuesto, se debe considerar una causa visceral o de otro tipo.

## EXPLORACIÓN FÍSICA

### Observación

Se debe inspeccionar la piel para detectar zonas de enrojecimiento inusual, decoloración de la piel, imperfecciones o parches vellosos. Algunos parches de vello ("barba de fauno") son indicativos de una anomalía congénita del hueso (por lo general, espina bífida). Las marcas de nacimiento sobre la columna lumbar también pueden indicar alguna patología ósea. La región debe inspeccionarse en busca de evidencia de lesión o cirugía previa. Se debe tener en cuenta cualquier masa como lipomas.

Se debe observar la marcha y la postura de pie. La columna se inspecciona de manera lateral para ver un aumento de la lordosis lumbar o un aplanamiento de la curvatura. Luego, se analiza desde la parte posterior en busca de una curvatura lateral (escoliosis).

## Evaluación del movimiento grueso

Por lo general, el movimiento grueso de la columna lumbar se evalúa junto con el de la columna torácica. El paciente está de pie con su peso distribuido de manera equitativa y los dos pies están separados de 10 a 15 cm (4 a 6 pulgadas). El médico se arrodilla o directamente detrás del paciente; sus ojos están en el nivel de la columna lumbar.

1. El médico coloca las manos sobre la parte superior de las crestas iliacas del paciente, con los dedos controla las espinas iliacas anterosuperiores (EIAS) y con los pulgares controla las espinas iliacas posterosuperiores (EIPS).
2. El médico debe notar cualquier limitación de movimiento, la fluidez con la que se logra el movimiento y la simetría o asimetría que se crea.
3. La mayor parte de la rotación se produce en la columna torácica por el hecho de que las vértebras lumbares están limitadas a casi 5° de rotación en cada dirección.
4. La pelvis rota durante la evaluación de la rotación; sin embargo, controlar las EIAS puede minimizar esto.
5. Inclinación hacia delante (flexión):
   a. Se indica al paciente que se incline hacia delante, se comienza por la cabeza y el cuello, como si fuera a tocar los dedos de los pies, manteniendo las rodillas estiradas (fig. 47-1).
   b. El médico observa la fluidez con la que se mueven la columna torácica y lumbar así como cualquier zona con restricción de movimiento. El ángulo de flexión debe ser de casi 160°.
   c. Después, el paciente vuelve a una posición erguida y neutra.
6. Inclinación hacia atrás (extensión):
   a. Se indica al paciente que se incline lentamente hacia atrás, en dirección al médico (fig. 47-2). La mayor parte del movimiento se produce por encima de la cintura.
   b. Una vez que el médico sienta el movimiento en las EIAS, se pide al paciente que detenga el movimiento.
   c. Se observa la fluidez y la cantidad de movimiento. El ángulo de extensión debe ser de casi 60°.

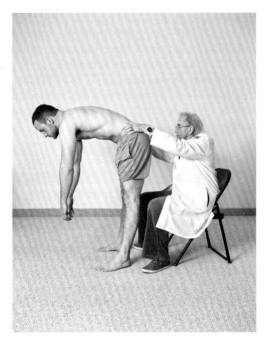

**FIGURA 47-1.** Prueba de movimiento regional toracolumbar: inclinación hacia delante.

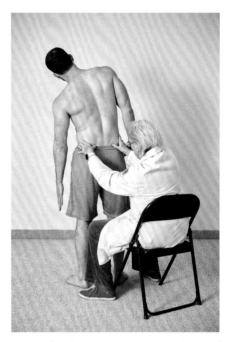

**FIGURA 47-3.** Prueba de movimiento regional toracolumbar: inclinación lateral.

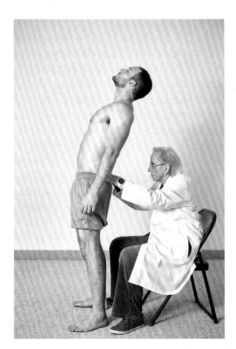

**FIGURA 47-2.** Prueba de movimiento regional toracolumbar: inclinación hacia atrás.

d. Se indica al paciente para que vuelva a la posición erguida y neutra.

7. Inclinación lateral:
   a. Se indica al paciente que deslice una mano por la cara lateral del muslo del mismo lado sin desviarse ni en flexión ni en extensión, mientras mantiene las rodillas extendidas (fig. 47-3).

b. El médico controla las crestas iliacas. Cuando se percibe el movimiento de la cresta contralateral, se indica al paciente que deje de agacharse.

c. Se observa la fluidez y la cantidad de movimiento. El ángulo de inclinación lateral debe ser de casi 40°.

d. Se indica al paciente que vuelva a la posición erguida y neutra.

e. Se repite el proceso para el lado contralateral. La inclinación lateral a la derecha se compara con la izquierda para la simetría del movimiento.

8. Rotación:
   a. Se indica al paciente que gire el cuerpo, de la cintura hacia arriba, hacia un lado, mientras mantiene los pies firmes en el piso con las rodillas estiradas (fig. 47-4).

   b. El médico controla el movimiento en las EIAS. Cuando se percibe que la pelvis comienza a girar, se indica al paciente que deje de moverse.

   c. El médico observa la fluidez y la cantidad de movimiento.

   d. A continuación, se indica al paciente que vuelva a una posición neutra.

   e. Se repiten los pasos anteriores en dirección contralateral.

   f. Después, el médico compara la rotación a la derecha e izquierda para determinar la simetría y se observa cualquier restricción. El ángulo de rotación debe ser de casi 40°.

## Flexión lateral lumbar: prueba de inclinación de la cadera

Otro método para valorar la capacidad de la columna lumbar para inclinarse lateralmente sin una contribución significativa de la columna torácica es la *prueba de inclinación de la cadera*. El paciente está de pie con su peso distribuido de manera equitativa y los pies separados de 10 a 15 cm (4 a 6 pulgadas). El médico se coloca detrás del paciente con los

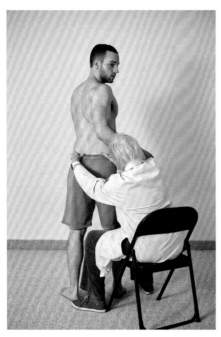

**FIGURA 47-4.** Prueba de movimiento regional toracolumbar: rotación.

ojos relativamente en el mismo nivel de la región lumbar y puede arrodillarse o acuclillarse para hacerlo.

1. Se indica al paciente que doble una rodilla, mientras mantiene ambos pies apoyados en el piso y la rodilla opuesta estirada (fig. 47-5).
2. El paciente debe permitir el cambio compensatorio en la distribución del peso.
3. El médico observa la fluidez y la cantidad de movimiento mientras la columna lumbar se curva de manera lateral para compensar el desnivel de la pelvis del lado de la rodilla doblada. Se observa el grado de desnivel en la cresta iliaca.

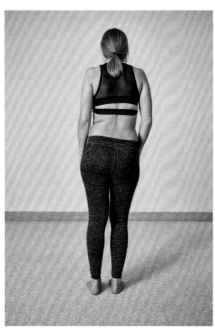

**FIGURA 47-5.** Prueba de inclinación de la cadera: inclinación lateral.

4. Se repite el proceso en el lado contralateral.
5. Se compara la inclinación a la izquierda y derecha de la columna lumbar. La cresta iliaca que tenga el mayor desnivel es el lado opuesto al que se inclina más la columna lumbar o, dicho de otra manera, el lado con mayor desnivel es el lado con la restricción de inclinación lateral. La curvatura de la columna vertebral debe ser suave y sin obstáculos.

## Palpación

Se realiza mejor la palpación con el paciente en decúbito ventral sobre una mesa y el médico de pie, a un lado, frente al paciente. En este momento se debe realizar la *prueba de eritema*, así como la *prueba de deslizamiento cutáneo*. Cuando estas pruebas son positivas, son indicadores de disfunción somática, como se explica en el capítulo 8.

A continuación, se palpan las capas más profundas de tejido, incluidos los tejidos subcutáneos y la fascia. En ocasiones, se pueden palpar *fibrolipomas* alrededor de la unión lumbosacra y el sacro. Son masas firmes y benignas que se producen en estas zonas.

Después, el médico palpa más profundo en el tejido muscular. Los músculos paraespinales se encuentran paralelos a la columna vertebral. Son más grandes en la región lumbar que en otras regiones de la columna. El cuadrado lumbar se adhiere a la 12ª costilla, la columna vertebral y la cresta iliaca. Estos músculos son la fuente del dolor lumbar con frecuencia y se deben valorar en busca de hipertonicidad, espasmos, reblandecimientos y otros cambios en la textura del tejido.

Una vez que se palpan los tejidos blandos, se deben valorar las estructuras óseas. Se palpan las apófisis espinosas y transversas y se compara su simetría. La parte superior de las crestas iliacas está alineada con el espacio intervertebral L4-L5. Desde este lugar, es posible identificar las otras vértebras lumbares. Otro método para identificar las vértebras es encontrar la 12ª costilla y seguirla hasta su unión a T12. La primera vértebra debajo de T12 es L1, y las apófisis espinosas se pueden contar desde allí. Las apófisis transversas se encuentran en el mismo nivel que el cuerpo vertebral y suelen ser muy largas en la región lumbar. Se pueden palpar profundamente en los músculos erectores de la columna.

## Prueba de movimiento intersegmentario

Para valorar los movimientos individuales de las vértebras, el paciente se coloca en la mesa, en decúbito ventral para probar la rotación y en decúbito lateral para probar la flexión, extensión e inclinación lateral. El médico se sitúa a un lado de la mesa y frente al paciente.

1. Prueba de rotación:
   a. Con el paciente en decúbito ventral, el médico coloca un dedo o el pulgar para controlar (dedo de control) en cada apófisis transversa de la vértebra que se evalúa.
   b. El médico ejerce presión firme hacia abajo sobre una de las apófisis transversas y, liberándola, sobre la apófisis transversa contralateral.
   c. La facilidad de movimiento ventral indica la capacidad del cuerpo vertebral para rotar en dirección contralateral. Se comparan ambos lados para determinar si existe alguna restricción en la rotación.

d. *Ejemplo*: si la apófisis transversa derecha se mueve en sentido ventral con mayor facilidad, entonces la vértebra rota a la izquierda con mayor facilidad y existe una restricción en la rotación a la derecha.

e. Se repite este procedimiento en cada nivel lumbar.

2. Inclinación lateral/rotación

a. Con el paciente en decúbito lateral y el médico frente a él.

b. El médico coloca un dedo en la apófisis espinosa o la apófisis transversa de la vértebra que se evalúa.

c. La cadera y las rodillas del paciente se flexionan hasta que el médico perciba el movimiento en el dedo de control.

d. El médico se inclina hacia las rodillas del paciente y, luego, utilizando las rodillas como punto de apoyo, eleva los tobillos del paciente hacia el techo hasta que vuelva a percibir el movimiento en el dedo de contol (fig. 47-6). Esto genera una inclinación lateral de la columna lumbar con la convexidad de la curva más cercana a la mesa.

e. El médico nota la facilidad con la que la vértebra se inclina en sentido lateral. También observa cualquier rotación en sentido posterior de la apófisis transversa de la vértebra que se controla. Una rotación en sentido posterior indica una disfunción somática tipo II en ese nivel. La rotación en sentido ventral indica una disfunción somática tipo I en esa vértebra.

f. Se repite el procedimiento en cada nivel vertebral y el movimiento de cada una se compara con el de las demás

3. Flexión/extensión:

a. Con el paciente en la posición antes descrita, el médico flexiona y extiende la columna lumbar. Un dedo controla la apófisis espinosa de la vértebra que se evalúa.

b. Se mueven las rodillas flexionadas hacia el abdomen del paciente para crear flexión. La flexión continúa sólo hasta que se perciba el movimiento en el dedo de control.

c. El médico induce la extensión al mover las piernas y rodillas del paciente en sentido contrario al abdomen y al aplicar compresión axial a través de los fémures del paciente. El movimiento se mantiene hasta que se perciba en los dedos de control.

d. El médico compara la capacidad de cada vértebra para flexionarse y extenderse.

e. La facilidad de flexión con una barrera en la extensión indica una disfunción somática de flexión. La viabilidad de extensión con una barrera en la flexión indica una disfunción somática de extensión.

## Prueba de movimiento para rotoescoliosis

La prueba de movimiento para rotoescoliosis proporciona otro método para identificar la disfunción somática de una vértebra lumbar. Esta técnica utiliza el principio de que una disfunción somática de tipo II tiene una restricción de movimiento en los tres planos de su capacidad de movimiento. Si se alcanza una barrera en la flexión o extensión, la vértebra tiende a rotar e inclinarse en sentido lateral hacia su facilidad de movimiento.

1. *Posición del paciente*: en decúbito ventral sobre la mesa.

2. *Posición del médico*: de pie a un lado de la mesa, frente al paciente.

3. *Técnica*:

a. El médico coloca los dedos sobre las apófisis transversas de la vértebra que se evalúa.

b. Cada vértebra se evalúa en las tres posiciones antes de examinar la siguiente vértebra. Los dedos del médico mantienen un contacto firme con las apófisis transversas hasta que se hayan examinado las tres posiciones.

c. *Neutral*: con el paciente en decúbito ventral, el médico determina la simetría o asimetría anteroposterior de una vértebra mediante la comparación de las apófisis transversas derecha e izquierda, correspondientes (fig. 47-7).

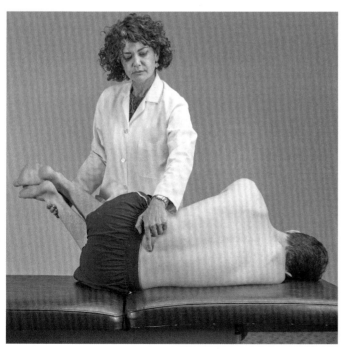

**FIGURA 47-6.** Prueba de movimiento intersegmentario: rotación/inclinación lateral.

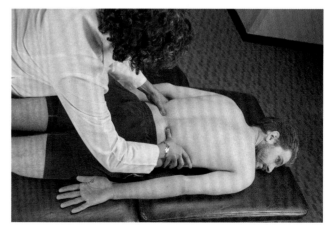

**FIGURA 47-7.** Prueba de rotoescoliosis lumbar en decúbito ventral al inicio.

d. *Hiperextensión*: se indica al paciente que haga hiperextensión de la columna al levantar la parte superior del cuerpo de la mesa, apoyándose en las manos o los codos (fig. 47-8). Se continúa la extensión hasta que los dedos de control perciban el movimiento. El médico compara las apófisis transversas en busca de simetría o asimetría de posición.

e. *Flexión*: el paciente se sienta con ambos pies firmes y apoyados por igual y se le indica que se incline hacia delante, permitiendo que los brazos caigan entre las rodillas (fig. 47-9). La flexión continúa hasta que el médico perciba el movimiento en los dedos de control y compara las apófisis transversas en busca de simetría o asimetría de posición.

f. La asimetría de las apófisis transversas en flexión indica una disfunción somática de extensión con rotación

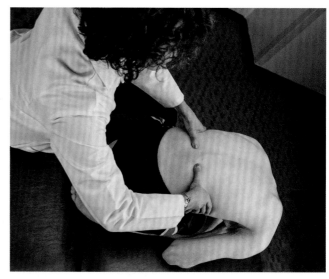

**FIGURA 47-9.** Prueba de rotoescoliosis lumbar en flexión.

e inclinación lateral hacia el lado del desplazamiento posterior de una apófisis transversa.

g. *Ejemplo*: si la apófisis transversa derecha se mueve más hacia atrás que la izquierda cuando el paciente está en hiperextensión, el diagnóstico es una disfunción somática de flexión con inclinación lateral y rotación a la derecha.

### Referencia

Hoppenfeld S. *Physical Examination of the Spine and Extremities*. Norwalk, CT: Appleton & Lange, Norwalk; 1976.

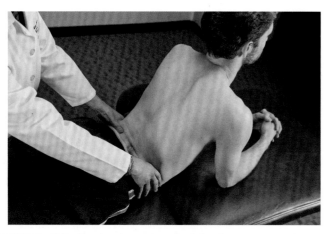

**FIGURA 47-8.** Prueba de rotoescoliosis lumbar en extensión.

# 48

# Técnicas miofasciales

Eileen L. DiGiovanna y Toni Spinaris

En este capítulo se describe la aplicación de las técnicas miofasciales o de tejidos blandos pasivas y activas directas e indirectas de la región lumbar. Estos procedimientos se pueden utilizar como parte principal del tratamiento o como preparación para el uso de otras técnicas osteopáticas.

## TÉCNICAS PASIVAS

### Técnica en decúbito ventral

1. *Posición del paciente*: en decúbito ventral.
2. *Posición del médico*: de pie al lado de la mesa, del lado opuesto a tratar.
3. *Técnica*:
   a. El médico coloca el pulgar de una mano paralelo al músculo paravertebral en el lado opuesto al que está parado, entre el músculo y las apófisis espinosas. El pulgar se refuerza al colocar la eminencia tenar de la otra mano sobre éste (ver figs. 37-1 y 37-2).
   b. Se empuja el músculo en sentido contrario a las apófisis espinosas manteniendo los codos rectos y utilizando el peso corporal para mover el músculo.
   c. Se mantiene el estiramiento durante unos segundos, lo que permite que el músculo se relaje y después se libera con lentitud.
   d. Se repite el estiramiento varias veces. El pulgar y la mano que lo refuerza se pueden mover hacia arriba y hacia abajo a lo largo de la columna para estirar varias partes del músculo.

### Técnica en decúbito ventral alternativa

1. *Las posiciones del paciente y el médico* permanecen igual.
2. *Técnica*:
   a. El estiramiento se realiza utilizando la eminencia tenar de la mano cefálica, la cual empuja el músculo en sentido contrario a las apófisis espinosas.
   b. La mano caudal toma la espina iliaca anterosuperior (EIAS) más alejada y rota la pelvis al jalar la EIAS hacia arriba y hacia el médico. Esto proporciona un estiramiento adicional en los músculos lumbares.

## Técnica en decúbito lateral

1. *Posición del paciente*: en decúbito lateral con los músculos a tratar hacia arriba y las rodillas y la cadera ligeramente flexionadas para mantener el equilibrio.
2. *Posición del médico*: de pie al lado de la mesa frente al paciente.
3. *Técnica*:
   a. El médico toma los músculos paravertebrales superiores con los dedos de ambas manos.
   b. Mientras se mantienen los codos rectos, el médico se inclina hacia atrás y estira los músculos jalándolos en dirección perpendicular hacia afuera de las apófisis espinosas (fig. 48-1).
   c. Se mantiene este estiramiento durante varios segundos y después se libera con lentitud.
   d. Esto se puede repetir varias veces, y las manos del médico se mueven hacia arriba y hacia abajo a lo largo de la columna para estirar varias partes del músculo.

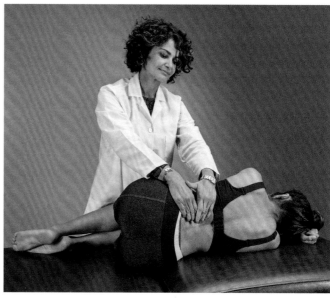

**FIGURA 48-1.** Técnica miofascial pasiva aplicada a la columna lumbar, paciente en decúbito lateral.

## Técnica en decúbito lateral alternativa

Esta técnica agrega un estiramiento longitudinal a la técnica perpendicular antes descrita.

1. *Las posiciones del médico y el paciente* permanecen igual.
2. *Técnica*:
   a. El médico toma el músculo como describió.
   b. Después, el médico coloca el antebrazo cefálico sobre el hombro del paciente y el antebrazo caudal sobre la cresta iliaca.
   c. A medida que se jala el músculo en dirección perpendicular, se agrega un estiramiento longitudinal empujando el hombro y las crestas iliacas con los antebrazos para separarlos.

## TÉCNICA ACTIVA DIRECTA

### Técnica en decúbito lateral

1. *Posición del paciente*: en decúbito lateral, con los músculos afectados hacia abajo.
2. *Posición del médico*: de pie al lado de la mesa, frente al paciente.
3. *Técnica*:
   a. El médico toma los tobillos del paciente y los levanta de la mesa, estirando los músculos afectados (lo más cercanos a la mesa; fig. 48-2).
   b. Se pide al paciente que empuje los tobillos hacia abajo en dirección a la mesa y que mantenga esta contracción durante varios segundos.
   c. El médico ejerce una fuerza de resistencia igual a la contracción del paciente, lo que provoca una contracción isométrica.
   d. El paciente se relaja y el médico induce una mayor inclinación lateral al levantar más los tobillos.

e. Se puede repetir el proceso varias veces para relajar los músculos.
f. Es posible que el médico ubique la zona a tratar mediante la flexión de la cadera del paciente. Alrededor de 90° de flexión de la cadera provocan una contracción máxima en la columna lumbar inferior. Una mayor flexión provoca una contracción máxima más arriba de la columna lumbar.

## Técnica en decúbito lateral alternativa

1. *Posición del paciente*: en decúbito lateral con los músculos afectados hacia arriba y lejos de la mesa. Se flexionan la cadera y las rodillas.
2. *Posición del médico*: de pie al lado de la mesa, frente al paciente.
3. *Técnica*:
   a. El médico toma los tobillos del paciente y baja las piernas por debajo del nivel de la superficie de la mesa (fig. 48-3).
   b. Se pide al paciente que empuje los tobillos hacia el techo. Esto produce contracción de los músculos superiores.
   c. El médico proporciona una fuerza de resistencia isométrica durante varios segundos; después se permite que el paciente que se relaje.
   d. Se repite la técnica varias veces.

## TÉCNICAS ACTIVAS INDIRECTAS

### Técnica en decúbito lateral

1. *Posición del paciente*: en decúbito lateral con los músculos afectados hacia abajo en dirección a la mesa. Se flexionan la cadera y las rodillas para mantener el equilibrio.

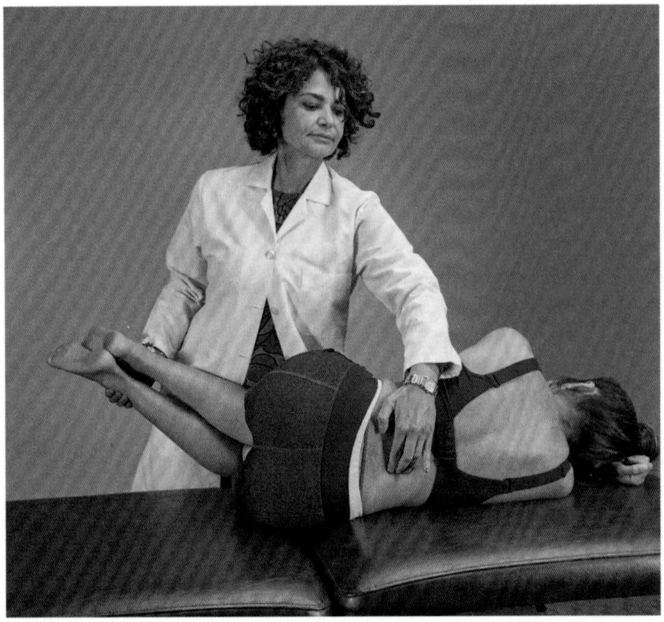

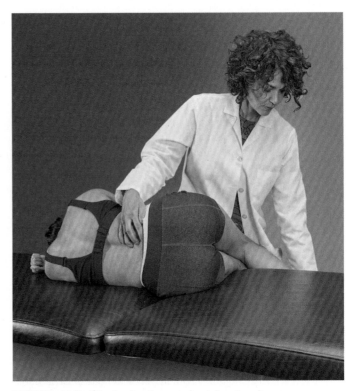

**FIGURA 48-2.** Técnica lumbar miofascial activa directa, paciente en decúbito lateral.

**FIGURA 48-3.** Técnica lumbar miofascial activa directa modificada.

2. *Posición del médico*: de pie al lado de la mesa, frente al paciente.
3. *Técnica*:
   a. El médico toma los tobillos del paciente y los baja fuera de la mesa, por debajo del nivel de la superficie de la mesa.
   b. Se indica al paciente que empuje ambos tobillos hacia el techo. Esto provoca contracción de los músculos superiores (los antagonistas del músculo afectado).
   c. El médico ejerce resistencia isocinética (fuerza de resistencia que permite que los tobillos se muevan en contra de esa resistencia).
   d. Se puede repetir este proceso varias veces. Este procedimiento utiliza la contracción de los músculos antagonistas para relajar el músculo agonista mediante inhibición recíproca.

## Técnica en decúbito lateral alternativa

La técnica mencionada se puede modificar para tratar los músculos superiores al levantar los tobillos hacia el techo y hacer que el paciente los empuje hacia el piso. Se permite que las piernas se muevan contra una resistencia isocinética. Ahora el paciente contrae los músculos más cercanos a la mesa para relajar los músculos superiores mediante inhibición recíproca. Es posible agregar estiramiento pasivo al final de cualquiera de estas técnicas.

# Técnicas de energía muscular para la columna lumbar

## 49

Sandra D. Yale, Nancy Brous y Dennis J. Dowling

En este capítulo se describe la aplicación de técnicas de energía muscular a los grupos de vértebras y las disfunciones somáticas de un solo segmento en la columna lumbar. Para las técnicas descritas, el paciente se coloca en decúbito lateral sobre la mesa o en una *posición de Sims* modificada. Las apófisis transversas del segmento a tratar se orientan hacia arriba o hacia abajo, según la técnica precisa.

## CURVAS (DE GRUPO) NEUTRAS TIPO I

1. *Posición del paciente*: en decúbito lateral con la concavidad de la curva hacia la mesa; las apófisis transversas rotadas en sentido posterior están hacia arriba.
2. *Posición del médico*: de pie al lado de la mesa, frente al paciente.
3. *Técnica*:
   a. El médico controla el vértice de la curva con la mano que se encuentra más cerca de la cabeza del paciente.
   b. El médico flexiona la cadera y las rodillas del paciente alrededor de 90°.
   c. El médico inclina en sentido lateral la columna lumbar hacia el vértice mediante la elevación de los tobillos del paciente con la mano que no controla (fig. 49-1).
   d. Se pide al paciente que empuje los pies hacia el piso durante 3 a 5 s.
   e. El médico da resistencia isométrica, con lo que produce contracción estática.
   f. Se indica al paciente que se relaje, por lo general, durante 3 a 5 s, aunque es posible prolongarlo un poco si es necesario.

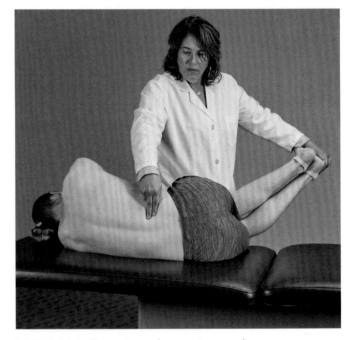

**FIGURA 49-1.** Tratamiento de energía muscular para una curva tipo I, convexa a la derecha.

   g. El médico eleva más los pies y la parte inferior de las piernas del paciente hasta percibir movimiento en la nueva barrera.
   h. Se repite el procedimiento, por lo menos, tres veces.
   i. Se agrega un estiramiento pasivo después de la última repetición.

# DISFUNCIÓN SOMÁTICA FLEXIONADA TIPO II

1. *Posición del paciente*: en decúbito lateral sobre la mesa. La apófisis transversa rotada en sentido posterior que se va a tratar se encuentra hacia abajo, en dirección a la mesa. Se coloca al paciente en decúbito lateral (la mnemotecnia "FAD" se utiliza para indicar **F**lexión, facetas posteriores hacia **A**bajo y posición en **D**ecúbito).
2. *Posición del médico*: de pie al lado de la mesa, frente al paciente.
3. *Técnica*:
   a. El médico evalúa en el nivel de la disfunción somática con la mano cefálica.
   b. Con la otra mano, el médico flexiona la cadera y las rodillas del paciente hasta localizar el movimiento en el nivel por debajo de la disfunción (es decir, en L2 sobre L3).
   c. Se indica al paciente que estire la pierna que se encuentra abajo y el médico la extiende aún más hasta percibir el movimiento en el mismo nivel.
   d. El médico sujeta la pierna que se encuentra arriba flexionada "enganchada" en el espacio poplíteo de la pierna de abajo. Esto coloca la disfunción somática en una barrera de extensión.
   e. El médico cambia de manera temporal las manos de control de manera que la mano caudal (respecto al paciente) ahora controla el segmento afectado.
   f. Con la otra mano, el médico toma el antebrazo del paciente y lo jala hacia delante y arriba, hasta percibir el movimiento en el nivel de la restricción. Esto lleva al paciente a una posición decúbito lateral y crea una rotación de la disfunción en la dirección de la barrera.
   g. Es posible lograr una mayor rotación y localización al indicar al paciente que tome el borde de la mesa por detrás de su espalda con la otra mano.
   h. El médico coloca la mano cefálica en el hombro del paciente.
   i. Se pide al paciente que respire profundamente y luego exhale por completo. El médico resiste el movimiento que se produce durante la inhalación y después sigue el hombro hasta una rotación hacia atrás durante la exhalación. Se indica al paciente que baje más la mano del borde de la mesa.
   j. El médico cambia otra vez las manos y utiliza la mano cefálica para evaluar el nivel de la restricción.
   k. El médico toma el tobillo de la pierna del paciente que se encuentra arriba y lo eleva hasta que la columna lumbar se inclina en sentido lateral hacia la barrera de movimiento.
   l. Se pide al paciente que empuje el pie elevado hacia abajo, en dirección a la mesa, durante 3 a 5 s.
   m. El médico ejerce resistencia isométrica, con lo que produce contracción estática.
   n. Por lo general, se indica al paciente que se relaje durante 3 a 5 s, aunque es posible prolongarlo un poco si es necesario.

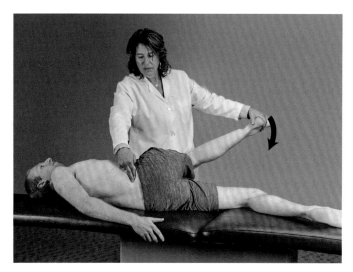

**FIGURA 49-2.** Tratamiento de energía muscular para una disfunción somática flexionada.

   o. El médico eleva aún más el pie y la pierna que se encuentran arriba hasta percibir el movimiento en la nueva barrera (fig. 49-2).
   p. Después, el médico aumenta la extensión, la inclinación lateral y la rotación hacia las nuevas barreras de movimiento al elevar de nuevo el tobillo del paciente que se encuentra arriba.
   q. Se repite el procedimiento, por lo menos, tres veces o hasta que mejore la disfunción somática.
   r. Se realiza estiramiento pasivo después de la última repetición.

# DISFUNCIÓN SOMÁTICA EXTENDIDA TIPO II

1. *Posición del paciente*: en decúbito lateral sobre la mesa. La apófisis transversa que se va a tratar se encuentra hacia arriba rotada en sentido posterior. Se coloca al paciente en una posición Sims modificada (la mnemotecnia "SAE" se utiliza para indicar **S**ims, facetas posteriores hacia **A**rriba y disfunción de **E**xtensión).
2. *Posición del médico*: de pie al lado de la mesa, frente al paciente.
3. *Técnica*:
   a. El médico se coloca frente al paciente y evalúa la disfunción somática con la mano cefálica.
   b. Con la otra mano, el médico flexiona la cadera y las rodillas del paciente hasta localizar el movimiento en el nivel por debajo de la disfunción (es decir, en L2 sobre L3).
   c. El médico cambia las manos de control para que la mano caudal esté sobre la disfunción somática.
   d. Se pide al paciente que lleve el brazo que está sobre la mesa hacia atrás y rote el tronco hacia la mesa. Esta rotación crea una posición de Sims modificada.
   e. El médico coloca la mano cefálica en el hombro del paciente.

f.  Se induce una rotación adicional al hacer que el paciente inhale y luego exhale por completo mientras trata de alcanzar el piso.

g.  El médico empuja hacia abajo sobre el hombro del paciente, en dirección a la mesa, con la mano cefálica hasta que el torso rota hacia abajo hasta el segmento que se evalúa, exagerando la posición de Sims modificada.

h.  El médico cambia otra vez las manos de control, y la cefálica se convierte y sigue siendo la de control.

i.  El médico baja las piernas del paciente a un lado de la mesa para crear una inclinación lateral lumbar hacia arriba en la zona de restricción (fig. 49-3).

j.  Puesto que esta posición puede ser incómoda para el paciente, el médico puede colocar una almohada debajo de la rodilla que se encuentra abajo o sentarse detrás del paciente y colocar su muslo entre las piernas

del paciente y la mesa (fig. 49-3B). (Esta posición requiere que el médico cambie la mano de control).

k.  Se pide al paciente que empuje los pies hacia el techo durante 3 a 5 s.

l.  El médico ejerce resistencia isométrica, con lo que crea contracción estática.

m.  Por lo general, se pide al paciente que se relaje durante 3 a 5 s, aunque es posible prolongarlo un poco si es necesario.

n.  El médico engancha una nueva barrera de movimiento al bajar aún más las piernas del paciente hacia el piso.

o.  Se repite el procedimiento, por lo menos, tres veces o hasta que mejore la disfunción somática.

p.  Se realiza estiramiento pasivo después de la última repetición.

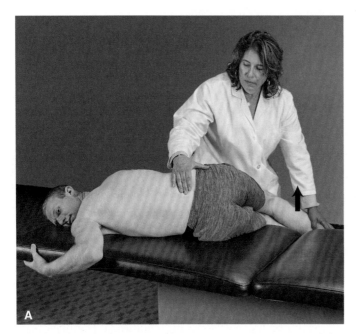
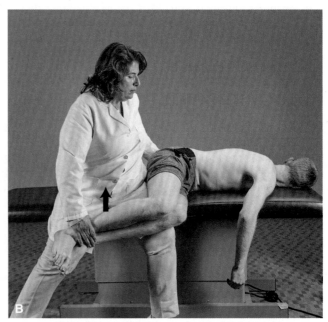

**FIGURA 49-3. (A)** Tratamiento de energía muscular para una disfunción somática extendida. Médico de pie. **(B)** Médico sentado.

# 50

# Técnicas de contratensión (*counterstrain*)

Eileen L. DiGiovanna

Los puntos dolorosos de contratensión (*counterstrain*) de la columna lumbar reciben el nombre de las vértebras lumbares disfuncionales. Los puntos dolorosos anteriores se tratan con el paciente en decúbito dorsal; y los puntos dolorosos posteriores, con el paciente en decúbito ventral. Muchas de las técnicas de contratensión para las disfunciones somáticas lumbares se facilitan mediante una ligera rotación de los muslos y la pelvis del paciente, y al apoyar una parte de la pierna de éste sobre el muslo o la rodilla del médico.

## PUNTOS DOLOROSOS ANTERIORES

La figura 50-1 muestra la ubicación de los puntos dolorosos lumbares anteriores. Estos puntos, por lo general, necesitan una posición de flexión. El posicionamiento se logra mediante el uso de las extremidades inferiores como palancas para mover la columna lumbar.

## Punto doloroso anterior en L1 (medial a las espinas iliacas anterosuperiores)

1. *Posición del paciente*: en decúbito dorsal, con la parte superior del cuerpo apoyada sobre almohadas.
2. *Posición del médico*: de pie junto a la mesa en el lado del punto doloroso.
3. *Técnica*:
   a. Ambas rodillas se flexionan y rotan hacia el punto doloroso. Debido a que la parte inferior del cuerpo está rotada, esta posición es equivalente a la rotación de la parte superior del cuerpo en sentido contrario al punto doloroso (fig. 50-2).
   b. Las caderas están inclinadas hacia el lado del punto doloroso.
   c. Las piernas del paciente se pueden apoyar sobre el muslo del médico, si así se desea.

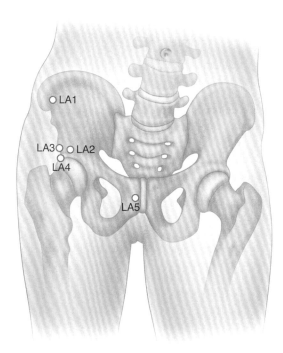

**FIGURA 50-1.** Puntos dolorosos lumbares anteriores.

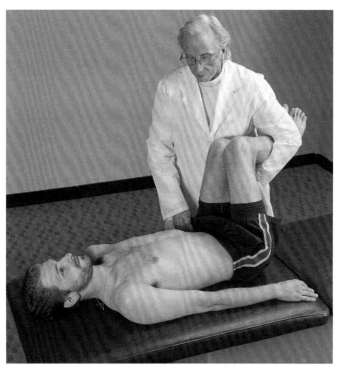

**FIGURA 50-2.** Tratamiento para el punto doloroso en L1.

d. Se mantiene la posición durante 90 s, las piernas regresan a una posición neutra y se revalúa el punto doloroso.

*Nota:* el punto doloroso en L1 se trata de la misma manera que los puntos dolorosos que corresponden a las vértebras de T9 a T12.

## Técnica del punto doloroso anterior en L2

1. *Posición del paciente*: en decúbito dorsal.
2. *Posición del médico*: de pie al lado de la mesa del lado opuesto al punto doloroso, el cual se ubica sobre la superficie medial inferior de la espina iliaca anteroinferior.
3. Ambos muslos se rotan 60° en sentido contrario al punto doloroso, con una inclinación lateral contraria (fig. 50-3).
4. Se mantiene la posición durante 90 s, las piernas regresan a la posición neutra y se revalúa el punto doloroso.

## Punto doloroso abdominal en L2

El punto doloroso abdominal en L2 es uno adicional para la 2ª vértebra lumbar y se encuentra a 5 cm (2 pulgadas) lateral al ombligo. El tratamiento es el mismo que para el punto doloroso en la espina iliaca anteroinferior, excepto que los muslos se rotan hacia el punto doloroso (el equivalente a la rotación en sentido contrario al punto doloroso en el nivel vertebral; fig. 50-4).

## Puntos dolorosos anteriores en L3 y L4

1. *Posición del paciente*: en decúbito dorsal.
2. *Posición del médico*: de pie al lado de la mesa en el lado del punto doloroso, con un pie sobre la mesa.
3. *Técnica*:
   a. Se flexionan la cadera y las rodillas del paciente. Las piernas descansan sobre los muslos del médico.
   b. Se inclina la columna vertebral hacia un lado, en sentido contrario al punto doloroso con una ligera rotación hacia ese punto.

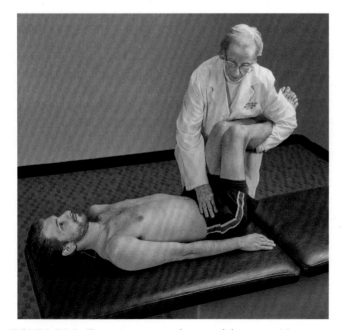

**FIGURA 50-3.** Tratamiento para el punto doloroso en L2.

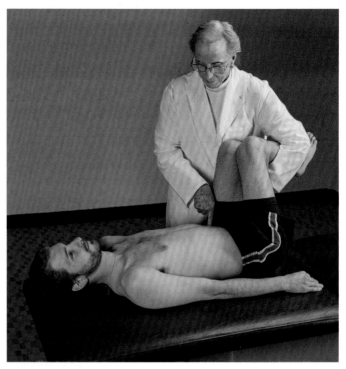

**FIGURA 50-4.** Tratamiento para el punto doloroso lumbar abdominal.

c. Se mantiene la posición durante 90 s, las piernas regresan a la posición neutra y se revalúa el punto doloroso.

## Punto doloroso anterior en L5

1. *Posición del paciente*: en decúbito dorsal.
2. *Posición del médico*: de pie al lado de la mesa junto al punto doloroso, el cual se encuentra sobre el ramo púbico.
3. El pie está sobre la mesa.
4. *Técnica*:
   a. Se flexionan las caderas y las rodillas del paciente. Las piernas descansan sobre los muslos del médico.
   b. El tobillo más lejano se cruza sobre el más cercano al médico. Se separan ligeramente las rodillas (fig. 50-5).
   c. Hay una inclinación lateral en sentido contrario al punto doloroso y una ligera rotación hacia éste.
   d. Se mantiene la posición durante 90 s, las piernas regresan a la posición neutra y se revalúa el punto doloroso.

## PUNTOS DOLOROSOS POSTERIORES

Por lo general, los puntos dolorosos lumbares posteriores se encuentran en la apófisis espinosa, entre las apófisis espinosas o en una apófisis transversa. Existen algunos puntos ubicados en los glúteos o, para el polo inferior de L5, en el sacro. La figura 50-6 muestra la ubicación de los puntos dolorosos posteriores.

Los puntos dolorosos posteriores generalmente necesitan extensión. El polo inferior de L5 es una excepción, ya que requiere flexión como el componente principal del tratamiento. En cada técnica, se mantiene la posición durante 90 s; después, las piernas regresan a una posición neutra y el punto doloroso se revalúa para asegurar la resolución.

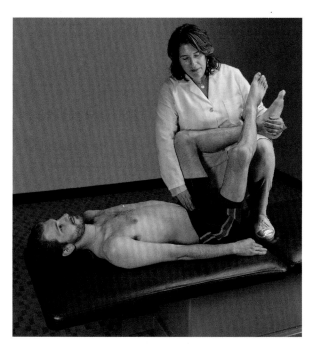

**FIGURA 50-5.** Tratamiento para el punto doloroso en L5.

## Puntos dolorosos en L1 a L5 (apófisis espinosas o transversas)

1. *Posición del paciente*: en decúbito ventral.
2. *Posición del médico*: de pie al lado de la mesa. Si el punto doloroso está en la línea media, es mejor si el médico se coloca del mismo lado que la pierna que se eleva (fig. 50-7). Si el punto está en una apófisis transversa, es mejor si el médico se coloca en el lado opuesto al punto doloroso.

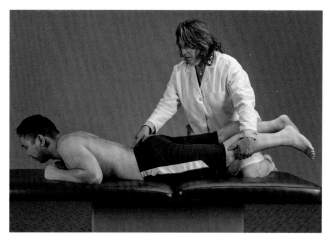

**FIGURA 50-7.** Tratamiento para el punto doloroso en la apófisis espinosa.

3. *Técnica*:
   a. La pierna extendida se eleva, lo que estira la columna lumbar. Se pueden utilizar ambas piernas.
   b. Si el punto doloroso está cerca de la línea media, esta posición puede ser suficiente.
   c. Si el punto doloroso está en la apófisis transversa, puede ser necesaria cierta rotación. Esto se realiza mejor con el médico de pie en el lado opuesto al punto doloroso. La pierna se eleva y se aduce sobre la otra pierna lo suficiente para provocar la rotación en el nivel vertebral que se está tratando. La rotación externa del muslo ayuda en este proceso (fig. 50-8).

### Técnica alternativa

Si el paciente no puede acostarse boca abajo, la técnica anterior se puede realizar con el paciente en decúbito lateral y el médico de pie detrás. La posición de la pierna es la misma.

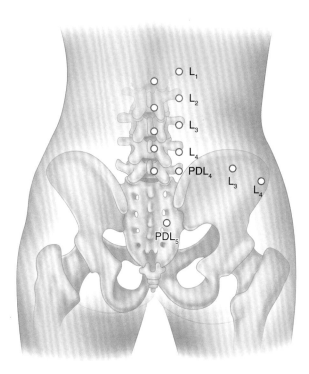

**FIGURA 50-6.** Puntos dolorosos lumbares posteriores.

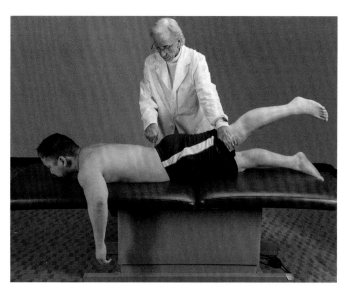

**FIGURA 50-8.** Tratamiento para el punto doloroso en la apófisis transversa con rotación inducida.

## PUNTOS DOLOROSOS EN EL POLO SUPERIOR DE L3, L4 Y L5

Las vértebras de L3 a L5 también tienen puntos dolorosos en los músculos laterales de los glúteos. El polo inferior del punto doloroso en L5 es superior y un poco medial a las espinas iliacas posteroinferiores. Los puntos dolorosos en L3 y L4 se tratan de una forma similar a la descrita para los puntos dolorosos en las apófisis transversas. La pierna del paciente en decúbito ventral se eleva y se aduce. Puede descansar sobre la rodilla del médico, la cual se coloca sobre la mesa.

### Punto doloroso en el polo inferior de L5

1. *Posición del paciente*: en decúbito ventral.
2. *Posición del médico*: sentado en un banco al lado de la mesa, junto al punto doloroso.
3. *Técnica*:
   a. La pierna del paciente cuelga de la mesa con la rodilla y la cadera flexionadas. La cadera se rota en sentido interno ligeramente.
   b. El médico, mientras sostiene la pierna del paciente, empuja la rodilla hacia la mesa aduciendo el muslo (fig. 50-9).
   c. El tratamiento se evalúa en el punto doloroso justo medial a la espina iliaca posteroinferior y debajo de él.

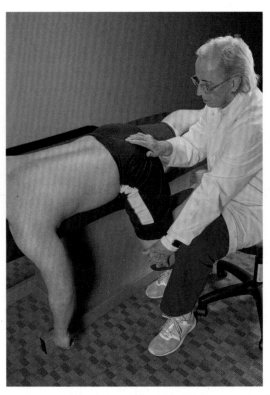

**FIGURA 50-9.** Tratamiento para el punto doloroso en el polo inferior de L5.

# 51 Liberación posicional facilitada

Stanley Schiowitz

## HIPERTONICIDAD DE MÚSCULOS SUPERFICIALES (REGIÓN LUMBAR IZQUIERDA)

1. *Posición del paciente*: en decúbito ventral, con una almohada debajo del abdomen. La almohada debe ser lo bastante grande para provocar el aplanamiento de la lordosis lumbar.
2. *Posición del médico*: de pie en el lado izquierdo de la mesa del lado de la hipertonicidad muscular (izquierda).
3. *Técnica*:
   El médico controla el área de hipertonicidad con el dedo índice.
   a. El médico coloca la rodilla izquierda sobre la mesa junto al ilion izquierdo del paciente.
   b. Con la mano derecha, el médico desliza las piernas del paciente hacia el lado izquierdo de la mesa, produciendo inclinación lateral de la columna lumbar del paciente con la rodilla izquierda del médico como punto de apoyo.

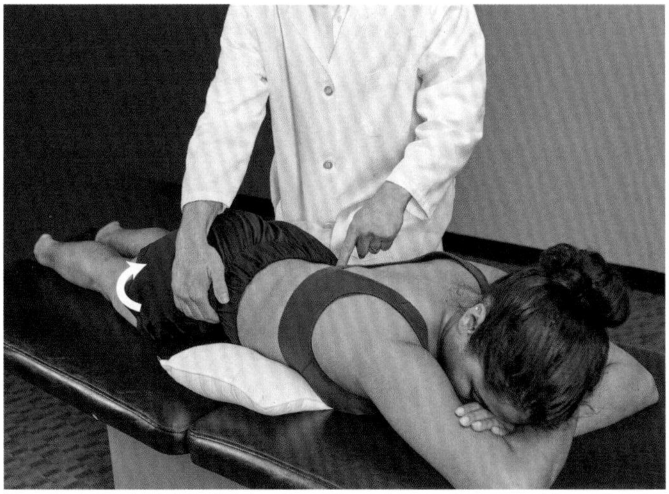

**FIGURA 51-1.** Tratamiento de liberación posicional facilitada para la región lumbar izquierda, hipertonicidad muscular superficial.

La inclinación lateral se continúa hasta que se perciba el movimiento del tejido con el dedo índice izquierdo (el que controla; fig. 51-1).
c. El médico libera las piernas del paciente, luego cruza la pierna derecha sobre la izquierda en el tobillo y después coloca la mano derecha debajo del muslo derecho. El médico toma el muslo derecho del paciente en su parte medial, lo extiende en sentido posterior y lo rota en sentido externo hasta que perciba el movimiento con el dedo índice izquierdo (el que controla) en el área de tensión del tejido. Se crea un movimiento de torsión hasta el dedo de control.
d. Se mantiene esta posición durante 3 s y después se libera; se revalúa la disfunción.

## DISFUNCIÓN SOMÁTICA: DISFUNCIÓN DE EXTENSIÓN (L4 EI₁R₁)

1. *Posición del paciente*: en decúbito ventral, con una almohada debajo del abdomen. Se coloca una segunda almohada entre el muslo izquierdo y la mesa. Esto protege el muslo y actúa como un punto de apoyo o fulcro para el movimiento.
2. *Posición del médico*: de pie en el lado izquierdo de la mesa.
3. *Técnica*:
   a. El médico controla la apófisis transversa izquierda de la vértebra L4 con el dedo índice izquierdo.
   b. El médico toma la parte inferior de la pierna izquierda o el tobillo del paciente con la mano derecha.
   c. Se lleva la pierna izquierda del paciente a la abducción hasta que se perciba el movimiento en el dedo de control; después se agrega la rotación interna hasta el dedo de control.
   d. Después se presiona la pierna izquierda del paciente hacia el piso hasta que el médico perciba el movimiento en el dedo de control (fig. 51-2).
   e. Se mantiene la posición hasta que el médico perciba la liberación articular. Esto suele suceder en 3 o 4 s.
   f. Se libera la posición y se regresa al paciente a una posición neutra. Se revalúa la disfunción.

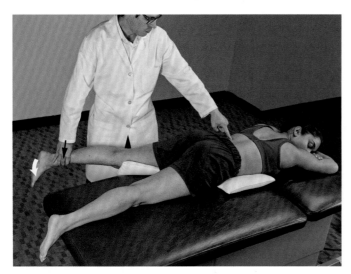

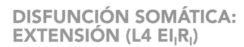

**FIGURA 51-2.** Tratamiento de liberación posicional facilitada para disfunción somática de extensión lumbar.

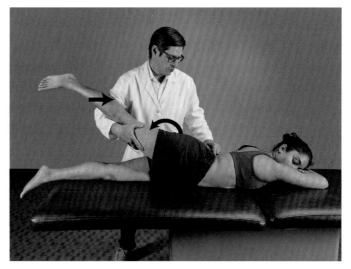

**FIGURA 51-3.** Tratamiento alternativo de liberación posicional facilitada para disfunción somática de extensión lumbar.

## DISFUNCIÓN SOMÁTICA: EXTENSIÓN (L4 EI₁R₁)

### Técnica alternativa

1. *Posición del paciente*: acostado sobre el lado derecho, con ambas piernas en extensión total sobre la mesa.
2. *Posición del médico*: de pie al lado de la mesa, detrás del paciente.
3. *Técnica*:
   a. El médico coloca un dedo de la mano derecha sobre la apófisis transversa izquierda rotada hacia atrás de L4.
   b. El médico toma la rodilla izquierda con la mano izquierda y el pie izquierdo del paciente descansa sobre su antebrazo izquierdo.
   c. El médico lleva la parte izquierda de la cadera del paciente a la abducción hasta que perciba el movimiento en el dedo de control. Se agrega rotación interna de esa parte de la cadera al girar el pie del paciente en sentido interno, utilizando un movimiento de rotación del antebrazo izquierdo del médico.
   d. El médico lleva la pierna izquierda del paciente a la extensión y retrocede poco a poco hasta que perciba el movimiento en el dedo de control (fig. 51-3).
   e. Se mantiene la posición hasta que el médico perciba la liberación articular, por lo general, de 3 a 5 s.
   f. Se libera el movimiento. Se regresa al paciente a una posición neutra y se revalúa la disfunción.

## DISFUNCIÓN SOMÁTICA: DISFUNCIÓN DE FLEXIÓN (L4 F I_DR_D)

1. *Posición del paciente*: en decúbito ventral, con una almohada colocada debajo del abdomen.
2. *Posición del médico*: sentado en el lado derecho de la mesa, de cara a la cabeza del paciente. La parte lateral del muslo y la rodilla izquierdas del médico están al lado de la mesa.

3. *Técnica*:
   a. El médico controla la apófisis transversa de L4 en el lado derecho con un dedo de la mano izquierda.
   b. El médico deja colgando de la mesa la rodilla flexionada y el muslo derechos del paciente sobre su muslo izquierdo.
   c. El médico toma la rodilla del paciente con la mano derecha y flexiona la cadera hasta que perciba el movimiento en la apófisis transversa que evalúa.
   d. El médico empuja la rodilla derecha del paciente hacia la mesa, en aducción, utilizando la rodilla y el muslo como fulcro, hasta que perciba el movimiento en la apófisis transversa que evalúa.
   e. Con la mano derecha, el médico utiliza la rodilla del paciente para rotar el muslo, con lo que crea la rotación interna de la cadera (fig. 51-4).
   f. Se mantiene esta posición hasta que el médico perciba la liberación articular.
   g. Se mantiene esta posición durante 3 s y después se libera; se revalúa la disfunción.

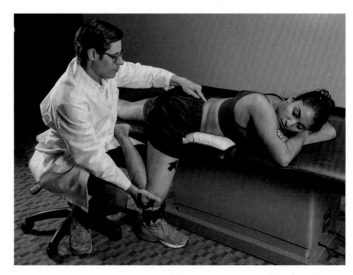

**FIGURA 51-4.** Tratamiento de liberación posicional facilitada para disfunción somática de flexión lumbar.

## DISFUNCIÓN SOMÁTICA: DISFUNCIÓN DE FLEXIÓN (L4 F I$_D$R$_D$)

### Técnica alternativa

1. *Posición del paciente*: acostado en la mesa sobre su lado izquierdo con la cadera y las rodillas flexionadas.
2. *Posición del médico*: de pie al lado de la mesa. El dedo índice izquierdo del médico controla la apófisis transversa rotada en sentido posterior.
3. *Técnica*:
   a. El médico coloca un dedo de la mano izquierda sobre la apófisis transversa derecha rotada en sentido posterior.
   b. El médico toma la rodilla derecha del paciente con la mano derecha.
   c. El médico flexiona la parte izquierda de la cadera y la rodilla del mismo lado del paciente hasta que perciba el movimiento en el dedo de control.
   d. El médico aduce y rota en sentido interno la parte derecha de la cadera del paciente.
   e. El médico agrega una fuerza de compresión utilizando la mano derecha para empujar el fémur derecho del paciente hacia el dedo de control del médico (fig. 51-5).
   f. Se mantiene la posición hasta que se perciba la liberación articular, por lo general, de 3 a 5 s. Después se libera la posición y se revalúa la disfunción.

## TÉCNICA LUMBAR PARA EL SÍNDROME DE DOLOR DISCÓGENO

Esta técnica es útil para los pacientes con dolor radicular, discos abultados, estenosis o hernia discal, o con dolor

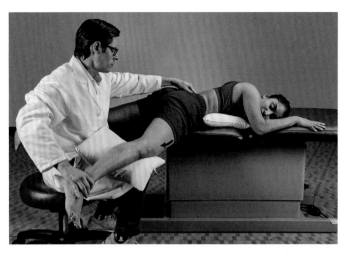

**FIGURA 51-6.** Tratamiento de liberación posicional facilitada para la irradiación ciática del dolor provocado por hernia discal lumbar.

residual después de una laminectomía. El tratamiento se describe para una disfunción del lado derecho.

1. *Posición del paciente*: en decúbito ventral con una almohada colocada debajo del abdomen.
2. *Posición del médico*: sentado en el lado derecho de la mesa, de cara a la cabeza del paciente. Los muslos y las rodillas del médico están paralelos a la mesa.
3. *Técnica*:
   a. El médico controla la zona en el sitio de la hernia discal con el dedo índice.
   b. Se flexionan la cadera y el muslo derechos del paciente y se coloca el muslo sobre las piernas del médico, lo que permite que la rodilla se flexione hacia el piso.
   c. El médico coloca la mano derecha sobre el tobillo derecho del paciente.
   d. El médico levanta el talón derecho del piso, elevando el muslo del paciente, hasta que perciba el movimiento en el dedo de control.
   e. El médico empuja la rodilla derecha en sentido lateral contra la parte posterior de la rodilla del paciente, con lo que crea una fuerza de tracción que es controlada por su dedo.
   f. Con la mano derecha, el médico gira la pierna derecha del paciente hacia el piso, con lo que crea un movimiento rotatorio del muslo y la cadera, y la rodilla actúa como fulcro (fig. 51-6).
   g. Se mantiene una leve tensión en el dedo de control hasta que se perciba el movimiento. El médico percibe la liberación de tensión del tejido en 3 a 5 s.
   h. El médico libera la posición, regresa la pierna a la mesa y revalúa la disfunción.

*Nota*: este tratamiento se puede aplicar en ambos lados para obtener resultados óptimos.

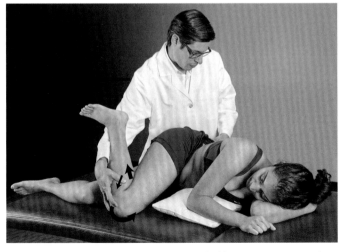

**FIGURA 51-5.** Tratamiento alternativo de liberación posicional facilitada para disfunción somática de flexión lumbar.

# 52 Técnicas de Still

Dennis J. Dowling

En este capítulo se describen las técnicas de Still para tratar las disfunciones somáticas de la columna lumbar. La región lumbar tiene disfunciones somáticas tipo I (regionales) y tipo II (segmentarias o únicas) y se trata mediante el posicionamiento en las direcciones de alivio. La región lumbar se puede tratar de la misma forma que las disfunciones somáticas típicas de las vértebras torácicas. Aunque la posición principal de aplicación es con el paciente en decúbito dorsal, también se puede tratarlo sentado con las técnicas torácicas. La compresión se utiliza con más frecuencia. En ocasiones, la parte del tratamiento que incluye el movimiento hacia las barreras puede resultar en un "chasquido" articular. Las descripciones son para los componentes específicos de inclinación lateral y rotación con flexión y extensión como modificaciones en las direcciones adecuadas.

## DISFUNCIÓN SOMÁTICA LUMBAR TIPO II EXTENDIDA (L3 E $I_D R_D$): PACIENTE EN DECÚBITO DORSAL

1. *Posición del paciente*: en decúbito dorsal.
2. *Posición del médico*: de pie al costado del paciente, en el lado de la disfunción somática.
3. *Técnica*:
   a. El médico coloca la yema del dedo índice o medio de la mano cefálica de control en la apófisis transversa posterior en el lado del componente de inclinación lateral/rotación de la disfunción somática (en este ejemplo, el dedo izquierdo hace contacto con la apófisis transversa derecha de L3 del paciente).
   b. El médico utiliza la otra mano para tomar la pierna del paciente en el lado disfuncional y flexionar la cadera y la rodilla hasta que perciba el movimiento en el dedo de control (en este ejemplo, la mano derecha del médico toma y flexiona la pierna derecha del paciente).
   c. El médico abduce la rodilla del paciente del lado afectado y rota en sentido externo la pierna hasta que perciba el movimiento y la relajación de los tejidos blandos en el dedo control. Esto crea una extensión relativa, rotación e inclinación lateral de la disfunción somática (fig. 52-1A).

d. Una modificación consiste en que el médico inserte el antebrazo del brazo caudal en dirección lateral a medial debajo de la rodilla del paciente y coloque la mano sobre la parte anterior del muslo. Esto puede agregar torsión a las fuerzas de modificación y localización (fig. 52-1B).
e. El médico ejerce compresión hacia abajo con el brazo u hombro caudal (derecho) desde la rodilla del paciente a través de su fémur, hacia la pelvis y la cadera, y se dirige a la disfunción somática lumbar hasta que perciba una mayor relajación del tejido en el dedo de control.
f. Mientras se mantiene la compresión, la pierna del paciente se lleva con cuidado hacia la aducción a través de la línea media y se aumenta la flexión de la cadera ligeramente, con lo que se involucra la barrera de extensión, y después se lleva a una posición neutra y en las direcciones de la barrera (en este caso, inclinación lateral a la izquierda y rotación al mismo lado).
g. La cadera y la rodilla del paciente se regresan a la posición neutra al extenderlas, y después se revalúa la disfunción somática lumbar.

## DISFUNCIÓN SOMÁTICA LUMBAR TIPO II FLEXIONADA (L3 F $I_D R_D$): PACIENTE EN DECÚBITO DORSAL

1. *Posición del paciente*: en decúbito dorsal.
2. *Posición del médico*: de pie al lado de la mesa, por lo general, del lado de la disfunción.
3. *Técnica*:
   a. El médico coloca la yema del dedo índice o medio de la mano cefálica de control en la apófisis transversa posterior en el lado del componente de inclinación lateral/rotación de la disfunción somática (en este ejemplo, el dedo izquierdo hace contacto con la apófisis transversa derecha de L3 del paciente).
   b. El médico utiliza la otra mano para tomar la pierna del paciente en el lado disfuncional y flexionar la cadera y la rodilla hasta que perciba el movimiento y la relajación de los tejidos blandos en el dedo de control (en este ejemplo, la mano derecha del médico toma y flexiona la pierna derecha del paciente).

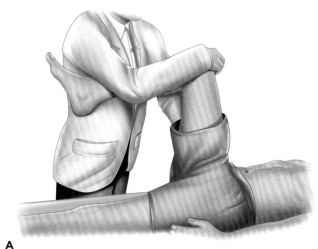

**A**

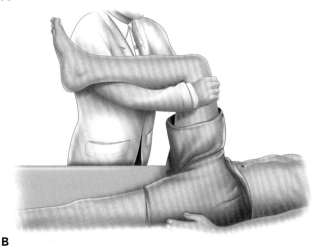

**B**

**FIGURA 52-1. (A)** Disfunción somática lumbar tipo II extendida (L3 E I_DR_D), paciente en decúbito dorsal. **(B)** Disfunción somática lumbar tipo II extendida (L3 E I_DR_D), paciente en decúbito dorsal. (Modificación de la posición de la mano/brazo del médico).

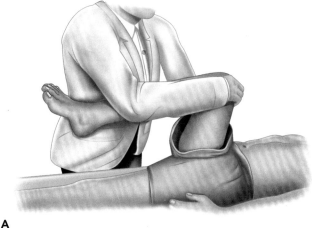

**A**

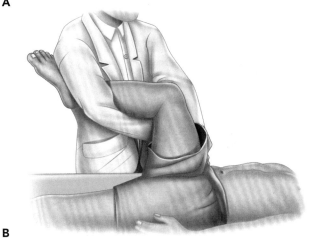

**B**

**FIGURA 52-2. (A)** Disfunción somática lumbar tipo II flexionada (L3 F I_DR_D), paciente en decúbito dorsal. **(B)** Disfunción somática lumbar tipo II flexionada (L3 F I_DR_D), paciente en decúbito dorsal. (Modificación de la posición de la mano/brazo del médico).

g. La cadera y la rodilla del paciente se regresan a la posición neutra al extenderlas, y después se revalúa la disfunción somática lumbar.

## DISFUNCIÓN SOMÁTICA LUMBAR DE CURVATURA DE GRUPO TIPO I (L1-5 N I_DR_I): PACIENTE EN DECÚBITO DORSAL

1. *Posición del paciente*: en decúbito dorsal.
2. *Posición del médico*: de pie frente a la mesa del lado de la concavidad de la curvatura de grupo.
3. *Técnica*:
   a. El médico coloca la yema del dedo índice o medio de la mano de control en el vértice de la curva en el lado cóncavo de la curvatura de grupo pasando la mano de control por debajo de la espalda del paciente (en este ejemplo, el dedo izquierdo hace contacto con la apófisis transversa derecha de L3 del paciente). La palma de esa mano se adapta y sostiene la espalda del paciente en esta región.
   b. El médico toma la rodilla del paciente en el lado de la inclinación lateral y flexiona la cadera y la rodilla en ángulos rectos aproximadamente (en este ejemplo, la mano derecha del médico sostiene la pierna derecha del paciente) o hasta que el dedo de control localice el movimiento y haya relajación de los tejidos blandos.

c. El médico aduce la rodilla ipsilateral del paciente y rota en sentido interno la pierna hasta que perciba el movimiento y la relajación de los tejidos blandos en el dedo de control. Esto crea extensión, rotación e inclinación lateral relativas hacia la disfunción somática (fig. 52-2A).
d. Una modificación consiste en que el médico inserte el antebrazo del brazo caudal debajo de la rodilla del paciente en dirección medial a lateral y coloque la mano sobre la cara lateral del muslo. Esto puede agregar torsión a las fuerzas de modificación y localización (fig. 52-2B).
e. El médico ejerce compresión hacia abajo con el brazo u hombro caudal (derecho) desde la rodilla del paciente a través del fémur, hacia la pelvis y la cadera, y se dirige a la disfunción somática lumbar hasta que perciba más tejido blando en el dedo de control.
f. Mientras se mantiene la compresión, la pierna del paciente se lleva hacia la abducción y la rotación externa con cuidado y se disminuye ligeramente la flexión de la cadera al involucrar la barrera de extensión, después se lleva a una posición neutra y en las direcciones de la barrera (en este caso, inclinación lateral a la izquierda y rotación al mismo lado).

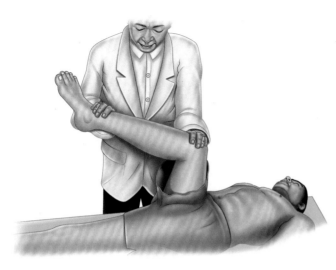

**FIGURA 52-3.** Disfunción somática lumbar de curvatura grupo tipo I (L1-5 N $I_DR_I$), paciente en decúbito dorsal.

c. Después, el médico sostiene la pierna por encima del tobillo y retira el dedo de control para sostener la rodilla (la mano derecha sostiene la parte inferior de la pierna derecha; la mano izquierda sostiene la rodilla del mismo lado).

d. El médico rota la pierna en sentido interno al jalar la parte inferior en dirección lateral y también aduce la rodilla empujándola en sentido medial. Esto inclina hacia un lado el cuerpo del paciente en dirección a la concavidad de la curva grupo y rota la región lumbar hacia el lado opuesto para una mayor relajación del tejido.

e. El médico aplica alrededor de 2.5 kg (5 libras) de presión hacia abajo en dirección a la mesa con la mano en la parte superior de la rodilla del paciente a través del fémur y hacia donde había estado el dedo de control (fig. 52-3).

f. Mientras mantiene la compresión, la rodilla se lleva, con cuidado, a una posición neutra de abducción y al mismo tiempo el pie se guía hacia la línea media creando una rotación externa completa de la pierna.

g. La pierna del paciente se regresa a la posición neutra y se revalúa la curva grupo.

# DISFUNCIÓN SOMÁTICA LUMBAR ALTERNATIVA DE CURVATURA DE GRUPO TIPO I (L1-5 N $I_DR_I$): PACIENTE EN DECÚBITO DORSAL

1. *Posición del paciente*: en decúbito dorsal.
2. *Posición del médico*: de pie frente al paciente, en el lado del componente de inclinación lateral de la curvatura de grupo.
3. *Técnica*:
   a. El médico coloca la yema del dedo índice o medio de la mano de control en el vértice de la curva sobre el lado cóncavo de la curvatura grupo pasando la mano de control por debajo de la espalda del paciente (en este ejemplo, el dedo izquierdo hace contacto con la apófisis

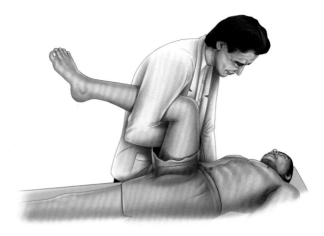

**FIGURA 52-4.** Disfunción somática lumbar alternativa de curvatura de grupo tipo I (L1-5 N $I_DR_I$), paciente en decúbito dorsal.

transversa derecha de L3 del paciente). La palma de esa mano se adapta y sostiene la espalda del paciente en esta región.

b. El médico toma la rodilla del paciente en el lado de la inclinación lateral y flexiona la cadera y la rodilla casi a 90° (en este ejemplo, la mano derecha del médico sostiene la pierna derecha del paciente) o hasta que el dedo de control localice el movimiento y haya relajación de los tejidos blandos.

c. Después, el médico coloca el brazo debajo de la rodilla inclinada del paciente en dirección medial a lateral, sostiene el muslo con esa mano y coloca su hombro contra la rodilla del paciente (el brazo derecho debajo de la rodilla derecha; el hombro derecho contra la rodilla derecha).

d. El médico rota la pierna en sentido interno al empujar la rodilla en sentido medial y dirigir la parte inferior de la pierna en sentido lateral. Esto inclina el cuerpo del paciente hacia la concavidad de la curvatura grupo y rota las vértebras lumbares hacia el lado opuesto para una mayor relajación de los tejidos.

e. El médico aplica alrededor de 2.5 kg (5 libras) de presión hacia abajo en dirección al piso con el hombro en la parte superior de la rodilla del paciente a través del fémur y hacia el dedo de control (fig. 52-4).

f. Mientras se mantiene la compresión, la rodilla se lleva, con cuidado, a la posición neutra de abducción y al mismo tiempo el médico guía la pierna a la rotación externa al rotar su brazo en la región poplítea del paciente.

g. La pierna del paciente se regresa a la posición neutra y se revalúa la curvatura grupo lumbar.

## Referencias

Van Buskirk RL. A manipulative technique of Andrew Taylor Still. *J Am Osteopath Assoc.* 1996;96:597-602.

Van Buskirk RL. *The Still Technique Manual.* Indianapolis, IN: American Academy of Osteopathy; 1999.

Van Buskirk RL. Treatment of somatic dysfunction with an osteopathic manipulative method of Dr. Andrew Taylor Still. En: Ward RC, ed. *Foundations for Osteopathic Medicine.* Philadelphia, PA: Lippincott Williams & Wilkins; 2003:1094-1114.

# 53 Técnicas IPEN

Dennis J. Dowling y Mary Banihashem

En este capítulo se describe la técnica de inhibición progresiva de estructuras neuromusculares (IPEN) para tratar las disfunciones somáticas de la región lumbar. Los ejemplos que se presentan no son los únicos posibles (fig. 53-1); sin embargo, son muy comunes. En ocasiones, los patrones en la región lumbar pueden continuar hacia o partir de regiones adyacentes. Se suele tratar al paciente en decúbito ventral,

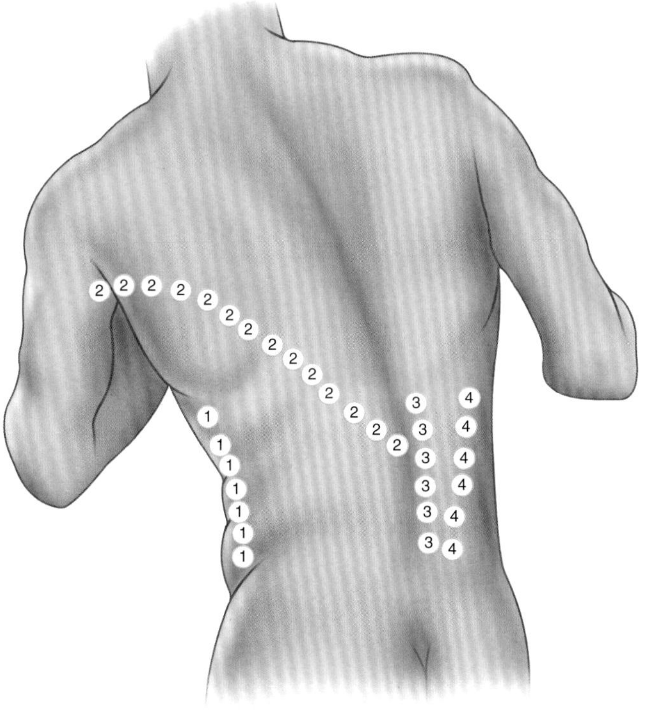

**FIGURA 53-1.** Patrones de los puntos lumbares para la inhibición progresiva de estructuras neuromusculares; *1*, músculo cuadrado lumbar; *2*, músculo dorsal ancho; *3*, músculos paravertebrales; *4*, iliocostal.

pero se puede hacer sentado. El médico se debe colocar de manera cómoda frente a la región que va a tratar o al lado de la mesa. Es posible aplicar los principios y métodos de IPEN:

1. Se localiza un punto sensible en la región de los síntomas.
2. Se analizan las estructuras que se encuentran profundas en ese punto.
3. Se ubica otro punto sensible en el otro extremo de una estructura de conexión (es decir, músculo, ligamento o nervio). El punto más sensible es el punto primario y el menos sensible es el punto final.
4. Se aplica presión de inhibición en ambos puntos durante 30 s o más. Por lo general, disminuye la tensión del tejido blando en el punto más sensible.
5. Comenzando por el punto más sensible de los dos, se localiza otro punto sensible alrededor de 2 o 3 cm hacia el punto menos sensible.
6. Se repite el procedimiento de manera progresiva hacia el punto final.
7. Se revalúa el estado de la disfunción. Se determina si es necesario un tratamiento adicional o la aplicación de otras modalidades.

## MÚSCULO CUADRADO LUMBAR

1. *Técnica*:
   a. El médico coloca la yema del dedo índice o medio en la cresta iliaca o en la línea axilar media; un dedo de la otra mano localiza un punto sensible superior en el borde inferior del cartílago costal común a la mitad de la línea axilar posterior. Otro patrón común incluye un punto sensible cerca de L5 (es posible que involucre al ligamento iliolumbar) en sentido medial y extendiéndose hacia la parte lateral de la caja torácica.
   b. El patrón de los puntos de intervención suele ser recto, pero la profundidad de la presión puede indicar los músculos involucrados (el ligamento iliolumbar es bastante profundo, pero la sensibilidad, por lo general, es muy alta).

2. *Correlación clínica:*
   a. Dolor de cadera
   b. Disfunción costal a la inhalación
   c. Lumbalgia (dolor de espalda baja)

## MÚSCULO DORSAL ANCHO

1. *Técnica:*
   a. El médico coloca la yema del dedo índice o medio en un punto a la mitad de la región lumbar superior lateral a las apófisis transversas. Se puede encontrar un punto lateral sensible en el ángulo inferior de la escápula, en el pliegue axilar posterior o en el surco bicipital del húmero.
   b. Por lo general, el patrón de los puntos de intervención es recto (patrón muscular), pero puede variar un poco porque el músculo se extiende sobre una distancia amplia e involucra las regiones lumbar, torácica y de las extremidades superiores.
2. *Correlación clínica:*
   a. Dolor de espalda (dorsalgia)
   b. Dolor costal
   c. Dolor de hombro
   d. Restricción del hombro

## MÚSCULOS PARAVERTEBRALES

1. *Técnica:*
   a. El médico coloca la yema del dedo índice o medio lateral a las apófisis espinosas; un dedo de la otra mano localiza un punto sensible ya sea cefálico o caudal. El punto puede estar en un nivel tan bajo como la espina iliaca posterosuperior (EIPS).
   b. Por lo general, el patrón de los puntos de intervención es curvado o recto ligeramente (patrón muscular).
2. *Correlación clínica:*
   a. Dolor de espalda
   b. Hernia discal lumbar
   c. Dolor en el flanco
   d. Nefrolitiasis (puede simular o estar relacionada con cálculos renales)

## ILIOCOSTAL

1. *Técnica:*
   a. El médico coloca la yema del dedo índice o medio cerca de la cresta iliaca medial; un dedo de la otra mano localiza un punto lateral sensible en la 12ª costilla.
   b. Por lo general, el patrón de los puntos de intervención sigue el borde lateral de los músculos iliocostales, pero puede ser más medial.
2. *Correlación clínica:*
   a. Dolor de espalda
   b. Dolor costal

### Referencia

Dowling DJ. Progressive inhibition of neuromuscular structures (PINS) technique. *J Am Osteopath Assoc.* 2000;100:285-286, 289-298.

# CAPÍTULO 54

# Técnicas de empuje para la columna lumbar

Eileen L. DiGiovanna, Barry S. Erner y Paula D. Scariati

En este capítulo se describen las técnicas de empuje de alta velocidad y baja amplitud para tratar las disfunciones somáticas de la columna lumbar. Los tejidos blandos en la región se deben preparar con técnicas miofasciales o de energía muscular antes de realizar un empuje.

## DISFUNCIÓN SOMÁTICA LUMBAR

1. *Posición del paciente*: en decúbito lateral, con la apófisis transversa rotada en sentido posterior hacia arriba.
2. *Posición del médico*: de pie frente a la parte frontal del paciente.
3. *Técnica*:
   a. El médico utiliza una mano para controlar (mano de control) la apófisis transversa rotada en sentido posterior mientras posiciona y trata al paciente.
   b. El médico flexiona la cadera y las rodillas del paciente hasta que perciba el movimiento justo arriba de la vértebra disfuncional con la mano de control.
   c. Se pide al paciente que estire la parte inferior de la pierna mientras el médico mantiene la flexión de la parte superior de la pierna.
   d. Los dedos del pie que está arriba se enganchan detrás de la fosa poplítea de la pierna que está debajo, la cual descansa sobre la mesa en una posición extendida.
   e. El médico rota el torso del paciente en la misma dirección que la apófisis transversa rotada en sentido posterior al jalar el brazo inferior del paciente. La rotación se induce hasta el segmento vertebral de la disfunción somática, pero sin incluirlo.
   f. El médico coloca el antebrazo de su brazo de empuje sobre la cresta ilíaca superior del paciente y mantiene el dedo de control en la disfunción.
   g. El médico coloca su otro brazo debajo del brazo superior del paciente para estabilizar la parte lateral del torso y la caja torácica. Los dedos de esta mano ahora reemplazan los dedos del brazo de empuje para controlar el segmento que se está tratando.
   h. Se ejerce una fuerza de resorte ligera al introducir una rotación muy leve de la parte inferior del cuerpo hacia el médico para determinar que la localización es correcta.
   i. Se pide al paciente que inhale profundamente y después que exhale por completo.
   j. Al final de la exhalación, el médico ejerce un empuje rotatorio rápido. Esto se logra mediante la rotación de la pelvis del paciente hacia delante y en dirección a la mesa (fig. 54-1).

## PIERNA FUERA DE LA MESA

1. *Posición del paciente*: en decúbito lateral con la apófisis transversa rotada en sentido posterior hacia arriba.
2. *Posición del médico*: de pie frente a la parte frontal del paciente.
3. *Técnica*:
   a. El método es el mismo que en la técnica descrita, excepto que la pierna superior del paciente se deja colgando de la mesa para una flexión total de la cadera. Después, esta pierna se inmoviliza entre las piernas del médico y se mantiene la flexión total de la cadera.
   b. La localización y el empuje son los mismos que en la primera técnica.

## APÓFISIS TRANSVERSA POSTERIOR HACIA ABAJO

1. *Posición del paciente*: en decúbito lateral con la apófisis transversa posterior hacia abajo.
2. *Posición del médico*: de pie al lado de la mesa, frente a la parte frontal del paciente.

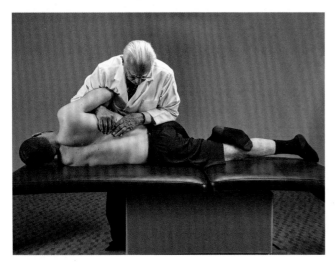

**FIGURA 54-1.** Técnica de empuje de alta velocidad y baja amplitud para la columna lumbar.

3. *Técnica*:
   a. El médico utiliza una mano para controlar la apófisis transversa rotada en sentido posterior en todo momento mientras posiciona y trata al paciente.
   b. El médico flexiona la cadera y las rodillas del paciente hasta que perciba el movimiento en dirección caudal a la apófisis transversa rotada en sentido posterior con el dedo de control.
   c. Se pide al paciente que estire la pierna que se encuentra abajo y el médico engancha los dedos del pie que se encuentra arriba detrás de la fosa poplítea mientras mantiene la flexión de la cadera y la rodilla que están arriba.
   d. El médico rota la parte superior del torso del paciente en la misma dirección que la apófisis transversa rotada en sentido posterior al jalar el brazo inferior del paciente. Se induce la rotación hasta e incluyendo el segmento vertebral de la disfunción somática.
   e. El médico coloca el antebrazo del brazo de empuje en la cresta iliaca superior del paciente y mantiene el dedo de control en la disfunción. La parte inferior del cuerpo se rota hacia el médico hasta que localice el movimiento en la apófisis transversa posterior.
   f. El otro brazo del médico se coloca contra el hombro del paciente para mantener la rotación de la parte superior del cuerpo.
   g. Se pide al paciente que inhale profundamente y después que exhale por completo.
   h. Al final de la exhalación, el médico empuja con rapidez rotando la pelvis del paciente hacia delante y en dirección a la mesa.

*Nota:* muchas escuelas enseñan esto como el método típico. Cada técnica es igual de eficaz y el médico debe utilizar aquella con la que se sienta más cómodo.

# 55 Tratamiento con ejercicio

Stanley Schiowitz y Albert J. DeRubertis

La lumbalgia (dolor de espalda baja) es la causa más frecuente de absentismo laboral en Estados Unidos. Cerca de 70 a 80% de los adultos presenta lumbalgia en algún momento de su vida. Es importante que los médicos de atención primaria comprendan la biomecánica estructural de la región lumbar porque tendrán, de manera regular, pacientes con lumbalgia.

Una estrategia terapéutica integral incluye ejercicios diseñados para establecer y mantener la integridad estructural musculoesquelética. Una estrategia simple consiste en evaluar la lordosis lumbar, las estructuras implicadas en su formación y los músculos que actúan de manera sinérgica para mantenerla.

Las tres preguntas que hay que responder son:

1. ¿La curva anteroposterior lumbar está plana o exagerada?
2. ¿Se mueven con libertad las vértebras individuales?
3. ¿Los músculos implicados necesitan estiramiento (extensibilidad) o fortalecimiento (contractilidad)?

Los músculos implicados en la lumbalgia suelen ser el erector de la columna, el glúteo mayor, los isquiotibiales, el psoasiliaco y los abdominales. A excepción de los abdominales y, en ocasiones, los extensores de la columna, estos músculos requieren estiramiento. La prueba de movimiento regional puede demostrar la restricción causada por la contracción muscular. Se deben hacer pruebas específicas de movimiento, estiramiento y fortaleza.

Los ejercicios descritos en este capítulo se basan en la estrategia mencionada. Muchos cumplen más de una función.

## MÚSCULOS ABDOMINALES

### Ejercicio de fortalecimiento de la parte superior del abdomen

1. *Posición del paciente*: en decúbito dorsal, cadera y rodillas flexionadas, pies en el piso y brazos extendidos.
2. *Instrucciones*:
   a. Incline hacia delante la cabeza, el cuello y la parte superior de la espalda para levantarlos del piso.
   b. Intente tocarse las rodillas con las manos (fig. 55-1).

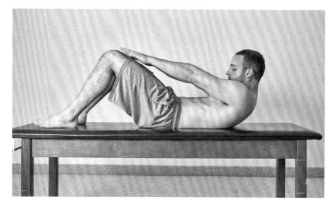

**FIGURA 55-1.** Ejercicio de fortalecimiento de la parte superior del abdomen.

   c. Mantenga esta posición durante 5 a 15 s. Baje lentamente el cuerpo hasta el piso.
   d. Relájese, descanse y repita.

### Ejercicio de fortalecimiento abdominal rotatorio

1. *Posición del paciente*: en decúbito dorsal, cadera y rodillas flexionadas, pies en el piso y brazos extendidos.
2. *Instrucciones*:
   a. Incline hacia delante la cabeza, el cuello y la parte superior de la espalda para levantarlos del piso.
   b. Intente tocarse la rodilla izquierda con ambas manos, torciendo el cuerpo (fig. 55-2).
   c. Mantenga esta posición durante 5 a 15 s. Baje lentamente el cuerpo hasta el piso.
   d. Relájese y descanse.
   e. Repita tratando de tocar su rodilla derecha.

### Ejercicios de fortalecimiento de la parte inferior del abdomen
#### Ejercicio 1

1. *Posición del paciente*: en decúbito dorsal sobre el piso, ambas rodillas ligeramente flexionadas y talones apoyados en el piso.

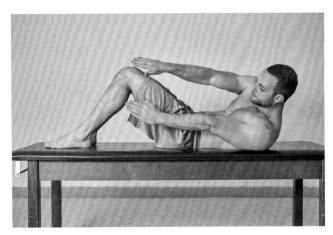

**FIGURA 55-2.** Ejercicio de fortalecimiento abdominal rotatorio.

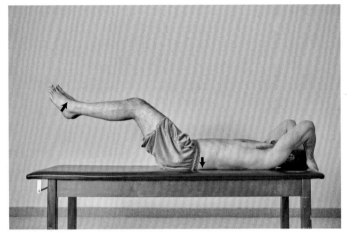

**FIGURA 55-4.** Ejercicio de fortalecimiento de la parte inferior del abdomen, ambas piernas levantadas.

2. *Instrucciones*:
   a. Contraiga los músculos abdominales y mantenga la espalda plana contra el piso.
   b. Levante la pierna izquierda de 15 a 20 cm (6 a 8 pulgadas) del piso. Mantenga ambas rodillas en una posición flexionada ligeramente (fig. 55-3).
   c. Mantenga esta posición durante 5 a 15 s.
   d. Baje lentamente la pierna izquierda hasta el suelo.
   e. Relájese, descanse y repita elevando la pierna derecha.

## Ejercicio 2

1. *Posición del paciente*: en decúbito dorsal sobre el piso, ambas manos arriba de la cabeza y tomando con firmeza una estructura sólida.
2. *Instrucciones*:
   a. Contraiga los músculos abdominales y mantenga la espalda apoyada contra el piso.
   b. Flexione ambas rodillas en un ángulo de 45°. Ahora levante ambos pies de 15 a 20 cm del piso (6 a 8 pulgadas; fig. 55-4).
   c. Mantenga esta posición durante 5 a 15 s.
   d. Baje lentamente ambos pies hasta el piso.
   e. Relájese, descanse y repita.

# ESTIRAMIENTO DE LOS MÚSCULOS DE LA PARTE INFERIOR DE LA ESPALDA

## Ejercicio 1

1. *Posición del paciente*: sentado en la orilla de una silla, ambos pies apoyados en el piso.
2. *Instrucciones*:
   a. Cruce ambos brazos frente al pecho.
   b. Deje que su cuerpo se incline hacia delante entre las piernas. Permita que el peso del cuerpo provoque un estiramiento de la parte baja de la espalda (fig. 55-5).
   c. Mantenga durante 5 a 15 s.
   d. Regrese lentamente a la posición erguida. Relájese, descanse y repita.

   *Advertencia*: suspenda si percibe mareo o desvanecimiento.

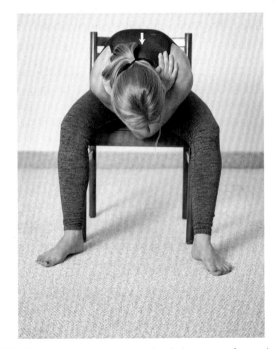

**FIGURA 55-5.** Estiramiento muscular de la parte inferior de la espalda, sentado en una silla.

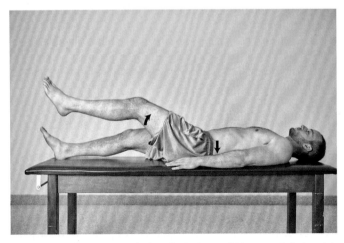

**FIGURA 55-3.** Ejercicio de fortalecimiento de la parte inferior del abdomen, una pierna levantada.

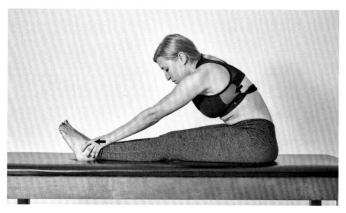

**FIGURA 55-6.** Estiramiento muscular de la parte inferior de la espalda, sentado en el piso.

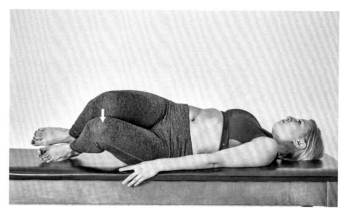

**FIGURA 55-8.** Estiramiento de rotación de los músculos de la parte inferior de la espalda, cadera y rodillas flexionadas.

*Ejercicio 2*

1. *Posición del paciente*: sentado en el piso o en una mesa resistente, con las piernas extendidas.
2. *Instrucciones*:
   a. Inclínese hacia delante y tome sus espinillas, una con cada mano.
   b. Empuje el tronco hacia delante para una mayor inclinación, llevando las manos hacia abajo a lo largo de las piernas (fig. 55-6).
   c. Perciba el estiramiento en la parte baja de la espalda. Mantenga durante 5 a 15 s. Regrese lentamente a la posición inicial.
   d. Relájese, descanse y repita.

## Estiramiento de rotación

*Ejercicio 1*

1. *Posición del paciente*: en decúbito dorsal, brazos y piernas extendidos.
2. *Instrucciones*:
   a. Doble la rodilla derecha hacia arriba, crúcela sobre la pierna izquierda y coloque el pie derecho apoyado en el piso, cerca de la rodilla izquierda.
   b. Tome la rodilla derecha con la mano izquierda y jálela lentamente hacia el lado izquierdo del piso. Mantenga los hombros apoyados en el piso (fig. 55-7).
   c. Esto crea estiramiento de rotación de la parte baja derecha de la espalda. Mantenga durante 5 a 15 s.
   d. Suelte la rodilla derecha, relájese y repita.

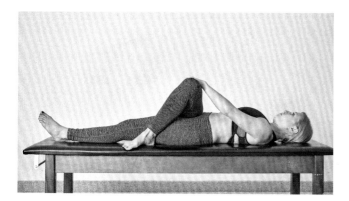

**FIGURA 55-7.** Estiramiento de rotación de los músculos de la parte inferior de la espalda, piernas extendidas.

e. Para el estiramiento de rotación de la parte baja izquierda de la espalda, cambie el lado en las instrucciones de la rodilla y la mano.

*Ejercicio 2*

1. *Posición del paciente*: en decúbito dorsal, cadera y rodillas flexionadas, pies juntos y apoyados en el piso.
2. *Instrucciones*:
   a. Con el pie izquierdo como fulcro, gire ambas rodillas hacia la izquierda. Permita que el peso de las piernas produzca estiramiento de rotación en la parte baja derecha de la espalda (fig. 55-8).
   b. Mantenga los hombros apoyados en el piso. No utilice contracción muscular para aumentar el estiramiento.
   c. Mantenga el estiramiento máximo relajado durante 5 a 15 s. Regrese las rodillas a la posición inicial.
   d. Relájese, descanse y repita.
   e. Para el estiramiento de rotación a la izquierda, cambie el lado en las instrucciones.

# MÚSCULOS GLÚTEOS MAYORES

## Estiramiento activo

1. *Posición del paciente*: en decúbito dorsal, ambas rodillas flexionadas y pies en el piso.
2. *Instrucciones*:
   a. Lleve la rodilla derecha hacia el pecho tanto como pueda y tómela con ambas manos. Al mismo tiempo, extienda por completo la pierna izquierda (fig. 55-9).
   b. Mantenga durante 5 a 15 s.
   c. Cambie de lado el procedimiento para llevar la rodilla izquierda hacia el pecho y extender por completo la pierna derecha.
   d. Mantega esta posición durante 5 a 15 s. Regrese a la posición inicial.
   e. Relájese, descanse y repita.

## Estiramiento pasivo

1. *Posición del paciente*: en decúbito dorsal, brazos a los lados, rodillas flexionadas y pies en el piso.
2. *Instrucciones*:
   a. Lleve la rodilla derecha hacia el pecho. Entrelace las manos sobre esa rodilla.

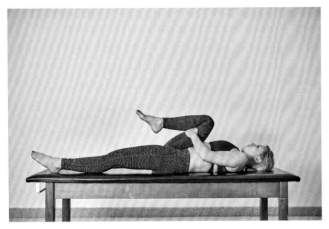

**FIGURA 55-9.** Estiramiento activo del músculo glúteo mayor.

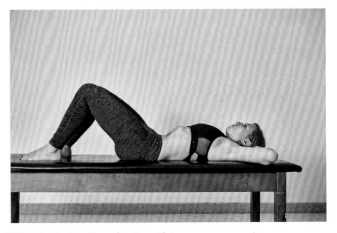

**FIGURA 55-11.** Basculación pélvica.

b. Con movimiento pasivo y lento, lleve la rodilla derecha hacia el pecho (fig. 55-10). Mantenga esta posición durante 5 a 15 s.

c. Regrese a la posición inicial; repita con la otra rodilla.

d. Repita, flexionando la cadera y las rodillas hasta el pecho al mismo tiempo.

*Nota*: si tiene disfunción de la rodilla, tome con ambas manos la parte posterior del muslo cerca de la región poplítea.

## COLUMNA LUMBAR

### Aplanamiento lumbar (basculación pélvica para disminuir la lordosis)

1. *Posición del paciente*: en decúbito dorsal, brazos por arriba de la cabeza, ambas rodillas flexionadas y pies en el piso.

2. *Instrucciones*:

a. Contraiga los músculos abdominales y glúteos al mismo tiempo.

b. Aplane la espalda firmemente contra el piso. Si es necesario gire la pelvis hacia atrás para lograr el aplanamiento completo (fig. 55-11).

c. Mantenga esta posición durante 5 a 15 s.

d. Relájese, descanse y repita.

### Espalda de gato: flexibilidad lumbar

1. *Posición del paciente*: manos y rodillas en el piso, espalda hacia arriba, completamente extendida y erguida.

2. *Instrucciones*:

a. Flexión:

(1) Baje la cabeza entre los brazos, con la mirada hacia los muslos.

(2) Arquee la espalda hacia arriba y trate de llevar la pelvis hacia la cabeza (fig. 55-12).

(3) Intente lograr una flexión completa de la espalda con reversión de la lordosis lumbar.

(4) Mantenga esta posición durante 5 a 15 s, regrese a la posición inicial.

(5) Relájese, descanse y luego realice el siguiente ejercicio de extensión.

b. Extensión:

(1) Lleve la cabeza de nuevo a una extensión completa de la cabeza y el cuello.

(2) Arquee la espalda hacia abajo en dirección al piso. Intente llevar las nalgas hacia la cabeza.

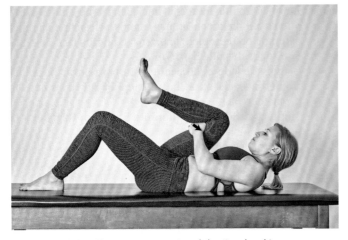

**FIGURA 55-10.** Estiramiento pasivo del músculo glúteo mayor.

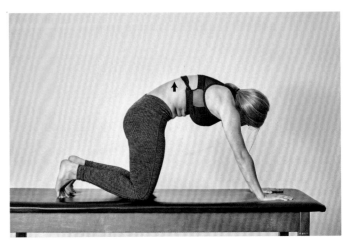

**FIGURA 55-12.** Flexibilidad lumbar: flexión (espalda de gato).

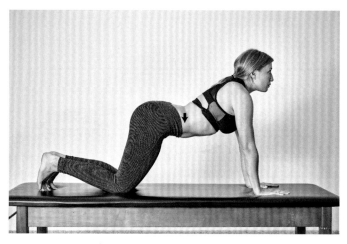

**FIGURA 55-13.** Flexibilidad lumbar: extensión (lomo de vaca).

(3) Intente lograr una extensión completa de la espalda, al exagerar la lordosis lumbar (fig. 55-13).
(4) Mantenga esta posición durante 5 a 15 s. Regrese a la posición inicial.
(5) Relájese, descanse y repita todo el ejercicio.

*Nota*: intente mantener los músculos abdominales en posición plana y contraídos ligeramente durante todo el ejercicio.

## Aplanamiento lumbar

1. *Posición del paciente*: de rodillas, con los glúteos descansando sobre los talones.
2. *Instrucciones*:
   a. Lleve los brazos a una extensión completa hacia delante. Toque el piso con ambas palmas, llevando el pecho hasta una posición paralela al piso.
   b. Contraiga los músculos abdominales mientras empuja ambos brazos hacia delante. Esto debe llevar el pecho contra las rodillas (fig. 55-14).
   c. Mantenga el estiramiento máximo durante 5 a 15 s. Regrese a la posición inicial.
   d. Relájese, descanse y repita.

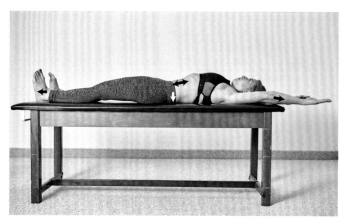

**FIGURA 55-15.** Estiramiento de cuerpo completo.

## Estiramiento de cuerpo completo (aplanamiento de todas las curvaturas)

1. *Posición del paciente*: en decúbito dorsal, brazos extendidos completamente por arriba de la cabeza y piernas extendidas por completo hacia abajo.
2. *Instrucciones*:
   a. Estire los brazos por arriba de la cabeza y las piernas hacia abajo. Apunte los dedos de los pies hacia una flexión plantar.
   b. Contraiga los músculos abdominales y aplane la columna lumbar.
   c. Baje el mentón y aplane la columna cervical (fig. 55-15).
   d. Mantenga esta posición durante 5 a 15 s.
   e. Relájese, descanse y repita.

## ESTIRAMIENTO DEL MÚSCULO PÉLVICO ANTERIOR

1. *Posición del paciente*: en decúbito ventral, piernas extendidas y brazos a los lados.
2. *Instrucciones*:
   a. Coloque ambas manos, con las palmas hacia abajo, sobre el piso en el nivel de los hombros.
   b. Levante la parte superior del cuerpo del piso al extender por completo los brazos. Mantenga la parte superior de los muslos sobre el piso (fig. 55-16).

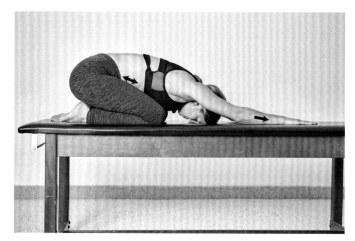

**FIGURA 55-14.** Estiramiento de aplanamiento lumbar.

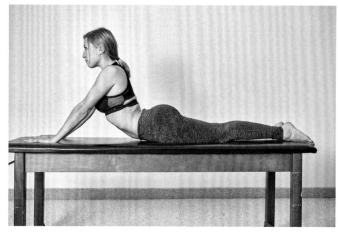

**FIGURA 55-16.** Estiramiento del músculo pélvico anterior.

c. Permita que el abdomen y la pelvis se relajen (se estiren) hacia el piso. Su peso corporal realiza el estiramiento necesario.
d. Mantenga esta posición durante 5 a 15 s. Baje el cuerpo hacia el piso.
e. Relájese, descanse y repita.

# FORTALECIMIENTO DEL MÚSCULO EXTENSOR DE LA ESPALDA

1. *Posición del paciente*: en decúbito ventral, brazos extendidos por completo hacia arriba y piernas extendidas por completo hacia abajo. Con dos almohadas colocadas debajo del abdomen.
2. *Instrucciones*:
   a. Levante el brazo izquierdo y la pierna derecha del piso, extendidos por completo (fig. 55-17). Mantenga durante 5 s. Baje y repita con el brazo derecho y la pierna izquierda.
   b. Levante el brazo y la pierna derechos del piso, extendidos por completo (fig. 55-18). Mantenga durante 5 s. Baje y repita con el brazo y la pierna izquierdos.
   c. Levante ambos brazos, extendidos por completo del piso (fig. 55-19). Mantenga durante 5 s. Baje y después

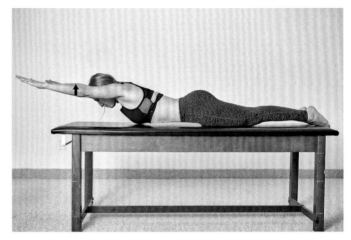

**FIGURA 55-19.** Fortalecimiento del músculo extensor de la espalda, ambos brazos levantados.

levante ambas piernas extendidas por completo del piso (fig. 55-20).
   d. Levante las cuatro extremidades extendidas por completo del piso al mismo tiempo (fig. 55-21). Mantenga durante 5 s. Bájelas.
   e. Relájese, descanse y repita todo el ejercicio.

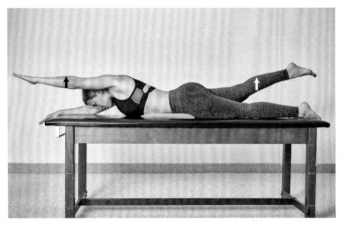

**FIGURA 55-17.** Fortalecimiento del músculo extensor de la espalda, brazo izquierdo y pierna derecha levantados.

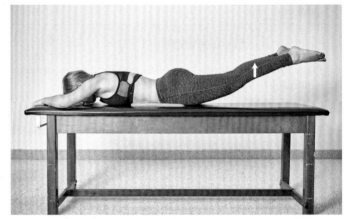

**FIGURA 55-20.** Fortalecimiento del músculo extensor de la espalda, ambas piernas levantadas.

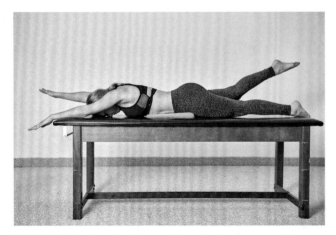

**FIGURA 55-18.** Fortalecimiento del músculo extensor de la espalda, brazo derecho y pierna derecha levantados.

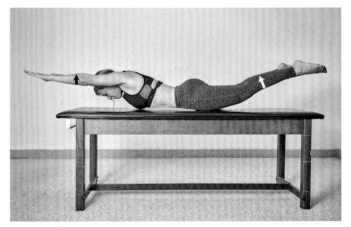

**FIGURA 55-21.** Fortalecimiento del músculo extensor de la espalda, todas las extremidades levantadas.

# ESTIRAMIENTO DE LOS MÚSCULOS FLEXORES DE LA CADERA

## Estiramiento del psoas: con ayuda

1. *Posición del paciente*: en decúbito dorsal en la orilla de la mesa o cama, de manera que el lado que se va a estirar pueda colgar hacia el piso (lado derecho).
2. *Instrucciones*:
   a. Incline la cadera y rodilla izquierdas hacia el pecho y sosténgalas con ambas manos. Mantenga la parte inferior de la espalda apoyada sobre la mesa.
   b. Deje colgar la pierna derecha de la mesa hacia el piso.
   c. El asistente mantiene la cadera y la rodilla izquierdas en flexión completa, mientras empuja con cuidado hacia abajo el muslo derecho, lo que produce un estiramiento (fig. 55-22).
   d. Mantenga el máximo estiramiento indoloro durante 5 a 15 s. Regrese ambas piernas a la mesa en extensión completa.
   e. Relájese, descanse y repita.

## Estiramiento del psoas: sin ayuda

1. *Posición del paciente*: en decúbito dorsal en la orilla de la mesa o cama, de manera que el lado que se va a estirar pueda colgar hacia el piso (lado derecho).
2. *Instrucciones*:
   a. Flexione la cadera y la rodilla izquierdas hacia el pecho. Sosténgalas con firmeza contra el pecho. Mantenga la parte baja de la espalda sobre la mesa.
   b. Deje colgar la pierna derecha de la mesa hacia el piso. Permita que su peso cree un estiramiento.
   c. Para un estiramiento adicional, es posible agregar una pesa de 1.5 a 2.5 kg (3 a 5 libras) al tobillo (fig. 55-23).
   d. Mantenga el estiramiento máximo indoloro durante 5 a 15 s. Regrese ambas piernas a la mesa en extensión completa.
   e. Relájese, descanse y repita.

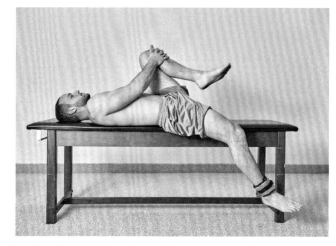

**FIGURA 55-23.** Estiramiento del psoas, sin ayuda.

# ESTIRAMIENTO DE LA CORVA

## Estiramiento sentado

1. *Posición del paciente*: sentado con la espalda erguida y la pierna izquierda en extensión completa. La pierna derecha se dobla y el pie toca el muslo izquierdo.
2. *Instrucciones*:
   a. Inclínese hacia delante desde la cadera. Coloque ambas manos sobre la pierna izquierda hasta que perciba el estiramiento (lado izquierdo).
   b. Mantenga esta posición; después, avance más las manos a lo largo de la pierna izquierda para aumentar el estiramiento al máximo (fig. 55-24).
   c. Mantenga esta posición durante 5 a 15 s. Regrese a la posición erguida.
   d. Relájese, descanse y repita.
   e. Para estirar el lado derecho, cambie las instrucciones al lado contrario.

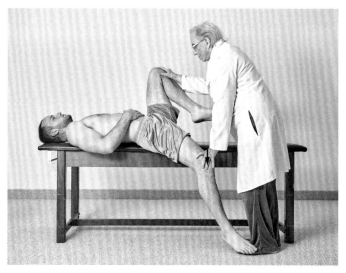

**FIGURA 55-22.** Estiramiento del psoas, con ayuda.

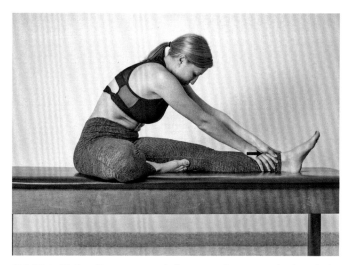

**FIGURA 55-24.** Estiramiento de los músculos isquiotibiales (de la corva), sentado.

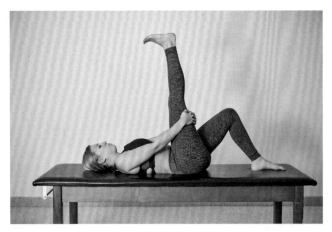

**FIGURA 55-25.** Estiramiento de los músculos isquiotibiales (de la corva), en posición supina.

## Estiramiento en decúbito dorsal

1. *Posición del paciente*: en decúbito dorsal, cadera y rodillas flexionadas, y pies apoyados en el piso.
2. *Instrucciones*:
   a. Flexione la cadera para estirarla hacia el pecho. Después, extienda esa pierna por completo hacia el techo, flexione los dedos del pie hacia abajo en dirección a su cuerpo. Mantenga el máximo estiramiento sin que se produzca dolor.
   b. Coloque ambas manos o una toalla alrededor y detrás de la rodilla o el muslo extendidos. Jale lentamente el muslo hacia el pecho. Mantenga la pierna extendida por completo (fig. 55-25).
   c. Sostenga esta posición durante 5 a 15 s. Regrese a la posición original.
   d. Relájese, descanse y repita.
   e. Para estirar el otro lado, invierta las instrucciones.

## Estiramiento de pie

1. *Posición del paciente*: de pie cerca de una mesa u otro soporte firme. El soporte debe tener la altura suficiente para permitir el estiramiento.

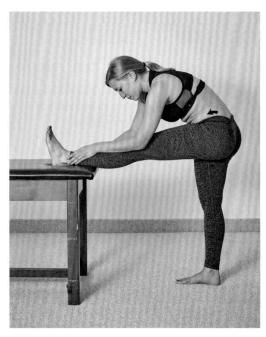

**FIGURA 55-26.** Estiramiento de los músculos isquiotibiales (de la corva), de pie.

2. *Instrucciones*:
   a. Coloque el talón del pie que va a ejercitar sobre el soporte. Mantenga la rodilla extendida por completo.
   b. Con ambas manos sobre la pierna, inclínese lentamente hacia delante desde la cadera hasta que perciba el máximo estiramiento indoloro en la parte posterior de la pierna elevada (fig. 55-26).
   c. Mantenga durante 5 a 15 s, aumentando el estiramiento indoloro según lo tolere. Regrese la pierna al piso.
   d. Relájese, descanse y repita.
   e. Para estirar el otro lado, invierta las instrucciones.

### Referencia

Mitchell FL Jr, Moran PS, Pruzzo NA. *An Evaluation and Treatment Manual of Osteopathic Muscle Energy Procedures*. Valley Park, MO: Mitchell, Moran, and Pruzzo Associates; 1979.

# 56

# Aplicaciones prácticas y descripción de casos

Stanley Schiowitz, Eileen L. DiGiovanna,
Mary Banihashem y Denise K. Burns

El dolor en la región lumbar (espalda baja) es uno de los principales síntomas que encuentra el médico de atención primaria. Es una causa primordial de pérdida de tiempo laboral. Aunque las disfunciones somáticas musculoesqueléticas son, por mucho, la causa más común de estos síntomas, no los causan todos. La lumbalgia puede ser de origen visceral, vascular, neurológico, biomecánico o psicógeno.

Los sistemas viscerales más comunes que producen dorsalgia son el renal, el ginecológico y el gastrointestinal. La afectación del sistema vascular incluye con mayor frecuencia aneurismas u oclusiones de la aorta descendente y debe incluirse, cuando sea apropiado, como consideraciones en la causa de la lumbalgia.

Cualquier patología que afecte la médula espinal o sus raíces nerviosas puede generar lumbalgia. Los problemas comunes son hernia discal, artritis degenerativa, cambios óseos congénitos o neoplasias. Cuando se afecta la raíz nerviosa, como en una hernia discal, los síntomas pueden incluir dolor y pérdida de la función de los músculos de la extremidad afectada.

A menudo, el diagnóstico más difícil de hacer es cuando el dolor es de origen psicógeno. Entre éstos se encuentran *miositis por tensión* y posiblemente *fibromialgia*. El tratamiento de cualquiera de estas afecciones suele ser muy desalentador. El tratamiento de manipulación osteopática (TMO) es útil, junto con el ejercicio, al tener un papel importante en el manejo de estas afecciones. Se deben buscar y tratar los factores psicológicos contribuyentes. No se puede subestimar la importancia de obtener siempre una historia clínica exhaustiva y realizar una exploración física completa en cualquier paciente con un síntoma principal de lumbalgia.

Las disfunciones de causa musculoesquelética son las que suele tratar el médico de atención primaria en la consulta externa. Como se mencionó, siempre se debe obtener una historia clínica y una exploración física completos para diferenciar los causados por traumatismos de los ocasionados por infecciones, neoplasias o enfermedades reumáticas.

Un traumatismo que provoca lumbalgia puede ser una cantidad anormal de esfuerzo aplicado a una espalda normal, un esfuerzo usual aplicado a una espalda normal que no está preparada para la tensión o un esfuerzo natural aplicado a una espalda anormal. El médico puede determinar cuál de éstos aplica al obtener una historia clínica completa.

El *síndrome lumbar crónico*, que se observa con frecuencia, entra en la tercera de estas categorías; esfuerzo normal en una espalda anormal. En estos pacientes siempre se encuentran disfunciones somáticas. La resolución de estas disfunciones alivia los síntomas, pero el médico debe buscar la causa de la anomalía y tratarla para lograr un resultado duradero.

## SÍNDROME DEL CUADRADO LUMBAR

El síndrome del cuadrado lumbar es un síndrome de dolor miofascial que es una causa común de lumbalgia. Se refiere al espasmo e hipertonicidad del músculo. El dolor puede referirse al flanco de la espalda baja, a lo largo de la cresta iliaca y alrededor de la parte frontal de la zona superior de la ingle con referencia a la articulación sacroiliaca. Un espasmo del músculo cuadrado lumbar, a menudo, es causado por una mala postura, estar sentado en una posición encorvada o un traumatismo. Los orígenes del músculo son de la 12ª costilla y las apófisis transversas de las vértebras L1 a L4 y la inserción está en el ligamento iliolumbar y la cresta iliaca posterior. Estabiliza la 12ª costilla, realiza la flexión lateral de la columna lumbar en sentido unilateral y extiende la columna lumbar cuando se contrae en sentido bilateral. Cuando el espasmo persiste, el paciente se presenta extendido y con una inclinación lateral hacia el lado del músculo cuadrado lumbar afectado. Por lo tanto, el rango de movimiento de la columna en el lado contralateral se vuelve limitado y doloroso en la inclinación lateral y la flexión. El estado constante de estiramiento del músculo cuadrado lumbar opuesto causa debilidad, dolor y patrones de descarga nociceptivos anormales aferentes y eferentes que pueden contribuir al mantenimiento de la disfunción somática local y distal. El desarrollo de puntos gatillo activos es común. Producen un dolor intenso y profundo que puede ser agudo y empeora sobre todo en una posición de pie. Estos puntos tienen patrones de referencia de dolor predecibles alrededor de las regiones anterior del muslo, lateral y posterior de la cadera, glútea y sacroiliaca. Suelen producirse donde se unen los músculos paraespinales lumbares y la 12ª costilla. Otro punto gatillo común se encuentra alrededor de la cresta iliaca. Pueden sobrevenir fenómenos autónomos con disautonomía. La valoración bilateral de la fuerza de los músculos cuadrados lumbares es importante en la evaluación y el tratamiento del paciente. El tratamiento eficaz sería estirar y reducir el tono del lado afectado y sintomático, y fortalecer el lado opuesto. El alivio de la sensibilización periférica y central es óptimo. Se deben considerar los siguientes hallazgos observacionales y palpatorios para el diagnóstico diferencial; éste incluiría:

- Hipertonicidad o espasmo del músculo cuadrado lumbar
- Hernia discal o prolapso
- Síndrome del psoasiliaco
- Ligamento iliolumbar
- Artrosis
- Estenosis raquídea
- Espondilolistesis
- Hipertonicidad: glúteos, cuádriceps, isquiotibiales
- Viscerosomáticos: riñón

## Observación

1. Inclinado hacia el lado contraído.
2. Una disfunción somática de grupo de vertebras, curvatura tipo 1, con inclinación lateral hacia el músculo cuadrado lumbar contraído y rotación hacia afuera.
3. La pelvis se eleva del lado del músculo cuadrado lumbar contraído.
4. La pierna aparentemente corta del lado afectado cuando el músculo cuadrado lumbar "tira hacia arriba" de la pierna.

## Palpación

1. Músculo cuadrado lumbar hipertónico y con dolor a la palpación.
2. Dolor a la palpación en la 12ª costilla (inserción del músculo cuadrado lumbar).
3. Dolor a la palpación en las apófisis transversas.

## Evaluación del rango de movimiento

Disminución del dolor a la flexión al inclinarse hacia delante. Inclinación lateral limitada en sentido contrario al músculo cuadrado lumbar contraído.

## Pruebas especiales

1. La prueba de inclinación de la cadera es positiva en el músculo cuadrado lumbar contraído.
2. La prueba de longitud de la pierna es positiva en el lado contraído.
3. La tracción de la pierna muestra restrición de movimiento en el cuadrado lumbar contraído.

## Tratamiento

- Energía muscular en el músculo cuadrado lumbar
- Estiramiento miofascial
- Punto gatillo

# SÍNDROME DEL LIGAMENTO ILIOLUMBAR

El ligamento iliolumbar es un ligamento lumbar inferior que da soporte y estabilidad a la columna lumbosacra y la región pélvica. El ligamento iliolumbar se inserta en la punta de las apófisis transversas de la 4ª y 5ª vértebras lumbares y desciende hasta el labio interno de la cresta iliaca en la cara posterosuperior. Forma un borde inferior engrosado para las capas de fascia toracolumbar. Ancla la columna vertebral al anillo pélvico y estabiliza la articulación sacroiliaca. El mecanismo de la lesión suele relacionarse con el levantamiento de cargas pesadas mientras se rota, lo que provoca distensión de los ligamentos. Es uno de los primeros ligamentos que se tensan en la descompensación postural o los traumatismos, como en las lesiones deportivas o por levantamiento. El síndrome del ligamento iliolumbar implica inflamación o desgarro del ligamento iliolumbar. Es común la lesión del tejido blando en la inserción iliaca del ligamento. El dolor puede exacerbarse por la actividad física que involucra la columna vertebral (torcerse, inclinarse, estar sentado o de pie durante mucho tiempo). Si la lesión empeora, puede producirse enfermedad discal en los segmentos lumbares inferiores. Un esguince o irritación del ligamento iliolumbar se presenta con dolor profundo, difuso y sordo en la cresta iliaca que se irradia a las regiones inguinal y anterior de la ingle. Puede simular una hernia inguinal o un dolor tipo ciático agudo o crónico. El aumento de la curvatura lumbar anteroposterior con una inclinación pélvica anterior suele provocar distensión crónica de este ligamento. Los puntos dolorosos a lo largo de la espina iliaca posterior/superior (EIPS) suelen presentarse cuando se palpan, lo que produce lumbalgia.

## Palpación en decúbito ventral

1. El ligamento iliolumbar en el triángulo multífido está dolorido.
2. Dolor con rebote en las apófisis transversas lumbares y la cresta iliaca sugiere irritación del ligamento iliolumbar.
3. Apófisis transversas posteriores en los niveles de L4 y L5.

*Triángulo multífido*: áreas más comunes de presentación de dolor y dolor a la palpación en la lumbalgia.

## Pruebas especiales

- Prueba de inclinación de la cadera
- Rebote en L4, L5 y cresta iliaca produce dolor
- La prueba de Thomas muestra un aumento de la lordosis
- Maniobra de FABER/Patrick dolorosa

## Tratamiento

- TMO para los segmentos L4 y L5 de columna lumbar e ilion/innominado
- Cizallamientos o rotaciones pélvicas y sacras
- Antiinflamatorios no esteroideos (AINE)

- Reposo
- Hielo
- Inyección local
- Estabilización postural
- Dispositivos pélvicos de ortesis
- Proloterapia

## DESEQUILIBRIO POSTURAL

Una buena postura debe ser casi sin esfuerzo, sin fatiga, indolora y estéticamente aceptable. Las causas comunes de dolor de espalda relacionadas con el desequilibrio postural son escoliosis lumbar con o sin discrepancia en la longitud de las piernas y aumento de lordosis lumbar. Una radiografía en bipedestación de las vistas anteroposterior y lateral de la columna lumbar es de gran valor para llegar a un diagnóstico. Los hallazgos de una pierna corta se exponen en el capítulo 58. La corrección de este hallazgo ayuda en la corrección de escoliosis lumbar funcional.

El efecto de aumento en el ángulo lumbosacro, así como las posibles causas, se ha expuesto antes. La prescripción de ejercicios adecuados en el tratamiento de esta afección es muy importante. Éstos deben incluir fortalecimiento abdominal, estiramiento de los músculos paravertebrales, aplanamiento lumbar y estiramiento del psoas y los isquiotibiales.

La condición física del paciente desempeña un papel dominante en el desequilibrio postural como causa del dolor de espalda, así como en el tratamiento. La epidemia de obesidad en Estados Unidos ha recibido recientemente mucha publicidad, incluida la población infantil. La obesidad debe tratarse con eficiencia. Además, Estados Unidos se ha convertido en una nación de "adictos a la televisión", y pocos participan en programas de ejercicio adecuado. La prescripción de ejercicios específicos para la espalda y de acondicionamiento es imprescindible.

Se debe tener en cuenta la ocupación del paciente, actual y anterior. Una ergonomía mala en el lugar de trabajo puede afectar de manera negativa la postura del paciente.

## HERNIACIÓN DE LOS DISCOS INTERVERTEBRALES

El disco intervertebral actúa como un amortiguador para las vértebras. Se encuentra uno entre cada par de vértebras. El disco consta de un anillo fibroso de círculos concéntricos con un *núcleo pulposo* gelatinoso de mucopolisacáridos. En la medida que las fuerzas se transmiten a través de la columna vertebral, los discos actúan para distribuir la fuerza de manera uniforme. Esto facilita el movimiento vertebral. El *anillo fibroso* se adhiere a los bordes del cartílago hialino de los platillos vertebrales adyacentes. El microtraumatismo, en forma de tensiones rotativas, predispone al daño del disco. Una fuerza repentina de compresión o rotación puede causar desgarro en el anillo debilitado, a través del cual el núcleo pulposo puede abultarse o se puede producir una hernia real. El material nuclear liberado puede incidir en las raíces nerviosas adyacentes o en la propia médula espinal. Asimismo,

otros elementos como el epineuro y la grasa de soporte pueden verse directamente afectados por el disco protruido y, a su vez, afectar de manera directa el contenido de los agujeros intervertebrales. Además del nervio segmentario, las arterias y venas también pueden comprimirse, lo que provoca estasis vascular. La pérdida del amortiguamiento, la inflamación y el edema producen dolor de espalda. El pinzamiento de una raíz nerviosa puede causar radiculopatía en una extremidad.

La hernación posterolateral es la más común. En la región lumbar, las hernias discales más frecuentes se producen en L5 y S1 o L4 y L5. Esto representa alrededor de 95% de todas las hernias discales lumbares. El más grave es el pinzamiento de la cola de caballo en el conducto raquídeo inferior o la médula espinal en un nivel superior, que conduce al *síndrome de la cola de caballo*. Puede resultar en disfunción intestinal o vesical, paresia o parálisis.

Los pacientes pueden presentar un inicio repentino de lumbalgia al inclinarse o levantar un objeto o un comienzo gradual de lumbalgia. El dolor puede irradiarse a una extremidad inferior, con frecuencia siguiendo el curso del nervio ciático. Según la raíz nerviosa afectada y la gravedad de la hernia, puede haber cambios sensoriales, reflejos o debilidad motora. El déficit neurológico ayuda a diferenciar la radiculopatía del dolor referido.

La imagen de resonancia magnética (IRM) es probablemente la prueba clínica de elección para confirmar la herniación, aunque la hernia también se puede ver en la tomografía computarizada (TC). Sin embargo, la TC y la mielografía han demostrado que las hernias discales asintomáticas se producen en 25 a 60% de la población general.

La mayoría de los pacientes con hernia discal puede recibir un tratamiento conservador. El reposo en cama no más de unos días, la aplicación de hielo seguido de calor húmedo y los AINE o un ciclo corto de esteroides, por lo general, son suficientes durante la fase aguda. El reposo prolongado en cama puede reducir los movimientos agravantes, pero también contribuir a la descompensación de los músculos. Además, los aparatos ortopédicos pueden añadir una falsa sensación de confianza y, de la misma manera, reducir la dependencia de la competencia muscular al cambiarla por la rigidez del aparato ortopédico. La manipulación osteopática con un programa de ejercicios o fisioterapia proporciona alivio para muchos, una vez que ha remitido la fase aguda. La disfunción somática es un hecho común con la hernia discal y responde bien a la manipulación. La técnica de liberación posicional facilitada para el dolor discógeno es útil para muchos pacientes para aliviar la irradiación ciática del dolor causado por la hernia discal. Parece aliviar el pinzamiento de la raíz nerviosa del fragmento del núcleo pulposo. Un objetivo principal de la manipulación es la relajación de los músculos regionales que pueden contribuir a la compresión de la vértebra sobre el disco.

La cirugía puede estar indicada en presencia de dolor intratable, déficit neurológico progresivo o de moderado a intenso. Éstos pueden incluir pie caído, parálisis o disfunción intestinal o vesical. La intervención quirúrgica puede ofrecer sólo una solución a corto plazo, en particular en los casos que involucran factores psicológicos o legales.

## ESTENOSIS RAQUÍDEA

La estenosis raquídea se refiere a un estrechamiento del conducto raquídeo. Existe una variedad de causas para la estenosis del conducto. Éstas incluyen:

1. Disco intervertebral herniado o abultado
2. Tumor
3. Osteofitos por osteoartritis u otra invasión ósea hacia el conducto (espondilosis)
4. Tejido cicatricial de una cirugía anterior

El paciente presenta dolor de espalda, a menudo con radiculopatía. Esta afección, por lo general, se diagnostica con IRM, con o sin contraste. La estenosis puede ser lateral o central. El tipo lateral suele producirse en la región de L4 a S1. Kirkaldy-Willis y Cassidy mostraron que la manipulación ofrece alivio de los síntomas en alrededor de 50% de los pacientes. Los casos graves requieren cirugía.

La estenosis central puede resultar en *claudicación neurógena* descrita como ardor o entumecimiento en la parte baja de la espalda y los glúteos, que se exacerba al subir una pendiente y se alivia con unos minutos de descanso. Se debe diferenciar de la claudicación vascular. Kirkaldy-Willis y Cassidy encontraron que la técnica de empuje de alta velocidad y baja amplitud produjo alivio significativo en 5 de 11 pacientes con estenosis central. El alivio del espasmo muscular es uno de los objetivos principales del tratamiento, por lo que las técnicas miofasciales de tejidos blandos también son útiles.

## ESPONDILOLISTESIS Y ESPONDILÓLISIS

La espondilolistesis es el deslizamiento hacia delante de un cuerpo vertebral sobre el que está debajo. Un deslizamiento hacia atrás, por lo general, se denomina *retrolistesis*. La *espondilolistesis* suele relacionarse con la espondilólisis; de 20 a 70% de las personas con espondilolistesis también presenta espondilólisis. La espondilólisis representa una fractura y separación de la *pars interarticularis* del arco vertebral (ver figs. 56-1 y 56-2).

La *espondilolistesis displásica* es una anomalía congénita que suele afectar al primer arco vertebral sacro o al quinto lumbar. Este defecto, por lo general, se hace evidente durante la infancia o la adolescencia. Esto se puede diagnosticar mediante radiografías de la vista lateral de la columna lumbar.

La *espondilolistesis degenerativa* es el resultado de los cambios degenerativos en las articulaciones facetarias posteriores y el disco, que permiten el deslizamiento hacia delante de la vértebra, comúnmente de L4 sobre L5. Se ve con mayor frecuencia en personas mayores de 50 años de edad.

El traumatismo puede desempeñar un papel en cualquiera de éstas o ser la causa principal de espondilolistesis cuando se produce una fractura del arco vertebral.

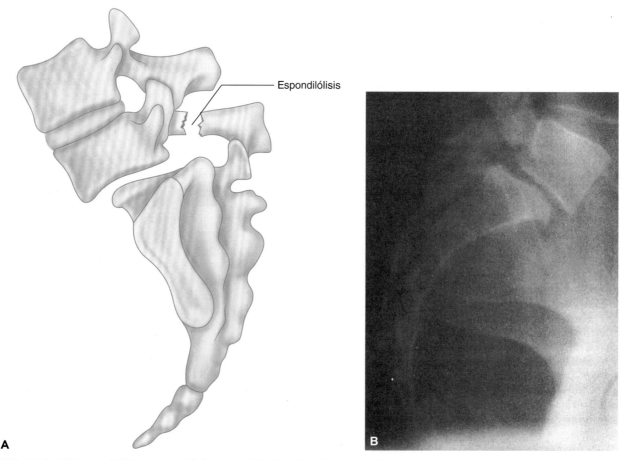

Espondilólisis

**FIGURA 56-1.** **(A)** Espondilólisis y espondilolistesis de L5 sobre S1. **(B)** Radiografía de la misma condición.

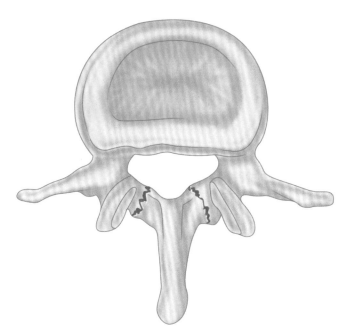

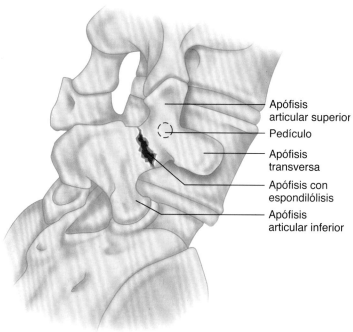

Apófisis
articular superior

Pedículo

Apófisis
transversa

Apófisis con
espondilólisis

Apófisis
articular inferior

**FIGURA 56-2.** Vista transversal de la espondilólisis bilateral en la *pars interarticularis.*

**FIGURA 56-3.** Espondilólisis de la *pars interarticularis* en L5, vista oblicua. Se observa alrededor del cuello la apariencia de un collar de un perro terrier escocés.

Los niños y adolescentes rara vez refieren dolor o no tienen suficientes síntomas para buscar atención médica hasta poco después de los 20 años de edad. El informe habitual es de lumbalgia, con o sin radiculopatía hacia los glúteos, la parte posterior del muslo o por la pierna hasta el pie. El espasmo y el dolor de los músculos isquiotibiales es un hallazgo bastante común cuando hay síntomas. Este espasmo puede causar postura o marcha anormales. Ciertas actividades físicas y deportivas, como la gimnasia, el fútbol, la lucha libre o las lesiones por hiperextensión pueden dar un indicio clínico sobre la presencia de espondilólisis.

Debido a la inestabilidad causada por el deslizamiento, a menudo hay degeneración de las articulaciones facetarias o discal. Puede haber herniación de uno de los discos involucrados provocada por las tensiones que se le imponen.

Las radiografías oblicuas de la columna lumbar tomadas en posición vertical se utilizan para diagnosticar la espondilólisis y la espondilolistesis. El defecto en la *pars* suele verse alrededor del cuello como el collar de un *perro terrier escocés* (fig. 56-3).

Por lo general, el tratamiento es conservador y puede incluir un programa de ejercicios, y otro nutricional para ayudar en cualquier pérdida de peso necesaria, y TMO. Aunque el TMO no corrige la lesión, es útil para aliviar otros problemas, como el espasmo muscular, que acompañan la afección.

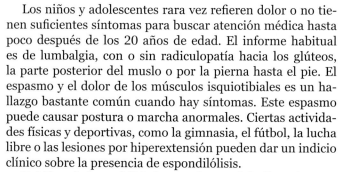

## CASO 1

Un joven de 17 años de edad fue atendido en la clínica con un síntoma principal de lumbalgia recurrente de 2 meses de duración.

El paciente negó tener antecedentes de dolor en la espalda o un incidente de traumatismo agudo en la espalda. Se había unido al equipo de fútbol americano de su escuela aproximadamente 3 meses antes y participaba en sus prácticas y juegos, siempre que se sentía físicamente capaz de hacerlo. Descubrió que el dolor empeoraba después de una sesión de práctica intensa, pero se aliviaba con unos días de descanso. Negó la presencia de síntomas radiculares.

Es hijo único y no tenía antecedentes de dolor de espalda en su familia inmediata. Por lo demás, su historia

clínica fue irrelevante, al igual que la revisión de todos sus sistemas.

Se le realizó una exploración física completa, que no presentó cambios fuera de lo normal, excepto en la región lumbar. La exploración de la parte inferior de la espalda dio como resultado los siguientes hallazgos. Era un hombre joven bien desarrollado que, en posición erguida, no reveló ninguna deficiencia postural observable, excepto por un aumento moderado de la lordosis lumbar. Sus crestas iliacas parecían niveladas y no había restricción en la inclinación hacia delante, pero el paciente refería dolor leve localizado en la parte inferior de la espalda con extensión extrema de la región lumbar. La prueba de flexión en bipedestación fue normal. En decúbito ventral, la palpación de la columna del paciente reveló una depresión escalonada de la apófisis espinosa de la 5ª vértebra lumbar. Había dolor a la palpación en sentido bilateral sobre las apófisis transversas en esa zona e hipertonicidad muscular bilateral. La prueba de elevación de la pierna estirada fue normal, al igual que todos los reflejos tendinosos profundos de la extremidad inferior. No hubo evidencia de cambios sensitivos cutáneos o debilidad muscular. Hubo una marcada limitación del movimiento en la 5ª vértebra lumbar sobre el sacro, así como disfunciones somáticas encontradas en L2-L3 y T8-T9.

Se tomaron radiografías de la región lumbar: vistas anteroposterior, lateral y oblicua. Revelaron que el paciente tenía espondilolistesis de primer grado de L5 sobre S1.

Se trató al paciente con técnicas de liberación posicional facilitada para los músculos hipertónicos, así como las disfunciones somáticas que se encontraron en L2-L3 y T8-T9, con buenos resultados. Se le mantuvo en reposo en cama durante las siguientes 48 h y se prescribió un programa de ejercicios para fortalecer sus músculos abdominales y reducir la lordosis.

Se le explicó, así como a su madre, la naturaleza de la afección, con la advertencia de que jugar fútbol americano o cualquier otra actividad que pudiera resultar en un traumatismo en la región lumbar provocaría la reincidencia y el empeoramiento de la afección.

Se vio al paciente una vez más al mes siguiente, en la consulta afirmó que sus síntomas desaparecieron y no habían regresado. Continuó realizando sus ejercicios y asistió a la escuela con regularidad. Consideró que podía realizar todas sus actividades físicas habituales, excepto las que se expusieron.

El examen reveló que las zonas previas de hipertonicidad muscular ya no estaban presentes, ni tampoco las disfunciones somáticas encontradas.

Se le indicó que continuara con sus ejercicios y aumentara de manera gradual sus actividades físicas, pero que no participara en ninguna actividad que pudiera causarle un traumatismo en la espalda.

### Discusión

La espondilolistesis se define como el deslizamiento hacia delante de una vértebra sobre su vértebra subyacente. A menudo se asocia con un defecto de la *pars interarticularis* (espondilólisis). La espondilólisis en general no se observa hasta la edad de 5 o 6 años. El deslizamiento suele producirse a los 20 años de edad. Es posible que el deslizamiento no genere síntomas y que no estén presentes hasta que se produzca un traumatismo en esa región. Es frecuente encontrar la afección como un hallazgo incidental en una radiografía de esa zona tomada por otras razones. Por lo general, la mayoría de los casos de espondilosis es asintomática hasta que supera el grado II (> 50%). Una vez que se encuentra, es mejor explicar la afección al paciente y prescribir control de peso, si es necesario, y ejercicios como medidas preventivas.

## CASO 2

Una mujer de 41 años de edad fue atendida en la clínica con un síntoma principal de dolor agudo e intenso en el glúteo izquierdo con irradiación a la pierna izquierda. Este dolor había estado presente durante los 3 días previos.

Ella negó tener antecedentes de dolor irradiado a las piernas, pero había tenido episodios recurrentes de lumbalgia. Ella trató estos episodios con reposo en cama y ácido acetilsalicílico durante 3 a 4 días con buenos resultados. Los síntomas actuales eran diferentes de los que acompañaban a los dolores de espalda previos; pues nunca antes había tenido dolor en la pierna.

Ella negó tener antecedentes de traumatismo agudo, ni había realizado alguna actividad nueva o extenuante. Era secretaria, cuyos deberes la mantenían sentada casi todo el día. Además, tenía las responsabilidades del cuidado de su hogar. Estaba casada y tenía tres hijos adolescentes que eran muy cooperadores y ayudaban en las compras y tareas del hogar.

Había conseguido un ligero alivio del dolor con reposo en cama y acostada sobre su lado izquierdo en posición fetal. Afirmó que no había cambios cutáneos ni debilidad en ninguna de las piernas. Al seguir con el interrogatorio, la paciente pudo localizar el dolor sobre todo en el glúteo izquierdo, el lado izquierdo de la pierna y el dorso del pie izquierdo.

A excepción del síntoma principal, el resto de los antecedentes fue irrelevante.

Se realizó una exploración física completa que no mostró cambios fuera de lo normal en ningún otro sistema que no fuera la región lumbar. La observación de la paciente en posición erguida reveló que estaba parada con la columna lumbar en ligera flexión y desplazada hacia la izquierda; tenía restricción de movimiento en todas las direcciones, pero los intentos de extensión exacerbaron el dolor. Su lordosis lumbar estaba aplanada. Cuando se le pidió que intentara ponerse en cuclillas, de puntillas y luego pararse sobre los talones tuvo dificultades para realizar todas estas maniobras debido a la restricción de movimiento de la espalda.

Con la paciente sentada, se evaluaron la fuerza de los músculos de las extremidades inferiores, la sensibilidad cutánea y los reflejos tendinosos profundos. Había una leve disminución del reflejo aquíleo izquierdo. La prueba de elevación de la pierna recta en la misma posición fue positiva.

Con la paciente en decúbito ventral, el desplazamiento lumbar lateral que se observó previamente se redujo. Había hipertonicidad marcada de los músculos lumbares izquierdos, con un punto doloroso en el glúteo izquierdo y dolor a la palpación y restricción de movimiento de la articulación sacroiliaca izquierda. Se encontró disfunción somática de extensión en L5 y S1 y también de flexión en L1 y L2. Había hipertonicidad y un punto de dolor a la palpación en los músculos piriforme izquierdo y tensor de la fascia lata, así como dolor a la palpación en la escotadura ciática izquierda. No hubo evidencia de debilidad muscular o atrofia de las extremidades inferiores; sin embargo, el reflejo aquíleo profundo izquierdo se redujo un poco otra vez.

Con la paciente en decúbito dorsal, la prueba de elevación de la pierna recta fue positiva a 45°.

Se hizo un diagnóstico presuntivo de hernia discal entre L5 y S1. Se realizó una IRM que confirmó este diagnóstico. Se informó como un disco abultado con una hernia discal leve lateral izquierda entre L5 y S1.

Se trató a la paciente mediante técnicas de liberación posicional facilitada para el alivio de la hipertonicidad muscular, así como de las restricciones y disfunciones somáticas encontradas. Se prestó atención especial al tratamiento de los músculos piriforme y tensor de la fascia lata. Se le prescribieron AINE.

Se vio de nuevo a la paciente a los 3 días e informó un alivio parcial de los síntomas. La revaluación encontró que la hipertonicidad muscular había regresado de manera parcial en todas las áreas. El desplazamiento lateral lumbar había disminuido y la restricción de la articulación sacroiliaca izquierda y la disfunción somática de extensión en L5 y S1 habían regresado. Se repitió el TMO, según fuera necesario. El reposo en cama y los AINE se continuaron durante 1 semana más. Se prescribieron ejercicios leves.

Se vio a la paciente 1 semana después; en ese momento, refirió que los síntomas habían desaparecido y que se sentía mucho mejor. La dosis de AINE se redujo de forma gradual y se incrementaron los ejercicios, con especial énfasis en fortalecer los músculos abdominales y estirar los músculos de la parte inferior de la espalda.

Se habló con ella sobre su postura en el trabajo, esto incluyó el tipo de silla que utilizaba. Se hizo una recomendación con respecto a la silla necesaria y se le dijo que tenía que estar de pie por lo menos 1 min cada hora y que debía realizar ejercicios de balanceo pélvico mientras estaba de pie. Se le permitió volver al trabajo y se concertó una cita para una nueva evaluación en 1 mes.

### Discusión

La hernia discal, con dolor radicular concurrente, por lo general, se produce en adultos de 30 a 50 años de edad; sin embargo, puede ocurrir a cualquier edad. El 4° o 5° disco lumbar es el más afectado. Puede haber antecedentes de traumatismo agudo como causa inmediata, pero casi siempre se trata de un antecedente de lumbalgia recurrente con un inicio repentino de dolor radicular sin traumatismo o después de un traumatismo menor. En estos casos, es necesario buscar las causas subyacentes que crearon la tendencia a los dolores de espalda recurrentes, así como el dolor radicular. En el caso comentado, la paciente se sentaba durante demasiadas horas en una silla que no era ergonómicamente adecuada para su cuerpo o el trabajo que realizaba. Además, se había descuidado al no hacer ningún ejercicio, lo que permitió que los músculos de la espalda se tensaran con el acortamiento de los isquiotibiales y el debilitamiento de los músculos abdominales.

Los médicos tienen el beneficio adicional de la información que está disponible en una IRM. Hay que tener en cuenta que la mayoría de estos síndromes complejos es provocada por la inflamación local de la raíz nerviosa y no por la presión discal directa. Por lo tanto, el tratamiento conservador, a menudo, alivia el síndrome. Entonces es obligatorio que se busquen las causas subyacentes y se desarrolle un plan completo para eliminarlas. Esto debe incluir una dieta e instrucciones sobre cómo levantar, inclinarse y realizar su trabajo prescrito.

Los síntomas y hallazgos físicos presentados en este caso son típicos de una hernia discal que sigue un curso de lumbalgia recurrente. La paciente respondió bien a los antiinflamatorios y el TMO.

La paciente necesita seguimiento durante un tiempo para asegurar que siga el programa prescrito y que no haya recurrencias de los hallazgos.

Además de lo prescrito, después de unos meses deberá comenzar con ejercicios aeróbicos. Caminar a diario es una forma sencilla y eficaz de hacerlo.

La cirugía, para la reducción de la presión discal, está indicada cuando los hallazgos neurológicos comienzan a empeorar, es decir, disminuyen aún más el reflejo y la debilidad de los músculos involucrados.

## Referencias

Bernard TN Jr, Kirkaldy-Willis WH. Recognizing specific characteristics of non-specific low back pain. *Clin Orthop.* 1987;217:266-280.

Braunwald E, Fauci AS, Isselbacher KJ, et al. *Harrison's Principles of Internal Medicine.* 13th ed. New York, NY: McGraw-Hill; 1994.

Cailliet R. *Low Back Pain Syndrome.* Philadelphia, PA: F. A. Davis; 1995.

D'Ambrosia RD. *Musculoskeletal Disorders.* Philadelphia, PA: J. B. Lippincott Co; 1977.

Hoppenfeld S. *Physical Examination of the Spine and Extremities.* Norwalk, CT: Appleton and Lange; 1978.

Kirkaldy-Willis WH. Five common back disorders: how to diagnose and treat them. *Geriatrics.* 1978;33:32-33, 37-41.

Kirkaldy-Willis WH. *Managing Low Back Pain.* 2nd ed. Edinburgh, Scotland: Churchill-Livingstone; 1988.

Kirkaldy-Willis WH. Musculoskeletal disorders: a three article symposium. *Postgrad Med.* 1981;70:166.

Kirkaldy-Willis WH, Hill RJ. A more precise diagnosis for low back pain. *Spine.* 1979;4:102-109.

Porter RW, Miller CG. Neurologic claudication and root claudication treated with calcitonin. A double blind trial. *Spine.* 1988;13:1061.

Turek SL. *Orthopedics Principles and Applications.* Philadelphia, PA: J. B. Lippincott; 1994.

Yong-Hing K, Kirkaldy-Willis WH. Pathophysiology of degenerative disease of the lumbar spine. *Orthop Clin North Am.* 1983;14:491-504.

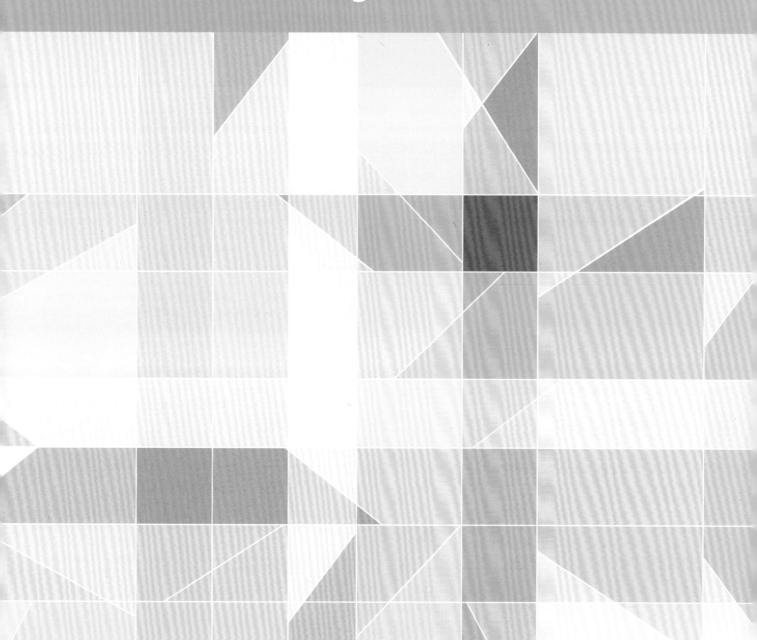

SECCIÓN **VI**

# Pelvis y sacro

# 57 Consideraciones anatómicas de la pelvis y el sacro

Stanley Schiowitz

## HUESOS

La pelvis se compone de dos huesos iliacos que se unen en la línea media de la cara anterior en la sínfisis púbica y terminan hacia atrás en una abertura en forma de cuña que está ocupada por el sacro. El sacro completa la forma anular de la pelvis.

Cada hueso iliaco consta de tres componentes: ilion, isquion y pubis, los cuales se fusionan al final de la adolescencia para formar un solo hueso. En la superficie lateral del iliaco se encuentra el acetábulo, que se articula con la cabeza del fémur para formar la articulación de la cadera.

El sacro es un hueso grande en forma de triángulo invertido que se forma por la fusión de cinco vértebras sacras. Se inserta entre los dos iliacos en la cara posterior superior de la cavidad pélvica. La cara superior del sacro, la base del triángulo, se articula con la 5ª vértebra lumbar, lo que crea, junto con el disco intervertebral L5, la articulación lumbosacra. El peso del hemicuerpo superior se transmite a través del sacro, los huesos iliacos y el acetábulo de los fémures, y luego hacia los pies y la superficie de apoyo.

En bipedestación, el sacro se encuentra en un plano oblicuo y corre de arriba abajo en sentido anteroposterior. Su superficie anterior es cóncava, la posterior es convexa y contiene los tubérculos espinosos palpables. El sacro contiene el conducto sacro, en el que se ubica la cola de caballo y cuatro agujeros sacros. Estas aberturas proporcionan un paso para las ramas ventrales y dorsales de los primeros cuatro nervios raquídeos sacros. De forma bilateral, el sacro tiene superficies auriculares que se articulan con los huesos iliacos para formar las articulaciones sacroiliacas.

## ARTICULACIONES

Las articulaciones sacroiliacas tienen forma de riñón y convexidad ventral. Las articulaciones sacras e iliacas parecen coincidir en disposición cóncava y convexa en forma de media luna, pero esto no aplica en la relación de todas las articulaciones óseas. Las secciones horizontales de varios niveles de la articulación sacroiliaca muestran que la relación convexa-cóncava existe sólo en las partes media y superior. En la parte inferior, la relación se describe de varias formas, como una articulación aplanada, plana o con una relación cóncava-convexa invertida (fig. 57-1); los anatomistas difieren en sus descripciones de las articulaciones sacroiliacas.

En ocasiones, las articulaciones sacroiliacas derecha e izquierda no se reflejan entre sí en el mismo cuerpo. En general, se acepta que la articulación media tiene la mayor relación convexa-cóncava, lo que promueve la estabilidad articular y los movimientos de flexión y extensión. Esto suele encontrarse en el nivel de la 2ª vértebra sacra.

Las formas y contornos múltiples que se encuentran en cualquier articulación sacroiliaca explican su diversidad de movimientos. Sus ligamentos mantienen unida la articulación. No hay inserciones musculares directas desde el sacro hasta el ilion.

## MOVIMIENTOS PÉLVICOS

La pelvis se mueve como una unidad, cuyos movimientos gruesos se inician por los movimientos de otros segmentos del cuerpo. La rotación y la inclinación lateral, anterior y posterior se relacionan con los movimientos de la

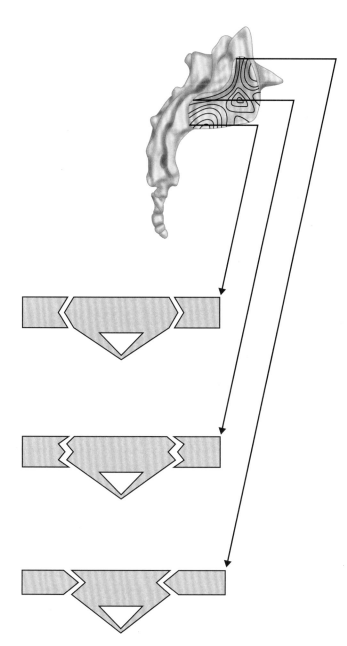

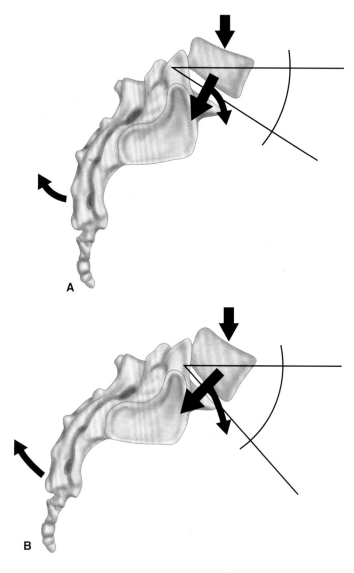

FIGURA 57-2. **(A,B)** Un aumento del ángulo lumbosacro crea una mayor fuerza vectorial anterior, lo que incrementa la distensión lumbosacra.

FIGURA 57-1. Configuraciones de la articulación sacroiliaca, vista desde diferentes niveles del sacro.

cadera o el tronco. Además, existen patrones de movimiento entre el sacro y el ilion, y hay patrones de movimiento en la articulación púbica.

La revisión de algunas actividades diarias demuestra su efecto sobre las estructuras pélvicas. En bipedestación, el peso del cuerpo se transmite a través de la 5ª vértebra lumbar al sacro, donde la fuerza vectorial se divide en dos. Una fuerza vectorial impulsa hacia el sacro, en su articulación, y la otra rota el sacro en sentido anterior. Cuanto mayor es el ángulo lumbosacro, mayor es la fuerza vectorial, lo que a su vez incrementa la distensión lumbosacra (fig. 57-2).

Durante la marcha, el ilion del lado de la pierna de apoyo se eleva, mientras que el ilion del lado que se balancea cuelga hacia abajo y gira en dirección a la pierna de apoyo. Esto crea cizallamiento y torsión púbicos (fig. 57-3, arriba). En la

pierna de apoyo, desde el golpe del talón hasta el despegue del pie, se asocia con una articulación de la cadera bloqueada y produce rotación anterior del ilion (fig. 57-3, abajo). El peso del cuerpo se balancea del lado de la pierna de apoyo, lo que crea inclinación lateral que presiona al sacro. La presión del peso en una pierna produce un bloqueo unilateral de la articulación sacroiliaca de la pierna de apoyo y permite crear un eje oblicuo. Esto, a su vez, permite el movimiento de torsión sacra.

Los movimientos respiratorios crean flexión y extensión sacra. La flexión y la extensión sacras generan presión sobre el ilion, la cual se transmite a la articulación púbica.

Los tres tipos principales de movimientos que se producen en la pelvis son movimientos sacros en el ilion, movimientos del ilion en el sacro y movimientos púbicos.

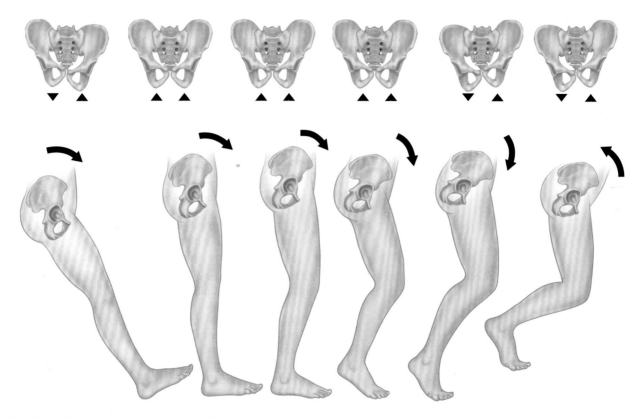

**FIGURA 57-3.** El cizallamiento y la torsión púbicos al caminar (*arriba*), correspondiente a la posición del ilion que soporta el peso, mientras que la pierna de apoyo se mueve desde el golpe del talón hasta el despegue del pie (*abajo*).

## Movimiento sacro del ilion

Los movimientos sacros sobre el ilion y los ejes en los que se producen son los siguientes:

1. La flexión y la extensión sacras son causadas por el movimiento respiratorio y suceden en un eje transverso superior, también conocido como eje respiratorio, que se encuentra en el nivel de las apófisis articulares del 2° segmento sacro.
2. La flexión y la extensión sacras se transmiten como fuerza vectorial a través de la columna lumbar a la mitad del eje transverso. Se ubica en el nivel del 2° cuerpo sacro.
3. La rotación sacra se produce en un eje vertical teórico.
4. La inclinación lateral del sacro ocurre en un eje anteroposterior teórico.
5. Los movimientos de torsión sacra se producen en un eje oblicuo izquierdo o derecho, ubicado en el extremo superior de la apófisis articular de un lado hasta el extremo inferior de la superficie articular del otro lado.

Los ejes del movimiento sacro sobre el ilion se muestran en la figura 57-4.

Los movimientos acoplados de rotación e inclinación lateral del sacro son variables, dependiendo un poco de cómo se inicien esos movimientos. De acuerdo con Kappler, la rotación sacra inducida por la rotación de la columna lumbar se produce en la misma dirección, pero la inclinación lateral del sacro ocurre en el lado opuesto. Cuando la inclinación lateral del sacro es inducida por la inclinación lateral de la columna lumbar, la rotación sacra puede ocurrir hacia cualquier lado.

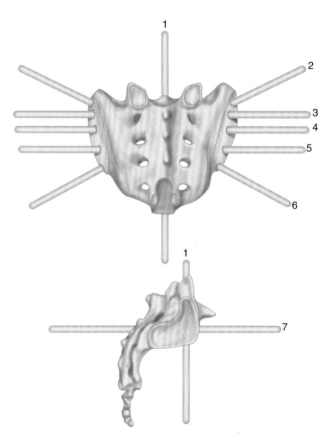

**FIGURA 57-4.** Ejes de movimiento sacro sobre el ilion. *1*, eje vertical; *2*, eje oblicuo derecho; *3*, eje respiratorio; *4*, eje sacroiliaco; *5*, eje iliosacro; *6*, eje oblicuo izquierdo; *7*, eje anteroposterior.

## Movimientos del ilion sobre el sacro

Los movimientos del ilion sobre el sacro y los ejes en los que se producen son los siguientes:

1. La rotación anteroposterior del ilion sobre el sacro ocurre en el eje transverso inferior, que se ubica en el polo inferior de la articulación sacra inferior (fig. 57-5).
2. Los movimientos de desplazamiento del ilion sobre el sacro se producen en dirección superoinferior (fig. 57-6).
3. Los movimientos de desplazamiento del ilion sobre el sacro ocurren en dirección anteroposterior (fig. 57-7).

## Movimientos púbicos

Los movimientos púbicos son los siguientes:

1. Movimiento de pinzamiento (con flexión y extensión del sacro; fig. 57-8A).
2. Movimiento de torsión (con inclinación oscilante de la pierna que se balancea; fig. 57-8B).
3. Movimiento de desplazamiento superoinferior (con una sola pierna que soporta el peso; fig. 57-8C).

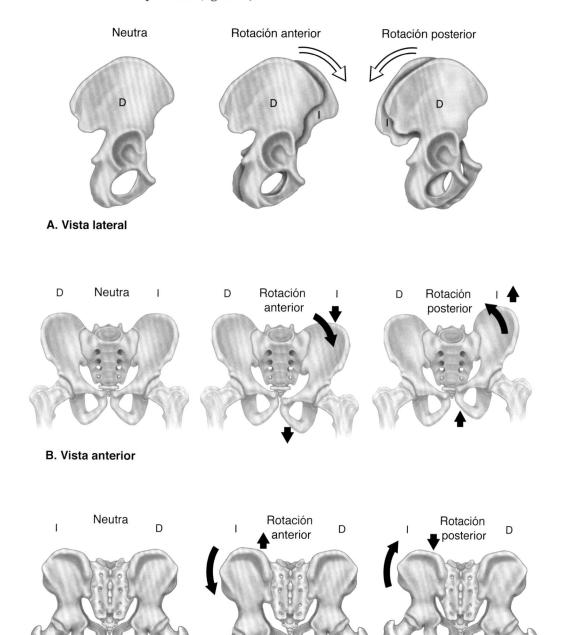

**FIGURA 57-5.** Rotación anteroposterior del hueso iliaco sobre el sacro. En esta ilustración, las direcciones reciben el nombre del movimiento del lado izquierdo. **(A)** Vista lateral. **(B)** Vista anterior. **(C)** Vista posterior.

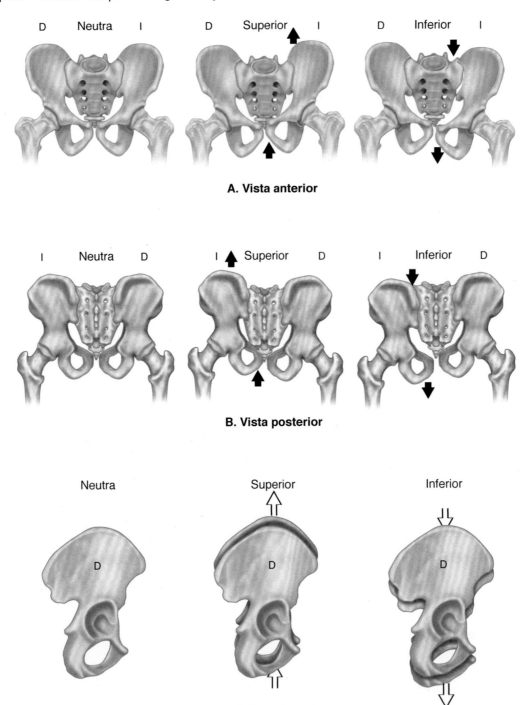

**A. Vista anterior**

**B. Vista posterior**

**C. Vista lateral**

**FIGURA 57-6.** Movimiento de desplazamiento superoinferior del hueso iliaco sobre el sacro. Las direcciones reciben el nombre del movimiento del lado izquierdo. **(A)** Vista anterior. **(B)** Vista posterior. **(C)** Vista lateral.

## LA PELVIS DURANTE EL EMBARAZO

Durante el parto vaginal, el sacro se somete a un proceso llamado *nutación* (balanceo) que facilita el parto. En la nutación, el sacro se flexiona en su eje transversal medial. Esto disminuye el diámetro anteroposterior del borde pélvico. Al mismo tiempo, los huesos iliacos se aproximan, estrechando el diámetro transverso del borde pélvico, y las tuberosidades isquiáticas se separan, lo que ensancha la salida pélvica (fig. 57-9).

La posición de la paciente y el estrés involucrado, cuando se suman a la laxitud de los ligamentos durante el parto, pueden crear disfunciones sacroiliacas. Estas disfunciones empeoran y se bloquean en una posición errada mientras los ligamentos recuperan la fuerza de tensión normal posparto. La disfunción se puede prevenir después del parto manteniendo la cadera en rotación interna mientras cada pierna se retira de la posición de litotomía y se extiende sobre la mesa.

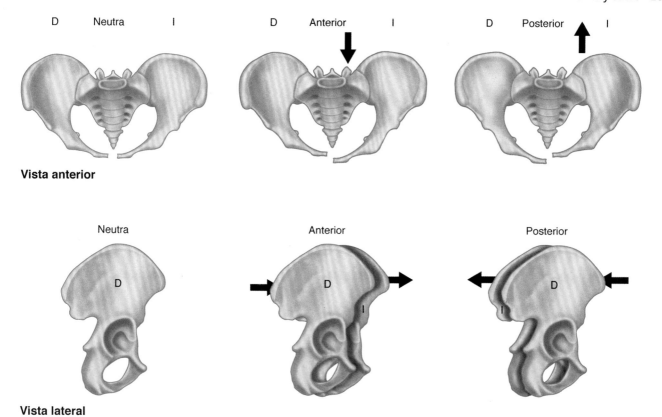

**FIGURA 57-7.** Movimiento de desplazamiento anteroposterior del hueso iliaco sobre el sacro. Se ilustra el lado izquierdo.

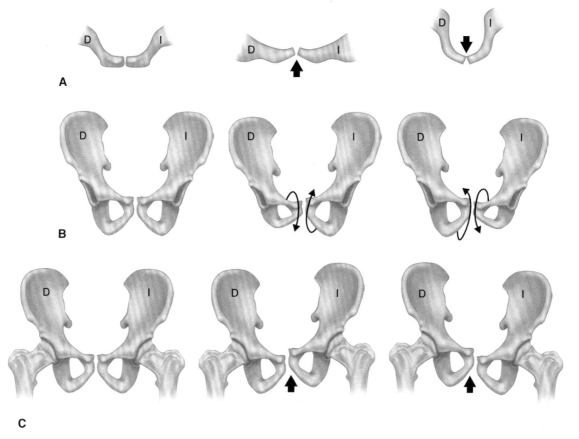

**FIGURA 57-8.** Movimientos púbicos. **(A)** Movimiento de pinzamiento. **(B)** Movimiento de torsión. **(C)** Movimiento de desplazamiento superoinferior.

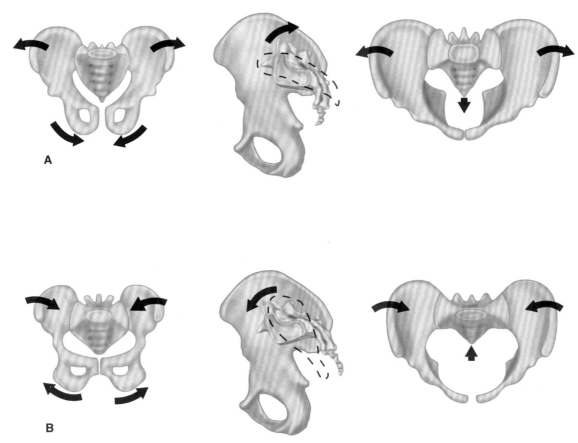

**FIGURA 57-9.** Movimientos sacros durante el parto vaginal. **(A)** Contranutación. **(B)** Nutación.

## DISFUNCIONES SOMÁTICAS PÉLVICAS

Las disfunciones somáticas pélvicas son las siguientes:

1. Las disfunciones púbicas primarias son superiores e inferiores o de abducción y aducción.
2. Las disfunciones de movimiento creadas por el sacro sobre el ilion suelen ser sacras unilaterales anteriores o posteriores, el cizallamiento unilateral del sacro a lo largo de la articulación, o disfunciones rotatorias oblicuas sacras. Si la 5ª vértebra lumbar no está involucrada en la rotación oblicua, la alteración se describe como *disfunción rotatoria sacra*. Si la 5ª vértebra lumbar rota en dirección opuesta a la del sacro, se describe como *torsión sacra*.
3. La disfunción generada por el movimiento del ilion sobre el sacro suele involucrar la rotación anteroposterior del ilion o el cizallamiento superoinferior del ilion a lo largo de la articulación.

Estas disfunciones pueden ser difíciles de diagnosticar de manera individual, porque muchas de las funciones de movimiento y los hallazgos diagnósticos se superponen. El tratamiento específico para una disfunción determinada es más eficaz. Sin embargo, debido a la firmeza de las inserciones ligamentosas de esta articulación, el tratamiento no específico puede ser igual de eficaz.

### Referencias

Kapandji IA. *The Physiology of the Joints, Vol III. The Trunk and Vertebral Column.* New York, NY: Churchill Livingstone; 1974.

Kappler R. *Lecture Notes.* Chicago, IL: College of Osteopathic Medicine; 1975.

Larson NJ. *Physiologic Movement of the Sacrum.* Read before the Chicago College of Osteopathic Medicine; February 1984.

Mitchell FL. Structural pelvic function. En: Barnes M, ed. 1965 *Year Book of Selected Osteopathic Papers.* Vol II. Carmel, CA: Academy of Applied Osteopathy; 1965:178-199.

Mitchell FL Jr, Moran PS, Pruzzo NT. *An Evaluation and Treatment Manual of Osteopathic Muscle Energy Procedures.* Valley Park, MO: Mitchell, Moran, and Pruzzo Associates; 1979.

Moore KL. *Clinically Oriented Anatomy.* Baltimore, MD: Lippincott Williams & Wilkins; 1980.

Sutherland WG. *The Cranial Bowl.* Mankato, MN: Free Press; 1936.

Warwick R, Williams PL. *Gray's Anatomy.* 35th British ed. Philadelphia, PA: W. B. Saunders; 1973.

# 58 Consideraciones sobre la marcha y la postura

Stanley Schiowitz, Eileen L. DiGiovanna y Joseph A. DiGiovanna

Hipócrates y Aristóteles probablemente hicieron las primeras observaciones científicas de la marcha. Como médicos, continuamos la tradición al observar a los pacientes caminar a diario y seleccionar algunas características para la evaluación.

El examinador se enfoca en el movimiento asimétrico mientras observa al paciente de frente, de lado o desde atrás. Los movimientos asimétricos se caracterizan por desplazamientos reducidos o excesivos o por un cambio en la velocidad del movimiento durante alguna parte del ciclo de la marcha. El movimiento asincrónico en el plano sagital se observa mejor de lado; y la disfunción en el lado coronal, de frente o desde atrás.

Para utilizar la marcha como una herramienta diagnóstica completa, el médico debe conocer los parámetros normales de la marcha: la velocidad habitual, la longitud y la frecuencia del paso. Una variación en cualquiera de estos parámetros afecta a los demás.

## CINEMÁTICO DE LA MARCHA

Desde el punto de vista fisiológico, la locomoción eficiente implica el desplazamiento del centro de gravedad del cuerpo a través del espacio a lo largo de un trayecto que requiere el menor gasto de energía. El centro de gravedad se desplaza de manera constante más allá de la base de apoyo del cuerpo. La posible pérdida de equilibrio resultante se corrige al mover una extremidad inferior hacia adelante para cambiar la base de apoyo. La repetición de este patrón de alternancia en las piernas crea el ciclo de marcha.

El ciclo de marcha normal se divide en dos fases: la fase de apoyo, en la que un pie se encuentra en el piso, y la fase de balanceo, cuando se mueve hacia delante. Sesenta por ciento del ciclo normal se mantiene en la fase de apoyo. De este 60%, 25% es un doble apoyo. El restante 40% del ciclo normal se encuentra en la fase de balanceo.

La fase de apoyo se divide en los siguientes segmentos: contacto del talón, apoyo plantar, apoyo medio e impulso o despegue del pie. La fase de balanceo se divide en aceleración, balanceo medio y desaceleración.

El promedio del ancho de la base de la marcha, medido de talón a talón, es entre 5 y 10 cm (2 y 4 pulgadas). El promedio de la longitud de un paso es de 38 cm (15 pulgadas), con una cadencia de 90 a 120 pasos por min. Los pies suelen estar en abducción ligera.

Las fuerzas que actúan durante la marcha son gravedad, contracción muscular y momento. La contracción muscular, por lo general, inicia el movimiento; después la gravedad y el momento hacen su contribución. Según Winter y Robertson, durante la fase de balanceo, la gravedad, la contracción muscular y la aceleración de la rodilla provocan que la pierna rote. En la primera mitad del balanceo, la gravedad y el momento contribuyen con 80% de la fuerza, mientras que en la segunda, la contracción muscular aporta 80%.

La contrapresión del piso hacia los pies es la fuerza que impulsa al cuerpo. Por lo general, no somos conscientes del impulso de la Tierra; sin embargo, en la nieve blanda, arena o lodo, este empuje se reduce, lo que requiere aumentar la actividad muscular y la energía utilizada para mantener la locomoción hacia delante. La fricción entre el pie y el piso es esencial para la transmisión de la presión del piso. La fricción debe ser suficiente para contrarrestar el componente horizontal vectorial de la fuerza. Cuanto mayor es la fuerza horizontal, mayor es la dependencia de la fricción. El corolario es cierto: en caminos congelados se dan pasos pequeños, casi verticales.

La marcha se inicia a través de la interacción compleja de los mecanismos neuronales, la actividad muscular y las fuerzas biomecánicas. El tríceps sural se relaja y permite la inclinación hacia enfrente del cuerpo por delante del centro de gravedad. La línea del centro de gravedad, que está a medio camino entre los pies y anterior a la articulación del tobillo, se mueve hacia la extremidad que se balancea en dirección posteroanterior. Mientras la extremidad que se balancea se prepara para despegar, el centro de gravedad se desplaza hacia el lado de apoyo. El peso se equilibra en la pierna de apoyo para permitir el impulso hacia delante de la extremidad que se balancea.

Ambas fases de la marcha operan al mismo tiempo alternando los lados al completar cada ciclo. La pierna en fase de balanceo rota la pelvis hacia el lado de apoyo, con la rotación concomitante de la columna hacia el lado que se balancea. La articulación de la cadera se flexiona con el balanceo. La articulación de la rodilla se flexiona durante la primera mitad y se extiende en la segunda mitad del balanceo, mientras el tobillo y el pie están en dorsiflexión.

En el lado de apoyo, la articulación de la cadera se extiende, acompañada por una contracción muscular que evita la caída de la pelvis hacia el lado que se balancea. La articulación de la rodilla se encuentra en ligera flexión al momento del contacto del pie o del talón, después de lo cual se extiende la rodilla.

En este segmento, el pie y el tobillo, desde el contacto del talón hasta la carga completa, se encuentran en flexión plantar del tobillo. Después, el pie se convierte en una palanca rígida para transferir el peso del cuerpo al antepié para impulsarse. En este momento, el talón se eleva con rapidez y el pie se evierte, lo que provoca un aumento de la rotación externa con hiperextensión de las articulaciones metatarsofalángicas al final de la fase de propulsión. No se puede exagerar la importancia clínica del mecanismo de la articulación subastragalina (como se utiliza en la fase de apoyo). El trastorno más leve causaría una disfunción notable.

Se observa una secuencia definida al soportar el peso sobre el trípode óseo del pie: el peso pasa del talón a la cabeza del quinto metatarsiano y luego a través de las cabezas metatarsianas hasta el primer dedo del pie. Cualquier cambio de presión en uno de estos puntos se acompaña de un cambio en la secuencia normal de movimiento y soporte de peso en otros puntos. Los callos suelen desarrollarse en estos sitios.

El ciclo de marcha normal en las extremidades inferiores se acompaña de movimientos regulares de los hombros, brazos y cabeza. Sus acciones son parte de cualquier evaluación clínica. Cuando la pelvis en el lado que se balancea se mueve hacia delante, el hombro de ese lado se cae hacia atrás. Por lo tanto, los brazos y piernas opuestos se balancean en tándem.

La acción del brazo en el plano anteroposterior reduce la rotación de los hombros, lo que ayuda de forma directa a mantener la cabeza hacia delante. El balanceo de los brazos equilibra la rotación de la pelvis. Estos movimientos tienen una proporción directa entre sí. Si los brazos no se balancean, la parte superior del tronco rota en la misma dirección que la pelvis.

## EFICIENCIA DE LA MARCHA

La eficiencia de la marcha se puede evaluar en términos del movimiento de desplazamiento del centro de gravedad del cuerpo a través de una vía ondulada regular de baja amplitud. El centro de gravedad en un ser humano erguido e inmóvil está justo delante de la segunda vértebra sacra. Al caminar, se desplaza en vertical y horizontal, describiendo una curva sinusoide.

El desplazamiento vertical del centro de gravedad ocurre dos veces durante el ciclo, desde el contacto del talón hasta el siguiente toque del talón del mismo pie. El desplazamiento vertical total es de alrededor de 4.5 cm (1.8 pulgadas). Los picos se producen en 25 y 75% del ciclo. En el punto medio del ciclo de la marcha (doble soporte de peso), el centro de gravedad se encuentra en su punto más bajo.

Saunders, Inman y Eberhart han propuesto seis determinantes principales de la marcha para mantener la eficiencia mecánica.

1. *Rotación pélvica*: la pelvis rota en el lado que se balancea, alrededor de 4° a cada lado del eje central. Ya que la pelvis es una estructura semirrígida, esta rotación se produce alternadamente en cada articulación de la cadera

mientras ésta pasa de rotación interna relativa a rotación externa durante la fase de apoyo. Este movimiento permite que la cadera requiera menos flexión y extensión durante la marcha normal.

2. *Inclinación pélvica hacia abajo*: en el plano coronal, la pelvis se inclina hacia abajo en el lado que se balancea. El desplazamiento angular alternado es de 5° en la articulación de apoyo de la cadera, lo que crea una aducción relativa de la extremidad en la fase de apoyo y una abducción relativa en el balanceo.

3. *Flexión de la rodilla de la pierna que se balancea*: estos tres determinantes de la marcha (rotación pélvica, inclinación pélvica y flexión de la rodilla que se balancea) actúan aplanando el arco vertical a través del que se mueve el centro de gravedad. La rotación pélvica eleva las extremidades del arco, mientras que la inclinación pélvica y la flexión de la rodilla deprimen su punto máximo.

4. *Las acciones combinadas del pie, el tobillo y la rodilla de la pierna de apoyo* constituyen el cuarto y quinto determinantes de la marcha. Estas acciones ayudan a mantener un trayecto regular para el movimiento de desplazamiento del centro de gravedad. Un primer arco ocurre durante el contacto del talón, cuando el tobillo rota de dorsiflexión a flexión plantar, y el talón funciona como fulcro. Un segundo arco se produce con la rotación del pie, y la parte anterior del pie funciona como fulcro. Esto sucede cuando el talón se eleva. Ambos arcos se acompañan de una flexión de la rodilla de apoyo, que mantiene nivelado el centro de gravedad.

5. *Desplazamiento del centro de gravedad*: este desplazamiento sobre la extremidad que soporta el peso ayuda a mantener el equilibrio del cuerpo mientras la pierna que se balancea se eleva del piso. La aducción relativa de esa parte de la cadera, junto con el ángulo tibiofemoral, reducen el grado de desplazamiento lateral necesario para el equilibrio. El centro de gravedad se desvía lateralmente, alrededor de 4.5 cm (1.75 pulgadas). Por tanto, la desviación del centro de gravedad es casi equivalente en los planos horizontal y vertical.

## MOVIMIENTO PÉLVICO

La pelvis no es una estructura rígida. Tiene una articulación anterior en la sínfisis del pubis y dos articulaciones con el sacro.

A medida que la pelvis gira y se inclina, se desarrolla un efecto de torsión en la sínfisis del pubis. Esto se crea porque cada parte de la pelvis se mueve a una velocidad lineal diferente. La medición del desplazamiento de rotación e inclinación del borde lateral del hueso iliaco derecho desde la cadera izquierda fija debe mostrar que la velocidad angular es constante desde cada parte de los huesos iliacos derecho e izquierdo, pero la velocidad lineal, y por lo tanto la distancia recorrida, aumenta de izquierda a derecha. Así, los movimientos combinados de rotación e inclinación se producen a diferentes velocidades de desplazamiento lineal para diferentes partes de la pelvis y crean una torsión en la sínfisis del pubis con cada paso que se da.

El sacro se mueve con el hueso iliaco y experimenta la misma rotación, inclinación y desplazamiento lateral que el hueso iliaco, pero no a la misma velocidad. Cuando el balanceo de la pierna derecha inicia la rotación del hueso iliaco del mismo lado hacia la izquierda, con inclinación a la derecha y desplazamiento lateral a la izquierda, el sacro se mueve sobre su eje vertical y rota hacia la izquierda, con flexión sacra a la derecha. De manera simultánea, el centro de gravedad en el plano horizontal se desplaza hacia la izquierda, lo que produce flexión sacra lateral a la izquierda. El centro de gravedad vertical se mueve hacia el polo superior de la articulación sacroiliaca izquierda, bloqueando la articulación en una posición mecánica que establece el movimiento sacro sobre el eje oblicuo izquierdo. Esto establece el patrón, por lo que el sacro puede girar con torsión hacia la izquierda (Mitchell, 1965). Caminar crea la mecánica del movimiento sacro oblicuo sin disfunción o, en el ejemplo mencionado, un movimiento de rotación sacro de izquierda a izquierda (fig. 58-1).

Durante estos movimientos, la columna lumbar rota hacia la derecha y se flexiona en sentido lateral hacia la izquierda, compensando la flexión sacra a la derecha creada por la rotación pélvica hacia la izquierda con inclinación pélvica a la derecha. La relación de L5 rotada a la derecha con la rotación sacra de izquierda a izquierda completa la figura.

Este patrón de torsión sacra de izquierda a izquierda no es patológico ni disfuncional porque es temporal e instantáneo. El movimiento adaptativo de la región lumbar permite que la flexión lateral y la rotación se produzcan en direcciones opuestas.

## MOVIMIENTO ASIMÉTRICO

En el ser humano simétrico y perfectamente equilibrado, los movimientos articulares de la marcha tienen poco o ningún efecto sobre la integridad estructural del cuerpo. Sin embargo, la asimetría se desarrolla en casi todas las personas y provoca pequeñas situaciones de presión estructural constante que conducen a disfunciones somáticas.

¿Qué ocurre con la simetría de la marcha en el síndrome de piernas cortas? ¿Qué sucede con las inversiones comparativas de los movimientos de rotación lumbar y flexión lateral si hay escoliosis? Las radiografías de pacientes con problemas lumbares a menudo muestran flexión lateral, deformidad en la rotación de una vértebra lumbar sobre la que está debajo. Se pueden presentar acuñamiento del disco y cambios espondilóticos intervertebrales incluso si el sitio no ha tenido un traumatismo específico previo. Es muy probable que esta afección sea producida por la presión constante de la marcha sobre una disfunción somática localizada.

Las deformidades estructurales se deben tratar, incluso si son asintomáticas, mientras el sujeto es joven. Esto evita algunos de los microtraumatismos constantes que ocurren con la locomoción diaria y previene la disfunción sintomática en la vida posterior.

## PATRONES NEUROLÓGICOS DE LA MARCHA

El análisis de la marcha es la prueba más importante en neurología y una de las menos realizadas. En esta evaluación se deben tener en cuenta los siguientes puntos: la posición del cuerpo, el movimiento de las piernas, la posición y el movimiento de los brazos, la distancia entre los pies (tanto hacia delante [zancada] como en dirección lateral [ancho]), regularidad de movimientos, capacidad para caminar en línea recta, facilidad para girar y detenerse. Junto con estas observaciones, el examinador debe notar cualquier cambio en los seis determinantes principales de la marcha.

A continuación se muestran las descripciones de varios patrones de marcha neurológicos:

*Marcha hemipléjica:* en ésta, la pierna afectada suele estar rígida, con pérdida de la flexión en las articulaciones de la cadera y la rodilla. El paciente se inclina hacia el lado afectado y lanza toda la pierna hacia afuera del cuerpo antes de llevarla hacia el tronco, lo que produce un movimiento de circunducción. El zapato se arrastra contra el piso y suele estar acompañado de un brazo afectado que no se balancea, sino que se mantiene en una posición fija contra el abdomen con el codo flexionado.

*Marcha equina:* se puede dividir en dos patrones característicos. En el primer patrón, el dedo del pie toca el piso primero, con un pie caído causado por la parálisis de los músculos pretibiales o peroneos. La pierna se eleva por una flexión anormal de la rodilla y la cadera. El dedo del pie toca el piso primero, seguido de un golpeteo cuando el pie golpea el piso.

En el segundo patrón, el talón toca el piso primero debido a la pérdida de sentido de la posición. La marcha equina es bilateral, con ataxia y tambaleo de lado a lado. El talón toca el piso primero y se oye un pisotón. Se presenta el signo de Romberg, causado por una disfunción de la parte aferente de los nervios periféricos o raíces posteriores.

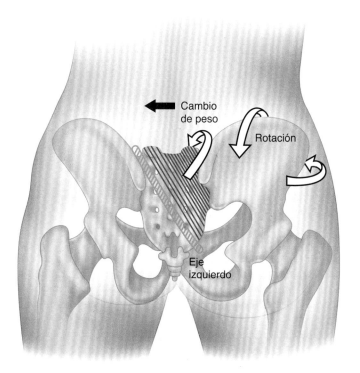

**FIGURA 58-1.** Determinantes pélvicos de la marcha normal, vista posterior. Se muestran como movimientos de torsión sacra de izquierda a izquierda.

El cáncer, la neuropatía diabética, la tabes dorsal, la ataxia de Friedreich, la degeneración subaguda combinada de la médula, las lesiones por compresión de las astas posteriores y la esclerosis múltiple que afecta a las astas posteriores pueden producir marcha equina.

*Marcha arrastrada*: se puede describir como pasos cortos y arrastrados; el pie no se despega del piso. En el parkinsonismo se observa rigidez, temblor, poco movimiento, arrastre rápido de los pies y dificultad para comenzar a caminar, detenerse o girar. El paciente se encuentra en flexión del tronco, sin movimientos de extensión en las caderas, rodillas y codos. El tórax y la pelvis rotan en la misma dirección en la fase de balanceo. La amplitud de las oscilaciones verticales de la cabeza se reduce con el movimiento hacia delante. Los primeros signos motores notables en el parkinsonismo son patrón no rítmico con actividad aleatoria o mal sincronizada de los brazos al andar.

La marcha arrastrada que se observa en la arterioesclerosis se debe a la pérdida de confianza y equilibrio. El paciente está erguido, da pequeños pasos arrastrando los pies con una base ancha y parece mirar fijamente a un punto distante. El giro se logra a través de una serie de pequeños pasos realizados por un pie, el otro pie actúa como pivote.

*Marcha atáxica*: es una marcha tambaleante, inestable con una base ancha y una tendencia a caer hacia el lado de la lesión. El vértigo puede acompañar a la ataxia. Es posible que se encuentre en enfermedad cerebelosa, esclerosis múltiple y, a veces, mixedema. La marcha atáxica se debe diferenciar de la marcha de ebrio y la marcha vacilante, en las que el sujeto se tambalea, trastabilla, se inclina hacia delante y hacia atrás, y puede perder el equilibrio y caer. Esta marcha se observa en casos de intoxicación por alcohol o barbitúricos, reacciones farmacológicas, polineuritis o paresia general.

*Marcha en tijera*: las piernas están en aducción y se cruzan de manera alternada una frente a la otra. Ambas extremidades inferiores son espásticas y hay espasmo de los músculos aductores en las articulaciones de la cadera, a menudo acompañado de movimientos compensatorios del tronco y las extremidades superiores pronunciados. Las lesiones bilaterales de la motoneurona superior, la espondilosis cervical avanzada o la esclerosis múltiple pueden producir este patrón de marcha.

*Marcha de pato o miopática*: se puede describir como un movimiento de balanceo de un lado a otro. La rotación pélvica y la inclinación en el lado del balanceo aumentan (marcha de pingüino). La distrofia muscular con debilidad de las caderas, la lordosis exagerada y la postura con el abdomen prominente pueden producir esta marcha.

*Marcha histérica*: puede simular una parálisis o ser extraña. Es posible que haya incapacidad para caminar, pero en la cama, el sujeto puede perder la espasticidad característica.

Al planificar el tratamiento para el paciente neurológico, el médico debe discutir todos los problemas con él. Muchos de estos pacientes esperan que la manipulación osteopática cure sus problemas y se les deben advertir las limitaciones de los resultados esperados. Algunos tienen, como síntoma secundario, dolor intenso y disfunción de la región lumbar. Estos síntomas se pueden aliviar en gran medida. Algunos tienen disfunciones somáticas asintomáticas de las vértebras cervicales superiores que se deben tratar.

## PATRONES MUSCULOESQUELÉTICOS DE LA MARCHA

Se describen varios patrones musculoesqueléticos de la marcha.

*Marcha antiálgica*: se caracteriza por una fase de apoyo corta y una ejecución rápida de la fase de balanceo; el paciente intenta evitar pararse sobre una extremidad dolorida. La mayoría de las disfunciones musculoesqueléticas de la marcha es antiálgica. El médico debe evaluar dónde se localiza el dolor. Una pregunta sencilla como "cuando pone su peso en ese pie, ¿dónde le duele?", puede ayudar a un diagnóstico preciso.

*Marcha del glúteo medio*: se caracteriza por desplazamiento del cuerpo hacia el lado deficiente, lo que indica debilidad del músculo glúteo medio. Se puede evaluar al encontrar el signo de Trendelenburg en posición vertical.

*Marcha del glúteo mayor*: en la deficiencia del glúteo mayor, el tronco y la pelvis están hiperextendidos hacia atrás sobre ambas caderas para mantener el centro de gravedad detrás de la articulación de la cadera afectada.

*Extremidad inferior corta*: la pelvis y el tronco se deprimen en la fase de apoyo.

*Marcha de pelvis elevada*: hay un escalamiento o elevación de la pelvis en el lado de balanceo si esa articulación de la cadera o la rodilla tiene limitación de movimiento por cualquier causa.

*Dislocación congénita de la cadera*: produce marcha de pato.

*Marcha por osteoartrosis*: cuando es grave en las articulaciones de la cadera o la rodilla produce marcha en tijera.

*Problemas del pie*: cualquier disfunción del pie puede alterar la mecánica normal. Ésta puede incluir pie de Morton (neuroma), callosidades, juanetes, *hallux rigidus*, verrugas plantares o ajuste inadecuado del calzado. Si no hay flexión plantar, no hay empuje y el talón y el antepié se despegan del piso juntos.

## PATRONES PEDIÁTRICOS DE LA MARCHA

Los problemas musculoesqueléticos pediátricos se deben evaluar y tratar antes del inicio del soporte de peso. El pie equino, el pie calcáneo valgo, en pronación, el pie plano, la torsión tibial, el metatarso varo, el pie zambo y la luxación congénita de las caderas se deben diagnosticar y tratar de manera adecuada antes de que el niño comience a caminar.

En un estudio, 64% de los niños que cojeaban sin antecedentes de disfunción de la marcha o traumatismos tenía afectación primaria de la articulación de la cadera. La mayoría de los casos fue causada por sinovitis transitoria y se resolvió con reposo. Muchos niños con disfunción de la marcha relacionada con la cadera tuvieron una infección de la vía respiratoria superior reciente. Otras causas incluyen osteítis, fiebre reumática, artritis reumatoide y enfermedad de Perthes.

## PATRONES DE LA MARCHA EN LA DISFUNCIÓN LUMBAR

Un diagnóstico inicial de disfunción somática, a menudo, se puede realizar por la evaluación de la marcha del paciente. Los problemas más evidentes son los relacionados con la disfunción de la región lumbar.

Una alteración del psoas secundaria a disfunciones somáticas osteopáticas de las vértebras lumbares produce la típica cojera del psoas. El paciente se inclina hacia delante y hacia el lado de la disfunción, y esa cadera se encuentra en abducción. La disfunción somática se suele encontrar en la región lumbar superior. Descuidar este sitio y tratar la región lumbar o la articulación sacroiliaca suele ser un esfuerzo inútil.

Las personas con espasmo del psoas tan grave que afecta su postura o marcha, por lo general, muestran rigidez e incluso empujan sus manos contra sus muslos para sostener y estirar con lentitud los músculos psoas e iliacos al cambiar de sedestación a bipedestación.

La contracción unilateral del músculo erector de la columna causa flexión lateral hacia el lado de la contracción, escoliosis con convexidad hacia el lado opuesto y extensión de la columna. El paciente camina con la espalda rígida, sin rotación ni flexión lumbar. Las zonas de la columna involucradas suelen estar en el cuarto o quinto segmento lumbar y el primer segmento sacro. También puede estar presente una disfunción aguda en la parte anterior del sacro en el mismo lado. Si los hallazgos incluyen elevación de la altura de la cresta iliaca, convexidad escoliótica lumbar y distribución del dolor ciático, todos en el mismo lado, el pronóstico para una recuperación rápida suele ser bueno. Si el dolor se encuentra en el otro lado, la causa puede ser un prolapso discal o alguna otra condición patológica grave, y tanto el médico como el paciente pueden pasar por un momento difícil.

## PATRONES DE LA MARCHA EN LA DISFUNCIÓN DE LA EXTREMIDAD INFERIOR

La ciática se asocia con un patrón de marcha antiálgica del músculo erector de la columna, ya que el paciente intenta evitar sostener peso sobre el lado afectado. Un patrón de disfunción somática común en estos pacientes comprende la flexión sacra unilateral y la flexión de la quinta vértebra lumbar, con rotación e inclinación lateral hacia el lado doloroso, acompañado de puntos gatillo en los músculos piriforme, glúteo mayor y glúteo medio.

Al observar un balanceo o inclinación pélvica asimétrica se debe realizar una prueba de inclinación de la cadera. Los resultados de esta prueba a menudo coinciden con las observaciones de la marcha, apuntando hacia la restricción de la flexión lateral lumbar.

Las disfunciones somáticas que afectan la extremidad inferior suelen manifestarse con marcha antiálgica. La observación del médico determina la zona involucrada, pero después debe depender de la palpación y las pruebas de movimiento para establecer el diagnóstico.

La habilidad de observación puede mejorarse si el médico es consciente de las alteraciones del movimiento que, por lo general, se producen por la disfunción somática localizada. En la articulación de la cadera se debe observar la limitación de la rotación interna y externa durante el balanceo de la extremidad inferior. En la articulación de la rodilla hay una restricción de la rotación medial femoral en la tibia cuando se intenta una posición bloqueada en la extensión de la extremidad inferior de apoyo. En el tobillo, la articulación subastragalina está limitada para la eversión-inversión a medida que la pierna rota interna y externamente en la fase de apoyo. El soporte de peso lateral del pie cambia hacia el arco medial, con disfunción del cuboides durante la fase de apoyo.

### Equilibrio postural

La postura humana bípeda ha hecho que el equilibrio sea muy importante para la función musculoesquelética. En el ser humano erguido, la gravedad jala todas las partes del cuerpo. Aunque una columna de vértebras apiladas de manera uniforme, una encima de otra, habría tenido un buen equilibrio con poco movimiento, se desarrollaron curvas anteroposteriores en la columna para promover la flexibilidad y aumentar la fuerza. Las transiciones entre las curvaturas de la columna son adecuadas para enfrentar la fuerza de gravedad. Una postura correcta es esencial para mantener la fuerza de gravedad centrada en las vértebras diseñadas para esta función.

Pocas personas son totalmente simétricas y, por lo tanto, el desequilibrio postural es una fuente importante de problemas musculoesqueléticos.

El cuerpo tiene ciertos mecanismos compensatorios automáticos que tienden a enderezar el cuerpo y mantenerlo en un estado de equilibrio. Por ejemplo, si al estar de pie, la pierna izquierda se eleva del piso, el centro de gravedad del cuerpo se mueve de manera automática a la derecha y la columna se desplaza y se curva en un plano frontal para mantener el equilibrio del cuerpo. Del mismo modo, si los brazos se sostienen frente al cuerpo, la columna se mueve y curva en un plano sagital, lo que incrementa la lordosis lumbar para mantener el equilibrio. Si se sostiene peso con las manos extendidas, la lordosis se exagera aún más para mantener el equilibrio del cuerpo. Por lo tanto, el cuerpo hace cualquier ajuste necesario para mantener el equilibrio y postura erguida. Numerosas condiciones pueden producir asimetría en la mecánica del cuerpo y provocar un desequilibrio postural funcional. Incluyen lo siguiente:

1. Traumatismo
2. Procesos degenerativos
3. Hábitos u ocupación
4. Predisposición genética
5. Estado mental
6. Embarazo
7. Obesidad
8. Pérdida de tono muscular
9. Procesos de enfermedad como osteoporosis o poliomielitis
10. Anomalías congénitas

### Cifosis

La cifosis es una curvatura de la columna en el plano sagital con la convexidad en la parte posterior. Un grado moderado es normal en la columna torácica. Sin embargo, una exageración de la curvatura es anormal. Una postura deficiente con debilidad muscular es la causa más común. En este caso, los hombros se encorvan hacia delante, la cabeza se inclina hacia abajo y delante, y la curvatura de la columna torácica aumenta. El abdomen tiende a sobresalir. Los hábitos y la ocupación son los principales causantes.

Desde el punto de vista patológico, la columna torácica puede curvarse debido a osteoporosis, en la que la parte anterior del cuerpo vertebral presenta microfracturas con colapso y pérdida de altura. Con el tiempo, la pérdida de altura es suficiente para causar una inclinación hacia delante de la columna torácica con la típica *joroba de viuda* de la osteoporosis. Los cambios artríticos también pueden causar inclinación de la columna torácica hacia delante.

La cifosis torácica puede aumentar como compensación del incremento de la lordosis en la columna cervical o lumbar. La cifosis se asocia a menudo con la escoliosis estructural, *cifoescoliosis*.

## Aplanamiento torácico

El aplanamiento torácico localizado suele ser causado por zonas de tensión muscular posterior o disfunción somática. También puede ser de naturaleza habitual como en la *postura militar*, con los hombros mantenidos hacia atrás y la columna erguida. El aplanamiento también puede ser compensatorio debido al aplanamiento en otras regiones de la columna, cervical o lumbar.

## Lordosis

Por lo general, existe una lordosis en las regiones de la columna cervical y lumbar. El término "lordosis" también se utiliza para expresar la exageración anormal de la curvatura en una o ambas regiones.

## Lordosis cervical

Un incremento en la lordosis de la columna cervical es causado con mayor frecuencia por cambios posturales con la cabeza llevada delante de la línea de gravedad a través del cuerpo. La cabeza se inclina hacia atrás para mantener los ojos nivelados, de esta manera aumenta la lordosis cervical; se puede producir como resultado de la compensación por un incremento en la cifosis torácica.

## Lordosis lumbar

Un incremento en la lordosis lumbar, con frecuencia denominado hiperlordosis, por lo general, es un problema postural que suele involucrar músculos abdominales debilitados y una postura encorvada. Aumenta con la obesidad a medida que el abdomen se agrande y de manera normal durante el embarazo. Utilizar zapatos con tacón alto provoca un incremento de la lordosis lumbar.

A medida que la curvatura se incrementa, el peso de la parte superior del cuerpo se desplaza hacia las vértebras de transición T12 a L1 y la base del sacro. Se ejerce una mayor presión en los músculos de soporte y, por lo tanto, la lordosis se convierte en una causa de lumbalgia.

## Aplanamiento lumbar

El aplanamiento de la lordosis lumbar a menudo es causado por un espasmo muscular y puede ser parte del síndrome de herniación discal. El aplanamiento asociado con una hernia discal en general se ve con una inclinación del paciente en sentido contrario al lado del disco que se ha herniado. El aplanamiento también puede compensar al aplanamiento de la cifosis en la columna torácica.

# ESCOLIOSIS

La escoliosis es una curvatura lateral de la columna que se produce en el plano coronal. La escoliosis puede ser:

1. Estructural
2. Funcional

La escoliosis estructural se analiza en el capítulo 45. La escoliosis funcional suele ser un problema corregible que se puede deber a la tensión de los músculos de un lado del cuerpo, lo que provoca un efecto de "cuerda del arco" en la columna. Una causa frecuente en la población "normal" es el *síndrome de la pierna corta*.

## Síndrome de la pierna corta

El síndrome de la pierna corta se produce cuando una pierna es más corta o más larga que la otra. La frecuencia de aparición de una pierna corta es mayor en personas con lumbalgia que en aquellas sin lumbalgia, y los pacientes tienden a ser mayores.

## Diagnóstico
### *Antecedentes*

El paciente suele referir dolor en la espalda al inclinarse o sentir como si la espalda se hubiera bloqueado. Puede notar que gasta un zapato más rápido que el otro o que una pernera del pantalón o una manga de la camisa parece más larga que la otra.

El sistema escolar en Estados Unidos suele exigir pruebas de detección de escoliosis y puede permitir el reconocimiento temprano de un problema postural.

### *Exploración física*

La escoliosis a menudo se descubre durante una exploración física de rutina. Se debe determinar si la escoliosis es causada por una pierna corta (funcional) o por el desarrollo (estructural). Un examen estructural de la asimetría puede proporcionar pistas importantes para resolver el problema. La diferencia en la longitud de la pierna se estima al medir con una cinta métrica desde la espina iliaca anterosuperior hasta el maléolo interno de cada pierna. Este método es menos preciso que una radiografía en bipedestación.

### *Evaluación radiológica*

Una vez que se sospecha el diagnóstico de síndrome de la pierna corta, se puede evaluar al paciente más a fondo con radiografías posturales en bipedestación de la parte baja de la espalda y la cabeza femoral. Estas radiografías se hacen con el paciente en bipedestación, los dedos de los pies apuntando hacia delante y los pies separados cerca de 15 cm (6 pulgadas). El equilibrio se debe mantener tanto como sea posible. Un piso nivelado es fundamental.

Las crestas iliacas, la base del sacro y las cabezas femorales se miden de forma bilateral. Esto se puede realizar con una película especial cuadriculada o con una regla T para dibujar líneas horizontales. Se puede establecer una línea

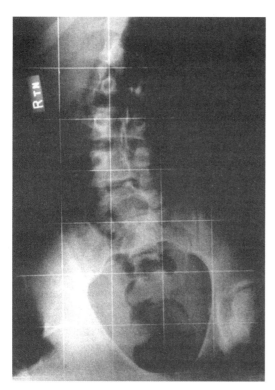

**FIGURA 58-2.** Radiografía postural que muestra la pierna derecha corta con un desnivel marcado de la base del sacro. Se observa la convexidad raquídea en el lado de la pierna corta.

vertical estándar al utilizar un hilo de pescar radiopaco y una plomada o al colocar un nivel de carpintero en el cartucho de película de rayos X. La medida más importante es la base del sacro (fig. 58-2).

Por lo general, la columna lumbar es convexa en el lado de la pierna corta a medida que la columna se inclina en sentido lateral hacia la línea media. A veces, se desarrolla una curva compensatoria en la columna torácica en la dirección opuesta a la de la columna lumbar. La nivelación de la base del sacro con el enderezamiento de la curvatura raquídea es el objetivo del tratamiento.

Se pueden encontrar varios tipos de desnivelación de las cabezas femorales y la base del sacro de la manera siguiente:

1. Desnivel paralelo: desnivel de la base del sacro igual y del mismo lado que la cabeza femoral inferior.
2. Desnivel de la cabeza femoral mayor que el desnivel de la base del sacro: ambas bajas en el mismo lado.
3. Desnivel de la base del sacro mayor que el desnivel de la cabeza femoral: ambas bajas del mismo lado.
4. Desnivel de la cabeza femoral sin inclinación sacra.
5. Inclinación de la base del sacro sin pierna corta.
6. Base del sacro baja en un lado con pierna corta en el lado opuesto.
7. Base del sacro baja en un lado, columna lumbar convexa en el lado de la pierna corta.

## Manifestaciones físicas

Una pierna corta tiene numerosos efectos en el cuerpo. Por lo general, la base del sacro se inclina hacia el lado de la pierna corta. La cresta iliaca suele encontrarse baja en el lado de la pierna corta. En ocasiones, el hueso iliaco del lado más corto rota hacia delante o hacia el lado opuesto en sentido posterior como un medio para compensar la discrepancia en la longitud de la pierna. La columna lumbar desarrolla una convexidad hacia el lado de la pierna corta, y una vez que el problema ha existido por un tiempo suficiente, se desarrolla una curva compensatoria en la columna torácica. El hombro está bajo en un lado dependiendo de si existe una curvatura torácica secundaria: la escápula está baja en el mismo lado que el hombro. El ángulo cervical es más agudo a medida que la cabeza se incline hacia la línea media para mantener los ojos nivelados.

Las tensiones asimétricas son palpables en los músculos paravertebrales. Los músculos del lado de la convexidad se estiran y los del lado de la concavidad se acortan. Por lo general, hay una brecha en el compartimento medial de la rodilla en el lado de la pierna más larga. También se crea presión en las articulaciones de la cadera y el tobillo de la pierna más larga.

## Tratamiento

1. *Tratamiento manipulativo osteopático*:
   a. Relaja y estira los músculos contracturados
   b. Corrige disfunciones somáticas
   c. Incrementa la movilidad
   d. Normaliza los tejidos
2. *Ejercicios*: los ejercicios deben diseñarse para estirar y tonificar los músculos asimétricos.
3. *Tratamiento de elevación*: se coloca una cuña en el talón (elevador) del zapato en el lado de la pierna corta, que levanta la pierna, la pelvis y el sacro para corregir el desequilibrio lateral. La cuña debe estar hecha de material firme y cómodo, como cuero, corcho o goma dura. El hule espuma no es satisfactorio porque se aplana durante el soporte de peso y no se mantiene la altura prescrita.

Cuando se prescribe una cuña de talón, se debe informar al paciente de la necesidad de utilizar todo el tiempo, al caminar o estar de pie. Una vez que se levante por la mañana, debe usar zapatos o pantuflas con el elevador en su sitio. La distensión en la espalda es excesiva si el elevador se utiliza sólo en ocasiones. La única excepción es al caminar sobre arena, donde la superficie es blanda e irregular.

Al considerar si se prescribe una cuña de talón, se deben tener en cuenta varios factores.

1. *Desnivel de la base del sacro*: determinada por la valoración radiográfica. El desnivel de la base del sacro en lugar de la altura de la cabeza femoral se considera la más significativa. La mayoría de los médicos osteópatas opina que se debe elevar algo más de 6.35 mm (1/4 de pulgada). En ciertos casos, se debe tratar incluso 3.17 mm (1/8 de pulgada).
2. *Tiempo de evolución*: el periodo puede ser corto, como en el caso de una extremidad inferior fracturada, o más largo, como en el caso de un acortamiento por el desarrollo.
3. *Grado de compensación*: incluye factores como grado de inclinación lateral y rotación de la columna, acuñamiento de las vértebras y alteración de las facetas. Por lo general, cuanto más tiempo está presente la condición, más compensación se produce.

David Heilig desarrolló la siguiente fórmula útil que se debe usar para determinar la altura de la cuña:

$$L = \frac{\text{Desnivel de la base del sacro}}{\text{Evolución} + \text{Compensación}}$$

$$L = \frac{\text{DBS}}{E + C}$$

El tiempo de evolución se califica en una escala del 1 al 3, donde

1 = 1 a 10 años
2 = 10 a 30 años
3 = Más de 30 años

La compensación se califica en una escala de 0 a 2, donde

0 = Inclinación lateral sin rotación
1 = Rotación hacia la convexidad
2 = Acuñamiento y alteración de facetas

Excepto en personas muy jóvenes o en casos de acortamiento agudo, es mejor comenzar el tratamiento de elevación agregando la mitad de la diferencia total en la longitud de las piernas. En personas de más edad o en casos de mayor compensación, lo mejor es comenzar con no más de 3.17 mm (1/8 de pulgada). La altura de la cuña se incrementa poco a poco con el tiempo, con un tratamiento de manipulación para ayudar en la adaptación a la elevación. Después de que la cuña se haya usado durante un periodo y el paciente se sienta cómodo con ésta, se debe repetir la radiografía postural con la cuña en su lugar para determinar si la corrección es adecuada.

Si la cuña tiene más de 6.35 mm (1/4 de pulgada) de grosor, se debe colocar en la parte exterior, en el tacón del zapato. También se pueden agregar elevadores como parte de un dispositivo ortopédico. Si la elevación total requerida es mayor de 1.27 cm (1/2 pulgada), la mitad de la altura de la elevación del talón se debe agregar también a la suela del zapato.

Antes de agregar una elevación al zapato del paciente, es importante asegurarse de que el acortamiento de la pierna no sea causado por la pronación de un pie. En este caso, es probable que un dispositivo ortopédico para rectificar la pronación corrija el acortamiento de la pierna.

La corrección de una extremidad acortada repara muchos otros problemas posturales porque es la clave de varias anomalías musculoesqueléticas. Además de la corrección de las deficiencias posturales mencionadas en la evaluación estructural, se produce un cambio completo del peso corporal. La pelvis vuelve a la línea media, lo que realinea el centro de gravedad y las partes del cuerpo que soportan el peso. La nueva posición afecta la biomecánica de todo el sistema musculoesquelético.

## Referencias

Adams RD, Victor M. *Principles of Neurology*. New York, NY: McGraw-Hill; 1985.

Basmajian JV. *Muscles Alive*. 4th ed. Baltimore, MD: Lippincott Williams & Wilkins; 1987.

Bickerstaff RE. Gait. *Neurological Examination in Clinical Practice*. 2nd ed. Oxford, England: Blackwell Scientific Publications; 1968.

Cailliet R. *Foot and Ankle Pain*. Philadelphia, PA: F.A. Davis; 1968.

Cailliet R. *Low Back Pain Syndrome*. 3rd ed. Philadelphia, PA: F.A. Davis; 1981.

Forssberg H, Grillner S, Rossignol S. Phasic gain control of reflexes from the dorsum of the paw during spinal locomotion. *Brain Res*. 1977;132:121-139.

Henszinger RN. Limp. *Pediatr Clin North Am* 1977;24:723-730.

Hoppenfeld S. *Physical Examination of the Spine and Extremities*. New York, NY: Appleton-Century-Crofts; 1976.

Illingworth CM. 128 Limping children with no fracture, sprain, or obvious cause. *Clin Pediatr*. 1978;17:139-142.

Kappler RE. Postural balance and motion patterns. *J Am Osteopath Assoc*. 1982;81:598-606.

Kappler RE. Role of psoas mechanism in low-back complaints. *J Am Osteopath Assoc*. 1973;72:794-801.

Mann RA, Hagy JL, White V, et al. The initiation of gait. *J Bone Joint Surg [Am]*. 1979;61:232-239.

Merrifield HH. Female gait patterns in shoes with different heel heights. *Ergonomics*. 1971;14:411-417.

Michelle AA. *Iliopsoas*. St. Louis, MO: Charles C Thomas; 1962.

Mitchell FL. Structural pelvic function. En: Alexander CC, Bailey WP, Barnes MW, eds. *Academy of Applied Osteopathy. 1965 Year Book*. Vol II. Colorado Springs, CO: Academy of Applied Osteopathy; 1965.

Morris JM. Biomechanics of the foot and ankle. *Clin Orthop*. 1977;122:10-17.

Murray MP, Sepoc SB, Gardner GM, et al. Walking patterns of men with Parkinsonism. *Am J Phys Med*. 1978;57:278-294.

Rasch PJ, Burke RK. *Kinesiology and Applied Anatomy*. 6th ed. Philadelphia, PA: Lea & Febiger; 1978.

Saunders JB, Inman VT, Eberhart HD. The major determinants in normal and pathological gait. *J Bone Joint Surg [Am]*. 1953;35:543-558.

Schwartz RP, Heath AL, Misiek W, et al. *Kinetics of Human Gait*. Rochester, NY: University of Rochester Medical Society; 1933.

Simon RB. A neurologic screening exam in six minutes. *Diagnosis*. 1979;1:44-58.

Smidt GL. Methods of studying gait. *Phys Ther*. 1974;54:13-17.

Soderberg GL, Dostal WF. Electromyographic study of three parts of the gluteus medius muscle during functional activities. *Phys Ther*. 1978;58:691-696.

Wells KF, Luttgens K. *Kinesiology*. 6th ed. Philadelphia, PA: W.B. Saunders; 1976.

Winter DA, Robertson DG. Joint torque and energy patterns in normal gait. *Biol Cybernet*. 1978;29:137-142.

Zarrugh MY, Radcliff CW. Computer generation of human gait kinematics. *J Biomech*. 1979;12:99-111.

Zohn DA. *Musculoskeletal Pain: Diagnosis and Physical Treatment*. Boston, MA: Little, Brown; 1987.

# 59 Evaluación de la pelvis

Dennis J. Dowling

El diagnóstico de disfunción pélvica se concentra en dos aspectos del hueso iliaco: el ilion y los componentes del pubis. Por lo general, los puntos anatómicos de referencia de la espina iliaca posterosuperior (EIPS), la espina iliaca anterosuperior (EIAS), las ramas del pubis y sus otras estructuras relacionadas, pueden proporcionar algunos hallazgos estáticos con respecto al diagnóstico. Al igual que con otras regiones del cuerpo, las pruebas de movimiento indican el lado de la disfunción.

## EXPLORACIÓN ESTÁTICA

### Paciente de pie (fig. 59-1)

1. *Posición del paciente:* de pie, descalzo, con los pies paralelos y separados de 15 a 20 cm (6 a 8 pulgadas).
2. *Posición del médico:* de rodillas o en cuclillas detrás del paciente con los ojos casi en el nivel de las crestas iliacas y la EIPS.
3. *Técnica:*
   a. *Crestas iliacas:* el médico coloca las manos sobre las crestas iliacas del paciente y evalúa la simetría de la altura de las dos crestas iliacas.
      (1) El médico debe iniciar colocando los bordes de sus dedos índices en posición lateral y por debajo de las crestas iliacas reales.
      (2) Después, el médico desliza esos dedos hacia arriba y en sentido medial para hacer contacto con la cara superior de las crestas iliacas.
      (3) Es posible que se produzca una apreciación falsa de la altura si las crestas se observan desde arriba, ya que pueden intervenir piel, músculo y grasa.
   b. *EIPS:* un punto anatómico de referencia para la EIPS suele observarse como una depresión en la piel que indica la ubicación de la inserción de la fascia profunda. El médico coloca los pulgares en estos lugares, engancha los pulgares por debajo de la EIPS y compara las alturas.
   c. *Pliegues glúteos:* el médico observa en forma directa estos pliegues, los cuales delimitan el borde inferior del músculo glúteo mayor, y compara las alturas.

(1) Un pliegue más plano y alto puede indicar una rotación anterior del hueso iliaco en el mismo lado.
(2) Un pliegue más definido y bajo puede indicar una rotación posterior del hueso iliaco en el mismo lado.
(3) Cuando la configuración de los glúteos es la misma, pero hay una diferencia en la altura de los pliegues, entonces existe la posibilidad de un cizallamiento superior o inferior o la influencia de una discrepancia en la longitud de las piernas.
(4) Una variación en la altura puede indicar la influencia de patrones habituales, desequilibrios posturales, diferencias en la longitud de las piernas, disfunción neurológica u otros factores.
   d. *Trocánteres mayores:* el médico palpa de manera directa estos componentes más externos de los fémures y compara las alturas. Una variación en la altura puede indicar diferencias en la longitud de las piernas, rodilla vara o valga asimétrica, calcáneo varo o valgo asimétrico, patrones asimétricos del arco plantar u otros componentes.
   e. *Tuberosidades isquiáticas:* el médico palpa directamente estos componentes más inferiores de los huesos iliacos cerca de los pliegues de los glúteos y compara las alturas.
      (1) Una tuberosidad isquiática más alta puede indicar una rotación anterior o un cizallamiento superior del hueso iliaco en el mismo lado.
      (2) Una tuberosidad isquiática más baja puede indicar una rotación posterior o un cizallamiento inferior del hueso iliaco en el mismo lado.
   f. Una variación en la altura puede indicar diferencias en la longitud de las piernas, rodilla vara o valga asimétrica, calcáneo varo o valgo asimétrico, patrones asimétricos del arco plantar u otros componentes.
4. *Otros hallazgos:* el médico también puede examinar la asimetría de los pliegues poplíteos, los maléolos mediales y los arcos longitudinales mediales de los pies.

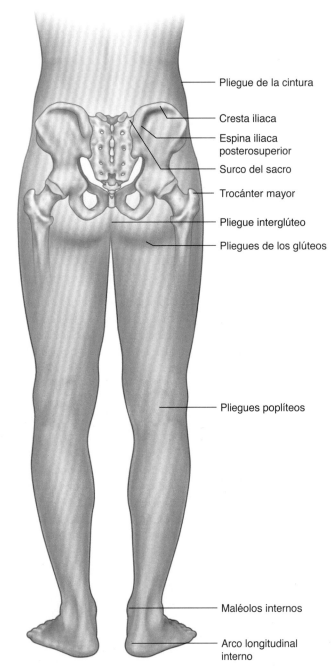

**FIGURA 59-1.** Relación de las estructuras pélvicas en la exploración estática, paciente de pie.

Pliegue de la cintura

Cresta iliaca

Espina iliaca posterosuperior

Surco del sacro

Trocánter mayor

Pliegue interglúteo

Pliegues de los glúteos

Pliegues poplíteos

Maléolos internos

Arco longitudinal interno

## PRUEBA DE MOVIMIENTO (PRUEBA DE FLEXIÓN EN BIPEDESTACIÓN)

### Paciente de pie

1. *Posición del paciente:* de pie, descalzo, con los pies paralelos y separados de 15 a 20 cm (6 a 8 pulgadas).
2. *Posición del médico:* de rodillas o en cuclillas detrás del paciente, con los ojos casi al nivel de las crestas iliacas y la EIPS.

3. *Técnica:*
   a. El médico coloca los pulgares en la cara inferior de la EIPS en ambos lados.
   b. Se pide al paciente que se incline hacia delante desde la cintura y extienda los brazos hacia los dedos de los pies sin doblar las rodillas (fig. 59-2). Una variación más sensible que se utiliza y que es eficaz es hacer que el paciente se levante hasta la mitad de la distancia, el médico vuelve a colocar los pulgares debajo de la EIPS en ambos lados y después le pide al paciente que intente inclinarse hacia abajo de nuevo.
   c. Mientras el paciente se flexiona hacia delante, el médico observa el movimiento de la EIPS a medida que el ilion se mueve sobre el sacro.
   d. La flexión de la columna lleva la base del sacro en sentido anterior y se introduce el movimiento en la articulación sacroiliaca. Se produce un poco de juego antes de que el movimiento del sacro lleve al ilion hacia la rotación anterior, lo que a su vez provoca que la EIPS se eleve.
   e. La restricción en un lado causa que la articulación sacroiliaca se cierre en forma prematura en ese lado, lo que provoca que la EIPS se eleve antes y quizá más allá de la EIPS del otro lado. Esto se considera un resultado positivo de la prueba. Por lo general, si hay una discrepancia entre el lado que se mueve primero y el que se desplaza más lejos, la preferencia es ir con el lado que se mueve primero.
   f. Una prueba positiva indica disfunción somática sacroiliaca homolateral.
4. *Variaciones* (fig. 59-3):
   a. La EIPS puede estar en un principio a diferentes alturas. Es posible que la asimetría indique disfunción somática, pero no determina cuál es el lado afectado.
   b. Colocar una calza de madera debajo del pie en el mismo lado que la EIPS más baja, hasta que ambas EIPS estén en el mismo nivel, puede facilitar el diagnóstico si

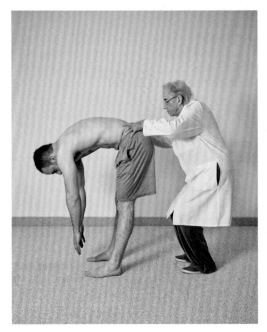

**FIGURA 59-2.** Exploración estática, prueba de flexión en bipedestación.

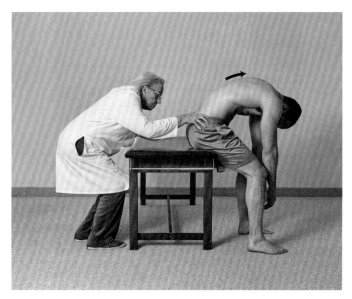

**FIGURA 59-3.** Prueba de movimiento, prueba de flexión en sedestación.

el médico se distrae por la asimetría. Aunque algunas fuentes indican que se debe colocar una calza debajo del pie si hay una asimetría inicial en la altura de las EIPS, no existe una indicación de que esto aumente la sensibilidad o la especificidad de la prueba.
c. Se procede con la prueba como se describió.

## PRUEBA DE MOVIMIENTO (PRUEBA DE LA CIGÜEÑA)

1. *Posición del paciente:* de pie, descalzo, con los pies paralelos y separados de 15 a 20 cm (6 a 8 pulgadas).
2. *Posición del médico:* de rodillas o en cuclillas detrás del paciente, con los ojos casi en el nivel de las crestas iliacas y la EIPS.
3. *Técnica:*
   a. El médico coloca el pulgar en el lado que se va a explorar en la cara inferior de la EIPS del sitio a examinar. El pulgar de la otra mano se coloca en la cresta del sacro y el resto de la mano está en la cresta iliaca contralateral.
   b. Se pide al paciente que flexione la cadera y la rodilla y que levante el pie del lado que se va a valorar. La otra pierna de apoyo permanece en su lugar y las manos del médico ayudan a estabilizar al paciente.
   c. El médico observa el cambio en la posición de la EIPS con relación a la ubicación del pulgar de control en la cresta del sacro.
   d. Se indica al paciente que baje la pierna, el médico vuelve a colocar las manos para evaluar el otro lado y el paciente levanta la otra pierna.
   e. El movimiento de la EIPS con relación al sacro en dirección inferior es normal. La restricción o el movimiento en dirección superior de la EIPS es positivo para la restricción iliaca del mismo lado. También es posible hacer una comparación en cuanto a la dirección y el grado de función entre los dos lados a valorar.

## EXPLORACIÓN ESTÁTICA

1. *Posición del paciente:* en decúbito dorsal.
2. *Posición del médico:* varía según la región que se explore.
3. *Técnica:*
   a. Espinas del pubis
      (1) Las espinas del pubis se ubican en la cara anterosuperior de los huesos púbicos (fig. 59-4). La sínfisis del pubis se localiza en la línea media.
      (2) El paciente se sentirá más cómodo si orina antes de la exploración.
      (3) El médico coloca la palma de una mano apoyada sobre la parte inferior del abdomen del paciente.
      (4) El médico desliza con suavidad esta mano hacia abajo hasta que localiza los huesos púbicos.
      (5) La posición de las espinas del pubis se ubica en ambos lados mediante la colocación de las yemas de los dedos índices con suavidad sobre la cara cefálica.
      (6) El médico lleva sus ojos directamente sobre la región púbica y evalúa la posición de sus dedos índices entre sí.
      (7) La asimetría de la posición indica disfunción del pubis. El diagnóstico se denomina según el lado en el que la prueba de flexión en bipedestación es positiva y según la posición relativa de la espina del pubis afectada.
   b. Espinas iliacas anterosuperiores
      (1) La EIAS es una protuberancia ósea en la parte anterior del ilion (fig. 59-5).

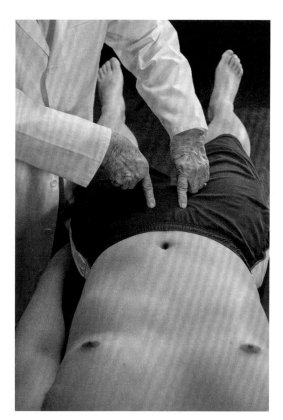

**FIGURA 59-4.** Ubicación de las espinas del pubis.

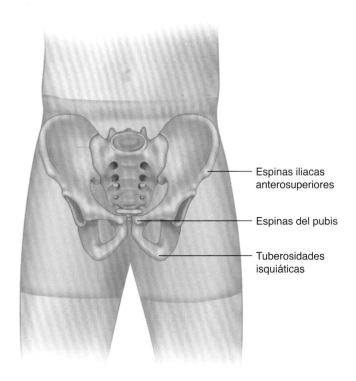

**FIGURA 59-5.** Relación de las espinas iliacas anterosuperiores con otras estructuras pélvicas.

Espinas iliacas anterosuperiores

Espinas del pubis

Tuberosidades isquiáticas

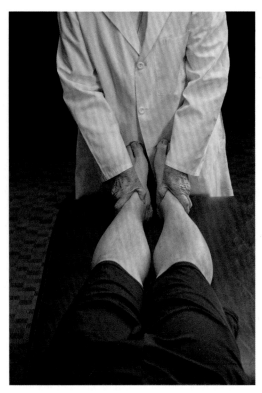

**FIGURA 59-6.** Maléolos internos.

(2) El médico coloca las yemas de los pulgares debajo de la EIAS en ambos lados.

(3) Con los ojos sobre la región pélvica, el médico evalúa la posición relativa de las EIAS (superior/inferior, ventral/dorsal) entre ellas.

(4) La asimetría de la posición puede indicar disfunción del ilion. El diagnóstico se denomina según el lado en el que la prueba de flexión en bipedestación es positiva.

c. Maléolos internos

(1) El médico se coloca al pie de la mesa y coloca los pulgares debajo de los bordes distales (apófisis estiloides) de los maléolos internos (fig. 59-6).

(2) El médico evalúa las posiciones relativas de los maléolos (caudal/cefálica).

(3) El lado de la prueba de flexión en bipedestación positiva determina el lado de la disfunción.

   a. Un maléolo que está más cefálico en el lado de la prueba de flexión en bipedestación positiva puede indicar una pierna más corta, un cizallamiento superior del hueso iliaco o un ilion rotado en sentido posterior en ese lado.

   b. Un maléolo que está más inferior en el lado de la prueba de flexión en bipedestación positiva puede indicar una pierna más larga, un cizallamiento inferior del hueso iliaco o un ilion rotado en sentido anterior en ese lado.

## PRUEBAS DE MOVIMIENTO

1. *Posición del paciente:* en decúbito dorsal.
2. *Posición del médico:* de pie al lado de la mesa, mirando hacia la cabeza del paciente.
3. *Balanceo del iliaco/ilion/pélvico*
   a. El médico coloca las eminencias tenar e hipotenar contra las EIAS en cada lado.
   b. Se dirige un movimiento de balanceo suave, pero firme contra la EIAS a lo largo de los planos que están aproximados en sentido parasagital (fig. 59-7). Cada EIAS se debe examinar alternadamente.

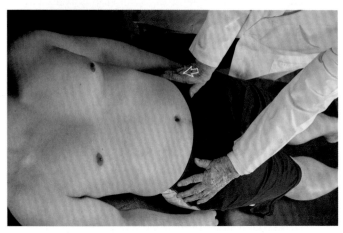

**FIGURA 59-7.** Balanceo del hueso iliaco.

c. El médico permite que ambos iliones retrocedan en sentido anterior contra una presión suave.

d. La resistencia al movimiento en el balanceo posterior o en retroceso lento y resistente indica el lado y la dirección de la restricción. A menudo está presente un indicio de una EIAS inferior o superior. Una EIAS inferior en un lado puede indicar ilion rotado en sentido anterior en ese lado o una rotación en dirección posterior en el flanco opuesto. Se observa la facilidad de movimiento en las direcciones anterior y posterior a medida que se balancean los huesos iliacos.

e. Se hace el diagnóstico mediante la observación de la resistencia al movimiento.

4. *Prueba sacroiliaca en decúbito dorsal o prueba de elongación o acortamiento dinámico de la pierna*

a. El médico se coloca, al inicio, al final de la mesa.

b. El paciente flexiona ambas rodillas y apoya sus pies sobre la mesa.

c. El paciente levanta los glúteos de la mesa y después los baja hasta la mesa.

d. El médico extiende las piernas del paciente en toda su longitud y observa la posición relativa de los maléolos internos.

e. El médico entonces:

(1) Flexiona por completo una de las caderas y rodillas del paciente.

(2) Rota en sentido externo y abduce la cadera (fig. 59-8).

(3) Extiende con firmeza la pierna del paciente al tiempo que mantiene la rotación externa.

(4) Compara el cambio de posición del maléolo interno homolateral con respecto a su posición original y al otro lado.

(5) Flexiona por completo la cadera y la rodilla homolaterales.

(6) Rota y aduce, hacia el lado interno, la cadera (fig. 59-9).

(7) Extiende con firmeza la pierna del paciente y, al mismo tiempo, mantiene la rotación interna.

(8) Compara el cambio de posición del maléolo interno homolateral con respecto a su posición original y al otro lado.

(9) Repite el procedimiento con la otra pierna.

f. El médico observa la desviación total que al parecer presentó cada maléolo interno durante el procedimiento.

g. Una desviación maleolar de menor amplitud en un lado indica disfunción de la articulación sacroiliaca en ese lado.

h. *Nota*: el médico debe flexionar ambos lados por igual. La desigualdad en las pruebas de movimiento puede producir resultados erróneos.

i. La acción de la flexión, junto con la rotación interna o externa, cambia la orientación del ilion con relación al sacro si no hay restricción. La siguiente extensión de la pierna mantiene este cambio en la relación. Si la articulación sacroiliaca está restringida, la flexión de la cadera induce la rotación posterior del ilion, lo que provoca un movimiento posterior de la base del sacro. Se produce poco o ningún cambio en la articulación, como lo indica la desviación corta total del maléolo interno.

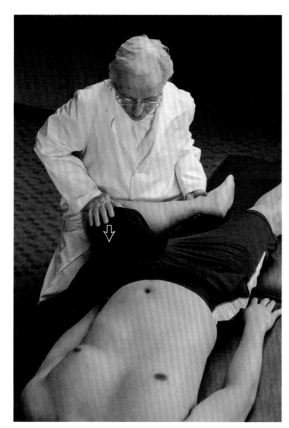

**FIGURA 59-8.** Flexión de la cadera con rotación externa, abducción y extensión de la rodilla y la cadera.

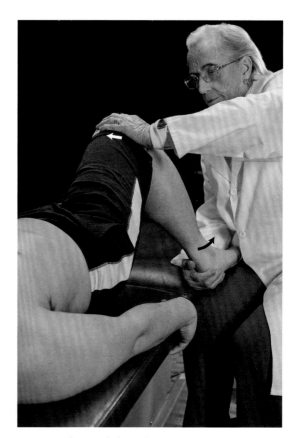

**FIGURA 59-9.** Flexión de la cadera con rotación interna, abducción y extensión de la rodilla y la cadera.

## EXPLORACIÓN ESTÁTICA: PACIENTE EN DECÚBITO VENTRAL

1. *Posición del paciente*: en decúbito ventral.
2. *Posición del médico*: varía según la región que se explore.
3. *Espinas iliacas posterosuperiores*
   a. El médico se coloca de pie al lado de la mesa y mira hacia la cabeza del paciente.
   b. El médico coloca los pulgares en la cresta inferior de cada EIPS y, al verlas directamente desde arriba, observa su orientación relativa (superior/inferior, ventral/dorsal).
   c. El hallazgo se denomina según el lado en el que la prueba de flexión en bipedestación es positiva.
4. *Surcos del sacro*
   a. El médico se coloca de pie al lado de la mesa y mira hacia la cabeza del paciente.
   b. El médico coloca los pulgares en cada EIPS.
   c. El médico engancha los pulgares en dirección medial a lo largo de la EIPS y lleva las yemas de los dedos hacia los surcos del sacro en sentido bilateral (fig. 59-10).
   d. El médico evalúa la profundidad relativa de los surcos por dos medios:

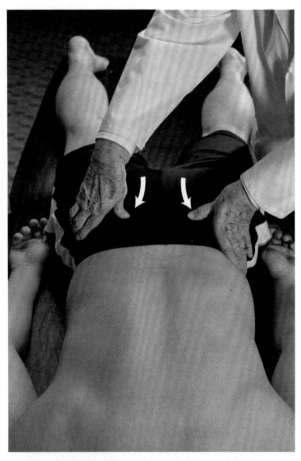

**FIGURA 59-10.** Posición para evaluar los surcos del sacro.

(1) Al palpar la profundidad de cada surco por la posición del pulgar.
(2) Al bajar los ojos al nivel de los surcos para una evaluación visual.
5. *Tuberosidades isquiáticas*
   a. El médico palpa directamente estos componentes más inferiores de los huesos iliacos cerca de los pliegues glúteos y compara las alturas.
   (1) Una tuberosidad isquiática cefálica puede indicar rotación anterior o cizallamiento superior del hueso iliaco en el mismo lado.
   (2) Una tuberosidad isquiática inferior puede indicar rotación posterior o cizallamiento inferior del hueso iliaco en el mismo lado.

## INTERPRETACIÓN

Las pruebas para detectar disfunciones pélvicas tienen una especificidad adecuada y una sensibilidad variable. La presencia de disfunción del sacro puede confundir o exagerar los hallazgos de alteración pélvica. La prueba de flexión en bipedestación puede ser falsa positiva si existe una prueba de flexión en sedestación, de manera clara, positiva y disfunción sacroiliaca. La profundidad del surco del sacro no es específica de la disfunción pélvica porque un surco profundo también puede indicar una torsión sacra hacia delante con el eje opuesto al surco profundo, un cizallamiento del sacro unilateral, así como un ilion rotado en sentido posterior en el mismo lado. Un surco poco profundo también puede indicar alteración del sacro, además de ilion rotado en dirección anterior en el mismo lado.

El posicionamiento asimétrico de las EIAS, EIPS, tuberosidades isquiáticas y ramas del pubis indica la presencia muy probable de alguna alteración pélvica. Uno o más hallazgos positivos con las pruebas de movimiento pueden confirmar e indicar el lado de la disfunción. La determinación del diagnóstico depende, en gran medida, de la comprensión de la construcción básica de la "rueda tambaleante" de los huesos pélvicos en las articulaciones sacroiliacas. Los huesos pélvicos son semejantes a una rueda, con un eje excéntrico en la parte superoposterior de la rueda. La EIAS es anterior y la EIPS es posterior a este eje. La rotación anterior del ilion provoca que la EIAS vaya hacia abajo y la EIPS del mismo lado se mueva hacia arriba. La rotación posterior del ilion da como resultado hallazgos en dirección opuesta de las EIAS y EIPS. El acetábulo, debido a que está en la parte anteroinferior del hueso iliaco, por lo general, sigue la posición de la EIAS. Una EIAS inferior acompaña a un acetábulo inferior. Esto, a su vez, parece alargar la pierna. Una EIAS superior también levanta y parece acortar la pierna del mismo lado. La medición real en los maléolos internos es variable. Es posible que una rotación posterior del ilion sea una adaptación a una pierna más larga del mismo lado y la compensación puede ser excesiva, adecuada o inadecuada. El ilion rotado en sentido anterior con sus EIPS superior y EIAS inferior puede compensar por completo una pierna corta, no aproximarse a los maléolos internos o compensar en exceso. Estos movimientos anteriores y posteriores del hueso iliaco ocurren de manera natural como parte del ciclo de la marcha. Sin embargo, cuando existe un bloqueo de la articulación sacroiliaca, el posicionamiento persiste y hay una dirección preferencial del movimiento pélvico, como lo indica la prueba de lateralidad positiva.

Las rotaciones anterior y posterior son, por mucho, el tipo más frecuente de disfunciones sacroiliacas. Además existe la posibilidad de un deslizamiento hacia arriba (cizallamiento superior del hueso iliaco) y uno hacia abajo (cizallamiento inferior del hueso iliaco). Éstos también se denominan según los hallazgos de las pruebas de movimiento. La EIAS y la EIPS están orientadas en la misma trayectoria en estas disfunciones en comparación con las direcciones opuestas de las rotaciones iliacas. Una EIAS y una EIPS superiores indican cizallamiento superior. Una EIPS y una EIAS inferiores indican cizallamiento inferior del hueso iliaco. El mecanismo de la lesión puede dar alguna clave en cuanto al hallazgo esperado. Una caída brusca sobre una pierna extendida o caerse sobre un glúteo provocaría cizallamiento superior, una situación en la que se jala o se arrastra la pierna de manera repentina puede llevar a cizallamiento inferior.

Otros diagnósticos muy poco frecuentes de rotación interna y externa de los huesos pélvicos también dependen más de la causa clínica de la afección. El embarazo, con sus muchos cambios físicos, puede provocar un agrandamiento que persiste y limita la función. Así, es posible que la compresión por traumatismo cause que la EIAS en ambos lados se aproxime y permanezca de manera anormal.

Las disfunciones del pubis también reciben el nombre de las pruebas de movimiento positivas. Por lo general, la rama púbica sigue la posición de la EIAS, aunque no siempre es así. La plasticidad del hueso permite cierto grado de deformación, al contrario del hallazgo de la EIAS. Antes de sacar una conclusión, se debe realizar una exploración. Es posible que se produzca cizallamiento púbico superior y otro púbico inferior en la dirección esperada de la EIAS; pueden ser opuestos. Además, existen posibles torsiones, así como pubis en aducción y en abducción. El parto, en el que la relaxina reblandece el cartílago, es probablemente el mayor factor predisponente para la disfunción púbica de abducción. El pubis en aducción puede estar relacionado con un traumatismo o un rebote. En ocasiones, los únicos indicios de una disfunción cuando las ramas del pubis parecen simétricas son los síntomas del paciente. La cistitis aséptica, el dolor púbico, la prostatitis, las parestesias pélvicas, la enuresis u otros síntomas también pueden ser mejores indicadores de disfunción púbica.

En la figura 59-11 y la tabla 59-1 se muestran las disfunciones pélvicas típicas y atípicas.

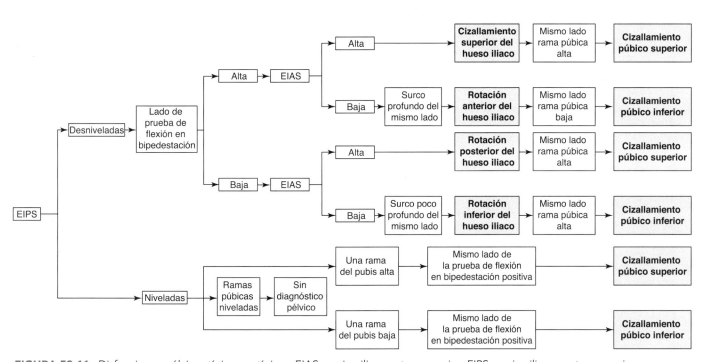

**FIGURA 59-11.** Disfunciones pélvicas típicas y atípicas. EIAS, espina iliaca anterosuperior; EIPS, espina iliaca posterosuperior.

**TABLA 59-1. Disfunciones pélvicas típicas y atípicas**

| PRUEBAS | | | HALLAZGOS ESTÁTICOS | | | | | | |
|---|---|---|---|---|---|---|---|---|---|
| Flexión en bipedestación | Prueba de la cigüeña | Balanceo sacroiliaco | EIAS más alta | EIAS más baja | Surco profundo | EIPS más alta | EIPS más baja | Ramas del pubis | DIAGNÓSTICO |
| Derecha | Derecha | Derecha | Derecha | Izquierda | Derecha | Izquierda | Derecha | | Hueso iliaco en rotación posterior a la derecha |
| Izquierda | Izquierda | Izquierda | Izquierda | Derecha | Izquierda | Derecha | Izquierda | | Hueso iliaco en rotación posterior a la izquierda |
| Derecha | Derecha | Derecha | Izquierda | Derecha | Izquierda | Derecha | Izquierda | | Hueso iliaco en rotación anterior a la derecha |
| Izquierda | Izquierda | Izquierda | Derecha | Izquierda | Derecha | Izquierda | Derecha | | Hueso iliaco en rotación anterior a la izquierda |
| Derecha | Derecha | Derecha | Derecha | Izquierda | | Derecha | Izquierda | | Cizallamiento superior derecho |
| Izquierda | Izquierda | Izquierda | Izquierda | Derecha | | Izquierda | Derecha | | Cizallamiento superior izquierdo |
| Derecha | Derecha | Derecha | Izquierda | Derecha | | Izquierda | Derecha | | Cizallamiento inferior derecho |
| Izquierda | Izquierda | Izquierda | Derecha | Izquierda | | Derecha | Izquierda | | Cizallamiento inferior izquierdo |
| Derecha | | | | | | | | Derecha más alta | Cizallamiento púbico superior derecho |
| Izquierda | | | | | | | | Izquierda más alta | Cizallamiento púbico superior izquierdo |
| Derecha | | | | | | | | Derecha más baja | Cizallamiento púbico inferior derecho |
| Izquierda | | | | | | | | Izquierda más baja | Cizallamiento púbico superior izquierdo |

*EIAS, espina iliaca anterosuperior; EIPS, espina iliaca posterosuperior.*

## Referencias

Bourdilion JF. A torsion free approach to the pelvis. *Manual Med.* 1987;3:20-23.

Dowling DJ. *An Illustrated Guide to OMT of the Neck and Trunk.* Self-published; 1985.

Fryette HH. *Principles of Osteopathic Technique.* Carmel, CA: Academy of Applied Osteopathy; 1959.

Greenman PE. Innominate shear dysfunction in the sacroiliac syndrome. *Manual Med.* 1986;2:114-121.

Kapandji IA. *The Physiology of the Joints, Vol. III. The Trunk and Vertebral Column.* New York, NY: Churchill Livingstone; 1974.

Kappler R. *Lecture Notes.* Chicago, IL: College of Osteopathic Medicine; 1975.

Kennedy H. Unilateral sacroiliac dysfunction. En: Hewitt R, ed. *1975 Yearbook of Selected Osteopathic Papers.* Colorado Springs, CO: American Academy of Osteopathy; 1975.

Kidd R. Pain localization with the innominate upslip dysfunction. *Manual Med.* 1988;3:103-105.

Larson NJ. *Physiologic Movement of the Sacrum.* Read before the Chicago College of Osteopathic Medicine; February 1984.

Mitchell FL. Structural pelvic function. En: Barnes M, ed. *1965 Year Book of Selected Osteopathic Papers.* Vol II. Carmel, CA: Academy of Applied Osteopathy; 1965:178-199.

Mitchell FL Jr, Mitchell PGK. *The Muscle Energy Manual, Vol III: Evaluation and Treatment of the Pelvis and Sacrum.* East Lansing, MI: MET Press; 1999.

Mitchell FL Jr, Moran PS, Pruzzo NT. *An Evaluation and Treatment Manual of Osteopathic Muscle Energy Procedures.* Valley Park, MO: Mitchell, Moran, and Pruzzo Associates; 1979.

Moore KL. *Clinically Oriented Anatomy.* Baltimore, MD: Lippincott Williams & Wilkins; 1980.

Northup TL. Sacroiliac lesions primary & secondary. En: New York College of Osteopathic Medicine. *Academy of Applied Osteopathy Year Book, 1943–1944.* Ann Arbor, MI: Academy of Applied Osteopathy; 1943:53-54.

Schwab WA. Principles of manipulative treatment: the low back problems. En: Barnes M, ed. *Academy of Applied Osteopathy 1965 Yearbook of Selected Osteopathic Papers.* Vol. II. Carmel, CA: Academy of Applied Osteopathy; 1965:65-69.

Sutherland WG. *The Cranial Bowl.* Mankato, MN: Free Press; 1936.

Warwick R, Williams PL. *Gray's Anatomy.* 35th British ed. Philadelphia, PA: W.B. Saunders; 1973.

# 60 Evaluación del sacro

Dennis J. Dowling

El diagnóstico de la disfunción del sacro puede parecer muy complejo. Sin embargo, si se presta atención a los hallazgos de la exploración posicional y de movimiento combinados, es posible discernir un diagnóstico específico. El sistema que se utiliza se basa en el modelo de Mitchell y no en el modelo de sacro de Strachan. Ambos sistemas son válidos, pero la aplicación más específica de la técnica de energía muscular requiere los hallazgos descritos.

## EXPLORACIÓN ESTÁTICA

### Paciente en decúbito ventral (fig. 60-1)

1. *Posición del paciente:* en decúbito ventral.
2. *Posición del médico:* varía según la región que se examine.
3. *Surcos del sacro*
   a. El médico se coloca de pie al lado de la mesa y de frente hacia la cabeza del paciente.
   b. El médico coloca los pulgares en cada una de las espinas iliacas posterosuperiores (EIPS).
   c. El médico engancha los pulgares en sentido medial a lo largo de la EIPS y lleva las yemas de los dedos hacia los surcos del sacro en forma bilateral (fig. 60-2).
   d. El médico evalúa la profundidad relativa de los surcos por dos medios:
      (1) Al palpar la profundidad de cada surco por la posición del pulgar.
      (2) Al bajar los ojos al nivel de los surcos para una evaluación visual de la profundidad.
4. *Cresta sacra*
   a. El médico se coloca de pie al lado de la mesa y frente al paciente.
   b. El médico localiza cada EIPS.
   c. Trazar una línea entre la EIPS de cada ilion y luego reducir a la mitad la distancia proporciona la ubicación de la cresta iliaca.

d. La cresta es una serie de protuberancias y lleva al hiato del sacro.
   e. La ausencia de una parte de la cresta puede indicar una espina bífida. Las desviaciones o asimetrías pueden indicar disfunción somática o malformaciones congénitas.
5. *Hiato y cuerno del sacro*
   a. El hiato del sacro se localiza con frecuencia en la hendidura de los glúteos y es una depresión al final de la cresta del sacro.
   b. Puede ser apenas lo bastante ancho para colocar la punta del dedo meñique.
   c. Los cuernos del sacro, pequeñas protuberancias, se localizan a cada lado del hiato y se orientan hacia el cóccix del paciente.
   d. El hiato del sacro es un sitio de inyección de anestésico para administrar un bloqueo "en silla de montar".
6. *Ángulos laterales inferiores* (ALI)
   a. Los ALI son protuberancias óseas ubicadas en la parte lateral al hiato del sacro y los cuernos del sacro. Limitan la cara lateral inferior del sacro y representan la fusión de las apófisis transversas de S4 y S5.
   b. El médico puede localizar los ALI por la palpación hacia abajo a lo largo de la cresta del sacro hasta el hiato y luego moviendo los pulgares en sentido lateral hacia los ALI (fig. 60-3). De manera alternativa, es posible ubicar los ALI con la palpación de los bordes laterales del sacro y luego localizando el ángulo donde el borde tiene una dirección más medial.
   c. La posición de los ALI se puede evaluar en dos orientaciones:
   (1) Posterior/anterior
   El médico coloca los pulgares en la superficie del sacro en las caras posteriores de los ALI.
   Baja los ojos hasta el nivel del sacro para observar si hay asimetría y si un lado está más posterior que el otro.
   Las posiciones relativas de los ALI se describen como anterior o posterior.

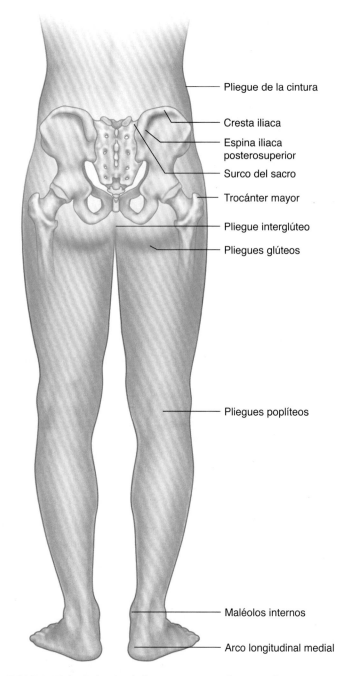

FIGURA 60-1. Relación de las estructuras pélvicas en la exploración estática, paciente de pie.

Etiquetas de la figura:
- Pliegue de la cintura
- Cresta iliaca
- Espina iliaca posterosuperior
- Surco del sacro
- Trocánter mayor
- Pliegue interglúteo
- Pliegues glúteos
- Pliegues poplíteos
- Maléolos internos
- Arco longitudinal medial

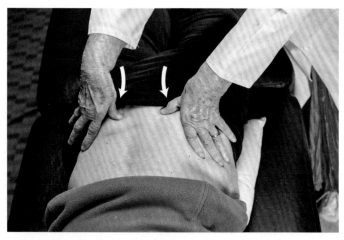

FIGURA 60-2. Posición para evaluar los surcos del sacro.

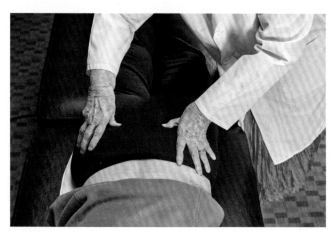

FIGURA 60-3. Posición para evaluar los ángulos laterales inferiores.

(2) Superior/inferior

El médico coloca los pulgares a lo largo de los bordes inferiores de los ALI.

Observa el sacro desde arriba.

Las posiciones se describen como superior o inferior.

*Nota:* debido a la estructura del sacro y los tipos de movimiento disponibles, los ALI muestran un emparejamiento en estas posiciones: posterior/inferior y anterior/superior son posiciones emparejadas.

7. *Cóccix*
   a. El cóccix se localiza en el pliegue interglúteo.
   b. El cuerno del hueso coccígeo está orientado en una dirección opuesta al cuerno del sacro.
   c. El cóccix se orienta hacia atrás o hacia delante. Estas posiciones pueden ser naturales, congénitas o resultado de un traumatismo. El traumatismo también puede causar una torsión que puede ejercer tensión en los ligamentos y músculos de la región.
   d. La coccigodinia es una afección dolorosa que resulta con mayor frecuencia de una lesión. Se puede agravar por la presión, en especial al sentarse.

8. *Observación y palpación*
   a. La presencia de un parche de pelo o "barba del fauno" puede indicar la presencia de espina bífida, sacralización u otras malformaciones congénitas.
   b. Los lipomas del sacro son bastante frecuentes y es posible que no tengan importancia clínica.
   c. Los cambios en la piel (mancha café con leche, hemangiomas, etc.) en ocasiones indican malformaciones congénitas del sacro.

## PRUEBAS DE MOVIMIENTO (PRUEBA DE FLEXIÓN EN SEDESTACIÓN)

### Paciente sentado: prueba de flexión en sedestación

1. *Posición del paciente:* sentado en un banco, ambos pies apoyados en el piso y los brazos descansando cómodamente sobre los muslos.
2. *Posición del médico:* de rodillas o en cuclillas detrás del paciente con los ojos en el nivel de las crestas iliacas.

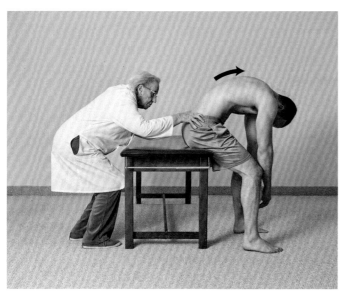

**FIGURA 60-4.** Prueba de movimiento: prueba de flexión en sedestación.

3. *Técnica:*
   a. El médico coloca los pulgares en la cara inferior de la EIPS en ambos lados.
   b. Se pide al paciente que se incline hacia delante desde la cintura y se estire hacia el piso (fig. 60-4).
   c. Conforme el paciente se inclina hacia delante, el médico observa el movimiento de la EIPS, lo que indica el movimiento del sacro sobre el ilion.
   d. En posición sentada, el hueso iliaco se bloquea inicialmente en su lugar a través de la tuberosidad isquiática que descansa sobre la superficie del banco. La porción sacroiliaca de la articulación se involucra a medida que el sacro incluye al ilion, el cual rota en sentido anterior con la flexión del sacro, elevando las EIPS en ambos lados.
   e. La restricción en un lado causa que la articulación sacroiliaca se bloquee de forma prematura en comparación con el lado sin restricción. El ilion y la EIPS inician y realizan la desviación más pronto y quizá sea mayor que en el otro lado. Esto se considera una prueba positiva.
   f. Una prueba positiva indica disfunción somática sacroiliaca del mismo lado.
4. *Variaciones:*
   Un nivel desigual de la EIPS puede estar relacionado con factores como carteras, restricción de la ropa, torsión del torso u otras influencias. Es posible colocar una revista o un libro debajo del glúteo en un lado para hacer que las posiciones iniciales de la EIPS sean más simétricas.

## PRUEBA DE MOVIMIENTO (OTRAS PRUEBAS DE DISFUNCIÓN DE LATERALIDAD DE LA ARTICULACIÓN SACROILIACA)

1. *Posición del paciente:* en decúbito ventral.
2. *Posición del médico:* varía según la región que se explore.

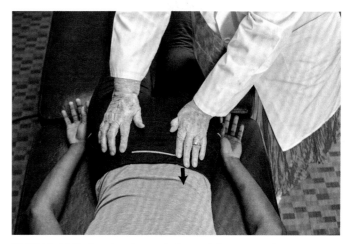

**FIGURA 60-5.** Prueba de movimiento del sacro, paciente en decúbito ventral.

3. *Movilidad del sacro (prueba de balanceo del sacro)*
   a. El médico se coloca de pie al lado de la mesa, de frente a la cabeza del paciente.
   b. El médico coloca las palmas sobre los ALI del paciente y las yemas de los dedos en los surcos del sacro (fig. 60-5).
   c. El médico aplica una fuerza en sentido cefálico desde los ALI hasta la articulación sacroiliaca en el mismo lado. La fuerza no se debe dirigir de forma oblicua, ya que esto puede resultar en hallazgos erróneos.
   d. Una prueba positiva que indica disfunción consiste en disminución del juego de la articulación en uno o ambos lados y restricción de movimiento del sacro.
4. *Prueba de resorteo*
   a. El médico se coloca de pie al lado de la mesa de frente al cuerpo del paciente.
   b. El médico coloca las manos de manera transversal en la columna lumbar del paciente.
   c. Se ejerce presión leve hacia abajo a través de la columna lumbar (fig. 60-6)
   d. En una prueba normal se transmite cierto juego a través de la columna. Una prueba positiva consiste en una resistencia semejante al acero ante la fuerza ejercida. Esto indica el bloqueo del sacro en la parte posterior

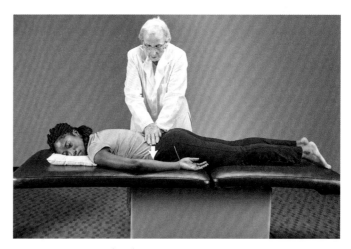

**FIGURA 60-6.** Prueba de resorteo, paciente en decúbito ventral.

con las facetas de la 5ª vértebra lumbar. Una prueba positiva indica extensión bilateral del sacro o torsión sacra hacia atrás.

5. *Movilidad del sacro:* movimiento respiratorio
   a. El médico se coloca de pie al lado de la mesa mirando hacia el otro lado.
   b. La mano cefálica del médico se coloca sobre el sacro con las eminencias tenar e hipotenar en la base del sacro y las yemas de los dedos en el vértice. La otra mano se coloca sobre la primera mano en la dirección opuesta (las yemas de los dedos sobre la base del sacro). El médico debe permanecer de pie de manera cómoda con los codos flexionados (fig. 60-7).
   c. El paciente hace una respiración profunda. La base del sacro se mueve en sentido posterior durante la inhalación y en dirección anterior en la exhalación.
   d. El médico vigila el movimiento del sacro durante la inhalación y la exhalación, prestando atención para detectar el movimiento asimétrico.

6. *Prueba de la esfinge*
   a. El médico se coloca de pie a un lado del paciente y coloca los pulgares en los ALI a ambos lados.
   b. El médico se debe colocar de manera que su ojo dominante esté más cerca de la mesa y el paciente, y esté sobre la línea media del paciente y distal al sacro.
   c. El médico observa la posición relativa de los ALI.

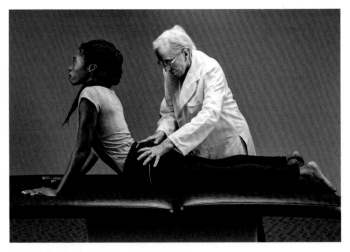

**FIGURA 60-8.** Prueba de la esfinge.

   d. Se pide al paciente que levante la parte superior del cuerpo sobre los codos y descanse el mentón sobre las palmas de ambas manos.
   e. A veces es necesario aumentar la extensión lumbar pidiéndole al paciente que coloque las palmas de las manos sobre la mesa y luego estire los brazos (fig. 60-8).
   f. La posición asimétrica de los ALI que se mantiene o empeora indica una torsión sacra hacia atrás. Con una torsión sacra hacia delante, la asimetría disminuye o desaparece.

## PRUEBA DE MOVIMIENTO: DIAGNÓSTICO DE L5

Los hallazgos en L5 afectan el diagnóstico específico de disfunción sacra. Las posiciones del paciente y el médico varían según la prueba que se aplique.

1. *Prueba de rotoescoliosis*
   a. Componente de flexión
      Si la apófisis transversa posterior se hace más posterior (aumenta la asimetría), entonces la barrera es la flexión. Si las apófisis transversas se hacen más simétricas, entonces la flexión es la libertad de movimiento. La inclinación lateral y la rotación del diagnóstico es hacia el lado de la apófisis transversa posterior.

      (1) El paciente se sienta con los pies apoyados sobre el piso o en los travesaños del banco.
      (2) El médico se arrodilla o se pone en cuclillas detrás del paciente con los ojos en el nivel aproximado de la región lumbar.
      (3) El médico coloca los pulgares sobre la piel que cubre las apófisis transversas de la vértebra L5.
      (4) El médico observa la apófisis transversa posterior.
      (5) Se pide al paciente que se incline hacia delante con lentitud.
      (6) El médico observa el cambio que se produce en la posición relativa de las apófisis transversas.

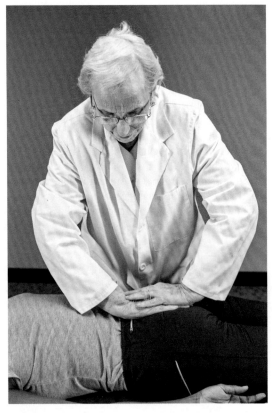

**FIGURA 60-7.** Prueba de movilidad del sacro durante la respiración.

b. Componente de extensión

Si la apófisis transversa posterior se hace más posterior (aumenta la asimetría), entonces la barrera es la extensión. Si las apófisis transversas se hacen más simétricas, entonces la extensión es la libertad de movimiento. La inclinación lateral y la rotación del diagnóstico es hacia el lado de la apófisis transversa posterior.

(1) El paciente se encuentra en decúbito ventral.
(2) El médico se coloca de pie al lado de la mesa, frente a la cabeza del paciente, con su ojo dominante más cerca del paciente y sobre la vértebra L5.
(3) El médico coloca los pulgares sobre la piel que cubre las apófisis transversas de la vértebra L5.
(4) El médico observa la apófisis transversa posterior.
(5) Se pide al paciente que levante la parte superior del cuerpo separándose de la mesa y se apoye sobre los codos o, si es necesario, sobre las manos con los brazos extendidos.
(6) El médico observa el cambio que se produce en la posición relativa de las apófisis transversas.

2. *Prueba de movimiento*

a. El paciente está en decúbito ventral.
b. El médico se coloca de pie al lado de la mesa, frente a la cabeza del paciente, con su ojo dominante más cerca del sujeto y sobre la vértebra L5.
c. El médico coloca los pulgares sobre la piel que cubre las apófisis transversas de la vértebra L5.
d. El médico observa la apófisis transversa posterior.
e. El médico presiona alternadamente las apófisis transversas hacia delante y observa la libertad y la resistencia de movimiento. Una apófisis transversa que resiste el movimiento anterior está rotada en sentido opuesto a la dirección introducida y es más libre en la rotación en el lado de la apófisis transversa posterior.
f. El médico empuja sucesivamente las apófisis transversas hacia la cabeza del paciente y observa la libertad y la resistencia de movimiento. Una apófisis transversa que se resiste el movimiento en sentido cefálico está

inclinada hacia el lado opuesto a la dirección introducida y es más libre en la inclinación lateral en el lado de la apófisis transversa posterior. El médico cambia los pulgares hacia los bordes superiores de las apófisis transversas y empuja ambas en sentido anterior y hacia la cabeza del paciente y observa la libertad y la resistencia de movimiento. La resistencia de este movimiento indica que la flexión es una barrera y la extensión es la libertad. Después, el médico cambia los pulgares a los bordes inferiores de las apófisis transversas y empuja ambas en sentido anterior y hacia el sacro del paciente y observa la resistencia y la libertad de movimiento. La resistencia a este desplazamiento indica que la extensión es una barrera y la flexión es la libertad de movimiento.

## INTERPRETACIÓN

La mayoría de las pruebas para detectar disfunciones del sacro tiene una especificidad y una sensibilidad inferiores a las óptimas. Una alteración pélvica concomitante oculta o exagera los hallazgos de disfunción del sacro. La *prueba de flexión en sedestación* puede ser falsa positiva si existe una de flexión en bipedestación claramente positiva y disfunción sacroiliaca. La profundidad del surco del sacro no es específica de la disfunción del sacro. Un surco profundo indica torsión sacra hacia delante con el eje opuesto al surco profundo, cizallamiento unilateral del sacro o ilion rotado en sentido posterior en el mismo lado. Un surco poco profundo puede indicar torsión sacra hacia atrás con el eje opuesto al surco poco profundo o ilion rotado en sentido anterior en el mismo lado. Las flexiones bilaterales del sacro (fig. 60-9A) y las extensiones (fig. 60-9B) pueden tener resultados equívocos. La disminución crónica de la lordosis lumbar puede dar un resultado falso positivo de la prueba de resorteo lumbar, mientras que una postura lordótica puede dar un resultado falso negativo de la misma prueba. Utilizar el mecanismo de la lesión, todos los hallazgos, así como la experiencia clínica, ayuda a aclarar el diagnóstico.

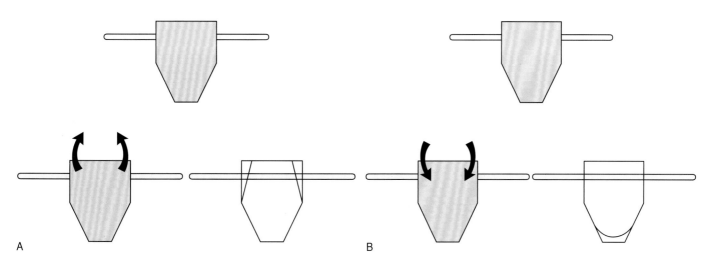

A                                            B

FIGURA 60-9. **(A)** Disfunción de flexión bilateral del sacro. **(B)** Disfunción de extensión bilateral del sacro.

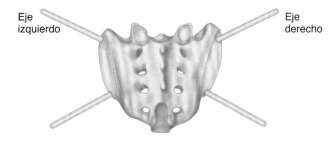

Eje izquierdo
Eje derecho

**FIGURA 60-10.** Ejes de torsión.

El sacro tiene movimientos muy complicados que provocan un cambio en el eje de movimiento. La deambulación suele dar como resultado el establecimiento de ejes oblicuos alternantes (fig. 60-10). Éstos crean movimientos de rotación fisiológica hacia delante de derecha sobre derecha (D sobre D) o izquierda sobre izquierda (I sobre I) con una compensación normal de L5 rotando en la dirección opuesta. Sin embargo, la diferencia entre estas presentaciones y las disfunciones somáticas del sacro es que aquellas son instantáneas y fácilmente reversibles, mientras que las últimas persisten. Por convención, los diagnósticos del sacro, por escrito, que se producen alrededor de los ejes oblicuos se anotan para abreviar como ———— (ROTACIÓN) en ———— (EJE) o ———— en ————. Las disfunciones somáticas son patológicas. Otros hallazgos típicos son patológicos siempre. Las rotaciones del sacro hacia atrás, que constan de derecha sobre izquierda (D sobre I) e izquierda sobre derecha (I sobre D), por lo general, se presentan con flexión hacia delante completa o extrema, acompañada de un movimiento de torsión. De nuevo, como en las torsiones hacia delante, el eje es oblicuo y las torsiones ocurren con rotación compensatoria de la L5 en la dirección opuesta. La clave de la L5 es importante para el mantenimiento de la disfunción y también se relaciona con la aplicación de la técnica de energía muscular. Esto explica la similitud de posicionamiento entre las disfunciones lumbares de flexión y las torsiones del sacro hacia atrás, así como las disfunciones lumbares de extensión y las torsiones del sacro hacia delante. Cada uno de estos diagnósticos tiene un surco profundo en el lado opuesto al ALI posterior. Las torsiones hacia delante tienen un eje que cuenta con una parte superior que se ubica opuesta al surco profundo. Las torsiones hacia atrás tienen un eje que parece atravesar el surco profundo. En cualquier caso, el eje es en realidad fisiológico y sigue funcionando debido a la restricción existente en el lado opuesto. La prueba de flexión en sedestación positiva, u otras pruebas de lateralidad (movilidad o balanceo del sacro), se produce en sentido opuesto al eje (fig. 60-11).

Los cizallamientos unilaterales del sacro, también conocidos como flexiones unilaterales del sacro, tienen ejes complicados que aún están en debate. Sin embargo, los hallazgos de surco profundo y ALI posterior en el mismo lado son bastante típicos (fig. 60-12). La prueba de flexión en sedestación también ocurre en el mismo lado y la disfunción sacroiliaca es homolateral.

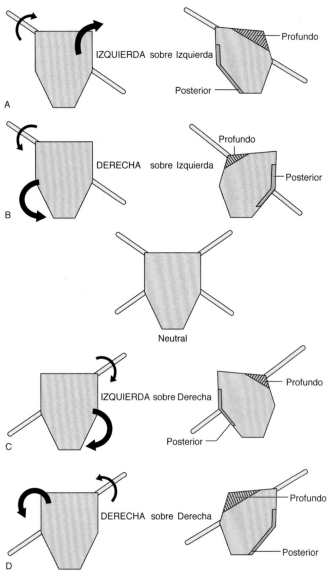

IZQUIERDA sobre Izquierda
Profundo
Posterior
A

DERECHA sobre Izquierda
Profundo
Posterior
B

Neutral

IZQUIERDA sobre Derecha
Profundo
Posterior
C

DERECHA sobre Derecha
Profundo
Posterior
D

**FIGURA 60-11.** Torsión sacra. **A)** Rotación del sacro a la izquierda sobre el eje oblicuo izquierdo. **B)** Rotación del sacro a la derecha sobre el eje oblicuo izquierdo. **C)** Sacro sobre el eje oblicuo izquierdo. **D)** Rotación del sacro a la derecha sobre el eje oblicuo derecho.

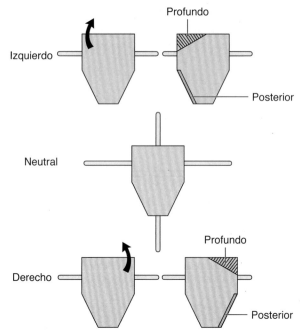

Izquierdo
Profundo
Posterior

Neutral

Derecho
Profundo
Posterior

**FIGURA 60-12.** Flexión unilateral del sacro.

TABLA 60-1. **Diagnósticos del sacro**

| HALLAZGOS ESTÁTICOS | | | | PRUEBAS | | | | |
| Ángulo lateral inferior posterior | Surco profundo | Surco poco profundo | Rotación de L5 | Flexión sentado | Resorteo lumbar | Prueba de la esfinge | DIAGNÓSTICO | EJE |
|---|---|---|---|---|---|---|---|---|
| Derecho | Derecho | Izquierdo | | Derecho | Negativo | Negativo | Cizallamiento unilateral derecho | |
| Izquierdo | Izquierdo | Derecho | | Izquierdo | Negativo | Negativo | Cizallamiento unilateral izquierdo | |
| Derecho | Izquierdo | Derecho | Derecho | Izquierdo | Negativo | Negativo | Rotación derecha sobre derecha (D sobre D) | Oblicuo derecho |
| Derecho | Izquierdo | Derecho | Izquierdo | Izquierdo | Negativo | Negativo | Torsión derecha sobre derecha (D sobre D) | Oblicuo derecho |
| Izquierdo | Derecho | Izquierdo | Izquierdo | Derecho | Negativo | Negativo | Rotación izquierda sobre izquierda (I sobre I) | Oblicuo izquierdo |
| Izquierdo | Derecho | Izquierdo | Derecho | Derecho | Negativo | Negativo | Torsión izquierda sobre izquierda (I sobre I) | Oblicuo izquierdo |
| Derecho | Izquierdo | Derecho | Derecho | Derecho | Positivo | Positivo | Rotación derecha sobre izquierda (D sobre I) | Oblicuo izquierdo |
| Derecho | Izquierdo | Derecho | Izquierdo | Derecho | Positivo | Positivo | Torsión derecha sobre izquierda (D sobre I) | Oblicuo izquierdo |
| Izquierdo | Derecho | Izquierdo | Izquierdo | Izquierdo | Positivo | Positivo | Rotación izquierda sobre derecha (I sobre D) | Oblicuo derecho |
| Izquierdo | Derecho | Izquierdo | Derecho | Izquierdo | Positivo | Positivo | Torsión izquierda sobre derecha (I sobre D) | Oblicuo derecho |
| Igual | Bilateral | | | Equívoco | Negativo | Negativo | Flexión bilateral del sacro | Transverso |
| Igual | | Bilateral | | Equívoco | Equívoco | | Extensión bilateral del sacro | Transverso |

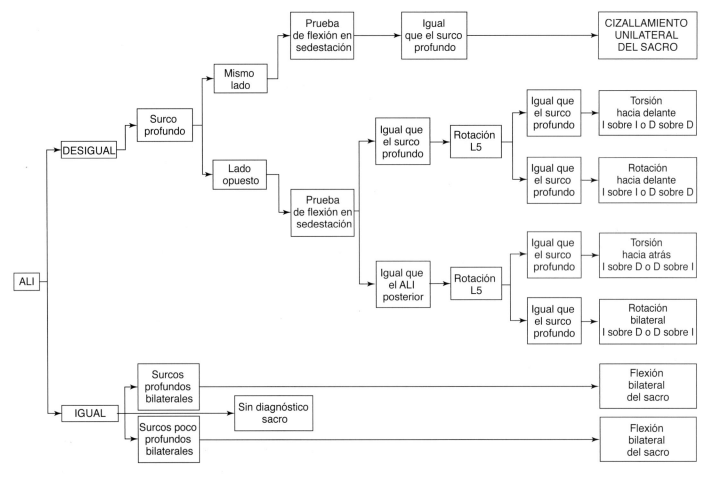

**FIGURA 60-13.** Algoritmo de diagnóstico del sacro.

Desde el punto de vista clínico, se producen hallazgos típicos. Existen algunos puntos de dolor a la palpación en contratensión que ocurren con frecuencia, aunque el polo inferior de L5 (PIL5) quizá sea uno de los más frecuentes y se encuentra en el lado de un surco profundo con torsiones hacia delante y cizallamiento unilateral del sacro. El punto de dolor a la palpación en realidad puede ser un reflejo de una disfunción de la articulación sacroiliaca anterior. El músculo piriforme de la pelvis también se encuentra con frecuencia con espasmo en el lado del ALI posterior. Si esto es una causa o un efecto no es tan crucial como la necesidad de abordar el hallazgo. Se encuentran con frecuencia puntos de dolor a la palpación relacionados con el músculo piriforme de la pelvis, el sacroiliaco a la mitad del polo y el trocantérico lateral. Otros hallazgos musculoesqueléticos incluyen espasmos paravertebral, del psoasiliaco y de los glúteos e isquiotibiales que necesitan tratarse, así como otros componentes regionales e incluso distales.

Las flexiones y extensiones bilaterales del sacro no son tan frecuentes como los otros hallazgos. El informe de síntomas en ausencia aparente de pruebas positivas de lateralidad o asimetría puede ser más indicativo. La observación de la disminución de movimiento con la respiración y la experiencia clínica son las mejores indicaciones de estos diagnósticos bilaterales.

El factor clave del diagnóstico del sacro para la mayoría de las afecciones es la asimetría en los ALI. Si el ALI está en el mismo lado que el surco profundo, entonces hay cizallamiento unilateral del sacro en ese lado. Una prueba de flexión en sedestación positiva en ese lado confirma el diagnóstico. Cuando el ALI está en el lado opuesto del surco profundo, se produce por lo menos rotación del sacro. Una prueba de flexión en sedestación positiva en el lado del surco profundo indica rotación del sacro hacia delante. Una prueba de resorteo negativa y un aumento en la simetría de los ALI durante la prueba de la cigüeña confirman esto. Una L5 rotada hacia el lado del surco profundo indica torsión sacra hacia delante. Una prueba de flexión en sedestación positiva en el lado opuesto al surco profundo indica rotación del sacro hacia atrás. Una prueba de resorteo positiva y un aumento en la asimetría de los ALI durante la prueba de la cigüeña confirman esto. Una L5 rotada hacia el lado del surco profundo indica torsión sacra hacia delante.

En la tabla 60-1 y la figura 60-13 se presentan un algoritmo sobre un proceso, así como una gráfico de los diagnósticos del sacro.

# Referencias

Bourdilion JF. A torsion free approach to the pelvis. *Manual Med.* 1987;3:20-23.

Dowling DJ. *An Illustrated Guide to OMT of the Neck and Trunk.* Self-published; 1985.

Fryette HH. *Principles of Osteopathic Technique.* Carmel, CA: Academy of Applied Osteopathy; 1960.

Greenman PE. Innominate shear dysfunction in the sacroiliac syndrome. *Manual Med.* 1986;2:114-121.

Kapandji IA. *The Physiology of the Joints, Vol. III. The Trunk and Vertebral Column.* New York, NY: Churchill Livingstone; 1974.

Kappler R. *Lecture Notes.* Chicago, IL: College of Osteopathic Medicine; 1975.

Kennedy H. Unilateral sacroiliac dysfunction. En: Hewitt R, ed. *1975 Yearbook of Selected Osteopathic Papers.* Colorado Springs, CO: American Academy of Osteopathy; 1975.

Kidd R. Pain localization with the innominate upslip dysfunction. *Manual Med.* 1988;3:103-105.

Larson NJ. *Physiologic Movement of the Sacrum.* Read before the Chicago College of Osteopathic Medicine; February 1984.

Mitchell FL. Structural pelvic function. En: Barnes M, ed. *1965 Year Book of Selected Osteopathic Papers, Vol. II.* Carmel, CA: Academy of Applied Osteopathy; 1965:178-199.

Mitchell FL Jr, Mitchell PGK. *The Muscle Energy Manual, Vol III: Evaluation and Treatment of the Pelvis and Sacrum.* East Lansing, MI: MET Press; 1999.

Mitchell FL Jr, Moran PS, Pruzzo NT. *An Evaluation and Treatment Manual of Osteopathic Muscle Energy Procedures.* Valley Park, MO: Mitchell, Moran, and Pruzzo Associates; 1979.

Moore KL. *Clinically Oriented Anatomy.* Baltimore, MD: Lippincott Williams & Wilkins; 1980.

Northup TL. Sacroiliac lesions primary & secondary. En: New York College of Osteopathic Medicine. *Academy of Applied Osteopathy Year Book, 1943–1944.* Ann Arbor, MI: Academy of Applied Osteopathy; 1943:53-54.

Schwab WA. Principles of manipulative treatment: the low back problems. In: Barnes M, ed. *Academy of Applied Osteopathy 1965 Yearbook of Selected Osteopathic Papers.* Vol II. Carmel, CA: Academy of Applied Osteopathy; 1965:65-69.

Sutherland WG. *The Cranial Bowl.* Mankato, MN: Free Press; 1936.

Warwick R, Williams PL. *Gray's Anatomy.* 35th British ed. Philadelphia, PA: W.B. Saunders; 1973.

# 61 Energía muscular

Dennis J. Dowling, Lisa R. Chun y Christopher J. Amen

En esta sección se describen las técnicas de energía muscular para las disfunciones somáticas sacras y pélvicas.

## DISFUNCIONES PÉLVICAS

### Disfunción iliaco-coxal-pélvica anterior

1. *Posición del paciente:* en decúbito ventral; en el lado de la disfunción cerca del borde de la mesa. La cadera del paciente se coloca ligeramente fuera de la mesa y se puede colocar en ángulo hacia el lado opuesto para dar estabilidad.
2. *Posición del médico:* de pie en el mismo lado de la mesa que la disfunción, frente a la cabeza del paciente.
3. *Técnica:*
   a. La mano del médico que está más cerca de la mesa controla (mano de control) en dirección medial a la espina iliaca posterosuperior (EIPS), en el lado de la disfunción, para determinar el movimiento de la articulación sacroiliaca.
   b. Con la otra mano, el médico flexiona la cadera y la pierna del lado de la disfunción hasta que perciba movimiento en la articulación sacroiliaca.
   c. El médico coloca el pie del paciente contra su espinilla o el muslo, para mantener esta posición.
   d. La mano del médico que no controla toma y soporta la rodilla flexionada del paciente.
   e. Se pide al paciente que intente estirar la pierna flexionada empujando la planta del pie contra la pierna extendida del médico durante 3 a 5 s.
   f. El médico resiste este movimiento, lo que causa una contracción isométrica (fig. 61-1).
   g. Después de 3 a 5 s, se pide al paciente que se relaje.
   h. Una vez que el paciente se relaja, el médico atiende la nueva barrera de movimiento al flexionar aún más la cadera y la rodilla del paciente en el lado disfuncional hasta que se perciba movimiento en la articulación sacroiliaca afectada.
   i. Se repite el procedimiento, por lo menos, tres veces o hasta que mejore la disfunción somática.
   j. Se realiza un estiramiento pasivo después del último intento.

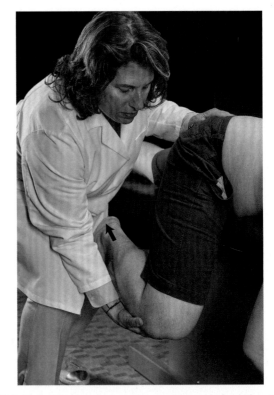

**FIGURA 61-1.** Técnica de energía muscular para la disfunción iliaco-coxal-pélvica anterior, paciente en decúbito ventral.

### Disfunción iliaco-coxal-pélvica posterior

1. *Posición del paciente:* decúbito ventral.
2. *Posición del médico:* de pie junto a la mesa en el lado opuesto a la disfunción, frente a la cabeza del paciente.
3. *Técnica:*
   a. La mano del médico que está más alejada de la mesa controla en sentido medial a la EIPS, en el lado de la disfunción, para determinar el movimiento de la articulación sacroiliaca.
   b. El médico coloca la otra mano en sentido medial y anterior al muslo de la pierna del paciente en el lado de la disfunción.

c. El médico levanta la pierna del paciente, lo que crea extensión de la cadera, hasta que la mano que no controla (mano sin control) perciba movimiento en la articulación sacroiliaca.

d. El médico puede colocar una almohada o su rodilla flexionada entre la pierna del paciente y la mesa para ayudar a mantener esta posición.

e. Se pide al paciente que intente empujar la pierna hacia abajo en dirección a la mesa, durante 3 a 5 s.

f. El médico resiste este movimiento, lo que causa una contracción isométrica (fig. 61-2).

g. Después de 3 a 5 s, se pide al paciente que se relaje.

h. Una vez que el paciente se relaja, el médico atiende la nueva barrera de movimiento al levantar aún más la pierna del paciente en el lado disfuncional hasta que se perciba movimiento en la articulación sacroiliaca afectada. La posición de la pierna del médico o la almohada se ajustan para apoyar la posición de la pierna del paciente.

i. Se repite el procedimiento, por lo menos, tres veces o hasta que mejore la disfunción somática.

j. Se realiza estiramiento pasivo después del último intento.

## Cizallamiento iliaco-coxal-pélvico superior

1. *Posición del paciente:* en decúbito dorsal, con las extremidades inferiores extendidas y descansando sobre la mesa. Se puede pedir al paciente que se sujete a la mesa con ambas manos para evitar que resbale sobre la superficie. También es posible realizar esta técnica con el paciente en decúbito ventral. Además tiene un componente articular.

2. *Posición del médico:* parado al final de la mesa, frente al paciente y un poco más hacia el lado del hueso iliaco superior.

3. *Técnica:*
   a. El médico toma con ambas manos las partes distales de la tibia y el peroné en el lado de la disfunción, en sentido proximal a la articulación del tobillo.

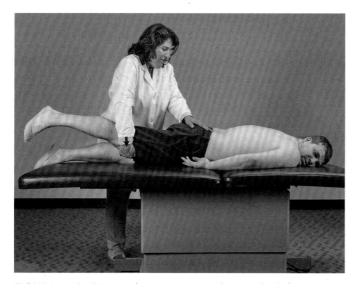

**FIGURA 61-2.** Técnica de energía muscular para la disfunción iliaco-coxal-pélvica posterior, paciente en decúbito ventral.

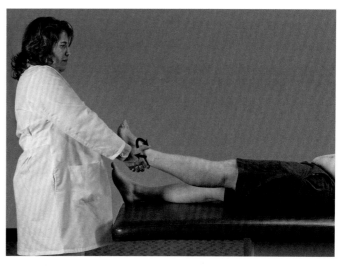

**FIGURA 61-3.** Técnica de energía muscular para el cizallamiento iliaco-coxal-pélvico superior.

b. El médico abduce, flexiona (si el paciente está en decúbito dorsal) o extiende (si está en decúbito ventral) la cadera del paciente y después rota en sentido interno la pierna afectada hasta que se identifique la posición empacada-suelta de la articulación sacroiliaca.

c. El médico aplica tracción continua en el eje longitudinal de la extremidad inferior afectada mientras la mantiene en flexión o extensión, abducción y rotación interna (fig. 61-3).

d. Se indica al paciente que jale su pierna durante 3 a 5 s y después se relaje durante 3 a 5 s. El esfuerzo lo ejercen ante todo los músculos glúteos y cuadrados lumbares.

e. Después, el médico mantiene la tracción en la posición de la extremidad inferior.

f. Se pide al paciente que inhale profundo y después que tosa de manera brusca.

g. Al mismo tiempo que el paciente tose, el médico atiende la barrera final al hacer más tracción en la pierna y después jalando con rapidez la pierna del paciente.

h. Se puede repetir el procedimiento si es necesario.

## Cizallamiento iliaco-coxal-pélvico inferior

1. *Posición del paciente:* decúbito lateral, con el lado disfuncional hacia arriba. La pierna de ese lado se levanta en sentido contrario a la mesa, se flexiona y se coloca sobre el hombro del médico.

2. *Posición del médico:* sentado en la mesa detrás del paciente.

3. *Técnica:*
   a. El médico coloca una mano en el pubis y en las ramas del isquion del lado disfuncional, la otra mano en la tuberosidad isquiática y en la EIPS del lado disfuncional.

   b. Con el paciente relajado, el médico desvía el hueso iliaco en sentido lateral.

   c. Manteniendo esta posición, el médico aplica fuerza cefálica sobre las ramas púbica e isquiática, la tuberosidad isquiática y la espina iliaca posteroinferior del lado disfuncional (fig. 61-4).

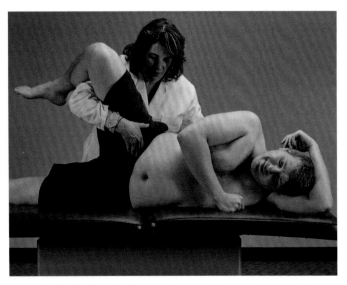

**FIGURA 61-4.** Técnica de energía muscular para el cizallamiento iliaco-coxal-pélvico inferior.

d. Después, el médico le pide al paciente que inhale profundo y exhale por completo.
e. El médico mantiene la fuerza cefálica sobre el hueso iliaco desviado durante la fase de inhalación del ciclo respiratorio del paciente.
f. Durante la fase de exhalación del ciclo respiratorio del paciente, el médico aumenta la fuerza cefálica sobre el hueso iliaco desviado.
g. Se pueden repetir los pasos.

## Rotación externa del hueso iliaco

1. *Posición del paciente:* en decúbito ventral.
2. *Posición del médico:* de pie en el mismo lado de la disfunción, frente a la cabeza del paciente.
3. *Técnica:*
   a. El médico flexiona la rodilla y la cadera del lado disfuncional, al mismo tiempo que mantiene la pierna opuesta apoyada sobre la mesa.
   b. La pierna disfuncional del paciente se cruza sobre la línea media y el talón descansa contra la cara lateral de la pierna sin disfunción apoyada sobre la mesa casi en el nivel del espacio articular lateral de la rodilla.
   c. El médico estabiliza la cadera del lado sin disfunción, al mismo tiempo que utiliza la otra mano para aducir la cadera disfuncional hacia su barrera con un movimiento de "cierre de libro".
   d. Se pide al paciente que abduzca la cadera disfuncional contra la resistencia del médico durante 3 a 5 s.
   e. Después de 3 a 5 s, se pide al paciente que se relaje, mientras se mantienen la estabilización y aducción de la cadera durante otros 3 a 5 s, o hasta que el médico perciba la relajación completa de los músculos.
   f. El médico atiende la barrera nueva.
   g. Se repite este procedimiento, por lo menos, tres veces o hasta que se logre la mejoría del movimiento o la disfunción.

## Rotación interna del hueso iliaco

1. *Posición del paciente:* en decúbito ventral.
2. *Posición del médico:* de pie en el mismo lado de la disfunción, frente a la cabeza del paciente.
3. *Técnica:*
   a. El médico flexiona, abduce y rota en sentido externo el lado disfuncional hasta una "figura de cuatro" o posición de Fabere, al mismo tiempo que mantiene la pierna opuesta apoyada contra la mesa.
   b. El médico estabiliza la cadera del lado sin disfunción, mientras coloca la otra mano en la rodilla del lado disfuncional para abducir la cadera hacia su barrera.
   c. Se pide al paciente que aduzca la cadera disfuncional contra la resistencia del médico durante 3 a 5 s.
   d. Después de 3 a 5 s, se pide al paciente que se relaje, mientras que la estabilización y la abducción de la cadera se mantienen durante otros 3 a 5 s, o hasta que el médico perciba la relajación completa de los músculos.
   e. El médico atiende la nueva barrera.
   f. Se repite este procedimiento, por lo menos, tres veces o hasta que se logre la mejoría del movimiento o la disfunción.

# DISFUNCIONES PÚBICAS

## Disfunción púbica inferior

1. *Posición del paciente:* decúbito dorsal.
2. *Posición del médico:* sentado sobre la mesa o de pie en el mismo lado de la disfunción, frente al paciente.
3. *Técnica:*
   a. El médico coloca el dedo de control de la mano cefálica en la espina iliaca anterosuperior del lado disfuncional.
   b. Con la mano sin control, el médico flexiona la cadera afectada del paciente hasta que perciba movimiento en el dedo de control.
   c. La mano sin control del médico se coloca formando un puño (con la palma hacia arriba) contra la tuberosidad isquiática del lado disfuncional. El puño también descansa sobre la mesa.
   d. El médico coloca la rodilla flexionada del paciente contra la cara anterior de su hombro.
   e. Se pide al paciente que intente estirar la cadera flexionada. La cantidad de fuerza debe ser suficiente y estar ubicada en el dedo de control.
   f. El médico resiste esto con fuerza isométrica, lo que crea una contracción estática, mientras aplica con el puño fuerza cefálica sobre la tuberosidad isquiática afectada (fig. 61-5).
   g. Después de 3 a 5 s, se pide al paciente que suspenda el intento y se relaje.
   h. El médico pide al paciente que se relaje durante 3 a 5 s, mientras mantiene la flexión de la cadera y la fuerza cefálica en la tuberosidad isquiática.
   i. El médico atiende la nueva barrera de restricción de movimiento al reposicionar la cadera afectada en una

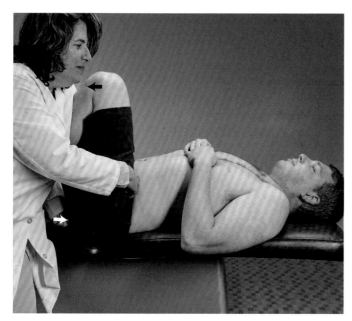

**FIGURA 61-5.** Técnica de energía muscular para la disfunción púbica inferior.

mayor flexión hasta que perciba movimiento en el dedo de control.

j. Se repite el procedimiento, por lo menos, tres veces o hasta que mejore la disfunción somática.

## Disfunción púbica superior

1. *Posición del paciente:* decúbito dorsal.
2. *Posición del médico:* de pie en el mismo lado de la mesa que la disfunción, frente al paciente.
3. *Técnica:*
   a. El dedo de control de la mano del médico que está más cerca de la mesa evalúa la espina iliaca anterosuperior contralateral al lado disfuncional.
   b. La otra mano del médico baja la pierna del paciente del borde de la mesa en el lado disfuncional hasta que perciba movimiento en la mano de control.
   c. El médico sostiene la pierna del paciente que cuelga extendida con su propia pierna.
   d. El médico coloca la palma de su mano sin control en la parte anterior del muslo de la pierna del paciente que cuelga.
   e. Se pide al paciente que intente levantar la pierna extendida con la fuerza suficiente para mantenerla en su lugar.
   f. El médico resiste utilizando fuerza isométrica, lo que crea contracción estática de 3 a 5 s (fig. 61-6).
   g. Se pide al paciente que se relaje durante 3 a 5 s.
   h. El médico atiende la nueva barrera de movimiento al reposicionar la cadera afectada en una mayor extensión hasta que perciba movimiento en el dedo de control.
   i. Se repite el procedimiento, por lo menos, tres veces o hasta que mejore la disfunción somática.

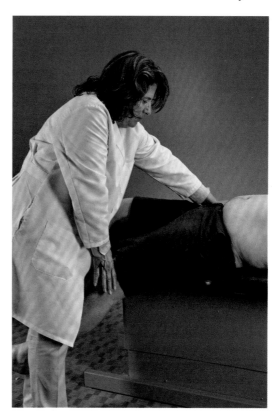

**FIGURA 61-6.** Técnica de energía muscular para la disfunción púbica superior.

## Disfunción púbica de abducción (abierta)

1. *Posición del paciente:* decúbito dorsal, caderas y rodillas flexionadas a 90°; colocado más cerca de un lado de la mesa que del otro.
2. *Posición del médico:* de pie en el lado de la mesa en el que el paciente está más cerca y frente al paciente.
3. *Técnica:*
   a. El médico rodea con los dos brazos las rodillas flexionadas del paciente y las atrae contra su cuerpo.
   b. Se pide al paciente que intente separar las rodillas con su fuerza máxima.
   c. El médico resiste este esfuerzo con fuerza isométrica, lo que crea contracción estática.
   d. Después de 3 a 5 s, se pide al paciente que se relaje.
   e. El médico permite que el paciente se relaje durante 3 a 5 s, mientras mantiene la posición alcanzada.
   f. Se repiten los pasos tres o más veces.
   g. El médico revalúa el estado de la disfunción.
   h. Se puede repetir el tratamiento si está indicado.

## Disfunción púbica de aducción (cerrada)

1. *Posición del paciente:* en decúbito dorsal, caderas y rodillas flexionadas a 90°.
2. *Posición del médico:* de pie al lado de la mesa frente al paciente.

3. *Técnica:*
   a. El antebrazo del médico se coloca entre las rodillas del paciente; una mano está sobre la cara medial de una de las rodillas, con la articulación del codo en la cara medial de la otra rodilla del paciente.
   b. Se pide al paciente que intente juntar las rodillas con fuerza máxima.
   c. El antebrazo del médico resiste este intento actuando como una barra sólida.
   d. Después de 3 a 5 s, se pide al paciente que se relaje.
   e. El médico permite que el paciente se relaje durante 3 a 5 s mientras mantiene la posición alcanzada.
   f. Se atiende una nueva barrera de abducción. El médico puede agregar un puño o mantener la posición con ambas manos.
   g. Se repite el procedimiento, por lo menos, tres veces o hasta que mejore la disfunción somática.
   h. El médico revalúa el estado de la disfunción.
   i. Se puede repetir el tratamiento si está indicado.

## DISFUNCIONES SACRAS

### Disfunción de flexión unilateral sacra

1. *Posición del paciente:* en decúbito ventral, con los brazos colgando de los lados de la mesa.
2. *Posición del médico:* de pie en el mismo lado de la mesa que la disfunción.
3. *Técnica:*
   a. El médico coloca la región tenar e hipotenar de su mano cefálica en el borde inferior y externo del ángulo lateral inferior (ALI) del sacro en el lado que se va a tratar. El dedo medio o índice de esa mano se coloca en el surco del sacro.
   b. El médico abduce la extremidad inferior del lado afectado con la otra mano hasta que localice el movimiento en el surco del sacro que evalúa.
   c. El médico mantiene la abducción al mismo tiempo que aplica rotación interna hasta que percibe movimiento en el surco del sacro que evalúa. Esta posición de abducción y rotación interna se mantiene.
   d. Con la mano sobre el sacro del paciente y un codo extendido, el médico aplica fuerza constante en el ALI posterior hacia abajo, a la mesa, y en dirección cefálica (fig. 61-7). La fuerza aplicada es más cefálica.
   e. Se pide al paciente que inhale profundo y sostenga la respiración.
   f. El médico aumenta la presión sobre el ALI durante la fase de inhalación.
   g. Se pide al paciente que exhale por completo.
   h. El médico mantiene la fuerza cefálica y resiste la tendencia de movimiento hacia atrás del ALI posterior durante la fase de exhalación.
   i. Se repite el proceso, por lo menos, tres veces o hasta que mejore la disfunción somática.
   j. Al final de la última fase de exhalación, el médico puede proporcionar un empuje cefálico adicional sobre el ALI posterior.

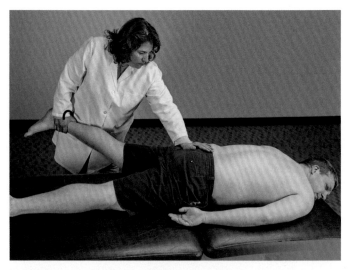

**FIGURA 61-7.** Técnica de energía muscular para el tratamiento de la disfunción de flexión unilateral sacra.

   k. El médico coloca la pierna abducida y rotada en dirección interna en una posición neutra en la línea media.
   l. Se puede repetir el tratamiento si está indicado.

### Disfunción de torsión sacra hacia delante

1. *Posición del paciente:* en posición de Sims (el tórax con la parte superior del tronco en decúbito ventral y las caderas y rodillas flexionadas), con el eje de la disfunción hacia abajo en dirección a la mesa. Los brazos del paciente cuelgan de los lados de la mesa.
2. *Posición del médico:* de pie al lado de la mesa frente al paciente.
3. *Técnica:*
   a. El médico se coloca frente al paciente y con la mano cefálica controla la disfunción somática.
   b. Con la otra mano, el médico flexiona las caderas y rodillas del paciente hasta que localice el movimiento en la articulación sacroiliaca en el lado del surco profundo (en sentido medial a la EIPS).
   c. El médico cambia las manos de control de manera que la mano caudal está ahora en la disfunción somática.
   d. Se pide al paciente que lleve el brazo que está sobre la mesa hacia atrás y rote el tórax hacia la mesa. Esto crea una posición de Sims modificada.
   e. El médico coloca la mano cefálica en el hombro del paciente.
   f. Se induce rotación adicional haciendo que el paciente inhale y después exhale por completo a la vez que trata de alcanzar el piso.
   g. El médico empuja el hombro del paciente hacia la mesa con la mano cefálica hasta que el tronco rota hasta el segmento controlado, exagerando la posición de Sims modificada.
   h. El médico cambia de nuevo las manos de control, y ahora la mano cefálica se convierte y permanece como la de control.

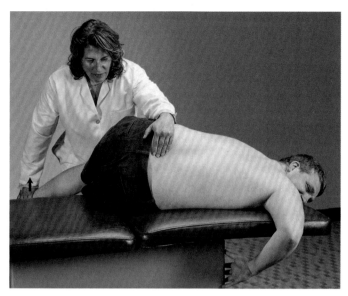

**FIGURA 61-8.** Técnica de energía muscular para el tratamiento de la disfunción de torsión sacra hacia delante.

i. El médico baja las piernas del paciente a un lado de la mesa para crear una flexión lateral lumbar hasta el área de restricción (fig. 61-8).

j. Debido a que esta posición puede ser incómoda para el paciente, el médico coloca una almohada debajo de la rodilla o se sienta detrás y coloca su muslo entre las piernas del paciente y la mesa (fig. 61-9). (Esta posición requiere que el médico cambie la mano de control).

k. Se pide al paciente que empuje los pies hacia el techo durante 3 a 5 s.

l. El médico ejerce resistencia isométrica, lo que crea contracción estática.

m. Se pide al paciente que se relaje. Por lo general, esto se mantiene durante 3 a 5 s, pero puede ser un poco más prolongado si es necesario.

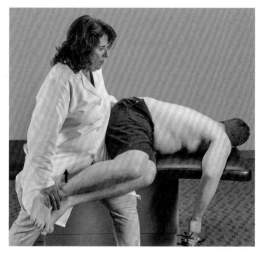

**FIGURA 61-9.** Posición alternativa para la técnica de energía muscular para el tratamiento de la disfunción de torsión sacra hacia delante.

n. El médico atiende una nueva barrera de movimiento bajando aún más las piernas del paciente hacia el piso.

o. Se repite el procedimiento, por lo menos, tres veces.

p. Se realiza estiramiento pasivo después de la última repetición.

## Disfunción de torsión sacra hacia atrás

1. *Posición del paciente:* en decúbito lateral, con el eje de la disfunción hacia abajo en dirección a la mesa; rodillas flexionadas.

2. *Posición del médico:* de pie al lado de la mesa frente a la parte anterior del paciente.

3. *Técnica:*

a. El médico controla la unión lumbosacra.

b. La mano sin control del médico se utiliza para atender las barreras de restricción de movimiento.

c. Para facilitar la atención de las barreras de restricción de movimiento, la mano de control de la unión lumbosacra se cambia durante el procedimiento.

d. El médico flexiona las caderas y rodillas del paciente hasta que perciba movimiento en el dedo de control.

e. El médico mantiene esta posición al inclinarse sobre la rodilla del paciente que está arriba.

f. Se pide al paciente que estire la pierna que está sobre la mesa.

g. El médico engancha el pie de la pierna del paciente que está más cerca del techo en la pierna extendida que está abajo.

h. Mientras aún está inclinado sobre la rodilla del paciente que está arriba, el médico mueve la rodilla del paciente hacia la extensión y deja caer la pierna hacia el piso.

i. Se continúa la flexión de la cadera hasta que se perciba movimiento en la unión lumbosacra.

j. El médico mantiene esta posición al colocar el antebrazo de su mano de control en la cadera del paciente.

k. El médico toma el brazo del paciente que está sobre la mesa y lo jala directamente hacia delante y en dirección al techo, con lo que rota el tórax del paciente hacia atrás.

l. Después se pide al paciente que alcance su brazo que está arriba detrás de él y tome el borde de la mesa.

m. Se indica al paciente que inhale profundo.

n. Se pide al paciente que exhale por completo y de manera simultánea para alcanzar el borde de la mesa. Al final de la exhalación, el paciente toma el borde de la mesa.

o. El médico puede facilitar este movimiento presionando la parte superior del hombro hacia la mesa y en sentido caudal mientras el paciente exhala.

p. Para que este movimiento de rotación se localice en la unión lumbosacra, es posible que se tenga que repetir. Esto se continúa hasta que se perciba movimiento en los dedos de control. Una vez que se percibe movimiento, se mantiene la posición.

q. El médico baja la pierna en la parte superior del paciente por debajo de la mesa hasta que se perciba movimiento en la unión lumbosacra.

r. Una vez que se percibe el movimiento, se mantiene esta posición.

s. Se instruye al paciente para que intente llevar el tobillo de la pierna que cuelga de la mesa hacia el techo. Una alternativa puede ser que el paciente empuje el muslo de esa pierna hacia arriba en dirección al techo.

t. El médico aplica resistencia isométrica en este intento, lo que crea contracción estática.

u. Después de 3 a 5 s, se indica al paciente que deje de intentar y se relaje.

v. El médico permite que el paciente se relaje durante 3 a 5 s.

w. El médico retoma la barrera de restricción de movimiento repitiendo los pasos previos.

x. Se repite el procedimiento, por lo menos, tres veces o hasta que mejore la disfunción somática.

y. El médico coloca al paciente en una posición neutra.

z. El médico revalúa el estado de la disfunción.

## Referencias

Greenman PE. Innominate shear dysfunction in the sacroiliac syndrome. *Manual Med.* 1986;2:114-121.

Mitchell FL, Mitchell PKG. *The Muscle Energy Manual: Volume Three Examination of the Pelvis and Sacrum.* East Lansing, MI: MET Press; 1995.

Moran PS, Pruzzo NA, Mitchell FL. *An Evaluation and Treatment Manual of Osteopathic Manipulative Procedures, Vol I. The Postural Structural Model.* Kansas City, MO: Institute for Continuing Education in Osteopathic Principles; 1973.

# Técnicas de contratensión (*counterstrain*) 62 para el sacro y la pelvis

Eileen L. DiGiovanna

## PUNTOS DOLOROSOS ANTERIORES

Existen tres puntos dolorosos a la palpación que son importantes y suelen relacionarse con la pelvis o el sacro: el punto doloroso del ilion inferior y el sacro anterior, ubicado en la superficie superior del pubis; el punto doloroso del iliaco, ubicado en el cuadrante inferior del abdomen y en lo profundo de la fosa (a menudo un punto doloroso en la dismenorrea), y el punto doloroso del ligamento inguinal, que se encuentra en su inserción en el pubis (fig. 62-1). En este capítulo se describen las técnicas para el tratamiento de cada uno de estos puntos dolorosos.

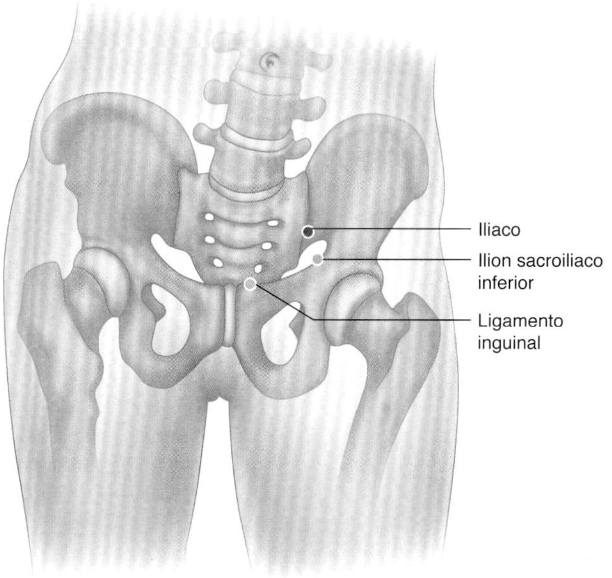

## Punto doloroso en las partes inferior del ilion y anterior del sacro

1. *Posición del paciente*: en decúbito dorsal.
2. *Posición del médico*: de pie en cualquier lado de la mesa.
3. *Técnica*:
   a. Se flexiona el muslo casi 40° o se pueden flexionar ambos muslos como en el tratamiento del punto doloroso lumbar.
   b. Se utiliza un dedo de la mano más cercana a la cabeza del paciente para controlar (dedo de control) el punto doloroso (fig. 62-2).

Iliaco

Ilion sacroiliaco inferior

Ligamento inguinal

**FIGURA 62-1.** Puntos dolorosos anteriores pélvico/sacro.

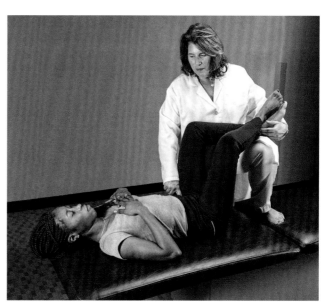

**FIGURA 62-2.** Tratamiento de contratensión para el punto doloroso en la parte inferior del ilion/anterior del sacro.

c. Se mantiene esta posición durante 90 s y después el médico mueve de forma pasiva las piernas de regreso a la mesa y los tobillos, sin cruzar.

d. Se revalúa el punto doloroso en busca de dolor a la palpación.

## Punto doloroso en el iliaco

1. *Posición del paciente*: en decúbito dorsal.
2. *Posición del médico*: de pie al lado de la mesa cerca del punto doloroso, con un pie sobre la mesa.
3. *Técnica*:
   a. Se flexionan ambas piernas del paciente y se apoyan sobre el muslo del médico.
   b. El médico controla el punto doloroso con la mano más cercana a la cabeza del paciente.
   c. Se cruzan los tobillos y se separan las rodillas. Este movimiento rota los muslos del paciente hacia afuera (fig. 62-3).
   d. Se mantiene esta posición durante 90 s y después el médico mueve de forma pasiva las piernas hacia la mesa y descruza los tobillos.
   e. Se revalúa el punto sensible en busca de dolor a la palpación.

## Punto doloroso en el ligamento inguinal

1. *Posición del paciente*: en decúbito dorsal.
2. *Posición del médico*: de pie al lado de la mesa en sentido opuesto al punto doloroso con el pie sobre la mesa.
3. *Técnica*:
   a. Se flexionan las piernas del paciente y se apoyan en el muslo del médico.
   b. La pierna más cercana al médico se cruza a la altura de la rodilla sobre la pierna más alejada.

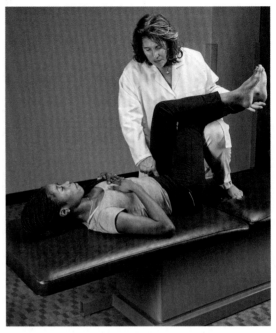

**FIGURA 62-4.** Tratamiento de contratensión para un punto doloroso en el ligamento inguinal.

c. El médico rota, en sentido interno, la pierna que se encuentra debajo empujando el tobillo en sentido lateral (fig. 62-4).

## PUNTOS DOLOROSOS POSTERIORES

En la figura 62.5 se muestra la ubicación de los puntos dolorosos posteriores.

## Punto doloroso en el piriforme

Éste es un punto doloroso que suele relacionarse con disfunciones sacras y, a menudo, está involucrado en el dolor

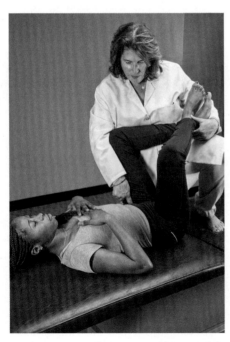

**FIGURA 62-3.** Tratamiento de contratensión para dolor en el iliaco.

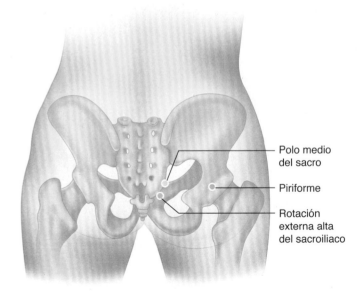

Polo medio del sacro

Piriforme

Rotación externa alta del sacroiliaco

**FIGURA 62-5.** Puntos dolorosos posteriores pélvico/sacro.

ciático debido a su estrecha relación con el nervio ciático. Se encuentra en la parte más grande del músculo.

1. *Posición del paciente*: en decúbito ventral, con la pierna del lado afectado fuera del borde de la mesa.
2. *Posición del médico*: sentado al lado de la disfunción, frente a la cabeza del paciente.
3. *Técnica*:
   a. El médico controla el punto doloroso con un dedo de la mano más cercana a la mesa.
   b. Se flexionan la cadera y la rodilla del paciente.
   c. Se rota en sentido externo y se abduce la pierna; se puede apoyar sobre el regazo del médico (fig. 62-6).
   d. Es posible modificar el movimiento de flexión y rotación externa para lograr una relajación máxima del piriforme.
   e. Se mantiene la posición durante 90 s y después el médico regresa de forma pasiva la pierna a la mesa.
   f. Se revalúa el punto doloroso en busca de dolor a la palpación.

## Punto doloroso en el polo medio del sacro

Este punto doloroso se palpa empujando el dedo de control en sentido medial sobre el borde lateral del sacro en el punto medio entre la espina iliaca posterosuperior (EIPS) y el vértice del sacro. Esto se encuentra en el sitio de la inserción del piriforme al sacro y quizá representa un segundo punto doloroso en el piriforme. A menudo se encuentra relacionado con el punto doloroso en la parte más grande del músculo.

1. *Posición del paciente*: en decúbito ventral.
2. *Posición del médico*: de pie o sentado al lado de la mesa cerca del punto de dolor.
3. *Técnica*:
   a. El médico controla el punto doloroso con un dedo de la mano más cercana a la cabeza del paciente.
   b. La pierna se abduce sin flexionar en sentido lateral hasta que el punto doloroso se relaja y ya no duele (fig. 62-7). Es posible ayudarse con rotación externa.

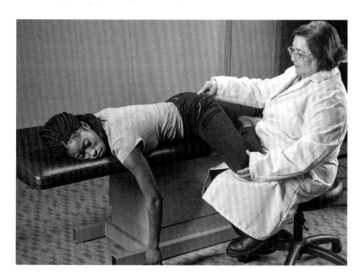

**FIGURA 62-6.** Tratamiento de contratensión para un punto doloroso en el piriforme.

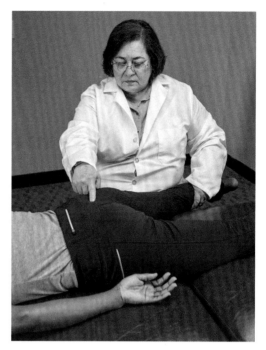

**FIGURA 62-7.** Tratamiento de contratensión para un punto doloroso en el polo medio del sacro.

   c. Algunos pacientes refieren un estiramiento en los músculos mediales del muslo. En este caso, la pierna se debe abducir en la medida en que sea cómodo y después el médico ejerce presión contra la pelvis con la eminencia tenar de la mano de control, alejando un poco la pelvis de sí mismo.
   d. Se mantiene esta posición durante 90 s y después el médico regresa de forma pasiva la pierna a la mesa.
   e. Se revalúa el punto doloroso en busca de dolor a la palpación.

## Punto doloroso alto a la rotación externa del sacroiliaco

Este punto doloroso se ubica en la superficie posterior del sacro. Se encuentra a 4.5 cm (1.75 pulgadas) en sentido inferior y a 1.3 cm (0.5 pulgada) en sentido medial a la superficie inferior de la EIPS. Se relaciona a menudo con coccigodinia.

1. *Posición del paciente*: en decúbito ventral.
2. *Posición del médico*: de pie al lado de la mesa.
3. *Técnica*:
   a. El médico controla el punto doloroso con un dedo.
   b. Se extiende la pierna del paciente (fig. 62-8).
   c. Es posible que se requiera cierta aducción y rotación externa. En estos casos, es más fácil pararse en el lado de la mesa opuesto al punto doloroso. A continuación, se puede jalar la pierna hacia el médico para aducirla y luego rotarla en sentido externo.
   d. Se mantiene la posición 90 s y después se regresa la pierna de forma pasiva a la mesa.
   e. Se revalúa el punto sensible en busca de dolor a la palpación.

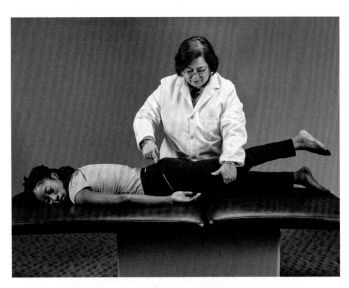

**FIGURA 62-8.** Tratamiento de contratensión para un punto doloroso alto por rotación externa del sacroiliaco.

## Referencias

Jones LH, Kusunose R, Goering E. *Strain-Counterstrain*. Boise, ID: Jones' Strain-Counterstrain Inc.; 1995.

Yates HA, Glover JC. *Counterstrain, Handbook of Osteopathic Technique*. Tulsa, OK: Y Knot Pub; 1995.

# Técnicas de liberación posicional facilitada para el sacro y la pelvis

Stanley Schiowitz

En este capítulo se describen las técnicas de liberación posicional facilitada (LPF) para el sacro y la pelvis. Los principios siguientes de la LPF se aplican a cada técnica: se aplana la espina lumbosacra colocando una almohada debajo del abdomen del paciente en posición decúbito ventral, el área afectada se coloca en libertad de movimiento de la articulación afectada o se acortan los músculos a tratar y se agrega una fuerza de facilitación, ya sea de compresión o torsión.

## HIPERTONICIDAD MUSCULAR SUPERFICIAL PÉLVICA

### Músculo piriforme (derecho)

1. *Posición del paciente*: en decúbito ventral, con una almohada colocada debajo del abdomen.
2. *Posición del médico*: sentado junto a la mesa del lado de la disfunción (derecha), mirando hacia la cabeza del paciente. El muslo y la rodilla izquierdos del médico están al lado de la mesa.
3. *Técnica*:
   a. El médico controla el tejido a tratar con un dedo de la mano izquierda (dedo de control).
   b. El médico deja la rodilla y el muslo derechos flexionados colgar de la mesa sobre su muslo izquierdo y entre sus rodillas.

c. El médico sostiene la rodilla derecha del paciente con su mano derecha y flexiona con suavidad la cadera hasta que perciba movimiento en el dedo de control.
d. El médico empuja la rodilla derecha del paciente hacia la mesa (aducción), utilizando su rodilla y muslo izquierdos como fulcro, hasta que perciba movimiento en el dedo de control.
e. Con la mano derecha, el médico gira la rodilla derecha del paciente en sentido cefálico y medial, lo que produce rotación interna de la cadera, hasta que perciba movimiento en el dedo de control.
f. Con la mano derecha, el médico empuja la rodilla derecha del paciente hacia arriba (en sentido dorsal) en dirección a su dedo de control, lo que produce fuerza de compresión leve. Se debe presentar una liberación inmediata de la hipertonicidad tisular que se percibe con el dedo de control (fig. 63-1).
g. Se mantiene esta posición durante 3 a 5 s, se libera y se revalúa la disfunción somática.

### Músculo glúteo mayor (derecho)

1. *Posición del paciente:* en decúbito ventral, con una almohada colocada debajo del abdomen.
2. *Posición del médico:* sentado junto a la mesa del lado de la disfunción (derecha), mirando hacia la cabeza del paciente. El muslo y la rodilla izquierdos del médico están al lado de la mesa.

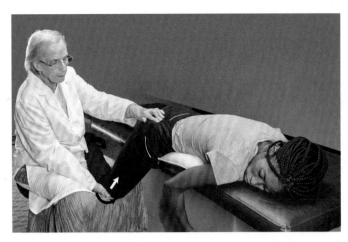

**FIGURA 63-1.** Tratamiento de liberación posicional facilitada para la hipertonicidad del músculo piriforme derecho.

3. *Técnica*:
  a. El médico controla el tejido a tratar con un dedo de la mano izquierda. (Se debe tener en cuenta que el tejido hipertónico suele palparse en el centro y directamente inferior a la cresta del ilion).
  b. El médico lleva la cadera y la rodilla derechas del paciente fuera de la mesa hasta la abducción completa y apoya la rodilla sobre la parte externa del muslo, con la rodilla flexionada a 90°.
  c. El médico levanta el pie exterior (derecho) del paciente al levantar su talón, con lo que se eleva el muslo, hasta que perciba movimiento en el dedo de control.
  d. El médico, utilizando la rodilla derecha del paciente como fulcro sobre su muslo, empuja la rodilla del paciente hacia afuera, lo que crea rotación externa de la articulación de la cadera del paciente. Se debe presentar una liberación inmediata del tejido que se percibe con el dedo de control (fig. 63-2).
  e. Se mantiene esta posición durante 3 a 5 s, se libera y se revalúa.

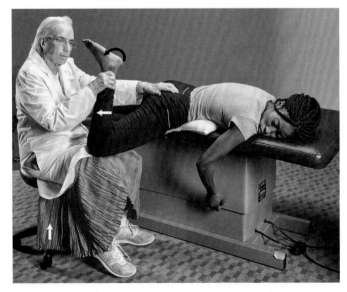

**FIGURA 63-2.** Tratamiento de liberación posicional facilitada para la hipertonicidad del músculo glúteo mayor derecho.

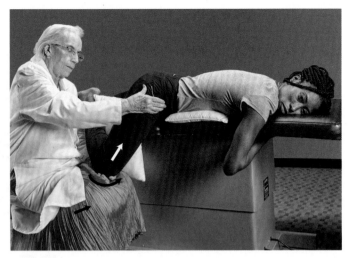

**FIGURA 63-3.** Tratamiento de liberación posicional facilitada para la hipertonicidad del músculo tensor de la fascia lata derecho.

## Tensor de la fascia lata (derecho)

Se palpa el tejido muscular del tensor de la fascia lata empezando en la espina iliaca anterosuperior y descendiendo alrededor de 10 a 15 cm (4 a 6 pulgadas). Se percibe como una cuerda firme y dolorosa a la palpación cuando está hipertónico.

1. *Posición del paciente*: en decúbito ventral, con una almohada debajo del abdomen. La pelvis del paciente debe estar un poco fuera de la mesa a la derecha.
2. *Posición del médico*: sentado junto a la mesa del lado de la disfunción (derecha), mirando hacia la cabeza del paciente. El muslo y la rodilla izquierdos del médico están junto a la mesa. Se coloca una almohada entre las rodillas del médico.
3. *Técnica*:
  a. Se deja colgar de la mesa la rodilla derecha del paciente y se coloca entre las rodillas del médico, con la almohada que se encuentra en la cara medial de la rodilla del paciente y la rodilla izquierda del médico.
  b. El médico controla el tejido que va a tratar con un dedo de la mano (derecha). El médico empuja la rodilla derecha del paciente hacia la mesa, en aducción debajo de la rodilla izquierda del médico hasta que el dedo de control perciba movimiento. La rodilla izquierda del médico actúa como fulcro y su muslo y la almohada amortiguan la rodilla del paciente.
  c. Con la mano izquierda, el médico empuja la rodilla derecha del paciente hacia el dedo de control, con lo que se produce fuerza de compresión leve. Se debe presentar una liberación inmediata de la hipertonicidad tisular que se percibe con el dedo de control (fig. 63-3).
  d. Se mantiene esta posición durante 3 a 5 s, se libera y se revalúa.

## SACRO

No existen músculos que se inserten de forma directa y exclusiva en el sacro ni en el ilion. Por lo tanto, no se aplican las técnicas habituales de LPF. Lo que se describe enseguida es un método para diagnosticar la restricción de movimiento del sacro en el ilion y una técnica biomecánica para normalizar la función de la articulación, si fuera necesario.

## Restricción de movimiento del sacro

1. *Posición del paciente*: en decúbito ventral, con una almohada colocada debajo del abdomen.
2. *Posición del médico*: de pie junto a la mesa, del lado de su ojo dominante y frente a la cabeza del paciente.
3. *Técnica*:
   a. El médico coloca las eminencias tenar e hipotenar de ambas manos por debajo de los ángulos laterales inferiores (ALI) del sacro del paciente. La mano derecha del médico se encuentra debajo del ALI derecho del paciente y la mano izquierda debajo del ALI izquierdo.
   b. El médico aplica fuerza con ambas manos en dirección cefálica (hacia la cabeza del paciente), paralela a la mesa y tan directamente en el plano horizontal como se pueda. La fuerza se puede inducir de manera simultánea, haciendo la prueba en ambos lados a la vez, o cada uno por separado y se comparan los resultados (fig. 63-4).
   c. El movimiento del sacro se crea en su articulación con el ilion. Si hay una restricción unilateral, el médico debe percibir que un lado no se mueve tanto como el otro. Es posible que se perciba como si el lado restringido actuara como un fulcro alrededor del cual el otro lado se mueve con libertad. Para juzgar la restricción bilateral de movimiento, el médico debe familiarizarse con el movimiento normal esperado que suele encontrarse en estas articulaciones.

## Restricciones de movimiento del lado derecho del sacro sobre el ilion

1. *Posición del paciente*: en decúbito ventral, con una almohada colocada debajo del abdomen y una segunda almohada debajo de la parte superior del muslo derecho, justo debajo de la articulación de la cadera. Cuanto más

firme y alta sea esta segunda almohada, mejores serán los resultados obtenidos, ya que ésta actúa como un fulcro y acojinamiento. A menudo se utiliza un rodillo de espuma suave en lugar de una almohada para maximizar la eficacia de esta técnica.
2. *Posición del médico*: de pie junto al lado derecho de la mesa, mirando hacia la cabeza del paciente.
3. *Técnica*:
   a. El médico coloca el dedo medio de la mano izquierda en la articulación sacroiliaca derecha y lo utiliza para controlar. El resto de la mano descansa sobre el sacro, con las eminencias tenar e hipotenar debajo del ALI.
   b. Con la mano derecha, el médico lleva la pierna derecha fuera de la mesa hacia la abducción de la cadera, hasta que perciba movimiento en el dedo de control.
   c. El médico empuja la pierna derecha directo hacia el piso. La segunda almohada actúa como un fulcro y el médico debe percibir que el ALI se ha inclinado hacia arriba, en dirección al techo. El médico ahora reposiciona su mano izquierda de manera que las eminencias tenar e hipotenar de esa mano estén colocadas en una posición inferior y contra el fondo del ALI.
   d. Se pide al paciente que haga una respiración profunda y después exhale con lentitud.
   e. A medida que se libera la respiración, el médico empuja contra el ALI del sacro paralelamente a la mesa y hacia arriba en dirección a la cabeza del paciente. El médico debe percibir que el sacro se mueve en esa dirección (fig. 63-5).
   f. Se libera y se revalúa.

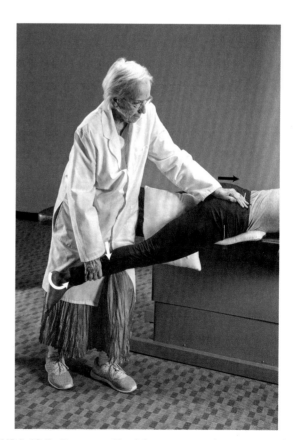

**FIGURA 63-5.** Demostración del tratamiento de restricción de movimiento del sacro derecho.

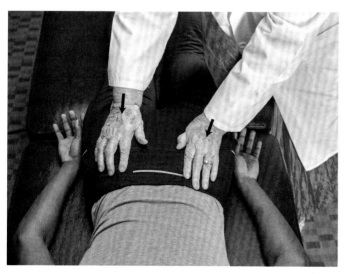

**FIGURA 63-4.** Prueba de movimiento del sacro, bilateral.

## Restricción en la sínfisis del pubis

1. *Posición del paciente*: en decúbito ventral.
2. *Posición del médico*: de pie en cualquier lado de la mesa, mirando hacia la cabeza del paciente.
3. *Técnica*:
   a. Si el médico está de pie en el lado derecho del paciente, coloca un dedo de la mano derecha en la sínfisis púbica para controlar el movimiento y, con la mano izquierda, inclina la cadera y la rodilla derechas del paciente a 90° de la mesa.
   b. El médico se apoya en la rodilla del paciente, lo que provoca fuerza hacia abajo en dirección a la mesa con compresión de la articulación de la cadera.
   c. El médico empuja la rodilla y la articulación de la cadera derechas hacia la aducción, hasta que perciba movimiento en el dedo de control.
   d. El médico lleva la rodilla del paciente hacia la rotación interna, lo que produce movimiento inferior del pubis derecho. Al llevar la rodilla del paciente en rotación externa se provoca que el pubis derecho se mueva en dirección superior (fig. 63-6).
   e. Se mantiene la posición elegida durante 3 a 5 s.
   f. Se libera y se revalúa.

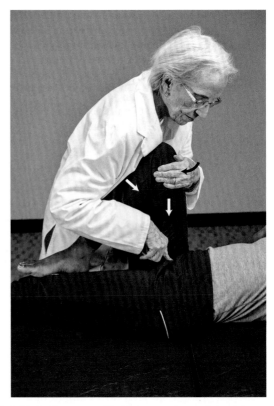

**FIGURA 63-6.** Demostración del tratamiento del pubis con restricción superior.

# 64 Técnicas de Still

Dennis J. Dowling

Este capítulo describe las técnicas de Still para tratar disfunciones somáticas del sacro y la pelvis. Existen varios sistemas de diagnóstico, pero las técnicas descritas en este capítulo están relacionadas con los sistemas que se utilizan en este libro de texto. También se describen técnicas en sedestación, aunque son menos eficaces que las descritas en decúbito dorsal. Debido a la complejidad, los estudiantes interesados deben consultar el libro y los capítulos más completos del Dr. Van Buskirk para conocer otras técnicas y diagnósticos.

## DISFUNCIONES ILIACO/COXALES

### Ilion anterior/coxal anterior (derecho): paciente en decúbito dorsal

1. *Posición del paciente*: en decúbito dorsal.
2. *Posición del médico*: de pie, a un lado del paciente en el sitio de la disfunción y frente a éste.
3. *Técnica*:
   a. El médico coloca la yema del dedo índice o medio de la mano de control más cercana a la cabeza del paciente (cefálica) medial a la espina iliaca posterosuperior (EIPS) como un medio para seguir el movimiento sacroiliaco (el dedo izquierdo hace contacto con la zona medial del lado derecho de la EIPS).
   b. El médico utiliza la otra mano para tomar la pierna del paciente en el lado disfuncional y flexiona la cadera y la rodilla hasta que percibe movimiento en el dedo de control (en este ejemplo, la mano derecha del médico toma y flexiona la pierna del mismo lado del paciente; fig. 64-1A).
   c. El médico abduce la rodilla del paciente y rota en dirección externa la pierna hasta que percibe el movimiento y la relajación de los tejidos blandos en el dedo de control (fig. 64-1B). Una modificación consiste en que el médico inserte el antebrazo de su brazo caudal, de lateral a medial debajo de la rodilla del paciente y coloque la mano en la parte anterior del muslo. Esto puede agregar torsión a las fuerzas modificadoras y localizadoras.

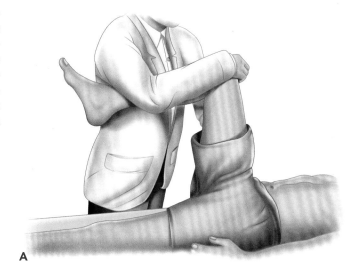

A

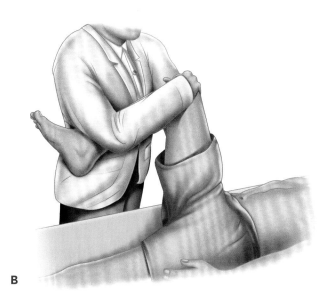

B

FIGURA 64-1. (A) Ilion anterior/coxal anterior (derecho), paciente en decúbito dorsal. (B) Ilion anterior/coxal anterior (derecho), paciente en decúbito dorsal.

d. El médico aplica compresión hacia abajo con el brazo caudal (derecho) u hombro sobre la rodilla del paciente a través de su fémur, hacia la pelvis y la cadera, y se dirige hacia la articulación sacroiliaca hasta que se note un mayor ablandamiento del tejido en el dedo de control.

e. Mientras se mantiene la compresión, la pierna del paciente se lleva con cuidado a aducción en arco a través de la línea media y con incremento en la flexión en la cadera al activar la barrera sacroiliaca (rotando el coxal/ilion en sentido posterior).

f. La cadera y la rodilla del paciente se regresan a la posición neutra al extender la cadera y la rodilla.

g. Se revalúa la disfunción somática sacroiliaca.

## Coxal posterior/ilion posterior (derecho): paciente en decúbito dorsal

1. *Posición del paciente*: en decúbito dorsal.
2. *Posición del médico*: de pie a un lado del paciente en el sitio de la disfunción somática y frente al paciente.
3. *Técnica*:
   a. El médico coloca la yema del dedo índice o medio de la mano de control cefálica medial a la EIPS como un medio para seguir el movimiento sacroiliaco (el dedo izquierdo hace contacto con la zona medial del lado derecho de la EIPS).
   b. El médico utiliza la otra mano para tomar la pierna del paciente en el lado disfuncional y flexiona por completo la cadera (más de 90°) y la rodilla del paciente hasta que perciba movimiento en el dedo de control. La rodilla está en aducción (en este ejemplo, la mano derecha del médico toma y flexiona la pierna derecha del paciente).
   c. El médico aplica compresión hacia abajo con el brazo caudal (derecho) u hombro sobre la rodilla del paciente a través de su fémur, hacia la pelvis y la cadera, y se dirige hacia la articulación sacroiliaca hasta que se note más tejido blando en el dedo de control (fig. 64-2A).
   d. El médico abduce la rodilla y rota en dirección externa la pierna hasta que percibe el movimiento y la relajación de los tejidos blandos en el dedo de control.
   e. Después, el médico utiliza su abdomen o su cadera para mantener la compresión a través del fémur (fig. 64-2B).
   f. Mientras se mantiene la compresión y la rotación externa, la pierna del paciente se lleva con cuidado a través de la extensión y hasta la posición neutra.
   g. Se revalúa la disfunción somática sacroiliaca.

## Deslizamiento superior coxal (derecho): paciente en decúbito dorsal

1. *Posición del paciente*: en decúbito dorsal.
2. *Posición del médico*: al inicio, parado al extremo de la mesa.

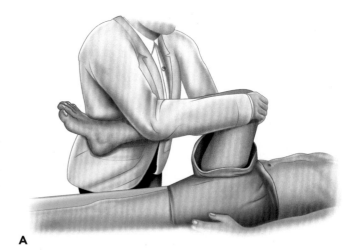

**A**

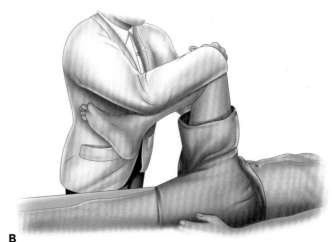

**B**

**FIGURA 64-2.** (**A**) Coxal posterior/Ilion posterior (derecho), paciente en decúbito dorsal. (**B**) Coxal posterior/Ilion posterior (derecho), paciente en decúbito dorsal.

3. *Técnica*:
   a. El médico toma el tobillo del lado disfuncional con ambas manos y rota en dirección externa y comprime la pierna hacia la cadera y la articulación sacroiliaco (fig. 64-3).

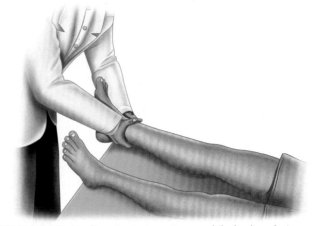

**FIGURA 64-3.** Deslizamiento superior coxal (lado derecho), paciente en decúbito dorsal.

b. Después, el médico rota en dirección interna la pierna del paciente en el lado involucrado hasta justo antes de que la espina iliaca anterosuperior (EIAS) se eleve.

c. Luego, el médico reduce poco a poco la compresión y pasa a la tracción hasta localizar la articulación involucrada (a veces, se puede aplicar un tirón más agudo hacia el eje longitudinal para estimular el deslizamiento hacia abajo de la disfunción somática).

d. Se aplica la técnica de Still para coxal/ilion rotado en sentido posterior, seguida de la técnica de Still para coxal/ilion rotado en sentido anterior.

e. Esta serie está diseñada como "rueda dentada" para el deslizamiento superior del coxal/ilion en su lugar.

f. Se revalúa la disfunción.

## Deslizamiento inferior coxal (derecha): paciente en decúbito dorsal

1. *Posición del paciente*: en decúbito dorsal.
2. *Posición del médico*: al inicio, parado al final de la mesa.
3. *Técnica*:

a. El médico toma el tobillo del lado disfuncional con ambas manos y rota en dirección externa y aplica tracción en la pierna hacia él, tirando en paralelo hacia la mesa.

b. Después, el médico rota en dirección interna la pierna del paciente en el lado involucrado hasta justo antes de que la EIAS se eleve.

c. Luego, el médico reduce poco a poco la tracción y pasa a la compresión hasta localizar la articulación involucrada.

d. Se aplica la técnica de Still para coxal/ilion rotado en sentido anterior, seguida de la técnica de Still para coxal/ilion rotado en sentido posterior.

e. Esta serie está diseñada como "rueda dentada" para el deslizamiento inferior del coxal/ilion en su lugar.

f. Se revalúa la disfunción.

## DISFUNCIONES PÚBICAS

### Disfunción del ramo púbico

1. *Posición del paciente*: en decúbito dorsal.
2. *Posición del médico*: parado al pie de la mesa.
3. *Técnica*:

a. El médico toma los tobillos del paciente y flexiona las caderas y rodillas, luego coloca los pies sobre la mesa. Las rodillas se flexionan aproximadamente 90° y los pies se colocan juntos.

b. El médico coloca ambas palmas en la parte anteroinferior de las rodillas y aplica compresión hacia el eje longitudinal a través de los fémures hacia los huesos púbicos.

c. Mientras mantiene la compresión, el médico separa simétricamente las rodillas del paciente en sentido lateral creando rotación externa del muslo hacia la barrera de tejidos blandos aproximada (fig. 64-4).

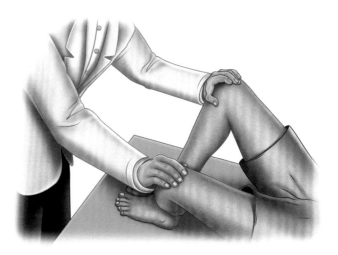

**FIGURA 64-4.** Disfunción del ramo púbico (L1-5 N $I_D R_I$), paciente en decúbito dorsal.

d. Luego, el médico libera las rodillas y toma los tobillos. La posición de las rodillas se mantiene con la gravedad y la elasticidad pasiva del paciente.

e. Después, el médico tira de los tobillos del paciente hacia sí al estirar las piernas hasta que la cadera y las rodillas se encuentren en posición neutra.

f. Se revalúa la disfunción púbica.

## DISFUNCIONES SACRAS

### Disfunción de cizallamiento/flexión sacra unilateral (derecha)

1. *Posición del paciente*: en decúbito dorsal.
2. *Posición del médico*: de pie a un lado de la mesa en el sitio de la disfunción y frente al paciente.
3. *Técnica*:

a. El médico coloca la yema del dedo índice o medio de la mano de control caudal debajo del paciente y vigila justo medial a la EIPS del lado afectado (izquierda).

b. La mano cefálica del médico (izquierda) alcanza y toma la rodilla opuesta (izquierda) del paciente y la flexiona hasta que la cadera y la rodilla se aproximen a los 90° o hasta el punto donde se perciba el movimiento en el dedo de control (fig. 64-5A).

c. La rodilla opuesta (izquierda) se abduce y aduce en una secuencia alternada hasta que se perciba la relajación en el dedo de control. La posición se mantiene de manera temporal y se aplica compresión desde esa rodilla hacia abajo a través del fémur en dirección a la articulación sacroiliaca (fig. 64-5B).

d. El médico mueve la mano de control desde abajo del paciente hacia la rodilla de la pierna opuesta (pierna izquierda).

e. Mientras mantiene la compresión con la mano cefálica (izquierda), el médico empuja la pierna del paciente (izquierda) en sentido lateral.

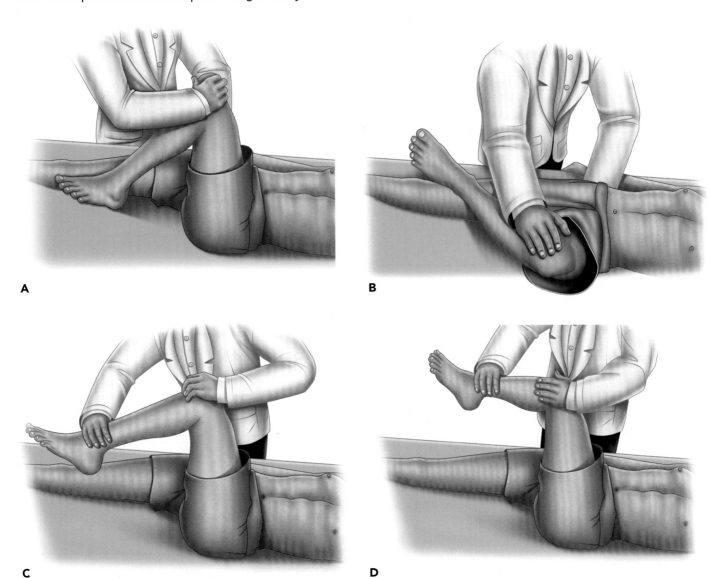

**FIGURA 64-5.** (**A**) Disfunción de cizallamiento/flexión sacra unilateral (derecha). (**B**) Disfunción de cizallamiento/flexión sacra unilateral (derecha). (**C**) Disfunción de cizallamiento/flexión sacra unilateral (derecha). (**D**) Disfunción de cizallamiento/flexión sacra unilateral (derecha).

f. Después, se aduce la rodilla del paciente (izquierda) más allá de la línea media. El lado izquierdo de la pelvis se puede elevar ligeramente de la mesa (fig. 64-5C).

g. Después, se lleva el tobillo del paciente (izquierdo) hacia y más allá de la línea media (hacia el médico; fig. 64-5D).

h. Se mantiene la compresión y la pierna del paciente (izquierda) se estira de forma gradual.

i. Se revalúa la disfunción sacroiliaca.

## Rotaciones y torsiones sacras (izquierda sobre izquierda)

1. *Posición del paciente*: en decúbito dorsal.
2. *Posición del médico*: de pie al lado de la mesa frente al paciente del lado de la disfunción.

3. *Técnica*:
   a. El médico coloca la yema del dedo índice o medio de la mano de control cefálica debajo del paciente y vigila medialmente a la EIPS en el lado del surco sacro profundo (derecho).
   b. La otra mano del médico (caudal) coloca las piernas del paciente en posición fetal, por debajo de las rodillas, y las inclina y eleva a 90° o más hasta que perciba el movimiento en el dedo de control (fig. 64-6A).
   c. Después, el médico lleva la mano de control (cefálica) desde abajo del paciente hacia las rodillas. La otra mano (caudal) se transfiere a los tobillos (fig. 64-6B).
   d. Se rotan las rodillas del paciente hacia el lado opuesto del surco profundo (izquierdo; hacia el médico).
   e. Se mueven los pies del paciente hacia el mismo lado que las rodillas (izquierdo; fig. 64-6C).

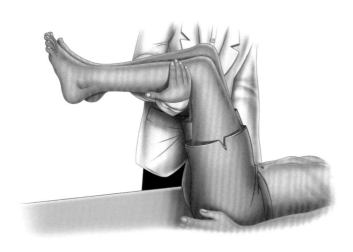

**A**

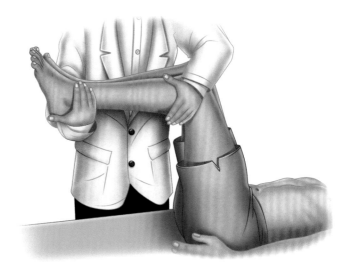

**B**

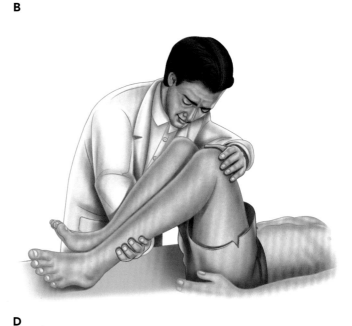

**C**

**D**

**FIGURA 64-6.**  (**A**) Rotaciones y torsiones sacras (izquierda sobre izquierda). (**B**) Rotaciones y torsiones sacras (izquierda sobre izquierda). (**C**) Rotaciones y torsiones sacras (izquierda sobre izquierda). (**D**) Rotaciones y torsiones sacras (izquierda sobre izquierda).

f.  Después, el médico lleva al mismo tiempo las rodillas y los tobillos hacia la dirección opuesta (derecha) a través de la línea media (en sentido contrario al médico; fig. 64-6D).

g.  Aproximadamente a los 45° del vértice, el médico comienza a extender de manera gradual las piernas del paciente.

h.  Una vez que las piernas están de nuevo sobre la mesa, se puede revaluar la disfunción somática.

## Referencias

Van Buskirk RL. A manipulative technique of Andrew Taylor Still. *J Am Osteopath Assoc.* 1996;96:597-602.

Van Buskirk RL. *The Still Technique Manual.* Indianapolis, IN: American Academy of Osteopathy; 1999.

Van Buskirk RL. Treatment of somatic dysfunction with an osteopathic manipulative method of Dr. Andrew Taylor Still. En: Ward RC, ed. *Foundations for Osteopathic Medicine.* Philadelphia, PA: Lippincott Williams & Wilkins; 2003:1094-1114.

# 65 Técnicas de IPEN

Dennis J. Dowling

En este capítulo se describe la técnica de inhibición progresiva de estructuras neuromusculares (IPEN) para tratar disfunciones somáticas de la región sacra y pélvica (figs. 65-1 y 65-2). Los ejemplos que se presentan no son los únicos posibles (fig. 53-1); no obstante, son muy comunes. En ocasiones, los patrones en la región sacra y pélvica se pueden continuar hacia regiones adyacentes o partir de éstas. El paciente suele tratarse en decúbito ventral o dorsal, pero se puede tratar en decúbito lateral si es necesario. El médico se debe colocar de manera cómoda frente a la región a tratar o junto a la mesa. Es posible aplicar los principios y métodos de IPEN:

1. Se localiza un punto sensible en la región de los síntomas.
2. Se analizan las estructuras que se encuentran profundas al punto.
3. Se ubica otro punto sensible en el otro extremo de una estructura de conexión (es decir, músculo, ligamento o nervio). El punto más sensible es el punto primario y el menos sensible es el punto final.
4. Se aplica presión de inhibición en ambos puntos durante 30 s o más. Por lo general, disminuye la tensión del tejido blando en el punto más sensible.
5. Comenzando por el punto más sensible de los dos, se localiza otro punto sensible alrededor de 2 o 3 cm hacia el punto menos sensible.
6. Se repite el procedimiento de manera progresiva hacia el punto final.
7. Se revalúa el estado de la disfunción. Se determina si es necesario un tratamiento adicional o la aplicación de otras modalidades.

## MÚSCULO PIRIFORME

1. *Técnica*:
   a. El médico coloca la yema del dedo índice o medio sobre el borde lateral del sacro casi a la mitad entre la espina iliaca posterosuperior (EIPS) y el ángulo lateral inferior. Un dedo de la otra mano localiza un punto sensible superior al trocánter mayor.

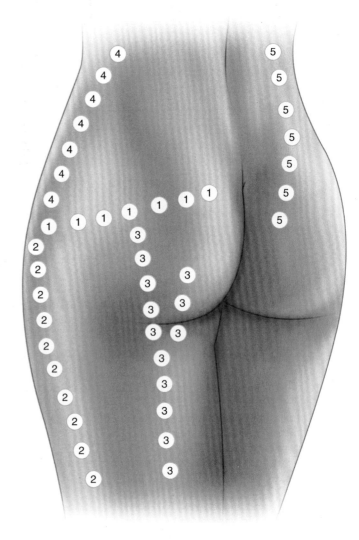

**FIGURA 65-1.** Patrones de los puntos de IPEN en el sacro y la pelvis. Posterior: **1**, músculo piriforme; **2**, banda iliotibial; **3**, nervio ciático/nervio cutáneo femoral posterior/músculos isquiotibiales; **4**, músculos glúteos; **5**, sacroiliaco. IPEN, inhibición progresiva de estructuras neuromusculares.

b. Por lo general, el patrón de puntos de intervención es recto (patrón muscular), pero puede ser ligeramente variable. También puede haber una continuación típica del patrón hacia el maléolo externo o la porción anterior del astrágalo.

2. *Correlación clínica:*
   a. Dolor de cadera
   b. Dolor de rodilla

## NERVIO CIÁTICO/NERVIO CUTÁNEO FEMORAL POSTERIOR/MÚSCULO ISQUIOTIBIAL

1. *Técnica:*
   a. El médico coloca la yema del dedo índice o medio a la mitad de la región glútea. Se puede encontrar una alternativa en la tuberosidad isquiática. Un dedo de la otra mano localiza un punto sensible distal. El punto puede estar en un sitio tan bajo como la rodilla en la región poplítea y se puede ubicar medial, a la mitad o lateral.
   b. Por lo general, el patrón de puntos de intervención es un poco curvado, recto (patrón muscular) o en zigzag cuando involucra a un nervio.

2. *Correlación clínica:*
   a. Síntomas rectales
   b. Dolor pélvico
   c. Ciática

## MÚSCULOS GLÚTEOS

1. *Técnica:*
   a. El médico coloca la yema del dedo índice o medio en un sitio cercano e inferior a la cresta iliaca medial. Un dedo de la otra mano ubica un punto sensible en la cara lateral sobre la parte superior del fémur, quizá en el trocánter mayor.
   b. Por lo general, el patrón de puntos de intervención sigue los orígenes y las inserciones de los glúteos mayor, medio y menor.

2. *Correlación clínica:*
   a. Dolor de glúteos
   b. Dolor de cadera

## SACROILIACO

1. *Técnica:*
   a. El médico coloca la yema del dedo índice o medio en un sitio medial e inferior a la EIPS. Un dedo de la otra mano localiza un punto sensible en el pliegue interglúteo cerca del cóccix.
   b. Por lo general, el patrón de los puntos de intervención sigue el borde del sacro.

2. *Correlación clínica:*
   a. Dolor sacroiliaco
   b. Coccigodinia

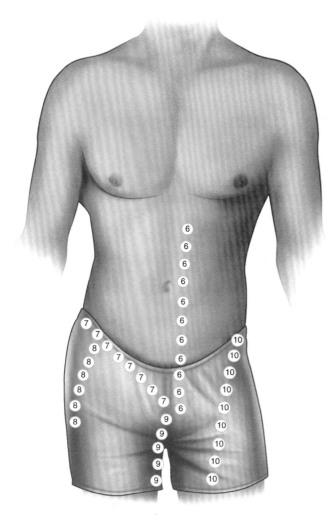

**FIGURA 65-2.** Patrones de los puntos de IPEN en el sacro y la pelvis. Anterior: **6**, músculo recto abdominal/púbico; **7**, ligamento inguinal; **8**, nervio cutáneo femoral lateral; **9**, aductor (recto interno del muslo); **10**, músculo sartorio. IPEN, inhibición progresiva de estructuras neuromusculares.

b. Por lo general, el patrón de puntos de intervención es recto, pero la profundidad de la presión puede indicar que hay otros músculos involucrados (gemelos u obturador).

2. *Correlación clínica:*
   a. Dolor de cadera
   b. Disfunción del sacro
   c. Ciática

## BANDA ILIOTIBIAL

1. *Técnica:*
   a. El médico coloca la yema del dedo índice o medio en un punto sobre el trocánter mayor. Es posible encontrar un punto sensible inferior en la cabeza del peroné o en el cóndilo lateral del fémur.

## MÚSCULO RECTO ABDOMINAL/ PUBIS

1. *Técnica*:
   a. El médico coloca la yema del dedo índice o medio en un sitio lateral a la apófisis xifoides sobre la cara medial de la 7ª costilla en su parte anterior. Un dedo de la otra mano ubica un punto sensible sobre la rama púbica.
   b. Por lo general, el patrón de los puntos de intervención sigue los orígenes y las inserciones del recto abdominal.
2. *Correlación clínica*:
   a. Dolor abdominal
   b. Disuria, cistitis o prostatitis

## LIGAMENTO INGUINAL

1. *Técnica*:
   a. El médico coloca la yema del dedo índice o medio en un sitio medial e inferior a la espina iliaca anterosuperior (EIAS). Un dedo de la otra mano localiza un punto sensible en la rama púbica.
   b. Por lo general, el patrón de puntos de intervención sigue los orígenes y las inserciones del ligamento inguinal.
2. *Correlación clínica*:
   a. Dolor abdominal
   b. Disuria
   c. Dismenorrea
   d. Meralgia parestésica

## NERVIO CUTÁNEO FEMORAL LATERAL

1. *Técnica*:
   a. El médico coloca la yema del dedo índice o medio a un tercio de la distancia en sentido medial desde la EIAS y ligeramente por debajo del ligamento inguinal. Un dedo de la otra mano localiza un punto sensible en la parte lateral del muslo.
   b. Por lo general, el patrón de puntos de intervención sigue el patrón del nervio ligeramente en zigzag.
2. *Correlación clínica*:
   a. Meralgia parestésica
   b. Dolor de cadera

## MÚSCULO ADUCTOR (RECTO INTERNO DEL MUSLO)

1. *Técnica*:
   a. El médico coloca la yema del dedo índice o medio sobre la rama púbica. Un dedo de la otra mano localiza un punto sensible sobre la parte medial de la rodilla o en la pata de ganso.
   b. Por lo general, el patrón de puntos de intervención sigue el patrón del nervio ligeramente en zigzag.
2. *Correlación clínica*:
   a. Dolor inguinal
   b. Dolor en la parte medial de la rodilla

## MÚSCULO SARTORIO

1. *Técnica*:
   a. El médico coloca la yema del dedo índice o medio en un sitio medial a la EIAS. Un dedo de la otra mano localiza un punto sensible sobre la parte medial de la rodilla o en la pata de ganso.
   b. Por lo general, el patrón de puntos de intervención sigue el patrón del músculo curvado o recto.
2. *Correlación clínica*:
   a. Dolor inguinal
   b. Dolor en la parte interna de la rodilla

### Referencia

Dowling DJ. Progressive inhibition of neuromuscular structures (PINS) technique. *J Am Osteopath Assoc.* 2000;100:285-286, 289-298.

# 66 Técnicas de empuje

Eileen L. DiGiovanna, Dennis J. Dowling y Barry S. Erner

Las técnicas de empuje de alta velocidad y baja amplitud se pueden aplicar sobre las articulaciones pélvicas y sacras. Los tejidos blandos se deben preparar como en cualquier otra área.

## DISFUNCIONES SOMÁTICAS ILIACAS Y SACRAS

### Disfunción somática iliaca posterior/ cizallamiento sacro unilateral/torsiones y rotaciones sacras hacia delante

1. *Posición del paciente*: en decúbito lateral con el lado de la disfunción somática hacia arriba.
2. *Posición del médico*: de pie, frente al paciente.
3. *Técnica*:
   a. El médico utiliza una mano para controlar (mano de control) la articulación iliosacra/sacroiliaca medial a la espina iliaca posterosuperior (EIPS) en todo momento mientras posiciona y trata al paciente.
   b. El médico flexiona las caderas y rodillas del paciente hasta que perciba movimiento en la mano de control.
   c. Se pide al paciente que estire la pierna que está abajo mientras el médico mantiene la flexión de la pierna que está arriba. Luego, el médico engancha el pie de la pierna flexionada en la fosa poplítea de la pierna de abajo.
   d. Al tomar el brazo del paciente que está en contacto con la mesa, el médico rota la parte superior del torso del paciente hacia delante hasta que perciba movimiento en la mano de control.
   e. El médico coloca el antebrazo de empuje sobre la cresta iliaca del paciente y controla el segmento con los dedos de la otra mano. La parte inferior del cuerpo se rota hacia el médico hasta que se localice el movimiento en la articulación sacroiliaca.
   f. Después coloca el otro brazo contra el hombro del paciente. Esto mantiene la rotación de la parte superior del cuerpo durante el resto del tratamiento.
   g. Se realiza rotación suficiente para localizar el movimiento en el nivel de la disfunción somática. La posición se mantiene con firmeza.
   h. Se ejerce fuerza de resorte leve al introducir rotación anterior muy ligera de la parte inferior del cuerpo hacia el piso para determinar que la ubicación sea correcta.
   i. Se indica al paciente que inhale y luego exhale por completo.
   j. Con holgura, el médico empuja rápido en rotación hacia delante a través del ilion disfuncional al final de la exhalación del paciente (fig. 66-1).
   k. Después, se revalúa la disfunción.

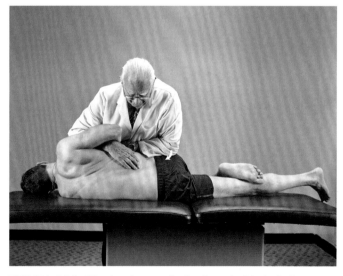

**FIGURA 66-1.** Técnica de empuje de alta velocidad y baja amplitud para una disfunción somática iliaca posterior.

## Disfunción somática iliaca anterior/rotación o torsión sacra hacia atrás

1. *Posición del paciente*: en decúbito lateral con el lado de la disfunción somática hacia arriba.
2. *Posición del médico*: de pie, frente al paciente.
3. *Técnica*:
   a. El médico utiliza una mano para controlar la articulación iliosacra/sacroiliaca medial a la EIPS en todo momento, mientras posiciona y trata al paciente.
   b. El médico flexiona las caderas y rodillas del paciente hasta que perciba movimiento en la mano de control.
   c. Se pide al paciente que estire la pierna que está arriba mientras el médico mantiene la flexión de la pierna que está abajo.
   d. A continuación, se deja colgar de la mesa la pierna que está arriba y se sujeta entre las rodillas del médico.
   e. Al tomar el brazo del paciente que está en contacto con la mesa, el médico rota la parte superior del torso hacia delante en sentido contrario a la mesa hasta que perciba movimiento en la mano de control.
   f. El médico coloca el brazo de empuje sobre la cresta iliaca inferior del paciente.
   g. Con el otro brazo, mantiene la rotación de la parte superior del cuerpo.
   h. Se ejerce fuerza de resorte ligera para asegurar que la ubicación sea correcta.
   i. Se indica al paciente que inhale profundamente y luego exhale por completo.
   j. El médico ejerce un empuje rápido, ligeramente hacia abajo y con rotación en sentido posterior a través de la cresta iliaca siguiendo el eje longitudinal de la pierna del paciente que está abajo (fig. 66-2).
   k. Después, se revalúa la disfunción.

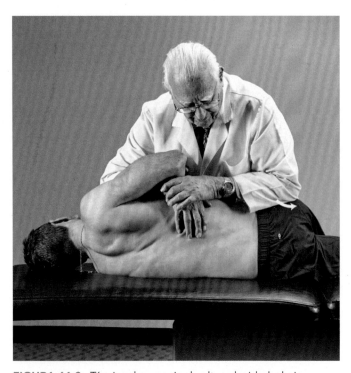

**FIGURA 66-2.** Técnica de empuje de alta velocidad y baja amplitud para una disfunción somática iliaca anterior.

## DISFUNCIÓN SOMÁTICA PÚBICA

### Pubis inferior

1. *Posición del paciente*: en decúbito dorsal.
2. *Posición del médico*: sentado al lado de la mesa, en el mismo sitio que la disfunción.
3. *Técnica*:
   a. El médico flexiona la rodilla/cadera del paciente del lado de la disfunción y apoya el tobillo/pantorrilla sobre su hombro.
   b. El médico cierra el puño de la mano tratante.
   c. Después, coloca el puño contra la tuberosidad isquiática del lado de la disfunción púbica.
   d. Se indica al paciente que inhale profundamente y el médico resiste el movimiento de la tuberosidad isquiática del paciente contra su mano. Luego, se pide al paciente que exhale por completo.
   e. Al final de la exhalación, el médico ejerce un impulso rápido cefálico/hacia delante a través del isquion (fig. 66-3).
   f. A continuación, se revalúa la disfunción somática.

### Técnica alternativa para tratar las restricciones púbicas

1. *Posición del paciente*: en decúbito dorsal, con las caderas y rodillas flexionadas y los pies juntos y apoyados en la mesa.
2. *Posición del médico*: de pie, al lado de la mesa.
3. *Técnica*:
   a. El médico abduce y rota hacia afuera las piernas del paciente en sentido bilateral a una posición de "ancas de rana" hasta que el movimiento sea resistido por la tensión muscular.
   b. Se indica al paciente que empuje ambas rodillas en sentido medial contra la resistencia isométrica del médico durante 3 a 5 s. Al final del esfuerzo, las rodillas del paciente se abducen más y las piernas se rotan hacia afuera. Esto se repite tres o más veces.
   c. Se indica al paciente que inhale profundamente y exhale por completo.

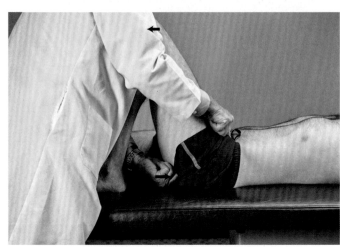

**FIGURA 66-3.** Técnica de empuje de alta velocidad y baja amplitud para una disfunción somática púbica inferior.

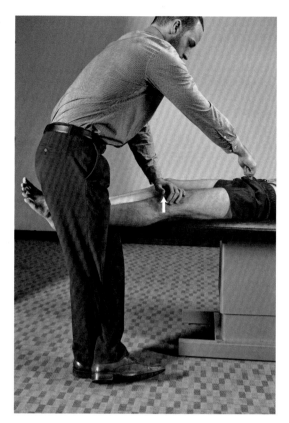

**FIGURA 66-4.** Técnica de empuje de alta velocidad y baja amplitud para la restricción de la sínfisis púbica.

d. Al final de la exhalación, el médico empuja rápido hacia abajo y hacia afuera a través de las rodillas del paciente de forma bilateral, simétrica y simultánea, lo que abre la sínfisis púbica (fig. 66-4).

e. Se extienden las piernas del paciente y se revalúa la disfunción somática.

## SACRO

El sacro con frecuencia se ve restringido en su movimiento en la articulación sacroiliaca. Se pueden utilizar técnicas de empuje para crear movimiento en esta articulación.

## Flexión sacra anterior

1. *Posición del paciente*: en decúbito ventral.
2. *Posición del médico*: de pie en el mismo lado de la mesa y de la disfunción.
3. *Técnica*:
   a. El médico coloca la eminencia tenar de la mano tratante sobre el ángulo lateral inferior (ALI) del lado restringido del sacro, manteniendo un contacto firme, y controla la articulación sacroiliaca en sentido medial a la EIPS con el dedo de la misma mano.
   b. El médico extiende y rota hacia dentro la pierna del paciente del lado de la disfunción con la otra mano. A continuación, se abduce la pierna hasta que los dedos de la mano de control que palpan perciban el movimiento.
   c. Se indica al paciente que inhale profundamente y retenga la respiración.

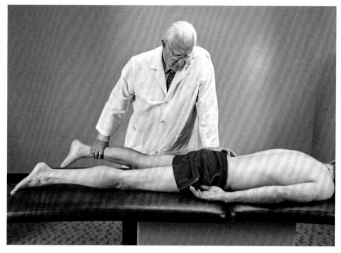

**FIGURA 66-5.** Técnica de empuje de alta velocidad y baja amplitud para una disfunción de la flexión sacra anterior.

d. El médico ejerce presión hacia abajo y en dirección cefálica sobre el sacro en el ALI, creando una extensión relativa.

e. Se le indica al paciente que exhale por completo y el médico resiste el movimiento hacia atrás del ALI. Esto se repite.

f. Al término de la exhalación final, el médico empuja rápido hacia abajo y en dirección cefálica con la eminencia tenar sobre el ALI (fig. 66-5).

g. Se revalúa la disfunción somática.

## Flexión sacra anterior/cizallamiento sacro unilateral/rotaciones o torsiones sacras

1. *Posición del paciente*: en decúbito dorsal; debe estar acostado cerca del borde de la mesa en el lado del surco sacro más profundo.
2. *Posición del médico*: de pie en el mismo lado que el surco sacro más profundo.
3. *Técnica*:
   a. El médico inclina hacia un lado las piernas del paciente en sentido contrario al lado del surco más profundo.
   b. El médico inclina hacia un lado el torso del paciente en sentido contrario al lado del surco más profundo. (El paciente está ahora en una posición en "C". El médico y el surco profundo están en el lado de la convexidad y en el vértice).
   c. Se indica al paciente que junte las manos detrás del cuello.
   d. El médico coloca la eminencia tenar de la mano más cercana a la parte inferior del paciente (caudal) en la espina iliaca anterosuperior (EIAS) en el lado opuesto al surco profundo.
   e. El médico coloca la mano más cercana a la cabeza del paciente (cefálica) sobre el hombro opuesto. (La mano se puede colocar sobre este brazo y luego entre el antebrazo y la parte superior del brazo con el dorso de la mano del médico descansando sobre el esternón del paciente).

f. Para ayudar a estabilizar al paciente en el siguiente paso, el médico puede colocar la rodilla cefálica junto al hombro del paciente.

g. El médico utiliza la mano/brazo cefálicos para rotar la parte superior del torso del paciente hacia el médico, tanto como sea posible, a la vez que mantiene la comodidad y la estabilidad.

h. La mano del médico sostiene la EIAS opuesta del paciente y resiste su tendencia a levantarse de la mesa durante la rotación.

i. Se indica al paciente que inhale profundamente y exhale por completo.

j. El brazo cefálico del médico ejerce impulso rotatorio de la parte superior del cuerpo del paciente al final de la exhalación.

k. Se regresa al paciente a una posición neutra y se revalúa la disfunción.

# 67 Ejercicio

Stanley Schiowitz y Christopher J. Amen

Cuando se prescribe un programa de ejercicio para disfunciones de los músculos en la región pélvica, se debe considerar el hecho de que los movimientos gruesos implican otras regiones del cuerpo. Las disfunciones, a menudo, involucran inclinación pélvica e hiper/hipotonicidad muscular lateral.

Siempre se debe evaluar al paciente en busca de **desequilibrio muscular**. Éste se produce a través de una articulación o región e involucra dos músculos que se oponen entre sí durante el movimiento. Se debe dirigir el tratamiento a estirar y relajar las zonas de hipertonicidad para disminuir de manera eficaz la tracción a través de la articulación. Las zonas de hipotonicidad se pueden beneficiar del ejercicio/fortalecimiento para aumentar las presiones que se ejercen sobre una articulación o región. Por ejemplo, una patología común que se observa es inclinación pélvica anterior que resulta de la *hipertonicidad* del músculo psoasiliaco y la *hipotonicidad* de los músculos recto abdominal e isquiotibiales. En este ejemplo, la prescripción de ejercicio al paciente debe incluir rutinas de estiramiento del músculo psoasiliaco para disminuir la presión de inclinación anterior a través de la pelvis y el fortalecimiento de los músculos recto abdominal e isquiotibiales para aumentar las presiones de inclinación posterior. Si se utilizan el ejercicio y el estiramiento junto con la manipulación pueden promover la resolución a largo plazo de la disfunción somática.

## FORTALECIMIENTO DEL MÚSCULO ROTADOR LATERAL

Los músculos rotadores laterales de la cadera incluyen el piriforme y el obturador interno. El músculo piriforme tiene su inserción medial en el borde lateral del sacro y, a menudo, está involucrado en las disfunciones del sacro.

1. *Posición del paciente*: en decúbito ventral sobre la mesa con la cabeza debajo de los brazos, los dedos gordos de los pies juntos y los talones separados en sentido lateral.
2. *Instrucciones*:
   a. Junte con lentitud los talones al contraer los músculos de la cadera mientras mantiene la posición de los dedos de los pies.

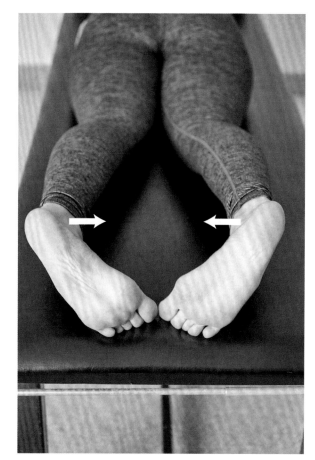

**FIGURA 67-1.** Fortalecimiento del músculo rotador lateral.

   b. Mantenga los talones firmes uno contra el otro durante 10 s.
   c. Rote despacio los talones a los lados hasta su posición de mayor extensión.
   d. Relájese, descanse y repita (fig. 67-1).

*Nota*: que un asistente ejerza fuerza de resistencia isocinética contra la cara medial de los talones aumentará la eficacia del ejercicio.

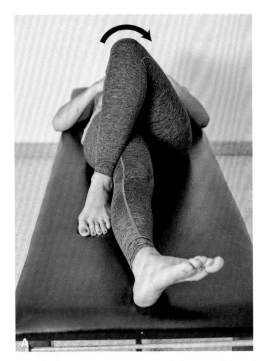
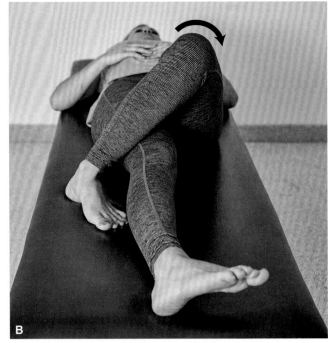

**FIGURA 67-2. (A)** Posición inicial del estiramiento del piriforme. **(B)** Posición final del estiramiento del piriforme.

## ESTIRAMIENTO DEL PIRIFORME

1. *Posición del paciente*: en decúbito dorsal sobre la mesa, brazos a los lados del cuerpo.
2. *Instrucciones*:
   a. Flexione la cadera y la rodilla de la extremidad afectada y coloque el talón con firmeza sobre la mesa a lo largo de la cara lateral de la otra articulación de la rodilla (fig. 67-2A).
   b. Manteniendo esta posición, gire sobre el talón rotando la extremidad hacia la otra extremidad tanto como pueda (fig. 67-2B).
   c. Sostenga esta posición permitiendo que el peso de la extremidad genere fuerza de estiramiento.
   d. Gire lentamente la extremidad de regreso a su posición original.
   e. Relájese, descanse y repita.

*Nota*: que un asistente ejerza fuerza de resistencia isométrica contra la cara lateral de la rodilla mientras la extremidad se gira hacia afuera de regreso a su posición original aumentará la eficiencia del ejercicio.

## ESTIRAMIENTOS DEL MÚSCULO ROTADOR LATERAL

### Técnica 1

1. *Posición del paciente*: en decúbito dorsal sobre la mesa, extremidades inferiores extendidas, con los talones separados 15 cm (6 pulgadas) y los tobillos en dorsiflexión a 90° (fig. 67-3A).
2. *Instrucciones*:
   a. Junte con lentitud los dedos gordos de los pies al contraer los músculos de las caderas.
   b. Mantenga con firmeza los dedos de los pies juntos durante 10 s (fig. 67-3B).
   c. Rote despacio los pies de regreso a su posición original.
   d. Relájese, descanse y repita.

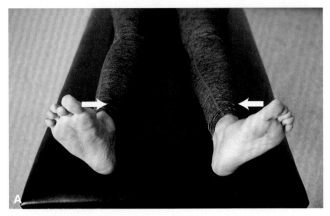
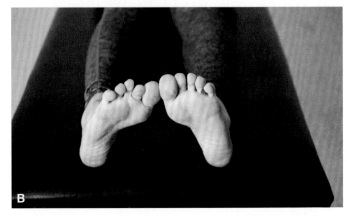

**FIGURA 67-3. (A)** Posición inicial del estiramiento del músculo rotador lateral. **(B)** Posición final del estiramiento del músculo rotador lateral.

*Nota*: que un asistente ejerza fuerza de resistencia isométrica contra la cara medial de los dedos gordos de los pies, a medida que los pies se rotan hacia dentro, aumentará la efectividad del ejercicio.

## Técnica 2

1. *Posición del paciente*: sentado firmemente en el borde de una mesa con las piernas colgando.
2. *Instrucciones*:
    a. Sujete los lados de la mesa para mantener la estabilidad.
    b. Rote poco a poco la pierna afectada hacia un lado todo lo que pueda sin mover el muslo o la rodilla de sus posiciones sobre la mesa (fig. 67-4).
    c. Mantenga con firmeza durante 10 s.
    d. Rote despacio la pierna de regreso a su posición original.
    e. Relájese, descanse y repita.

*Nota*: que un asistente ejerza una fuerza de resistencia isométrica contra la pierna, mientras se intenta rotar, aumentará la eficiencia del ejercicio.

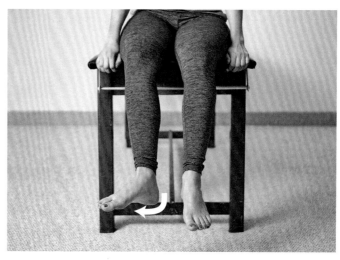

**FIGURA 67-4.** Estiramiento del músculo rotador lateral, técnica 2.

# 68

# Aplicaciones prácticas y descripción de casos de sacro y pelvis

Eileen L. DiGiovanna, Denise K. Burns y Susan Milani

El sacro forma un vínculo vital entre la columna vertebral, la pelvis en forma de anillo y las extremidades inferiores. Las disfunciones del complejo sacro-pelvis pueden afectar el funcionamiento normal de la columna vertebral, la marcha, el parto y las vísceras pélvicas, y es posible que estén involucradas en un gran número de afecciones con dolor localizado. Las fibras inferiores del sistema nervioso parasimpático salen del conducto medular a través de los agujeros sacros junto con los nervios motores y sensitivos. Por lo tanto, las disfunciones sacras pueden estar involucradas en efectos generalizados sobre los tejidos y órganos inervados por estos nervios.

## SÍNDROME DEL PSOAS

El síndrome del psoas se define como un desequilibrio muscular, distensión, espasmo y tendinitis o contractura en flexión del músculo psoasiliaco. El síndrome consiste en una constelación de signos y síntomas comúnmente relacionados. Se postula que el síndrome del psoas se produce cuando el músculo psoasiliaco se estira de manera repentina. Esto produce una contracción refleja que provoca una contracción muscular sostenida. El psoasiliaco es uno de los músculos más complejos e inaccesibles del cuerpo. Se encuentra por detrás del diafragma en el mediastino posterior en la región lumbar inferior y se extiende hasta la pelvis y el fémur. Cuando es disfuncional, puede provocar una variedad de disfunciones somáticas que incluyen lumbalgia, dolor de cadera, dolor pélvico y anomalías de la marcha.

## Anatomía

El psoasiliaco consta de tres músculos: el psoas mayor, el psoas menor y el iliaco. El psoas mayor forma arcos tendinosos en las apófisis transversas, los cuerpos vertebrales y los discos de T12 a L5 y se une al iliaco para insertarse en el trocánter menor mediante un tendón común. Flexiona el muslo con cierta rotación externa y la columna sobre la pelvis. El psoas menor está ausente en 40% de la población y es un flexor débil del muslo y el tronco. Se origina en los cuerpos y discos de T12 y L1 y se inserta en el tendón unido a la cresta pectínea, la eminencia iliopectínea y la fascia iliaca. El iliaco se origina en los dos tercios superiores de la fosa iliaca, el labio interno de la cresta iliaca, la espina iliaca anterosuperior (EIAS) y los ligamentos lumbosacros (sacroiliaco e iliolumbar), y se inserta mediante el tendón común con el psoas mayor al trocánter menor. Por lo general, el iliaco y el psoas mayor se consideran una unidad funcional y el flexor más fuerte del muslo y parte del manguito de los rotadores que produce la rotación externa de la extremidad inferior en el lado afectado. Es un músculo compuesto. El psoas mayor está inervado por ramas directas de las ramas anteriores que salen del plexo lumbar en los niveles de L1 a L3, mientras que el iliaco está inervado por el nervio femoral, el cual se compone de nervios provenientes de las ramas anteriores de L2 a L4. Por esta razón, la región lumbar superior es una zona clave para el tratamiento de manipulación osteopática en el síndrome del psoas. La fascia que rodea al músculo desempeña una función en el dolor referido. La fascia envuelve el músculo psoas así como las vísceras adyacentes y se conecta al pilar interno del diafragma. La disfunción del músculo psoas puede causar una restricción del diafragma y, al contrario, un diafragma restringido tiene la posibilidad de provocar una disfunción del músculo psoas. Los uréteres se encuentran en situación medial a sus respectivos músculos psoas y cada uno puede afectar la función del otro. El peritoneo parietal envuelve al apéndice y al músculo psoas. La inflamación y la irritación de una de estas estructuras pueden provocar la irritación en la otra, de manera específica en el cuadrante inferior derecho del abdomen. Otras vísceras, entre éstas los ovarios, intestinos y útero, se relacionan del mismo modo desde el punto de vista anatómico y patológico.

## Presentación

El patrón de dolor típico se localiza en la región lumbosacra al estar sentado, de pie o de estar sentado a ponerse de pie, y dificultad para tener una postura por completo erguida. El dolor en el músculo piriforme contralateral puede causar compresión del nervio ciático, lo que provoca irradiación del dolor hacia abajo en la pierna contralateral. El patrón de dolor suele detenerse en la rodilla. Los síntomas, a veces, semejan a los de un núcleo pulposo herniado. En el diagnóstico diferencial, se deben considerar otras causas musculoesqueléticas y viscerales del dolor, que incluyen neoplasia maligna, diverticulitis del colon, bursitis de la cadera, artritis de la cadera, prostatitis, salpingitis, apendicitis, infección de vías urinarias y cálculos ureterales. En la observación, la postura típica del paciente incluye flexión de la cadera e inclinación lateral de la columna lumbar hacia el lado del músculo psoasilíaco hipertónico. Esto se acompaña de una marcha de Trendelenburg. La amplitud de movimiento de la cadera disminuye en la extensión y la rotación interna. La prueba de Thomas es positiva en el lado del psoas hipertónico, mientras que las pruebas de levantamiento de la pierna extendida y de la pierna sana y la exploración neurológica suelen ser negativas. A la palpación, las disfunciones somáticas que se encuentran de manera habitual son la flexión de L1 y L2 y la extensión de L5 con diversas disfunciones somáticas sacras y pélvicas posibles. Los puntos dolorosos de contratensión del psoasilíaco se ubican con frecuencia en sentido medial y ligeramente superior a la EIAS. Los puntos dolorosos del músculo piriforme contralateral se observan entre la espina ilíaca posterosuperior (EIPS) y el trocánter mayor. Los puntos gatillo relacionados con el psoas pueden producir dolor referido a la parte anterosuperior del muslo y la región lumbosacra medial hasta la parte medial superior de la nalga.

## Tratamiento

Los objetivos del tratamiento del síndrome del psoas son reducir o eliminar los síntomas, mejorar la biomecánica lumbar y restablecer la curvatura anterior/posterior. La terapia inicial de la disfunción somática clave en la zona lumbar superior (flexión de L1 y L2) sola puede mejorar la función y aliviar los síntomas. En la etapa aguda, la contratensión, la energía muscular y los tratamientos miofasciales activos y pasivos son eficaces y están indicados. En la etapa crónica, los tratamientos osteopáticos son más vigorosos, entre estos AVBA y otras técnicas articulares, para superar las restricciones fibróticas. Si el dolor es refractario, se deben realizar estudios diagnósticos adicionales en busca de las causas secundarias de disfunción del músculo psoas. Los estiramientos pasivos y activos del paciente son un componente clave del tratamiento y se recomiendan ejercicios en casa. Otras modalidades de atención, entre éstas, la fisioterapia, los antiinflamatorios no esteroideos (AINE), la acupuntura y la inyección en los puntos gatillo, pueden ser útiles.

## SACROILITIS (ESPONDILITIS ANQUILOSANTE)

La sacroilitis es una afección inflamatoria de la articulación sacroilíaca. Con frecuencia se relaciona con *espondilitis anquilosante*. Las disfunciones mecánicas de esta articulación son dolorosas con el movimiento; el dolor de la sacroilitis suele presentarse con mayor persistencia. En los hombres, la espondilitis anquilosante se manifiesta primero como sacroilitis y después sube por la columna vertebral. En las mujeres, la espondilitis anquilosante puede comenzar en cualquier articulación y no sigue un patrón específico. La espondilitis anquilosante es una *espondiloartropatía* seronegativa que empieza en el adulto joven y afecta múltiples articulaciones. Parece tener un origen genético (HLAB27). Después de la sacroilitis inicial, la articulación con el tiempo se osifica, al igual que las facetas articulares de la columna y las articulaciones de las extremidades a medida que progresa la enfermedad.

La manipulación osteopática iniciada lo suficientemente temprano de la enfermedad puede ayudar a mantener la función articular durante un periodo más largo. El ejercicio de todas las articulaciones es esencial para el mantenimiento del movimiento.

## SÍNDROME PIRIFORME

El músculo piriforme se encuentra profundo en los músculos glúteos. Se origina en la superficie anterolateral del sacro, la cápsula articular y el ligamento sacrotuberoso anterior y se inserta en la superficie superomedial del trocánter mayor del fémur. Es un rotador externo y abductor del muslo. Este músculo tiene una relación íntima con el nervio ciático, que pasa justo por debajo o, a veces, a través de su masa muscular o entre dos de los orígenes tendinosos del piriforme.

La hipertonicidad o espasmo del músculo piriforme puede causar irritación del nervio ciático, en ocasiones hasta el punto de provocar neuritis. Aunque el nervio ciático suele pasar por debajo del piriforme, existen variantes normales en su paso a través o por detrás del músculo piriforme. El compromiso del nervio ciático, a menudo, causa confusión entre el síndrome piriforme y una hernia discal.

El síndrome piriforme se manifiesta como dolor en los glúteos o la cadera con irradiación hacia la pantorrilla o el pie. Puede ser tan grave como para que el paciente se vea obligado a quedarse en cama. Con menos frecuencia, también hay lumbalgia, en especial alrededor de la articulación sacroilíaca. La exploración demuestra una disminución de la rotación interna y la aducción de la cadera con dolor que acompaña a estos movimientos. La fortaleza muscular en la rotación externa y la abducción, por lo general, es normal, pero puede mostrar cierta disminución. El músculo y sus inserciones son dolorosos a la palpación. Existen tres puntos dolorosos con la contratensión relacionados con el síndrome piriforme: el polo medio del sacro, el músculo piriforme y el punto trocantéreo posteromedial.

Desde el punto de vista clínico, un músculo piriforme hipertónico se correlaciona con un ángulo lateral inferior posterior en el mismo lado. El músculo puede ser significativo para causar o mantener las disfunciones somáticas sacras.

Las técnicas de contratensión y liberación posicional facilitada son las más útiles. Se debe tratar cada uno de los tres puntos dolorosos, si están presentes, para que sean eficaces. También se debe corregir cualquier disfunción de movimiento sacro. Se debe prescribir ejercicio de estiramiento del músculo piriforme para hacerlo en casa.

## ANOMALÍAS CONGÉNITAS DEL SACRO

El sacro está sujeto a anomalías relacionadas con la 5ª vértebra lumbar, que incluyen la fusión parcial o completa de la 5ª lumbar y el 1er segmento del sacro, *sacralización* de L5. La fusión también puede ocurrir entre una o ambas apófisis transversas de L5 con la base del sacro. Es posible que el 1er segmento del sacro no se fusione para formar un sacro normal sino que permanezca como una 6ª vértebra lumbar, *lumbarización* del 1er segmento del sacro.

La *espina bífida* puede afectar al sacro y a las vértebras lumbares y resulta del fracaso de los dos componentes de la apófisis espinosa que se fusionan en la línea media. Esto puede estar *oculto* y cubierto con piel y otros tejidos blandos o abierto al ambiente externo como una forma más problemática. La espina bífida oculta, a menudo, puede ser asintomática o causar lumbalgia localizada.

Aunque la manipulación osteopática no corrige las anomalías congénitas, es posible que se utilice para mantener las articulaciones adyacentes móviles y los tejidos en una condición relajada y sin tensión para permitir una función tan normal, como sea posible, en la región.

## COCCIGODINIA

El dolor en el cóccix se conoce como *coccigodinia*. La causa más frecuente es un traumatismo en el cóccix; por lo general está relacionada con inflamación de los tejidos blandos de la zona. También la puede causar una infección, fractura, luxación o lesiones de los tejidos blandos. La afección puede ser aguda o crónica.

El dolor es más notorio al sentarse y al pujar durante la evacuación o durante el coito. En la exploración, el cóccix es doloroso a la palpación. Es posible que haya dolor en el elevador del ano o los músculos coccígeos. Un tacto rectal ayuda a localizar el dolor a la palpación en el cóccix.

La coccigodinia responde bien a la manipulación osteopática. La articulación sacrococcígea se puede movilizar a través del recto, empujando la punta del cóccix en sentido anterior si es posterior o en sentido posterior si es anterior. Se encuentra un punto doloroso de contratensión (rotación externa alta del sacroiliaco) en sentido caudal y medial a la EIPS en la superficie posterior del sacro. Con frecuencia está involucrado en la coccigodinia y se debe tratar en esos casos. Para aliviar la tensión de la fascia sobre el cóccix se puede realizar la liberación miofascial del diafragma pélvico con una maniobra externa.

## DISFUNCIONES SOMÁTICAS SACRAS Y PÉLVICAS

Las disfunciones somáticas sacras y pélvicas son comunes y se encuentran entre las causas más frecuentes de lumbalgia y dolor pélvico. La articulación L5 y S1, las articulaciones sacroiliacas y la articulación púbica son las fuentes de dolor como resultado de estas disfunciones. Éstas se describen en detalle en capítulos previos.

Se debe lograr un movimiento adecuado de las articulaciones sacra y pélvica en todos los problemas de marcha, postura y movimiento de columna. Debido a que el sacro se relaciona de manera estrecha con el movimiento craneal, se debe evaluar el sacro como parte de la evaluación del movimiento craneal. La disfunción de las extremidades inferiores, a menudo, es el resultado de o puede provocar disfunciones pélvicas.

## CASO 1

R.T. es una mujer de 32 años de edad que fue atendida en la clínica con un cuadro de lumbalgia y dolor en el glúteo izquierdo, con algo de irradiación hacia la parte posterior del muslo y la pantorrilla de la pierna izquierda de 10 días de evolución. Refirió que caminaba de lado sobre una reja que colocó en el dintel de la puerta para proteger a su hijo pequeño varias veces al día. Uno o dos días después, notó dolor en el glúteo izquierdo, y esa noche se irradiaba hacia la parte posterior del muslo y la pantorrilla. Un medicamento antiinflamatorio de venta libre le proporcionó un alivio temporal, el día anterior fue de compras y el dolor empeoró, y el irradiado le llegaba al pie.

Tuvo un dolor similar después del nacimiento de su primer hijo 6 años antes, aunque después del nacimiento de su hijo menor 1 año antes no tuvo ninguna molestia. Con el primer hijo, presentó lumbalgia durante el tercer trimestre y dolor en los glúteos irradiado a la pantorrilla de la pierna izquierda durante casi 1 sem después del nacimiento del bebé. Se resolvió de manera espontánea.

Su historia clínica carecía de importancia. No había tenido caídas ni accidentes. Utilizaba sólo medicamentos anticonceptivos y una vitamina. No tenía alergias. La revisión de aparatos y sistemas fue negativa.

En la exploración, el glúteo izquierdo era doloroso a la palpación y se encontraron puntos sensibles en el polo medio del sacro en el borde lateral, y uno profundo al glúteo mayor, donde se podía palpar un piriforme tenso. Había flexión unilateral sacra (cizallamiento sacro) en el lado izquierdo. No se presentaron disfunciones somáticas lumbares. Hubo dolor a la palpación leve en la muesca ciática del isquion. Los reflejos tendinosos profundos y la fortaleza muscular del muslo eran normales. Hubo algo de dolor en la rotación interna y aducción de la cadera izquierda.

Se diagnosticó síndrome piriforme izquierdo y se trató con manipulación osteopática. El cizallamiento sacro se trató con una técnica de energía muscular y los puntos dolorosos se trataron con contratensión. Se prescribió estiramiento del piriforme para que lo realizara en casa tres veces al día. Después del tratamiento presentó mejoría inmediata.

Acudió a su cita 1 sem después y la mayoría de los síntomas había desaparecido. No había regresado el cizallamiento sacro. El punto doloroso a la palpación del polo medio del sacro no había vuelto, aunque el punto doloroso del piriforme todavía estaba presente. Esto se trató con liberación del dolor a la palpación. No necesitó regresar para recibir más tratamientos.

### Discusión

Este caso es típico del síndrome piriforme. Un estiramiento excesivo del músculo provocó que se contrajera. El espasmo en el músculo comprimió el nervio ciático provocando dolor irradiado hacia abajo en el trayecto del nervio. Una vez que se liberó el espasmo muscular y se corrigió la disfunción sacra que lo acompañaba, el dolor cesó.

Si un paciente no responde después de varios tratamientos, es importante buscar alguna actividad que el paciente esté haciendo que agrave el músculo piriforme o cause una disfunción sacra que ponga una tensión anormal en el músculo. En pocas ocasiones, está implicado el músculo obturador e imita el síndrome piriforme. En los casos refractarios es necesario descartarlo.

## CASO 2

J.G. es una mujer de 48 años de edad que acudió a la clínica con dolor en el cóccix al sentarse, de 2 sem de evolución. Empezó un programa de ejercicio, el que incluía usar una bicicleta fija todos los días durante cerca de 20 min. Después de hacer ejercicio durante 1 sem, comenzó a sentir dolor. Éste empeoró de manera gradual hasta que tuvo que dejar la bicicleta alrededor de 4 días antes. Dejar la bicicleta no alivió el dolor. Un medicamento antiinflamatorio de venta libre le proporcionó alivio mínimo. No podía sentarse con comodidad. No hubo antecedentes de caída o golpe en la zona. Su historia clínica carecía de datos patológicos. Tenía un hijo de 17 años de edad. Se sometió a histerectomía 5 años antes.

La exploración física reveló una mujer con obesidad leve y molestias evidentes. Prefería estar de pie que sentarse en la mesa de exploración. El sacro tenía movimiento libre y no se observaron disfunciones somáticas lumbares. El cóccix presentaba mucho dolor a la palpación y los tejidos blandos alrededor estaban tensos y sensibles. Había un punto doloroso de desviación externa en la superficie posterior del sacro. El tacto rectal confirmó el dolor a la palpación del cóccix, aunque no era tan intenso como para indicar fractura y el cóccix no estaba luxado.

Se trató con movilización del cóccix durante el tacto rectal y el punto doloroso con contratensión. Se le recomendó que utilizara un cojín en forma de "dona" para quitar el peso sobre el cóccix al sentarse.

Fue vista y tratada en tres ocasiones más con alivio completo de la coccigodinia. Se le aconsejó que obtuviera un asiento de bicicleta más ancho y tal vez acojinado para continuar con su programa de ejercicio.

### Discusión

La coccigodinia puede ser causada por una presión constante, en especial una presión en movimiento, como ir en bicicleta, sobre el cóccix. El dolor llega a ser bastante intenso y se agrava por la presión al sentarse, ya que las tuberosidades isquiáticas están separadas. El tratamiento de manipulación osteopática ayuda en el restablecimiento del movimiento normal del cóccix y alivia la tensión en los tejidos blandos que se insertan en éste. Un cojín de aire tipo dona facilita sentarse con comodidad durante el proceso de tratamiento, hasta que el dolor desaparezca.

El antecedente de una caída o golpe en el cóccix debe llevar al médico a solicitar radiografías para descartar fractura o luxación.

## Referencias

Hoppenfeld S. *Physical Examination of the Spine and Extremities*. Norwalk, CT: Appleton & Lange; 1976.

Kappler, R.E. Role of psoas mechanism in low–back complaints. JAOA. 1973;73(4):57-64.

Kuchera ML. *Osteopathic Considerations in Systemic Disease*. Columbus, OH: Greyden Press; 1994.

Moore KL. *Clinically Oriented Anatomy*. New York, NY: Lippincott Williams & Wilkins; 1999.

Salter RB. *Textbook of Disorders and Injuries of the Musculoskeletal System*. 3rd ed. Baltimore, MD: Lippincott Williams & Wilkins; 1999.

Standring S. *Gray's Anatomy*. London, England: Elsevier; 2005.

Wadsworth CT. *Manual Examination and Treatment of the Spine and Extremities*. Baltimore, MD: Lippincott Williams & Wilkins; 1988.

Ward RC. *Foundations for Osteopathic Medicine*. Philadelphia, PA: Lippincott Williams & Wilkins; 2003.

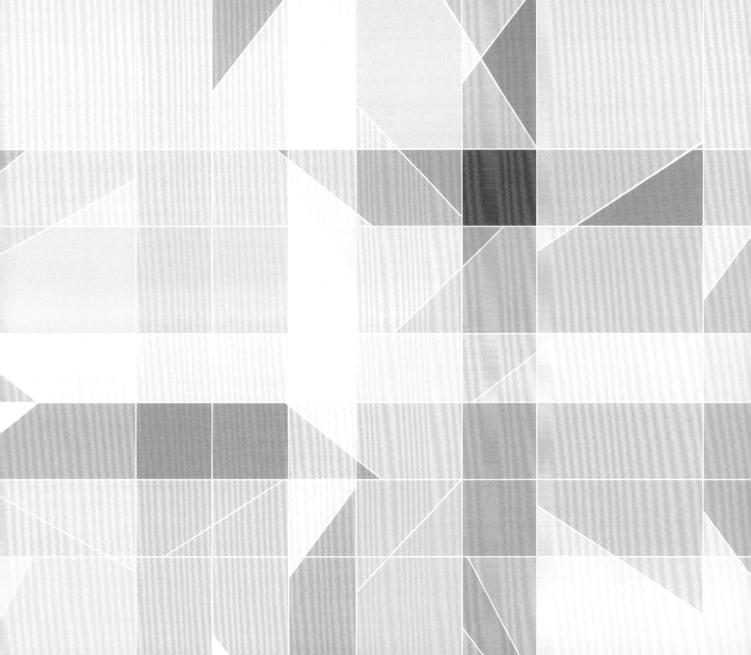

# 69 Consideraciones anatómicas de la caja torácica

Dennis J. Dowling y Christopher J. Amen

## PUNTOS ANATÓMICOS DE REFERENCIA

Mediante la palpación, se pueden ubicar varios puntos anatómicos de referencia y establecer sus relaciones con costillas específicas. La 1ª costilla se une al manubrio del esternón justo por debajo de la parte anterior de la clavícula; y en la parte posterior, tiene orientación cefálica con respecto al borde superior de la escápula. La 2ª costilla se articula con el manubrio y con el cuerpo del esternón en la parte anterior del ángulo del esternón. En la parte posterior, la 3ª costilla se ubica cerca de la cara medial de la espina de la escápula. El cartílago costal de la 7ª costilla se fija al cuerpo del esternón y a la parte ventral de la apófisis xifoides, y el ángulo de la costilla descansa cerca de la punta del ángulo inferior de la escápula. El cartílago de la 10ª costilla se palpa en la cara más baja de la caja torácica en la línea medioclavicular. La 12ª costilla es casi horizontal y se encuentra al palpar los tejidos blandos en sentido posterior por arriba de las crestas iliacas.

## Estructura de las costillas

Las costillas, a menudo, se clasifican como *verdaderas* o *falsas*. Las costillas "verdaderas" son de la 1ª a la 7ª costillas, mientras que son "falsas" de la 10ª a la 12ª. El cartílago de las costillas verdaderas, de la 1ª a la 7ª, se unen al esternón. Las costillas falsas, de la 8ª a la 12ª, se subdividen en *costillas vertebrocondrales* (8ª a 10ª) y costillas flotantes (11ª y 12ª). El cartílago de las costillas vertebrocondrales se une al de las 7ª costillas. Las costillas flotantes carecen de cartílago y flotan libremente.

### Costillas típicas

De la 3ª a la 9ª costillas son típicas. La cabeza redonda de la costilla, semejante a una perilla, se continúa con el cuello y el tubérculo, un cuerpo que se arquea en la región del ángulo de la costilla y una concavidad distal donde se une al cartílago. El cuerpo de una costilla típica es delgado y plano, con superficies interna y externa y un surco costal en el borde inferior.

Cada cabeza de las costillas tiene dos facetas o carillas para articularse con el cuerpo de la siguiente vértebra superior y el cuerpo vertebral del mismo número. Estas articulaciones en conjunto constituyen la articulación costovertebral. El tubérculo se articula con la apófisis transversa de la misma vértebra mediante una faceta articular y se conoce como articulación costotransversa.

### Costillas atípicas

Las costillas 1ª, 2ª, 10ª, 11ª y 12ª se consideran costillas atípicas. La 1ª es plana, tiene la mayor curvatura y la longitud más corta de todas las costillas y no tiene ángulo ni surco costal. Su superficie superior tiene surcos para el paso de los vasos subclavios y elevaciones para la inserción de los músculos escalenos anterior y medio. La única faceta de la cabeza se articula con el cuerpo de la vértebra T1.

La 2ª costilla es similar a la 1ª, pero más larga y no tan plana. Las dos semisuperficies en la cabeza de la costilla se articulan con las vértebras T1 y T2.

La 10ª costilla es típica en todos los aspectos excepto en su articulación costovertebral. La única faceta articular en la cabeza forma una articulación con la faceta del cuerpo de la vértebra T10.

Las costillas 11ª y 12ª no tienen cuello ni tubérculos. Como en la 10ª costilla, las cabezas tienen facetas únicas que corresponden a las facetas articulares de los cuerpos vertebrales del mismo número. Los extremos ventrales flotan con libertad. La 12ª costilla no tiene un surco costal.

# ESTRUCTURAS DE SOPORTE

Las otras estructuras óseas que soportan la caja torácica son la clavícula y el esternón. En la parte posterior, el soporte lo proporciona la columna vertebral.

La *clavícula* se encuentra en la cara anterosuperior de la caja torácica. Su extremo medial se articula con el manubrio y el cartílago de la 1ª costilla. Aunque la clavícula y sus articulaciones se consideran una parte del hombro en términos de función, es importante durante la respiración. Así como el occipucio se puede considerar como $C_0$, la clavícula puede considerarse como Costilla$_0$. Debe permanecer móvil durante cada fase de la respiración para que la caja torácica, en especial la 1ª costilla, funcione de manera adecuada.

El *esternón* está compuesto por tres partes: xifoides, cuerpo y manubrio. Los bordes laterales del esternón tienen escotaduras para la fijación del cartílago costal.

La forma de las *vértebras torácicas* define la parte posterior de la caja torácica y gran parte de su movilidad. Los cuerpos de las vértebras torácicas tienen facetas costales para articularse con las cabezas de las costillas. Las apófisis transversas largas y gruesas tienen facetas articulares en sus puntas redondeadas para la articulación con los tubérculos costales.

## Articulaciones

La *articulación esternoclavicular*, una de las articulaciones verdaderas de la cintura escapular, puede afectar el movimiento de la parrilla costal principalmente, mediante el manubrio y las inserciones ligamentosas a los cartílagos costales, o de forma secundaria debido a la posición de la extremidad superior.

La *articulación costovertebral* es la articulación de la cabeza de la costilla con los cuerpos de una o dos vértebras. Para una costilla típica, la articulación costovertebral incluye los cuerpos de la vértebra en el mismo nivel y la vértebra justo por arriba, el anillo fibroso del disco que interviene y las facetas costales. Es una articulación sinovial con una sola cápsula. Las facetas de la articulación costovertebral son un poco convexas y forman un ángulo que se ajusta a la depresión formada por las facetas vertebrales y el disco. Varios ligamentos están relacionados con la articulación costovertebral, incluidos el ligamento interóseo y el superior, la *articulación costotransversa* es también una intermedia simple y bandas inferiores del ligamento radial.

La *articulación costotransversa* es del mismo modo una articulación sinovial simple rodeada por una cápsula. Tres ligamentos, el superior, el posterior y el interóseo costotransverso, conectan la apófisis transversa al cuello del tubérculo. El ligamento costotransverso superior también conecta la apófisis transversa con el cuello de la siguiente costilla inferior.

Juntas, las articulaciones costotransversa y costovertebral forman una articulación compleja pareada. Una línea imaginaria trazada entre las dos articulaciones es el eje que define la dirección del movimiento de la costilla (fig. 69-1).

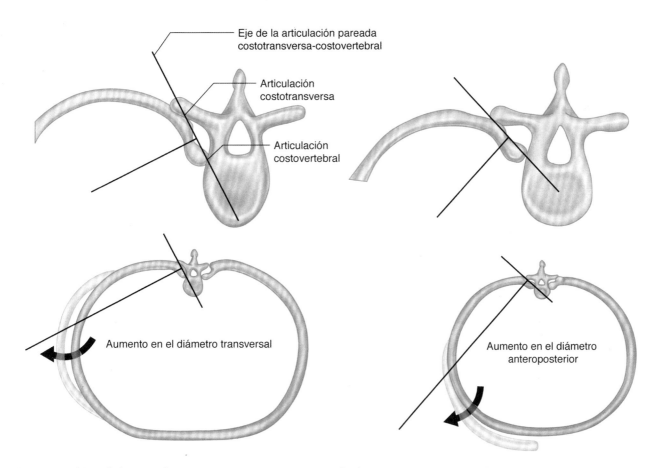

**FIGURA 69-1.** Ejes de las articulaciones costotransversa-costovertebral.

La *región costocondral* de una costilla consta de una concavidad en el extremo de la porción ósea a la que se fija el cartílago con forma cónica.

La *articulación esternocondral* está formada por el cartílago costal y las muescas triangulares del esternón. Hay pequeñas articulaciones sinoviales. El vértice de cada muesca se orienta en sentido medial, con un eje anteroposterior que permite la libertad de movimiento a lo largo del plano coronal. Los ligamentos radiales soportan las articulaciones.

# MÚSCULOS

El principal músculo de la inspiración es el *diafragma torácico*, el cual es responsable de, por lo menos, 60% del cambio de presión generado en la caja torácica. La porción muscular se inserta en la apófisis xifoides, las seis costillas inferiores y las vértebras lumbares superiores. Todas estas porciones musculares convergen en el *tendón central* aponeurótico (fig. 69-2A).

El diafragma es un músculo en forma de cúpula con dos hemidiafragmas laterales cuya forma se ve influida por las vísceras. Además de la inspiración y la espiración, el diafragma es importante en la micción, la defecación, durante el parto, la circulación sanguínea, el bombeo linfático y el habla.

Otros *músculos inspiratorios* incluyen los intercostales externos, el elevador de las costillas y los denominados músculos secundarios o accesorios. En verdad, estos músculos se utilizan siempre que se produce una inhalación. En enfermedades como el asma o el enfisema, se vuelven más pronunciados conforme aumenta su porcentaje de inhalación. Los músculos accesorios participan en la inspiración forzada, como se necesita durante el ejercicio o en los estados patológicos, entre éstos, los ataques de asma. Estos *músculos inspiratorios auxiliares* incluyen el esternocleidomastoideo, los escalenos, el serrato posterosuperior, los pectorales, las fibras inferiores del serrato anterior, el dorsal ancho y las fibras superiores de los músculos iliocostales.

La *espiración* se produce principalmente por el retroceso del diafragma y la energía almacenada en el cartílago costal. Los músculos esternocostales e intercostales internos también participan. Los *músculos espiratorios accesorios* incluyen el recto del abdomen, el oblicuo externo, el oblicuo interno, el transverso del abdomen, el serrato posterior inferior, el transverso torácico, el piramidal, los subcostales, el cuadrado lumbar, los iliocostales, el dorsal largo y el dorsal ancho (el dorsal ancho puede tener una función en la espiración o la inspiración, según la posición fija del brazo).

## Inervación

La región vertebral está inervada de manera primordial por las ramas dorsales y las ramas ventrales forman los 11 pares de nervios intercostales y el par de nervios subcostales. Empiezan en el espacio intercostal y después entran al surco costal de la 1ª a la 11ª costillas en el nivel del ángulo. Los intercostales se conectan con la cadena simpática a través de las *ramas comunicantes*. Los troncos de los nervios simpáticos se ubican por delante de las cabezas de las costillas.

El diafragma está inervado por el *nervio frénico*, que está compuesto por las ramas ventrales del 3°, 4° y 5° nervios cervicales. La información sensorial también se conduce a través del nervio frénico, con contribuciones de los intercostales.

## Entrada torácica

La entrada torácica, también denominada abertura torácica superior, es la abertura cefálica de la caja torácica. Es un espacio anatómico compuesto por el manubrio y la clavícula en la parte anterior, la primera vértebra torácica en la parte posterior y se conecta a los lados por el par de las primeras costillas (fig. 69-2B).

Este espacio tiene importancia clínica debido a la proximidad de numerosas estructuras anatómicas, que incluyen el esófago, la tráquea, los vértices de los pulmones, el nervio frénico, el nervio vago, los troncos simpáticos, las arterias carótidas comunes izquierda y derecha, las arterias subclavias izquierda y derecha, las venas yugulares internas, las venas subclavias y los conductos linfáticos.

## Salida torácica

La salida torácica, también denominada abertura torácica inferior, es la abertura caudal de la caja torácica. Está limitada en la parte anterior por la apófisis xifoides y el cartílago costal de la 7ª a la 10ª costillas, en la parte posterior por la 12ª vértebra torácica y en las porciones laterales por la 11ª y la 12ª costillas. Estas costillas son flotantes y no se unen en la parte anterior al esternón ni al cartílago costal.

La salida torácica se identifica anatómicamente por la ubicación del diafragma. El diafragma torácico es un músculo en forma de cúpula, se extiende en todo el espacio de la salida torácica y separa la cavidad torácica de la cavidad abdominal. Existen numerosas estructuras con relevancia clínica, que atraviesan el diafragma torácico en diferentes niveles (fig. 69-2A).

- La vena cava inferior pasa por el diafragma en el nivel de T8.
- La parte inferior del esófago atraviesa el diafragma en T10.
- La aorta pasa entre los pilares izquierdo y derecho del diafragma, el hiato aórtico, en el nivel de T12.

## Biomecánica de la caja torácica

Durante la inspiración, el diafragma desciende conforme se contrae. El movimiento se controla mediante el estiramiento del contenido mediastínico y la resistencia de los órganos abdominales. La contracción y el descenso simultáneos del diafragma disminuyen la presión intratorácica y, por lo tanto, aumenta el volumen de la cavidad torácica. A medida que se fija el tendón central, la contracción continua de las fibras musculares provoca que las costillas inferiores se eleven. El esternón ayuda a esta elevación.

El movimiento diafragmático aumenta el volumen torácico en tres dimensiones. La depresión del tendón central altera la dimensión vertical, la elevación de las costillas aumenta la dimensión transversal y la elevación del esternón y las costillas superiores cambia la dimensión anteroposterior

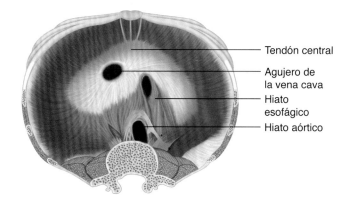

Tendón central

Agujero de la vena cava

Hiato esofágico

Hiato aórtico

**Vista inferior**

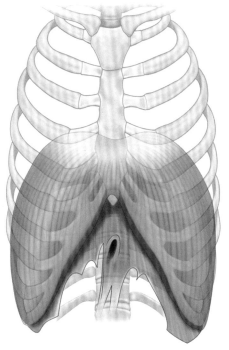

**Vista anterior**

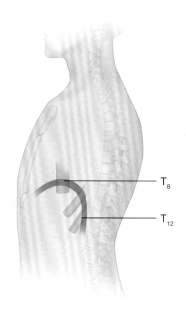

T$_8$

T$_{12}$

**Vista lateral**

**FIGURA 69-2.** **(A)** Diafragma torácico. **(B)** Entrada torácica.

(fig. 69-3). Los intercostales externos y el elevador de las costillas auxilian en la inspiración al elevar las costillas.

Los músculos esternocostales y costales internos deprimen las costillas durante la espiración. Los músculos espiratorios accesorios se pueden dividir en músculos abdominales, músculos de la caja torácica y músculos toracolumbares. Los abdominales deprimen con fuerza el piso del tórax y aumentan la presión intraabdominal. Los músculos de la caja torácica, como el serrato posteroinferior, actúan en forma directa sobre las inserciones costales para descender las costillas. Los músculos toracolumbares también deprimen las costillas y posiblemente la escápula.

## MOVIMIENTO DE LAS COSTILLAS

El eje formado por las articulaciones costovertebral y costotransversa determina la dirección principal del movimiento de la costilla. Esto está influido por el ángulo entre el cuerpo vertebral y la apófisis transversa y por la distancia entre las articulaciones costales con la vértebra. Los ejes de las costillas permiten tres tipos de movimiento básicos: *asa de cubo, palanca de bomba de agua* y *de pinza* (fig. 69-4).

### Movimiento de asa de cubo

El asa de un cubo se fija en ambos extremos. El eje está más cerca del plano sagital en las costillas inferiores. Con un extremo de asa de cubo fijo en el extremo vertebral, la mayor parte de la elevación de la costilla se produce a través de una desviación hacia arriba de la parte lateral. Este movimiento aumenta el diámetro transverso de la parrilla costal.

### Movimiento de palanca de bomba de agua

El término *movimiento de palanca de bomba de agua* se deriva de la similitud entre el movimiento de la costilla y el de una bomba de agua antigua. Un extremo está fijo y el

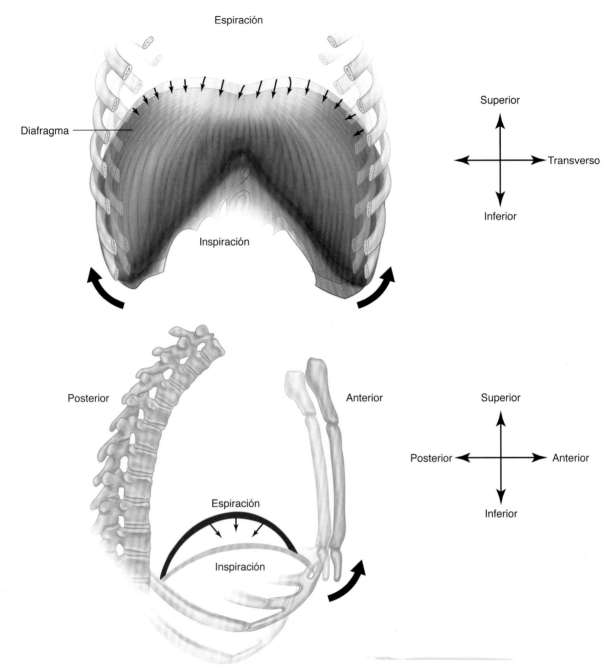

**FIGURA 69-3.** Cambios que se producen en los diámetros durante el movimiento diafragmático.

extremo libre describe un arco. El eje costovertebral-costo-transverso de las costillas superiores se encuentra cerca del plano coronal. Conforme las costillas se mueven alrededor de este eje, aumentan el diámetro anteroposterior de esa parte de la parrilla costal.

## Movimiento mixto de palanca de bomba de agua y asa de cubo

El eje costovertebral-costotransverso de las costillas medias se encuentra en un ángulo aproximado de 45° con respecto a los planos sagital y coronal. El movimiento de estas costillas es de tipo mixto de palanca de bomba de agua y asa de cubo con aumento en las dimensiones transversal y anteroposterior.

## Movimiento de pinza

La 11ª y la 12ª costillas sólo tienen articulaciones costovertebrales. Debido a que no hay limitaciones en las apófisis transversas, el movimiento de estas costillas es semejante al de una pinza a lo largo de un plano horizontal. Este movimiento produce cambios ligeros en las dimensiones anteroposterior y transversal.

## Cambios anteroposteriores en la forma de la caja torácica

Durante la inhalación, de la 1ª a la 10ª costillas se elevan. El esternón se mueve hacia arriba y delante. La cantidad mínima de movimiento posible en el ángulo del esternón,

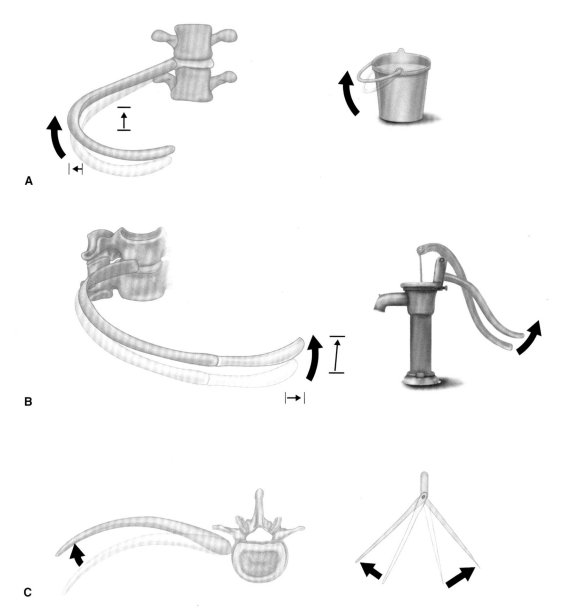

**FIGURA 69-4.** Movimientos de las costillas. **(A)** Movimiento de asa de cubo. **(B)** Movimiento de palanca de bomba de agua. **(C)** Movimiento de pinza.

debido a que suele ser una sínfisis, permite que se aplane el ángulo. Las costillas superiores se mueven más hacia delante que las inferiores debido al mayor movimiento de palanca de bomba de agua que se produce en esta región.

## Elasticidad del cartílago costal

El cartílago costal es hialino, en lo fundamental es una costilla cartilaginosa embrionaria sin osificar y contribuye de manera significativa a la movilidad de la caja torácica. Durante la inspiración, el esternón tiene una desviación superior mayor que la de las costillas. Las costillas, en un principio, se mueven en sentido inferior con respecto al esternón. Debido a que el cartílago se fija básicamente al extremo del esternón, se tuerce a lo largo del eje longitudinal y se comporta como una varilla de torsión y almacena energía potencial. A

medida que el diafragma se relaja y asciende, esta energía se libera conforme el cartílago retrocede (fig. 69-5).

## DIAGNÓSTICO OSTEOPÁTICO

Durante la exploración osteopática se utilizan la palpación y la observación. El conocimiento de la estructura y la biomecánica del área que se evalúa es parte integral de este proceso. Las disfunciones somáticas restringen el movimiento de la caja torácica y sus componentes. Los movimientos de asa de cubo y palanca de bomba de agua pueden verse limitados cuando se examinan en el mayor grado de inspiración y espiración. La desviación asimétrica y la dificultad de movimiento implican restricción de la región examinada.

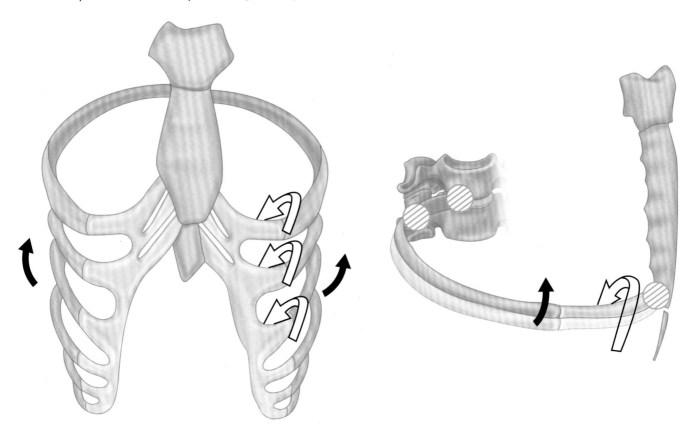

**FIGURA 69-5.** Elasticidad del cartílago costal.

## Referencias

Castilio Y, Ferris-Swift L. Effects of splenic stimulation in normal individuals on the actual and differential blood cell count and the opsonic index. *Kansas City Col Osteopathy Surg Bulletin.* 1932;16:10-16.

Castilio Y, Ferris-Swift L. The effect of direct splenic stimulation on the cells and the antibody content of the blood stream in acute infectious diseases. *Col J Kansas City Col Osteopathy Surg.* 1934;18(7):196–211.

Cathie AG. Physiologic motions of the spine as related to respiratory activity. *Academy of Applied Osteopathy—1965 Yearbook.* Carmel, CA: Academy of Applied Osteopathy; 1965.

Chiles HL. Editorial: a new survey of public health. *J Am Osteopath Assoc.* 1969;1:227-230.

Galewaler JE. Motion, the lymphatics and manipulation. *J Am Osteopath Assoc.* 1969;69:247-254.

Guyton AC. *Textbook of Medical Physiology.* 7th ed. Philadelphia, PA: W.B. Saunders; 1986.

Kapandji IA. *The Physiology of the Joints.* Vol III. Edinburgh, Scotland: Churchill Livingstone; 1974.

Kohn GC. *Encyclopedia of Plague and Pestilence.* New York: Facts on File; 1995.

Langley L, Telford IR, Christensen JB. *Dynamic Anatomy and Physiology.* 5th ed. New York, NY: McGraw-Hill; 1980.

Measel JW. Introduction: thoughts on osteopathic practice and infectious diseases. *Osteopath Ann.* 1982;10:92-94.

Measel JW. The effect of the lymphatic pump on the immune response: I. Preliminary studies on the antibody response to pneumococcal polysaccharide assayed by bacterial agglutination and passive hemaglutination. *J Am Osteopath Assoc.* 1982;82:28-31.

Moore KL. *Clinically Oriented Anatomy.* 2nd ed. Baltimore, MD: Lippincott Williams & Wilkins; 1985.

Moore KL. *The Developing Human: Clinically Oriented Embryology.* 4th ed. Philadelphia, PA: W.B. Saunders; 1988.

Pansky B. *Review of Gross Anatomy.* 5th ed. New York, NY: Macmillan; 1984.

Robbins SL. *Pathologic Basis of Disease.* 3rd ed. Philadelphia, PA: W.B. Saunders; 1984.

Sabiston DC. *Textbook of Surgery: The Biological Basis of Modern Surgical Practice.* Philadelphia, PA: W.B. Saunders; 1986.

Tucker EE. Spanish influenza—what and why? J Am Osteopath Assoc. 1919;18:270-273.

Watson JO, Percival EN. Pneumonia research in children at Los Angeles County Osteopathic Hospital. *J Am Osteopath Assoc.* 1939;39:153-159.

Webster GV. Subdiaphragmatic drainage. *J Am Osteopath Assoc.* 1928;28:145.

Williams G. *Virus Hunters.* New York, NY: Alfred A. Knopf; 1960.

Zink JG, Lawson WB. The role of pectoral traction in the treatment of lymphatic flow disturbance. *Osteopath Ann.* 1978;6:439-496.

# 70 Evaluación de la caja torácica

Eileen L. DiGiovanna

Existen varias razones para evaluar el tórax durante la exploración estructural. El estado de la caja torácica es un indicio importante del estado del mecanismo respiratorio. El movimiento libre de las costillas es necesario para la expansión completa de los pulmones. Por el contrario, las enfermedades pulmonares provocan cambios secundarios en el movimiento y la función de las costillas.

Las costillas también pueden ser el origen del dolor en la pared torácica o en la parte superior de la espalda. La disfunción en las costillas puede ocasionar dolor en los hombros, brazos o cuello. Por último, las disfunciones costales pueden ser primarias o secundarias a la disfunción de la columna torácica.

## OBSERVACIÓN

La observación de la pared torácica revela cualquier asimetría de sus estructuras. Se debe notar el *tórax en tonel* característico de las enfermedades pulmonares crónicas. La retracción de los músculos intercostales o el uso de músculos accesorios para la respiración (escalenos, esternocleidomastoideos) puede indicar la gravedad de la dificultad respiratoria, en especial en los estados asmáticos. Se debe observar la frecuencia respiratoria y el grado en el que el paciente utiliza la respiración abdominal frente a la respiración torácica. El médico debe inspeccionar cualquier signo de traumatismo en la caja torácica, así como alguna cicatriz quirúrgica.

## PALPACIÓN

Se palpa el tórax para detectar asimetrías estáticas, así como asimetrías o restricciones de movimiento de las costillas. Las asimetrías estáticas representan las costillas anteriores o posteriores. La palpación en busca de las asimetrías estáticas es particularmente útil cuando el dolor localizado es causado por una disfunción costal. Las costillas se deben palpar a lo largo de la parte posterior del tórax en el ángulo costal con el paciente en decúbito ventral. A la palpación, la *costilla posterior* parece estar más atrás que la costilla por encima o por debajo de ésta. Las costillas posteriores se deben con frecuencia a la rotación hacia atrás de la apófisis transversa con la que se articula la costilla. Al igual que con cualquier disfunción somática, hay cambios asociados en el tejido de la zona de la cabeza de la costilla.

La palpación en sentido anterior a lo largo del borde esternal revela las costillas que se han movido en dirección anterior (*costillas anteriores*), una causa frecuente de dolor en la cara anterior de la pared torácica. El paciente puede confundir la disfunción costal del lado izquierdo con un dolor cardiogénico. En la palpación se puede encontrar dolor y cambios en el tejido a lo largo del borde esternal y en la unión costocondral en caso de una disfunción somática.

La palpación de la parte anterior de la pared torácica puede revelar costillas elevadas o deprimidas. En el caso de una costilla deprimida, el espacio entre ésta y la costilla de abajo se estrecha, en tanto que el espacio entre ésta y la de arriba se ensancha. Estas diferencias se invierten en una costilla elevada: el espacio entre esa costilla y la de arriba se estrecha, mientras que el espacio entre ésta y la de abajo se ensancha. Una sola costilla o un grupo puede estar elevada o deprimida. Las pruebas de movimiento son necesarias para el diagnóstico, ya que los hallazgos en la palpación estática pueden ser engañosos. Por lo general, una costilla deprimida restringe el movimiento de las costillas inferiores cuando se inhala, y una elevada restringe el movimiento de las costillas superiores cuando se exhala.

### Terminología diagnóstica

Varios autores utilizan diferentes términos para describir las disfunciones costales. Al leer la literatura, es importante comprender estos términos. Algunos términos comunes son:

1. Costillas anteriores o posteriores
2. Costillas elevadas o deprimidas
3. Costillas en posición de inspiración o espiración (disfunciones de inhalación o exhalación)
4. Costillas restringidas en inspiración o espiración (restricciones de inhalación o exhalación)

Al leer un diagnóstico, se observa si el autor menciona que la costilla se encuentra en una *posición de inspiración* (elevada) o *restringida* en la inspiración (deprimida). Una restricción de inhalación denota una costilla que no se mueve en posición de inspiración, sino que se mantiene deprimida o en posición de espiración. Las restricciones espiratorias e inspiratorias son restricciones del movimiento de la costilla sobre su eje respiratorio; es decir, durante la inspiración, la parte anterior de la costilla se eleva y durante la espiración, se deprime.

# EVALUACIÓN DEL MOVIMIENTO DE LAS COSTILLAS

El movimiento de las costillas se puede evaluar en grupos o de forma individual.

## Evaluación de la 1ª costilla

La 1ª costilla es diferente a las demás debido a sus inserciones a los músculos escalenos y su relación funcional con la clavícula. Suele ser palpable en tres sitios:

1. La superficie posterosuperior, profunda al trapecio.
2. La superficie anterosuperior, en la depresión superior y detrás de la clavícula
3. La articulación anterior justo debajo de la clavícula en el borde esternal

Se describe la técnica para la prueba de movimiento de la 1ª costilla.

1. *Posición del paciente*: en decúbito dorsal.
2. *Posición del médico*: sentado a la cabecera de la mesa.
3. *Técnica*:
   a. El médico coloca los pulgares o las yemas de los dedos en la superficie anterior en la depresión supraclavicular y evalúa la posición estática de las primeras costillas. ¿Alguna costilla se encuentra más alta que la otra?
   b. Se examinan la textura del tejido y el tono muscular sobre la costilla en busca de cambios con respecto a lo normal.
   c. El médico coloca los pulgares en la superficie posterior, justo por delante del trapecio y hace un rebote ligero contra las costillas, evaluando su resistencia (fig. 70-1). Si se percibe resistencia cuando la costilla rebota, se considera disfuncional.
   d. El médico evalúa el movimiento al colocar los pulgares o las yemas de los dedos en la superficie anterosuperior de las primeras costillas y luego le indica al paciente que haga un esfuerzo inspiratorio y espiratorio completo.
   e. *Significado:*
      (1) Si una costilla deja de moverse antes que la otra durante la inspiración, esa costilla presenta *restricción inspiratoria*.
      (2) Si una costilla deja de moverse antes que la otra durante la espiración, esa costilla presenta *restricción espiratoria*.

## Prueba de movimiento grueso de las costillas

Esta sección describe una prueba de detección general para evaluar el movimiento de grupos de costillas.

1. *Posición del paciente*: en decúbito dorsal.
2. *Posición del médico*: de pie, a un lado de la mesa, frente a la cabeza del paciente.
3. *Técnica*:
   a. Costillas superiores (1ª a 3ª)
      (1) Movimiento de palanca de bomba de agua
         a. El médico apoya los dedos a lo largo del borde esternal en ambos lados, con las yemas de los dedos tocando la superficie inferior de la clavícula (fig. 70-2).
         b. El movimiento se evalúa mientras el paciente inhala y exhala profundamente.
      (2) Movimiento de asa de cubo
         a. El médico apoya los dedos sobre la parte superior de la pared torácica y en ángulo de 45° con respecto al borde esternal, con el dedo índice justo debajo de la clavícula (fig. 70-3).
         b. El movimiento se evalúa en inhalación y exhalación completas.

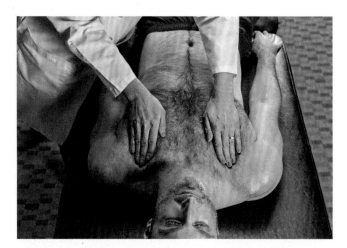

**FIGURA 70-2.** Prueba de movimiento de palanca de bomba de agua en las costillas superiores.

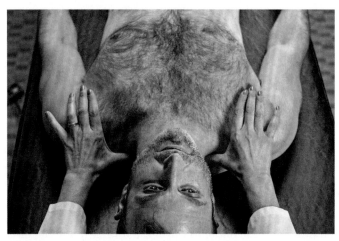

**FIGURA 70-1.** Posición para evaluar la 1ª costilla.

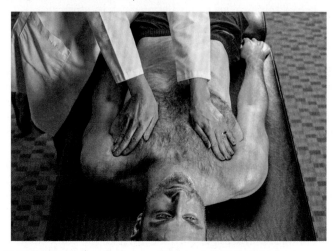

**FIGURA 70-3.** Prueba de movimiento de asa de cubo en las costillas superiores.

b. Costillas intermedias (4ª a 7ª)
   (1) El médico coloca los pulgares a lo largo del borde esternal con las puntas hacia la cabeza del paciente.
   (2) Los dedos se colocan en sentido lateral a lo largo de las costillas intermedias y cada dedo cubre una costilla (fig. 70-4).
   (3) Mientras el paciente inhala y exhala por completo:
       a. Se evalúa el movimiento de palanca de bomba de agua con los pulgares.
       b. Se evalúa el movimiento de asa de cubo con los dedos.
   (4) En una paciente, se prefiere evaluar el movimiento de palanca de bomba de agua y de asa de cubo de manera individual al colocar los dedos a lo largo del borde esternal primero y luego a lo largo de las costillas en la zona axilar media.
c. Costillas inferiores (8ª a 10ª)
   (1) El médico coloca los pulgares a lo largo del borde costocondral y extiende los dedos a lo largo de las costillas en sentido lateral (fig. 70-5).
   (2) Se evalúan las costillas inferiores de la misma forma que las intermedias.
d. Costillas 11ª y 12ª
   (1) Estas costillas se evalúan con el paciente en decúbito ventral. Se valora el movimiento de pinza.
   (2) El médico forma una "C" con los dedos pulgar, índice y medio. El pulgar se coloca en el nivel de las uniones costocondrales y los dedos a lo largo de las costillas (fig. 70-6).
   (3) El movimiento de las costillas se evalúa en inhalación y exhalación completas.

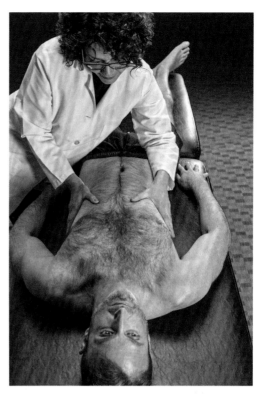

**FIGURA 70-5.** Prueba de movimiento grueso de las costillas inferiores.

4. *Significado*:
   1. Si un grupo de costillas deja de moverse de un lado antes que las del otro lado durante la inhalación, una o más costillas en ese grupo presentan restricción de inhalación. La restricción puede ser de movimiento de palanca de bomba de agua, de asa de cubo o ambas.

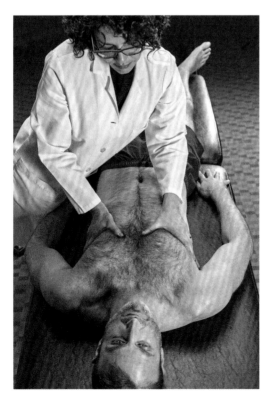

**FIGURA 70-4.** Prueba de movimiento grueso de las costillas intermedias.

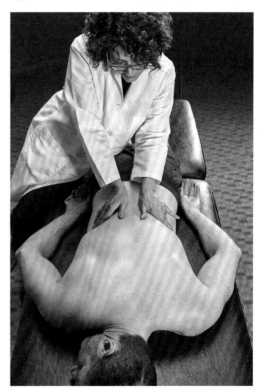

**FIGURA 70-6.** Prueba de movimiento grueso de las costillas 11ª y 12ª.

2. Si un grupo deja de moverse de un lado antes que las costillas del otro lado durante la exhalación, una o más costillas en ese grupo presentan restricción de exhalación. La restricción puede ser de movimiento de palanca de bomba de agua o de asa de cubo.

3. En ocasiones, se pueden presentar restricciones bilaterales. Su identificación necesita el conocimiento del movimiento normal de las costillas, que viene con la experiencia y la concentración en todos los rangos de movimiento.

## Prueba de movimiento individual de las costillas

Las costillas se evalúan de forma individual de la manera que se describió para cada nivel de costillas, pero sólo se evalúa y se compara una costilla de cada lado. Las costillas se pueden evaluar por separado si hay dolor o si se detecta restricción de movimiento en la prueba de movimiento grueso de las costillas. Si se encuentra un grupo con restricción de inhalación, por lo general, la costilla superior del grupo es la causante. Si se encuentra un grupo con restricción de exhalación, la costilla más baja suele ser la responsable.

## EVALUACIÓN DEL ESTERNÓN

Debido a la asociación tan cercana del esternón con las costillas, éste se debe evaluar cuando el movimiento respiratorio parece limitado. El esternón se evalúa colocando el pulgar de una mano sobre el manubrio y el pulgar de la otra sobre el cuerpo del esternón (fig. 70-7). Al aplicar presión con cada pulgar de forma alternada, el médico puede determinar si el movimiento esternal en el ángulo de Louis es libre. El

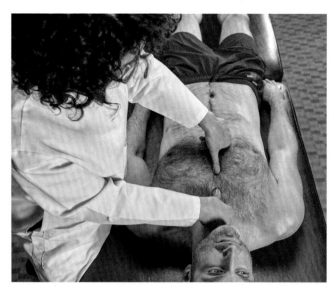

**FIGURA 70-7.** Evaluación del esternón.

movimiento troclear también se puede evaluar estudiando el cambio durante cada una de las fases respiratorias.

## EVALUACIÓN DE LA CLAVÍCULA

La evaluación de la clavícula se presenta en el capítulo 80. Debido a la asociación tan cercana entre la clavícula y la 1ª costilla, cuando se encuentra una restricción en la 1ª o 2ª costilla, se debe evaluar la clavícula. Su posición, estructura y movimientos normales son importantes para el funcionamiento normal de la caja torácica.

# 71 Técnicas de energía muscular para las costillas

Eileen L. DiGiovanna

El tratamiento de energía muscular para las costillas se utiliza para corregir las restricciones de inhalación y exhalación. Cada tratamiento comprende los principios generales siguientes: las restricciones de *palanca de bomba de agua* y de *asa de cubo* se tratan con ligeras modificaciones a la técnica dada.

1. Paciente que contrae un músculo para mover una costilla
2. Paciente al que se le proporciona ayuda respiratoria
3. Fuerza aplicada por el médico para resistir el desplazamiento en la dirección de libertad de movimiento relativa y ayudar al movimiento en el sentido de la barrera

Las técnicas se describen por separado para la 1ª costilla, de la 2ª a la 10ª costillas y la 11ª y la 12ª costillas. Cada grupo de costillas se puede tratar de la misma manera.

## DISFUNCIONES DE EXHALACIÓN (RESTRICCIONES DE INHALACIÓN)

Cuando una costilla tiene restricción en su capacidad de moverse hacia la inhalación y se mantiene en posición de exhalación, deprimida, las técnicas siguientes son útiles:

### 1ª costilla: movimiento de palanca de bomba de agua

1. *Posición del paciente*: en decúbito dorsal.
2. *Posición del médico*: de pie al lado de la mesa, frente a la cabeza del paciente.
3. *Técnica*:
   a. El paciente coloca la mano, con la palma hacia arriba, sobre su frente.
   b. El médico pasa la mano más cercana por debajo del paciente y toma la superficie posterosuperior de la 1ª costilla con los dedos.
   c. El médico coloca la otra mano, con la palma hacia abajo, sobre la mano del paciente en el lado de la disfunción.
   d. Se pide al paciente que levante la cabeza de la mesa mientras inhala profundo.

   e. Conforme el paciente levanta la cabeza, el médico resiste el movimiento presionando hacia abajo sobre la mano del paciente para producir resistencia isométrica. El médico jala al mismo tiempo en dirección caudal la parte posterior de la costilla (fig.71-1). Esto se mantiene durante 3 a 5 s.
   f. Se repiten estos pasos, por lo menos, tres veces.
   g. Se revalúa la disfunción.

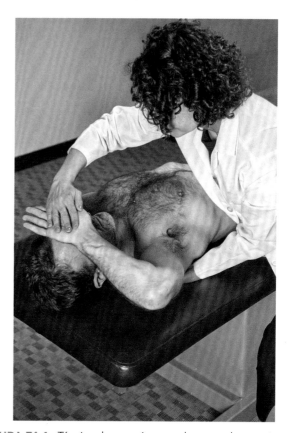

**FIGURA 71-1.** Técnica de energía muscular para el tratamiento de la restricción de inhalación de la 1ª costilla con movimiento de palanca de bomba de agua.

4. Tres mecanismos han ayudado a la costilla a liberar su inhalación, movimiento de palanca de bomba de agua:
   a. La contracción del músculo escaleno anterior del paciente ayuda a elevar la costilla porque la cabeza está fija.
   b. La inhalación profunda ayuda a la costilla a colocarse en una posición elevada.
   c. El médico, al jalar la parte posterior de la costilla, provoca el movimiento recíproco de la parte anterior de la costilla que se mueve hacia arriba.

## 1ª costilla: movimiento de asa de cubo

1. *Posición del paciente*: en decúbito dorsal.
2. *Posición del médico*: de pie al lado de la mesa, frente a la cabeza del paciente.
3. *Técnica*:
   a. El paciente coloca la mano, con la palma hacia arriba, sobre su frente con la cabeza girada 40° desde la línea media, hacia la costilla a tratar.
   b. El médico pasa la mano más cercana por debajo del paciente y toma la superficie posterosuperior de la 1ª costilla con los dedos.
   c. El médico coloca la otra mano, con la palma hacia abajo, sobre la mano del paciente en el lado de la disfunción.
   d. Se pide al paciente que empuje la cabeza separándola de la mesa en la dirección en que se encuentra, mientras inhala profundo, utilizando el músculo escaleno medio (fig. 71-2).

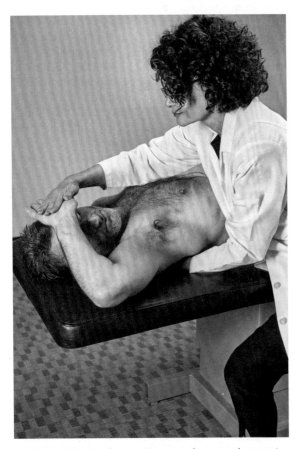

**FIGURA 71-2.** Técnica de energía muscular para el tratamiento de la restricción de inhalación de la 1ª costilla con movimiento de asa de cubo.

## Costillas 2ª a 10ª: movimiento de palanca de bomba de agua

1. *Posición del paciente*: en decúbito dorsal.
2. *Posición del médico*: de pie al lado de la mesa, frente a la cabeza del paciente.
3. *Técnica*:
   a. El paciente coloca la mano, con la palma hacia arriba, sobre su frente.
   b. El médico pasa la mano más cercana por detrás del paciente y toma la parte posterosuperior de la costilla que se trata.
   c. El médico coloca la otra mano sobre la mano del paciente.
   d. Se pide al paciente que levante la mano y el brazo hacia el techo mientras inhala de manera profunda. El médico produce resistencia isométrica (fig. 71-3). Esto se mantiene durante 3 a 5 s.
   e. De manera simultánea, el médico jala hacia abajo la cara posterior de la costilla.

4. En esta técnica, el paciente utiliza los músculos pectoral y serrato anterior para elevar la parte anterior de la costilla a medida que el médico jala hacia abajo la cara posterior de la costilla para ayudar a la elevación anterior.

## Costillas 2ª a 10ª: movimiento de asa de cubo

1. *Posición del paciente*: en decúbito dorsal.
2. *Posición del médico*: de pie al lado de la mesa, frente a la cabeza del paciente.
3. *Técnica*:
   a. El paciente coloca la mano, con la palma hacia arriba, sobre su frente.
   b. El médico pasa la mano más cercana por detrás del paciente y toma la parte posterosuperior de la costilla que se trata.
   c. El médico coloca la otra mano sobre la mano del paciente en el lado de la disfunción.
   d. Se pide al paciente que levante la mano y el brazo en sentido lateral en ángulo de 45° desde la vertical mientras

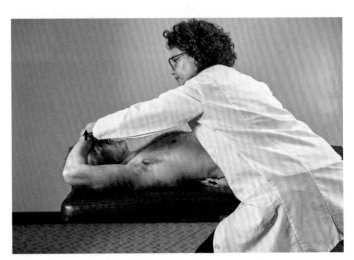

**FIGURA 71-3.** Técnica de energía muscular para el tratamiento de la restricción de inhalación de la 2ª a la 10ª costillas (movimientos de palanca de bomba de agua y asa de cubo).

inhala profundo. El médico produce resistencia isométrica (fig. 71-3). Esto se mantiene durante 3 a 5 s.

e. Conforme el paciente inhala, el médico jala hacia abajo la cara posterior de la costilla afectada.

f. Se repiten estos pasos, por lo menos, tres veces y se revalúa la disfunción.

4. La parte lateral del serrato luego eleva la parte lateral de las costillas para mejorar el movimiento de asa de cubo.

## Costillas 11ª y 12ª

1. *Posición del paciente*: en decúbito ventral.
2. *Posición del médico*: de pie al lado de la mesa, en el sitio opuesto a la costilla a tratar.
3. *Técnica*:
   a. Se jalan las piernas del paciente hacia el médico.
   b. Se coloca el brazo del paciente del lado afectado sobre su cabeza.
   c. Con la mano más cercana, el médico toma la espina iliaca anteroinferior del lado de la disfunción y rota la pelvis en sentido posterior.
   d. Se coloca la palma de la mano opuesta del médico sobre la(s) costilla(s) afectada(s).
   e. Se pide al paciente que inhale profundo.
   f. Mientras el paciente inhala, el médico empuja en sentido lateral sobre la costilla, separándola de su articulación para permitir que la respiración la lleve a la inhalación (ver fig. 71-6).
4. La posición del brazo del paciente utiliza el dorsal ancho para facilitar el movimiento hacia arriba y afuera de la costilla disfuncional mientras resiste el jalón hacia abajo del cuadrado lumbar.

## DISFUNCIONES DE INHALACIÓN (RESTRICCIONES DE EXHALACIÓN)

Cuando una costilla tiene restricción en su capacidad de moverse hacia la exhalación y se mantiene en una posición elevada, de inhalación, las técnicas siguientes son útiles.

## 1ª costilla: movimiento de palanca de bomba de agua

1. *Posición del paciente*: en decúbito dorsal.
2. *Posición del médico*: de pie o sentado a la cabecera de la mesa.
3. *Técnica*:
   a. El médico inclina el cuello del paciente hacia delante y lo apoya en su mano y brazo.
   b. El médico coloca el pulgar en la superficie superior de la costilla disfuncional entre las dos cabezas del músculo esternocleidomastoideo.
   c. Se pide al paciente que inhale profundo y después exhale por completo.
   d. El médico resiste el movimiento anterior de la costilla durante la inhalación y después presiona hacia abajo sobre la costilla, siguiéndola en la exhalación.
   e. El médico mantiene la costilla hacia abajo mientras el paciente hace una respiración superficial y exhala de nuevo.

f. Se repite la técnica tres veces y después se revalúa la disfunción de la costilla.

## 1ª costilla: movimiento de asa de cubo

1. *Posición del paciente*: en decúbito dorsal, con la cabeza inclinada ligeramente hacia la costilla afectada.
2. *Posición del médico*: de pie o sentado a la cabecera de la mesa.
3. *Técnica*:
   a. El cuello del paciente se inclina hacia delante y del lado disfuncional, apoyado en la mano y el brazo del médico.
   b. El médico coloca el pulgar en el lado de la disfunción sobre la superficie superior de la costilla en sentido lateral a la inserción clavicular del músculo esternocleidomastoideo.
   c. Se pide al paciente que inhale profundo y luego exhale por completo.
   d. El médico resiste el movimiento de la costilla hacia arriba y afuera durante la inhalación y luego presiona hacia abajo sobre la costilla, siguiéndola en la exhalación.
   e. El médico mantiene la costilla hacia abajo mientras el paciente hace una respiración superficial y exhala de nuevo.
   f. Se repite la técnica tres veces.
   g. Se revalúa la disfunción de la costilla.

## Costillas 2ª a 5ª: movimiento de palanca de bomba de agua

1. *Posición del paciente*: en decúbito dorsal.
2. *Posición del médico*: de pie o sentado a la cabecera de la mesa.
3. *Técnica*:
   a. El médico coloca los dedos sobre la superficie superior del cartílago costal de la costilla que se trata y el otro en la costilla de abajo, lateral al esternón.
   b. El cuello del paciente se inclina por completo hacia delante. El médico coloca la rodilla en la mesa y soporta la cabeza y el cuello del paciente sobre el muslo.
   c. Se pide al paciente que exhale por completo mientras el médico sigue el movimiento inferior de la costilla y facilita que se mueva más hacia una posición de exhalación.
   d. El médico mantiene hacia abajo la costilla mientras el paciente inhala y luego la mueve más hacia la exhalación conforme el paciente exhala con fuerza (fig. 71-4).
   e. Se repiten los pasos anteriores tres veces y después se revalúa la disfunción.
   f. Los músculos intercostales y la alteración de la cavidad torácica por el descenso del diafragma se utilizan para jalar hacia abajo las costillas conforme el médico las presiona hacia abajo, con el dedo.

## Costillas 2ª a 5ª: movimiento de asa de cubo

1. *Posición del paciente*: en decúbito dorsal, con los hombros y cuello inclinados hacia el lado afectado.
2. *Posición del médico*: de pie o sentado a la cabecera de la mesa.

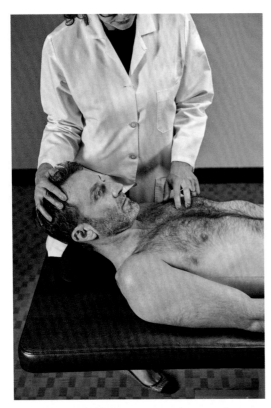

**FIGURA 71-4.** Técnica de energía muscular para el tratamiento de la restricción de exhalación de la 11ª y 12ª costillas. (El brazo del paciente a un lado para la exhalación; el brazo arriba de la cabeza para las restricciones de inhalación).

3. *Técnica*:
   a. El cuello del paciente se inclina hacia delante, del lado de la disfunción; el médico lo soporta con la mano y el brazo.
   b. El médico coloca los dedos en la superficie lateral del cartílago costal de la costilla que se trata en la línea axilar media y también en la que está debajo.
   c. Se pide al paciente que inhale y luego exhale por completo mientras el médico sigue el movimiento hacia abajo de la costilla y facilita que se mueva más hacia una posición de exhalación.
   d. El médico mantiene hacia abajo la costilla mientras el paciente inhala, luego la mueve aún más hacia la exhalación conforme el paciente exhala con fuerza una vez más.
   e. Se repiten los pasos anteriores tres veces y después se revalúa la disfunción de la costilla.
   f. De este modo, los músculos intercostales y la alteración de la cavidad torácica por el descenso del diafragma se utilizan para jalar hacia abajo las costillas conforme el médico las presiona con los dedos hacia abajo.

## Costillas 6ª a 10ª: movimiento de palanca de bomba de agua

1. *Posición del paciente*: en decúbito dorsal, con los hombros levantados con la mano del médico colocada entre las escápulas o con la parte superior de la espalda descansando en el muslo del médico. Por lo tanto, la parte superior del tronco se inclina hacia delante.
2. *Posición del médico*: de pie a la cabecera de la mesa, sosteniendo al paciente.

3. *Técnica*:
   a. El médico coloca los dedos en la superficie lateral del cartílago costal de la costilla que se va a tratar, lateral al esternón y también en la que está debajo.
   b. Se pide al paciente que inhale y luego exhale por completo mientras el médico sigue el movimiento hacia abajo de la costilla y facilita que se mueva más hacia una posición de exhalación.
   c. El médico mantiene hacia abajo la costilla mientras el paciente inhala y después la mueve más hacia la exhalación un tiempo adicional.
   d. Se repiten los pasos anteriores tres veces y después se revalúa la disfunción de la costilla.
   e. Los músculos intercostales y la alteración de la cavidad torácica por el descenso del diafragma se utilizan para jalar hacia abajo las costillas conforme el médico las presiona con el dedo hacia abajo. También puede contribuir el recto abdominal.

## Costillas 6ª a 10ª: movimiento de asa de cubo

1. *Posición del paciente*: la misma que para tratar el movimiento de palanca de bomba de agua, excepto que la parte superior del tronco está inclinada hacia un lado en dirección a la costilla afectada y hacia delante (fig. 71-5).
2. *Posición del médico*: de pie a la cabecera de la mesa, sosteniendo al paciente.
3. *Técnica*: la misma que para tratar el movimiento de palanca de bomba de agua.

## Costillas 10ª, 11ª y 12ª

1. *Posición del paciente*: en decúbito ventral.
2. *Posición del médico*: de pie al lado de la mesa, en el lado opuesto a la costilla afectada.

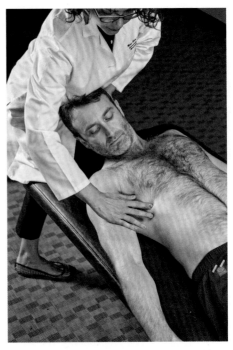

**FIGURA 71-5.** Técnica de energía muscular para el tratamiento de la restricción de exhalación de la 2ª a la 5ª costillas (movimiento de palanca de bomba de agua).

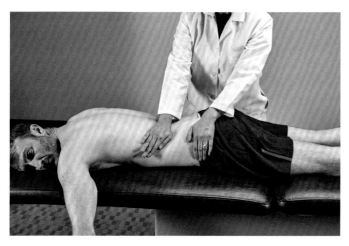

**FIGURA 71-6.** Técnica de energía muscular para el tratamiento de la restricción de exhalación de la 6ª a la 10ª costillas (movimiento de asa de cubo).

3. *Técnica*:
   a. Se jalan las piernas del paciente hacia el médico.
   b. El brazo del paciente permanece a su lado (la única diferencia de posición con respecto al tratamiento de las restricciones de inhalación).
   c. Con la mano más cercana, el médico toma la espina iliaca anteroinferior y rota la pelvis en sentido posterior.
   d. Con la eminencia tenar sobre la costilla afectada, el médico la empuja hacia afuera de su articulación mientras el paciente exhala con fuerza (fig. 71-6).
4. La posición del brazo del paciente reduce cualquier tensión sobre el dorsal ancho para facilitar el movimiento hacia abajo de la costilla disfuncional. La tensión en el cuadrado lumbar puede facilitar el tirón caudal en la costilla más baja.

# 72

# Técnicas de contratensión (*counterstrain*) para las costillas

Eileen L. DiGiovanna

Para los propósitos del tratamiento de contratensión (*couterstrain*), las disfunciones somáticas de las costillas, por lo general, se clasifican como deprimidas o elevadas. Las *costillas deprimidas* se mantienen en exhalación y restringidas en su movimiento de inhalación. Las *costillas elevadas* se mantienen en inhalación y restringidas en su movimiento de exhalación.

## PUNTOS DOLOROSOS ANTERIORES

### Costillas 1ª y 2ª (deprimidas, restricción de inhalación)

La ubicación de los puntos dolorosos a la palpación de la parte anterior de la parrilla costal se muestra en la figura 72-1. El punto doloroso de la primera costilla es lateral al esternón, en el nivel del ángulo de Louis, justo debajo de la articulación esternoclavicular. El punto doloroso de la segunda costilla está en la línea media clavicular en el nivel del segundo espacio intercostal.

1. *Posición del paciente*: en decúbito dorsal.
2. *Posición del médico*: de pie al lado del paciente cerca de la cabecera de la mesa.
3. *Técnica*:
   a. El punto doloroso se controla en forma continua con el dedo del medio.
   b. La cabeza del paciente está flexionada ligeramente, rotada e inclinada hacia un lado en dirección al punto doloroso (fig. 72-2).
   c. Se requiere un poco más de flexión para la 2ª costilla que para la 1ª.
   d. Cuando el punto ya no es doloroso, se mantiene la posición durante 120 s. Se regresa al paciente con lentitud a una posición neutra y se revalúa el punto doloroso en busca de sensibilidad.

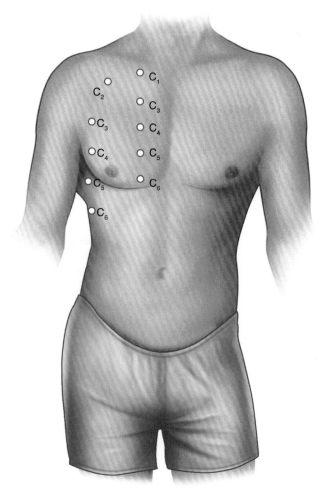

**FIGURA 72-1.** Ubicación de los puntos dolorosos, parrilla costal anterior.

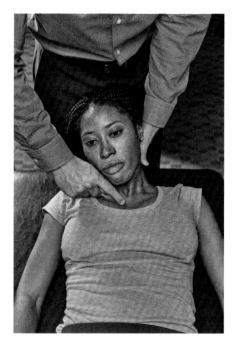

**FIGURA 72-2.** Técnica de contratensión para la 1ª o 2ª costilla deprimida.

## Costillas 3ª a 6ª (deprimida, restricción de inhalación)

Los puntos dolorosos anteriores de la 3ª a la 6ª costillas se encuentran a lo largo de la línea axilar anterior sobre las costillas o en situación más medial a lo largo del borde del esternón en los espacios intercostales.

1. *Posición del paciente*: sentado sobre la mesa.
2. *Posición del médico*: de pie detrás del paciente.
3. *Técnica*:
   a. El médico coloca el pie sobre la mesa en el lado opuesto al punto doloroso y coloca el brazo del paciente sobre su muslo.
   b. El médico mueve el muslo en sentido lateral para que el paciente, que se encuentra apoyado sobre el muslo, se incline hacia el lado del punto doloroso.
   c. Se pide al paciente que doble las piernas sobre la mesa hacia el lado del punto doloroso (fig. 72-3).
   d. El brazo libre se cruza sobre el regazo del paciente.
   e. Cuando el punto ya no es doloroso, se mantiene la posición durante 120 s. Después, se regresa al paciente lentamente a una posición neutra y se revalúa el punto doloroso.

## PUNTOS DOLOROSOS POSTERIORES

Los puntos dolorosos posteriores se encuentran a lo largo de los ángulos de las costillas. Su ubicación se muestra en la figura 72-4.

## 1ª costilla (elevada, restricción de exhalación)

1. *Posición del paciente*: sentado sobre la mesa.
2. *Posición del médico*: de pie detrás del paciente.

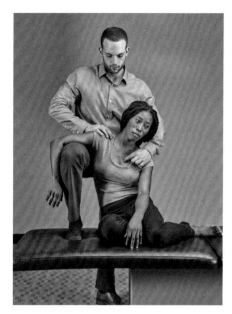

**FIGURA 72-3.** Técnica de contratensión para la 3ª a la 6ª costillas deprimidas.

3. *Técnica*:
   a. El médico coloca el pie sobre la mesa en el lado del punto doloroso y coloca el brazo del paciente sobre su muslo.
   b. El paciente se apoya sobre el muslo del médico, que se mueve en sentido lateral, lo que provoca elevación de la 1ª costilla.

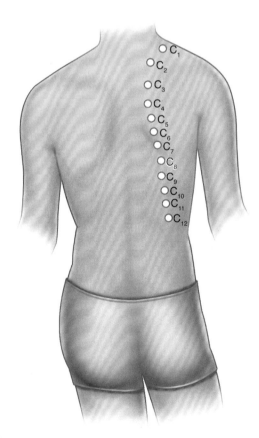

**FIGURA 72-4.** Ubicación de los puntos dolorosos, parrilla costal posterior.

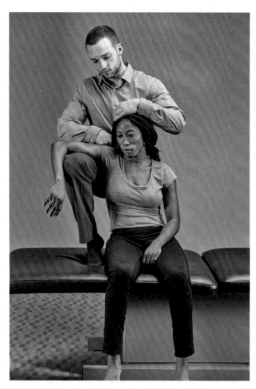

**FIGURA 72-5.** Técnica de contratensión para la 1ª costilla elevada.

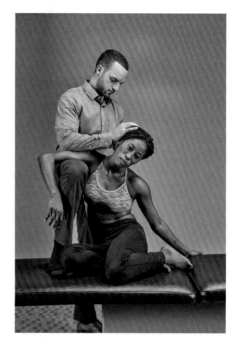

**FIGURA 72-6.** Técnica de contratensión para la elevación de la 2ª a la 8ª costillas.

c. La cabeza se inclina hacia un lado en dirección al punto doloroso. Después se inclina hacia delante o atrás, lo que dé lugar a la suavización máxima de los tejidos (fig. 72-5).

## Costillas 2ª a 8ª (elevada, restricción de exhalación)

1. *Posición del paciente*: sentado sobre la mesa.
2. *Posición del médico*: de pie.
3. *Técnica*:
   a. El médico coloca el pie sobre la mesa en el lado del punto doloroso y ubica el brazo del paciente sobre su muslo.
   b. El muslo se mueve en sentido lateral con el paciente apoyado en éste, lo que eleva aún más las costillas de ese lado.
   c. En el caso de las costillas superiores, la cabeza se inclina en sentido lateral y se rota en sentido contrario al punto doloroso.
   d. Para las costillas inferiores, se pide al paciente que suba las piernas a la mesa y las doble hacia el lado opuesto al punto doloroso (figs. 72-6 y 72-7).
   e. El brazo libre se coloca detrás de la paciente.
   f. Cuando el punto ya no es doloroso, se mantiene la posición durante 120 s. Después, se regresa al paciente a una posición neutra y se revalúa el punto doloroso.

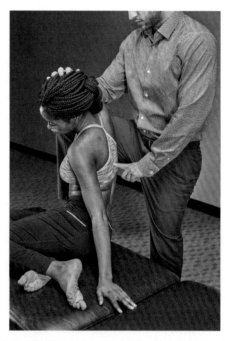

**FIGURA 72-7.** Vista lateral de la técnica de contratensión para las costillas elevadas.

### Referencia

Jones L, Kusunose R, Goering E. *Jones Strain-Counterstrain*. Boise, ID: Jones Strain-Counterstrain Inc.; 1995.

# Liberación posicional facilitada

Stanley Schiowitz

Este capítulo describe los métodos para el tratamiento de las disfunciones somáticas de las costillas con técnicas de liberación posicional facilitada.

## DISFUNCIÓN SOMÁTICA DE LA 1ª COSTILLA

1. *Posición del paciente*: en decúbito dorsal.
2. *Posición del médico*: de pie junto a la mesa, en el lado de la disfunción, frente a la cabecera de la mesa.
3. *Técnica*:
   a. El médico coloca la mano cercana sobre la costilla del paciente con los dedos en la cara posterior de la 1ª costilla (mano derecha sobre la costilla derecha). Es posible modificar la colocación de la mano para tratar sólo los tejidos blandos o en la unión costovertebral para obtener la liberación articular de la 1ª costilla. Los dedos del médico deben identificar el área de mayor tensión para tratar el músculo.
   b. El médico inclina el codo del paciente, luego coloca su mano lejana sobre el codo flexionado y lleva el húmero hasta una flexión de 90°.
   c. El médico presiona hacia abajo el codo del paciente con la fuerza dirigida hacia los dedos de control (fig. 73-1).
   d. Manteniendo esta compresión, el médico agrega rotación interna de la articulación del hombro. Esto se logra al colocar el antebrazo derecho del paciente sobre la cara ventral del antebrazo cercano del médico y girando el antebrazo del paciente hacia afuera con un movimiento del antebrazo del médico en sentido caudal. Esto debe generar liberación de tejido o movimiento articular.
   e. Se mantiene la posición durante 3 s.
   f. Manteniendo la fuerza de torsión compresiva, el médico aduce el brazo del paciente hacia la línea media y

después lleva el brazo hacia la mesa con una circunducción, hasta que el brazo quede a lo largo del costado del paciente (fig. 73-2).
   g. Se libera la posición y se revalúa la disfunción.

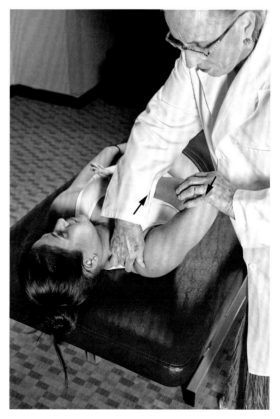

**FIGURA 73-1.** Tratamiento de liberación posicional facilitada para la disfunción de la 1ª costilla: aplicación de compresión con rotación interna del hombro.

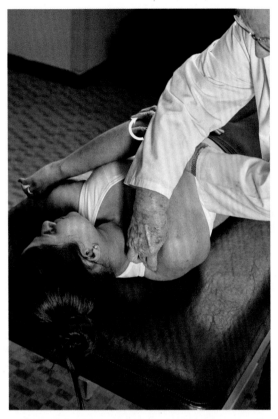

**FIGURA 73-2.** Aducción seguida de circunducción para liberar el brazo.

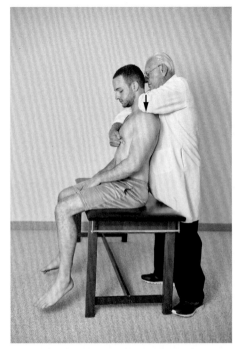

**FIGURA 73-3.** Tratamiento de liberación posicional facilitada para la disfunción somática de la parrilla costal anterior: aplicación de compresión en la unión cervicotorácica.

# DISFUNCIONES DE LA PARRILLA COSTAL ANTERIOR Y COSTOCONDRALES O HIPERTONICIDAD MUSCULAR

## Ejemplo: disfunción costocondral 4ª izquierda

1. *Posición del paciente*: sentado.
2. *Posición del médico*: de pie detrás del paciente.
3. *Técnica*:
   a. El médico coloca el brazo derecho alrededor del frente del paciente con el dedo índice de esa mano sobre el tejido doloroso a la palpación o sobre la disfunción somática de la costilla.
   b. La mano izquierda del médico se encuentra en la unión cervicotorácica del paciente, con el brazo izquierdo descansado sobre la cara superior del hombro del paciente y el codo sobre el acromion.
   c. Se pide al paciente que se siente erguido hasta que la cifosis torácica se aplane un poco.
   d. El médico aplica compresión en la unión cervicotorácica y el hombro izquierdo, directamente hacia el piso (fig. 73-3). (No se debe permitir que haya inclinación hacia delante).
   e. Manteniendo la fuerza de compresión, el médico inclina hacia delante el cuerpo del paciente en dirección al dedo de control. (Se pide al paciente que incline la cabeza hacia delante).
   f. El médico agrega una inclinación lateral a la izquierda hasta que perciba movimiento en el dedo de control. Puede ser necesario agregar una rotación (fig. 73-4).
   g. Se mantiene la posición durante 3 s y después se libera y se revalúa la disfunción.

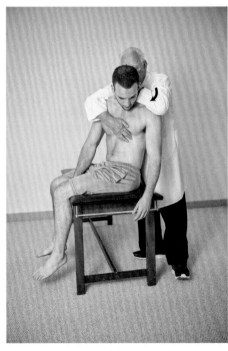

**FIGURA 73-4.** Tratamiento de liberación posicional facilitada para la disfunción somática de la parrilla costal anterior con inclinación hacia delante, inclinación lateral y rotación agregada.

# DISFUNCIONES POSTERIORES DE LAS COSTILLAS O HIPERTONICIDAD MUSCULAR

## Técnica con paciente en decúbito ventral

1. *Posición del paciente*: decúbito ventral.
2. *Posición del médico*: de pie al lado de la mesa opuesto a la disfunción somática.
3. *Técnica*:
   a. El médico lleva la mano caudal hasta el hombro contralateral del paciente.
   b. Coloca el índice de la mano cefálica sobre la articulación costotransversa para controlar el movimiento.
   c. Con la mano sobre el hombro, ejerce fuerza de compresión hacia los pies del paciente, aplicando inclinación lateral de la columna torácica contralateral hasta que se percibe movimiento en la disfunción somática.
   d. Es posible aplicar fuerza de rotación o torsión hasta que la textura del tejido se suavice.
   e. Se mantiene esta posición durante 3 a 5 s.
   f. Se regresa el hombro a una posición neutra y se revalúa la disfunción somática.

## Técnica con el paciente sentado

1. *Posición del paciente*: sentado en la orilla de la mesa o en un banco.
2. *Posición del médico*: de pie detrás del paciente en el lado de la disfunción somática en ángulo de 90° con la espalda del paciente.
3. *Técnica*:
   a. El médico controla la disfunción somática con la mano más alejada del paciente.
   b. Se pide al paciente que se siente erguido y empuje el tórax hacia delante.
   c. El codo flexionado del brazo cercano del médico se coloca por delante del hombro del paciente con el antebrazo sobre el hombro. Con este brazo, comprime la región torácica hacia abajo y la inclina en sentido lateral hacia el lado de la disfunción. Con el codo aplica fuerza de rotación jalando el hombro del paciente en

sentido posterior donde se localiza el sitio de la disfunción somática.
   d. Se sostiene esta posición durante 3 a 5 s.
   e. Se liberan las fuerzas y se revalúa la disfunción somática.

*Nota*: esta técnica es muy similar a la que se lleva a cabo para las disfunciones somáticas posteriores de la columna torácica realizada en posición sedente. La principal diferencia es el punto en el que el dedo de control detecta las fuerzas en el sitio de la disfunción.

# DISFUNCIONES LATERALES DE LAS COSTILLAS O HIPERTONICIDAD MUSCULAR

## Ejemplo: 5ª costilla derecha

1. *Posición del paciente*: sentado.
2. *Posición del médico*: de pie al lado derecho del paciente. En un principio, está orientado a casi 90° de distancia del paciente (su espalda cerca del hombro derecho del paciente).
3. *Técnica*:
   a. El médico coloca la axila izquierda sobre el hombro derecho del paciente tan cerca como sea posible de la unión cervicotorácica.
   b. El médico utiliza la mano izquierda para tomar el codo derecho del paciente, lo flexiona y lleva el hombro a casi 45° de flexión y abducción.
   c. El médico utiliza el dedo índice derecho para controlar la disfunción.
   d. Se pide al paciente que se siente erguido.
   e. El médico aplica fuerza de compresión desde su axila hacia abajo sobre el hombro del paciente, paralelo a la columna.
   f. También se aplica fuerza ligera desde el codo derecho del paciente hacia el hombro.
   g. Al añadir más presión sobre el hombro, se introduce inclinación lateral hacia abajo al dedo de control.
   h. Se introduce la rotación hacia el dedo de control del médico. Si aumenta la tensión del tejido, es posible intentar la rotación hacia afuera.
   i. Se mantiene la posición durante 3 s, luego se libera y se revalúa la disfunción.

# 74 Técnicas de Still para las costillas

Dennis J. Dowling

La técnica de Still para tratar las disfunciones somáticas de las costillas, por lo general, se relaciona con el hallazgo posicional, anterior o posterior, de la costilla afectada. Se establece una relación sencilla entre una costilla anterior y una disfunción de inhalación y una costilla posterior y una disfunción de exhalación, lo que también contribuye a la colocación inicial en la libertad de movimiento seguida por el acoplamiento de las barreras. También se pueden incluir algunas modificaciones para los componentes de la palanca de bomba de agua o de asa de cubo.

La 1ª costilla, a menudo, tiene un componente de elevación, posiblemente causado por el tirón de los músculos escalenos anterior y medial, así como el tirón medial hacia arriba del esternocleidomastoideo en la costilla a través de la línea media clavicular.

La compresión es la más utilizada, pero algunas de las técnicas implican un elemento de tracción o torsión. En ocasiones, la parte del tratamiento que implica movimiento hacia las barreras puede provocar un "chasquido" articular.

## EXHALACIÓN SUPERIOR/ COSTILLA POSTERIOR (2ª COSTILLA POSTERIOR DERECHA): SENTADO

1. *Posición del paciente*: sentado.
2. *Posición del médico*: de pie detrás del paciente en el lado disfuncional (en este ejemplo, lado derecho).
3. *Técnica*:
   a. El médico coloca la yema del dedo pulgar de la mano de control, en el ángulo de la disfunción somática de la costilla (en este ejemplo, el dedo izquierdo hace contacto con la costilla derecha C2 del paciente). La palma de esa mano se puede contornear hacia la espalda y los dedos se extienden hacia y sobre el hombro del lado de la disfunción.
   b. Con la otra mano, el médico toma el codo del paciente del lado de la disfunción (la mano derecha sostiene el codo derecho).

c. El médico utiliza el brazo como palanca y extiende el hombro llevando el codo hacia atrás y hasta el nivel del dedo de control. Se puede producir abducción ligera a medida que se extiende el hombro.
   d. Se aplica compresión desde el codo a lo largo del húmero hacia la costilla (fig. 74-1A).
   e. El médico aplica mayor abducción del hombro al mover el codo hacia afuera y luego en aducción-flexión llevando el codo en sentido anterior a través de un arco (fig. 74-1B).
   f. La parte superior del brazo se apoya contra el pecho del paciente.
   g. Se libera la compresión.
   h. Se vuelve a colocar el brazo al lado del paciente y se revalúa la disfunción somática de la costilla.

## INHALACIÓN SUPERIOR/ COSTILLA ANTERIOR (2ª COSTILLA ANTERIOR DERECHA): SENTADO

1. *Posición del paciente*: sentado.
2. *Posición del médico*: de pie detrás del paciente en el lado disfuncional (en este ejemplo, lado derecho).
3. *Técnica*:
   a. El médico coloca el pulpejo, la yema del pulgar de la mano de control, en el ángulo de la disfunción somática de la costilla (en este ejemplo, el dedo izquierdo hace contacto con la costilla derecha C2 del paciente). La palma de esa mano se puede contornear hacia la espalda y los dedos se extienden hacia y sobre el hombro del lado de la disfunción.
   b. Con la otra mano, el médico toma el codo del paciente del lado de la disfunción (la mano derecha sostiene el codo derecho).
   c. El médico utiliza el brazo como palanca y abduce el hombro llevando el codo en dirección lateral y hacia arriba hasta el nivel del dedo de control. También se

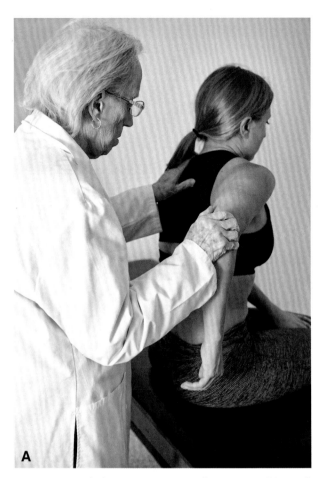
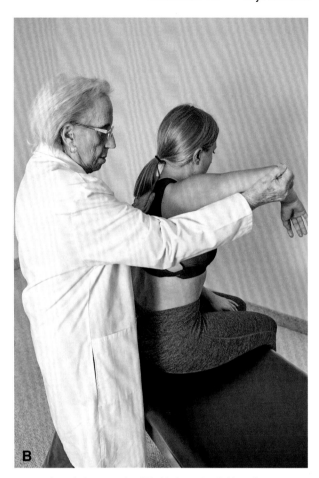

**FIGURA 74-1. (A)** Exhalación superior/costilla posterior (2ª costilla posterior derecha), sentado. **(B)** Abducción del hombro.

aplica una pequeña extensión hasta que la localización se nota en el dedo de control. (Se puede utilizar una variación en la que se indica al paciente que eleve el hombro hacia la oreja del mismo lado, el médico mantiene la posición al sostener y levantar el codo y luego se pide al paciente que se relaje [fig. 74-2A]).

d. La compresión se realiza desde el codo a lo largo del húmero hacia la costilla.

e. El médico aplica mayor abducción del hombro moviendo el codo en sentido lateral en el plano coronal. A medida que se eleva el codo, se produce una combinación de abducción-flexión-rotación interna del hombro.

f. El codo se mueve en sentido anterior a través de un arco al llevar el hombro a mayor flexión (fig. 74-2B).

g. Se libera la compresión.

h. Se vuelve a colocar el brazo al lado del paciente y se revalúa la disfunción somática de la costilla.

*Nota*: esta técnica se puede adaptar fácilmente al paciente en decúbito dorsal y al médico sentado o de pie a la cabecera de la mesa. La principal diferencia es que el dedo o pulgar de control se coloca con mayor comodidad debajo del paciente (fig. 74-2C).

## COSTILLA ANTERIOR/INHALACIÓN (3ª COSTILLA ANTERIOR DERECHA): PACIENTE SENTADO

1. *Posición del paciente*: sentado.
2. Posición del médico: de pie frente al paciente.
3. *Técnica*:
   a. El médico coloca ambos antebrazos sobre los hombros del paciente lo más cerca posible del cuello.
   b. El médico coloca la yema del dedo índice o medio de la mano de control en el ángulo de la costilla afectada en el lado de la disfunción somática (en este ejemplo, el dedo izquierdo hace contacto con la costilla derecha C3 del paciente).
   c. La parte proximal del antebrazo del médico, que está anterior al hombro del paciente opuesto a la disfunción, lo empuja de ese lado hacia atrás (el antebrazo derecho empuja el hombro izquierdo hacia atrás, lo que hace que el lado derecho y en especial la costilla de la disfunción somática se rote hacia delante).
   d. El antebrazo del médico del lado de la disfunción empuja hacia abajo ese hombro para aplicar la inclinación lateral en el nivel de la costilla disfuncional.

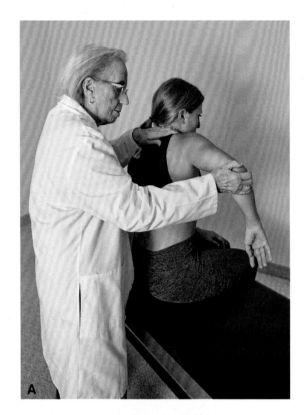

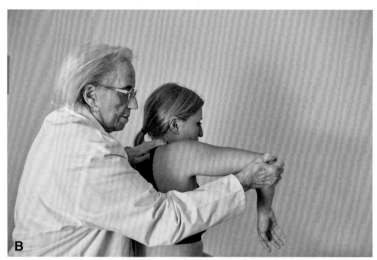

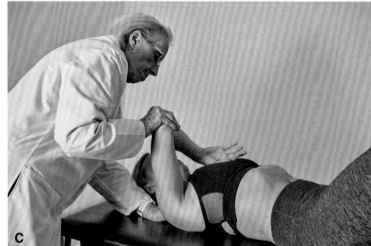

FIGURA 74-2. **(A)** Inhalación superior/costilla anterior (2ª costilla derecha anterior), sentado. **(B)** Hombro en mayor flexión. **(C)** Inhalación superior/costilla anterior (2ª costilla derecha anterior), adaptación en decúbito dorsal.

e. El médico aplica presión hacia abajo a través de los hombros del paciente y ejerce un poco más de presión en el lado de la disfunción hacia el dedo de control (fig. 74-3).

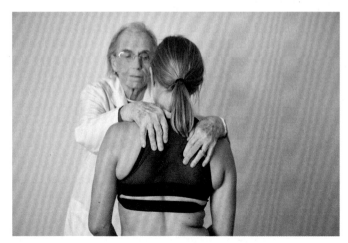

FIGURA 74-3. Costilla anterior/inhalación (3ª costilla derecha anterior), paciente sentado (médico frente al paciente).

f. Mientras se mantiene la compresión, la parte superior del cuerpo del paciente se lleva de forma suave a través de la inclinación lateral y la rotación en direcciones opuestas (en este caso, inclinación lateral a la izquierda y rotación a la derecha).

g. Se lleva el cuerpo del paciente a la posición neutra y se revalúa la disfunción somática torácica.

## COSTILLA POSTERIOR/EXHALACIÓN (3ª COSTILLA POSTERIOR DERECHA): PACIENTE SENTADO

1. *Posición del paciente*: sentado.
2. *Posición del médico*: de pie frente al paciente.
3. *Técnica*:
   a. El médico coloca ambos antebrazos sobre los hombros del paciente lo más cerca posible del cuello.
   b. El médico coloca la yema del dedo índice o medio de la mano de control en el ángulo de la costilla afectada en el lado de la disfunción somática (en este ejemplo, el dedo izquierdo hace contacto con la costilla derecha C3 del paciente).

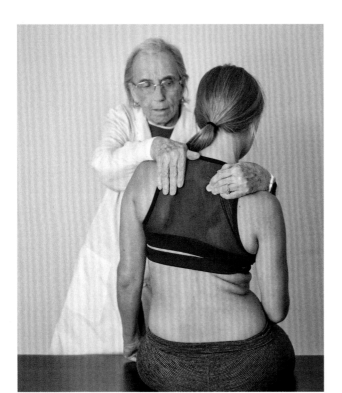

**FIGURA 74-4.** Costilla posterior/exhalación (3ª costilla derecha posterior), paciente sentado (médico frente al paciente).

c. La parte proximal del antebrazo del médico en el mismo lado de la disfunción, que es anterior al hombro del paciente, empuja el hombro de ese lado hacia atrás (el antebrazo izquierdo empuja el hombro derecho hacia atrás, lo que causa rotación hacia atrás del lado derecho y en especial de la costilla de la disfunción somática).

d. El antebrazo del médico del lado de la disfunción empuja hacia abajo ese hombro para crear inclinación lateral en el nivel de la disfunción de la costilla.

e. El médico aplica presión hacia abajo a través de los hombros del paciente y ejerce un poco más de presión en el lado de la disfunción hacia el dedo de control (fig. 74-4).

f. Mientras se mantiene la compresión, la parte superior del cuerpo del paciente se lleva con suavidad a inclinación lateral y rotación en direcciones opuestas (en este caso, inclinación lateral a la izquierda y rotación a la izquierda).

g. Se lleva el cuerpo del paciente a la posición neutra y se revalúa la disfunción somática torácica.

## COSTILLA POSTERIOR/EXHALACIÓN (6ª COSTILLA POSTERIOR DERECHA) O COSTILLA ANTERIOR/INHALACIÓN (6ª COSTILLA DERECHA): PACIENTE SENTADO

1. *Posición del paciente*: sentado.
2. *Posición del médico*: de pie detrás del paciente.

3. *Técnica*:
   a. El médico coloca la yema del pulgar de la mano de control en el ángulo de la disfunción somática de la costilla (el pulgar derecho hace contacto con el ángulo de la costilla derecha C6 del paciente). La palma de esa mano se adapta y apoya la espalda del paciente.
   b. Se instruye al paciente para que extienda la mano del lado de la disfunción somática hacia delante y al otro lado para sujetar el hombro del lado opuesto (mano derecha sobre el hombro izquierdo).
   c. El médico coloca la axila en el hombro opuesto a la disfunción somática de la costilla y lleva la mano que no controla hacia delante y al otro lado para sostener el hombro del lado de la disfunción (la axila izquierda del médico está en el hombro izquierdo del paciente y la mano del mismo lado del médico está sobre el hombro derecho del paciente).
   d. El médico inclina al paciente hacia el lado de la disfunción costal.
   e. Si la disfunción costal es posterior, el médico rota al paciente hacia atrás sobre ese lado (rota el lado derecho hacia atrás) hacia abajo y en dirección al ángulo costal posterior (fig. 74-5A). Si la disfunción costal es anterior, el médico rota al paciente hacia delante sobre ese lado (rota el lado derecho hacia delante) hacia abajo hasta el ángulo costal posterior (fig. 74-5B). El médico puede exagerar aún más esto si es necesario hasta que se note suavidad del tejido subyacente. Se realiza flexión o extensión ligera según la reacción al posicionamiento.
   f. El médico aplica compresión hacia abajo con el contacto de la palma de la mano (izquierda) en el hombro derecho del paciente y a través de su axila (izquierda) en el hombro izquierdo del paciente hasta que se note más suavidad del tejido en el dedo de control.
   g. Mientras se mantiene la compresión, el cuerpo del paciente se lleva con suavidad a través de la posición neutra y en las direcciones de la barrera (en este caso, inclinación lateral a la izquierda y rotación a la izquierda para la parte posterior derecha de la costilla; inclinación lateral a la izquierda y rotación a la derecha para la parte anterior derecha de la costilla).
   h. Se lleva el cuerpo del paciente a la posición neutra y se revalúa la disfunción somática de las costillas.

## COSTILLA POSTERIOR/EXHALACIÓN (6ª COSTILLA POSTERIOR DERECHA) O COSTILLA ANTERIOR/INHALACIÓN (6ª COSTILLA DERECHA): PACIENTE EN DECÚBITO LATERAL

1. *Posición del paciente*: en decúbito lateral con lado de la disfunción somática hacia arriba.
2. *Posición del médico*: de pie frente al paciente.
3. *Técnica*:
   a. El brazo del paciente del lado de la disfunción somática de la costilla se flexiona y abduce, y se coloca la mano sobre su cuello.

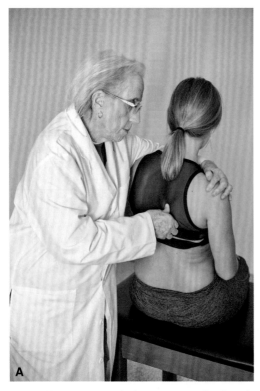

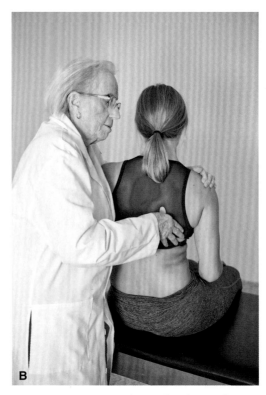

**FIGURA 74-5. (A)** Costilla posterior/exhalación (6ª costilla derecha posterior), paciente sentado (médico frente al paciente). **(B)** Costilla anterior/inhalación (6ª costilla derecha), paciente sentado (médico frente al paciente).

b. El médico coloca el brazo cefálico a través de la abertura creada por el brazo doblado del paciente y coloca la palma y los dedos de esa mano sobre la escápula de ese lado (la mano derecha del médico sobre la escápula derecha del paciente).

c. El médico coloca la yema del dedo índice o medio de la otra mano de control (caudal) en el ángulo costal en el nivel de la disfunción somática (en este ejemplo, el dedo izquierdo hace contacto con el ángulo de la 6ª costilla derecha del paciente). La palma y los dedos de esta mano se adaptan al cuerpo del paciente y mantienen la posición del tronco durante gran parte del tratamiento.

El médico también puede apoyar el codo o el antebrazo sobre la cresta iliaca del paciente en ese lado (codo izquierdo sobre la cadera derecha).

d. Si el diagnóstico está en la parte posterior de una costilla, el hombro del paciente (derecho) se lleva hacia atrás con la mano más cercana a la cabeza (mano cefálica; izquierda) del médico, rotando la parte superior del cuerpo del paciente en la dirección de la libertad de movimiento de la disfunción somática (fig. 74-6A). Si el diagnóstico está en la parte anterior de una costilla, el hombro del paciente (derecho) se lleva hacia delante con la mano cefálica (izquierda) del médico,

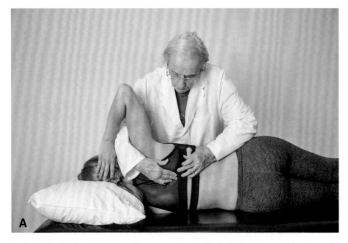

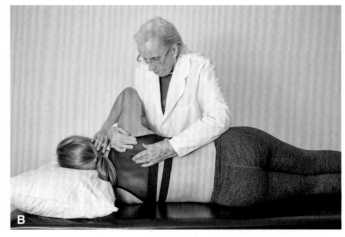

**FIGURA 74-6. (A)** Costilla posterior/exhalación (6ª costilla tderecha posterior), paciente en decúbito lateral. **(B)** Costilla anterior/inhalación (6ª costilla derecha) anterior, paciente en decúbito lateral.

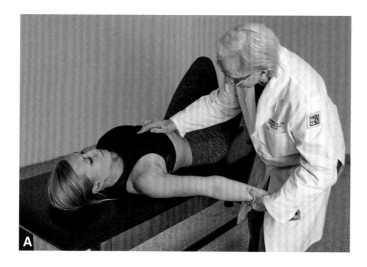

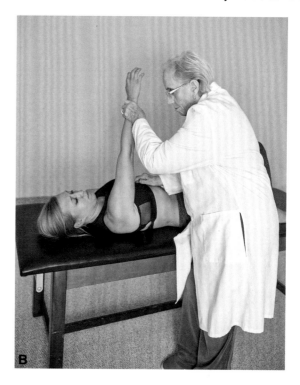

**FIGURA 74-7. (A)** Costilla posterior/exhalación (6ª costilla derecha posterior), paciente en decúbito dorsal. **(B)** El brazo del paciente se flexiona y se aduce a través del cuerpo del paciente.

rotando la parte superior del cuerpo del paciente hacia delante y en la dirección de la libertad de movimiento de la disfunción somática (fig. 74-6B).

e. El médico aplica presión (alrededor de 2 kg [5 libras] de presión) e inclinación lateral utilizando su brazo cefálico para empujar el hombro del paciente (en este ejemplo, a la derecha) hacia la cadera del mismo lado hasta que se note la relajación en el tejido blando que se controla sobre la costilla.

f. Se mantiene la presión.

g. Si el diagnóstico está en la parte posterior de una costilla, el médico utiliza el brazo más cercano a los pies (caudal) sobre la cadera del paciente y gira la pelvis hacia atrás. La mano y el brazo cefálicos tiran del hombro del paciente hacia delante y llevan la escápula hacia la cabeza del paciente (en este caso, inclinación lateral y rotación a la izquierda en las direcciones de la barrera). Si el diagnóstico está en la parte anterior de una costilla, el médico utiliza el brazo caudal sobre la cadera del paciente y gira la pelvis hacia delante. La mano y el brazo cefálicos tiran del hombro del paciente hacia atrás y llevan la escápula hacia la cabeza del paciente (en este caso, inclinación lateral a la izquierda y rotación a la derecha en las direcciones de la barrera).

h. Se lleva el cuerpo del paciente a la posición neutra y se revalúa el nivel de disfunción somática de las costillas.

## COSTILLA POSTERIOR/EXHALACIÓN (6ª COSTILLA DERECHA POSTERIOR): PACIENTE EN DECÚBITO DORSAL

1. *Posición del paciente*: en decúbito dorsal con el hombro del lado afectado ligeramente fuera del borde de la mesa.

2. *Posición del médico*: de pie frente al paciente.

3. *Técnica*:

a. El médico coloca la yema del dedo índice o medio de la mano de control caudal en el cartílago costal del lado y en el nivel de la disfunción somática de la costilla (en este ejemplo, el dedo derecho hace contacto con la disfunción somática de la 6ª costilla del paciente).

b. El médico sostiene la muñeca del paciente del lado de la disfunción somática de la costilla (en este ejemplo, la mano izquierda del médico sostiene la muñeca derecha del paciente).

c. El médico aplica tracción longitudinal tirando del brazo del paciente (derecho) hacia los pies hasta que se note la relajación en el dedo de control.

d. El médico aplica extensión, abducción y rotación externa del hombro mientras mantiene tracción (fig. 74-7A).

e. Mientras se mantiene la tracción, se flexiona el brazo del paciente y se aduce a través del cuerpo del paciente (fig. 74-7B).

f. Después, el brazo del paciente se cruza sobre el hombro opuesto o más alto.

g. Se lleva el brazo del paciente a la posición neutra y se revalúa la disfunción de las costillas.

## COSTILLA ANTERIOR/INHALACIÓN (6ª COSTILLA DERECHA ANTERIOR): PACIENTE EN DECÚBITO DORSAL

1. *Posición del paciente*: en decúbito dorsal con el hombro del lado afectado ligeramente fuera del borde de la mesa.

2. *Posición del médico*: de pie frente al paciente.

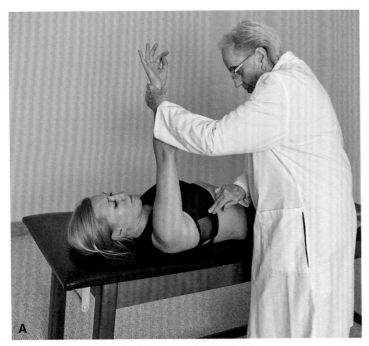
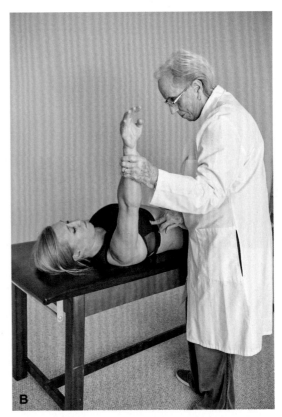

**FIGURA 74-8. (A)** Costilla anterior/inhalación (6ª costilla derecha anterior), paciente en decúbito dorsal. **(B)** El brazo del paciente se flexiona y se abduce aún más.

3. *Técnica*:
   a. El médico coloca la yema del dedo índice o medio de la mano de control caudal en el cartílago costal del lado y en el nivel de la disfunción somática de la costilla (en este ejemplo, el dedo derecho hace contacto con la disfunción somática de la 6ª costilla del paciente).
   b. El médico sostiene la muñeca del paciente en el lado de la disfunción somática de la costilla (en este ejemplo, la mano izquierda del médico sostiene la muñeca derecha del paciente).
   c. El médico aplica tracción longitudinal tirando del brazo del paciente (derecho) hacia sus pies hasta que se note la relajación en el dedo de control.
   d. El médico ejerce flexión del hombro, aducción a través de la cara anterior del cuerpo del paciente y rotación interna mientras mantiene la tracción (fig. 74-8A).
   e. Mientras se mantiene la tracción, se flexiona aún más el brazo y se abduce en sentido anterior y lateral en relación con el cuerpo del paciente (fig. 74-8B).
   f. Se lleva el brazo del paciente a la posición neutra y se revalúa la disfunción de las costillas.

## Referencias

Van Buskirk RL. A manipulative technique of Andrew Taylor Still. *J Am Osteopath Assoc*. 1996;96:597-602.

Van Buskirk RL. *The Still Technique Manual*. Indianapolis, IN: American Academy of Osteopathy; 1999.

Van Buskirk RL. Treatment of somatic dysfunction with an osteopathic manipulative method of Dr. Andrew Taylor Still. En: Ward RC, ed. *Foundations for Osteopathic Medicine*. Philadelphia, PA: Lippincott Williams & Wilkins; 2003:1094-1114.

# 75 Técnicas de IPEN

Dennis J. Dowling

En este capítulo se describen las técnicas de inhibición progresiva de estructuras neuromusculoesqueléticas (IPEN) para el tratamiento de las disfunciones somáticas de la región de la caja torácica. Los ejemplos que se proporcionan no son los únicos posibles (fig. 75-1A y B). Los que se muestran son muy comunes. En ocasiones, los patrones de la región de la caja torácica pueden continuar hacia o desde regiones adyacentes.

Por lo general, se trata al paciente en posición de decúbito ventral, pero es posible hacerlo sentado. De hecho, el tratamiento de la disfunción costal e intercostal se realiza mejor con el paciente sentado porque permite un acceso continuo más fácil a las partes anterior y posterior del tórax. El médico se debe colocar con comodidad frente a la región que va a tratar o junto a la mesa.

Los principios y métodos de la IPEN se pueden aplicar de la manera siguiente:

1. Se localiza un punto sensible en la región de los síntomas.
2. Se analizan las estructuras que se encuentran profundas a ese punto.
3. Se ubica otro punto sensible en el otro extremo de una estructura de conexión (es decir, músculo, ligamento o nervio). El sitio más sensible es el punto primario y el menos sensible es el punto final.
4. Se aplica presión de inhibición en ambos puntos durante 30 s o más. Por lo general, disminuye la tensión del tejido blando en el punto más sensible.
5. Comenzando por el punto más sensible de los dos, se localiza otro sitio sensible alrededor de 2 a 3 cm hacia el punto menos sensible.

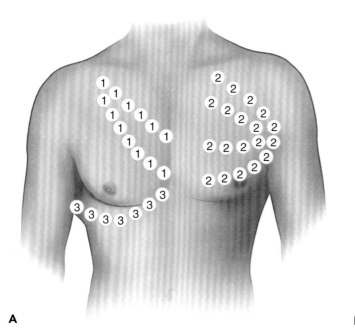

**A**

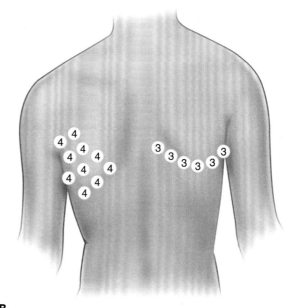

**B**

FIGURA 75-1. **(A y B)** Patrones de puntos de inhibición progresiva de estructuras neuromusculares de la caja torácica. *1*, pectoral menor; *2*, pectoral mayor; *3*, disfunciones costales y músculos intercostales, y *4*, serrato anterior.

6. Se repite el procedimiento de manera progresiva hacia el punto final.
7. Se revalúa el estado de la disfunción. Se determina si es necesario un tratamiento adicional o la aplicación de otras modalidades.

## PECTORALES MENOR Y MAYOR

1. *Técnica*:
   a. El médico coloca la yema del índice o medio en las inserciones mediales de los músculos y laterales al esternón. Un dedo de la otra mano del médico ubica un punto sensible en sentido lateral. El punto lateral se localiza en la apófisis coracoides para el *pectoral menor* y en el borde medial de la corredera bicipital del húmero para el *pectoral mayor*.
   b. El patrón de los puntos de intervención suele ser recto, pero la profundidad de la presión puede indicar los músculos afectados (el pectoral menor es más profundo y el pectoral mayor es más superficial).
2. *Correlación clínica*:
   a. Posinfarto del miocardio
   b. Dolor en la pared torácica
      (1) Posinfarto del miocardio
      (2) Costocondritis
   c. Dolor de hombro
   d. Irradiación del dolor de la pared torácica al hombro y el brazo

## DISFUNCIÓN COSTAL Y MÚSCULOS INTERCOSTALES

1. *Técnica*:
   a. El médico coloca la yema del dedo índice o medio lateral a la apófisis transversa que se articula con la costilla afectada en la parte posterior. Un dedo de la otra mano del médico ubica un punto sensible en la parte anterior. Para los sitios intercostales, el punto posterior se puede localizar en sentido más lateral y un poco inferior a la costilla. Otro punto está ubicado en sentido anterior en la misma costilla. En realidad, el patrón intercostal puede encontrarse entre las costillas.
   b. El patrón de los puntos de intervención suele ser curvado ligeramente. La ubicación de los puntos puede corresponder a la ubicación de los puntos dolorosos de contratensión anterior o posterior. Esto se debe tener

especialmente en cuenta cuando el tratamiento de contratensión parece que no es eficaz.
2. *Correlación clínica*:
   a. Dolor de espalda
   b. Dolor en el flanco
      (1) Nefrolitiasis (puede simular o estar relacionada con cálculos renales)
      (2) Colelitiasis/colecistitis
   c. Dificultad respiratoria
      (1) Asma
      (2) Enfermedad pulmonar obstructiva crónica
      (3) Neumonía
   d. Dolor en la pared torácica
      (1) Posinfarto del miocardio
      (2) Costocondritis

## SERRATO ANTERIOR

1. *Técnica*:
   a. El médico coloca la yema del dedo índice o medio en un punto en la región lateral inferior de la caja torácica en el borde lateral de la escápula. Es posible encontrar un punto sensible anterior lateral a las uniones costocondrales de las costillas.
   b. El patrón de los puntos de intervención suele ser recto (patrón muscular), pero puede ser un poco en zigzag al seguir el curso de los músculos serratos en forma de cuchillo. Debido a la naturaleza superpuesta de los músculos, es posible que existan varios patrones.
2. *Correlación clínica*:
   a. Dolor de espalda
   b. Dolor de costilla
   c. Dolor en el flanco

### Referencias

Dowling DJ. Progressive inhibition of neuromuscular structures (PINS) technique. *J Am Osteopath Assoc.* 2000;100:285-286, 289-298.

Dowling DJ. Progressive inhibition of neuromuscular structures (PINS) technique. En: Ward RC, ed. *Foundations for Osteopathic Medicine.* 2nd ed. Philadelphia, PA: Lippincott Williams & Wilkins; 2003:1026-1033, Appendix II.

Dowling DJ. Progressive inhibition of neuromuscular structures (PINS) technique. En: Chaitow L, ed. *Modern Neuromuscular Techniques.* Edinburgh, Scotland: Churchill Livingstone; 2003:225-250.

# Técnicas articulares y de empuje para las costillas

CAPÍTULO

76

Eileen L. DiGiovanna, Barry S. Erner,
Christopher J. Amen y Dennis J. Dowling

Existen dos métodos directos que se utilizan para mover las articulaciones de las costillas: *técnicas de elevación de costillas*, que son articulares, y *técnicas de empuje* que, por lo general, son de alta velocidad y baja amplitud (AVBA). Cada una tiene aplicaciones especiales propias como se describe aquí.

## TÉCNICAS DE ELEVACIÓN DE COSTILLAS (ARTICULARES)

Las técnicas de elevación de costillas están diseñadas para articular las cabezas de las costillas al levantarlas y rotarlas y, por medio de uniones fasciales, favorecer la innervación del sistema nervioso simpático en la cadena ganglionar.

En ciertas enfermedades pulmonares, es útil aflojar el moco espeso y articular las costillas para mejorar su movilidad. Las técnicas de elevación de costillas logran ambos objetivos, ya que el médico levanta de manera intencionada grupos de costillas.

### Para el paciente que no puede moverse de la cama

Esta técnica es útil en especial para pacientes que no se pueden sentar, que están debilitados, enfermos o en coma.

1. *Posición del paciente*: en decúbito dorsal.
2. *Posición del médico*: de pie o sentado, al lado de la mesa o la cama.
3. *Técnica*:
   a. El médico coloca las manos con las palmas hacia arriba sobre la cama, con los dedos debajo de la caja torácica del paciente, en las uniones costotransversas.

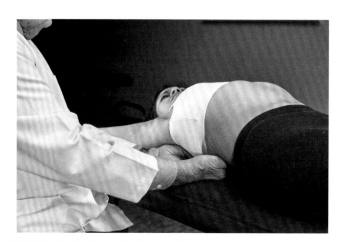

**FIGURA 76-1.** Elevación de costillas en el paciente que no se puede mover de la cama.

   b. Con la muñeca como un fulcro, el médico utiliza los dedos para elevar o bajar las costillas (fig. 76-1), separando las superficies articulares. Por lo general, la tensión muscular en la región y la restricción de movimiento costal disminuyen durante el tratamiento.
   c. Se repite este proceso hacia arriba y abajo del tórax.

### Elevación de costillas y bomba torácica en el paciente que no se puede mover de la cama

Esta técnica tiene el doble propósito de elevar las costillas y combinar una *bomba torácica* para tratar a los pacientes que no se pueden mover de la cama.

1. *Posición del paciente*: en decúbito dorsal.
2. *Posición del médico*: de pie a la cabecera de la mesa o la cama.
3. *Técnica*:
   a. El paciente levanta los brazos por arriba de su cabeza y entrelaza los dedos de ambas manos detrás de los muslos del médico, si puede hacerlo, o el médico toma los brazos del paciente.
   b. El médico toma los brazos del paciente. Las yemas de los dedos se colocan en las axilas al mismo tiempo que los dedos rodean los músculos pectorales en el pliegue axilar anterior.
   c. Conforme el médico se balancea adelante y atrás, realizando la bomba torácica, el tórax del paciente se eleva mediante la tracción en sus brazos.
   d. La técnica se puede coordinar con la respiración del paciente al jalar el músculo durante la inhalación y liberarlo durante la exhalación.

## Paciente sentado

Esta técnica es aplicable a pacientes que pueden sentarse erguidos, en especial a aquellos que tienen dificultad para respirar cuando están en decúbito dorsal y prefieren estar erguidos.

1. *Posición del paciente*: sentado en la orilla de la cama o en una silla.
2. *Posición del médico*: de pie frente al paciente.
3. *Técnica*:
   a. El paciente cruza los brazos frente a él con los codos apoyados en los brazos del médico cerca de los hombros.
   b. El médico rodea la espalda del paciente con sus brazos y con los dedos de ambas manos toma un grupo de costillas en las uniones costotransversas (fig. 76-2).

c. El médico se balancea hacia atrás mientras presiona hacia abajo la parte posterior de las costillas. Al mismo tiempo, el paciente cae hacia delante en sus brazos, lo que eleva la parte anterior de la caja torácica.
d. El médico repite esta maniobra con ritmo, moviendo las manos hacia arriba y abajo de la caja torácica.
e. El paciente puede ayudar en el tratamiento al inhalar profundamente conforme el médico se balancea hacia atrás y al exhalar por completo conforme el médico se mueve hacia delante. Se realiza durante unos minutos o mientras el paciente tolere el tratamiento.

## Técnica alternativa

1. *Posición del paciente*: sentado en una cama, silla, banco o mesa a horcajadas.
2. *Posición del médico*: de pie detrás del paciente.
3. *Técnica*:
   a. El médico coloca los pulgares de ambas manos apuntando hacia la columna y extiende los dedos sobre las costillas en ambos lados cerca de las uniones costotransversas.
   b. El paciente coloca las manos sobre la mesa frente a él o sobre las rodillas.
   c. El médico empuja hacia delante sobre la caja torácica mientras el paciente inhala y se inclina hacia delante entre los brazos (fig. 76-3).
   d. Esta maniobra se repite con ritmo conforme el médico mueve las manos hacia arriba y abajo del tórax.
   e. La inhalación del paciente eleva las costillas en sentido anterior mientras el médico asiste el movimiento en sentido posterior.

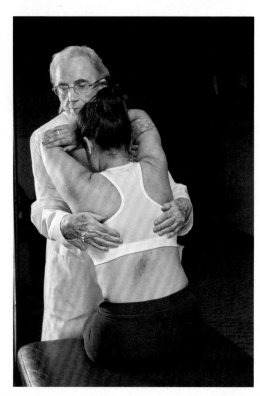

**FIGURA 76-2.** Elevación de costillas en el paciente sentado.

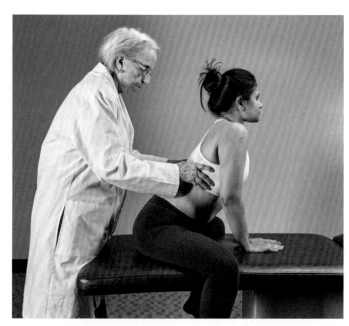

**FIGURA 76-3.** Estrategia alternativa para la elevación de costillas en el paciente sentado.

# TÉCNICAS DE EMPUJE DE AVBA PARA LAS COSTILLAS

## Disfunción somática de la cabeza costal posterior

1. *Posición del paciente*: en decúbito dorsal.
2. *Posición del médico*: de pie, al lado de la mesa en el lado opuesto a la disfunción somática.
3. *Técnica 1*:
   a. El paciente cruza el brazo más cercano al médico sobre su tórax y toma su hombro del lado opuesto. Con el brazo lejano, el paciente toma la cresta iliaca del lado opuesto (fig. 76-4).
   b. El médico coloca la eminencia tenar de su mano de control debajo de la parte posterior de la costilla que se va a tratar, justo lateral a la articulación costotransversa.
   c. El médico descansa la otra mano sobre los brazos cruzados del paciente y la pared anterior torácica, estabilizando la caja torácica.
   d. Una vez que el paciente ha exhalado por completo, el médico ejerce un empuje rápido a través de los brazos cruzados del paciente hacia su eminencia tenar, que descansa sobre la disfunción de la parte posterior de la costilla.
4. *Técnica 2*:
   a. El paciente cruza los brazos sobre el tórax, con el brazo más alejado del médico en posición superior al brazo más cercano. Los codos deben aproximarse a la línea media alrededor del esternón.
   b. El médico coloca la eminencia tenar de la mano de control debajo de la parte posterior de la costilla que se trata justo lateral a la articulación costotransversa.
   c. El médico coloca la otra mano estabilizadora sobre los codos del paciente y crea un contacto firme con su tórax y mano y los codos del paciente (fig. 76-5).
   d. Una vez que el paciente ha exhalado por completo, el médico sigue la costilla hasta su barrera de movimiento y ejerce un empuje rápido de baja amplitud con la mano estabilizadora y el tórax, hacia la mano de control, la cual descansa sobre la disfunción de la parte posterior de la costilla.

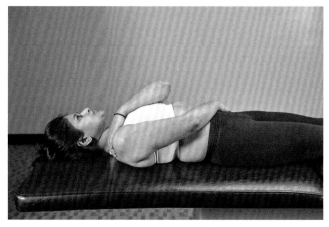

**FIGURA 76-4.** Posiciones del paciente para las técnicas de empuje de alta velocidad y baja amplitud para una disfunción somática de la cabeza costal posterior (técnica 1).

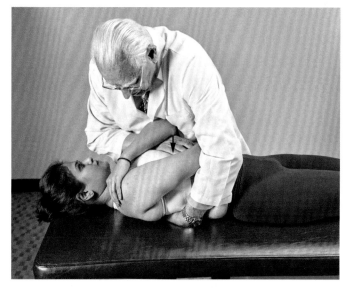

**FIGURA 76-5.** Técnica de empuje de alta velocidad y baja amplitud para una disfunción somática de la cabeza costal posterior (técnica 2).

*Nota*: al igual que con las técnicas de empuje de AVBA de la columna torácica, tal vez sea necesaria la flexión de la columna hacia abajo hasta el segmento del trastorno para las disfunciones costales en la parte inferior del tórax. La flexión se logra cuando el médico toma y acuna al paciente detrás de los hombros con la mano que no controla y después flexiona al paciente para crear una localización hacia abajo hasta el punto necesario.

## Disfunción somática de las costillas superiores (1ª a 4ª costillas)

Esta técnica se utiliza para la restricción de movimiento en la unión costovertebral.

1. *Posición del paciente*: en decúbito ventral.
2. *Posición del médico*: de pie al lado de la mesa, en el lado opuesto a la disfunción.
3. *Técnica*:
   a. El paciente toma su mentón con la palma de la mano del mismo lado de la disfunción costal, manteniendo la cabeza en la línea media.
   b. El médico coloca la eminencia tenar o hipotenar sobre la disfunción costal en la articulación costotransversa. Se mantiene un contacto firme durante toda la maniobra.
   c. El codo del paciente del brazo que sostiene el mentón se mueve en sentido cefálico lo más posible hasta que se palpe movimiento en la disfunción.
   d. El médico coloca la otra mano sobre la cabeza del paciente. Se rota la cabeza del paciente hacia la barrera de movimiento mientras el mentón permanece firmemente colocado en su mano. Esto conlleva la rotación de la cabeza del paciente hacia la disfunción costal. La costilla que se trata se puede percibir como si se levantara contra la mano del médico. Se debe resistir este movimiento. Se ejerce tensión hacia abajo con la mano de empuje.

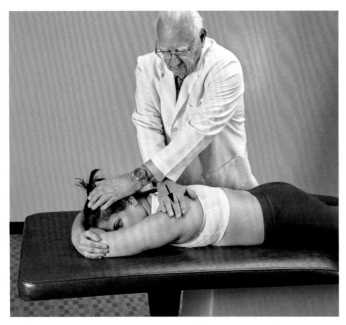

**FIGURA 76-6.** Técnica de empuje de alta velocidad y baja amplitud para la disfunción somática de la costilla superior, paciente en decúbito ventral.

e. El médico mantiene la posición de rotación e inclinación lateral de la cabeza del paciente, creando un bloqueo en la unión de la columna cervicotorácica.

f. Se induce rotación e inclinación lateral adicionales hasta que se perciba un resorteo debajo de la mano colocada sobre la disfunción somática de la cabeza costal.

g. El médico ejerce un empuje rápido sobre la costilla disfuncional. El vector de fuerza exagera el movimiento de resorteo cefálico lateral que se observa en la figura 76-6.

*Nota*: no se debe aplicar ningún empuje sobre la cabeza ni el cuello del paciente.

## Disfunción somática de la 1ª costilla (restricción de exhalación)

1. *Posición del paciente*: sentado en un banco o en la mesa de tratamiento, con los pies apoyados sobre el piso.
2. *Posición del médico*: de pie detrás del paciente con la rodilla y la cadera flexionadas y colocadas en el banco del lado opuesto a la disfunción costal.
3. *Técnica*:
   a. El paciente coloca su brazo en el lado opuesto a la disfunción sobre la rodilla flexionada del médico.

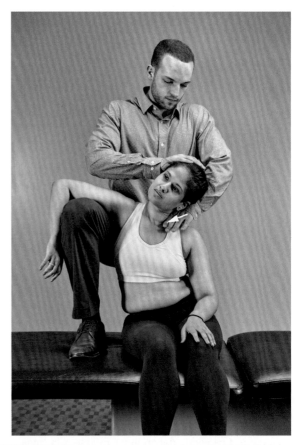

**FIGURA 76-7.** Técnica de empuje de alta velocidad y baja amplitud para disfunción somática de la 1ª costilla.

b. El paciente se recarga en la rodilla del médico, lo que permite que su tronco se relaje.

c. El paciente coloca el brazo sobre el mismo lado que la disfunción costal entre sus piernas.

d. El médico flexiona en sentido lateral la columna cervical hacia la disfunción hasta que se elimina toda la laxitud de la unión cervicotorácica con la mano del lado opuesto a la disfunción costal.

e. El médico coloca la mano de empuje con el borde metacarpofalángico (entre el pulgar y el índice) en el pliegue creado por el cuello del paciente y el músculo trapecio en la cara posterosuperior de la 1ª costilla.

f. El médico aplica al mismo tiempo un empuje hacia abajo y medial mientras exagera con rapidez la inclinación lateral completa de la columna cervical hacia el lado de la disfunción costal (fig. 76-7).

# 77 Ejercicios para la caja torácica

Stanley Schiowitz y Eileen L. DiGiovanna

Al evaluar a un paciente para un programa de ejercicios de la caja torácica, es importante considerar incluir ejercicios para la columna torácica (capítulo 44) y la cintura escapular (capítulo 89).

## ESTIRAMIENTO DE LOS MÚSCULOS PECTORALES

1. *Posición del paciente*: de pie, frente a una esquina, con las manos en las paredes adyacentes y los pies alejados de la pared.
2. *Instrucciones*:
   a. Deje caer el cuerpo hacia delante, apoyado en sus manos. Esto junta las escápulas y crea un estiramiento de los músculos pectorales (fig. 77-1).
   b. Mantenga esta posición durante 5 a 15 s.
   c. Regrese a la posición inicial, relájese, descanse y repita.

## ESTIRAMIENTO DE LAS COSTILLAS EN INHALACIÓN

1. *Posición del paciente*: en decúbito dorsal, ambas rodillas flexionadas, pies en el piso, columna vertebral plana completa.
2. *Instrucciones*:
   a. Levante del piso ambos brazos extendidos por completo mientras respira profundamente (fig. 77-2).
   b. Mantenga esta posición durante 4 a 5 s.
   c. Baje ambos brazos al piso mientras exhala lentamente.
   d. Relájese, descanse y repita.

## ISOMÉTRICOS DE LAS COSTILLAS EN INHALACIÓN

1. *Posición del paciente*: en decúbito dorsal, ambas rodillas flexionadas, pies sobre la mesa, manos a los lados de la caja torácica.
2. *Instrucciones*:
   a. Inhale profundo mientras presiona con firmeza contra su caja torácica (fig. 77-3). Intente evitar la expansión lateral del tórax.
   b. Mantenga esta posición durante 4 a 5 s.
   c. Exhale mientras mantiene la presión de las manos.
   d. Relájese, descanse y repita.

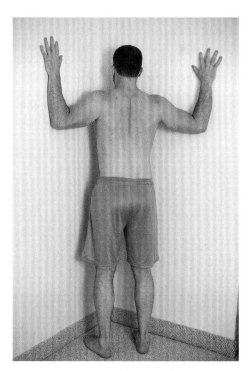

**FIGURA 77-1.** Estiramiento de los músculos pectorales.

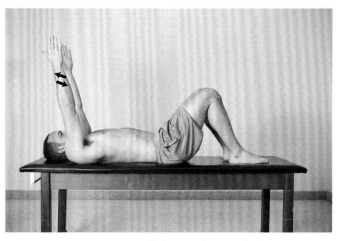

**FIGURA 77-2.** Estiramiento de las costillas en inhalación.

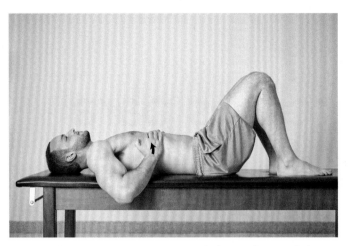

FIGURA 77-3. Estiramiento isométrico de las costillas en inhalación.

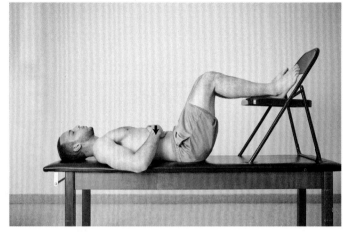

FIGURA 77-4. Estiramiento abdominal en inhalación forzada.

## ESTIRAMIENTO ABDOMINAL EN EXHALACIÓN

1. *Posición del paciente*: en decúbito dorsal, caderas y rodillas flexionadas a 90°, pies apoyados en una silla.
2. *Instrucciones*:
   a. Coloque ambas manos sobre la parte superior del abdomen y exhale lentamente mientras contrae los músculos abdominales.
   b. Presione ambas manos con firmeza hacia abajo sobre el abdomen para crear exhalación forzada (fig. 77-4).
   c. Mantenga firme la presión de las manos sobre el abdomen mientras inhala lentamente, resistiendo el estiramiento abdominal.
   d. Mantenga la inhalación completa durante 4 a 5 s.
   e. Relájese, descanse y repita.

## ESTIRAMIENTO TORACOABDOMINAL

1. *Posición del paciente*: en decúbito dorsal, ambas rodillas flexionadas, pies en el piso, ambas manos sobre la cabeza y codos flexionados a 90°.
2. *Instrucciones*:
   a. Inhale profundo. Intente utilizar sólo el abdomen, con el máximo estiramiento muscular abdominal (fig. 77-5A).

   b. Cierre la garganta para evitar el escape de aire.
   c. Transfiera el aire a la parte superior del tórax con la contracción de los músculos abdominales. Su caja torácica debe elevarse (fig. 77-5B).
   d. Mantenga esta posición durante 4 a 5 s. Libere el aire.
   e. Relájese, descanse y repita.

## EJERCICIO DIAFRAGMÁTICO DE INHALACIÓN/EXHALACIÓN DE PIE

1. *Posición del paciente*: de pie cómodamente con los pies separados casi 30 cm (6 pulgadas).
2. *Instrucciones*:
   a. Eleve los brazos lentamente hacia afuera desde los costados hasta una posición recta sobre su cabeza. A medida que levanta los brazos, inhale lentamente para que logre la inhalación completa cuando sus brazos estén arriba de su cabeza.
   b. Mantenga esta posición durante 4 a 5 s.
   c. Baje los brazos con lentitud hacia los costados mientras exhala, de manera que haya logrado la exhalación completa cuando los brazos estén en los costados.
   d. Descanse de 4 a 5 s y luego repita este proceso. Esto debe realizarse de 8 a 10 veces, inhalando por completo y exhalando mientras se levantan y bajan los brazos.

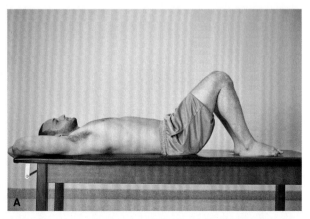

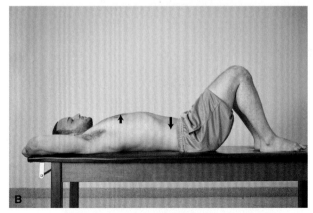

FIGURA 77-5. Estiramiento toracoabdominal. **(A)** Inhalación con expansión de la cavidad abdominal. **(B)** Conforme el aire se transfiere a la caja torácica, los músculos abdominales se contraen y el tórax se expande.

# 78 Aplicaciones prácticas y descripción de casos de la caja torácica

Eileen L. DiGiovanna y Christopher J. Amen

La caja torácica desempeña un papel importante en la respiración, la protección de los principales órganos viscerales del tórax, incluidos el corazón, los pulmones y vasos sanguíneos, y en el bombeo de la linfa hacia adentro y afuera de la cisterna del quilo. La libertad de movimiento es importante para todas estas funciones. Está sujeta a una variedad de traumatismos, infecciones, procesos inflamatorios y disfunciones somáticas.

## SÍNDROME DE LA SALIDA TORÁCICA

El síndrome de la salida torácica, también denominado síndrome del *escaleno anterior*, describe una constelación de síntomas relacionados con la compresión del paquete neurovascular. El paquete neurovascular consta de componentes del plexo braquial, la arteria y la vena subclavias. El síndrome de la salida torácica puede ser causado, desde el punto de vista congénito, por anomalías de las costillas cervicales; anatómico, debido a movimientos repetitivos del brazo; o patológico, por un traumatismo o una lesión por latigazo cervical. La compresión del paquete neurovascular se puede producir en el triángulo del escaleno, el espacio costoclavicular o el espacio del pectoral menor.

La compresión en el triángulo del escaleno es la causa más frecuente de síndrome de la salida torácica. La compresión ocurre entre los escalenos anterior y medial, los cuales se insertan en la 1ª costilla. Es más probable que la compresión en este sitio cause el síndrome neurogénico de la salida torácica (fig. 78-1).

El espacio costoclavicular es la región entre la clavícula y la 1ª costilla. Este espacio está implicado con más frecuencia

en la compresión de la vena subclavia, aunque cualquier región del paquete neurovascular puede estar comprometida.

El espacio del pectoral menor está delimitado en la parte anterior por el pectoral menor y en la parte posterior por la caja torácica.

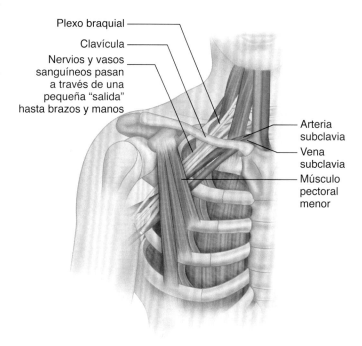

**FIGURA 78-1.** Anatomía de la salida torácica en el triángulo del escaleno.

Plexo braquial
Clavícula
Nervios y vasos sanguíneos pasan a través de una pequeña "salida" hasta brazos y manos
Arteria subclavia
Vena subclavia
Músculo pectoral menor

El síndrome de la salida torácica se puede dividir con base en los síntomas y la división del paquete neurovascular afectado de la siguiente manera:

*Síndrome neurogénico de la salida torácica* (95% de los casos): compresión del plexo braquial, con mayor frecuencia C8 y T1, que causa entumecimiento, debilidad y parestesia. La compresión crónica del nervio provoca debilidad grave y atrofia de los músculos inervados.

*Síndrome venoso de la salida torácica*: la compresión de la vena subclavia se manifiesta como edema de la extremidad afectada, cianosis y dolor. La compresión venosa y la estasis sanguínea posterior pueden provocar la formación de tromboembolia venosa en ciertos pacientes.

*Síndrome arterial de la salida torácica*: compresión de la arteria subclavia con síntomas de isquemia, dolor y extremidad pálida. Casi siempre relacionado con una costilla cervical anómala.

El diagnóstico y el tratamiento deben tener como objetivo la evaluación de los escalenos, la clavícula, la 1ª costilla y los músculos pectorales, y descartar una causa alternativa de los síntomas del paciente (es decir, disfunción de la columna cervical).

## COSTOCONDRITIS

La costocondritis es una inflamación de la unión costocondral. En ocasiones se le denomina *síndrome de la pared torácica anterior*. Se caracteriza por dolor en el tórax que se agrava al toser, estornudar o inhalar de manera profunda. El paciente, a menudo, cree que está teniendo un infarto cardiaco, por lo que es posible que sea una afección preocupante. El problema de diagnóstico se suma al hecho de que el dolor se puede irradiar al hombro.

La palpación de la unión costocondral provoca dolor. Es poco frecuente que haya tumefacción. Se debe diferenciar del *síndrome de Tietze*, que tiene una sintomatología similar. Sin embargo, el síndrome de Tietze, por lo general, está más localizado y suele haber tumefacción. La costocondritis también debe diferenciarse de la disfunción somática, otra causa de dolor en la pared torácica anterior. La evaluación del movimiento de las costillas suele permitir el diagnóstico; no obstante, el movimiento, además, puede estar restringido en presencia de costocondritis.

Es posible que sea necesario corregir las restricciones de movimiento de las costillas para hacer un diagnóstico preciso. El dolor de la disfunción somática debe desaparecer o mejorar de manera notable después del tratamiento. Si la sensibilidad y el dolor a la palpación persisten, es probable que sea costocondritis. En este caso, un medicamento antiinflamatorio y el calor húmedo suelen proporcionar alivio.

## SEPARACIÓN COSTOCONDRAL

Las contusiones sobre la pared torácica pueden separar la costilla ósea de su inserción cartilaginosa. El paciente refiere dolor en la pared torácica anterior que debe diferenciarse de una fractura. El dolor a la palpación se localiza en la unión costocondral. Esto a veces es yatrógeno durante las técnicas de empuje que se utilizan en la pared torácica. Es casi siempre el resultado de la utilización de una fuerza excesiva durante el empuje y representa una complicación de la fuerza de empuje que atraviesa la pared torácica.

Esta afección se autolimita y sana en unas cuantas semanas sin más tratamiento que tranquilizar al paciente y proporcionarle analgesia leve.

## FRACTURAS

Debido a su tamaño, las costillas se pueden fracturar con traumatismos menos fuertes que otros huesos más grandes. A menudo están involucradas en las etapas tempranas de osteoporosis y, por eso, están propensas a fracturas. Es fundamental una buena historia clínica con respecto a los traumatismos en el tórax para plantear la sospecha de fractura de las costillas. Las radiografías son útiles, pero es importante recordar que es posible que las fracturas filiformes no se vean en las radiografías hasta que se forme el callo en el sitio de la misma. El dolor a la palpación en un punto del cuerpo de la costilla es la mejor indicación con un antecedente de traumatismo.

Se debe evitar la aplicación de fuerza en el tórax cuando existe la sospecha de fractura o cuando es muy probable que exista osteoporosis u osteopenia. Las mujeres en la posmenopausia, las personas que han utilizado medicamentos esteroideos durante un tiempo y los hombres de edad avanzada no deben recibir fuerza de empuje en el tórax a menos que se haya evaluado la densidad ósea.

Las fracturas del esternón, las escápulas o clavículas también son posibles, aunque, en general, requieren un traumatismo más fuerte para que se produzcan en los adultos. Sin embargo, la clavícula es el hueso que se fractura con más frecuencia en los niños.

Una vez que la fractura se ha consolidado, la zona se debe tratar con manipulación osteopática suave para corregir las disfunciones somáticas relacionadas.

## DIAFRAGMA

El diafragma torácico es el principal músculo de la respiración. Los procesos patológicos en la cavidad torácica o abdominal pueden afectar su capacidad de funcionar normalmente. Cuando aumenta el tono diafragmático, tiende a aplanarse. A medida que se aplana, el movimiento de las costillas inferiores se revierte y se produce una disminución en el diámetro transverso de la cavidad torácica. Esto puede ser el resultado de una enfermedad pulmonar obstructiva aguda o crónica. Un diafragma aplanado provoca una respiración menos eficiente y una disminución en los gradientes de presión necesarios para el movimiento de la linfa.

*Abovedar el diafragma* es una técnica osteopática que se utiliza para disminuir la hipertonicidad del músculo al estirarlo. Junto con la bóveda del diafragma, las costillas a las que se fija se deben liberar para permitir un movimiento máximo durante la respiración.

## DISFUNCIÓN SOMÁTICA

La disfunción somática del tórax puede ocurrir en sentido anterior, lo que afecta las costillas, el esternón o las clavículas,

## CASO 1

R.T. es un hombre de 48 años de edad que acudió a la clínica y refirió entumecimiento y "hormigueo" en el antebrazo y la mano derechos. El cuadro tenía varios meses de evolución. Tenía antecedente de un accidente automovilístico casi 1 año antes. Le realizaron una IRM 1 mes antes, que demostró una hernia discal intervertebral entre C6 y C7, con aparente compresión en el agujero, también aumento leve de la presión arterial, que se controló con verapamilo. Se programó una cirugía del disco cervical para la semana siguiente y solicitó que se realizara manipulación de prueba en un intento de evitar la cirugía.

En la exploración física se observó que R.T. tenía sobrepeso. Su presión arterial sentado era de 130/84 en el brazo izquierdo. Los ruidos cardiacos y respiratorios eran normales. El rango de movimiento de la columna cervical se redujo en la rotación y la inclinación lateral derechas. La 1ª costilla derecha estaba deprimida y sin movimiento en el resorteo. Los músculos trapecio, supraespinoso y romboides derechos estaban hipertónicos. También se presentaron disfunciones somáticas en C7-T1 y T3-T4. Los reflejos tendinosos profundos estaban presentes en ambas extremidades superiores, pero ligeramente disminuidos en la derecha. Los pulsos eran normales. La prueba costoclavicular fue positiva en el lado derecho y la maniobra de Spurling fue negativa.

Se trató a R.T. con manipulación osteopática. Se le aplicaron técnicas miofasciales de tejidos blandos en el cuello y la parte superior de la espalda. Las disfunciones somáticas se trataron con técnicas de liberación posicional facilitada, al igual que la 1ª costilla. La disfunción somática T3-T4 también se trató con una técnica de empuje de alta velocidad y baja amplitud.

Se le vio 1 sem después y refirió que, a partir del día posterior al primer tratamiento, no tuvo más síntomas en el brazo derecho y que había cancelado la cirugía. Recibió tratamiento en esa consulta por cierta hipertonicidad remanente del músculo con técnicas para tejidos blandos. Aunque la 1ª costilla tenía mejor movilidad, aún era resistente al resorteo y, por lo tanto, recibió tratamiento por segunda vez.

No se le vio otra vez hasta casi 3 años después, cuando llevó a su hija a la clínica para que la examinaran por escoliosis. Refirió que no volvió a presentar entumecimiento ni parestesias del brazo derecho y que no se sometió a la cirugía.

### Discusión

Este caso presenta un ejemplo de la confusión que en ocasiones provoca una disfunción somática de la 1ª costilla en presencia de un disco cervical diagnosticado mediante IRM. En realidad, se había programado la cirugía para este paciente. Debido a que el disco sin duda no era la causa de sus síntomas hubiera terminado en una cirugía "fallida". La disfunción somática de la 1ª costilla puede causar síntomas suficientemente intensos como para incapacitar a algunos pacientes, quienes no son capaces de girar la cabeza hacia la costilla disfuncional, dolor o compresión del paquete neurovascular de la extremidad superior. Es posible que el simple tratamiento con manipulación osteopática alivie estos síntomas con rapidez.

o en sentido posterior, afectando las articulaciones costovertebrales o las escápulas. Las inserciones musculares conectan la caja torácica con las columnas cervical, torácica, lumbar, los huesos iliacos y las extremidades superiores. Estas regiones se deben evaluar cuando se producen problemas en la caja torácica.

La 1ª costilla quizá es la involucrada con mayor frecuencia en la disfunción somática. Se ve afectada por traumatismo, estrés y postura, así como por trastorno del complejo C7-T1. El paciente puede referir tortícolis, dolor en el "hombro", en la parte superior de la espalda o en el cuello e incapacidad para girar la cabeza mientras conduce. La 1ª costilla a veces comprime el paquete neurovascular al pasar entre éste y la clavícula a través del espacio costoclavicular. Es posible que los músculos escalenos anterior y medio, los cuales elevan la 1ª costilla, también compriman el plexo braquial cuando presentan espasmo y provoquen síntomas del *síndrome de la salida torácica*. Los síntomas del paciente se describen entonces como dolor, entumecimiento o parestesia del brazo o la mano del lado afectado. El médico debe tener en cuenta de que esto puede causar confusión si el paciente muestra una hernia discal cervical en una imagen por resonancia magnética (IRM). Es posible que los síntomas sean provocados por una disfunción costal en vez de por una hernia discal, por lo que, en estos casos, se debe evaluar la costilla para determinar el movimiento normal y el tratamiento para cualquier disfunción encontrada. La manipulación osteopática tal vez salve al paciente de una cirugía innecesaria.

### Referencias

Goshima K. *Overview of Thoracic Outlet Syndrome.* En: Post TW, ed. UpToDate. Waltham, MA: UpToDate; 2019.

Schumacher HR, Klippel JH, Koopman WJ. *Primer on the Rheumatic Diseases.* 10th ed. Atlanta, GA: Arthritis Foundation; 1993.

Ward RC. *Foundations for Osteopathic Medicine.* Philadelphia, PA: Lippincott Williams & Wilkins; 2003.

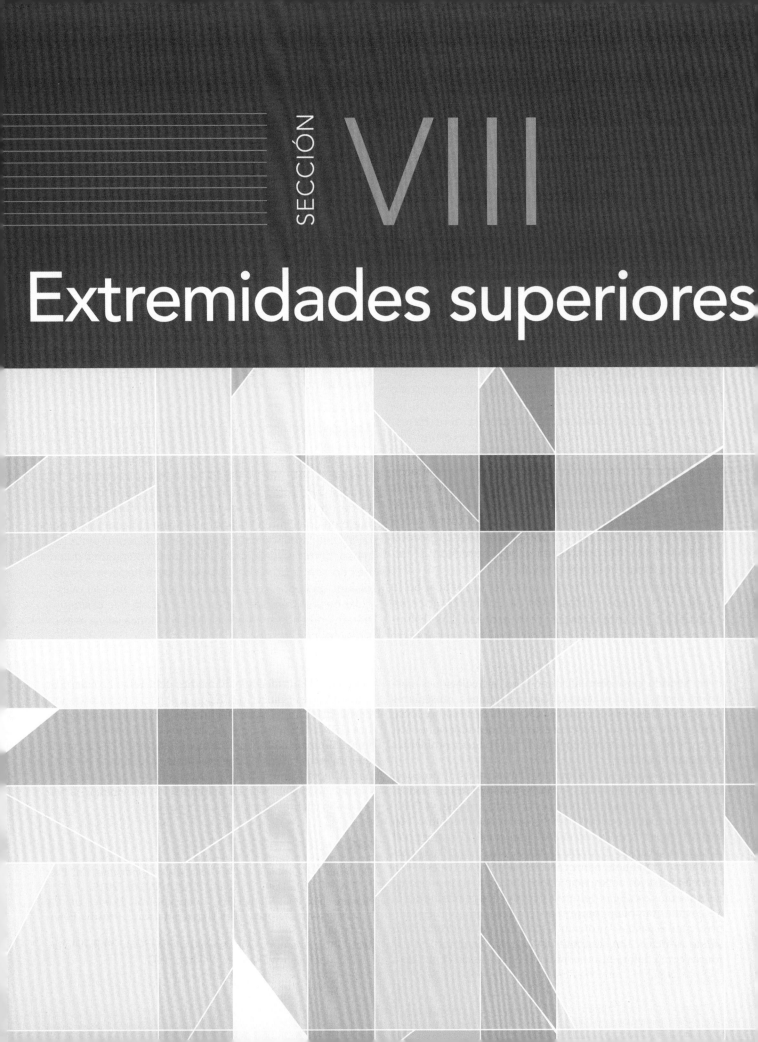

# 79 Consideraciones anatómicas del hombro

Eileen L. DiGiovanna y Stanley Schiowitz

La articulación del hombro es la articulación entre la cabeza del húmero y la fosa glenoidea de la escápula (omóplato). Es la articulación más móvil del cuerpo, así como la más inestable. La *articulación glenohumeral* o del hombro funciona dentro de la cintura escapular (cintura del hombro). La *cintura escapular* consta de tres huesos (clavícula, húmero y escápula), tres articulaciones sinoviales (glenohumeral, esternoclavicular y acromioclavicular), dos articulaciones funcionales (suprahumeral y escapulotorácica), dos articulaciones accesorias (costoesternal y costovertebral) y los músculos que mueven los tres huesos.

## HUESOS

Los huesos de la articulación verdadera del hombro son la cabeza del húmero y la escápula, específicamente la fosa glenoidea ubicada en su superficie lateral debajo del acromion. La clavícula desempeña un papel importante en el movimiento del hombro y, por lo tanto, se considera el tercer hueso de la cintura escapular.

El húmero es el hueso largo de la región del brazo y en su extremo proximal se encuentra un cuello con una cabeza redonda y lisa que está cubierta por cartílago y forma una superficie articular de la articulación verdadera del hombro. La escápula es un hueso plano triangular que cubre la parte posterior de las costillas. Se palpan con facilidad sus bordes, posteriormente en su espina, la apófisis coracoides en la parte anterior y la apófisis acromial en la parte superolateral.

Las clavículas se encuentran en la región superior del tórax con articulaciones en ambos extremos. Tienen forma de "manivela" para permitir un mayor movimiento en sus extremos laterales. Se articulan con el esternón en sus extremos mediales y con el acromion en sus extremos laterales.

## ARTICULACIONES

Cinco articulaciones están implicadas principalmente en la función de la cintura escapular. Tres, las articulaciones glenohumeral, acromioclavicular y esternoclavicular, son articulaciones verdaderas. Las articulaciones suprahumeral y escapulotorácica son seudoarticulaciones (fig. 79-1). Estas articulaciones pueden dividirse en dos grupos funcionales. Las articulaciones del primer grupo son glenohumeral y suprahumeral; actúan al unísono para producir el movimiento temprano de la abducción del hombro. Las articulaciones del segundo grupo son escapulotorácica, esternoclavicular y acromioclavicular; actúan al unísono para producir los movimientos medio y tardío de la abducción del hombro.

La articulación *esternoclavicular* tiene una superficie articular con forma selar o de silla de montar, a menudo, con un menisco interpuesto. Esta articulación permite tres planos de movimiento de la clavícula, en un plano frontal y horizontal, así como una rotación sobre su eje largo.

La articulación *acromioclavicular* es una articulación plana. En ocasiones hay una lámina intraarticular entre las superficies que actúa en gran medida como un disco. La articulación acromioclavicular permite el movimiento del

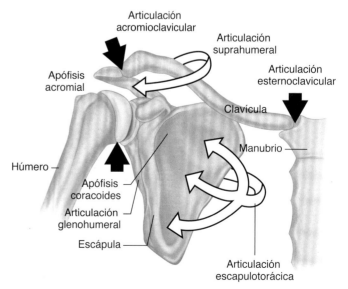

**FIGURA 79-1.** Cintura escapular, vista anterior.

extremo lateral de la clavícula en dirección anteroposterior o craneocaudal, así como la rotación. Es posible un movimiento mayor en el extremo lateral de la clavícula debido a la forma de manivela del hueso.

La articulación *glenohumeral* permite una libertad de movimiento mayor que cualquier otra articulación del cuerpo. La cabeza humeral es convexa y tiene una superficie mayor que la fosa glenoidea cóncava en la que se mueve. La cabeza humeral se desliza a lo largo de la superficie de la fosa y gira en varios movimientos angulares.

La cápsula de la articulación glenohumeral es laxa y plisada. Los ligamentos, que son meros engrosamientos en la cápsula, proporcionan poco soporte. El soporte principal del húmero dentro de la fosa proviene de los músculos del manguito de los rotadores, los cuales sostienen la cabeza dentro de la fosa. Estos músculos incluyen el supraespinoso, infraespinoso, redondo menor y subescapular. La abducción-aducción y las rotaciones axial y horizontal están acopladas, ya que los movimientos angulares se acompañan de deslizamientos de traslación. El deslizamiento caudal de la cabeza humeral con abducción confiere libertad de movimiento mayor al tendón del supraespinoso debajo del ligamento coracoacromial.

Los movimientos de cada articulación son los siguientes:

1. La articulación glenohumeral tiene tres grados de movimiento cardinal: flexión y extensión, abducción y aducción, y rotación interna y externa.
2. La articulación suprahumeral actúa en coordinación con la glenohumeral mientras la cabeza humeral se articula con los ligamentos coracoacromiales.
3. Los movimientos de la articulación escapulotorácica se relacionan con los movimientos escapulares. Éstos son medial y lateral de la escápula en el tórax (abducción-aducción), elevación de la escápula y rotación de la escápula hacia arriba y hacia abajo (inclinación), todos en relación con la fosa glenoidea.
4. La articulación esternoclavicular se mueve en dirección craneal y caudal en el plano frontal, en sentido ventral y dorsal en el plano horizontal y rota sobre su eje mecánico (fig. 79-2). Todos los movimientos craneales y caudales,

y ventrales y dorsales se acompañan de deslizamientos de traslación.

5. El movimiento principal de la articulación acromioclavicular es la rotación axial.

La abducción total de la articulación del hombro se puede dividir en tres fases. Durante la *primera fase* (0° a 90°), están implicados los músculos supraespinoso y deltoides. Al inicio del movimiento, el supraespinoso es muy eficiente en la abducción y al mantener la estabilidad articular, mientras que el deltoides es muy ineficiente y tiende a producir luxación superior. A medida que progresa la abducción, aumenta la eficiencia del deltoides mientras que disminuye la del supraespinoso. Estas acciones son resultado directo de los cambios en la posición de los orígenes e inserciones de los músculos que acompañan al movimiento.

En la *segunda fase* (90° a 150°), la rotación hacia arriba de la escápula provoca que la fosa glenoidea se incline y mire hacia arriba mientras el húmero se traba en la fosa glenoidea. El trapecio y el serrato anterior contribuyen principalmente. El movimiento se restringe hasta cierto punto por el pectoral mayor y el dorsal ancho, pero se facilita por las rotaciones concomitantes de las articulaciones esternoclavicular y acromioclavicular.

En la *tercera fase* (150° a 180°), la columna vertebral se desplaza en sentido lateral por la acción de los músculos espinales contralaterales. La abducción bilateral requeriría una exageración de la lordosis lumbar porque de otro modo la columna vertebral se equilibraría de manera sinérgica. Estos movimientos combinados se conocen como *ritmo escapulohumeral*.

La flexión total de la articulación del hombro también puede dividirse en tres fases. En la *primera fase* (0° a 60°), los músculos que se utilizan son las fibras anteriores del deltoides, el coracobraquial y las fibras claviculares del pectoral mayor. El movimiento se limita por la tensión del ligamento coracohumeral y por la resistencia ofrecida por los músculos redondo menor, redondo mayor e infraespinoso.

En la *segunda fase* (60° a 120°), la función es similar a la segunda fase de la abducción en que se agrega la rotación escapular y la fosa glenoidea mira hacia arriba y hacia delante. En la *tercera fase* (120° a 180°), las flexiones unilateral y bilateral requieren el mismo movimiento de la columna vertebral que para la abducción completa.

## Articulaciones funcionales (seudoarticulaciones)

Las dos articulaciones funcionales en la cintura escapular son la *suprahumeral* y la *escapulotorácica*. Como se mencionó, ambas tienen un papel importante en la biomecánica y patología del hombro. La articulación suprahumeral está formada por la articulación de la cabeza del húmero con el arco coracoacromial, compuesto por el acromion, la apófisis coracoides y el ligamento entre éstos. La articulación ocurre durante la abducción.

En reposo, hay un espacio en la articulación a través del cual pasa el tendón de la cabeza larga del bíceps, el músculo supraespinoso y el tendón del supraespinoso, la bolsa subacromial y la cápsula, todas son estructuras sensibles e importantes. Estos tejidos blandos suelen comprimirse durante

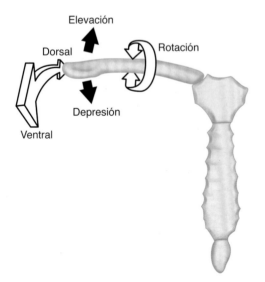

**FIGURA 79-2.** Movimiento de la articulación esternoclavicular.

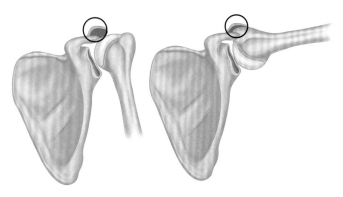

**FIGURA 79-3.** Compresión suprahumeral durante la abducción.

la abducción a casi 90° (fig. 79-3). La rotación interna del húmero produce una compresión (pinzamiento) alrededor de 60°. Durante la rotación externa, la cabeza del húmero se desliza en dirección posterior e inferior, y la compresión no ocurre hasta los 120° de abducción. Por esta razón, las personas con hombros habitualmente encorvados y brazos rotados en dirección interna son más propensas a procesos degenerativos, como tendinitis y bursitis.

La segunda articulación funcional es la escapulotorácica. Está formada por la escápula y la región posterior del tórax (costillas). Debido a que el músculo y la fascia se encuentran entre las superficies articulares, no es una articulación verdadera con superficies articulares aproximadas y también carece de cápsula.

## Articulaciones accesorias

Las articulaciones accesorias anteriores son las *articulaciones costoesternales*, en especial aquellas de la 1ª y 2ª costillas, y las posteriores son las *articulaciones costovertebrales*. Las articulaciones accesorias no tienen relación anatómica con la articulación del hombro ni con la cintura escapular, pero la disfunción de éstas puede interferir con el movimiento libre del hombro.

También se produce un grado menor de movimiento en el *ángulo de Louis*, el punto donde el manubrio se une al cuerpo del esternón. Aquí hay cierto movimiento durante la respiración y con la abducción del húmero. La restricción del movimiento aquí puede afectar el movimiento glenohumeral normal.

## MOVIMIENTO DE LOS HUESOS DEL HOMBRO

### Húmero

El húmero se mueve de las siguientes maneras:

1. *Flexión* a 180° en el plano sagital
2. *Extensión* a 45° en el plano sagital
3. *Abducción* a 180° en el plano coronal, colocando al brazo en la misma posición que la flexión a 180°
4. *Aducción* en el plano coronal, pero sólo se logra con la flexión o extensión leves para despejar el tronco
5. *Flexión y extensión horizontales* en el plano horizontal, después de que el brazo se ha abducido a 90°
6. *Rotación interna y externa* alrededor del eje largo del húmero en el plano horizontal, para un total de 180°

7. *Circunducción*, una combinación de movimientos que provocan que el brazo describa un cono irregular, la cabeza humeral se mueve y forma un círculo irregular pequeño y la mano hace un movimiento circular amplio de barrido.

## Escápula

El movimiento de la escápula es esencial para el funcionamiento normal de la cintura escapular. Los movimientos de la escápula son los siguientes:

1. *Elevación*, hacia arriba y paralela a la columna vertebral, y *depresión*, el retorno de la elevación (fig. 79-4).
2. *Abducción* o *protracción* lejos de la columna vertebral, la cual se combina con una inclinación lateral alrededor del tórax (fig. 79-5).

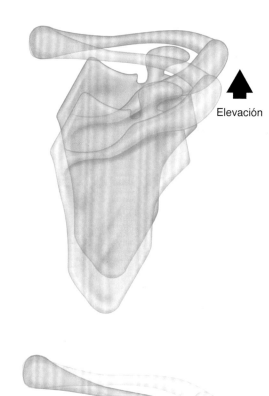

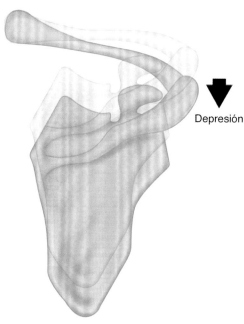

**FIGURA 79-4.** Elevación y depresión de la escápula.

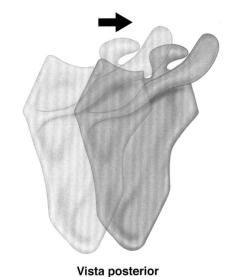

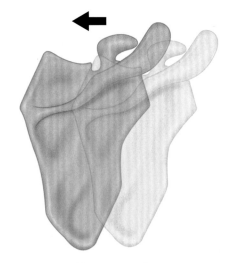

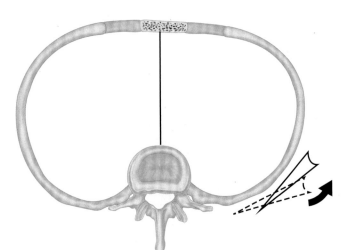

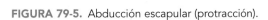

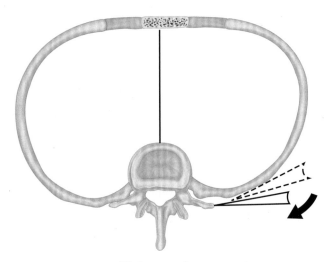

**FIGURA 79-5.** Abducción escapular (protracción).

**FIGURA 79-6.** Aducción escapular (retracción).

3. *Aducción* o *retracción*, acercándose a la columna verte- bral (fig. 79-6).
4. *Inclinación hacia arriba* o *hacia delante*, girando sobre un eje horizontal para que la superficie posterior mire ha- cia arriba y el ángulo inferior protruya. Este movimiento se acompaña de rotación del eje longitudinal de la claví- cula (fig. 79-7).
5. *Rotación hacia arriba* y *hacia abajo* en relación con la elevación o depresión de la fosa glenoidea: rotación en el plano frontal (fig. 79-8).

La fosa glenoidea rota hacia arriba durante la abducción, y este movimiento cumple varias funciones importantes:

1. El húmero comprime el arco acromial a 90°. Para evitar la compresión y permitir la abducción a 180°, la escápula debe rotar.
2. La fosa se mueve bajo la cabeza del húmero y au- menta la estabilidad de la articulación cuando el

brazo está elevado, lo que previene una luxación ha- cia abajo.

Las fibras del deltoides, fijas desde la escápula hasta el húmero, se contraen para abducir el brazo a 90°, en ese punto se contraen al máximo. A medida que la fosa rota hacia arriba, mantiene el deltoides en posición para una contracción máxima, lo que permite que el húmero continúe a 180°.

## RITMOS Y MECANISMOS ARTICULARES

El *ritmo escapulohumeral* es un movimiento sincrónico y fluido de la escápula y el húmero. En la abducción, la escá- pula rota mientras el húmero se eleva. Por cada 15° de ab- ducción, hay elevación humeral de 10° y rotación escapular de 5°. La disfunción de la elevación humeral o de la rotación

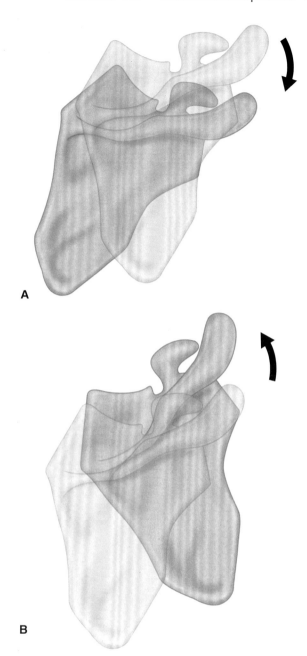

**FIGURA 79-8.** Rotación de la escápula. **(A)** Hacia abajo. **(B)** Hacia arriba.

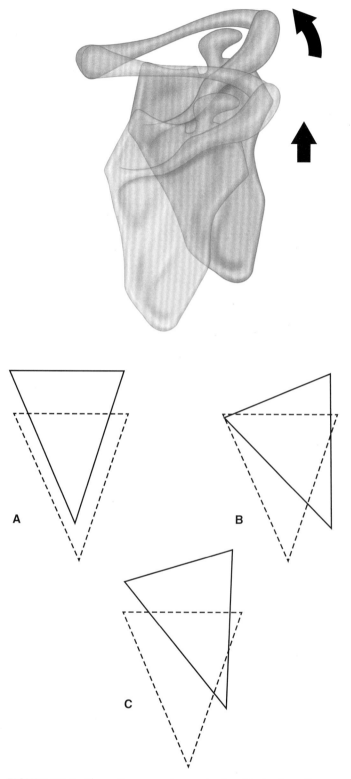

**FIGURA 79-7.** Elevación escapular con inclinación hacia arriba. **(A)** Elevación pura. **(B)** Inclinación pura. **(C)** Movimientos acoplados.

escapular puede alterar este ritmo e interferir con la función del hombro. La disfunción del movimiento clavicular también puede interferir con este ritmo.

El *movimiento glenohumeral* requiere un deslizamiento inferoposterior sincrónico de la cabeza humeral durante la abducción para prevenir la compresión del arco coracoacromial. Esto necesita una rotación externa del húmero para girar la tuberosidad mayor lejos del arco.

Otro mecanismo implicado indirectamente en la función del hombro es el *mecanismo bicipital*. El tendón de la cabeza larga del bíceps pasa a través de un surco entre las tuberosidades mayor y menor del húmero y se fija al borde de la glenoidea. El tendón se desliza a través del surco siempre que se mueve el húmero. La contracción del músculo no mueve el tendón. La tendinitis, la capsulitis o las adherencias del bíceps pueden impedir el deslizamiento libre del tendón e interferir con los movimientos normales.

La clavícula se mueve durante la mayor parte de la actividad del hombro. Las disfunciones del movimiento clavicular pueden interferir con la función normal del hombro. La rotación axial combinada de las articulaciones esternoclavicular (30°) y acromioclavicular (30°) permite la rotación normal a 60° de la escápula en abducción completa del hombro.

## Referencias

Bateman JE. *The Shoulder and Neck*. Philadelphia, PA: WB Saunders; 1978.

DiGiovanna E. Shoulder kinetics. *Osteopath Ann*. 1981;9:75-79.

Kapandji IA. *The Physiology of the Joints*. Vol. I. Upper Limb. Edinburgh, Scotland: Churchill Livingstone; 1972.

Quiring DP. *The Extremities*. Philadelphia, PA: Lea & Febiger; 1960.

# 80 Evaluación del hombro

Eileen L. DiGiovanna

Al igual que en cualquier exploración médica, el primer paso de la evaluación es una buena historia clínica de los síntomas del paciente. El síntoma más común del hombro es el dolor y el movimiento limitado el segundo más frecuente. El interrogatorio debe incluir los antecedentes del dolor y la restricción, así como preguntas sobre traumatismos, ya sean recientes o antiguos, y si el inicio fue súbito o gradual. La ocupación, los pasatiempos, las actividades deportivas y la postura del paciente pueden estar implicados en la afección y se deben considerar.

Al evaluar la cintura escapular durante la exploración física, es útil tener un plan organizado como con cualquier evaluación. El siguiente es un modelo que el estudiante puede seguir para garantizar que no se omita alguna parte de la exploración.

## OBSERVACIÓN

La observación es el primer paso para evaluar la cintura escapular. El médico debe buscar un contorno liso y simétrico entre ambos hombros. Se deben observar las imperfecciones o signos de traumatismo, como equimosis, tumefacción o laceraciones. Siempre debe realizarse una comparación con el hombro normal.

Se debe tener en cuenta la capacidad del paciente para mover el hombro durante las actividades rutinarias del brazo, como quitarse alguna prenda de vestir o durante la marcha.

## PALPACIÓN

Luego, se debe palpar el hombro. Es mejor iniciar con el médico de pie detrás del paciente. Se debe observar la simetría, la uniformidad del contorno, la tumefacción y el dolor a la palpación. La calidad del tono muscular también debe evaluarse. Se pueden notar aumentos anómalos de temperatura, en especial alrededor de las articulaciones. Es posible que se palpen cambios óseos de la clavícula, el húmero o la escápula.

Es útil identificar los puntos de referencia óseos significativos durante esta parte de la exploración.

## PRUEBA DEL RANGO DE MOVIMIENTO

Se debe evaluar el rango de movimiento articular de forma pasiva y activa para notar cualquier restricción. Se realiza una prueba de detección de movimiento general pidiendo al paciente que eleve ambos brazos con lentitud y toque el dorso de sus manos por arriba de su cabeza. El médico observa el movimiento escapular y la simetría de los ángulos de los hombros, codos y muñecas. La incapacidad para realizar esta prueba indica restricción de movimiento en la extremidad superior. A continuación, se deben identificar las zonas de restricción.

La prueba de rascado de Apley es un buen método para evaluar el rango de movimiento activo. Se pide al paciente que estire el brazo a través del pecho, por encima del hombro, y toque la escápula opuesta. Luego, que lo estire por detrás de su espalda y toque su escápula opuesta. Por último, que lo estire por detrás de su cabeza y toque la escápula opuesta. Estas maniobras ponen a prueba de manera activa todos los rangos de movimiento en la articulación del hombro. Si no se puede realizar alguna de estas maniobras, entonces es necesario identificar qué movimiento del hombro está restringido y evaluarlo con más cuidado.

Después, el médico debe reproducir todos los rangos de movimiento pasivo de las extremidades superiores. Esto ayuda a diferenciar el dolor o la restricción articulares de los musculares. El movimiento pasivo libera los músculos del trabajo, de modo que, si son la fuente del dolor, el paciente no presenta dolor alguno que pueda haber notado con el movimiento activo.

## PRUEBA DE FUERZA MUSCULAR

Se debe evaluar la fuerza muscular. Cada grupo muscular se debe valorar de manera individual; por ejemplo, los flexores y extensores. Se puede evaluar cada músculo si se encuentra que un grupo muscular está débil. La debilidad muscular puede ser de origen neurológico o deberse a una lesión muscular, uso excesivo o falta de tono.

### Evaluación de la sensación

No hay reflejos neurológicos específicos relacionados con el hombro, pero la evaluación de la sensación puede ser útil si se sospecha un problema cervical. La valoración de los patrones dermatómicos de la piel sobre el hombro y la parte superior del brazo puede realizar se con un objeto puntiagudo y un hisopo de algodón. Ésta no es una parte común de la evaluación del hombro.

## Pruebas especiales para el hombro

Se pueden utilizar varias pruebas específicas para detectar una disfunción del hombro en particular. Éstas se describen a continuación.

### Prueba de caída del brazo

Se eleva el brazo del paciente a 90° de abducción y se libera. Si hay desgarro en los músculos del manguito rotador, el brazo se cae. Si el desgarro es parcial, al golpear el brazo, el médico provoca que se caiga.

### Prueba de aprensión

Esta prueba es para un hombro con luxación crónica. Se realiza abducción, extensión y rotación externa del hombro. En el punto en que el hombro está próximo a luxarse, el paciente parece aprensivo. Muchos pacientes ya son conscientes de que su hombro se luxa de manera espontánea y deben mencionarlo en los antecedentes previo a la exploración.

### Prueba de Yergason

La prueba de Yergason se realiza para evaluar la estabilidad del tendón del bíceps en el surco bicipital. El médico aplica tracción al codo y rota el brazo en dirección externa. El paciente intenta realizar la rotación interna del brazo contra resistencia. Si el tendón es inestable en el surco, protruirá con un chasquido y el paciente presentará malestar (fig. 80-1).

Todos los pacientes con antecedentes de problemas de hombro se deben evaluar para detectar disfunción de la columna cervical, de la región superior de la columna torácica, el esternón y las costillas superiores.

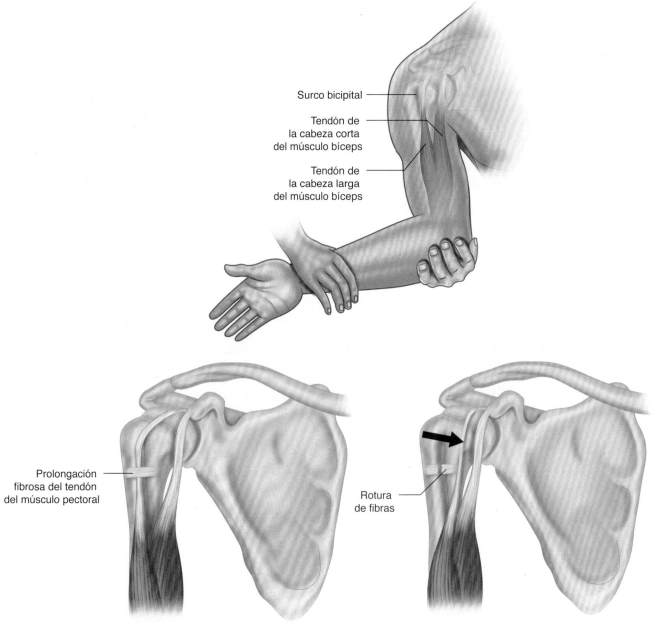

Surco bicipital

Tendón de la cabeza corta del músculo bíceps

Tendón de la cabeza larga del músculo bíceps

Prolongación fibrosa del tendón del músculo pectoral

Rotura de fibras

**FIGURA 80-1.** Prueba de Yergason.

# EVALUACIÓN PARA LA DISFUNCIÓN SOMÁTICA

En el diagnóstico de las disfunciones somáticas que afectan el movimiento de la cintura escapular, el médico debe tener en cuenta que los trastornos que limitan el movimiento reflejan la participación de múltiples articulaciones, músculos, tendones, ligamentos, la membrana sinovial y las cápsulas articulares. El conocimiento anatómico funcional y la capacidad diagnóstica deben incluir conocimientos sobre lo siguiente:

1. El funcionamiento de los movimientos acoplados y accesorios.
2. Los orígenes e inserciones de los músculos del hombro.
3. La influencia de estos músculos en la columna vertebral completa.
4. La relación del tórax y la caja torácica con todos los movimientos escapulares.
5. Cómo la 1ª costilla, en su inserción esternal, está directamente influida por el movimiento clavicular y esternal.

## Articulación glenohumeral

La articulación glenohumeral se puede valorar durante su prueba del rango de movimiento. La disfunción somática se diagnostica si no hay patología de la articulación. La artritis, la tendinitis u otras patologías se pueden tratar con la manipulación osteopática apropiada, pero las disfunciones somáticas verdaderas son las que responden mejor.

## Prueba de movimiento clavicular

En *abducción*, el extremo distal de la clavícula se mueve en dirección superior y el extremo proximal, en sentido inferior. El médico evalúa el movimiento en abducción al colocar su dedo índice en la cabeza clavicular junto al esternón mientras

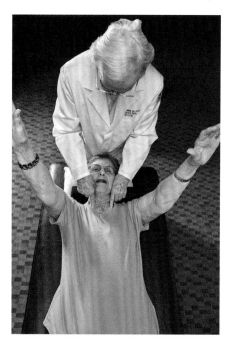

**FIGURA 80-3.** Prueba de flexión de la clavícula.

el paciente está en decúbito dorsal; luego, el médico le pide que se encoja de hombros (fig. 80-2). Se debe palpar un movimiento caudal con el movimiento normal en la articulación esternoclavicular.

En *flexión*, el extremo distal de la clavícula se mueve en dirección anterior y el proximal se desplaza en sentido posterior sobre el esternón. El médico evalúa el movimiento en flexión al colocar su dedo índice en la cabeza clavicular junto al esternón; luego, pide al paciente que flexione el hombro a 90° y que se estire con fuerza hacia el techo (fig. 80-3). Se debe palpar un movimiento posterior de la clavícula con el funcionamiento normal en la articulación esternoclavicular.

Se debe evaluar la cintura escapular completa, el tórax, la caja torácica y la columna vertebral para un diagnóstico integral de afectación somática en la disfunción de la cintura escapular. Asimismo, el plan de tratamiento debe ser integral.

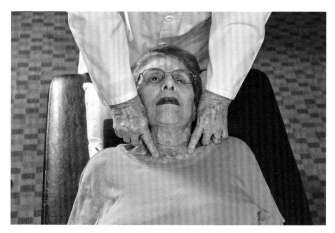

**FIGURA 80-2.** Prueba de abducción de la clavícula.

## Referencias

Bateman JA. *The Shoulder and Neck*. Philadelphia, PA: WB Saunders; 1982.

Hoppenfeld SA. *Physical Examination of the Spine and Extremities*. Norwalk, CT: Appleton-Century-Croft; 1995.

Polley HF, Hunder GA. *Physical Examination of the Joints*. Philadelphia, PA: WB Saunders; 1987.

# 81 Consideraciones anatómicas del codo

Eileen L. DiGiovanna, Stanley Schiowitz
y Dennis J. Dowling

El codo une el antebrazo con el brazo y, en sincronía con el hombro, esto permite el movimiento de la mano a través del espacio. El codo funciona como un gínglimo o articulación troclear (bisagra). Está formado por la articulación de los extremos proximales del radio y el cúbito con el extremo distal del húmero.

El extremo distal del húmero se articula con el cúbito y el radio, formando dos articulaciones: la *humerocubital*, entre la tróclea del húmero y la escotadura troclear del cúbito, y la *humerorradial*, entre capítulo (cóndilo) humeral y la cabeza del radio (fig. 81-1).

Los movimientos que se observan en la articulación del codo son: flexión, extensión y rotación (supinación y pronación). La extensión y la flexión son los únicos movimientos que involucran la *articulación del codo verdadera*, del cúbito con el húmero. La articulación del codo tiene movimientos compuestos de flexión del codo, con supinación del antebrazo, y extensión del codo, con pronación del antebrazo. Por lo tanto, la articulación radiocubital superior y sus movimientos complican y son parte de la función de la articulación del codo. La aducción y la abducción humerocubitales son movimientos accesorios de la articulación del codo.

La flexión puede ser activa o pasiva. La flexión activa termina alrededor de los 145° y está limitada principalmente por la oposición de los músculos en contracción del brazo y el antebrazo. El rango de flexión pasiva es un poco mayor a medida que los músculos se relajan y se aplanan. También hay cierta restricción que proviene de la aproximación de la apófisis coronoides elevada del cúbito hacia la fosa coronoidea poco profunda en el húmero. La oposición ósea y la tensión en el tríceps y los ligamentos capsulares posteriores también limitan la flexión. El músculo flexor principal es el braquial, con la ayuda del bíceps braquial y el braquiorradial.

La extensión del codo desde la posición anatómica es limitada (5° a 10°) por el contacto del olécranon con la fosa, la tensión en el ligamento anterior y la resistencia de los músculos anteriores. El tríceps braquial es el único músculo significativo del codo que funciona en extensión. Hay una pequeña contribución del músculo ancóneo. Debido a que la mayor parte de la extensión del codo se logra por la gravedad, el tríceps funciona ante todo contra la resistencia.

Además de la flexión y la extensión, el antebrazo puede rotar alrededor de su eje longitudinal. La rotación implica la articulación radiocubital proximal del codo y la articulación

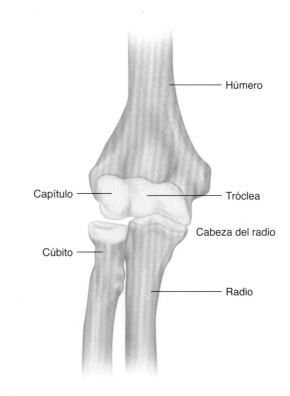

**FIGURA 81-1.** Articulación ósea de la articulación del codo.

Húmero

Capítulo

Tróclea

Cabeza del radio

Cúbito

Radio

radiocubital distal, que se encuentra por arriba de la muñeca. Estos movimientos se observan con el antebrazo flexionado a 90°.

La supinación es el movimiento rotatorio que gira la palma de la mano hacia el techo; la pronación es la función rotatoria que gira la palma hacia el piso. En la rotación neutra, la palma mira en dirección medial con el pulgar hacia arriba. El rango total de rotación es cercano a 180°. En la proximidad, el olécranon tiene menos movimientos acoplados durante la pronación y la supinación. La supinación se acompaña de una aducción ligera del olécranon mientras que, en la pronación, se produce cierta abducción.

En la supinación, la membrana interósea entre el radio y el cúbito se tensa. La supinación se produce por la contracción de los músculos supinador y bíceps; la pronación involucra al pronador cuadrado y el pronador redondo. Los pronadores son menos poderosos que los supinadores.

Durante la pronación y la supinación, la cabeza radial en copa rota sobre el montículo del capítulo, una porción redondeada del húmero en su cara lateral. Se mantiene en su sitio mediante el ligamento anular, que se fija en ambos extremos al cúbito y envuelve el cuello del radio. También hay movimientos secundarios que acompañan a los de flexión, extensión, supinación y pronación radiohumerales. Debido a la relación cóncava-convexa, el deslizamiento y el rodamiento suelen ocurrir en la misma dirección cuando el codo está flexionado y extendido. Hay un movimiento acoplado de pronación con deslizamiento posterior y de supinación con deslizamiento anterior. Estos movimientos secundarios y menores son los que se restringen en la disfunción somática.

## ARTICULACIONES

La *articulación humerorradial* consiste en la cabeza cóncava del radio que se articula con el capítulo con forma convexa del húmero. El movimiento de esta articulación debe acompañar la flexión y extensión humerocubital. Este movimiento angular se acompaña de un deslizamiento de traslación ventral y dorsal del radio sobre el húmero: deslizamiento radial dorsal con la extensión y deslizamiento radial ventral con la flexión (fig. 81-2). La tensión por extensión es la principal causa de disfunción somática de la cabeza radial posterior.

La articulación radiocubital proximal consiste en el borde cilíndrico de la cabeza del radio que se articula con la escotadura radial del cúbito. El ligamento anular abarca la cabeza del radio y se fija a los bordes anterior y posterior de la escotadura radial. Junto con la articulación radiocubital distal, sus movimientos principales son la supinación y la pronación. El eje de estos movimientos se representa con una línea dibujada a través del centro de la cabeza del radio, con el extremo distal del radio oscilando alrededor y delante del cúbito. El extremo proximal del cúbito se mueve hacia atrás y en sentido lateral durante la pronación, y hacia delante y en sentido medial con la supinación (fig. 81-3). Esto significa que el eje de rotación de la cabeza del radio no permanece constante. Por eso, los movimientos accesorios consisten en

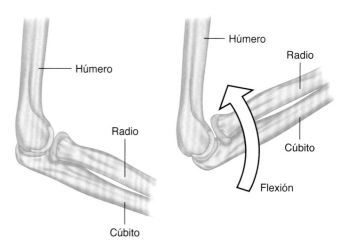

**FIGURA 81-2.** Deslizamiento de traslación del radio en el capítulo. Se puede producir rodamiento y deslizamiento en la misma dirección.

el deslizamiento radial dorsal y ventral antes mencionado en el cóndilo, un movimiento similar en la escotadura radial y un deslizamiento cubital dorsal y ventral sobre el radio. Todos estos movimientos pueden contribuir a las disfunciones somáticas.

La cápsula articular y varios ligamentos dan soporte a las articulaciones del codo. Los ligamentos colaterales medial y lateral mantienen el soporte mayor y resisten las tensiones en valgo y varo, de manera respectiva. Otras consideraciones anatómicas incluyen la contribución relativamente más débil a la flexión de los músculos flexores de la muñeca y la mano que se originan en el borde supracondíleo de la parte medial del húmero. Los músculos extensores de la muñeca y la mano se originan en el borde supracondíleo lateral del húmero. Varios nervios pasan de la región proximal del brazo a la mano a través de la región del codo. Los más notables son el nervio cubital, que pasa a través de un surco en el húmero, y el nervio mediano, que pasa entre las dos cabezas del músculo pronador redondo en la fosa antecubital.

## ÁNGULO DE CARGA

Cuando el brazo está en posición anatómica, el brazo y el antebrazo forman un ángulo en el codo, con el antebrazo dirigido en sentido contrario al cuerpo en posición de valgo. Esto se conoce como *ángulo de carga* y suele ser mayor en mujeres que en hombres (10° a 15° en mujeres, 5° en hombres). Si el ángulo de carga excede los 15°, se denomina *cúbito valgo*. Una disminución o inversión se conoce como *cúbito varo* o deformidad en "culata".

## DISFUNCIÓN SOMÁTICA

Las disfunciones somáticas pueden implicar contracción de los músculos relacionados, compresión de los elementos neurales, tensión de los elementos ligamentosos y restricción de manera principal de los movimientos secundarios de los componentes articulares. Por lo general, la cabeza radial

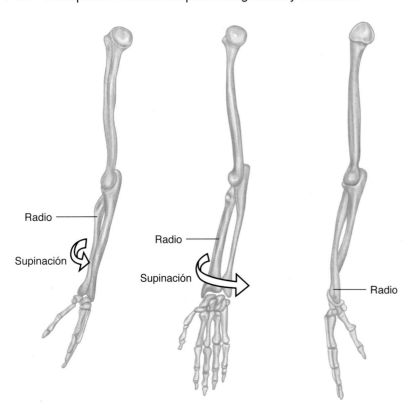

**FIGURA 81-3.** Supinación a pronación. La cabeza radial se inclina en sentido inferolateral.

conlleva disfunciones posteriores o anteriores y puede implicar los músculos, el ligamento anular y el ligamento colateral lateral. Las disfunciones del húmero-olécranon pueden involucrar los músculos y el ligamento colateral medial y se pueden relacionar con síntomas que afectan al nervio cubital. La restricción de la extensión del codo (disfunción de flexión) y de la supinación pueden involucrar los músculos flexores y la compresión del nervio mediano. Es más probable que una disfunción de extensión requiera tratamiento del componente tricipital. Debido a la superposición de estructuras de la región, incluidos nervios, fascias y, en especial, músculos que cruzan dos articulaciones, la búsqueda de la causa de la disfunción implica con mayor frecuencia las regiones adyacentes del hombro y la muñeca/mano.

### Referencias

Greenman PE. *Principles of Manual Medicine.* 2nd ed. Baltimore, MD: Lippincott Williams & Wilkins; 1996.

Kapandji IA. *The Physiology of the Joints. Vol. 1. Upper Limb.* Edinburgh, Scotland: Churchill-Livingston; 1972.

# 82 Evaluación del codo

Eileen L. DiGiovanna

Primero se deben obtener los antecedentes del problema del codo. El antecedente de dolor es esencial si es el síntoma principal. El codo es importante en varios movimientos del brazo y la restricción del movimiento puede ser el síntoma principal. Se debe tener en cuenta el antecedente de traumatismos, ya sean agudos o crónicos. Se deben evaluar la ocupación, los pasatiempos y las actividades deportivas y cotidianas. Esto debe ir seguido de una exploración exhaustiva del codo, así como de las articulaciones por arriba y debajo del mismo.

## OBSERVACIÓN

El codo se debe examinar primero mediante observación. Se debe analizar el *ángulo de carga* del codo, así como cualquier tumefacción, que puede ser difusa o localizada en la bolsa del olécranon en la parte posterior. Se deben tomar en cuenta los signos de traumatismos recientes o antiguos, como cicatrices, abrasiones, equimosis, entre otros.

## PALPACIÓN

Después, se palpan los tejidos blandos y las estructuras óseas para evaluar la integridad de los huesos y de cualquier dolor a la palpación, masas, asimetrías o crepitaciones. Se debe tomar en cuenta cualquier cambio de temperatura, en especial sobre la bolsa y alrededor de las articulaciones. Los puntos de referencia óseos se deben identificar y comparar entre ambos codos. Se debe buscar tumefacción, en especial sobre la bolsa del olécranon; ésta debe ser palpable a menos que esté engrosada o llena de líquido.

El nervio cubital se puede palpar en el surco entre el epicóndilo medial y el olécranon. El médico revisa en busca de tejido cicatricial alrededor del nervio que pueda afectarlo.

### Prueba de rango de movimiento

El rango de movimiento se debe evaluar de manera activa y pasiva. La extensión es mínima debido a la compresión (pinzamiento) ósea. La flexión está limitada por el tamaño del músculo bíceps. Además de los movimientos gruesos de flexión, extensión, supinación y pronación, se debe evaluar el movimiento de la cabeza radial mientras se desliza en la región lateral del cúbito. Se deben valorar los movimientos de abducción y aducción del cúbito sobre el húmero.

### Prueba de fuerza muscular

Se debe evaluar la fuerza muscular de cada grupo de músculos y, si se encuentra debilidad, se debe valorar la fuerza de cada músculo. Los grupos musculares que se evalúan incluyen los flexores, extensores, pronadores y supinadores de la articulación del codo.

### Exploración neurológica

Se puede evaluar la sensación de la piel alrededor del codo y en el antebrazo. Esto es importante en particular en caso de parestesias o entumecimiento.

Cuando se examina el codo, puede ser apropiado evaluar los reflejos tendinosos profundos en el codo y el antebrazo. Esto se realiza con mayor frecuencia para descartar la compresión/pinzamiento de los nervios que salen desde los agujeros de la columna cervical.

1. *Reflejo bicipital*: se produce al golpetear el tendón del bíceps en la fosa antecubital; evalúa principalmente la C5.
2. *Reflejo braquiorradial*: se produce al golpetear el tendón en la cara lateral de la parte inferior del antebrazo por arriba de la muñeca; evalúa la C6.
3. *Reflejo tricipital*: se produce al golpetear el tendón del tríceps en la parte posterior del brazo justo por arriba del olécranon; evalúa la C7.

## PRUEBAS ESPECIALES

1. *Prueba de Tinel*: se realiza al golpetear sobre el nervio cubital en su trayecto entre el olécranon y el epicóndilo medial. La sensibilidad marcada puede ser indicativa de un neuroma o inflamación del nervio cubital.
2. *Prueba del codo de tenista*: esta prueba se realiza al estabilizar el antebrazo. Se indica al paciente que forme puño y extienda la muñeca. Se presiona el dorso de la mano

del paciente mientras se opone resistencia. En caso de codo de tenista (epicondilitis lateral), el paciente experimenta dolor en el epicóndilo lateral.

3. *Estabilidad ligamentosa*: puede ser necesario evaluar el codo para determinar la estabilidad ligamentosa. Esto se realiza al ejercer primero tensión en valgo y luego en varo sobre el codo, utilizando una mano como fulcro y la otra como fuerza contraria.

## EVALUACIÓN DE LA DISFUNCIÓN SOMÁTICA

### Aducción/abducción del codo

La aducción y abducción son movimientos accesorios de balanceo de la parte superior del cúbito en la tróclea del húmero. La abducción es movimiento accesorio de la pronación. La aducción es movimiento accesorio de la supinación.

El codo del paciente se semiflexiona a casi 45°. El médico palpa la articulación al colocar un dedo en la cara dorsal de los lados radial y cubital del olécranon, luego intenta palpar hacia la tróclea. Con la otra mano, toma el antebrazo del paciente y, a partir de una posición neutra, supina por completo el antebrazo, induciendo un movimiento de balanceo

y aducción del cúbito. Revertir el movimiento del antebrazo hacia la pronación completa induce un movimiento de balanceo en abducción. Se evalúa el codo en busca de restricción de cualquier movimiento.

## Movimiento de la cabeza radial

La cabeza radial se palpa al flexionar y extender el codo. El médico toma la cabeza radial y la mueve en dirección anterior y posterior, notando cualquier restricción de movimiento. El deslizamiento posterior del radio se acopla con la pronación/extensión y el deslizamiento anterior se acopla con la supinación/flexión.

La disfunción más común es una cabeza radial posterior. Ésta se diagnostica a partir de la capacidad para mover la cabeza radial en dirección dorsal con restricción de movimiento en dirección ventral. Una cabeza radial anterior tiene restricción de movimiento en dirección dorsal y movimiento libre en dirección ventral.

### Referencia

Hoppenfeld SA. *Physical Examination of the Spine and Extremities*. Norwalk, CT: Appleton-Century-Croft; 1995.

# 83 Consideraciones anatómicas de la muñeca y la mano

Eileen L. DiGiovanna, Stanley Schiowitz y Dennis J. Dowling

## LA MUÑECA

### Huesos

La muñeca o carpo es la articulación distal del radio y el disco articular con la hilera proximal de huesos del carpo. El disco se une al cúbito y el radio, y se encuentra entre el cúbito y la hilera proximal de huesos del carpo. De lateral a medial, estos huesos son el escafoides (navicular), el semilunar y el piramidal. Un hueso pequeño, el pisiforme, se encuentra ligeramente anterior al piramidal.

La articulación de la muñeca consta de 15 huesos, cada uno con múltiples articulaciones. Un buen ejemplo es el hueso grande, que se articula con el 2°, 3° y 4° metacarpianos y con los huesos semilunar, escafoides, trapezoide y ganchoso (fig. 83-1). La muñeca actúa como una unidad funcional y muestra flexión, extensión, aducción (desviación cubital), abducción (desviación radial) y circunducción.

### Articulaciones

El complejo articular de la muñeca se puede dividir en tres unidades funcionales:

1. La articulación radiocarpiana o de la muñeca, que consiste en el extremo distal del radio que se articula con el escafoides y el semilunar.
2. La articulación mediocarpiana, que consta de las articulaciones combinadas entre las hileras proximal y distal de los huesos del carpo (fig. 83-2).
3. La seudoarticulación cubitopiramidal, que consta del extremo distal del cúbito, el piramidal y el menisco entre los dos.

Los movimientos que ocurren en las articulaciones radiocarpiana y mediocarpiana se pueden considerar juntos porque estas articulaciones actúan como un mecanismo combinado. La flexión implica el movimiento combinado de ambas unidades, el movimiento mediocarpiano es un tanto mayor que el movimiento radiocarpiano. Las funciones se invierten en la

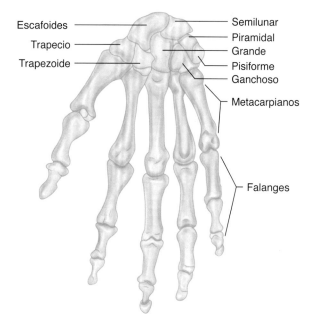

Escafoides — Semilunar
Trapecio — Piramidal
Grande
Trapezoide — Pisiforme
Ganchoso
Metacarpianos
Falanges

**FIGURA 83-1.** Articulaciones óseas de la muñeca.

extensión: el movimiento radiocarpiano es mayor (fig. 83-3). En aducción, la mayor parte del movimiento se produce en las articulaciones radiocarpiana y cubitopiramidal. La abducción implica principalmente a la articulación mediocarpiana. Hay un movimiento de torsión complejo de los huesos carpianos sobre sus ejes largos durante la abducción y la aducción. La circunducción de la mano no es una rotación axial, sino una serie de movimientos: flexión seguida de aducción, extensión y abducción, o los mismos movimientos en orden inverso.

La muñeca se mueve en dos planos. En el plano sagital, se flexiona cerca de 85° y se extiende a casi 45°. La flexión y la extensión parecen ocurrir alrededor de más de un eje. En el *plano coronal*, la muñeca se mueve en abducción

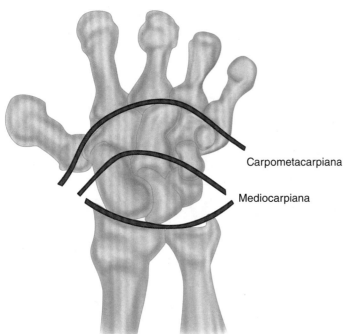

**FIGURA 83-2.** Articulación mediocarpiana de la muñeca.

y aducción, permiten la circunducción para que la mano pueda estar en cualquier plano.

Los movimientos accesorios son mayores en las articulaciones radioescafoidea y radiosemilunar. Éstos son deslizamiento ventral-dorsal, rotación axial, desplazamiento leve de lado a lado y tracción en el eje largo. Se pueden encontrar movimientos accesorios similares en todas las articulaciones carpianas, pero en grados muy disminuidos.

La posición con distribución compacta de la muñeca es la extensión completa. Caerse sobre la muñeca en esta posición provoca una fractura con facilidad. En una posición laxa y relajada, las articulaciones son relativamente móviles. Para realizar cualquier tarea que implique la acción de la muñeca, las articulaciones deben entrar en una combinación de posiciones trabadas interdependientes, creando una estructura sólida que puede soportar la tensión del movimiento de torsión. Al girar el pomo de puerta, por ejemplo, la articulación de la muñeca cambia de un saco de huesos laxos a una unidad funcional sólida para la transmisión de la fuerza.

Se puede crear un número casi infinito de posiciones compactadas de manera parcial de la articulación de la muñeca mediante la contracción muscular y la tensión de los ligamentos. La articulación compactada transmite la fuerza al extremo de su unidad total. Al actuar como palanca, produce un impacto de fuerza máxima en un extremo, lo que la hace la primera articulación de "posición laxa". De esta manera, se pueden desarrollar disfunciones somáticas con facilidad, sin presentar un traumatismo directo en la articulación afectada.

(desviación radial) y aducción (desviación cubital). La abducción es cercana a 15° y la aducción a 45°. La pronación y la supinación se producen en la articulación radiocubital y, combinadas con la flexión, extensión, abducción

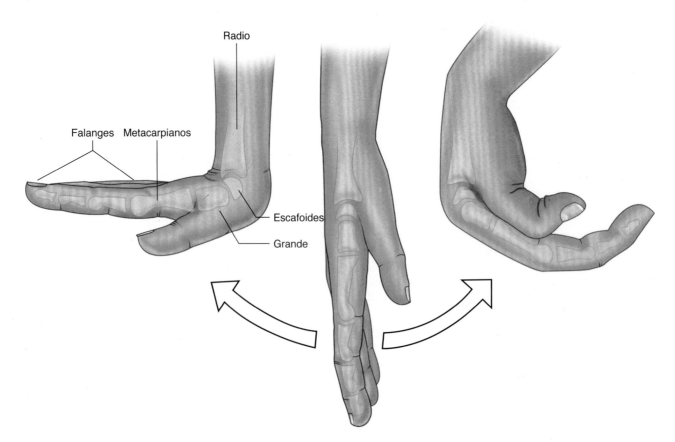

**FIGURA 83-3.** Movimiento principal de la articulación de la muñeca.

## Músculos

La muñeca se mueve mediante cuatro grupos musculares:

1. *Flexor cubital del carpo*: flexiona la muñeca y aduce la mano.
2. *Extensor cubital del carpo*: extiende la muñeca y aduce la mano.
3. *Flexor radial del carpo y palmar largo*: flexiona la muñeca y abduce la mano.
4. *Extensores radiales largo y corto del carpo*: extiende la muñeca y abduce la mano.

Los cuerpos de estos músculos se encuentran cerca del codo y los tendones correspondientes son largos y pasan hacia el antebrazo para fijarse en la muñeca.

## Túneles

Los huesos del carpo forman un arco atravesado por el *retináculo flexor*. La concavidad del arco se encuentra en la superficie palmar entre los huesos y el ligamento transverso (el retináculo flexor) y se denomina *túnel carpiano*. A través de este túnel pasan los tendones de la muñeca, los flexores de los dedos y el nervio mediano. Es el sitio de origen de los músculos tenares e hipotenares.

Otro túnel, el *túnel de Guyon*, está formado por el ligamento que fija el gancho del ganchoso y el pisiforme. A través de este túnel pasan el nervio y la arteria cubitales.

Estos dos túneles, en particular, son importantes porque cada uno contiene un nervio fundamental de la mano, que tiene un diámetro pequeño a través del cual pasa el nervio. Los tendones de la muñeca y los dedos ocupan la mayor parte de ese espacio. Esto posibilita que el nervio se comprima cuando el diámetro se estrecha por tumefacción, desplazamiento de un hueso, bandas fibrosas o tejido cicatricial.

## Tabaquera anatómica

En la cara lateral de la muñeca se encuentra una pequeña depresión conocida como tabaquera anatómica. El piso de la tabaquera es el hueso escafoides o navicular. Se encuentra distal a la estiloides radial y se vuelve prominente cuando el pulgar se extiende al máximo. Los tendones del abductor largo del pulgar, el extensor corto del pulgar y el extensor largo del pulgar la rodean. Esta zona se vuelve dolorosa a la palpación si hay una fractura del escafoides.

## LA MANO

La mano humana es prensil en un grado que otras especies no logran. Sólo en los humanos el pulgar se puede llevar en oposición con cada uno de los demás dedos. Éste es un órgano sensitivo notable, capaz de medir el grosor y la distancia, así como de percibir el tacto ligero y la temperatura. Los movimientos delicados de la mano permiten la prensión y los movimientos finos.

## Huesos y articulaciones

La mano consta de cinco huesos metacarpianos que se articulan en su región proximal con cuatro huesos carpianos de la hilera distal. El 2° y 3° metacarpianos permanecen relativamente fijos mientras que el 1°, 4° y 5° se mueven alrededor de este segmento fijo. Los cinco metacarpianos se articulan en su extremo distal con las falanges proximales de los dedos. Éstos se suelen considerar gínglimos o articulaciones trocleares (en bisagra). Permiten la flexión, extensión, abducción, aducción y circunducción.

Un tendón extensor se encuentra a lo largo de la cara dorsal de cada articulación y hay placas fibrocartilaginosas sobre la superficie palmar, conocidas como láminas palmares o volares. Estas láminas se encuentran entre la articulación y los tendones flexores.

Cada dedo, excepto el pulgar, tiene una articulación interfalángica proximal y una distal. Debido a que sólo hay dos huesos falángicos en el pulgar, sólo hay una articulación. Las articulaciones interfalángicas son articulaciones trocleares, lo que que permite la flexión y la extensión con cierta rotación axial.

Con excepción del pulgar, los movimientos de las articulaciones carpometacarpianas consisten en flexión-extensión y abducción-aducción casi de manera exclusiva. Los movimientos accesorios son el deslizamiento dorsal-ventral, rotación axial y tracción en eje largo. Se producen cuando las estructuras se ajustan a la forma de un objeto o se introducen de forma pasiva. El pulgar tiene una articulación selar que permite movimientos de flexión-extensión, abducción-aducción, rotación y circunducción. Los movimientos accesorios son rotación axial y tracción en el eje largo.

Las articulaciones intermetacarpianas se limitan al deslizamiento ligero entre sí. El movimiento accesorio es la rotación axial. Las articulaciones metacarpofalángicas tienen los movimientos siguientes: flexión-extensión, aducción-abducción, rotación limitada y circunducción. Los movimientos accesorios son rotación axial, deslizamiento dorsal-ventral y tracción en el eje largo.

Las articulaciones interfalángicas se limitan a movimientos de flexión-extensión. La flexión suele ir acompañada de rotación conjunta para asistir en la aproximación pulgar-dedo. Los movimientos accesorios son deslizamiento dorsal-ventral, abducción-aducción, rotación axial y tracción en el eje largo. Las disfunciones de movimiento tempranas causadas por afección artrítica de las manos se manifiestan en la pérdida de los movimientos accesorios.

## Músculos

Los músculos de los dedos se encuentran en el antebrazo. Los tendones cruzan la muñeca con los tendones de los músculos de la muñeca. Los músculos flexores cruzan la palma a través de numerosos túneles osteofibrosos. Los tendones extensores pasan a lo largo del dorso de la mano a través de menos túneles. Los músculos flexores y extensores son músculos extrínsecos.

Los músculos intrínsecos incluyen los músculos interóseos y lumbricales. Además de asistir en la flexión y la extensión, abducen y aducen los dedos. En la base del pulgar, en la superficie palmar, se encuentra la *eminencia tenar*, que está compuesta por los músculos intrínsecos del pulgar: aductor del pulgar, oponente del pulgar, abductor corto del pulgar y flexor corto del pulgar. Estos músculos están inervados por el nervio mediano. La eminencia tenar se atrofia cuando el nervio mediano queda atrapado, como en el síndrome del túnel carpiano. En la cara medial de la palma, en la base del 5° dedo, se encuentra la *eminencia hipotenar*, que contiene tres músculos: flexor del meñique, abductor del meñique y oponente del meñique.

## Movimientos prensiles de la mano

La piel sobre la palma de la mano es más gruesa sobre el dorso y está adherida con firmeza a la fascia en los pliegues palmares. Esto permite que la mano sujete objetos de manera segura. También es importante conocer la capacidad de la mano para cambiar de forma para adaptarse al objeto que se sujeta. Se puede aplanar y extender para ajustarse a una superficie plana o puede formar una depresión hueca parecida a una copa.

De acuerdo con Kapandji (1972), hay seis maneras en que la mano puede agarrar objetos: el pulgar está involucrado en cuatro tipos de movimientos prensiles.

1. La **prensión por oposición terminal** es la forma más fina y precisa de sujeción. La punta de la yema del dedo o la uña hace contacto cuando los dedos pulgar e índice sujetan un objeto delgado.
2. La **prensión por oposición subterminal** es la forma más común de sujeción. El objeto se sostiene entre las yemas de los dedos pulgar e índice.
3. En la **prensión por oposición subterminolateral**, la yema del pulgar sostiene un objeto, como una moneda, presionado contra la superficie radial de la primera falange del dedo índice.
4. La **prensión palmar** se utiliza para sujetar objetos pesados relativamente grandes. La mano entera envuelve al objeto. El pulgar se opone a la fuerza de los otros cuatro dedos.

5. La **prensión por oposición digitopalmar** implica sujetar un objeto de diámetro pequeño con los dedos al presionar contra la palma. El pulgar no está implicado.
6. La **prensión entre las caras laterales de los dedos** se ejemplifica al sujetar un cigarro.

Este agarre es débil y el objeto debe ser pequeño. El pulgar no está implicado.

## Disfunciones somáticas

Al igual que con muchas de las afecciones artríticas, la principal disfunción de la muñeca y la mano se produce con los movimientos secundarios más que con los movimientos primarios. Algunas disfunciones de las articulaciones carpianas afectan múltiples articulaciones. Una de las disfunciones carpianas más típicas implica la restricción del deslizamiento del hueso semilunar. Tiende a presentar desplazamiento preferencial en dirección ventral y puede contribuir al estrechamiento del espacio del túnel carpiano. Sin embargo, se deben evaluar los metacarpianos, ya que el 2° y 3° son, por naturaleza, inmóviles. Es importante evaluar estas articulaciones de forma bilateral en busca de diferencias en la movilidad entre los lados derecho e izquierdo antes de tratar cualquier disfunción aparente.

### Referencias

Kapandji IA. *Physiology of the Joints. Vol 1. Upper Limb*. Edinburgh, Scotland: Churchill-Livingstone; 1972.

Sucher BM, Hinrichs RN. Manipulative treatment of carpal tunnel syndrome: biomechanical and osteopathic intervention to increase the length of the transverse carpal ligament. *J Am Osteopath Assoc*. 1998;98:679-686.

# 84 Evaluación de la muñeca y la mano

Eileen L. DiGiovanna

La muñeca y la mano son importantes para la capacidad funcional de una persona en las actividades de la vida diaria. Cualquier dolor, disfunción o discapacidad requiere una evaluación cuidadosa y detallada de la zona. Esta exploración incluye el antebrazo y también otras articulaciones de las extremidades superiores y el cuello. Como con otras articulaciones de las extremidades superiores, los antecedentes de los síntomas y la información relacionada son el primer paso en el proceso de evaluación. Luego se procede a la exploración.

## OBSERVACIÓN

Se debe observar la mano mientras se utiliza, al desabotonar una camisa, y en reposo. En reposo, la mano se debe encontrar en flexión ligera con extensión leve de la muñeca. Se debe considerar la presencia de todos los dedos.

Se debe notar cualquier tumefacción articular o de los tejidos blandos. Las infecciones se pueden diseminar con rapidez a través de los tejidos blandos de la mano, por lo que se deben evaluar los signos de inflamación, como la tumefacción. La tumefacción fusiforme de las articulaciones interfalángicas proximales es indicativa de artritis reumatoide. Los nódulos óseos discretos en las articulaciones interfalángicas distales se denominan *nódulos de Heberden* y son indicativos de osteoartritis. La artritis reumatoide de las manos puede causar otras deformaciones notables, entre éstas, *deformidad en cuello de cisne* o desviación cubital.

Se deben inspeccionar las uñas en busca de acropaquia (dedos en palillo de tambor), color (palidez anormal o cianosis) o infección alrededor de los bordes (paroniquia); observar los callos en las yemas de los dedos y tomar en cuenta cualquier atrofia de las regiones tenar o hipotenar.

## PALPACIÓN

Se deben palpar la muñeca y las articulaciones de la mano en busca de tumefacción, asimetrías y dolor a la palpación. Se debe evaluar la piel de la muñeca y la mano para detectar cambios de temperatura y humedad. Los tendones o articulaciones pueden estar doloridos. Se debe palpar la tabaquera anatómica. En caso de traumatismo, se debe tomar en cuenta cualquier dolor a la palpación en la zona porque el escafoides es el hueso carpiano que se fractura con mayor frecuencia.

Se deben palpar los túneles a lo largo del dorso de la muñeca en busca de tumefacción o dolor a la palpación. Los túneles volares se examinan de modo similar. Se pueden encontrar ganglios en las vainas tendinosas. Éstos son nódulos firmes, en ocasiones dolorosos, suelen ser benignos y sin importancia, pero que pueden preocupar al paciente.

### Prueba del rango de movimiento

La muñeca se somete a todos los rangos de flexión, extensión, desviación cubital y radial. La desviación cubital debe ser mayor que la radial. Éstos se deben realizar de forma pasiva y activa.

Todas las articulaciones se someten a sus rangos de movimiento pasivo y se debe pedir al paciente que demuestre el rango de movimiento activo. Los dedos se evalúan juntos e individualmente. Los dedos y el pulgar se deben flexionar y extender, y evaluar la abducción y la aducción de cada uno. Cuando el paciente toca con el pulgar la punta de cada uno de los otros dedos, la muñeca se debe flexionar, extender, abducir y aducir.

### Prueba de fuerza muscular

Una evaluación general de la fuerza de la mano consiste en pedir al paciente que apriete dos o tres dedos del examinador. Si se encuentra debilidad, se prueba cada flexor de los dedos individualmente. Los extensores se evalúan al forzar la flexión de los dedos contra la resistencia del paciente.

Para evaluar los músculos intrínsecos, el paciente extiende los dedos mientras el examinador intenta cerrarlos. Luego, el paciente intenta cerrar los dedos contra la resistencia del examinador.

El mecanismo de pellizco se evalúa al pedir al paciente que forme una "O" con el pulgar y el dedo índice mientras el examinador engancha sus dedos en la "O" e intenta separarlos.

La fuerza de flexión y extensión de la muñeca se debe evaluar con la mano cerrada en puño.

## Prueba de sensación

La sensación de los nervios periféricos se puede evaluar en los sitios siguientes:

1. *Nervio radial*: dorso de la membrana en el espacio entre el pulgar y el índice.
2. *Nervio mediano*: punta del dedo índice.
3. *Nervio cubital*: punta del meñique.

Los niveles dermatómicos son los siguientes:

1. C6: dedos pulgar e índice y región lateral de la palma.
2. C7: dedo medio.
3. C8: dedos anular y meñique y región medial de la palma.

## PRUEBAS ESPECIALES

La *prueba de Bunnel-Littler* evalúa la tensión de los músculos intrínsecos de la mano. La articulación metacarpofalángica se mantiene en extensión y el paciente intenta mover la articulación interfalángica proximal a la flexión; si no se flexiona, entonces los músculos intrínsecos están tensos o la cápsula articular está contracturada. La articulación metacarpofalángica se descansa por poco tiempo y se revalúa. Si la articulación interfalángica proximal aún no se puede flexionar, el problema está en la cápsula articular.

La *prueba de Allen* evalúa el funcionamiento de las arterias radial y cubital. Se ocluyen las dos arterias y se hace que el paciente abra y cierre el puño. La palma debe estar pálida. Se libera una arteria y la mano debe presentar rubor. Se repite con la otra arteria.

La *prueba de Phalen* es para el síndrome del túnel carpiano. El paciente flexiona las muñecas y presiona el dorso de la mano contra el de la mano contralateral. Mantiene esta posición durante 1 min. Esto produce dolor o parestesias en la mano afectada (fig. 84-1).

*Signo de Tinel*: al golpetear sobre el ligamento carpiano volar, se puede producir dolor o parestesia sobre la distribución del nervio mediano en caso de síndrome del túnel carpiano (fig. 84-2).

La *prueba de Finkelstein* descarta la tenosinovitis de De Quervain. El paciente cierra los dedos alrededor del pulgar y luego desvía la muñeca en dirección cubital. El dolor a lo largo de la parte lateral de la muñeca es prueba positiva.

## EVALUACIÓN PARA LA DISFUNCIÓN SOMÁTICA DE LAS MUÑECAS

El movimiento grueso se evalúa en flexión, extensión y desviación radial y cubital. Se pueden utilizar técnicas pasivas y activas.

La disfunción somática de la muñeca permite el movimiento hacia la disfunción; la función en sentido contrario

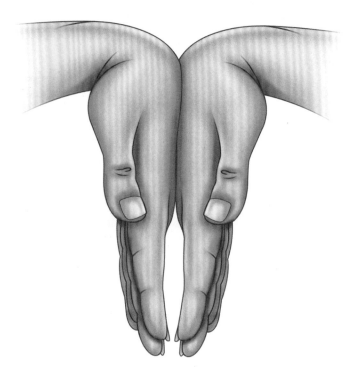

**FIGURA 84-1.** Prueba de Phalen.

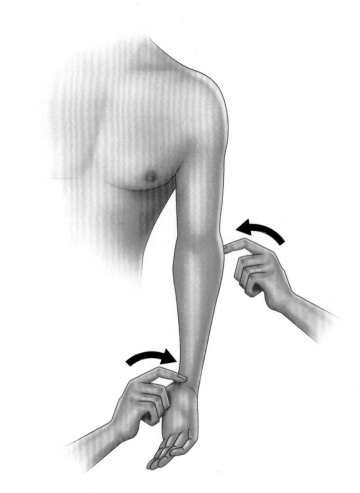

**FIGURA 84-2.** Signo de Tinel en la muñeca y el codo.

al trastorno está restringido. La técnica descrita se puede utilizar para evaluar el movimiento de la articulación radio-navicular y cada una de las articulaciones intercarpianas. También se puede utilizar para evaluar las articulaciones carpometacarpianas y metacarpofalángicas.

1. *Posición del médico*: sentado frente al paciente.
2. *Técnica*:
   a. El médico toma los huesos adyacentes a la articulación que se evalúa entre el pulgar e índice.
   b. Los huesos se mueven a través de su rango de movimiento y se nota cualquier restricción.
   c. Los movimientos evaluados son los deslizamientos en todas las direcciones y la tracción en el eje largo.

El movimiento grueso se evalúa en flexión, extensión y desviación radial y cubital. Se pueden utilizar técnicas tanto pasivas y activas.

# PRUEBAS PARA LA DISFUNCIÓN SOMÁTICA DE LAS MANOS

1. *Posición del médico*: sentado frente al paciente.
2. *Técnica*:
   a. El médico toma los huesos adyacentes a la articulación que se evalúa entre el pulgar y el índice.
   b. Los huesos se mueven a través de su rango de movimiento mientras se aplica una tracción suave.

## Referencia

Hoppenfeld S. *Physical Examination of the Spine & Extremities*. Norwalk, CT: Appleton & Lange; 1976.

# 85

# Tratamiento de energía muscular de las extremidades superiores

Eileen L. DiGiovanna y Dennis J. Dowling

La energía muscular se puede utilizar con eficiencia y eficacia en las articulaciones de las extremidades superiores. Es útil como tratamiento primario y como técnica preparatoria para las técnicas de alta velocidad y baja amplitud.

## CINTURA ESCAPULAR

### Restricción de la articulación glenohumeral

Ver la modificación de la resistencia isométrica de las técnicas de Spencer en el capítulo 88.

### Restricción de abducción de la articulación esternoclavicular (disfunción de aducción)

1. *Posición del paciente*: en decúbito dorsal.
2. *Posición del médico*: de pie al lado de la mesa, junto al hombro afectado.
3. *Técnica*:
   a. El médico coloca una mano sobre la cabeza clavicular proximal. Con la otra mano, toma la muñeca del paciente y mantiene el brazo extendido y en rotación interna (fig. 85-1).
   b. Se indica al paciente que eleve el brazo contra la mano del médico, mantenga esta posición durante 3 a 5 s y luego se relaje. El médico ejerce resistencia isométrica contra cada esfuerzo del paciente.
   c. Se puede llevar la articulación a la dirección de la barrera después de cada esfuerzo.

d. Se repite la técnica dos veces más y se revalúa el movimiento de la articulación.

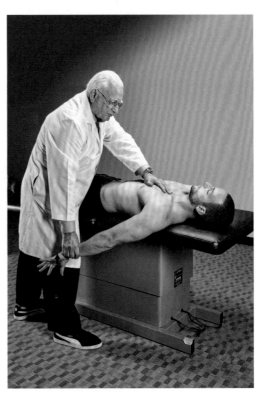

**FIGURA 85-1.** Tratamiento de energía muscular para la restricción de abducción de la articulación esternoclavicular.

## Restricción de flexión de la articulación esternoclavicular (disfunción de extensión)

1. *Posición del paciente*: en decúbito dorsal.
2. *Posición del médico*: de pie al lado de la mesa, junto al hombro afectado.
3. *Técnica*:
   a. El médico coloca una mano sobre la clavícula restringida y con la otra alcanza detrás de la axila para cubrir la escápula.
   b. El paciente sujeta el hombro del médico con la mano del lado afectado (fig. 85-2).
   c. El médico flexiona la clavícula hacia el manubrio hasta que se palpa el movimiento en la articulación esternoclavicular. Esto se realiza al enderezar el cuerpo y tirar de la escápula hacia delante.
   d. Se indica al paciente que lleve su hombro hacia abajo, mantenga esta posición durante 3 a 5 s y luego se relaje. El médico proporciona resistencia isométrica contra cada esfuerzo del paciente.
   e. Se puede llevar la articulación a la dirección de la barrera después de cada esfuerzo.
   f. Se repite la maniobra dos veces más. Se revalúa el movimiento de la articulación.

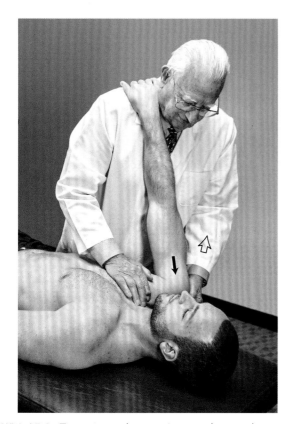

**FIGURA 85-2.** Tratamiento de energía muscular para la restricción de flexión de la articulación esternoclavicular.

## CODO

### Disfunción de abducción (pronación): restricción de aducción (supinación)

1. *Posición del paciente*: sentada o en decúbito dorsal.
2. *Posición del médico*: de pie o sentado a un lado de la mesa.
3. *Técnica*:
   a. El médico coloca el codo flexionado del paciente en supinación completa.
   b. El paciente intenta con suavidad pronar el antebrazo contra la fuerza isométrica de restricción equivalente del médico.
   c. Se mantiene esta posición durante 3 a 5 s y luego el paciente se relaja.
   d. Se puede llevar la articulación a la dirección de la barrera después de cada esfuerzo.
   e. Se repite la técnica dos veces más. Se revalúa el movimiento de la articulación.

### Disfunción de aducción (supinación): restricción de abducción (pronación)

1. *Posición del paciente*: sentado o en decúbito dorsal.
2. *Posición del médico*: de pie o sentado a un lado de la mesa.
3. *Técnica*:
   a. El médico coloca el codo flexionado del paciente en pronación completa.
   b. El paciente intenta con suavidad supinar el antebrazo contra la fuerza isométrica de restricción equivalente del médico.
   c. Se mantiene la posición durante 3 a 6 s y luego el paciente se relaja.
   d. Se puede llevar la articulación a la dirección de la barrera después de cada esfuerzo.
   e. Se repite esta maniobra dos veces más. Se revalúa el movimiento de la articulación.

## MUÑECA

### Disfunción de la muñeca en desviación radial: restricción de la muñeca en desviación cubital

1. *Posición del paciente*: sentado o en decúbito dorsal.
2. *Posición del médico*: de pie o sentado a un lado de la mesa.
3. *Técnica*:
   a. La articulación se mueve hacia la desviación cubital hasta la barrera de movimiento.
   b. Se pide al paciente que empuje hacia la cara radial mientras el médico aplica resistencia isométrica.
   c. Se mantiene la posición de 3 a 5 s, y se libera.

    d. Se mueve la articulación hacia su nueva barrera.

    e. Se repite la maniobra tres o cuatro veces. Se revalúa el movimiento de la articulación.

## Disfunción de la muñeca en desviación cubital: restricción en desviación radial

1. *Posición del paciente*: sentado o en decúbito dorsal.
2. *Posición del médico*: de pie o sentado a un lado de la mesa.
3. *Técnica*:
   a. La articulación se mueve hacia la desviación radial hasta la barrera de movimiento.
   b. Se pide al paciente que empuje hacia la cara cubital mientras el médico ejerce resistencia isométrica.

    c. Se mantiene esta posición durante 3 a 5 s y luego se libera.

    d. Se mueve la articulación hacia su nueva barrera.

    e. Se repite la maniobra tres o cuatro veces. Se revalúa el movimiento de la articulación.

Otros movimientos restringidos de la muñeca o la mano se pueden tratar en forma similar al llevar la articulación hasta la barrera de movimiento, haciendo que el paciente empuje contra la resistencia isométrica hacia la libertad de movimiento, se relaje y repita el proceso tres veces. Cualquier técnica de energía muscular puede ir seguida de un estiramiento pasivo.

CAPÍTULO

# 86

# Contratensión (*counterstrain*) de las extremidades superiores

Eileen L. DiGiovanna

## HOMBRO

### Ubicaciones de los puntos dolorosos

Los puntos dolorosos anteriores comunes del hombro (fig. 86-1) son los siguientes:

1. *Acromioclavicular anterior*: superficie anterior de la región distal de la clavícula.
2. *Cabeza larga del bíceps*: sobre el tendón.
3. *Cabeza corta del bíceps*: inferolateral a la apófisis coracoides.

Los puntos dolorosos posteriores (fig. 86-2) son los siguientes:

1. *Acromioclavicular posterior*: detrás del extremo lateral de la clavícula.
2. *Supraespinoso*: en la fosa supraespinosa.

Los siguientes se encuentran en la axila:

1. *Punto doloroso subescapular*: en la superficie anterior de la escápula.
2. *Punto doloroso del dorsal ancho*: profundo en la axila en la superficie medial del húmero.

### Punto doloroso acromioclavicular anterior

1. *Posición del paciente*: en decúbito dorsal.
2. *Posición del médico*: en el lado de la mesa contrario al punto doloroso.
3. *Técnica*: se vigila el punto doloroso mientras se aduce el brazo a través del tórax de 30 a 50° y se rota un poco en sentido interno. El médico aplica tracción al tirar del brazo a la altura de la muñeca (fig. 86-3). Se mantiene la posición durante 90 s, luego se regresa el brazo a una posición neutra y se revalúa el punto doloroso.

### Punto doloroso de la cabeza larga del bíceps

1. *Posición del paciente*: en decúbito dorsal.
2. *Posición del médico*: al lado de la mesa, junto al punto doloroso y frente a la cabecera de la mesa.

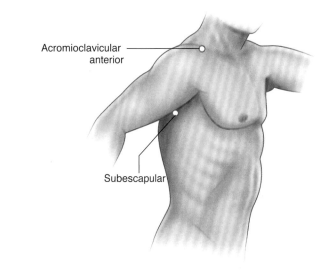

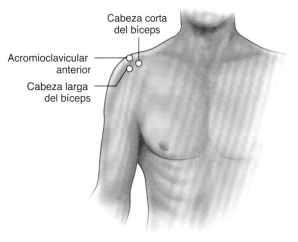

**FIGURA 86-1.** Ubicación de los puntos dolorosos anteriores de la cintura escapular.

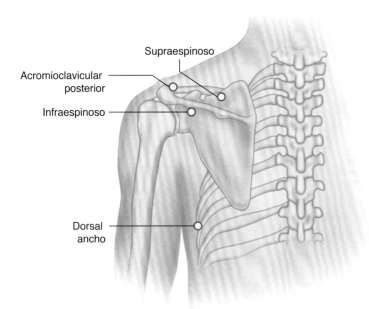

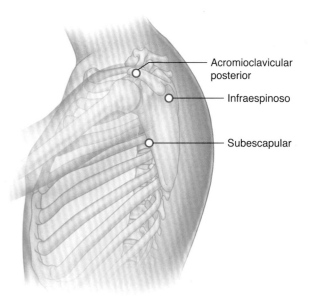

**FIGURA 86-2.** Ubicación de los puntos dolorosos posteriores de la cintura escapular.

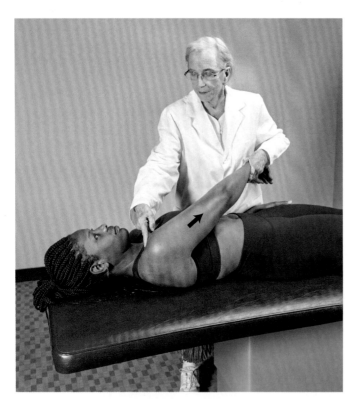

**FIGURA 86-3.** Tratamiento de contratensión para un punto doloroso acromioclavicular anterior.

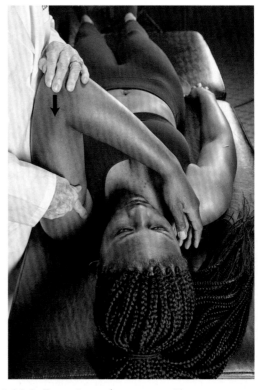

**FIGURA 86-4.** Tratamiento de contratensión para un punto doloroso de la cabeza larga del bíceps.

3. *Técnica*: el brazo del paciente se coloca en posición supina y se flexiona a 90° el codo y el hombro. El médico ejerce presión hacia abajo en el codo a lo largo del húmero hacia el dedo de control (fig. 86-4). La posición se mantiene durante 90 s, luego el brazo se regresa a una posición neutra y se revalúa.

## Punto doloroso de la cabeza corta del bíceps

El punto doloroso de la cabeza corta del bíceps se trata de la misma manera que la cabeza larga, excepto que se necesita algún ajuste fino hacia la aducción. Se puede agregar cierta rotación interna para mayor comodidad.

# Punto doloroso acromioclavicular posterior

1. *Posición del paciente*: en decúbito ventral.
2. *Posición del médico*: en el lado de la mesa contrario al punto doloroso.
3. *Técnica*: el brazo del paciente se aduce a través de su espalda. El médico ejerce tracción al tirar a la altura de la muñeca (fig. 86-5). Se mantiene la posición durante 90 s, luego se regresa el brazo a una posición neutra y se revalúa el punto doloroso.

# Punto doloroso supraespinoso

1. *Posición del paciente*: en decúbito dorsal.
2. *Posición del médico*: al lado de la mesa junto al punto doloroso.
3. *Técnica*: el brazo del paciente se flexiona y se abduce a 120°. Se provoca rotación externa marcada del húmero. El músculo se debe tornar muy laxo en esta posición (fig. 86-6). Después de 90 s, se regresa el brazo a una posición neutra y se revalúa el punto doloroso.

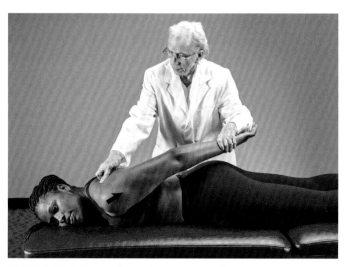

**FIGURA 86-5.** Tratamiento de contratensión para un punto doloroso acromioclavicular posterior.

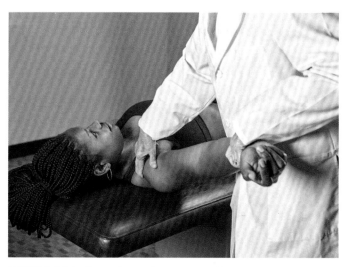

**FIGURA 86-6.** Tratamiento de contratensión para un punto doloroso supraespinoso.

# Punto doloroso subescapular

1. *Posición del paciente*: en decúbito dorsal.
2. *Posición del médico*: al lado de la mesa junto al punto doloroso.
3. *Técnica*: el brazo del paciente se sostiene en sentido posterior sobre el lado de la mesa y hacia sus pies. Se rota el brazo en sentido interno. No se aplica tracción. Se mantiene la posición durante 90 s, luego se regresa el brazo a una posición neutra y se revalúa el punto doloroso.

# Punto doloroso del dorsal ancho

El punto doloroso del dorsal ancho se trata de la misma manera que el punto doloroso subescapular, excepto que se aplica tracción a lo largo del brazo. Después de 90 s, se regresa el brazo a una posición neutra y se revalúa el punto doloroso.

# CODO

Los puntos dolorosos relacionados con el codo se muestran en la figura 86-7. Los puntos dolorosos de la cabeza radial o del epicóndilo lateral del húmero se pueden tratar de la misma manera.

## Puntos dolorosos de la cabeza radial/epicóndilo lateral del húmero

1. El codo se sostiene en extensión completa. Esto puede ser sobre un fulcro del borde de la mesa o la mano o rodilla del médico.
2. Después, el brazo se coloca en posición supina y se abduce con distintos grados de fuerza.
3. Se mantiene la posición durante 90 s, luego se regresa lentamente el brazo a una posición neutra y se revalúa el punto doloroso (fig. 86-8).

## Punto doloroso coronoideo

1. El codo se flexiona por completo.
2. El antebrazo se coloca en posición prona y se abduce con suavidad.
3. Se mantiene la posición durante 90 s, luego se regresa con lentitud el brazo a una posición neutra. Se revalúa el punto doloroso.

### Olécranon

El codo se hiperextiende y el antebrazo se abduce ligeramente y se supina.

# MUÑECA

Las ubicaciones de los puntos dolorosos relacionados con la muñeca se muestran en las figuras 86-9 y 86-10. Todos estos puntos dolorosos responden al extender (puntos posteriores) o flexionar (puntos anteriores) la muñeca sobre los puntos dolorosos (figs. 86-11 y 86-12). Puede ser útil realizar desviación cubital y pronación de la muñeca para los puntos dolorosos más mediales y provocar desviación radial y supinación de la muñeca para los más laterales. Se mantiene cada posición durante 90 s y luego se regresa la mano a una posición neutra y se revalúa el punto doloroso.

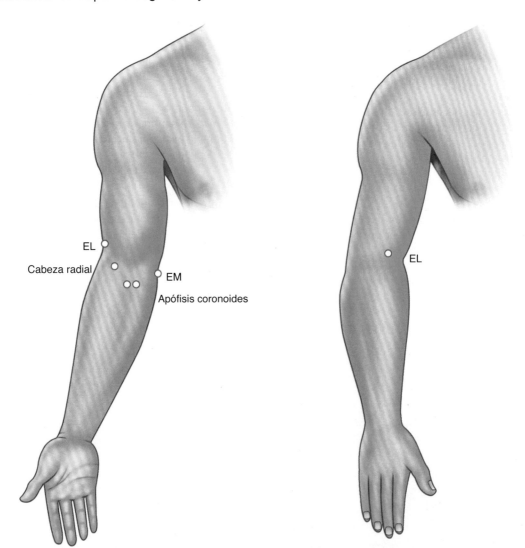

**FIGURA 86-7.** Puntos dolorosos relacionados con el codo. EL, epicóndilo lateral del húmero, EM, epicóndilo medial del húmero.

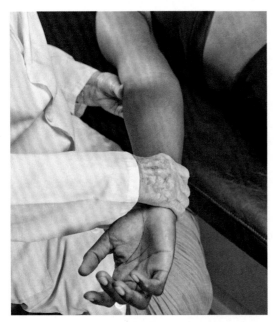

**FIGURA 86-8.** Tratamiento de contratensión del punto doloroso del epicóndilo lateral del húmero o de la cabeza radial.

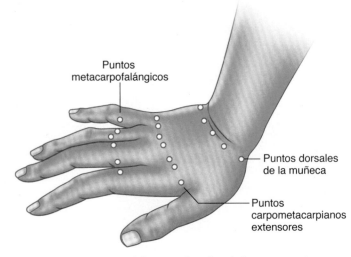

**FIGURA 86-9.** Puntos dolorosos dorsales de la muñeca y la mano.

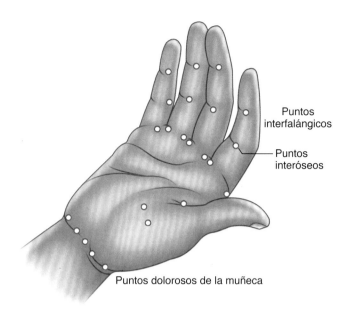

FIGURA 86-10. Puntos dolorosos ventrales de la muñeca y la mano.

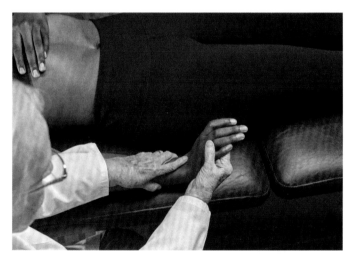

FIGURA 86-11. Tratamiento de contratensión de los puntos dolorosos dorsales de la muñeca utilizando la extensión de la muñeca.

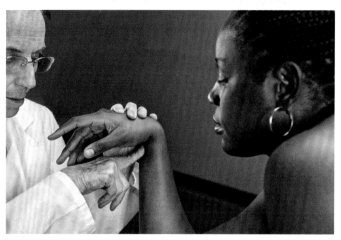

FIGURA 86-12. Tratamiento de contratensión de los puntos dolorosos ventrales de la muñeca utilizando la flexión de la muñeca.

## MANO

La ubicación de los puntos dolorosos relacionados con la mano se muestra en las figuras 86-9 y 86-10.

### Articulación carpometacarpiana

Un punto doloroso de la primera articulación carpometacarpiana que se relaciona con dolor y debilidad del pulgar se trata con rotación marcada del pulgar hacia la palma, con flexión ligera.

### Puntos dolorosos interóseos

Los puntos dolorosos de los músculos interóseos se pueden relacionar con la flexión o la extensión (anterior o posterior). Los puntos dolorosos interóseos anteriores, volares o palmares se tratan al flexionar la articulación y ejercer un poco de tracción. El punto doloroso carpometacarpiano dorsal o posterior se trata al extender la articulación y ejercer tracción.

#### Referencias

Jones L. *Strain and Counterstrain*. Colorado Springs, CO: American Academy of Osteopathy; 1981.
Yates HA, *Glover JC. Counterstrain Handbook of Osteopathic Technique*. Tulsa, OK: Y Knot Publishers; 1995.

# 87

# Liberación posicional facilitada de las extremidades superiores

Stanley Schiowitz

## HOMBRO

### Hipertonicidad muscular (dolor a la palpación puntual) de la región del hombro (derecho)

1. *Posición del paciente*: en decúbito dorsal sobre la mesa, con los brazos a los lados.
2. *Posición del médico*: de pie en el lado derecho de la mesa, frente a la cabeza del paciente.
3. *Técnica*:
   a. El médico coloca un dedo de la mano derecha sobre el músculo hipertónico para controlar el movimiento y los cambios en los tejidos.
   b. El médico utiliza la mano izquierda para flexionar el hombro derecho del paciente a 90°.
   c. El médico empuja el codo derecho del paciente hacia abajo en dirección a la mesa, lo que provoca una fuerza de compresión que se percibe en el dedo de control.
   d. El médico coloca el hombro del paciente en aducción y rotación interna hasta que se perciba el movimiento y ablandamiento de los tejidos en el dedo de control. Se debe percibir la liberación de la hipertonicidad (fig. 87-1).
   e. Se mantiene la posición durante 3 a 5 s, se libera y se revalúa.

*Nota*: si el músculo hipertónico se ubica por arriba de la línea media de la articulación del hombro, la flexión utilizada se reduce en consecuencia. Si el músculo hipertónico se ubica debajo de la línea media de la articulación del hombro, la flexión se aumenta, en consecuencia, por encima de los 90°.

Si la disfunción se sitúa a un lado de la línea media de la articulación del hombro, los movimientos finales son abducción y rotación externa.

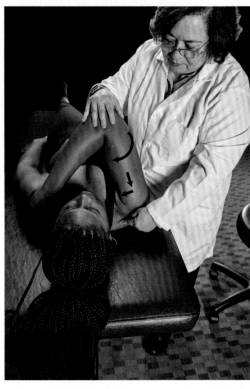

**FIGURA 87-1.** Tratamiento de liberación posicional facilitada para la hipertonicidad en la cara medial del hombro derecho.

# CODO

## Hipertonicidad muscular (dolor a la palpación) en el epicóndilo radial (derecho)

1. *Posición del paciente*: en decúbito dorsal sobre la mesa, con los brazos a los lados.
2. *Posición del médico*: sentado del lado derecho de la mesa, mirando hacia la cabeza de la paciente.
3. *Técnica*:
   a. El médico coloca un dedo de la mano izquierda en el músculo hipertónico para controlar el movimiento y los cambios en los tejidos.
   b. El médico utiliza la mano derecha para flexionar el codo del paciente a 90°.
   c. El médico empuja la mano derecha del paciente hacia abajo en dirección a la mesa, lo que provoca fuerza de compresión, que se percibe en el dedo de control.
   d. El médico coloca la articulación del codo en abducción y rotación externa hacia su dedo de control. Se debe percibir la liberación de la hipertonicidad (fig. 87-2).
   e. Se mantiene la posición durante 3 a 5 s, se libera y se revalúa.

   *Nota*: el grado de flexión y si se aplica abducción-rotación externa o aducción-rotación interna sigue las mismas indicaciones que para la articulación del hombro.

# MUÑECA

## Hipertonicidad muscular (dolor a la palpación puntual) de la articulación de la muñeca en el lado mediorradial de los huesos del carpo (derechos)

1. *Posición del paciente*: sentado sobre la mesa de frente al médico.

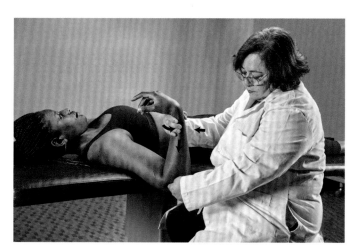

**FIGURA 87-2.** Tratamiento de liberación posicional facilitada para la hipertonicidad en la cara radial del codo derecho.

2. *Posición del médico*: de pie, frente al paciente.
3. *Técnica*:
   a. El médico toma el brazo derecho del paciente justo debajo de la articulación de la muñeca, con la mano derecha, y toma la mano del paciente firmemente, por arriba de la articulación de la muñeca, con la otra mano.
   b. El médico utiliza un dedo de la mano izquierda para controlar el movimiento y los cambios de los tejidos en la disfunción.
   c. El médico empuja sus manos entre sí, lo que provoca compresión de la articulación de la muñeca.
   d. El médico coloca la muñeca del paciente en desviación radial y pronación leve, hasta el dedo de control. Se debe percibir la liberación de la hipertonicidad (fig. 87-3).
   e. Se mantiene la posición durante 3 a 5 s, se libera y se revalúa.

   *Nota*: la dirección y desviación, y pronación-supinación de la muñeca cambian a medida que el sitio de hipertonicidad lo hace. Es mejor recordar que los movimientos que se utilizan para liberar la hipertonicidad se realizan hacia y hasta el dedo de control.

Al utilizar una modificación mediante el ajuste de las manos del médico, la fuerza de compresión aplicada puede modificar el procedimiento como se muestra, y cada una de las articulaciones de los dedos del paciente se puede tratar de modo similar.

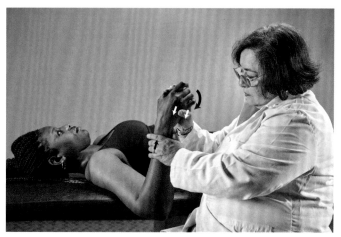

**FIGURA 87-3.** Tratamiento de liberación posicional facilitada para la hipertonicidad en la cara medial de la articulación de la muñeca derecha.

# 88

# Técnicas articulares y de empuje para las extremidades superiores

Eileen L. DiGiovanna

Los dos objetivos principales de la manipulación osteopática de las extremidades superiores son restaurar la función y prevenir la pérdida de movimiento. Por lo general, las extremidades superiores se consideran una unidad cuando se trata con técnicas articulares o de empuje. Cada articulación restringida debe regresar a su función normal.

## CINTURA ESCAPULAR

### Técnicas de Spencer

Las técnicas de Spencer son siete maniobras articulares/de estiramiento suaves que se utilizan para tratar/prevenir la restricción del hombro causada por músculos hipertónicos, capsulitis adhesiva temprana, fracturas cicatrizadas y luxaciones, y cualquier otra afección traumática o degenerativa en la que se requiera mejorar la movilidad.

Aunque las técnicas de Spencer permiten al médico evaluar el rango de movimiento pasivo de la articulación glenohumeral, son principalmente un tratamiento y no un procedimiento diagnóstico. Están diseñadas para articular la cabeza humeral en todos sus rangos de movimiento en la fosa mientras se estiran los tejidos blandos periarticulares.

Las guías generales para realizar los siete pasos de las técnicas son las siguientes:

1. *Posición del paciente*: en decúbito lateral con el hombro afectado hacia arriba. Las rodillas y caderas del paciente están flexionadas, la espalda recta y perpendicular a la mesa, el brazo inferior abajo y cómodo, y la cabeza apoyada en una almohada.

2. *Posición del médico*: de pie al lado de la mesa, frente al paciente.

3. *Técnica*: el médico toma el antebrazo del paciente con una mano, flexionando el codo del paciente. La otra mano del médico se coloca sobre el hombro del paciente para trabar la cintura escapular y limitar el movimiento escapular.

Cada técnica se repite de seis a ocho veces; se debe detener cuando se vuelve doloroso para el paciente o si el movimiento tiene una restricción significativa. Con cada movimiento, el médico intenta superar el punto alcanzado en la excursión previa.

1. *Para aumentar la extensión*: el médico mueve el brazo del paciente en un plano horizontal, al extender el hombro y regresarlo a una posición neutra, aumentando con suavidad la excursión. El codo del paciente se mantiene en flexión (fig. 88-1).

2. *Para aumentar la flexión*: el médico flexiona el hombro del paciente, al enderezar el codo, hasta que el brazo se encuentre sobre la oreja del paciente (fig. 88-2). Se repite esta maniobra con suavidad en un movimiento rítmico, y se regresa el hombro casi a la posición neutra cada vez. Es probable que el médico tenga que cambiar la posición de la mano que traba la escápula para estar cómodo durante esta maniobra.

3. *Para aumentar la circunducción*: el codo del paciente se flexiona en gran medida y el hombro se abduce en un ángulo de 90°. El médico traba el hombro del paciente en esta posición y, utilizando el codo del paciente como

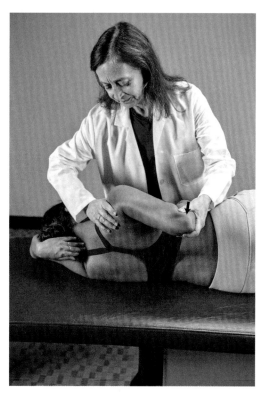

**FIGURA 88-1.** Técnica de Spencer para aumentar la extensión del hombro.

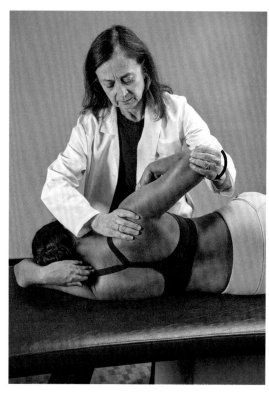

**FIGURA 88-3.** Técnica de Spencer para aumentar la circunducción del hombro.

pivote, rota con suavidad el hombro en círculos crecientes de manera gradual, en el sentido de las manecillas del reloj y luego en el sentido contrario (fig. 88-3).

4. *Circunducción con tracción*: el médico extiende el codo del paciente y abduce el brazo a 90°. Luego, el médico traba

la escápula del paciente en esta posición y, utilizando el antebrazo del paciente como pivote, rota con suavidad el húmero en círculos crecientes de manera gradual, en sentido de las manecillas del reloj y luego en sentido contrario, y mantiene la fuerza de *tracción* en la muñeca del paciente (fig. 88-4).

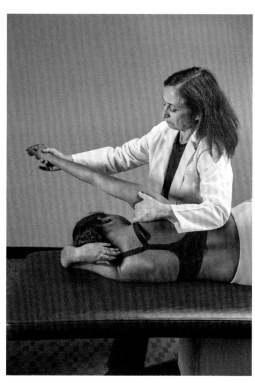

**FIGURA 88-2.** Técnica de Spencer para aumentar la flexión del hombro.

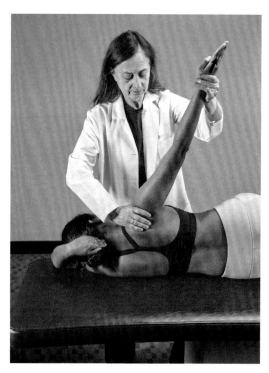

**FIGURA 88-4.** Técnica de Spencer para aumentar la circunducción del hombro, con tracción.

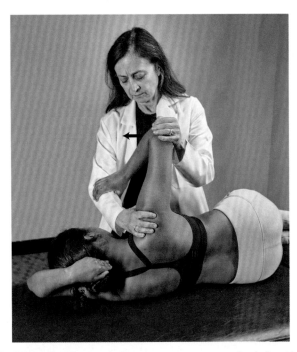

**FIGURA 88-5.** Técnica de Spencer para aumentar la abducción del hombro.

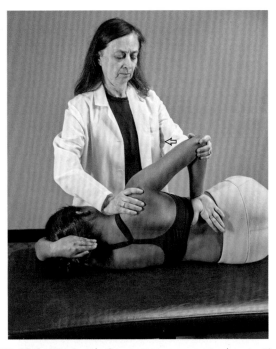

**FIGURA 88-6.** Técnica de Spencer para aumentar la rotación interna del hombro.

5. a. *Para aumentar la abducción*: el médico coloca su mano más cercana a la cabeza del paciente (superior) en el hombro de éste. El codo del paciente está flexionado y su mano descansa sobre el antebrazo del médico debajo de la articulación del codo. El brazo del médico más cercano a los pies del paciente (inferior) ejerce, con suavidad, presión hacia arriba sobre el codo flexionado del paciente, llevando el hombro a la abducción (fig. 88-5). b. *Para aumentar la aducción*: manteniendo la posición anterior, la mano del médico en el codo ejerce, con suavidad, presión hacia abajo sobre el codo flexionado del paciente, llevando el brazo superior a la aducción.

6. *Para aumentar la rotación interna*: la mano del paciente, con el codo flexionado, se coloca detrás de sus costillas inferiores. La mano superior del médico traba la escápula; su mano inferior lleva con cuidado el codo del paciente hacia delante y abajo (fig. 88-6). Se libera el codo del paciente y se repite la maniobra. Se debe tener cuidado en el movimiento porque puede ser el más doloroso para el paciente. También se puede utilizar una fuerza de rotación externa en esta posición.

7. *Estiramiento por tracción*: la mano del paciente se coloca sobre el hombro del médico, con el codo recto. El médico envuelve con sus manos la parte superior del brazo del paciente. Entonces, el médico puede tirar y elevar con suavidad la cabeza humeral lejos de la fosa. Al inclinarse hacia atrás, el médico utiliza su peso corporal en lugar de la fuerza muscular (fig. 88-7).

*Nota*: Patriquin (1992) informó que en el paso cinco de las técnicas originales diseñadas por Spencer se llevaba el hombro hacia la aducción al mover el codo hacia la mesa. Con el tiempo, la técnica se cambió para crear fuerza de abducción. Ahora, la abducción y la aducción se enseñan, en general, como parte del paso cinco.

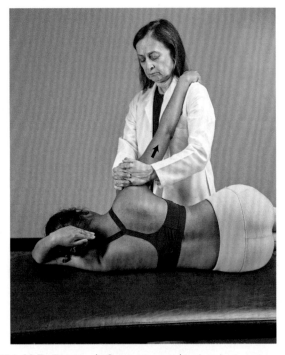

**FIGURA 88-7.** Técnica de Spencer para el estiramiento por tracción.

## Variaciones isométricas de las técnicas de Spencer

Las posiciones que se emplean en las técnicas de Spencer también se usan para tratar el hombro con energía muscular o isometría. El médico mueve el brazo hacia una barrera, el paciente lo mueve activamente lejos de la barrera contra la misma resistencia en extensión, flexión, abducción, aducción y rotación interna o externa.

Por ejemplo, en el caso de la restricción de movimiento en extensión, primero se coloca al paciente en una posición de extensión máxima cómoda. Luego, el paciente intenta mover el brazo hacia la flexión mientras el médico aplica fuerza de resistencia isométrica leve. Se mantiene esta posición durante 4 s, luego el paciente se relaja. El médico aumenta la extensión del brazo del paciente y repite la maniobra.

## TÉCNICAS ARTICULARES PARA LAS RESTRICCIONES CLAVICULARES

Las clavículas se pueden elevar o deprimir en el extremo esternal. Las técnicas descritas son para una clavícula elevada.

### Técnica 1

1. *Posición del paciente*: en decúbito dorsal.
2. *Posición del médico*: sentado a la cabecera de la mesa.
3. *Técnica*: el cuello del paciente, en flexión completa, descansa en el pecho del médico. Esta posición bloquea el movimiento raquídeo. El médico coloca el pulgar sobre el extremo esternal y ejerce presión hacia abajo y en sentido caudal sobre la clavícula (fig. 88-8). Se indica al paciente que inhale y exhale por completo. Durante la exhalación, el médico hace saltar la clavícula para liberar la restricción.

### Técnica 2

1. *Posición del paciente*: sentado.
2. *Posición del médico*: de pie detrás del paciente.
3. *Técnica*: el médico pasa la mano por debajo del brazo afectado y toma el húmero en abducción. Extiende la otra mano sobre el hombro del paciente y coloca el pulgar o la eminencia hipotenar en el extremo esternal de la clavícula. La mano que sostiene el húmero ejerce tracción lateral. La otra mano aplica fuerza hacia abajo sobre la clavícula (fig. 88-9). Puede ser fuerza articular o de alta velocidad y baja amplitud.

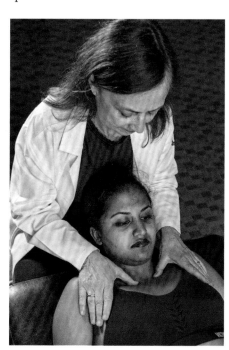

**FIGURA 88-8.** Técnica articular para clavícula elevada, paciente en decúbito dorsal.

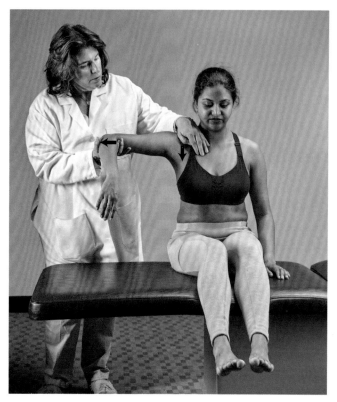

**FIGURA 88-9.** Técnica articular para clavícula elevada, paciente sentado.

## TÉCNICAS DE EMPUJE DE ALTA VELOCIDAD Y BAJA AMPLITUD PARA LA CINTURA ESCAPULAR

### Técnica de empuje glenohumeral

1. *Posición del paciente*: en decúbito ventral.
2. *Posición del médico*: de pie al lado de la mesa, en el sitio de la disfunción.
3. *Técnica*:
   a. El médico toma la articulación glenohumeral del paciente al rodear la articulación con ambas manos.
   b. Los pulgares del médico descansan en un patrón cruzado sobre la cara posterior de la articulación glenohumeral del paciente.
   c. El médico ejerce fuerza rápida hacia abajo y ligeramente lateral a través de la articulación glenohumeral del paciente (fig. 88-10).

### Disfunción somática clavicular superior

1. *Posición del paciente*: en decúbito dorsal.
2. *Posición del médico*: de pie en el lado de la mesa, del mismo sitio de la disfunción.
3. *Técnica*:
   a. El médico toma la superficie superior de la clavícula restringida con los dedos de la mano de control.
   b. Con la otra mano, el médico flexiona el brazo del paciente a 90° (del mismo lado que la disfunción).
   c. De manera simultánea, el médico ejerce empuje hacia abajo sobre la clavícula y tracción lateral en el brazo del paciente para producir la fuerza correctiva (fig. 88-11).

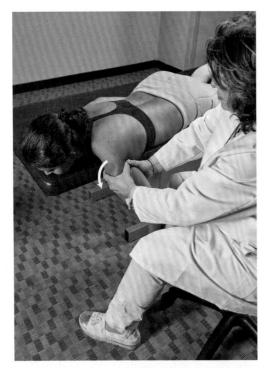

**FIGURA 88-10.** Técnica de empuje de alta velocidad y baja amplitud para la disfunción somática de la articulación glenohumeral.

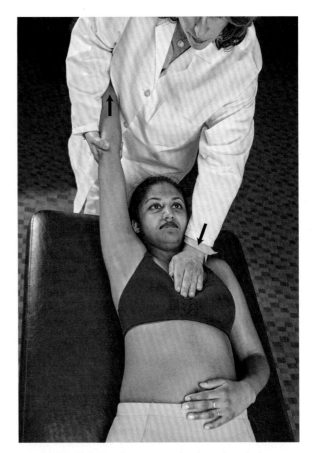

**FIGURA 88-12.** Técnica de empuje de alta velocidad y baja amplitud para la disfunción somática de la articulación esternoclavicular.

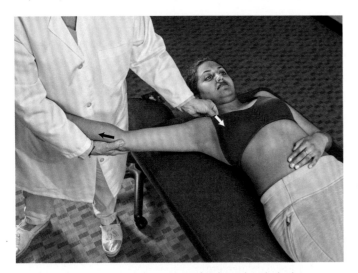

**FIGURA 88-11.** Técnica de empuje de alta velocidad y baja amplitud para la parte superior de la clavícula.

## Disfunción somática esternoclavicular

1. *Posición del paciente*: en decúbito dorsal.
2. *Posición del médico*: de pie a la cabecera de la mesa.
3. *Técnica*:
   a. El médico descansa la eminencia tenar de su mano de control sobre la articulación esternoclavicular con restricción.
   b. El médico toma el brazo del paciente del lado de la disfunción y ejerce fuerza de tracción en dirección superior sobre el brazo.
   c. El médico logra la corrección al empujar hacia abajo a través de la articulación esternoclavicular a la vez que induce fuerza de tracción rápida a través del brazo del paciente (fig. 88-12).

## CODO

### Técnica de empuje de alta velocidad y baja amplitud para el codo

Restricciones de abducción/aducción:

1. *Posición del paciente*: sentado.
2. *Posición del médico*: de pie frente al paciente.
3. *Técnica*:
   a. El médico toma el codo del paciente. Los dedos de la mano de control están a ambos lados del olécranon. La otra mano se utiliza para sostener y estabilizar el antebrazo del paciente en supinación/extensión.
   b. El médico evalúa el movimiento de la articulación radiocubital en aducción y abducción.
   c. Si se observa restricción de movimiento en abducción, el médico coloca el codo del paciente en esa posición y ejerce un empuje correctivo de hiperabducción. Esto se realiza con el codo bloqueado en extensión.
   d. Si hay restricción de movimiento en aducción, el médico coloca el codo del paciente en esa postura y ejerce un empuje correctivo de hiperaducción. Esto se realiza con el codo bloqueado en extensión (fig. 88-13).

### Disfunciones anteriores de la cabeza radial

1. *Posición del paciente*: sentado.
2. *Posición del médico*: de pie frente al paciente.

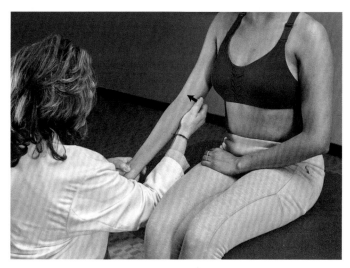

**FIGURA 88-13.** Técnica de empuje de alta velocidad y baja amplitud para la restricción de la aducción del codo.

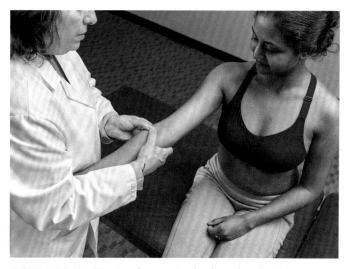

**FIGURA 88-15.** Técnica de empuje de alta velocidad y baja amplitud para la parte posterior de la cabeza radial.

3. *Técnica*:
   a. El médico toma el brazo disfuncional del paciente, lo flexiona en el codo y lo coloca en posición prona en la muñeca.
   b. El médico coloca el 2º y 3º dedo de la otra mano en el pliegue del codo del paciente, directamente sobre la cabeza radial.

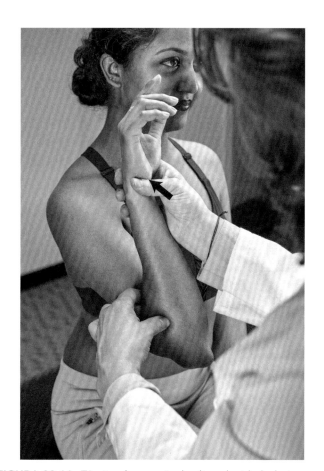

**FIGURA 88-14.** Técnica de empuje de alta velocidad y baja amplitud para la parte anterior de la cabeza radial.

   c. El médico ejerce fuerza de hiperflexión rápida en el codo a la vez que empuja la cabeza radial en dirección dorsal con los dedos de la otra mano (fig. 88-14).

## Disfunciones posteriores de la cabeza radial

1. *Posición del paciente*: sentado.
2. *Posición del médico*: de pie frente al paciente.
3. *Técnica*:
   a. El médico rodea el codo disfuncional del paciente con ambas manos y lo extiende.
   b. El médico coloca sus pulgares sobre la parte anterior de la cabeza del radio y la falange de su dedo índice sobre la parte posterior de la cabeza radial.
   c. El médico ejerce fuerza de hiperextensión rápida en el codo del paciente a la vez que induce fuerza contraria ventral a través de la cabeza radial (fig. 88-15).

## TÉCNICA ARTICULAR PARA LA MANO

### Articulaciones intersegmentarias

1. *Posición del médico*: sentado o de pie, frente al paciente.
2. *Técnica*:
   a. El médico traba un hueso metacarpiano entre los dedos pulgar e índice de una mano.
   b. Con los dedos pulgar e índice de la otra mano, el médico maniobra el metacarpiano vecino en deslizamiento anterior o posterior, o rotación, según desee.

### Dedos

1. *Posición del médico*: sentado o de pie, frente al paciente.
2. *Técnica*:
   a. El médico traba el hueso metacarpiano, en este caso el 2º, entre los dedos pulgar e índice de una mano.
   b. El médico coloca el pulgar de la otra mano en el dorso de la 1ª falange y el dedo índice en la superficie volar de la 1ª falange.

c. El médico realiza extensión del eje largo (tracción en línea recta) o rotación, o deslizamiento anteroposterior.

# TÉCNICA DE EMPUJE DE ALTA VELOCIDAD Y BAJA AMPLITUD

## Disfunción somática carpiana

1. *Posición del paciente*: sentado sobre la mesa.
2. *Posición del médico*: de pie frente al paciente.
3. *Técnica*:
   a. El médico toma la mano del paciente del lado de la disfunción y localiza la articulación radiocarpiana dorsal con los pulgares.
   b. El médico realiza un empuje tipo látigo sobre la mano, la mueve hacia una hiperflexión rápida a la vez que ejerce fuerza contraria hacia abajo a través de la disfunción somática carpiana (fig. 88-16).

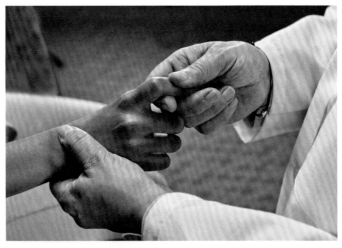

**FIGURA 88-17.** Técnica de empuje de alta velocidad y baja amplitud para la disfunción falángica.

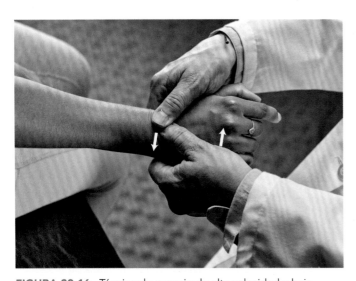

**FIGURA 88-16.** Técnica de empuje de alta velocidad y baja amplitud para la disfunción carpiana.

## Disfunción somática falángica

1. *Posición del paciente*: sentado sobre la mesa.
2. *Posición del médico*: de pie frente al paciente.
3. *Técnica*:
   a. Con una mano, el médico sostiene y estabiliza la muñeca del paciente.
   b. El médico localiza la articulación disfuncional y ejerce una tracción y un empuje en hiperflexión simultáneos a través de la disfunción somática (fig. 88-17).
   c. Para tratar la 2ª o 3ª falange, el médico sostiene la falange por arriba de la articulación que se trata y maniobra la falange distal con el movimiento deseado.

### Referencia

Patriquin D. Evolution of osteopathic manipulative techniques: the Spencer technique. *J Am Osteopath Assoc.* 1992;92:1134-1136, 1139-1146.

# 89

# Tratamiento con ejercicio para las extremidades superiores

Stanley Schiowitz y Albert J. DeRubertis

## CINTURA ESCAPULAR

La función y biomecánica de la cintura escapular se revisaron en el capítulo 79. El médico que prescribe el tratamiento con ejercicio debe tomar en cuenta las tres articulaciones verdaderas, las dos seudoarticulaciones y los orígenes e inserciones de todos los músculos utilizados en la función articular.

### Ejercicios para la articulación glenohumeral

A. Ejercicio de péndulo, fase aguda: pasivo (fig. 89-1)
   1. *Posición del paciente*: inclinado hacia delante, el cuerpo sostenido por el otro brazo apoyado en una mesa o silla, la espalda cómoda.
   2. *Instrucciones*:
      a. Permita que su brazo con dolor cuelgue hacia abajo lejos de su cuerpo.
      b. Mueva su cuerpo hacia delante y atrás, luego de lado a lado. Esto crea el movimiento de la articulación del hombro sin participación activa de los músculos del hombro.
      c. Aumente de manera gradual el movimiento corporal. No produzca dolor. Comience con 5 a 10 s de ejercicio.
      d. Lleve lentamente su cuerpo de nuevo a la posición recta. Mueva de modo pasivo el brazo con dolor a su costado, utilizando su otro brazo para moverlo, si es necesario.
      e. Relájese, descanse y repita.
B. Ejercicio de péndulo, después de la fase aguda: activo (fig. 89-2)

   *Nota*: no aumente ni produzca dolor al realizar este ejercicio.

3. *Posición del paciente*: inclinado hacia delante, el cuerpo sostenido por el otro brazo apoyado en una mesa o silla, la espalda cómoda.

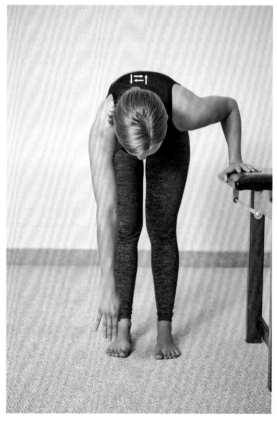

**FIGURA 89-1.** Ejercicio de péndulo, fase aguda: movimiento pasivo.

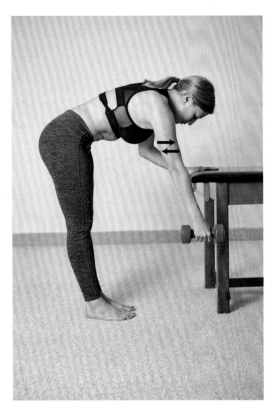

**FIGURA 89-2.** Ejercicio de péndulo con uso activo del hombro.

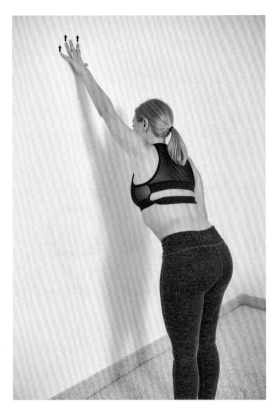

**FIGURA 89-3.** Estiramiento en flexión.

4. *Instrucciones:*
   a. Permita que su brazo con dolor cuelgue, lejos de su cuerpo.
   b. Balancee el brazo hacia delante y atrás, de lado a lado y en círculos.
   c. Aumente de manera gradual la excursión del movimiento del brazo. Puede sostener peso en la mano para aumentar la fuerza utilizada.
   d. Continúe durante 5 a 15 s, luego lleve lentamente su cuerpo a la posición recta.
   e. Relájese, descanse y repita.
C. Estiramiento en flexión (fig. 89-3)
   1. *Posición del paciente*: de pie frente a una pared, a un brazo de distancia.
   2. *Instrucciones*:
      a. Coloque la mano del brazo a ejercitar contra la pared con el codo extendido por completo.
      b. Suba lentamente la pared con los dedos, aumentando la flexión en el hombro.
      c. Después de alcanzar el límite de la flexión indolora, mantenga el brazo en esta posición durante 10 a 15 s.
      d. Luego, recorra lentamente la pared con los dedos más arriba, 2.5 cm (1 pulgada) a la vez, para aumentar la flexión. Mantenga el brazo durante 10 a 15 s en cada nueva meseta de flexión, después recorra con los dedos más arriba.
      e. Al cabo de 2 o 3 min, o si se fatiga, baje lentamente el brazo por la pared.
      f. Relájese, descanse y repita.
D. Estiramiento en abducción (fig. 89-4)

   *Nota para el médico:* si la causa de la disfunción es el pinzamiento del supraespinoso, no prescriba este ejercicio.

1. *Posición del paciente*: de pie con el lado del brazo con dolor hacia la pared.
2. *Instrucciones*: repita la técnica descrita para el estiramiento en flexión, llevando el brazo hacia arriba en abducción.

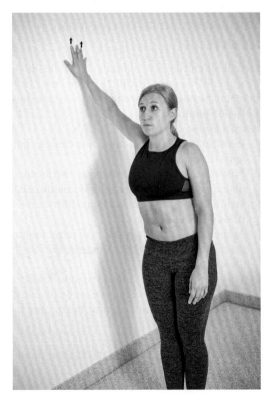

**FIGURA 89-4.** Estiramiento en abducción.

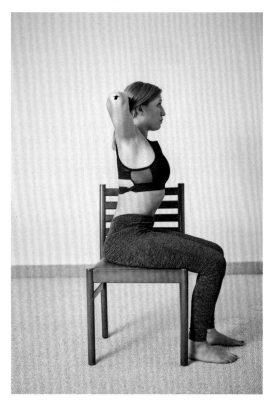

FIGURA 89-5. Abducción: estiramiento en rotación externa.

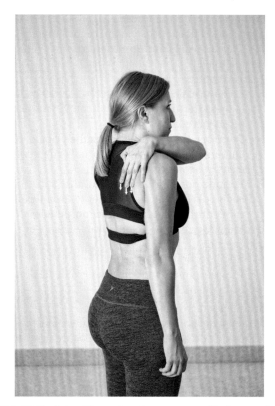

FIGURA 89-7. Aducción: estiramiento en rotación interna (activo).

E.  Abducción: estiramiento en rotación externa (fig. 89-5)
   1. *Posición del paciente*: de pie o sentado con ambas manos entrelazadas detrás de la cabeza y los codos juntos frente al cuerpo.
   2. *Instrucciones*:
      a. Separe poco a poco los codos lo más atrás que pueda estirarse sin dolor.
      b. Mantenga esta posición durante 5 a 15 s.
      c. Regrese a la posición inicial.
      d. Relájese, descanse y repita.

F.  Aducción: estiramiento en rotación interna (pasivo; fig. 89-6)
   1. *Posición del paciente*: de pie con los brazos a los lados.
   2. *Instrucciones*:
      a. Gire la mano del brazo a tratar hacia dentro (rotación interna).

b. Sujete esa muñeca con la otra mano y tire lentamente sobre su pecho hasta la altura de los hombros.
c. Aumente de manera gradual la tensión hasta el estiramiento máximo indoloro. Mantenga durante 5 a 15 s.
d. Regrese el brazo a la posición inicial.
e. Relájese, descanse y repita.

G.  Aducción: estiramiento en rotación interna (activo; fig. 89-7)
   1. *Posición del paciente*: de pie con ambos brazos a los lados.
   2. *Instrucciones*:
      a. Lleve el brazo a tratar cruzando su cuerpo y hacia arriba sobre el hombro contrario. Mantenga la palma apuntando hacia abajo.
      b. Estírese por arriba de su hombro y toque su escápula.
      c. Recorra hacia abajo con los dedos por la escápula para lograr el estiramiento máximo indoloro. Mantenga durante 5 a 15 s.
      d. Regrese el brazo a la posición inicial.
      e. Relájese, descanse y repita.

# EJERCICIOS DE ESTIRAMIENTO FORZADO PARA HOMBROS CONGELADOS

Estos ejercicios no se realizan durante la fase aguda de la lesión. Se debe aplicar calor húmedo moderado como auxiliar para la relajación muscular antes de que el paciente comience el ejercicio. Si se prescriben analgésicos o antiinflamatorios no esteroideos, se deben tomar 20 min antes del ejercicio. Al finalizar estos ejercicios, se debe aplicar una compresa fría durante 20 min.

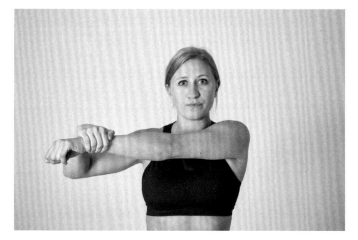

FIGURA 89-6. Aducción: estiramiento en rotación interna (pasivo).

A. Estiramiento de flexión forzada (fig. 89-8)
   1. *Posición del paciente*: sentado frente a una mesa, con el codo del lado del hombro a tratar sobre la mesa encima de una toalla.
   2. *Instrucciones*:
      a. Coloque el dorso de la articulación del codo sobre la mesa, formando un ángulo de 90° entre el antebrazo y el codo.
      b. Deje caer el cuerpo hacia delante y abajo, lo que aumenta la flexión del hombro. Permanezca en esta posición durante 15 s.
      c. Permita que todo su peso descanse sobre la articulación del codo. Con el aumento de la flexión (estiramiento), puede sentir una molestia leve.
      d. Mantenga esta posición durante 15 s. Levante su cuerpo.
      e. Relájese, descanse y repita.
      f. Intente aumentar el movimiento de flexión con cada repetición.

B. Estiramiento de rotación forzada (fig. 89-9)
   1. *Posición del paciente*: sentado frente a una mesa, con el codo del lado del hombro a tratar sobre la mesa encima de una toalla. Sostenga una pesa de 1.36 a 2.27 kg (3 a 5 libras) en la mano.
   2. *Instrucciones*:
      a. Permita que su brazo gire sobre el codo hacia dentro, en dirección a la mesa. El peso que sostiene debe crear poco a poco rotación interna forzada.
      b. Permanezca en esta posición 10 s, luego gire el brazo hacia fuera, creando rotación externa.
      c. Regrese el brazo a la línea media.
      d. Relájese, descanse y repita.
      e. Aumente de modo gradual el peso que sostiene en la mano para forzar la rotación.

C. Estiramiento de extensión forzada (fig. 89-10)
      a. Realice, con suavidad, una flexión profunda de la rodilla al apoyar su peso sobre el puño. Esta maniobra aumenta la extensión del hombro.
      b. Aumente gradualmente la flexión profunda de la rodilla al apoyar todo su peso en el puño.

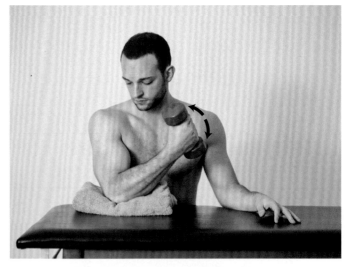

**FIGURA 89-9.** Estiramiento de rotación forzada.

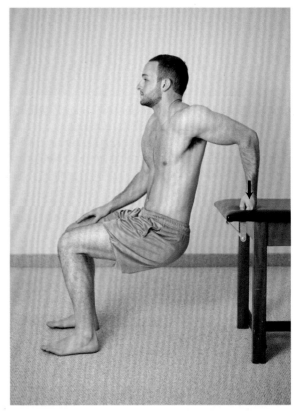

**FIGURA 89-10.** Estiramiento de extensión forzada.

      c. Mantenga esta posición de extensión forzada durante 15 s.
      d. Regrese a la posición de pie.
      e. Relájese, descanse y repita.

## EJERCICIOS DE FORTALECIMIENTO CON AUXILIARES MECÁNICOS

A. Rotadores externos (fig. 89-11)
   1. *Posición del paciente*: de pie, con ambos brazos a los lados, los codos flexionados a 90°, sosteniendo una liga de hule con ambas manos.

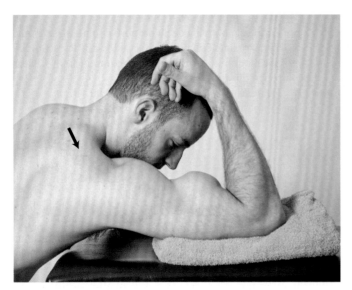

**FIGURA 89-8.** Estiramiento de flexión forzada.

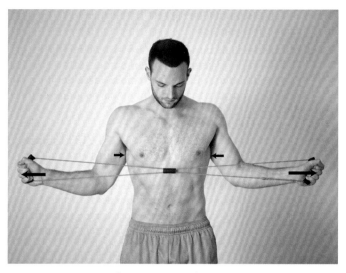

**FIGURA 89-11.** Fortalecimiento rotador externo.

2. *Instrucciones*:
  a. Tire de la liga de manera horizontal entre sus manos tanto como sea posible. Mantenga los codos y brazos contra su cuerpo.
  b. Mantenga esta posición durante 5 a 15 s.
  c. Regrese a la posición inicial.
  d. Relájese, descanse y repita.

B. Extensores (fig. 89-12)
  1. *Posición del paciente*: de pie, con ambos brazos a los lados, sosteniendo una liga de hule con ambas manos.
  2. *Instrucciones*:
    a. Tire de la liga de manera horizontal tanto como sea posible a la vez que eleva ambos brazos a la altura de los hombros. Intente estirar los brazos por completo.
    b. Mantenga esta posición extendida durante 5 a 15 s.
    c. Regrese a la posición inicial.
    d. Relájese, descanse y repita.

C. Flexores (fig. 89-13)
  1. *Posición del paciente*: de pie, con una mano sosteniendo una liga de hule con firmeza por debajo de la cintura en el nivel de la línea media del cuerpo.
  2. *Instrucciones*:
    a. Sujete el otro extremo de la liga de hule con el brazo a tratar.

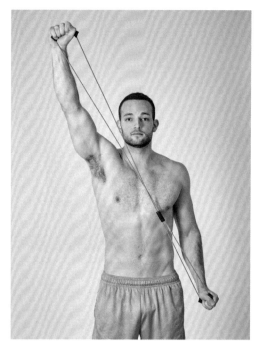

**FIGURA 89-13.** Fortalecimiento flexor.

  b. Tire de la liga hacia delante hasta que su codo esté extendido por completo.
  c. Balancee el brazo extendido por completo sobre su cabeza hacia la flexión completa.
  d. Mantenga esta posición durante 15 s.
  e. Regrese poco a poco a la posición inicial.
  f. Relájese, descanse y repita.

D. Abductores (fig. 89-14)
  1. *Posición del paciente*: de pie, con una mano sosteniendo con firmeza una liga de hule por debajo de la cintura a la altura de la línea media del cuerpo.

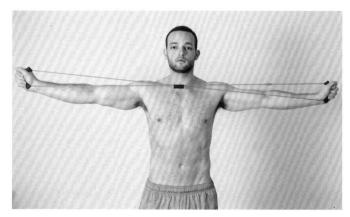

**FIGURA 89-12.** Fortalecimiento extensor.

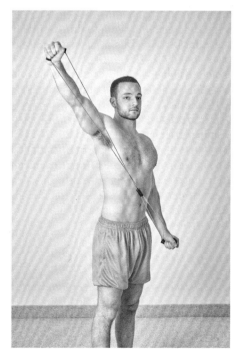

**FIGURA 89-14.** Fortalecimiento abductor.

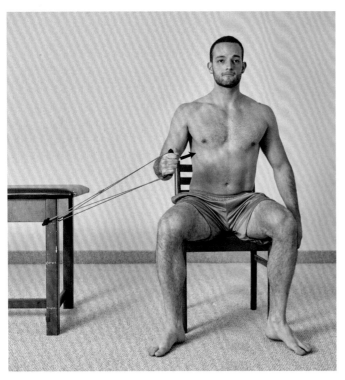

**FIGURA 89-15.** Fortalecimiento rotador interno.

2. *Instrucciones*:
   a. Sujete el otro extremo de la liga con el brazo a tratar.
   b. Tire hacia los lados, estirando la liga, hasta que su codo esté extendido por completo.
   c. Balancee el brazo extendido por completo sobre su cabeza hacia la abducción completa.
   d. Mantenga esta posición durante 15 s.
   e. Regrese poco a poco a la posición inicial.
   f. Relájese, descanse y repita.

E. Rotadores internos (fig. 89-15)
   1. *Posición del paciente*: sentado junto a una mesa con el lado a tratar cerca de una de las patas de la mesa.
   2. *Instrucciones*:
      a. Coloque la liga de hule alrededor de la pata de la mesa y sujétela con la mano junto a la pata de la mesa.
      b. Mantenga ese codo flexionado a 90° y sosténgalo con firmeza contra su cuerpo.
      c. Tire de la liga y estírela al rotar su mano hacia la línea media del cuerpo. Esto crea rotación interna.
      d. Mantenga esta posición durante 15 s.
      e. Regrese con lentitud a la posición inicial.
      f. Relájese, descanse y repita.

## ARTICULACIÓN DEL CODO

Los ejercicios descritos en esta sección estiran los músculos agonistas mientras fortalecen los antagonistas. Cada movimiento se realiza lentamente. La dificultad del ejercicio se incrementa a medida que el paciente aumenta el peso que utiliza. Para asegurar el estiramiento máximo, el paciente usa su otro brazo para aumentar de forma pasiva el movimiento después de que se ha alcanzado el extremo de estiramiento voluntario.

A. Estiramiento en flexión-extensión y pronación (fig. 89-16)
   1. *Posición del paciente*: sentado, con el lado a ejercitar junto a una mesa. El codo se coloca cerca del borde de la mesa, con una toalla o almohada pequeña entre él y la mesa.
   2. *Instrucciones*:
      a. Sostenga una pesa de 1.36 a 2.27 kg (3 a 5 libras) en la mano. Gire la mano para que la palma mire hacia abajo (*pronación*).
      b. Permita que el codo se estire a lo largo de la mesa con el peso creando extensión fuera de ésta. El codo actúa como fulcro. Utilice su otra mano para empujar el codo con suavidad hacia la extensión forzada. Mantenga esta posición durante 5 s.
      c. Levante el brazo de la mesa hacia la flexión completa del codo. Con la otra mano, empuje el codo con suavidad hacia la flexión forzada. Mantenga durante 5 s.
      d. Repita todo el movimiento. Recuerde mantener la palma hacia abajo en pronación completa de la muñeca en todo momento.

B. Estiramiento en flexión-extensión y supinación (fig. 89-17)
   1. *Posición del paciente*: sentado, con el lado a ejercitar junto a una mesa. El codo se coloca cerca del borde de la mesa, con una toalla doblada o una almohada pequeña entre él y la mesa.
   2. *Instrucciones*:
      a. Sostenga una pesa de 1.36 a 2.27 kg (3 a 5 libras) en la mano. Gire la mano para que la palma mire hacia arriba (*supinación*).
      b. Permita que el codo se extienda a lo largo de la mesa con el peso creando estiramiento fuera de la mesa. El codo actúa como fulcro. Con la otra mano, empuje el codo con suavidad hacia la extensión forzada. Mantenga esta posición durante 5 s.

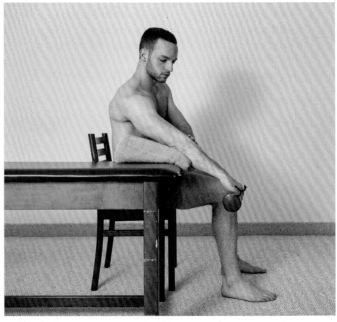

**FIGURA 89-16.** Estiramiento en flexión-extensión y pronación.

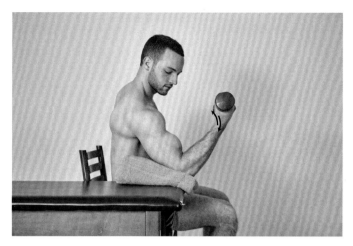

**FIGURA 89-17.** Estiramiento en flexión-extensión y supinación.

c. Lleve el brazo lejos de la mesa hacia la flexión completa del codo. Con la otra mano, empuje el codo con suavidad hacia la flexión forzada. Mantenga durante 5 s.
d. Repita todo el movimiento. Recuerde mantener la palma hacia arriba en supinación completa de la muñeca en todo momento.

## MUÑECA

### Estiramiento de la muñeca

A. Estiramiento en extensión-dorsiflexión (fig. 89-18)
   1. *Posición del paciente*: de pie, con el lado a tratar cerca de una pared, pero lo suficientemente lejos para permitir la extensión completa del codo.
   2. *Instrucciones*:
      a. Coloque la palma, con los dedos apuntando hacia arriba, extendida sobre la pared para que el codo esté estirado por completo.

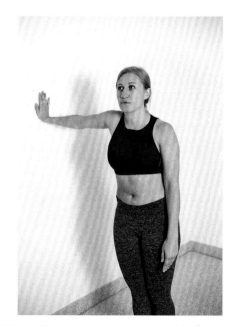

**FIGURA 89-18.** Estiramiento en extensión-dorsiflexión de la muñeca.

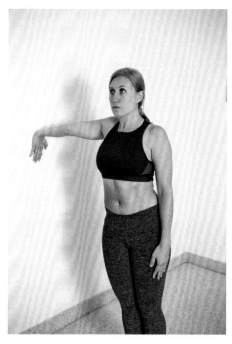

**FIGURA 89-19.** Estiramiento en extensión-flexión palmar de la muñeca.

b. Apóyese en la pared, lo que provoca estiramiento en extensión de la muñeca. Mantenga durante 5 s.
      c. Relájese, descanse y repita.
B. Estiramiento en extensión-flexión palmar (fig. 89-19)
   1. *Posición del paciente*: de pie, con el lado a tratar cerca de una pared, pero lo suficientemente lejos para permitir la extensión completa del codo.
   2. *Instrucciones*:
      a. Coloque la palma, los dedos apuntando hacia abajo, extendida sobre la pared para que el codo esté extendido por completo.
      b. Apóyese en la pared, lo que provoca un estiramiento en extensión de la muñeca. Mantenga durante 5 s.
      c. Relájese, descanse y repita.
C. Estiramiento en flexión-flexión palmar (fig. 89-20)
   1. *Posición del paciente*: de pie, con el lado a tratar cerca de una pared, pero lo suficientemente lejos para permitir la extensión completa del codo.
   2. *Instrucciones*:
      a. Coloque el dorso de la mano, los dedos apuntando hacia arriba, extendido sobre la pared para que el codo esté extendido por completo.
      b. Apóyese en la pared, lo que provoca un estiramiento en flexión de la muñeca.
      c. Mantenga durante 5 s.
      d. Relájese, descanse y repita.
D. Estiramiento en flexión-dorsiflexión (fig. 89-21)
   1. *Posición del paciente*: de pie, con el lado a tratar cerca de una pared, pero lo suficientemente lejos para permitir la extensión completa del codo.
   2. *Instrucciones*:
      a. Coloque el dorso de la mano, los dedos apuntando hacia abajo, extendido sobre la pared para que el codo esté extendido por completo.

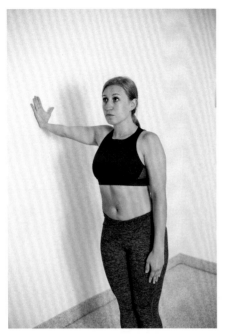

**FIGURA 89-20.** Estiramiento en flexión-flexión palmar de la muñeca.

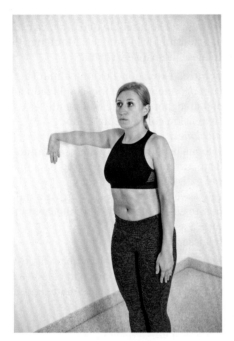

**FIGURA 89-21.** Estiramiento en flexión-dorsiflexión de la muñeca.

b. Apóyese en la pared, lo que provoca el estiramiento en flexión de la muñeca.
c. Mantenga durante 5 s.
d. Relájese, descanse y repita.

## Fortalecimiento de la muñeca

A. Flexores de la muñeca (fig. 89-22)
   1. *Posición del paciente*: sentado, con el lado a tratar junto a una mesa. El antebrazo descansa sobre la mesa sobre una toalla, con el codo a casi 90° de flexión. La muñeca no toca la mesa.

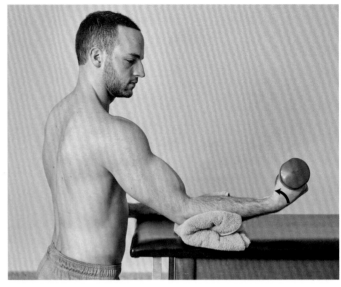

**FIGURA 89-22.** Fortalecimiento flexor de la muñeca.

   2. *Instrucciones*:
     a. Sostenga una pesa de 1.36 a 2.27 kg (3 a 5 libras) en la mano. La palma mira hacia arriba, con la muñeca en *supinación*.
     b. Mueva la mano que sostiene la pesa hacia el techo (flexione la muñeca). Su antebrazo permanece apoyado sobre la mesa.
     c. Mantenga durante 5 a 15 s.
     d. Baje lentamente la pesa sobre la mesa, extendiendo por completo la muñeca.
     e. Relájese, descanse y repita.

B. Extensores de la muñeca (fig. 89-23)
   1. *Posición del paciente*: sentado, con el lado a tratar junto a una mesa. El antebrazo descansa sobre la mesa con el codo a casi 90° de flexión. La muñeca no toca la mesa.

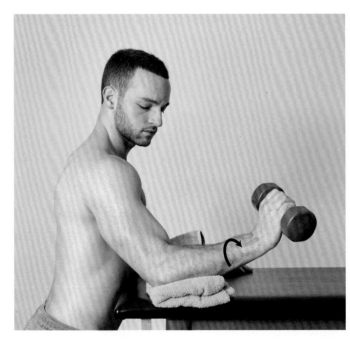

**FIGURA 89-23.** Fortalecimiento extensor de la muñeca.

2. *Instrucciones*:
   a. Sostenga una pesa de 1.36 a 2.27 kg (3 a 5 libras) en la mano. La palma mira hacia abajo, colocando la muñeca en *pronación*.
   b. Lleve la mano que sostiene la pesa hacia el techo (extienda la muñeca). El antebrazo permanece sobre la mesa.
   c. Mantenga esta posición durante 5 a 15 s.
   d. Baje lentamente la pesa sobre la mesa, flexionando por completo la muñeca.
   e. Relájese, descanse y repita.

C. Rotadores de la muñeca (fig. 89-24)
   1. *Posición del paciente*: sentado, con el lado a tratar junto a una mesa. El antebrazo descansa sobre la mesa con el codo a casi 90° de flexión. La muñeca no toca la mesa.
   2. *Instrucciones*:
      a. Sostenga una pesa de 1.36 a 2.27 kg (3 a 5 libras) en la mano. La palma mira hacia abajo.
      b. Rote lentamente el antebrazo, manteniendo la muñeca rígida hasta que la palma mire hacia arriba.
      c. Mantenga esta posición durante 5 s.
      d. Rote lentamente la muñeca de regreso a la posición inicial.
      e. Mantenga esta posición durante 5 s.
      f. Repita la técnica.

D. Aducción cubital-radial
   1. *Posición del paciente*: sentado, con el lado a tratar junto a una mesa. El antebrazo descansa sobre la mesa con el codo a casi 90° de flexión. La muñeca no toca la mesa.
   2. *Instrucciones*:
      a. Sostenga una pesa de 1.36 a 2.27 kg (3 a 5 libras) en la mano. La palma mira hacia abajo. La muñeca se mantiene rígida.

   b. Incline la muñeca hacia un lado, tratando de tocar su brazo con el pulgar.
   c. Mantenga esta posición durante 5 s.
   d. Incline la muñeca hacia el lado contrario, tratando de tocar su brazo con el meñique.
   e. Mantenga esta posición durante 5 s.
   f. Repita la técnica.

## LA MANO

A. Estiramiento de los dedos (fig. 89-25)
   1. *Posición del paciente*: sentado o de pie.
   2. *Instrucciones*:
      a. Forme un puño apretado y manténgalo durante 5 s.
      b. Abra el puño y estire los dedos lo más que pueda.
      c. Mantenga esta posición durante 5 s.
      d. Repita el procedimiento.

B. Coordinación de los dedos (fig. 89-26 [parte I])
   1. *Posición del paciente*: sentado o de pie.

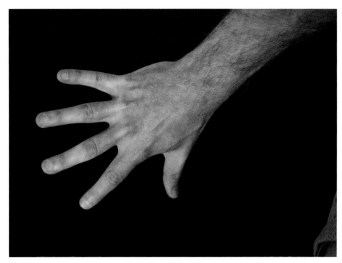

FIGURA 89-25. Estiramiento de los dedos.

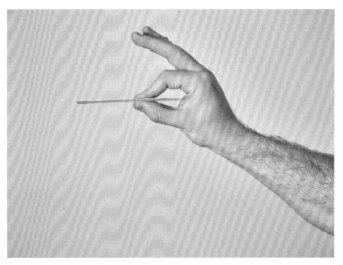

FIGURA 89-26. Coordinación de los dedos (parte I).

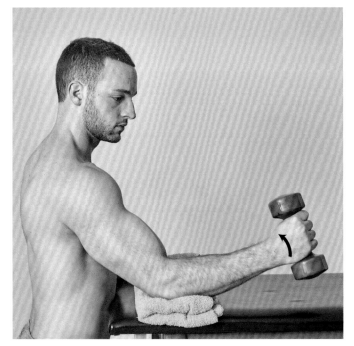

FIGURA 89-24. Fortalecimiento rotador de la muñeca.

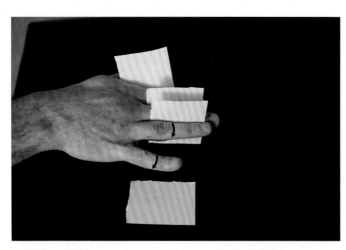

**FIGURA 89-27.** Coordinación de los dedos (parte II).

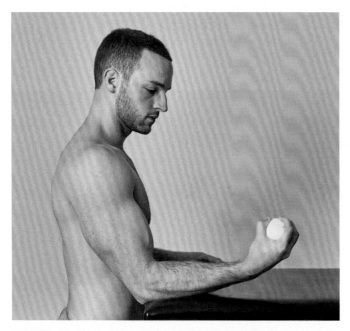

**FIGURA 89-28.** Fortalecimiento de los dedos-palma.

2. *Instrucciones*:
   a. Mantenga la mano con la palma hacia abajo.
   b. Sostenga una tarjeta con firmeza entre el pulgar y las yemas de los dedos. Suéltela de repente, para que la tarjeta caiga al piso.
   c. Repita, utilizando el pulgar y otros dedos.
   d. Repita todo el proceso.

C. Coordinación de los dedos (fig. 89-27 [parte II])
   1. *Posición del paciente*: sentado o de pie.
   2. *Instrucciones*:
      a. Mantenga la mano con la palma hacia abajo.
      b. Coloque una tarjeta entre cada uno de los dedos (cuatro tarjetas).
      c. Suelte una tarjeta cada vez al separar los dedos.
      d. Repita la técnica, soltando las tarjetas en orden diferente.

D. Fortalecimiento de los dedos (fig. 89-28)
   1. *Posición del paciente*: sentado o de pie.
   2. *Instrucciones*:
      a. Sostenga una pelota de goma en la mano a tratar.
      b. Apriete la pelota alternadamente entre los dedos pulgar y meñique, pulgar y anular, pulgar y medio, y pulgar e índice.
      c. Apriete la pelota con todos los dedos.
      d. Mantenga cada apretón durante 3 a 5 s.
      e. Repita la secuencia.

# 90

# Aplicaciones prácticas y descripción de casos de las extremidades superiores

Eileen L. DiGiovanna

Las extremidades superiores son propensas a presentar problemas agudos, como infecciones y traumatismos. También se ven afectadas por procesos degenerativos y lesiones por uso excesivo. Debido a la importancia de la capacidad para utilizar las manos, el médico debe estar alerta ante cualquier situación que afecte el movimiento de alguna articulación en las extremidades superiores y buscar prevenir la discapacidad permanente siempre que sea posible.

Aunque el dolor en el brazo se puede producir por algún problema intrínseco de las articulaciones o los tejidos blandos, hay varias fuentes extrínsecas de dolor en el brazo que se deben tener en cuenta, como patología cervical, un problema con la articulación por arriba o debajo de la afectada, enfermedad cardiaca, por ejemplo, infarto del miocardio o angina de pecho, pleuritis o una irritación del diafragma por colecistitis, peritonitis o una burbuja de gas por cirugía laparoscópica. Es probable que el hombro, en particular, sea el sitio más común de dolor referido en el cuerpo.

## INFECCIONES

Las infecciones de la piel u otros tejidos blandos de las extremidades superiores se manifiestan como un episodio inflamatorio agudo con los signos y síntomas habituales de sensibilidad, calor, tumefacción, rubor y dolor a la palpación. Las infecciones pueden ser localizadas o más difusas, como la celulitis.

En las extremidades superiores, una infección de la mano es la más importante porque se puede diseminar con rapidez a través de la red abierta de fascia y túneles en los compartimentos de la mano. Una infección localizada del pulpejo del dedo se conoce como *felón* o *panadizo*. Las infecciones alrededor de las uñas se denominan *paroniquia*. La infección se puede extender en dirección proximal y pueden aparecer franjas rojas a lo largo del antebrazo. En estos casos, se deben evaluar los ganglios linfáticos de la axila. Todas estas infecciones se deben tratar con agresividad.

## TRAUMATISMO AGUDO

El traumatismo agudo suele tener antecedentes que se obtienen con facilidad del paciente. La ocupación, una variedad de deportes, los accidentes vehiculares, las caídas sobre el brazo, la torcedura del brazo y los golpes en las extremidades superiores comprenden la mayoría de las causas de traumatismo agudo. La observación es más útil para identificar los casos no informados por el paciente: equimosis, abrasiones, laceraciones y tumefacción son algunos de los elementos a tener en cuenta.

### Fracturas

La fractura del hombro se observa con mayor frecuencia en el cuello quirúrgico del húmero en adultos. Los niños tienen una mayor probabilidad de presentar fracturas claviculares. Es probable que las caídas sobre el brazo extendido sean la causa más común de fracturas en la cintura escapular. El movimiento de la cintura escapular se debe restablecer tan pronto como sea posible después de la cicatrización de la fractura para asegurar el retorno de la movilidad normal.

La fractura del codo es menos común en las extremidades superiores, pero cuando ocurre, puede tener consecuencias graves si no se diagnostica y trata de manera apropiada.

Por lo general, la mano y la muñeca se fracturan en caídas sobre el brazo estirado. El cúbito, el radio o ambos son propensos a romperse cuando un individuo intenta evitar una caída. Los golpes en el antebrazo o la mano pueden provocar fracturas. Una fractura del escafoides en la base de la *tabaquera anatómica* tarda en sanar o puede provocar la falta de unión y se debe vigilar con cuidado.

## Luxaciones

Cualquier articulación de las extremidades superiores se puede luxar si se aplica fuerza suficiente. La articulación glenohumeral es, en especial, propensa a dislocarse, por lo general en dirección anterior. Un extremo prominente de la clavícula y la pérdida de la redondez del hombro pueden indicar una luxación. Con frecuencia hay un desgarro relacionado con la cápsula. Con cualquier luxación articular, se deben obtener estudios de imagen para descartar una fractura relacionada.

La luxación crónica puede ser un problema si hubo un desgarro de la cápsula al momento de la lesión original. La cabeza humeral se puede luxar a través de este desgarro cuando el brazo se mueve hacia la extensión, abducción y rotación externa. La *prueba de aprensión* es útil para realizar el diagnóstico si el paciente no es consciente de la causa de su dolor.

## Lesiones de los tejidos blandos

La cintura escapular es más propensa a dos tipos de lesión de los tejidos blandos. Se puede producir una separación en la articulación acromioclavicular debido a un golpe en la apófisis acromial, lo que causa una torsión de la escápula alrededor de la apófisis coracoides. El ligamento acromioclavicular se rompe y provoca inestabilidad en la articulación. Puede haber un desgarro completo o parcial del ligamento. Es posible que se necesite una radiografía simple con peso en la mano ipsilateral para realizar este diagnóstico.

La segunda lesión es un *desgarro de los músculos del manguito de los rotadores*. Con frecuencia es un desgarro tendinoso, aunque el propio músculo puede estar desgarrado. Un desgarro puede ser causado en personas jóvenes por una fuerza significativa en el hombro y en personas de mayor edad por el desgaste de las fibras del tendón, que lo debilita de manera que una fuerza menor puede desgarrar el tendón. Los desgarros del manguito de los rotadores pueden variar en nivel de gravedad. De los músculos del manguito de los rotadores, el supraespinoso tiene una mayor probabilidad de romperse debido a su paso a través del espacio *suprahumeral* entre la cabeza humeral, el ligamento acromioclavicular, el acromion y riego sanguíneo, por lo general, inadecuado.

Aunque no es tan común, el músculo o tendón del bíceps también se pueden romper. Cuando esto ocurre, el cuerpo del músculo se observa en una posición más distal de la normal.

En ocasiones, el tendón del bíceps es inestable en su surco, por lo general, cuando el ligamento transverso se dañó por un traumatismo o se desgastó por microtraumatismos repetidos. Entonces, el tendón salta del surco con ciertos movimientos, como en la prueba de Yergason.

# PROCESOS DEGENERATIVOS

## Tendinitis

Alrededor de 90% del dolor no traumático de hombro es provocado por tendinitis. Los dos tendones del hombro implicados con mayor frecuencia en un proceso inflamatorio son los de la cabeza larga del bíceps y el tendón supraespinoso. Ambos pasan a través del espacio suprahumeral y se comprimen durante la abducción del hombro.

Los tendones, en especial del supraespinoso, carecen de circulación adecuada en el área donde se produce una brecha entre los vasos que entran al tendón desde el músculo y los vasos que entran desde el hueso. Esta área se conoce como *zona crítica*. La zona crítica también es el sitio más probable de acumulación de calcio en la tendinitis calcificante. Los depósitos de calcio en el tendón, *tendinitis calcificada*, se pueden volver crónicos y retrasar la recuperación del padecimiento.

El tratamiento osteopático de todos los puntos dolorosos alrededor de la cintura escapular, en particular los relacionados con el tendón afectado, es útil para disminuir el dolor. Se deben eliminar todas las restricciones de movimiento y circulación.

## Capsulitis

La capsulitis del hombro se produce con poca frecuencia de forma aislada. Suele relacionarse con otros procesos inflamatorios del hombro. La capsulitis adhesiva es la forma más común (ver Hombro congelado o doloroso).

## Bursitis

Aunque la bursitis es un diagnóstico común en el dolor de hombro, sólo un porcentaje pequeño del dolor de hombro en realidad se debe a bursitis. La bolsa afectada con más frecuencia es la *bolsa subacromial*, debido a su ubicación en el espacio suprahumeral. A veces, un depósito de calcio en un tendón se rompe a través de la bolsa, lo que provoca la *bursitis calcificada*.

## Hombro congelado o doloroso

También conocido como *capsulitis adhesiva*, el hombro congelado se produce por la inmovilización prolongada del hombro y puede ser el resultado de la aplicación de una férula o cabestrillo, o de la falta de movimiento del hombro debido al dolor de un traumatismo o un proceso inflamatorio. Los cambios inflamatorios y fibrosos ocurren en todos los tejidos blandos periarticulares. El rango de movimiento del hombro puede estar restringido considerablemente, y la abducción y la rotación interna suelen ser las más afectadas. Se debe indicar a los pacientes que ejerciten el hombro. La inmovilización completa no se debe continuar por más de 48 h, excepto con la supervisión de un médico; luego, la fisioterapia debe comenzar tan pronto como sea posible.

La prevención es el mejor tratamiento. Las técnicas de Spencer son útiles en particular para prevenir la pérdida de movimiento en un hombro álgico y restaurar el movimiento de un hombro con capsulitis adhesiva.

## Epicondilitis

La epicondilitis es un problema común de codo, por lo general llamado *codo de tenista* si se afecta el epicóndilo lateral del húmero y *codo de golfista* si se afecta el epicóndilo medial. Éste es un síndrome por uso excesivo que se relaciona con cualquier actividad que requiera pronación y supinación repetitivas, como sujetar una raqueta de tenis, un palo de golf, un desarmador o el pomo de una puerta. Los músculos extensores de la muñeca están implicados en la epicondilitis lateral.

El dolor se localiza sobre el epicóndilo y se irradia hacia abajo al brazo. Se agrava con la dorsiflexión de la muñeca, mientras se sujeta un objeto o contra una resistencia con la flexión de la muñeca. Se puede encontrar calcificación dentro del tendón en la zona de degeneración.

La disfunción somática de la cabeza radial, a menudo, se confunde con epicondilitis lateral. Cuando hay dolor en la parte lateral del brazo y debilidad en el agarre, se debe evaluar la cabeza radial. El tratamiento de contratensión ayuda a disminuir el dolor de un proceso inflamatorio verdadero. Corregir la causa del problema es fundamental para prevenir recurrencias.

## Síndrome del túnel carpiano

En el síndrome del túnel carpiano se comprime el nervio mediano en el túnel por bandas fibrosas, tejido cicatricial por inflamación o microtraumas crónicos, artritis o mixedema causado por hipotiroidismo. El edema del embarazo puede crear síndrome del túnel carpiano. La disfunción somática de los huesos carpianos puede ser otra causa.

El síndrome se caracteriza por dolor o parestesias, como hormigueo en la mano, en particular a lo largo de la distribución del nervio mediano. El entumecimiento puede ser el síntoma de presentación. Con frecuencia se produce debilidad de la mano. A la exploración, la eminencia tenar puede estar atrofiada. Los tendones flexores pueden estar un poco inflamados. El signo de Tinel y una prueba de Phalen positiva son indicios diagnósticos valiosos.

El tratamiento osteopático busca estirar los tejidos blandos, liberar la restricción de los huesos carpianos, eliminar el líquido del edema, mejorar la circulación y la función nerviosa.

## Síndrome de DeQuervain

Esta afección es una *tenosinovitis estenosante* del pulgar. Es más común en mujeres que en hombres y se relaciona con los movimientos repetitivos del pulgar que causan inflamación dentro de las vainas tendinosas del abductor largo del pulgar (ALP) y el extensor corto del pulgar (ECP). Los síntomas principales son dolor y dificultad para mover el pulgar. Se puede notar tumefacción alrededor de la tabaquera anatómica. Hay dolor en la circunducción del pulgar. La prueba específica para esta afección es la *prueba de Finkelstein*. Puede ser necesaria la inyección de esteroides. El tratamiento osteopático se dirige a mejorar el movimiento de la articulación, disminuir la tumefacción y tratar los puntos dolorosos con contratensión.

## Contractura de Dupuytren

Esta afección se caracteriza por la contractura de la fascia palmar y la formación de nódulos en la palma. Parece haber una predisposición genética a la enfermedad. Se encuentra con frecuencia en los alcohólicos. Se puede desencadenar o agravar por traumatismos. Los nódulos son blandos. La fascia palmar se contrae, flexionando los dedos, en particular del lado cubital. La función de la mano y los dedos se puede limitar en gran medida.

El tratamiento osteopático busca mantener la fascia palmar tan libre como sea posible: las articulaciones metacarpofalángicas e interfalángicas proximales se deben movilizar para prevenir la inmovilización articular secundaria y la adhesión de los tendones flexores. Las técnicas de liberación miofascial y el estiramiento son útiles. Puede ser necesaria la intervención quirúrgica.

## Artritis

Cualquier tipo de artritis puede afectar a una u otra de las articulaciones de la cintura escapular. La articulación esternoclavicular se ve afectada con mayor frecuencia. La osteoartritis de la articulación glenohumeral es menos común que en algunas de las otras articulaciones de las extremidades superiores.

La artritis reumatoide y la osteoartritis pueden afectar las articulaciones de la muñeca y la mano. La artritis psoriásica y la artritis gotosa también pueden afectar esta zona. Muchos de los hallazgos y deformidades específicas ya se mencionaron. En las artritis, se pierden primero los movimientos accesorios pequeños de la articulación. El médico osteópata debe vincular todas las articulaciones una vez que la inflamación aguda ha disminuido. Ejercer tracción sobre la articulación a medida que se acoplan disminuye el malestar. Se debe motivar al paciente para que ejercite las articulaciones con suavidad para mantener la movilidad.

# DISFUNCIÓN SOMÁTICA

La mayoría de las disfunciones somáticas articulares de la cintura escapular se produce en las articulaciones esternoclavicular o acromioclavicular. Estas disfunciones se caracterizan por dolor en la articulación afectada y restricción de movimiento en uno o más de los planos de movimiento articular.

La disfunción somática articular más común en el codo afecta la cabeza radial. La restricción en el movimiento anterior o posterior se evalúa al mover la cabeza radial en dirección anteroposterior. Esta afección, a menudo, se parece al dolor del codo de tenista. El deslizamiento anterior de la cabeza radial se acopla con la supinación-flexión y el deslizamiento posterior con la pronación-extensión. Los puntos dolorosos se ubican en cualquier epicóndilo, sobre la cabeza radial, en la fosa antecubital o en el olécranon.

La disfunción somática puede ocurrir entre cualquiera de los huesos carpianos o de la mano. Los puntos dolorosos se encuentran sobre las superficies palmar o dorsal de la muñeca. Un punto sensible común de la mano se encuentra en la eminencia tenar.

# DESCRIPCIÓN DE CASO: DOLOR DE HOMBRO

Un hombre de 24 años de edad fue atendido en la clínica por un síntoma de dolor en el hombro derecho durante los últimos 3 días. El dolor no respondió a los medicamentos de venta sin receta. Comentó que estuvo jugando a lanzar y atrapar una pelota con su sobrino el día anterior al inicio del dolor. Dormía mal debido al dolor, que era más intenso al levantar objetos, ponerse la camisa y alcanzar objetos por arriba de su cabeza.

La exploración del hombro no reveló hematomas, tumefacción o inflamación. El movimiento del hombro derecho estaba restringido en comparación con el izquierdo en flexión, abducción, extensión y rotación externa, tanto pasivas como activas. Fue incapaz de realizar por completo la prueba del rascado de Apley. La fuerza muscular era relativamente normal, aunque fue difícil de evaluar debido al dolor. El cuello, el codo y la muñeca eran normales a la exploración. Hubo dolor notable a la palpación en el tendón del bíceps y menor en el tendón del supinador. No se encontró dolor a la palpación ni tumefacción en la bolsa del hombro.

Se realizó un diagnóstico de tendinitis del bíceps y el supraespinoso. Se le prescribió un medicamento antiinflamatorio no esteroideo, se le dijo que colocara hielo sobre el hombro dos o tres veces al día y que realizara sus actividades normales, pero que evitara levantar o alcanzar objetos. Los puntos dolorosos en los tendones de las cabezas larga y corta del bíceps y el músculo supraespinoso se trataron con contratensión, y los músculos trapecio, romboides y pectoral se estiraron con suavidad.

En la siguiente visita 1 sem después, había mejorado y se le proporcionó un programa de ejercicios en casa que aumentaba gradualmente para restaurar el movimiento, prevenir la capsulitis adhesiva y fortalecer los músculos del hombro.

## Discusión

La tendinitis es un hallazgo común en el dolor de hombro. Debido a que el tendón del bíceps y el músculo supraespinoso pasan a través del espacio suprahumeral, es común que se irriten durante el uso forzado del hombro, en especial cuando el hombro no se ha preparado para esa actividad. Se deben fortalecer los músculos del manguito de los rotadores y calentar todos los grupos musculares del hombro antes del uso intenso.

Debido a que la tendinitis es un proceso inflamatorio, los medicamentos antiinflamatorios y el hielo son útiles. El tratamiento osteopático se dirige a disminuir el dolor relacionado y mejorar la circulación en la zona. Estirar los músculos adyacentes ayuda a liberar la cintura escapular para prevenir más lesiones. El programa de ejercicios en casa debe incluir estiramiento y fortalecimiento.

Al evaluar a un paciente por dolor de hombro, es imperativo recordar que no todos esos dolores indican problemas intrínsecos del hombro, pero pueden ser el resultado de alguna fuente extrínseca, como la remisión de una patología de la columna cervical, infarto del miocardio, pleuritis o irritación del diafragma por la vesícula biliar, absceso o burbuja de gas después de una cirugía laparoscópica.

# DESCRIPCIÓN DE CASO: CODO DE TENISTA

R.F. es un hombre de 54 años de edad que jugaba tenis dos o tres veces por semana. Después de un juego en particular riguroso desarrolló dolor en el codo derecho. Se colocó hielo y tomó paracetamol con poco alivio. Era incapaz de jugar tenis y descubrió que su agarre al girar los pomos de las puertas y cuando abría las tapas de los frascos estaba debilitado. Nunca había presentado traumatismos en la extremidad superior derecha. Siempre se estiraba antes de la actividad.

La exploración mostró a un hombre saludable de mediana edad que estaba en forma. Tenía buena salud aparte del dolor en el codo. El epicóndilo lateral del húmero presentaba dolor a la palpación, al igual que los músculos de la parte lateral del antebrazo. Su agarre era más débil a la derecha que a la izquierda y la supinación contra la resistencia era dolorosa.

Se le administró un antiinflamatorio, se le indicó que colocara hielo sobre el codo y se le trató con manipulación osteopática. El punto doloroso sobre el epicóndilo lateral del húmero se trató con técnica de contratensión. Se le dijo que utilizara un cabestrillo para el codo de tenista en el brazo hasta que ya no presentara dolor.

## Discusión

Por lo general, el codo de tenista es resultado del uso excesivo de la articulación del codo en un movimiento de supinación. Se produce en jugadores de tenis que hacen un movimiento de revés de manera incorrecta. La inserción tendinosa en el epicóndilo lateral del húmero se inflama y causa dolor con la supinación. Esto suele ser un proceso inflamatorio y requiere tratamiento con antiinflamatorios o, en ocasiones, una inyección de esteroides. El hielo ayuda a aliviar la inflamación. A veces es útil una férula para antebrazo. Si el tenis es la causa del problema, hacer que un profesional evalúe el golpe de revés evitará que la afección se agrave por el uso incorrecto de la raqueta. El tratamiento osteopático busca tratar el punto doloroso en el epicóndilo. Esto proporciona cierto alivio, pero no es completo.

Es importante evaluar la cabeza radial, ya que es común que una disfunción somática de la cabeza radial

simule el codo de tenista y responde bien al tratamiento de manipulación osteopática.

El médico también debe considerar el "codo de tenista" en personas que no juegan tenis. Puede ocurrir siempre que haya un agarre fuerte mientras se supina y prona el brazo, como al utilizar un destornillador o girar un objeto resistente, como el pomo de una puerta o la tapa de un frasco.

# DESCRIPCIÓN DE CASO: SÍNDROMES POR PINZAMIENTO

A.M., un cartero de 50 años de edad, fue atendido por presentar dolor y hormigueo en el brazo y la mano derechos que se evidenciaron durante casi 8 meses. Refirió el antecedente de una caída sobre su brazo derecho estirado. Después de la caída, presentó dolor en la muñeca y el hombro. Previamente, fue atendido en el Veteran's Hospital con un diagnóstico de síndrome del túnel carpiano.

La exploración de la extremidad superior reveló varias áreas de disfunción. La mayoría de los grupos musculares del brazo derecho era más débil que en el izquierdo. El rango de movimiento era normal, excepto en la muñeca, que presentaba restricción en abducción/aducción. La sensación de la mano disminuyó. Se redujo el rango de movimiento cervical. La 1ª costilla derecha estaba elevada y restringida. Los reflejos eran normales. La eminencia tenar estaba atrofiada y el agarre con el pulgar era débil. Había un punto doloroso en el pronador redondo y la pronación era débil y dolorosa.

Se le trató con diversas técnicas osteopáticas. La columna cervical se manejó con energía muscular y se restableció el movimiento normal. La 1ª costilla se

trató con liberación posicional facilitada; el pronador redondo y la muñeca, con contratensión. La muñeca se trató con técnicas articulares.

En el momento de la segunda visita, mejoró mucho con menos dolor. Todavía tenía entumecimiento y hormigueo en los dedos y la musculatura aún estaba débil.

### Discusión

Este caso es un buen ejemplo de múltiples síndromes por pinzamiento. Además del síndrome del túnel carpiano evidente, A.M. tenía algún pinzamiento adicional del nervio mediano a su paso por el pronador redondo. La tensión en los tejidos blandos en la entrada torácica afectó los nervios del plexo braquial al pasar a través del espacio costoclavicular. Es importante recordar que, cuando se produce una caída sobre el brazo rígido, la fuerza se transmite hasta el cuello. En el caso de A.M., esto provocó disfunciones óseas y de tejidos blandos que resultaron en múltiples pinzamientos nerviosos: "síndrome de salida torácica", "síndrome del pronador redondo" y "síndrome del túnel carpiano".

## Referencias

Arminio JA. DeQuervain's disease: the forgotten syndrome. *Res Staff Phys.* 1982;28:84-88.

Cailliet R. *Shoulder Pain.* Philadelphia, PA: F.A. Davis; 1966.

Hoppenfeld S. *Physical Examination of the Spine and Extremities.* Norwalk, CT: Appleton-Century-Crofts; 1995.

Janecki CJ, Field JH. Washerwoman's sprain, working woman's pain. *Aches Pains.* 1984;14:20.

Leddy JP, Hamilton JJ. Tennis elbow: not just a case for the courts. *Aches Pains.* 1984;14:21.

Lipscomb PR. Carpal tunnel syndrome: guide to office diagnosis. *J Musculoskel Med.* 1984;35:41.

Nirschl RP. The prevention and management of tennis elbow. *Pain Analg.* 1984;6:10.

Paletta FX. Dupuytren's contracture. *Am Fam Phys.* 1981;23:85-90.

Roland AC, Cawley PW. Common elbow injuries. *Family Practice Recertifications.* MRA Publications Inc.; September 1984.

Salter RB. *Textbook of Disorders and Injuries of the Musculoskeletal System.* 3rd ed. Baltimore, MD: Lippincott Williams & Wilkins; 1999.

Sucher BM, Hinrichs RN. Manipulative treatment of carpal tunnel syndrome, biomechanical and osteopathic intervention to increase the length of the transverse carpal ligament. *J Am Osteopath Assoc.* 1998;98:679-686.

Weiss TE. Painful hands: differential diagnosis by physical examination only. *Consultant.* 1984;24:51-65.

# Extremidades inferiores

# 91

# Consideraciones anatómicas de la cadera

Stanley Schiowitz

## ARTICULACIÓN

La articulación de la cadera une la pelvis a la extremidad inferior. Es una articulación esferoidea que permite el movimiento en tres planos y la circunducción. Sus componentes óseos son el acetábulo, que se encuentra en la unión del ilion, el isquion, los huesos públicos y la cabeza femoral. La cabeza femoral convexa encaja dentro del acetábulo cóncavo. Las superficies articulares son curvas de manera recíproca, pero no son coextensivas ni son totalmente congruentes. La posición compacta de la articulación de la cadera está en extensión, abducción y rotación medial completas.

Las relaciones anatómicas de la articulación de la cadera son similares a las de la articulación glenohumeral. Es una articulación esferoidea que permite tres grados de movimiento más circunducción (fig. 91-1). Todo el peso del cuerpo se transmite a través de las articulaciones de la cadera, que, por tanto, deben tener un grado mayor de estabilidad que las articulaciones glenohumerales. Un acetábulo más profundo, el rodete acetabular y los ligamentos de soporte fuertes proporcionan una mayor estabilidad. El acetábulo se encuentra en el hueso iliaco y se relaciona con los movimientos iliales, vertebrales y sacros.

## LIGAMENTOS

La articulación de la cadera se mantiene con fuerza por su cápsula y sus ligamentos: el ligamento iliofemoral, el ligamento pubofemoral, el ligamento isquiofemoral y el ligamento de la cabeza del fémur. Los ligamentos se aflojan o tensan con el movimiento, lo que estabiliza y limita el movimiento de la cadera.

## OSTEOLOGÍA

En un humano erguido, la cabeza y el cuello femorales miran en dirección medial, anterior y cefálica. Cualquier cambio de dirección influye en la inclinación pélvica y la marcha.

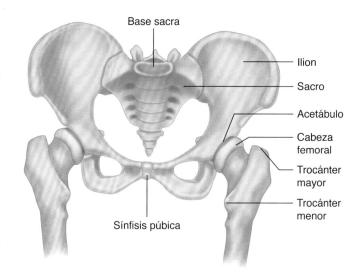

FIGURA 91-1. Anatomía ósea de la articulación de la cadera.

La diáfisis del fémur desciende en dirección medial, creando un *genu* valgo mecánico. La diáfisis femoral también presenta cambios óseos torsionales, de modo que los cóndilos femorales se pueden articular con los cóndilos tibiales en un plano frontal. El *genu* valgo se exagera con una mayor anchura pélvica y contribuye a los patrones de marcha inestable en mujeres de mayor edad.

Un punto de referencia óseo primordial es el trocánter mayor, que se palpa con facilidad en la cara superolateral de la diáfisis. El trocánter menor se encuentra en la cara medial del extremo inferior del cuello femoral. Este trocánter, aunque no es palpable, es muy importante porque es el sitio de inserción del tendón del psoasiliaco. En su extremo distal, los cóndilos y epicóndilos femorales se palpan con facilidad en la articulación de la rodilla.

## MOVIMIENTO GRUESO

Los movimientos de la articulación de la cadera que se deben medir incluyen flexión-extensión, rotación interna y externa y abducción-aducción. El rango de flexión depende de la acción de la articulación de la rodilla. La flexión de la cadera es mayor con la rodilla flexionada (fig. 91-2). Se puede lograr una mayor flexión de la cadera de forma pasiva que activa. Ambas articulaciones de la cadera se someten a una flexión pasiva completa cuando ambas rodillas se aproximan al pecho y esto se acompaña de inclinación pélvica posterior y aplanamiento lumbar. La extensión de la articulación de la cadera es mayor cuando la rodilla está en extensión (fig. 91-3). La extensión pasiva es mayor que la activa.

Todos los movimientos de la articulación de la cadera se deben medir con una mano estabilizando la pelvis. Las medidas promedio normales son las siguientes:

1. *Abducción-aducción, cadera y rodilla flexionadas*: 70° a 75°.
2. *Abducción, cadera y rodilla extendidas*: 40° a 45°.
3. *Aducción, cruzando la cara anterior de la pierna contraria extendida*: 20° a 30°.
4. *Rotación, cadera y rodilla extendidas o flexionadas de modo similar*: rotación externa cercana a 45° y rotación interna casi 35°.

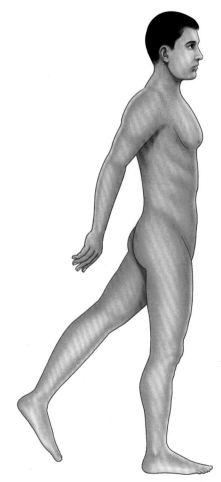

**FIGURA 91-3.** Extensión de la cadera.

5. *Flexión, rodilla flexionada*: 120° a 130°.
6. *Flexión, rodilla extendida*: en general, menos de 90° porque está limitada por la acción de los músculos extensores.
7. *Extensión, sujeto en decúbito ventral*: 20° a 30°. Si la pierna contraria se coloca a 90° de flexión, la extensión de la cadera es de 90° a 120°.

Los movimientos accesorios de la cadera consisten en el deslizamiento con abducción-aducción y rotación interna-externa, así como tracción en el eje largo.

## MÚSCULOS PRINCIPALES

1. *Psoasiliaco*: este músculo es un flexor importante de la cadera en el tronco. Sus orígenes son muy extensos e involucran las vértebras y sus discos desde la 12ª vértebra torácica hasta el sacro y la parte anterior del ilion y el sacro. El músculo psoasiliaco se ve afectado por una amplia variedad de disfunciones. Excepto en los casos de daño nervioso, siempre está ligeramente hipertónico. El médico debe ser consciente de esto al prescribir un plan de ejercicios y debe evitar programas de contracción y fortalecimiento del psoasiliaco, en especial para pacientes con lumbalgia. Los atletas que practican deportes con flexión de la cadera importante, como

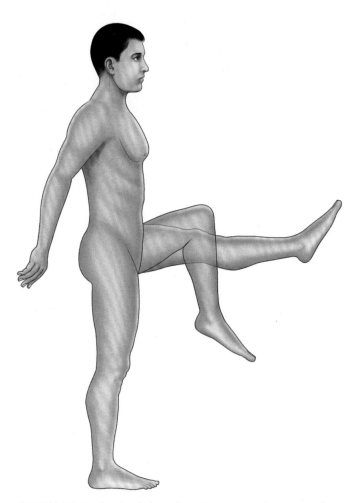

**FIGURA 91-2.** Flexión de la cadera. Se muestran los rangos de movimiento con la rodilla en diferentes posiciones.

patinaje, futbol soccer y carrera, tienen los músculos psoasiliacos desarrollados en exceso, lo que genera una lordosis toracolumbar exagerada.

2. *Tensor de la fascia lata*: se origina en la parte anterior del labio externo de la cresta iliaca y la fascia lata profunda, y se inserta en la cintilla iliotibial de la fascia lata. Este músculo produce la flexión, la rotación en sentido medial y la abducción de la articulación de la cadera. La disfunción crónica se puede manifestar con una serie de síntomas al parecer no relacionados, que incluyen dolor de rodilla (en especial, en la cabeza peronea), de glúteos y una sensación ardorosa en la parte superolateral del muslo.

3. *Glúteo medio*: se origina en la superficie externa del ilion, debajo y entre la cresta iliaca y la línea glútea posterior, y se inserta en la superficie lateral del trocánter mayor. Es un abductor importante de la articulación de la cadera y ayuda ligeramente en la rotación en sentido medial y la flexión. Las disfunciones hipotónicas afectan la postura y la marcha; por lo general, las disfunciones hipertónicas tienen un punto sensible y simulan los síntomas del nervio ciático.

4. *Glúteo mayor*: se origina en la línea glútea posterior del ilion, la parte posteroinferior del sacro y el cóccix, la aponeurosis del erector de la columna, el ligamento sacrotuberoso y la aponeurosis glútea. Las acciones principales de este músculo son la extensión y la rotación en sentido lateral de la cadera. Las disfunciones hipotónicas afectan la postura y la marcha. Por lo general, las disfunciones hipertónicas tienen un mayor alcance que las del glúteo medio, y afectan el movimiento sacro y el ilial, así como el movimiento de la articulación de la cadera.

5. El glúteo mayor sigue la *ley de detorsión muscular*. Por lo tanto, para aumentar la extensión de la cadera, como en los movimientos de ballet, el ilion se debe rotar. La disfunción somática de la columna lumbar limita el movimiento regional lumbar, la rotación pélvica y la extensión de la cadera.

6. *Isquiotibiales*: son tres músculos, el semimembranoso, el semitendinoso y el bíceps femoral. Todos se originan en la tuberosidad del isquion y se insertan en varias zonas de la tibia y el peroné. Son músculos de dos articulaciones que extienden la cadera y flexionan la rodilla. Ambos movimientos son interdependientes y afectan la función del otro. Es común que las disfunciones se encuentren en el isquion, en la cara lateral de la rodilla y en la bolsa de la pata de ganso.

7. *Piriforme*: este músculo se origina en la superficie pélvica del sacro, en el borde del agujero ciático mayor y en el ligamento sacrotuberoso. Se inserta en el borde superior del trocánter mayor. El músculo piriforme es un rotador lateral de la cadera y su proximidad al nervio ciático lo hace un sitio común de disfunción. Cuando está hipertónico, se palpa con facilidad en la mucosa rectal lateral. El complejo de síntomas piriforme sigue una distribución álgica neurítica ciática. El dolor a la palpación en un punto específico, por lo general, se puede evocar en un sitio a la mitad de los glúteos entre la espina iliaca posterosuperior y la cara superolateral del trocánter mayor.

En la evaluación de la función y disfunción de la articulación de la cadera es muy importante el hecho de que muchos de los músculos grandes de la articulación de la cadera involucran la función de las articulaciones de la cadera y la rodilla. La contracción de estos músculos siempre implica un intento de movimiento de ambas articulaciones. Limitar la función de una articulación requiere que otros músculos estabilicen a la otra articulación.

Las disfunciones somáticas relacionadas con la alteración de la articulación de la cadera pueden implicar la región inferior de la columna, el sacro, el ilion, la articulación acetabulofemoral, la diáfisis femoral y la articulación de la rodilla.

# Evaluación de la cadera

Dennis J. Dowling y Eileen L. DiGiovanna

Como una articulación esferoidea bastante competente, las principales preocupaciones para la exploración de la cadera son determinar el origen del dolor y la restricción de movimiento de la articulación. Es clave la detección de afecciones neurológicas subyacentes, ortopédicas y anomalías musculoesqueléticas. También es fundamental diagnosticar cualquier disfunción somática, incluidos los puntos dolorosos de tensión-contratensión (*strain-counterstrain*), e implementar estos hallazgos en otras regiones del cuerpo.

## OBSERVACIÓN

La observación de la cadera se debe realizar con el paciente de pie y durante la marcha. Con el paciente de pie, el médico debe inspeccionar en busca de tumefacción, asimetría muscular y evidencia de traumatismos. Una cadera que se mantiene en flexión sugiere dolor o disfunción en esa articulación. La rotación externa de la extremidad inferior puede indicar espasmo del psoasiliaco. Durante la marcha, se debe observar al paciente para detectar cualquier anomalía de la marcha, incluida cojera o rigidez de la cadera con el movimiento. Una cadera dolorosa puede provocar que el paciente incline el cuerpo hacia esa cadera.

## PALPACIÓN

El médico debe palpar los tejidos blandos de la cadera en busca de cambios musculares, tensiones fasciales, dolor a la palpación, en particular puntos dolorosos de contratensión y cambios de temperatura cutáneos, que es posible que indiquen un proceso inflamatorio. Se deben palpar el tensor de la fascia lata y la cintilla iliotibial, también notar el dolor a la palpación del ligamento inguinal y examinar los puntos de referencia óseos, que incluyen el trocánter mayor y las estructuras pélvicas donde se fijan los ligamentos de muchos músculos de la cadera.

En particular, se deben valorar dos bolsas para detectar dolor a la palpación y tumefacción:

1. *Trocantérica*: sobre el trocánter mayor de la cadera.
2. *Isquiática*: sobre la tuberosidad isquiática, conocida como "cadera del tejedor" cuando aumenta de tamaño.

## PRUEBA DE RANGO DE MOVIMIENTO

Los movimientos gruesos de la articulación de la cadera son flexión-extensión, abducción-aducción, rotación interna y externa, y circunducción. Por lo general, el movimiento pasivo debe exceder al movimiento activo. En ambos casos, el efecto de la posición de la rodilla también es importante. Varios de los músculos son músculos de dos articulaciones y la flexión o la extensión de la rodilla afectan los hallazgos (es decir, la flexión de la cadera es mayor con la flexión de la rodilla que con la extensión).

Muchos movimientos de la articulación de la cadera se deben medir con una mano estabilizando la pelvis. Ambos lados se deben evaluar y la asimetría puede ser un hallazgo más importante que el grado absoluto de movimiento. Las medidas normales promedio son las siguientes:

## PARÁMETROS

1. *Abducción-aducción, cadera y rodilla flexionadas*: 70° a 75°.
2. *Abducción, cadera y rodilla extendidas*: 40° a 45°.
3. *Aducción, cruzando la cara anterior de la pierna contraria extendida*: 20° a 30°.
4. *Rotación externa*: 45°; rotación interna cercana a 35°.
5. *Flexión, rodilla flexionada*: 120° a 130°.
6. *Flexión, rodilla extendida*: en general, menos de 90° porque está limitada por la acción de los músculos extensores.
7. *Extensión, sujeto en decúbito ventral*: 20° a 30°. Si la pierna contraria se coloca a 90° de flexión, la extensión de la cadera es de 90° a 120°.

### Prueba de movimiento activo: en posición sedente

1. Rotación externa
   a. *Procedimiento*:
      (1) Se indica al paciente que coloque el maléolo lateral del tobillo sobre la rodilla de la pierna contraria.
      (2) Se repite el procedimiento para la pierna opuesta y se compara el alcance de la rotación.

b. *Interpretación*:
   (1) El paciente puede indicar qué lado es más cómodo al cruzar el tobillo sobre la rodilla.
   (2) La pierna con la posición más horizontal tiene el mayor rango de movimiento.

2. Aducción
   a. *Procedimiento*:
      (1) Se indica al paciente que cruce las piernas al colocar la porción poplítea de una rodilla sobre la parte anterior de la rodilla de la pierna contraria.
      (2) Se repite el procedimiento para la pierna opuesta y se compara el alcance de la rotación.
   b. *Interpretación*:
      (1) El paciente puede indicar qué lado es más cómodo al cruzar una rodilla sobre la otra.
      (2) La pierna con la mayor facilidad para cruzar tiene el mayor rango de movimiento.

## Prueba de movimiento pasivo: en decúbito dorsal

1. Flexión
   a. Se eleva la pierna del paciente con:
      (1) Rodilla extendida.
      (2) Rodilla flexionada.
2. Abducción
   a. Se mantiene la pierna no evaluada en la línea media.
   b. Se mueve la pierna del paciente en dirección lateral.
3. Aducción
   a. Se mantiene la pierna no evaluada en la línea media.
   b. Se flexiona ligeramente la cadera del paciente para llevarla en dirección anterior a la otra pierna.
   c. Se mueve la pierna en dirección medial y cruza la otra pierna.
4. Rotación interna
   a. Se flexionan la cadera y la rodilla del paciente a 90° cada una.
   b. La mano cefálica (la más cercana a la cabeza del paciente) del médico estabiliza la rodilla flexionada del paciente.
   c. La otra mano del médico tira del pie del paciente y baja la pierna en dirección lateral, creando rotación interna.
5. Rotación externa
   a. Se flexionan la cadera y la rodilla del paciente a 90° cada una.
   b. La mano cefálica del médico estabiliza la rodilla flexionada del paciente.
   c. La otra mano del médico empuja el pie del paciente y baja la pierna en dirección medial, creando rotación externa.

## Prueba de movimiento pasivo: en decúbito ventral

1. Extensión
   a. Se eleva la pierna del paciente con la rodilla extendida y luego se repite con la rodilla flexionada.
2. Abducción
   a. Se mantiene la pierna no evaluada en la línea media.
   b. Se mueve la pierna del paciente en dirección lateral.
3. Aducción
   a. Se mantiene la pierna no evaluada en la línea media.

b. Se extiende la pierna del paciente ligeramente para llevarla en dirección posterior a la otra pierna.
   c. Se mueve la pierna en dirección medial y cruza la otra pierna.
4. Rotación interna
   a. Se flexiona la rodilla del paciente a 90°.
   b. La mano cefálica del médico estabiliza la pelvis del paciente sosteniendo el sacro.
   c. La otra mano del médico tira del pie del paciente y baja la pierna en dirección lateral, creando una rotación interna.
5. Rotación externa
   a. Se flexiona la rodilla del paciente a 90°.
   b. La mano cefálica del médico estabiliza la pelvis del paciente sosteniendo el sacro.
   c. La otra mano del médico empuja el pie del paciente y baja la pierna en dirección medial, creando rotación externa.

## PRUEBA DE FUERZA MUSCULAR

Se debe evaluar la fuerza de cada grupo muscular. La valoración de la fuerza se logra al colocar la cadera en la dirección opuesta a la que se evalúa (es decir, para evaluar la fuerza de flexión, se coloca la cadera en extensión y se hace que el paciente empuje hacia la flexión).

Los *flexores* principales son el psoas y el iliaco. Éstos se pueden evaluar en posición sedente con el paciente levantando la rodilla mientras el examinador estabiliza la pelvis y evalúa la fuerza al aplicar resistencia gradual sobre la rodilla. También se puede valorar con el paciente en decúbito dorsal y las rodillas extendidas.

Los músculos glúteo mayor, bíceps femoral, semitendinoso y semimembranoso crean *extensión*. Éstos se evalúan mejor con el paciente en decúbito ventral y las rodillas extendidas.

El movilizador principal de la cadera hacia la *abducción* es el músculo glúteo medio, con cierta contribución del tensor de la fascia lata y el glúteo menor. La *aducción* la proporcionan el aductor mayor, el aductor corto, el aductor largo, el grácil y el pectíneo. Ambas, abducción y aducción, se pueden evaluar con el paciente en decúbito lateral opuesto a la cadera que se evalúa. En todas estas pruebas, el médico aplica resistencia gradual al movimiento.

La *rotación interna* y *externa* se pueden evaluar con el paciente sentado y la resistencia aplicada al tobillo de la pierna que se evalúa. La rotación externa ocurre con la contracción de los músculos obturadores externo e interno, piriforme, glúteo mayor y gemelos. La rotación interna la proporcionan los músculos glúteo menor y tensor de la fascia lata.

## PRUEBA DE FUERZA: PACIENTE EN DECÚBITO DORSAL

1. Extensión
   a. Se eleva la pierna del paciente con la rodilla extendida.
   b. El paciente empuja hacia abajo contra la resistencia del médico.

2. Aducción
   a. Se mantiene la pierna no evaluada en la línea media.
   b. Se mueve la pierna del paciente en dirección lateral.
   c. El paciente empuja la pierna en dirección medial contra la resistencia del médico.
3. Abducción
   a. Se mantiene la pierna no evaluada en la línea media.
   b. Se flexiona la pierna del paciente ligeramente para llevarla en dirección anterior a la otra pierna.
   c. Se mueve la pierna en dirección medial.
   d. El paciente empuja la pierna en dirección lateral contra la resistencia del médico.
4. Rotación externa
   a. Se flexionan la cadera y la rodilla del paciente a 90° cada una.
   b. La mano cefálica del médico estabiliza la rodilla flexionada del paciente.
   c. La otra mano del médico tira del pie del paciente y baja la pierna en dirección lateral, creando rotación interna.
   d. El paciente empuja el pie en dirección medial contra la resistencia del médico.
5. Rotación interna
   a. Se flexionan la cadera y la rodilla del paciente a 90° cada una.
   b. La mano cefálica del médico estabiliza la rodilla flexionada del paciente.
   c. La otra mano del médico empuja el pie del paciente y baja la pierna en dirección medial, creando rotación externa.
   d. El paciente empuja el pie en dirección lateral contra la resistencia del médico.

## EN DECÚBITO VENTRAL

1. Flexión
   a. Se eleva la pierna del paciente con la rodilla extendida.
   b. El paciente empuja hacia abajo contra la resistencia del médico.
2. Aducción
   a. Se mantiene la pierna no evaluada en la línea media.
   b. Se mueve la pierna del paciente en dirección lateral.
   c. El paciente empuja la pierna en dirección medial contra la resistencia del médico.
3. Abducción
   a. Se mantiene la pierna no evaluada en la línea media.
   b. La pierna permanece en su posición medial.
   c. El paciente empuja la pierna en dirección lateral contra la resistencia del médico.
4. Rotación externa
   a. Se flexiona la rodilla del paciente a 90°.
   b. La mano cefálica del médico estabiliza la pelvis del paciente sosteniendo el sacro.
   c. La otra mano del médico tira del pie del paciente y baja la pierna en dirección lateral, creando rotación interna.
   d. El paciente empuja el pie en dirección medial contra la resistencia del médico.
5. Rotación interna
   a. Se flexiona la rodilla del paciente a 90°.

b. La mano cefálica del médico estabiliza la pelvis del paciente sosteniendo el sacro.
c. La otra mano del médico empuja el pie del paciente y baja la pierna en dirección medial, creando rotación externa.
d. El paciente empuja el pie en dirección lateral contra la resistencia del médico.

## PRUEBAS ESPECIALES

Hay varias pruebas que se pueden utilizar para evaluar problemas específicos de la articulación de la cadera y los tejidos blandos circundantes.

### Prueba de Patrick o Fabere

La *prueba de Patrick*, también se conoce como *prueba de Fabere*, indica los movimientos implicados durante la evaluación: *f*lexión, *ab*ducción, *r*otación *e*xterna y *e*xtensión.

1. *Posición del paciente*: en decúbito dorsal.
2. *Posición del médico*: de pie del lado a tratar frente al paciente en el nivel de la rodilla.
3. *Procedimiento*:
   a. Se coloca la mano cefálica del médico sobre la rodilla del paciente.
   b. La otra mano del médico sujeta el tobillo del paciente.
   c. Se lleva de manera progresiva la pierna del paciente hacia la:
      (1) *F*lexión: flexión de la cadera y la rodilla hacia el límite anatómico.
      (2) *Ab*ducción: la rodilla del paciente se abduce mientras el pie permanece alineado.
      (3) *Rotación externa* (*external* *rotation*): al llevar la rodilla hacia el mayor alcance de abducción, se agrega cierta rotación externa para mover la pierna hasta la barrera anatómica.
      (4) *Extensión*: el médico ejerce tensión en la posición al empujar la rodilla hacia la mesa (fig. 92-1).
   d. Se repite el procedimiento para el otro lado.
4. *Interpretación*:
   a. El médico debe observar la cantidad, calidad y simetría del movimiento.
   b. Las disfunciones sacroiliacas pueden provocar cierta reducción del movimiento.
   c. Se puede reducir el rango de movimiento y es posible que haya una restricción sólida y rechinante que indique resistencia ósea al movimiento.
   d. La reducción del movimiento que parece ser "más suave" en la restricción indica contracciones musculares, en especial de los músculos aductores y psoasiliaco.
   e. Esta maniobra debe ser indolora. Cualquier disfunción de la cadera causa dolor o incapacidad para completar la prueba.
   f. Dado que la prueba también puede verse afectada por una disfunción de la articulación sacroiliaca, es necesaria la localización del dolor para diferenciar la causa del problema.

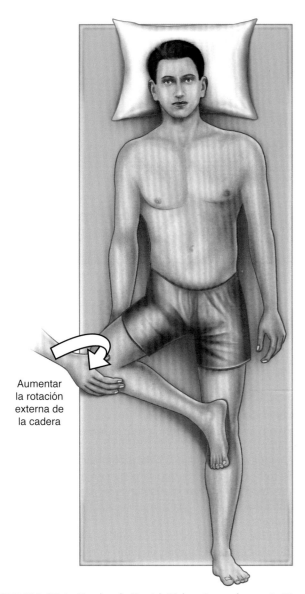

Aumentar
la rotación
externa de
la cadera

**FIGURA 92-1.** Prueba de Patrick (Fabere) para la restricción de movimiento de la articulación de la cadera.

## Prueba de Ober

1. *Posición del paciente*: en decúbito, con el lado a evaluar hacia arriba y lejos de la mesa.
2. *Posición del médico*: de pie detrás del paciente.
3. *Procedimiento*:
   a. Se levanta la pierna superior, con respecto a la posición del paciente, con la rodilla doblada.
   b. Luego se libera la pierna.
4. *Interpretación*:
   a. La pierna debe caer con rapidez.
   b. Un retraso o caída lenta de la pierna indican contractura del tensor de la fascia lata o de la cintilla iliotibial.

## Signo de Ortolani

También conocido como *clic de Ortolani*, esta prueba evalúa luxación o displasia congénita de la cadera. Se realiza en recién nacidos de la manera siguiente:

1. *Posición del paciente*: en decúbito dorsal.
2. *Posición del médico*: de pie junto al paciente.

3. *Procedimiento*:
   a. El médico toma los muslos del paciente a cada lado cerca de las caderas.
   b. Se colocan las yemas de los dedos índices en la articulación de la cadera sobre el trocánter mayor.
   c. Se hunden los dedos en los glúteos.
   d. Se flexionan las caderas y rodillas del paciente.
   e. Se realiza, con suavidad rotación externa y abducción de los muslos.
   f. El médico nota cualquier clic o protrusión/plegamiento de las articulaciones de la cadera.
4. *Interpretación*:

Un clic puede indicar displasia o luxación congénitas de la cadera.

## Signo de telescopio

El *signo de telescopio* también se utiliza para detectar luxaciones congénitas. Se tira y empuja el fémur con respecto a la pelvis y parece funcionar como "telescopio" hacia la fosa, acortando la pierna.

## Prueba de Thomas

La *prueba de Thomas* es positiva cuando hay contracción o contractura del músculo psoas.

1. *Posición del paciente*: en decúbito dorsal. Una versión tiene al paciente por completo sobre la mesa; otra versión lo tiene con la cabeza, el cuello, el tronco y la pelvis sobre la mesa, pero las piernas pueden colgar del borde o las piernas se colocan en esta posición en una mesa plegable.
2. *Posición del médico*: de pie del lado a evaluar.
3. *Procedimiento*:
   a. Se indica al paciente que flexione ambas caderas y rodillas, y que utilice los brazos para abrazarlas hacia el pecho.
   b. Se indica al paciente que libere una pierna y permita que la cadera y la rodilla se extiendan mientras continúa abrazando la otra pierna cerca del pecho.
   c. El médico puede exagerar la posición de la cadera y la rodilla flexionadas al empujarlas hacia mayor flexión.
   d. El médico puede evaluar si la pierna extendida está lo más lejos posible al empujar esa pierna hacia la mesa/piso.
   e. El médico coloca una mano debajo de la columna lumbar del paciente para determinar cualquier cambio en la lordosis.
   f. Luego, el médico coloca una mano debajo de la rodilla del paciente con la pierna extendida. La distancia entre la línea poplítea y la mesa se puede medir con el ancho de los dedos o con una regla.
   g. Se repite el procedimiento para el otro lado (fig. 92-2).
4. *Interpretación*:
   a. Un aumento de la lordosis puede indicar un espasmo del psoas en ese lado.
   b. Por lo general, la pierna extendida del paciente debe hacer contacto con la mesa. El espacio entre la línea poplítea de la rodilla y la mesa indica un espasmo del psoasiliaco.

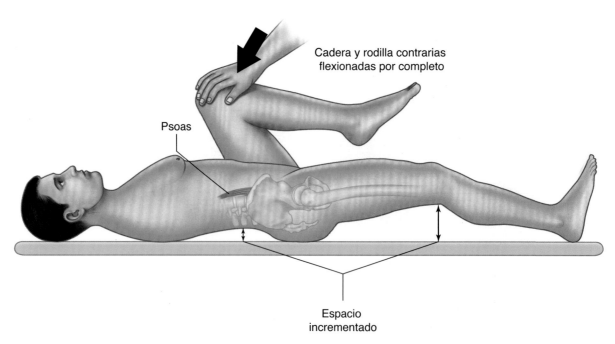

**FIGURA 92-2.** Prueba de Thomas para la contractura a la flexión de la cadera.

c. Se compara el tamaño del espacio debajo de cada rodilla. La asimetría en la altura indica asimetría en el espasmo. Cuanto más alta la rodilla, mayor es la tensión relativa del músculo.

## Prueba de Trendelenburg

La *prueba de Trendelenburg* es una evaluación para detectar debilidad del glúteo medio, luxación de la cadera o falta de unión del cuello femoral.

1. *Posición del paciente*: de pie.
2. *Posición del médico*: arrodillado o en cuclillas detrás del paciente, con los ojos en el nivel de la pelvis del paciente.
3. *Procedimiento*:
   a. El médico puede colocar las manos ligeramente a un lado de las caderas del paciente para ayudarlo a mantener el equilibrio.
   b. El médico observa la posición de las crestas iliacas del paciente.
   c. Se indica al paciente que se pare sobre una pierna mientras levanta el pie contrario del piso y flexiona la cadera y la rodilla de la pierna sin apoyo.
   d. Se observa la posición de la cresta iliaca en el lado sin apoyo (fig. 92-3).
   e. Se repite el procedimiento con la pierna contraria.
4. *Interpretación*:
   a. A medida que el peso se cambia hacia la pierna disfuncional, la pelvis del lado opuesto se cae. Por lo general, ese lado debe elevarse un poco.
   b. La cresta iliaca de una pierna inclinada que cae por debajo del nivel del otro lado indica debilidad de la pierna con apoyo.
   c. La debilidad está en el glúteo medio de la pierna de apoyo.
   d. La función intacta del glúteo medio de la pierna de apoyo debe mantener la cresta iliaca opuesta al mismo nivel o más alta que la del lado de apoyo.

## Prueba de sentadilla

1. *Posición del paciente*: de pie.
2. *Posición del médico*: de pie frente al paciente.
3. *Procedimiento*:
   a. El médico sostiene la mano del paciente para estabilizarlo.
   b. Se indica al paciente que se ponga en cuclillas sin mover los pies y luego que se levante hasta estar de pie (fig. 92-4).
4. *Interpretación*:
   a. Ponerse en cuclillas implica una función neurológica intacta del plexo lumbar, de manera específica de L4.
   b. La limitación de la articulación de la cadera se puede observar en la asimetría o la incapacidad para realizar la maniobra.
   c. La debilidad se encuentra en el glúteo medio de la pierna de apoyo.
   d. La incapacidad para levantarse puede indicar debilidad de los músculos cuádriceps.

## Prueba de Erichsen

1. *Posición del paciente*: en decúbito dorsal.
2. *Posición del médico*: de pie junto a la pelvis del paciente mirando hacia la cabeza.
3. *Procedimiento*:
   a. El médico coloca ambas manos en cada lado de la pelvis del paciente en la región iliaca.
   b. El médico ejerce presión medial bilateral hacia ambas articulaciones sacroiliacas (fig. 92-5).
   c. Se solicita al paciente que indique si presenta dolor.
4. *Interpretación*:
   a. El dolor en un lado indica sacroileítis u otra patología sacroiliaca en ese lado.
   b. Se pueden observar los cambios inflamatorios de la articulación sacroiliaca en estudios radiológicos.

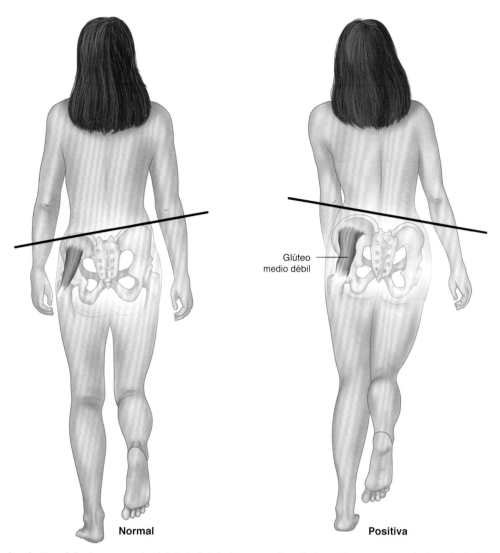

**FIGURA 92-3.** Prueba de Trendelenburg para la debilidad del glúteo medio o la luxación congénita de la articulación de la cadera.

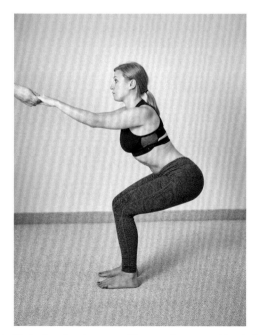

**FIGURA 92-4.** Prueba de sentadilla para la restricción de la articulación de la cadera.

## Elevación de la pierna recta: posición sedente

1. *Posición del paciente*: sentado.
2. *Posición del médico*: arrodillado, en cuclillas o de pie de frente al paciente.
3. *Procedimiento*:
   a. Se indica al paciente que se siente erguido.
   b. Se indica al paciente que se sujete del borde de la mesa.
   c. El médico toma el pie del paciente en una pierna y lleva esa rodilla hacia la extensión.
   d. Se repite el procedimiento para la otra pierna.
4. *Interpretación*:
   a. El dolor que se irradia indica una posible radiculopatía.
   b. Si el paciente es incapaz de mantener la posición sedente recta o no puede extender por completo la rodilla, esto indica una contracción de los músculos isquiotibiales.

## Elevación de la pierna recta: en decúbito dorsal

1. *Posición del paciente*: en decúbito dorsal.
2. *Posición del médico*: de pie junto al paciente en el lado a tratar.

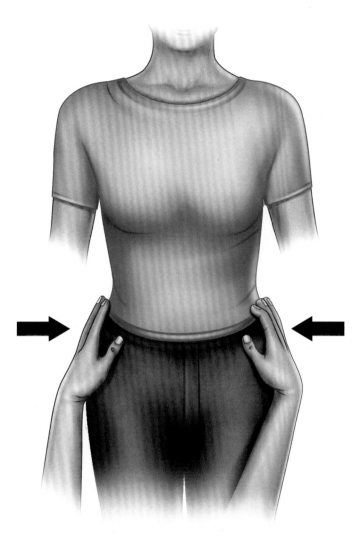

**FIGURA 92-5.** Prueba de Erichsen para la disfunción sacroiliaca.

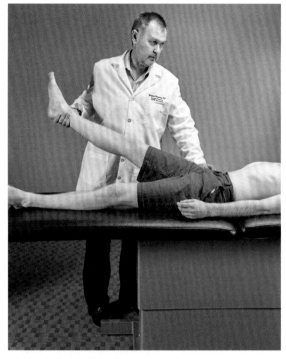

**FIGURA 92-6.** Prueba de elevación de la pierna recta.

4. *Interpretación*:
   a. La observación de equimosis dentro del triángulo indica una posible fractura de cadera.
   b. La prueba es más específica para una fractura por avulsión del trocánter menor. La pierna del lado afectado puede encontrarse:
      (1) Aparentemente más corta.
      (2) En rotación interna.
      (3) Con debilidad de la flexión de la cadera.

## Prueba de Tinel

1. *Posición del paciente*: en decúbito dorsal.
2. *Posición del médico*: de pie o sentado junto al paciente en el nivel del muslo del lado a evaluar.
3. *Procedimiento*:
   a. El médico localiza una línea que conecta la EIAS con el trocánter mayor.
   b. El médico golpetea con la punta de un dedo o un martillo de reflejos los dedos colocados a casi dos tercios de la línea desde la EIAS.
   c. Se solicita al paciente que indique lo que siente una vez terminado el procedimiento.
4. *Interpretación*:
   a. La reproducción de dolor o parestesias indica meralgia parestésica.

3. *Procedimiento*:
   a. La mano cefálica del médico hace contacto y sostiene las espinas iliacas anterosuperiores (EIAS) del mismo lado a evaluar.
   b. La otra mano del médico toma el tobillo del paciente del mismo lado.
   c. El médico eleva la pierna del paciente y mantiene la extensión de la rodilla y crea la flexión de la cadera (fig. 92-6).
4. *Interpretación*:
   a. El dolor que se irradia hacia la parte posterior de la pierna indica una posible radiculopatía.
   b. Si la rodilla se inclina ("signo de arco" positivo), entonces hay contracción de los músculos isquiotibiales.

## Signo de Ludloff

1. *Posición del paciente*: en decúbito dorsal.
2. *Posición del médico*: de pie o sentado junto al paciente.
3. *Procedimiento*:
   a. El médico observa el triángulo femoral del paciente desde arriba.
   b. Se evalúan ambos lados.

### Referencias

Hoppenfeld S. *Physical Examination of the Spine and Extremities.* Norwalk, CT: Appleton-Century-Crofts; 1986.

Kapandji KA. *The Physiology of the Joints.* Vol II. Edinburgh, Scotland: Churchill-Livingstone; 1970.

Polley HF. Hunder GG. *Rheumatologic Interviewing and Physical Examination of the Joints.* 2nd ed. Philadelphia, PA: WB Saunders Co.; 1978.

# 93

# Consideraciones anatómicas de la rodilla

Stanley Schiowitz

La articulación de la rodilla es la más grande y complicada en el cuerpo. Es una articulación compuesta que comprende las articulaciones femorotibiales medial y lateral y una articulación femorrotuliana, todas dentro de una cápsula articular. Situada en un punto intermedio en cada extremidad de soporte del cuerpo, la rodilla se somete a tensiones intensas mientras realiza sus funciones de soporte de peso y locomoción. La descripción anatómica de esta articulación se simplifica al considerarla como dos articulaciones separadas. La más grande, la articulación femorotibial, consta de dos articulaciones condíleas entre los cóndilos femoral y tibial correspondientes. La segunda, la articulación femorrotuliana, se encuentra entre el fémur y la rótula.

## ARTICULACIÓN FEMOROTIBIAL

Los cóndilos femorales son convexos en ambos planos y, vistos de lado, tienen forma de espiral. El cóndilo lateral se aplana con mayor rapidez en la dimensión anteroposterior que el cóndilo medial, lo que produce desigualdad en las longitudes articulares. Esto es evidente cuando la rodilla se coloca en extensión completa. Se produce rotación acoplada automática para compensar la desigualdad. Hoppenfeld describe un movimiento de "traba" en el que la cara medial de la tibia rota en dirección lateral alrededor del cóndilo femoral lateral, lo que permite que el cóndilo femoral medial complete su extensión. Esto se aproxima a una posición compactada, permitiendo periodos prolongados de pie sin depender en gran medida de la función muscular.

Los cóndilos tibiales son cóncavos y terminan hacia la línea tibial media en las eminencias intercondíleas. Los cóndilos están separados por el área intercondílea.

La articulación femorotibial es una de las pocas que tienen meniscos. El menisco medial es semicircular. Su extremo anterior está unido al área intercondílea anterior por delante del ligamento cruzado anterior. El menisco lateral forma un anillo casi completo. Su extremo anterior está unido por

delante de la eminencia intercondílea de la tibia, mezclándose en parte con el ligamento cruzado anterior.

Los cóndilos femorales ruedan y se deslizan sobre los cóndilos tibiales durante la flexión y la extensión, acompañados de movimientos similares de los meniscos. Durante la extensión, los meniscos se tiran en sentido anterior; con la flexión, se mueven en dirección posterior.

La articulación femorotibial se estabiliza por la cápsula y sus ligamentos e inserciones musculares relacionados. En dirección lateral, estas uniones comprenden el ligamento colateral peroneo, los tendones del bíceps y del poplíteo, y la cintilla iliotibial; en sentido medial, comprenden la *pata de ganso*, la cabeza medial del gastrocnemio, el ligamento tibial lateral y una porción del tendón del cuádriceps. Detrás, la articulación se estabiliza por ambas cabezas del gastrocnemio, el músculo semitendinoso, el tendón del bíceps, el ligamento poplíteo oblicuo y el arqueado. La cara anterior se estabiliza por el músculo y el tendón del cuádriceps, la rótula, el tendón rotuliano y los retináculos medial y lateral.

Los ligamentos cruzados son intraarticulares, pero extrasinoviales. Estabilizan la rodilla en dirección anteroposterior y permiten que la articulación funcione como bisagra mientras mantienen juntas las superficies articulares. El *ligamento cruzado anterior* surge de la tibia y corre hacia atrás, arriba y a un lado para insertarse en el cóndilo femoral lateral. Durante la flexión, el ligamento cruzado anterior desliza el cóndilo femoral hacia delante. El *ligamento cruzado posterior* surge de la cara posterior de la tibia y corre hacia delante y arriba en forma oblicua para insertarse en la cara lateral del cóndilo femoral medial. Durante la extensión, el ligamento cruzado posterior desliza el cóndilo femoral hacia atrás.

## ARTICULACIÓN FEMORORROTULIANA

La articulación femororrotuliana es selar (en silla); el área articular de la rótula se adapta a la superficie rotuliana del fémur. Esta articulación femoral involucra la superficie anterior de ambos cóndilos. Un surco oblicuo la divide en una zona lateral grande y un área medial más pequeña. Los músculos cuádriceps, el tendón del cuádriceps y el tendón rotuliano mantienen la estabilidad articular. Sus movimientos principales son vertical arriba y abajo en el fémur y en plano sagital con respecto a la tibia. Esto permite una función de polea durante la flexión y la extensión de la rodilla.

## Músculos principales

El cuádriceps femoral es el músculo extensor de la rodilla. Consiste en cuatro músculos que tienen un tendón común de inserción en la tuberosidad anterior de la tibia. El recto femoral surge de dos cabezas tendinosas, una de la espina iliaca anterior y la segunda de un surco por arriba del acetábulo y la cápsula de la articulación de la cadera. Se dirige hacia abajo a lo largo de la cara anterior del muslo y termina en el tendón común. Funciona como un músculo de dos articulaciones, lo que produce la flexión de la cadera y la extensión de la rodilla. El vasto lateral es la parte más grande del cuádriceps. Se origina en la línea intertrocantérea superior y los bordes anterior e inferior del trocánter mayor. El vasto medial se origina en la parte inferior de la línea intertrocantérea, la línea espiral, el labio medial de la línea áspera, la línea supracondílea medial y los tendones de los aductores largo y mayor. El vasto intermedio se origina en la superficie anterolateral de la región superior de la diáfisis femoral.

Los músculos flexores de la rodilla se ubican en el compartimento posterior del muslo. Son los músculos isquiotibiales, grácil, sartorio, poplíteo y gastrocnemio. Todos son músculos biarticulares, a excepción del poplíteo y la cabeza corta del bíceps. Su acción sobre la flexión de la rodilla se relaciona con la posición de la cadera. La rotación de la rodilla también es una función de los flexores.

## Movimientos de la rodilla

Los movimientos activos de la rodilla se clasifican en flexión-extensión y rotación medial-lateral. Por lo general, la rodilla se flexiona a 135°; la extensión es un retorno de la flexión a 0°. La rotación medial-lateral, con la rodilla en flexión, es de 10° en cada dirección. Con el pie en el piso, los últimos 30° de extensión se acompañan de una rotación femoral medial conjunta. Con el pie levantado del piso, la extensión se acompaña de una rotación tibial lateral conjunta.

Los movimientos accesorios con la rodilla semiflexionada son: deslizamiento anteroposterior, abducción-aducción y extensión en el eje largo.

Con el pie en el piso, los últimos 30° de extensión femoral se acompañan de rotación femoral medial conjunta (fig. 93-1). Esta rotación conjunta resulta de la geometría de las superficies articulares y la acción de los ligamentos. En extensión completa, la rodilla está en posición compacta, lo que confiere mayor estabilidad y fuerza a la articulación. Como en todas las articulaciones en posición compacta, los traumatismos pueden provocar fracturas con mayor facilidad. Sin embargo, los desgarros ligamentosos más comunes ocurren en las posiciones medias o laxas. Con el pie despegado del piso, la extensión se relaciona con la rotación tibial lateral conjunta.

Los movimientos voluntarios de la rotación axial interna y externa también se producen en la rodilla. Estos movimientos se observan mejor con la rodilla flexionada. La rotación pasiva interna y externa se aproxima a los 10°.

Los movimientos accesorios de la articulación femorotibial consisten en rotación pasiva interna y externa, rotación conjunta, deslizamiento tibial dorsal y ventral, abducción, aducción y tracción en el eje largo.

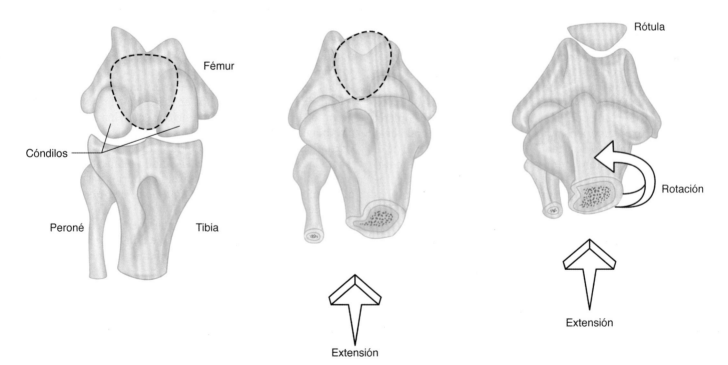

**FIGURA 93-1.** Extensión tibiofemoral acompañada de rotación conjunta de la tibia.

Además de la posibilidad de múltiples disfunciones de los tejidos blandos, las principales disfunciones somáticas del movimiento articular afectan la abducción y la aducción, o el deslizamiento dorsal y ventral.

La rótula, con la rodilla semiflexionada, puede moverse de modo pasivo en dirección dorsal-ventral, cefálica, caudal y lado a lado.

# ARTICULACIONES TIBIOPERONEAS

La articulación tibioperonea superior es ovalada y plana. La faceta tibial se encuentra en la cara posterolateral del borde del cóndilo tibial lateral. Mira oblicuamente en dirección posteroinferior y lateral. La articulación tibioperonea inferior es una sindesmosis. La faceta tibial es una muesca cóncava áspera en la que se inserta la faceta peronea convexa. El peroné tiene una articulación distal con la tibia y el astrágalo en el tobillo.

La dorsiflexión y la flexión plantar del tobillo crean de forma automática un movimiento en ambas articulaciones tibioperoneas. La dorsiflexión hace que el maléolo lateral se mueva lateral, en vertical en dirección cefálica y rote con trayectoria medial. Esto provoca que la articulación tibioperonea superior se mueva en sentido posterosuperior mientras rota en dirección medial. Lo contrario ocurre en la flexión plantar.

La disfunción somática más común que se encuentra en esta zona es un peroné posterior en la articulación tibioperonea superior. Esto puede ser secundario a disfunción del tobillo e inversión y flexión plantar marcadas del tobillo. Para resolver la disfunción tibioperonea superior, es importante evaluar la articulación del tobillo y tratar cualquier disfunción que se encuentre en esa región.

## Referencias

Basmajian JV. *Muscles Alive*. Baltimore, MD: Lippincott Williams & Wilkins; 1978.

Cailliet R. *Foot and Ankle Pain*. Philadelphia, PA: F.A. Davis; 1968.

D'Ambrosia RD. *Musculoskeletal Disorders*. Philadelphia, PA: J.B. Lippincott; 1977.

Hoppenfeld S. *Physical Examination of the Spine and Extremities*. Norwalk, CT: Appleton-Century-Crofts; 1986.

Jones L. *The Postural Complex*. St. Louis, MO: Charles C Thomas; 1955.

Kapandji IA. *The Physiology of the Joints*. Vol II. Edinburgh, Scotland: Churchill Livingstone; 1970.

MacConaill MA. The movement of bones and joints. *J Bone Joint Surg Am*. 1949;1:100-104.

MacConaill MA, Basmajian JV. *Muscles and Movements*. New York, NY: Robert E. Krieger; 1977.

O'Donoghue DH. *Treatment of Injuries to Athletes*. Philadelphia, PA: W.B. Saunders; 1970.

Rasch PJ, Burke RK. *Kinesiology and Applied Anatomy*. Baltimore, MD: Lea & Febiger; 1978.

Warwick RB, Williams PL. *Gray's Anatomy*. 35th British ed. Philadelphia, PA: W.B. Saunders; 1973.

Wells KF, Luttgens K. *Kinesiology*. Philadelphia, PA: W.B. Saunders; 1976.

Wilson FC. *The Musculoskeletal System*. 2nd ed. Philadelphia, PA: J.B. Lippincott; 1983.

# 94 Evaluación de la rodilla

Stanley Schiowitz y Eileen L. DiGiovanna

El síntoma más común relevante para la rodilla es dolor. La rodilla está sujeta a una variedad de lesiones y es una articulación frecuente para el desarrollo de artritis. También puede estar implicada en la disfunción somática y los problemas que se originan en la cadera o el pie y el tobillo suelen influir en la rodilla.

## OBSERVACIÓN

La exploración física debe iniciar con la observación. Se debe tomar en cuenta cualquier evidencia de traumatismo, como equimosis, abrasiones o cicatrices. Por lo general, la tumefacción se observa con facilidad alrededor de la rodilla. En procesos inflamatorios o infecciosos, la rodilla puede estar eritematosa.

Con el paciente de pie, el médico debe observar las rodillas de frente, desde atrás y de lado. Se debe notar cualquier postura anormal. *Genu* valgo es una postura en la que las rodillas están muy juntas y los pies separados. A menudo se conoce como *zambo*. Puede ser una variante normal y es más común en mujeres. En *genu* varo, las piernas están arqueadas y las rodillas no se tocan entre sí incluso cuando se juntan los pies. Esto se conoce de manera coloquial como *estevado*. Desde el punto de vista clínico, esto se puede correlacionar con raquitismo. En la vista lateral es posible ver una curvatura hacia atrás de la articulación de la rodilla conocida como *genu recurvatum*. Estas posiciones de las articulaciones de las rodillas ejercen tensiones anormales en las superficies articulares. Se pueden observar deformidades en flexión en presencia de osteoartritis, así como algunos cambios óseos en los puntos de referencia normales.

Se debe observar la rodilla durante la marcha y en posición estática. Se debe tomar en cuenta el rango de movimiento durante la fase de balanceo y la longitud de la zancada. Se puede encontrar una cojera o marcha antálgica.

## PALPACIÓN

Se debe palpar la rodilla e identificar sus puntos de referencia. La tumefacción se puede palpar en un sitio medial, inferior o lateral a la rótula o en la fosa poplítea. El dolor detectado durante la palpación puede indicar la ubicación del origen del dolor, como sobre la tuberosidad tibial en caso de enfermedad de Osgood-Schlatter.

Los puntos de referencia a identificar incluyen:

1. Rótula y tendón rotuliano
2. Cabeza del peroné
3. Meseta tibial
4. Línea articular medial y ligamento colateral medial
5. Línea articular lateral y ligamento colateral lateral
6. Tuberosidad tibial

El tono y la calidad de los músculos y la fascia de la articulación de la rodilla se deben identificar durante la palpación.

1. El cuádriceps femoral consta de cuatro músculos en la parte anterior del muslo. Estos músculos extensores de la rodilla son, quizá, los más importantes. La debilidad del músculo cuádriceps disminuye la estabilidad de la rodilla y la hace más propensa a las lesiones.
2. Los músculos isquiotibiales se encuentran en el compartimento posterior del muslo. Éstos son los flexores de la rodilla y es más probable que estén hipertónicos, pero también pueden estar débiles. Se puede identificar el dolor a la palpación de los tendones isquiotibiales.
3. La inserción de los músculos semitendinoso, sartorio y grácil, también flexores, por debajo y mediales a la articulación de la rodilla pueden estar doloridos en presencia de *bursitis anserina*.
4. El gastrocnemio, un músculo biarticular de la pantorrilla, se puede palpar detrás de la articulación de la rodilla.
5. El poplíteo y la cabeza corta del bíceps son los únicos dos flexores de la rodilla que son músculos de una articulación. Todos los demás son músculos biarticulares.
6. La cintilla iliotibial a lo largo de la parte lateral del muslo a menudo tiene dolor a la palpación, lo que puede indicar tensión excesiva de los tejidos entre la cadera y la rodilla.

## PRUEBA DE RANGO DE MOVIMIENTO

El rango de movimiento de la articulación de la rodilla se debe evaluar de forma activa y pasiva. Se debe indicar al paciente que flexione y extienda la rodilla mientras está sentado y, estando de pie, que se acuclille y se levante. Esto último prueba la fuerza muscular, así como el rango de movimiento activo. El médico debe sostener las manos de los pacientes de mayor edad para prevenir que se caigan.

De modo pasivo, el médico debe colocar la rodilla a través de un rango de movimiento completo de flexión, extensión y rotación lateral y medial. Por lo general, la rodilla se flexiona a 135° y la extensión es un retorno a los 0°. La extensión completa se suele modificar por el grado de flexión de la cadera causado por la expansión biarticular de los músculos isquiotibiales. La rotación medial-lateral con la rodilla flexionada debe ser cercana a 10° en cada dirección. Mientras se mueve la rodilla, el médico debe vigilar la articulación del paciente para detectar cualquier *crepitación*.

Se debe articular la rótula y observar cualquier dolor o crepitación. Los movimientos accesorios con la rodilla semi-flexionada son *deslizamiento anteroposterior, abducción, aducción* y *extensión en el eje largo*. Éstos son los movimientos que es más probable que se involucren en la disfunción somática de la articulación tibia/fémur.

La cabeza peronea, lateral a la articulación de la rodilla, se debe articular en un deslizamiento anterior/posterior. Debido a la mecánica combinada con la mortaja del tobillo, una disfunción somática de deslizamiento posterior es la disfunción somática de la rodilla más común y la siguiente es un deslizamiento anterior.

## PRUEBAS ESPECIALES

Hay una serie de pruebas especiales que se pueden realizar para evaluar las disfunciones de la articulación de la rodilla. Se pueden utilizar para diferenciar el tipo de problema involucrado, ya sea de los ligamentos, meniscos u otro origen. Se describen algunas de éstas.

### Prueba de tensión en varo-valgo

Esta prueba evalúa las estructuras colaterales mediales y laterales. Con el paciente en decúbito dorsal, la articulación del tobillo se mantiene entre el costado y el brazo del examinador, lo que libera ambas manos. Se evalúa la rodilla en extensión completa al aplicar fuerza en valgo y luego en varo en la región proximal de la tibia (movimiento de abducción-aducción de la pierna; fig. 94-1). El examinador nota cualquier inestabilidad o aumento de movimiento al aplicar fuerza en cualquier dirección. Luego se repite la prueba con la rodilla ligeramente

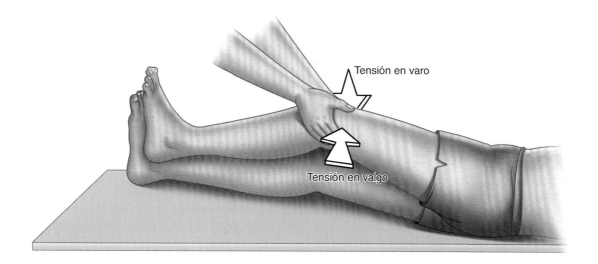

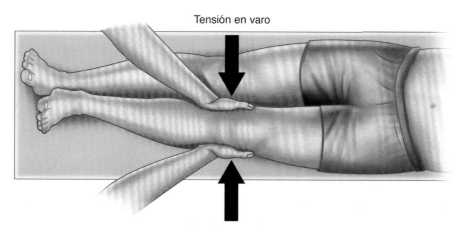

**FIGURA 94-1.** Tensión en varo-valgo para la disfunción del ligamento colateral.

flexionada. Si los ligamentos cruzados están intactos, el movimiento puede ser estable con la rodilla en extensión completa, incluso con la rotura del ligamento colateral.

## Evaluación de inestabilidad rotatoria

### Prueba del cajón anterior

La prueba del cajón anterior evalúa la disfunción del ligamento cruzado anterior. El paciente está en decúbito dorsal, con la rodilla flexionada a 90° y el pie sobre la mesa. El examinador se sienta en los pies del paciente o lo sostiene con firmeza para estabilizarlo. Luego, el examinador toma la parte posterior proximal de la tibia con una o ambas manos y tira hacia delante (fig. 94-2). La pierna y el pie del paciente se rotan en dirección interna 30°, luego en sentido externo 15° y en posición neutra. En la rotación interna, el desplazamiento anterior de la meseta tibial lateral junto con la rotación medial implica la lesión de los ligamentos cruzado anterior y lateral. En la rotación externa, el desplazamiento anterior de la meseta tibial medial junto con la rotación lateral implica la lesión de los ligamentos cruzado anterior y colateral medial. Con el pie en posición neutra (signo del cajón anterior), un desplazamiento tibial anterior indica una disfunción del ligamento cruzado anterior, probablemente acompañado de una lesión ligamentosa medial y lateral.

### Maniobra de Lachman

La maniobra de Lachman se realiza de manera similar a la prueba del cajón anterior, pero la rodilla está casi a 10° de flexión. Se considera más sensible que la prueba del cajón anterior para desgarros del ligamento cruzado anterior. Ambas pruebas pierden sensibilidad si se realizan cuando hay un efecto de masa por la tumefacción que ocurre por la rotura ligamentosa. Se deben realizar justo después de la lesión o después de que haya remitido el edema.

### Prueba del cajón posterior

La prueba del cajón posterior evalúa la disfunción del ligamento cruzado posterior. El pie del paciente se coloca en posición neutra, como se realizó para la prueba del cajón anterior. El examinador aplica fuerza sobre la parte anterior de la tibia en dirección posterior (fig. 94-3). Los cóndilos femorales se vuelven prominentes en dirección anterior a medida que la tibia se subluxa hacia atrás, lo que indica una disfunción del ligamento cruzado posterior.

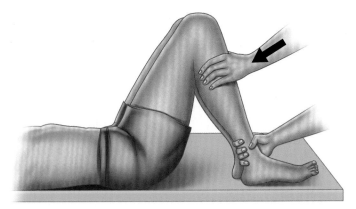

**FIGURA 94-3.** Prueba del cajón posterior para la rotura del ligamento cruzado posterior.

## Prueba de rotación externa: *recurvatum*

Con el paciente en decúbito dorsal, el examinador toma una extremidad inferior por debajo del talón. Con la otra mano sostiene la pantorrilla. Se permite que la rodilla se mueva de 10° de flexión hasta la extensión completa (fig. 94-4). Si la rodilla se hiperextiende con la rotación externa de la tibia y el varo tibial, la prueba es positiva. Esto indica lesión de los ligamentos arqueado, poplíteo y peroneo colateral.

## Prueba de McMurray

La prueba de McMurray evalúa los desgarros de los meniscos. Con el paciente en decúbito dorsal, el examinador toma el pie con una mano y palpa la línea de la articulación de la rodilla con la otra. El examinador flexiona al máximo la rodilla y rota la tibia en dirección lateral y medial. Mientras mantiene la tibia en rotación lateral, el examinador aplica tensión en valgo y extiende la rodilla (fig. 94-5). La maniobra se repite con la rodilla que se mantiene en rotación medial y se ejerce tensión en varo mientras se extiende la rodilla. Un clic palpable o audible, en especial con dolor, dentro de la articulación se considera un signo de desgarro de menisco.

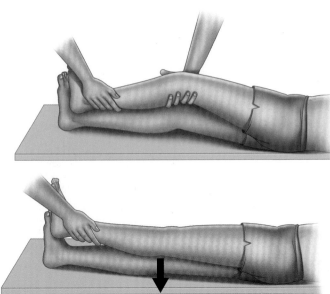

**FIGURA 94-4.** Prueba de *recurvatum* o "rebote/peloteo".

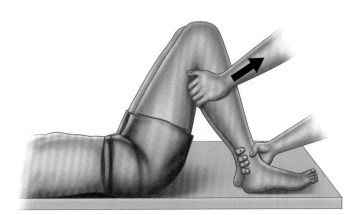

**FIGURA 94-2.** Prueba del cajón anterior para la rotura del ligamento cruzado anterior.

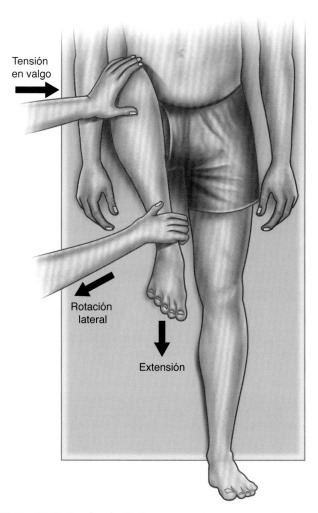

FIGURA 94-5. Prueba de McMurray para desgarros meniscales.

## Prueba de compresión de Apley

Con el paciente en decúbito ventral, se flexiona la rodilla a 90°. El examinador estabiliza el muslo del paciente y se apoya en el talón, comprimiendo los meniscos entre el fémur y la tibia, luego rota la tibia en dirección medial mientras mantiene la compresión (fig. 94-6). El dolor articular medial producido por esta maniobra sugiere un desgarro meniscal medial, mientras que el dolor articular lateral sugiere un desgarro meniscal lateral.

## Prueba de distracción de Apley

Con el paciente en decúbito ventral, se flexiona la rodilla a 90°. El examinador estabiliza el muslo del paciente al inclinarse sobre él, luego ejerce tracción sobre la pierna mientras la rota en dirección medial y lateral (la tracción reduce la presión meniscal, pero aumenta la tensión ligamentosa; fig. 94-7). Cualquier dolor provocado por esta maniobra indica disfunción ligamentosa medial o lateral.

## Prueba para efusión/derrame en la articulación de la rodilla (prueba de rebote/peloteo en casa)

La prueba para efusión en la articulación de la rodilla se realiza al sostener el talón del paciente con una mano y la pantorrilla con la otra. La rodilla está semiflexionada. Se retira la mano de debajo de la pantorrilla con cuidado y se permite que la rodilla se extienda del mismo modo que en las pruebas de *recurvatum*. La falla de la rodilla para extenderse por completo indica un aumento de líquido articular. Por lo general, la rodilla se debe extender por completo y terminar con un ligero "rebote" en el punto final.

## Prueba de chirrido rotulofemoral

El paciente se coloca en decúbito dorsal con la rodilla extendida y relajada. El examinador empuja la rótula en dirección caudal en el surco troclear y luego la mantiene en esta posición. Se indica al paciente que contraiga el músculo cuádriceps contra la resistencia del examinador. La crepitación palpable o el dolor al movimiento rotuliano es indicativo de aspereza de

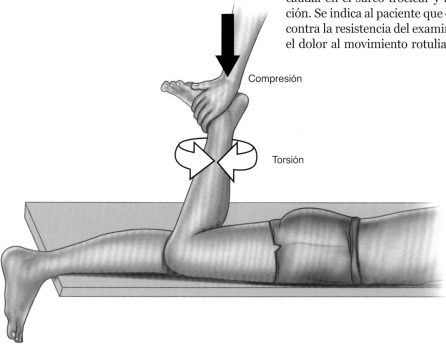

FIGURA 94-6. Prueba de compresión de Apley para la rotura meniscal.

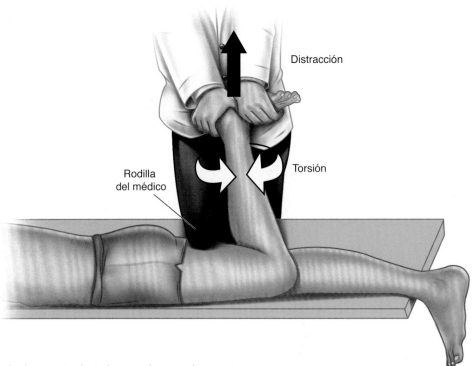

**FIGURA 94-7.** Prueba de distracción de Apley para la rotura ligamentosa.

las superficies articulares, que es posible que sea causada por condromalacia de la rótula.

## DIAGNÓSTICO DE DISFUNCIONES SOMÁTICAS DE LA ARTICULACIÓN DE LA RODILLA

### Abducción de la tibia sobre el fémur

Ésta es una afección de tensión en varo de la tibia sobre el fémur. Se puede generar por un golpe en la parte medial de la articulación de la rodilla o por un movimiento de torsión que produce esguince ligamentoso lateral.

Las estructuras articulares laterales son laxas, la parte medial de la articulación de la rodilla se aproxima y el movimiento tibial sobre el fémur se restringe en el deslizamiento de traslación medial.

1. *Posición del paciente*: en decúbito dorsal, con la rodilla extendida por completo.
2. *Posición del médico*: de pie del lado de la disfunción somática, frente a la mesa.
3. *Técnica*:
   a. La mano cefálica del médico (la más cercana a la cabeza del paciente) toma la parte distal del fémur, la sujeta con firmeza y restringe su movimiento.
   b. Con la otra mano, el médico toma la parte inferior del tobillo del paciente y genera una tensión en valgo-varo de la tibia sobre el fémur. El movimiento en varo debe ser mayor que el valgo.
   c. El médico mueve su mano hacia la parte proximal de la tibia, luego induce un deslizamiento de traslación medial-lateral recto de la tibia sobre el fémur (fig. 94-8). El movimiento fde traslación lateral debe ser mayor que el de traslación medial.

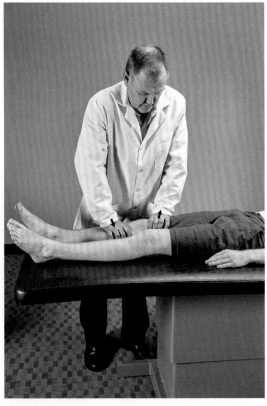

**FIGURA 94-8.** Prueba de movimiento para las disfunciones del deslizamiento de traslación medial-lateral.

### Aducción: tibia sobre fémur

Ésta es una afección de tensión en valgo de la tibia sobre el fémur. Se puede generar por un golpe en la parte lateral de la articulación de la rodilla o un movimiento de torsión que produce esguince ligamentoso medial. Las estructuras articulares mediales están laxas, la parte lateral de la articulación de la rodilla se aproxima y el movimiento tibial sobre el fémur se restringe en el deslizamiento de traslación lateral.

1. *Posición del paciente*: en decúbito dorsal, con la rodilla extendida por completo.
2. *Posición del médico*: de pie del lado de la disfunción, frente al paciente.
3. *Técnica*: todas las posiciones son las descritas para la abducción; sin embargo, los hallazgos se invierten: el movimiento en valgo es mayor que en el varo y el de traslación medial es mayor que el lateral.

## Rotación interna y externa: tibia sobre fémur

1. *Posición del paciente*: en decúbito dorsal. Se coloca una almohada debajo de la rodilla para examinarla y mantener flexión ligera.
2. *Posición del médico*: de pie del lado de la disfunción, frente a la mesa.
3. *Técnica*:
   a. La mano cefálica del médico (con respecto al paciente) toma la parte distal del fémur del paciente, la sujeta con firmeza y restringe su movimiento.
   b. Con la otra mano, el médico toma la parte inferior del tobillo del paciente e induce el movimiento de rotación interna y externa de la tibia sobre el fémur (fig. 94-9).
4. *Interpretación*:
   a. El aumento de la rotación interna con restricción de la rotación externa significa disfunción de la rotación interna; el aumento de la rotación externa con restricción de la rotación interna significa disfunción de la rotación externa.

## Disfunción de deslizamiento anteroposterior: tibia sobre fémur

En esta afección, la tibia tiene restricción en el deslizamiento anterior o posterior. Este movimiento se acopla a la flexión-extensión de la rodilla. La función de la tibia sobre el fémur hacia la extensión se acopla con el deslizamiento anterior. El movimiento de la tibia sobre el fémur hacia la flexión se acopla con el deslizamiento posterior. Los síntomas o hallazgos iniciales son restricciones de los movimientos de flexión o extensión. El médico debe buscar estas disfunciones.

1. *Posición del paciente*: en decúbito dorsal, con la rodilla disfuncional flexionada y la planta del pie apoyada sobre la mesa.
2. *Posición del médico*: sentado sobre el pie del paciente, anclándolo a la mesa.
3. *Técnica*:

   *Nota*: al realizar esta prueba, el médico no evalúa los desgarros de los ligamentos cruzados. La fuerza anteroposterior utilizada se debe reducir de manera considerable.
   a. El médico coloca ambas manos alrededor de la parte proximal de la tibia con los pulgares frente a los cóndilos medial y lateral, y los presiona. La mano del médico rodea la pierna y la sujeta con firmeza por debajo del espacio poplíteo.
   b. El médico crea deslizamiento de traslación anteroposterior directo de la tibia sobre el fémur primero al tirar de la tibia hacia delante con ambas manos y luego al empujarla hacia atrás con los pulgares (fig. 94-10).
4. *Interpretación*:
   a. El aumento del deslizamiento anterior con la disminución del posterior significa una disfunción del deslizamiento anterior; el aumento del deslizamiento posterior con la disminución del anterior significa una disfunción del deslizamiento posterior.

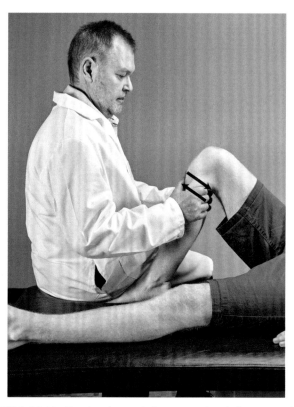

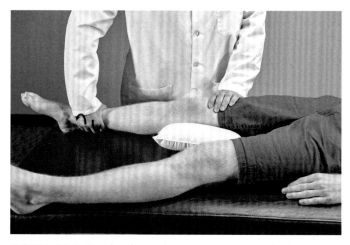

**FIGURA 94-9.** Prueba de movimiento para la rotación interna y externa de la tibia sobre el fémur.

**FIGURA 94-10.** Prueba de movimiento para las disfunciones del deslizamiento anteroposterior de la tibia sobre el fémur.

## Disfunción de la cabeza peronea proximal: peroné sobre tibia

El peroné no es, desde el punto de vista anatómico, una parte de la articulación de la rodilla. No obstante, la proximidad de la cabeza peronea a la articulación de la rodilla y los complejos sintomáticos superpuestos justifican la inclusión de estas disfunciones somáticas aquí. Al evaluar o tratar una disfunción de la cabeza peronea, el médico debe examinar por completo la articulación distal, así como la articulación del tobillo.

1. *Posición del paciente*: en decúbito dorsal, con la rodilla disfuncional flexionada y la planta del pie apoyada sobre la mesa.
2. *Posición del médico*: sentado sobre el pie del paciente.
3. *Técnica*:
   a. Los pasos iniciales son los mismos que en la prueba del cajón modificada (ver la sección "Disfunción del deslizamiento anteroposterior: tibia sobre fémur").
   b. El médico sujeta la cabeza peronea con los dedos pulgar e índice (fig. 94-11).
   c. Se crea movimiento firme de deslizamiento anteroposterior de la cabeza peronea sobre la tibia.
4. *Interpretación*:
   a. El aumento del deslizamiento anterior con la disminución del posterior significa disfunción anterior de la cabeza peronea; el aumento del desplazamiento posterior con la disminución del anterior significa disfunción posterior de la cabeza peronea.

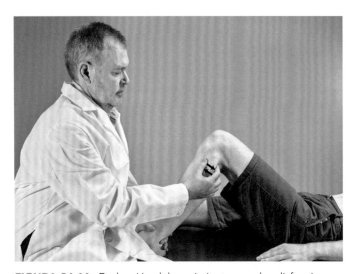

**FIGURA 94-11.** Evaluación del movimiento para las disfunciones de la cabeza peronea proximal.

### Referencia

Hoppenfeld S. *Physical Examination of the Spine and Extremities*. Norwalk, CT: Appleton-Century-Crofts; 1986.

# Consideraciones anatómicas del pie y el tobillo

95

Stanley Schiowitz

El pie y el tobillo forman una unidad compleja de 28 huesos. La unidad debe desempeñar las funciones de soporte de peso y adaptación al terreno al caminar o correr, y aún así mantenerse lo suficientemente flexible para soportar la tensión adicional. Alrededor de 40% de la población total tiene anomalías en los pies, lo que hace que el conocimiento de esta región sea muy importante.

## EL TOBILLO

La articulación del tobillo consta del extremo distal de la tibia y los maléolos medial y lateral, que juntos forman una superficie cóncava, el arco crural, en el cual se ajusta el cuerpo del astrágalo. Estos huesos se conectan mediante la cápsula articular y los ligamentos deltoideos, taloperoneos anterior y posterior, y calcaneoperoneo. El maléolo tibial se extiende casi un tercio hacia la superficie medial del astrágalo y es anterior al maléolo lateral. El maléolo peroneo se extiende por toda la cara lateral del astrágalo. Cuando se ve desde arriba, la articulación completa forma un ángulo lateral, lo que provoca que los dedos sobresalgan en dirección lateral 15° (fig. 95-1).

El cuerpo del astrágalo tiene forma de cuña y es más ancho en su porción anterior. La dorsiflexión crea una posición compacta del astrágalo en el arco crural. Una mayor dorsiflexión induce la separación de la articulación tibioperonea, con desplazamiento lateral y caudal de la parte distal del peroné y rotación en dirección medial alrededor de la tibia. Este movimiento del peroné puede ser una fuente importante de disfunción de la cabeza peronea.

Los movimientos articulares principales del tobillo son la flexión plantar (hasta 50°) y la dorsiflexión (hasta 20°; fig. 95-2). Los movimientos accesorios de deslizamiento de lado a lado, rotación, abducción y aducción están presentes si la articulación está en flexión plantar.

El ligamento deltoideo triangular se ubica en dirección medial y está fijo por arriba del maléolo medial y debajo de

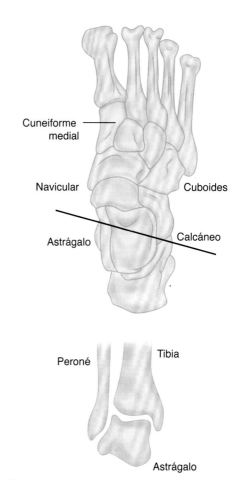

**FIGURA 95-1.** Anatomía funcional regional de la articulación del tobillo.

la tuberosidad del navicular, el sustentáculo del astrágalo del calcáneo y el tubérculo medial del astrágalo. El ligamento deltoideo es tan fuerte que los traumatismos a menudo provocan fracturas en sus sitios de fijación ósea en lugar de la rotura del ligamento en sí.

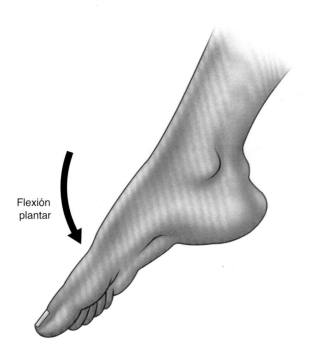

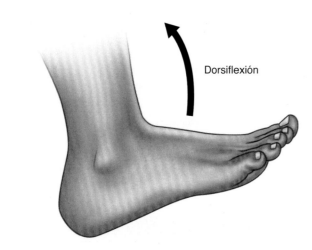

**FIGURA 95-2.** Movimientos principales de la articulación del tobillo.

El ligamento taloperoneo anterior va desde el borde anterior del maléolo lateral hacia delante y medial para fijarse en la cara lateral del cuello y la faceta articular lateral del astrágalo. El ligamento taloperoneo posterior se extiende desde la parte inferior del maléolo lateral hacia el tubérculo lateral de la apófisis posterior del astrágalo. El ligamento calcaneoperoneo recorre desde el vértice del maléolo lateral hacia abajo y atrás hasta el tubérculo en la superficie lateral del calcáneo (fig. 95-3).

La forma de la concavidad crural, la extensión del maléolo lateral al astrágalo y las inserciones ligamentosas fuertes previenen las luxaciones articulares a menos que se acompañen de una fractura de los maléolos.

El esguince más común es un tipo de inversión y suele ser provocado por una combinación de flexión plantar, rotación interna e inversión. Los ligamentos laterales del tobillo soportan el impacto inicial. El tipo de desgarro o fractura-luxación ligamentosa depende de la intensidad de la fuerza. El ligamento que se desgarra primero con más frecuencia es el ligamento taloperoneo anterior (LTPA). Una mnemotecnia a recordar en inglés es "ATFL es *A*lways *T*ears *F*irst *L*igament" (fig. 95-4).

El músculo principal de la dorsiflexión del tobillo es el tibial anterior, auxiliado por el extensor largo de los dedos, el extensor largo del dedo gordo y el 3er peroneo. Los músculos principales de la flexión plantar del tobillo son el gastrocnemio y el sóleo, auxiliados por el plantar, el tibial posterior, el flexor largo del dedo gordo y el flexor largo de los dedos.

La articulación subastragalina consiste en el astrágalo sobre el calcáneo. Estos huesos tienen dos articulaciones separadas cóncavas y convexas. Los movimientos principales son la abducción calcánea (valgo) y la aducción calcánea (varo), con respecto al astrágalo fijo. El astrágalo se articula con el navicular y el calcáneo se articula con el cuboides.

## EL PIE

La parte posterior del pie consta de las articulaciones subastragalina, talonavicular y calcaneocuboidea. El calcáneo se puede mover en abducción (valgo) o aducción (varo) con respecto al astrágalo (fig. 95-5). Los otros movimientos se describen mejor como esfuerzos combinados astragalocalcáneo-navicularcuboideo. La *inversión* en relación con el astrágalo estable se puede describir como una rotación medial de los huesos calcáneo y navicular, que aumenta la altura del arco medial, acompañado de una rotación hacia abajo del cuboides sobre el calcáneo (fig. 95-6). El movimiento del tarso anterior y la flexión plantar aumentan este movimiento. La *eversión* es lo contrario a esto.

Los movimientos combinados de las articulaciones talonavicular y calcaneocuboidea crean *inversión y eversión* (ver fig. 95-4). La inversión se crea por aducción calcánea, rotación navicular y deslizamiento sobre el astrágalo. Estos movimientos elevan el navicular y el borde medial, y deprimen el borde lateral del pie. La eversión se produce mediante una serie de movimientos opuestos. Los músculos implicados en la inversión son los tibiales anterior y posterior; los involucrados en la eversión son los peroneos largo y corto. Los movimientos del cuboides sobre el calcáneo son el deslizamiento y la rotación conjunta; por lo general, esto acompaña la inversión y eversión de las articulaciones combinadas.

Al soportar peso, se involucran el tarso distal y los metatarsianos, creando los movimientos combinados de pronación y supinación. La *pronación* del pie consiste en una combinación de abducción calcánea (valgo), eversión, abducción del pie y dorsiflexión. Los movimientos opuestos, abducción calcánea (varo), inversión, aducción del pie y flexión plantar producen supinación.

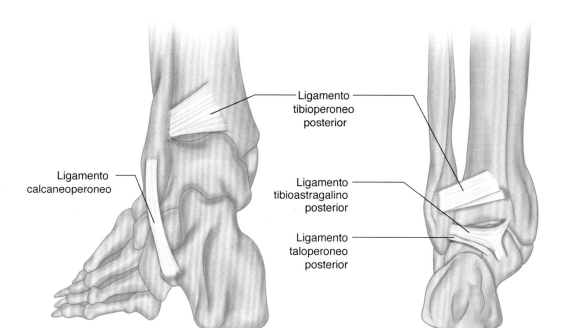

**FIGURA 95-3.** Inserciones ligamentosas en el tobillo, vista posterior.

Ligamento tibioperoneo posterior

Ligamento calcaneoperoneo

Ligamento tibioastragalino posterior

Ligamento taloperoneo posterior

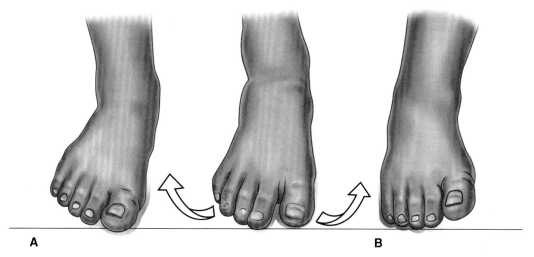

A

B

**FIGURA 95-4.** **(A)** Eversión del tobillo.  **(B)** Inversión del tobillo.

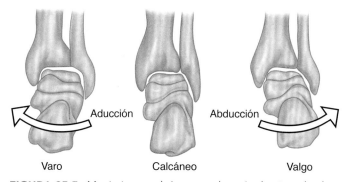

Aducción

Abducción

Varo

Calcáneo

Valgo

**FIGURA 95-5.** Movimiento calcáneo en el astrágalo visto desde atrás.

Los movimientos accesorios de estas articulaciones son el deslizamiento y las rotaciones conjuntas.

El *antepié* está formado por los metatarsianos y las falanges. Estos huesos tienen una función combinada de abducción y aducción del antepié (fig. 95-7). Los movimientos principales de las articulaciones tarsometatarsianas son flexión y extensión. El eje de flexión y extensión del 4° y 5° metatarsianos es oblicuo. Esto eleva y deprime el arco metatarsiano transverso con movimientos de flexión y extensión de esos metatarsianos. El movimiento de la articulación intermetatarsiana es principalmente de deslizamiento. Los movimientos accesorios de las articulaciones tarsometatarsianas e intermetatarsianas consisten en la exageración de

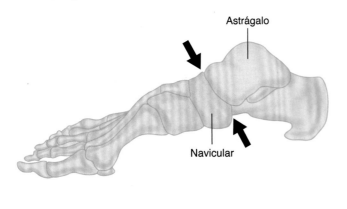

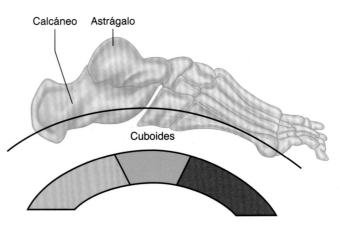

**FIGURA 95-8.** Arco longitudinal lateral del pie.

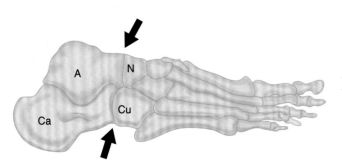

**FIGURA 95-6.** Inversión del antepié que crea la rotación medial del cuboides (*Cu*) sobre el calcáneo (*Ca*) y el navicular (*N*) sobre el astrágalo (*A*).

todos los movimientos de deslizamiento, en especial cuando se acompañan de tracción en el eje largo. Las articulaciones metatarsofalángicas permiten los movimientos activos de extensión-flexión y aducción-abducción. Los movimientos accesorios son deslizamiento, rotación axial y tracción en el eje largo.

Los movimientos interfalángicos activos son flexión y extensión; los accesorios son abducción y aducción, rotación axial y extensión en el eje largo.

## Arcos del pie

La curva longitudinal del pie se puede dividir en los *arcos longitudinales medial* y *lateral*. Para realizar sus actividades de soporte de peso y movilidad elástica, el arco longitu-

dinal está construido en dos formas anatómicas diferentes. El *arco longitudinal lateral* es una estructura ósea firme que consta del calcáneo, el cuboides y 4° y 5° metatarsianos. Se parece a la definición arquitectónica clásica de un arco, tiene una clave (el cuboides) con dovelas (calcáneo y metatarsianos) a cada lado. Es bajo, de movilidad limitada y construido para transmitir el peso y el empuje hacia y desde el piso (fig. 95-8). Su articulación principal es la calcaneocuboidea, que tiene un rango de movimiento limitado. La tensión a través de este arco puede crear disfunción somática cuboidea típica. La torsión a través de la cara anterior de este arco provoca una fractura del 5° metatarsiano con facilidad.

El *arco longitudinal medial* está compuesto por el calcáneo, el astrágalo, el navicular, los cuneiformes y los primeros tres huesos metatarsianos. Este arco es considerablemente más alto y móvil que su contraparte lateral. Los ligamentos plantares, la fascia plantar y el tibial posterior, el flexor largo de los dedos, y del dedo gordo, y los músculos intrínsecos del pie ayudan a controlar el arco medial. El *arco medial* no tiene un soporte óseo firme y se puede aumentar o reducir para satisfacer las necesidades de movimiento o del terreno. MacConaill describe la función de la región subastragalina como una placa torcida. Está aplanada en dirección transversa a lo largo de la línea de las cabezas metatarsianas y en vertical al calcáneo. Se puede elongar y destorcer en pronación, dejando

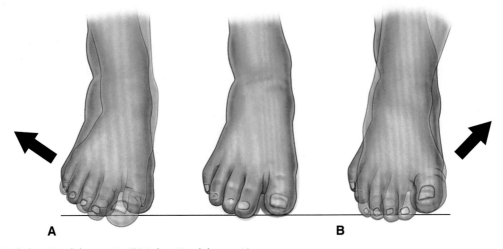

**FIGURA 95-7.** **(A)** Abducción del antepié. **(B)** Aducción del antepié.

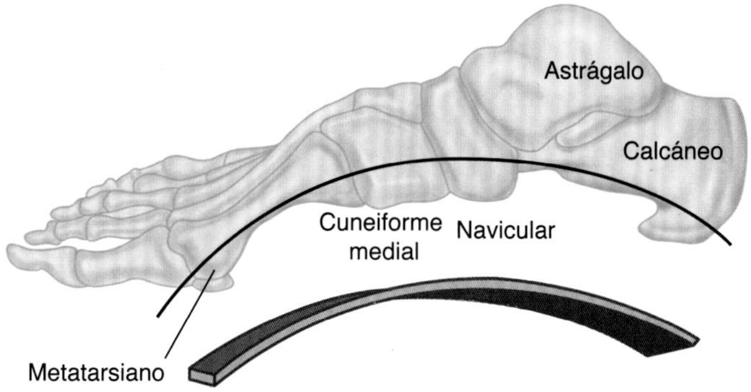

FIGURA 95-9. Arco longitudinal medial del pie y su torsión relacionada.

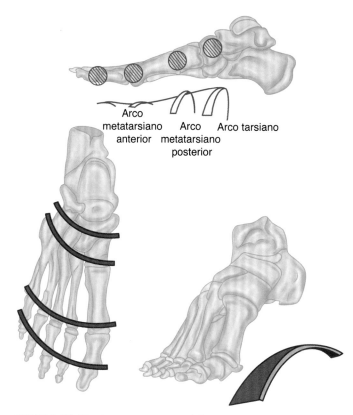

FIGURA 95-10. Arcos transversos del pie.

caer el "arco" medial o, con la supinación, se puede torcer aún más, elevando el arco medial (fig. 95-9).

El arco medial es controlado por la rotación del calcáneo sobre un eje longitudinal (valgo-varo calcáneo). La aducción extrema de los pies en posición de pie (al cruzar un pie sobre el otro) provoca una rotación posterior del calcáneo (varo) y un arco medial elevado. La abducción extrema del pie en posición de pie con dorsiflexión del tobillo causa rotación anterior del calcáneo (valgo) con caída del arco medial. Por lo tanto, se puede decir que la estructura y los movimientos de esta zona del pie se tuercen y destuercen en varias posiciones.

Es evidente que los músculos contribuyen poco al mantenimiento del arco, que en cambio cuenta con soporte pasivo de la estructura ósea y los ligamentos. Los músculos desempeñan un papel activo en el equilibrio y la marcha.

Muchos autores describen varios *arcos transversos* (fig. 95-10). A excepción de las cabezas metatarsianas, estos arcos no transmiten fuerza al piso. El arco transverso metatarsiano anterior consta de las cinco cabezas metatarsianas, con el 2° metatarsiano como su punto más alto. Con el soporte de peso, este arco se aplana. La depresión del arco transverso metatarsiano anterior aumenta la carga del soporte de peso de las cabezas metatarsianas, lo que crea disfunción. Un segundo arco metatarsiano posterior consiste en las bases de los cinco metatarsianos. Se ha descrito un tercer arco tarsiano, que consta de los huesos navicular, cuneiformes y cuboides. Este arco ayuda a la flexibilidad y los movimientos rotatorios del pie. La disminución o ausencia del arco tarsiano es evidente en el *pes planus* (pie plano).

Si en la exploración, el arco del pie cambia conforme a estos principios, los pies no son estructuralmente planos. El valgo calcáneo puede tener efectos estructurales y mecánicos de gran alcance. Puede reducir el arco medial, exagerando la pronación del pie y aumentando la abducción de los dedos y la tendencia a la eversión. Esto es muy evidente cuando se observa la marcha. El valgo calcáneo también aumenta el *genu* valgo, la inclinación pélvica anterior y la lordosis lumbar. La evaluación y el tratamiento del desequilibrio de los pies es una parte integral de la exploración osteopática.

La disfunción somática que restringe el movimiento articular afecta los movimientos de deslizamiento y rotación conjunta. Un ejemplo es la rotación conjunta del cuboides sobre el calcáneo con eversión e inversión del pie.

## Referencias

Basmajian JV. *Muscles Alive*. Baltimore, MD: Lippincott Williams & Wilkins; 1978.

Cailliet R. *Foot and Ankle Pain*. Philadelphia, PA: F.A. Davis; 1968.

D'Ambrosia RD. *Musculoskeletal Disorders*. Philadelphia, PA: J.B. Lippincott; 1977.

Hoppenfeld S. *Physical Examination of the Spine and Extremities*. Norwalk, CT: Appleton-Century-Crofts; 1986.

Jones L. *The Postural Complex*. St. Louis, MO: Charles C Thomas; 1955.

Kapandji IA. *The Physiology of the Joints*. Vol II. Edinburgh, Scotland: Churchill Livingstone; 1970.

MacConaill MA, Basmajian JV. *Muscles and Movements*. New York, NY: Robert E. Krieger; 1977.

O'Donoghue DH. *Treatment of Injuries to Athletes*. Philadelphia, PA: W.B. Saunders; 1970.

Rasch PJ, Burke RK. *Kinesiology and Applied Anatomy*. Baltimore, MD: Lea & Febiger; 1978.

Warwick RB, Williams PL. *Gray's Anatomy*. 35th British ed. Philadelphia, PA: W.B. Saunders; 1973.

Wells KF, Luttgens K. *Kinesiology*. Philadelphia, PA: W.B. Saunders; 1976.

Wilson FC. *The Musculoskeletal System*. 2nd ed. Philadelphia, PA: J.B. Lippincott; 1983.

# 96

# Evaluación de las disfunciones del pie y el tobillo

Stanley Schiowitz y Eileen L. DiGiovanna

El pie en marcha se adapta constantemente al terreno. Además del calcáneo, los tarsianos, los metatarsianos y las falanges actúan como estabilizadores, al elevarse, caerse, torcerse y girarse para ajustarse a cada cambio en el camino o estilo de movimiento. A su vez, estos movimientos se transmiten a través del calcáneo, el astrágalo y la mortaja del tobillo. Esta última articulación actúa como un mecanismo de equilibrio secundario, lo que permite flexión dorsal y plantar, rotación, abducción y aducción en el tobillo.

Las tensiones o distensiones inesperadas o descompensadas del pie generan disfunciones. Éstas pueden ocurrir en las articulaciones del pie o en la articulación del tobillo. El diagnóstico se basa en la pérdida de movilidad articular y los cambios en los tejidos. Debido a que el pie y el tobillo están unidos al cuerpo, el médico siempre debe buscar disfunciones secundarias.

Se debe realizar una historia clínica y exploración física completas, así como estudios adicionales antes de instituir el tratamiento. La articulación del tobillo suele estar implicada en esguinces o distensiones por eversión e inversión, así como en fracturas maleolares. A menudo, se produce la disfunción después de los procedimientos de tratamiento con inmovilización. Las personas con fracturas consolidadas aun pueden tener disfunciones somáticas sin resolver.

## OBSERVACIÓN

Se debe examinar la piel del pie en busca de evidencia de infección o traumatismo. Se debe observar el tobillo para detectar cualquier tumefacción o inflamación. Se deben inspeccionar las uñas en busca de paroniquia (infecciones de la cutícula de la uña) o infección micótica. Se pueden encontrar callos y cuernos en la planta del pie o en cualquiera de los dedos. Siempre se debe revisar entre los dedos, en especial en pacientes diabéticos, en busca de úlceras o heridas.

Es importante observar el pie y el tobillo en las posiciones de pie y sentado, así como durante la marcha. Con el paciente de pie y el peso distribuido de manera equitativa en cada extremidad, se debe observar el pie y el tobillo en busca de protrusión o encogimiento de los dedos y la altura del arco medial del pie. Si el arco está aplanado, es necesario determinar si esto es estructural o causado por la pronación del pie. Si el aplanamiento permanece con el paciente sentado, entonces es un problema estructural. Si el arco regresa cuando el paciente está sentado, entonces el problema es funcional. Si el pie está en pronación, se debe notar que el tendón de Aquiles se comba cuando el pie soporta peso. En ocasiones, el arco es muy alto y esto se debe tomar en cuenta debido a los problemas que pueden ocurrir en los pies.

Se observan el pie y el tobillo durante la marcha. El pie debe tocar el piso primero con el talón, luego el peso debe rodar sobre el borde lateral del pie para luego rodar a través de la bola del pie (el arco transverso) y el dedo gordo debe empujar el pie para levantarse del suelo. Se debe tomar en cuenta la flexibilidad del tobillo durante este proceso. Se debe notar cualquier giro anormal interno o externo del pie (inversión o eversión) o pronación.

Se deben observar las asimetrías óseas y articulares. Los *dedos en martillo* tienen una deformidad en flexión de la articulación falángica media así como en extensión de la articulación falángica distal. Un dedo en garra tiene una deformidad en flexión de ambas articulaciones. A menudo se forma un callo sobre la parte superior de la articulación falángica media flexionada. Se observa un *juanete* como una desviación lateral del primer hueso metatarsiano con desviación medial de la falange proximal del dedo gordo. Es frecuente que la articulación metatarsofalángica proximal esté aumentada de tamaño, tumefacta y dolorida.

## PALPACIÓN

Se pueden palpar el pie y el tobillo con el paciente sentado o en decúbito dorsal. Se palpan los tejidos en busca de dolor y tumefacción. Se deben tomar en cuenta los cambios de textura de los tejidos. Se palpan los puntos de referencia óseos en busca de asimetría o cambios artríticos.

# PRUEBA DE MOVIMIENTO

El médico debe examinar primero una extremidad sana y evaluar sus movimientos. Los hallazgos en una extremidad sana proporcionan un estándar de comparación con una extremidad disfuncional. La restricción de movimiento en una articulación del pie o el tobillo a menudo indica disfunción somática, en especial cuando no se han palpado cambios artríticos en dicha articulación.

## Dorsiflexión y flexión plantar

1. *Posición del paciente*: en decúbito dorsal, con la rodilla flexionada ligeramente (puede apoyarse sobre una almohada).
2. *Posición del médico*: parado a los pies de la mesa, frente al paciente.
3. *Técnica*:
   a. Con una mano, el médico sujeta la parte anterior del tobillo, inmovilizando ambos maléolos.
   b. Con la otra mano, sujeta el antepié cerca del astrágalo, pero no sobre éste.
   c. El médico invierte el antepié y, mientras mantiene esta posición, coloca el pie en dorsiflexión y luego en flexión plantar (fig. 96-1).
   d. Se observan los grados y la libertad de movimiento en comparación con el otro pie.

## Abducción y aducción (subastragalina)

1. *Posición del paciente*: en decúbito dorsal, con la rodilla flexionada ligeramente (puede apoyarse sobre una almohada).
2. *Posición del médico*: parado a los pies de la mesa, frente al paciente.

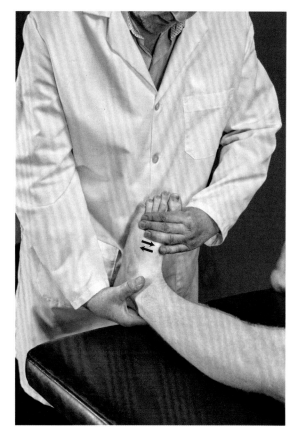

**FIGURA 96-2.** Prueba de movimiento para la abducción y la aducción subastragalina.

3. *Técnica*:
   a. El médico toma el antepié y lo coloca en abducción y aducción (fig. 96-2).
   b. Se observan los grados y la libertad de movimiento en comparación con el otro pie.

## Inversión y eversión calcáneas

1. *Posición del paciente*: en decúbito dorsal, con la rodilla flexionada ligeramente (puede apoyarse sobre una almohada).
2. *Posición del médico*: parado a los pies de la mesa, frente al paciente.
3. *Técnica*:
   a. El médico toma el calcáneo con una mano. Su otra mano está en el antepié, inmovilizando el astrágalo.
   b. El médico invierte y evierte el calcáneo sobre el astrágalo (fig. 96-3).
   c. Se observan los grados y la libertad de movimiento en comparación con el otro pie.

## Disfunción cuboidea

1. *Posición del paciente*: en decúbito ventral.
2. *Posición del médico*: de pie junto a la mesa, con una rodilla sobre ésta.
3. *Técnica*:
   a. La rodilla del paciente se flexiona con el pie descansando sobre la rodilla del médico.
   b. El médico toma el calcáneo con una mano y en seguida lo inmoviliza.

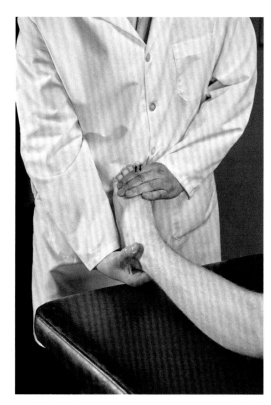

**FIGURA 96-1.** Prueba de movimiento para la dorsiflexión y la flexión plantar.

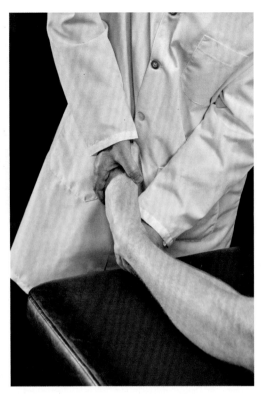

**FIGURA 96-3.** Prueba de movimiento para la inversión y la eversión calcáneas.

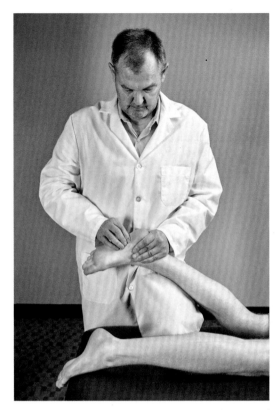

**FIGURA 96-4.** Prueba de movimiento para la disfunción cuboidea.

c. Con el pulgar y el índice de la otra mano, el médico toma el cuboides y lo mueve en dirección dorsal y ventral (fig. 96-4).
d. Se observan los grados y la libertad de movimiento en comparación con el otro pie.

## Disfunción del 5° metatarsiano

1. *Posición del paciente*: en decúbito ventral.
2. *Posición del médico*: de pie junto a la mesa, con una rodilla sobre ésta.
3. *Técnica*:
   a. El médico toma el cuboides con una mano y a continuación lo inmoviliza.
   b. Con la otra mano, sujeta el 5° metatarsiano y lo mueve en dirección dorsal y ventral (fig. 96-5).
   c. Para evaluar el movimiento rotatorio del metatarsiano, el médico inmoviliza el 4° metatarsiano y examina el movimiento del 5°. Para evaluar el movimiento del 4° metatarsiano, inmoviliza el 3°.
   d. Se observan los grados y la libertad de movimiento en comparación con el otro pie.

## Disfunción navicular

1. *Posición del paciente*: en decúbito dorsal.
2. *Posición del médico*: de pie junto a la mesa o sentado a los pies de la mesa de espaldas al paciente. El pie que se va a examinar descansa sobre una almohada encima de su regazo.
3. *Técnica*:
   a. El médico toma el pie, incluyendo e inmovilizando el astrágalo con una mano.

b. Con la otra mano, sujeta el navicular y lo mueve en dirección dorsal y ventral (fig. 96-6).
c. Se observan los grados y la libertad de movimiento en comparación con el otro pie.

## Disfunción cuneiforme

1. *Posición del paciente*: en decúbito dorsal.
2. *Posición del médico*: sentado a los pies de la mesa de espaldas al paciente. El pie que se va a examinar descansa sobre una almohada encima de su regazo.
3. *Técnica*:
   a. El médico sujeta e inmoviliza el navicular.
   b. El médico mueve el cuneiforme sobre el navicular.

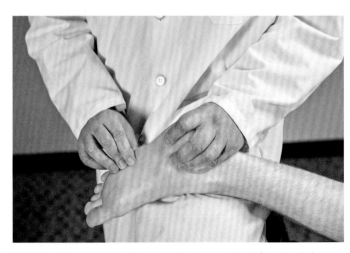

**FIGURA 96-5.** Prueba de movimiento para la disfunción del 5° metatarsiano.

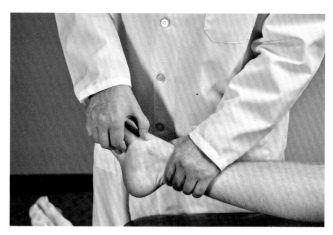

**FIGURA 96-6.** Prueba de movimiento para la disfunción navicular.

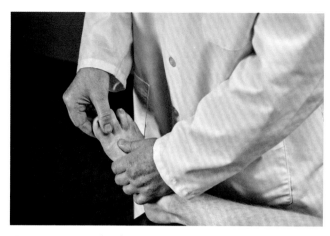

**FIGURA 96-7.** Prueba de movimiento para la disfunción falángica.

## Disfunción del 1<sup>er</sup> metatarsiano

1. *Posición del paciente*: en decúbito dorsal.
2. *Posición del médico*: sentado a los pies de la mesa de espaldas al paciente. El pie que se va a examinar descansa sobre una almohada encima de su regazo.
3. *Técnica*:
   a. El médico toma e inmoviliza el 1<sup>er</sup> cuneiforme.
   b. Sujeta el 1<sup>er</sup> metatarsiano y lo mueve en dirección dorsal y ventral.
   c. Para evaluar el movimiento rotatorio de los metatarsianos, el médico inmoviliza el 2° metatarsiano para evaluar el 1° e inmoviliza el 3° para evaluar el 2°.
   d. Se observan los grados y la libertad de movimiento en comparación con el otro pie.

## Disfunción falángica

1. *Posición del paciente*: en decúbito dorsal.
2. *Posición del médico*: de pie junto a la mesa o sentado a los pies de la mesa de espaldas al paciente. El pie que se va a examinar descansa sobre una almohada sobre su regazo.
3. *Técnica*:
   a. El médico toma el 1<sup>er</sup> metatarsiano y lo inmoviliza con una mano.
   b. Con la otra mano, sujeta la 1ª falange articulada con ese metatarsiano.
   c. Después de ejercer tracción leve, el médico evalúa los movimientos dorsal, ventral, abductor, aductor y rotatorio (fig. 96-7).
   d. Se observan los grados y la libertad de movimiento en comparación con el otro pie.

# 97

# Energía muscular de las extremidades inferiores

Dennis J. Dowling

El tratamiento de energía muscular de las extremidades inferiores se realiza con mayor facilidad con el paciente en decúbito dorsal o ventral. Sin embargo, al aplicar los principios de la modalidad, otras posiciones son posibles fácilmente. Aislar la articulación o el músculo, colocarlo en su barrera, indicar al paciente que empuje la extremidad hacia la libertad de movimiento y desafiar de manera progresiva la barrera alterada aún son los pasos para una aplicación exitosa. La revaluación siempre se realiza después de cada tratamiento. Por costumbre, la descripción es la disfunción somática con respecto a la libertad de movimiento (es decir, "flexión" indica libertad de flexión y barrera de extensión). Los diagnósticos listados en este capítulo se basan en la articulación y la dirección del movimiento. Se pueden realizar adaptaciones más específicas para músculos determinados.

## CADERA

1. Flexión: en decúbito ventral
   a. *Posición del paciente*: en decúbito ventral.
   b. *Posición del médico*: de pie en el lado opuesto a la disfunción en el nivel de las piernas, frente al paciente.
   c. *Técnica*:
      (1) La mano cefálica del médico (la más cercana a la cabeza del paciente) se coloca sobre el sacro del paciente con el dedo índice en la espina iliaca posterosuperior del lado a tratar.
      (2) La otra mano del médico cruza sobre las piernas del paciente y se coloca anterior al muslo por arriba de la rodilla.
      (3) Se extiende la pierna a la altura de la cadera hasta que se mueve en el ilion, verificado por la mano cefálica del médico.

(4) Se indica al paciente que empuje la pierna hacia abajo, en dirección a la mesa. El médico ejerce resistencia isométrica durante 3 a 5 s.
(5) Se indica al paciente que se relaje durante 3 a 5 s y luego el médico lo reposiciona hacia la nueva barrera.
(6) Se repite el procedimiento hasta que se logra o se aproxima al rango de movimiento normal.

2. Flexión: en decúbito dorsal
   a. *Posición del paciente*: en decúbito dorsal con la parte inferior de las piernas fuera de la mesa y las rodillas en el borde de la mesa.
   b. *Posición del médico*: de pie del lado a tratar al borde de la mesa.
   c. *Técnica*:
      (1) Se indica al paciente que flexione ambas caderas y rodillas y las abrace contra su pecho.
      (2) Se pide al paciente que libere la pierna a tratar y permita que la cadera se extienda y la parte inferior de la pierna cuelgue fuera de la mesa mientras continúa abrazando la otra pierna cerca del pecho.
      (3) El médico empuja la pierna a tratar hacia la mesa/piso.
      (4) Se indica al paciente que empuje la pierna hacia arriba, en dirección al techo. El médico proporciona resistencia isométrica durante 3 a 5 s.
      (5) Se indica al paciente que se relaje durante 3 a 5 s, y luego el médico reposiciona al paciente hacia la nueva barrera al empujar la pierna un poco más hacia abajo.
      (6) Se repite el procedimiento hasta que se logra o se aproxima al rango de movimiento normal.

3. Extensión
   a. *Posición del paciente*: en decúbito dorsal.

b. *Posición del médico*: se coloca de pie en el lado de la disfunción en el nivel de las piernas, frente al paciente.

c. *Técnica*:

(1) La mano cefálica del médico se coloca en la espina iliaca anterosuperior del paciente del lado a tratar.

(2) La otra mano del médico sostiene la pierna del paciente por arriba del tobillo.

(3) Se flexiona la pierna a la altura de la cadera hasta que se limita el movimiento. En ocasiones, la rodilla del paciente se inclina. La barrera está justo antes de que esto ocurra. El médico puede apoyar la pierna del paciente sobre su brazo u hombro (fig. 97-1).

(4) Se indica al paciente que empuje la pierna hacia abajo, en dirección a la mesa. El médico proporciona resistencia isométrica durante 3 a 5 s.

(5) Se indica al paciente que se relaje durante 3 a 5 s, y luego el médico lo reposiciona hacia la nueva barrera.

(6) Se repite el procedimiento hasta que se logra o se aproxima al rango de movimiento normal.

4. Aducción

a. *Posición del paciente*: en decúbito dorsal, más cerca del lado opuesto de la mesa.

b. *Posición del médico*: parado a los pies de la mesa del lado a tratar más cercano.

c. *Técnica*:

(1) La mano del médico se coloca en la rodilla o el tobillo del paciente en el lado sin tratar.

(2) La otra mano del médico sostiene la pierna a tratar por arriba del tobillo.

(3) Se abduce la pierna a tratar hasta palpar el límite de movimiento. El médico se puede posicionar entre las piernas del paciente como un medio para resistir la aducción del lado a tratar.

(4) Se indica al paciente que empuje la pierna en dirección medial hacia la otra pierna. El médico proporciona resistencia isométrica durante 3 a 5 s.

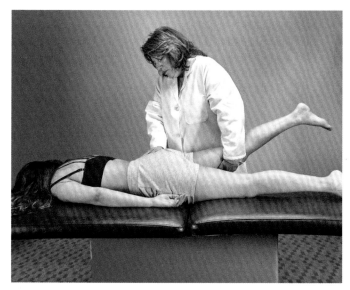

**FIGURA 97-1.** Energía muscular de la cadera: extensión.

(5) Se indica al paciente que se relaje durante 3 a 5 s y luego el médico lo reposiciona hacia la nueva barrera.

(6) Se repite el procedimiento hasta que se logre o se aproxime al rango de movimiento normal.

5. Abducción

a. *Posición del paciente*: en decúbito dorsal, más cerca del lado de la mesa del lado a tratar.

b. *Posición del médico*: parado a los pies de la mesa más cerca del lado opuesto al sitio a tratar.

c. *Técnica*:

(1) La mano del médico se coloca en la rodilla o el tobillo del paciente en el lado sin tratar.

(2) La otra mano del médico sostiene la pierna a tratar por arriba del tobillo.

(3) Se flexiona la pierna a tratar lo suficiente para liberar la otra pierna y luego se aduce hasta palpar el límite de movimiento.

(4) Se indica al paciente que empuje la pierna en dirección lateral. El médico proporciona resistencia isométrica durante 3 a 5 s.

(5) Se indica al paciente que se relaje durante 3 a 5 s y luego el médico lo reposiciona hacia la nueva barrera.

(6) Se repite el procedimiento hasta que se logra o se aproxima al rango de movimiento normal.

6. Rotación externa: en decúbito dorsal

a. *Posición del paciente*: en decúbito dorsal.

b. *Posición del médico*: de pie en el lado opuesto a la disfunción en el nivel de las piernas, frente al paciente.

c. *Técnica*:

(1) Se flexionan la cadera y la rodilla del paciente a 90° cada una.

(2) La mano cefálica del médico estabiliza la rodilla flexionada del paciente.

(3) La otra mano del médico tira del pie y la pierna del paciente en dirección lateral, lo que crea rotación interna.

(4) Se indica al paciente que empuje el pie en dirección medial. El médico proporciona resistencia isométrica durante 3 a 5 s.

(5) Se indica al paciente que se relaje durante 3 a 5 s y luego el médico lo reposiciona hacia la nueva barrera.

(6) Se repite el procedimiento hasta que se logra o se aproxima al rango de movimiento normal.

7. Rotación externa: en decúbito ventral

a. *Posición del paciente*: en decúbito ventral.

b. *Posición del médico*: de pie en el lado de la disfunción en el nivel de las piernas, frente al paciente.

c. *Técnica*:

(1) Se flexiona la rodilla del paciente a 90°.

(2) La mano cefálica del médico estabiliza la rodilla flexionada del paciente.

(3) La otra mano del médico tira del pie y la pierna del paciente en dirección lateral, lo que crea rotación interna.

(4) Se indica al paciente que empuje el pie en dirección medial. El médico proporciona resistencia isométrica durante 3 a 5 s.

(5) Se indica al paciente que se relaje durante 3 a 5 s, y luego el médico lo reposiciona hacia la nueva barrera.

(6) Se repite el procedimiento hasta que se logra o se aproxima al rango de movimiento normal.

8. Rotación interna: en decúbito dorsal
   a. *Posición del paciente*: en decúbito dorsal.
   b. *Posición del médico*: de pie en el lado de la disfunción en el nivel de las piernas frente al paciente.
   c. *Técnica*:
      (1) Se flexionan la cadera y la rodilla del paciente a 90°.
      (2) La mano cefálica del médico estabiliza la rodilla flexionada del paciente.
      (3) La otra mano del médico empuja el pie y la pierna del paciente en dirección medial, lo que crea rotación externa.
      (4) Se indica al paciente que empuje el pie en dirección lateral. El médico proporciona resistencia isométrica durante 3 a 5 s.
      (5) Se indica al paciente que se relaje durante 3 a 5 s y luego el médico lo reposiciona hacia la nueva barrera.
      (6) Se repite el procedimiento hasta que se logra o se aproxima al rango de movimiento normal.

9. Rotación interna: en decúbito ventral
   a. *Posición del paciente*: en decúbito ventral.
   b. *Posición del médico*: de pie en el lado de la disfunción en el nivel de las piernas, frente al paciente.
   c. *Técnica*:
      (1) Se flexiona la rodilla del paciente a 90°.
      (2) La mano cefálica del médico estabiliza la rodilla flexionada del paciente.
      (3) La otra mano del médico empuja el pie y la pierna del paciente en dirección medial y sobre la otra pierna, lo que crea rotación externa.
      (4) Se indica al paciente que empuje el pie en dirección lateral. El médico proporciona resistencia isométrica durante 3 a 5 s.
      (5) Se indica al paciente que se relaje durante 3 a 5 s y luego el médico lo reposiciona hacia la nueva barrera.
      (6) Se repite el procedimiento hasta que se logra o se aproxima al rango de movimiento normal.

## RODILLA

1. Flexión
   a. *Posición del paciente*: en decúbito dorsal.
   b. *Posición del médico*: de pie en el lado de la disfunción en el nivel de las piernas, frente al paciente.
   c. *Técnica*:
      (1) Se extiende la rodilla del paciente en la medida de lo posible.
      (2) La mano cefálica del médico estabiliza la rodilla flexionada del paciente.

(3) La otra mano del médico sostiene la pierna del paciente por arriba del tobillo.

(4) Se indica al paciente que flexione la rodilla. El médico proporciona resistencia isométrica durante 3 a 5 s.

(5) Se indica al paciente que se relaje durante 3 a 5 s y luego el médico lo reposiciona hacia la nueva barrera.

(6) Se repite el procedimiento hasta que se logra o se aproxima al rango de movimiento normal.

2. Extensión
   a. *Posición del paciente*: en decúbito ventral.
   b. *Posición del médico*: de pie en el lado de la disfunción en el nivel de las piernas, frente al paciente.
   c. *Técnica*:
      (1) Se flexiona la rodilla del paciente en la medida de lo posible.
      (2) La mano cefálica del médico estabiliza la rodilla flexionada del paciente.
      (3) La otra mano del médico sostiene la pierna del paciente por arriba del tobillo.
      (4) Se indica al paciente que enderece la rodilla. El médico proporciona resistencia isométrica durante 3 a 5 s.
      (5) Se indica al paciente que se relaje durante 3 a 5 s y luego el médico lo reposiciona hacia la nueva barrera.
      (6) Se repite el procedimiento hasta que se logra o se aproxima al rango de movimiento normal.

3. Parte posterior de la cabeza del peroné
   Una disfunción somática de la parte posterior de la cabeza del peroné se acompaña de inversión del pie, aducción del antepié y rotación interna de la parte inferior de la pierna.
   a. *Posición del paciente*: en decúbito dorsal.
   b. *Posición del médico*: de pie en el lado de la disfunción en el nivel de las piernas, frente al paciente.
   c. *Técnica*:
      (1) Se flexiona la cadera y la rodilla del paciente a 90°.
      (2) La mano cefálica del médico estabiliza la rodilla flexionada del paciente y sostiene la parte posterior de la cabeza del peroné entre los dedos pulgar e índice (fig. 97-2).
      (3) La otra mano del médico sostiene el pie del paciente.
      (4) El médico evierte y coloca en dorsiflexión el pie del paciente y también crea rotación externa de la parte inferior de la pierna.
      (5) Se indica al paciente que empuje el pie en dirección medial. El médico proporciona resistencia isométrica durante 3 a 5 s.
      (6) Se indica al paciente que se relaje durante 3 a 5 s y luego el médico lo reposiciona hacia la nueva barrera.
      (7) Se repite el procedimiento hasta que se logra o se aproxima al rango de movimiento normal.

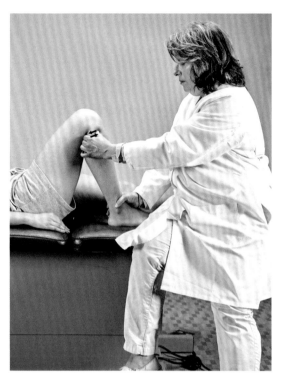

**FIGURA 97-2.** Energía muscular para la parte posterior de la cabeza del peroné.

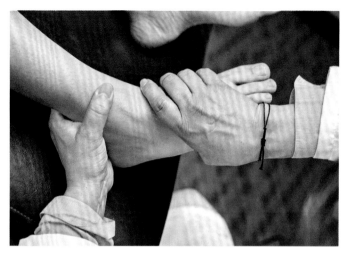

**FIGURA 97-3.** Energía muscular para la disfunción de la dorsiflexión del tobillo.

4. Parte anterior de la cabeza del peroné

La parte anterior de la cabeza del peroné se acompaña de eversión del pie, abducción del antepié y rotación externa de la parte inferior de la pierna.

a. *Posición del paciente*: en decúbito dorsal.

b. *Posición del médico*: de pie en el lado de la disfunción en el nivel de las piernas, frente al paciente.

c. *Técnica*:

(1) Se flexiona la cadera y la rodilla del paciente a 90°.

(2) La mano cefálica del médico estabiliza la rodilla flexionada del paciente y sostiene la parte anterior de la cabeza peronea con su eminencia tenar.

(3) El médico invierte el pie del paciente y también crea una rotación interna de la parte inferior de la pierna.

(4) Se indica al paciente que empuje el pie en dirección lateral. El médico proporciona resistencia isométrica durante 3 a 5 s.

(5) Se indica al paciente que se relaje durante 3 a 5 s y luego el médico lo reposiciona hacia la nueva barrera.

(6) Se repite el procedimiento hasta que se logra o se aproxima al rango de movimiento normal.

## TOBILLO

1. Dorsiflexión

a. *Posición del paciente*: en decúbito dorsal o ventral, o sentado.

b. *Posición del médico*: en el nivel del pie a tratar.

c. *Técnica*:

(1) El médico toma el tobillo del paciente con una mano en el nivel de los maléolos.

(2) La otra mano del médico se coloca sobre el dorso del pie del paciente (fig. 97-3).

(3) El pie del paciente se lleva hacia la flexión plantar hasta la barrera.

(4) Se indica al paciente que empuje el pie hacia la dorsiflexión. El médico proporciona resistencia isométrica durante 3 a 5 s.

(5) Se indica al paciente que se relaje durante 3 a 5 s y luego el médico reposiciona al paciente hacia la nueva barrera.

(6) Se repite el procedimiento hasta que se logra o se aproxima al rango de movimiento normal.

2. Flexión plantar

a. *Posición del paciente*: en decúbito dorsal o ventral, o sentado.

b. *Posición del médico*: en el nivel del pie a tratar.

c. *Técnica*:

(1) El médico toma el tobillo del paciente con una mano en el nivel de los maléolos.

(2) La otra mano del médico se coloca debajo de la superficie plantar del pie del paciente.

(3) El pie del paciente se lleva a la dorsiflexión hasta la barrera.

(4) Se indica al paciente que empuje el pie hacia la flexión plantar. El médico proporciona resistencia isométrica durante 3 a 5 s.

(5) Se indica al paciente que se relaje durante 3 a 5 s y luego el médico lo reposiciona hacia la nueva barrera.

(6) Se repite el procedimiento hasta que se logra o se aproxima al rango de movimiento normal.

3. Aducción subastragalina

a. *Posición del paciente*: en decúbito dorsal o ventral, o sentado.

b. *Posición del médico*: en el nivel del pie a tratar.

c. *Técnica*:

(1) El médico toma la pierna del paciente a la altura del tobillo con una mano.

(2) La otra mano del médico se coloca sobre el talón del paciente.

(3) Se desvía el calcáneo en dirección lateral hasta la barrera.

(4) Se indica al paciente que empuje el pie en dirección medial. El médico proporciona resistencia isométrica durante 3 a 5 s.

(5) Se indica al paciente que se relaje durante 3 a 5 s y luego el médico lo reposiciona hacia la nueva barrera.

(6) Se repite el procedimiento hasta que se logra o se aproxima al rango de movimiento normal.

4. Abducción subastragalina
   a. *Posición del paciente*: en decúbito dorsal o ventral, o sentado.
   b. *Posición del médico*: en el nivel del pie a tratar.
   c. *Técnica*:
      (1) El médico toma la pierna del paciente a la altura del tobillo con una mano.
      (2) La otra mano del médico se coloca sobre el talón del paciente.
      (3) Se desvía el calcáneo del paciente en dirección medial hasta la barrera.
      (4) Se indica al paciente que empuje el pie en dirección lateral. El médico proporciona resistencia isométrica durante 3 a 5 s.
      (5) Se indica al paciente que se relaje durante 3 a 5 s y luego el médico lo reposiciona hacia la nueva barrera.
      (6) Se repite el procedimiento hasta que se logra o se aproxima al rango de movimiento normal.

5. Eversión calcánea
   a. *Posición del paciente*: en decúbito dorsal o ventral, o sentado.
   b. *Posición del médico*: en el nivel del pie a tratar.
   c. *Técnica*:
      (1) El médico toma el talón del paciente con una mano.
      (2) La otra mano del médico sujeta el antepié del paciente.
      (3) Se desvía el calcáneo del paciente en dirección medial hasta la barrera (fig. 97-4).
      (4) Se indica al paciente que empuje el talón en dirección lateral. El médico ejerce resistencia isométrica durante 3 a 5 s.

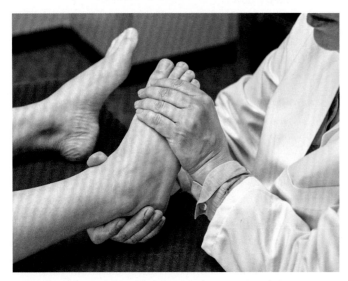

**FIGURA 97-4.** Energía muscular para la eversión calcánea.

(5) Se indica al paciente que se relaje durante 3 a 5 s y luego el médico lo reposiciona hacia la nueva barrera.

(6) Se repite el procedimiento hasta que se logra o se aproxima al rango de movimiento normal.

6. Inversión calcánea
   a. *Posición del paciente*: en decúbito dorsal o ventral, o sentado.
   b. *Posición del médico*: en el nivel del pie a tratar.
   c. *Técnica*:
      (1) El médico toma el talón del paciente con una mano.
      (2) La otra mano del médico sujeta el antepié del paciente.
      (3) Se desvía el calcáneo del paciente en dirección lateral hasta la barrera.
      (4) Se indica al paciente que empuje el talón en dirección medial. El médico proporciona resistencia isométrica durante 3 a 5 s.
      (5) Se indica al paciente que se relaje durante 3 a 5 s y luego el médico lo reposiciona hacia la nueva barrera.
      (6) Se repite el procedimiento hasta que se logra o se aproxima al rango de movimiento normal.

## PIE

1. Dorsiflexión del antepié
   a. *Posición del paciente*: en decúbito dorsal o ventral, o sentado.
   b. *Posición del médico*: en el nivel del pie a tratar.
   c. *Técnica*:
      (1) El médico toma el talón del paciente con una mano.
      (2) La otra mano del médico se coloca sobre el dorso del pie del paciente.
      (3) El pie del paciente se lleva hacia flexión plantar hasta la barrera.
      (4) Se indica al paciente que empuje el pie hacia la dorsiflexión. El médico proporciona resistencia isométrica durante 3 a 5 s.
      (5) Se indica al paciente que se relaje durante 3 a 5 s y luego el médico lo reposiciona hacia la nueva barrera.
      (6) Se repite el procedimiento hasta que se logra o se aproxima al rango de movimiento normal.

2. Flexión plantar del antepié
   a. *Posición del paciente*: en decúbito dorsal o ventral, o sentado.
   b. *Posición del médico*: en el nivel del pie a tratar.
   c. *Técnica*:
      (1) El médico toma el talón del paciente con una mano.
      (2) La otra mano del médico se coloca debajo de la superficie plantar del pie del paciente.
      (3) El pie del paciente se lleva hacia la dorsiflexión hasta la barrera.
      (4) Se indica al paciente que empuje el pie hacia la flexión plantar. El médico proporciona resistencia isométrica durante 3 a 5 s.

(5) Se indica al paciente que se relaje durante 3 a 5 s y luego el médico lo reposiciona hacia la nueva barrera.

(6) Se repite el procedimiento hasta que se logra o se aproxima al rango de movimiento normal.

3. Flexión plantar falángica
   a. *Posición del paciente*: en decúbito dorsal o ventral, o sentado.
   b. *Posición del médico*: en el nivel del pie a tratar.
   c. *Técnica*:
      (1) El médico toma el pie del paciente a la altura de la cabeza metatarsiana con los dedos de una mano, justo proximal a la falange a tratar.
      (2) La otra mano del médico sostiene la falange a tratar.
      (3) El dedo del pie del paciente se lleva hacia la dorsiflexión hasta la barrera.
      (4) Se indica al paciente que empuje el dedo del pie hacia la flexión plantar. El médico proporciona resistencia isométrica durante 3 a 5 s.
      (5) Se indica al paciente que se relaje durante 3 a 5 s y luego el médico lo reposiciona hacia la nueva barrera.
      (6) Se repite el procedimiento hasta que se logra o se aproxima al rango de movimiento normal.

4. Dorsiflexión falángica
   a. *Posición del paciente*: en decúbito dorsal o ventral, o sentado.
   b. *Posición del médico*: en el nivel del pie a tratar.
   c. *Técnica*:
      (1) El médico toma el pie del paciente a la altura de la cabeza metatarsiana con los dedos de una mano, justo proximal a la falange a tratar.
      (2) La otra mano del médico sostiene la falange a tratar.
      (3) El dedo del pie del paciente se lleva hacia la barrera de la flexión plantar (fig. 97-5).
      (4) Se indica al paciente que empuje el dedo del pie hacia la dorsiflexión. El médico proporciona resistencia isométrica durante 3 a 5 s.
      (5) Se indica al paciente que se relaje durante 3 a 5 s y luego el médico lo reposiciona hacia la nueva barrera.
      (6) Se repite el procedimiento hasta que se logra o se aproxima al rango de movimiento normal.

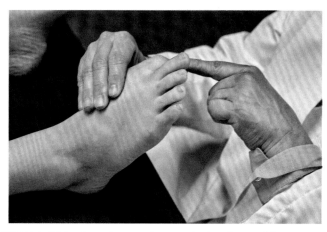

**FIGURA 97-5.** Energía muscular para la dorsiflexión falángica.

5. Aducción o abducción falángicas
   a. *Posición del paciente*: en decúbito dorsal o ventral, o sentado.
   b. *Posición del médico*: en el nivel del pie a tratar.
   c. *Técnica*:
      (1) El médico toma el pie del paciente a la altura de la cabeza metatarsiana con los dedos de una mano, justo proximal a la falange a tratar.
      (2) La otra mano del médico sostiene la falange a tratar.
      (3) El dedo del pie del paciente se lleva hacia la barrera de la aducción o la abducción.
      (4) Se indica al paciente que empuje el dedo del pie en dirección contraria a la barrera, la dirección de libertad. El médico proporciona resistencia isométrica durante 3 a 5 s.
      (5) Se indica al paciente que se relaje durante 3 a 5 s y luego el médico lo reposiciona hacia la nueva barrera.
      (6) Se repite el procedimiento hasta que se logra o se aproxima al rango de movimiento normal.

## Referencias

Graham K. *Outline of Muscle Energy Techniques*. Tulsa, OK: Oklahoma College of Osteopathic Medicine; 1985.

Mitchell FL Jr, Moran PS, Pruzzo NA. *An Evaluation and Treatment Manual of Osteopathic Muscle Energy Procedures*. Valley Park, MO: Mitchell, Moran, and Pruzzo Associates; 1979.

# Tratamiento de contratensión (*counterstrain*) para las extremidades inferiores

# CAPÍTULO 98

Eileen L. DiGiovanna

## CADERA

Existen tres puntos dolorosos importantes que se relacionan con la articulación de la cadera (fig. 98-1). También se podría considerar al punto doloroso del piriforme cuando se trata el dolor de cadera. El punto doloroso del piriforme tiene una relación más estrecha con las disfunciones sacras y se explica en el capítulo 62, pero debido a su inserción en la región posterolateral del trocánter, con frecuencia se interpreta como dolor de cadera. A menudo es necesario tratar el cuerpo del punto doloroso del piriforme para aliviar el punto trocantérico.

### Punto doloroso trocantérico posterolateral

Este punto se debe evaluar siempre que haya un síndrome piriforme o un punto doloroso en el vientre del músculo piriforme.

1. *Punto doloroso*: en la superficie posterolateral del trocánter mayor.
2. *Posición del paciente*: en decúbito ventral.
3. *Posición del médico*: de pie o sentado junto a la mesa.
4. *Técnica*:
   a. El médico controla el punto doloroso con el dedo de una mano.
   b. La cadera del paciente se extiende y se abduce (fig. 98-2) hasta que se produzca el ablandamiento de los tejidos del punto doloroso y éste ya no duela.
   c. Se puede requerir la rotación externa.
   d. Se mantiene la posición durante 90 s, luego se regresa la pierna a una posición neutra y se revalúa el punto doloroso.

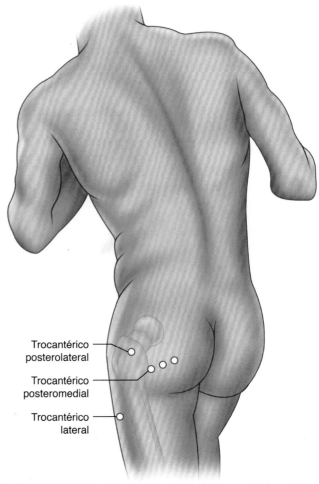

Trocantérico posterolateral

Trocantérico posteromedial

Trocantérico lateral

**FIGURA 98-1.** Ubicación de los puntos dolorosos de la cadera.

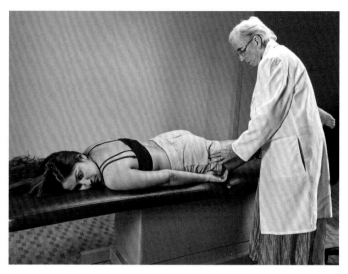

**FIGURA 98-2.** Tratamiento de contratensión para el punto doloroso trocantérico posterolateral.

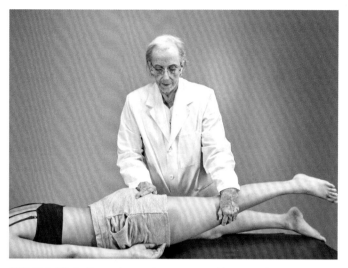

**FIGURA 98-4.** Tratamiento de contratensión para el punto doloroso trocantérico posteromedial.

## Punto doloroso trocantérico lateral

1. *Punto doloroso*: 12.7 a 15.3 cm (5 a 6 pulgadas) por debajo del trocánter en la parte lateral del muslo.
2. *Posición del paciente*: en decúbito ventral.
3. *Posición del médico*: de pie o sentado junto a la mesa.
4. *Técnica*:
   a. El médico controla el punto doloroso con una mano.
   b. Se abduce la pierna del paciente hasta que los tejidos del punto doloroso se suavicen y ya no duelan (fig. 98-3).
   c. Se puede realizar cierta flexión según sea necesario.
   d. Se mantiene la posición durante 90 s, luego se regresa la pierna a una posición neutra y se revalúa el punto doloroso.

## Punto doloroso trocantérico posteromedial

1. *Punto doloroso*: 5 a 7.6 cm (2 a 3 pulgadas) por debajo del trocánter a lo largo de la parte posterior de la diáfisis del fémur sobre la tuberosidad isquiática.

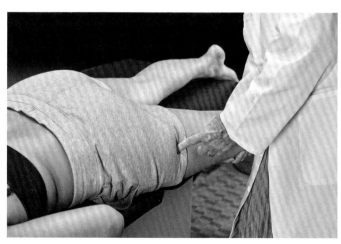

**FIGURA 98-3.** Tratamiento de contratensión para el punto doloroso trocantérico lateral.

2. *Posición del paciente*: en decúbito ventral.
3. *Posición del médico*: de pie junto a la mesa, enfrente del punto doloroso.
4. *Técnica*:
   a. El médico controla el punto doloroso con el dedo de una mano.
   b. Se extiende, se aduce y se rota en dirección externa el muslo del paciente (fig. 98-4) hasta que los tejidos del punto doloroso se suavicen y ya no sean dolorosos.
   c. Se mantiene la posición durante 90 s, luego se regresa la pierna a una posición neutra y se revalúa el punto doloroso.

## RODILLA

Las ubicaciones de los puntos dolorosos alrededor de la rodilla se muestran en la figura 98-5.

## Puntos dolorosos anteriores
### Punto doloroso rotuliano medial o lateral

1. *Punto doloroso*: sobre el tendón rotuliano justo debajo de la rótula.
2. *Posición del paciente*: en decúbito dorsal.
3. *Posición del médico*: de pie junto a la mesa.
4. *Técnica*:
   a. Se coloca un cojín enrollado debajo de la pantorrilla del paciente cerca del tobillo.
   b. El médico controla el punto doloroso con el dedo de una mano.
   c. El médico hiperextiende la rodilla al presionar hacia abajo sobre la parte anterior del muslo, justo por arriba de la rótula, con suficiente fuerza hasta que los tejidos se suavicen y el punto ya no sea doloroso (fig. 98-6).
   d. Se rota el pie en dirección interna según sea necesario.
   e. Se mantiene la posición durante 90 s, luego se libera la presión y se revalúa el punto doloroso.

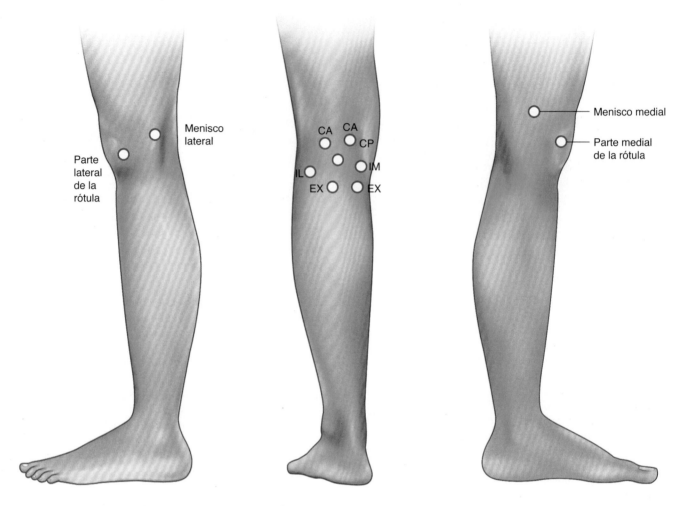

**FIGURA 98-5.** Ubicación de los puntos dolorosos alrededor de la rodilla. *CA*, cruzado anterior; *CP*, cruzado posterior; *EX*, gastrocnemio; *IL*, isquiotibial lateral; *IM*, isquiotibial medial.

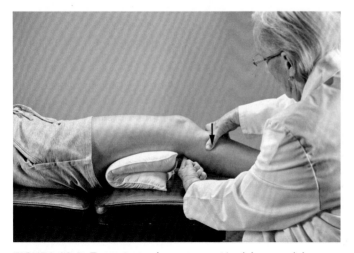

**FIGURA 98-6.** Tratamiento de contratensión del punto doloroso rotuliano.

## Puntos dolorosos rotulianos medial y lateral

1. *Puntos dolorosos*: en la superficie medial o lateral de la rótula.
2. *Posición del paciente*: en decúbito dorsal.
3. *Posición del médico*: de pie al lado de la mesa.
4. *Técnica*:
   a. El médico controla el punto doloroso con el dedo de una mano.
   b. Se empuja la rótula del paciente en dirección lateral para un punto doloroso lateral o en dirección medial para un punto doloroso medial. Se debe percibir suavidad del punto doloroso, el que ya no deberá doler.
   c. Se mantiene esta posición durante 90 s y luego se libera la presión y se revalúa el punto doloroso.

## Puntos dolorosos posteriores

### Punto doloroso cruzado anterior

1. *Punto doloroso*: en el isquiotibial medial o lateral en la región poplítea superior.
2. *Posición del paciente*: en decúbito ventral.
3. *Posición del médico*: de pie junto a la mesa.
4. *Técnica*:
   a. El médico controla el punto doloroso con el dedo de una mano.
   b. Se coloca un cojín enrollado debajo del muslo de la pierna afectada.
   c. El médico presiona hacia abajo la parte inferior de la pierna justo debajo de la articulación con una gran fuerza (fig. 98-7). Esta técnica acorta los ligamentos cruzados anteriores. Se debe percibir suavidad del punto doloroso y ya no debe doler.
   d. Se mantiene la posición durante 90 s, luego se libera la presión y se revalúa el punto doloroso.

### Punto doloroso cruzado posterior

1. *Punto doloroso*: en el centro de la fosa poplítea.
2. *Posición del paciente*: en decúbito dorsal.
3. *Posición del médico*: de pie junto a la mesa.
4. *Técnica*:
   a. Se coloca un cojín enrollado debajo de la pantorrilla detrás y abajo de la articulación de la rodilla.
   b. El médico controla el punto doloroso con el dedo de una mano.
   c. El médico presiona hacia abajo sobre el dorso del tobillo con mucha fuerza.
   d. Se rota el pie en dirección interna según sea necesario (fig. 98-8). Esta maniobra acorta el ligamento cruzado posterior. Se debe percibir suavidad de los tejidos y el punto ya no debe doler.
   e. Se mantiene la posición durante 90 s y luego se libera la presión y se revalúa el punto doloroso.

### Punto doloroso del músculo gastrocnemio

1. *Punto doloroso*: inserciones lateral y medial del músculo gastrocnemio en la parte inferior de la fosa poplítea.

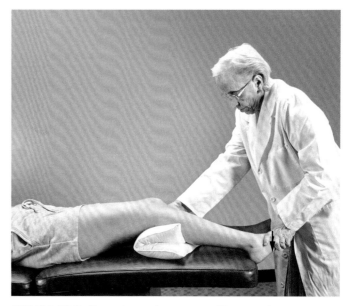

**FIGURA 98-8.** Tratamiento de contratensión para el punto doloroso del ligamento cruzado posterior.

2. *Posición del paciente*: en decúbito ventral.
3. *Posición del médico*: de pie junto a la mesa, con el pie sobre la mesa.
4. *Técnica*:
   a. El médico controla el punto doloroso con el dedo de una mano.
   b. El médico flexiona la rodilla del paciente e hiperextiende el pie sobre su rodilla mediante una fuerza hacia abajo sobre la parte posterior del tobillo (fig. 98-9). Esta maniobra acorta el músculo gastrocnemio. Se debe percibir suavidad de los tejidos y el punto ya no debe doler.

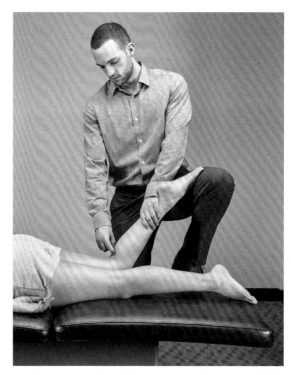

**FIGURA 98-9.** Tratamiento de contratensión para el punto doloroso del músculo gastrocnemio.

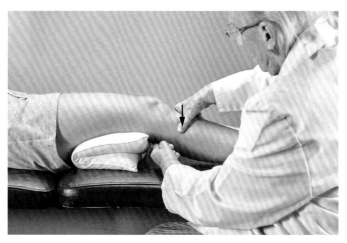

**FIGURA 98-7.** Tratamiento de contratensión para el punto doloroso del ligamento cruzado anterior.

c. Se mantiene la posición durante 90 s y luego se libera la presión. Se regresa la pierna a una posición neutra y después se revalúa el punto doloroso.

## Puntos dolorosos mediales
### Punto doloroso del menisco medial

1. *Punto doloroso*: a lo largo de la línea articular medial, posterior a la parte medial de la rótula.
2. *Posición del paciente*: en decúbito dorsal, con la pierna afectada fuera de la mesa.
3. *Posición del médico*: sentado junto a la mesa.
4. *Técnica*:
   a. El médico controla el punto doloroso con el dedo de una mano.
   b. El médico toma el pie del paciente y rota en dirección interna la parte inferior de la pierna, manteniendo la rodilla flexionada alrededor de 40°.
   c. Se aduce la rodilla ligeramente contra el borde de la mesa (fig. 98-10). Se debe percibir suavidad de los tejidos y el punto ya no debe doler.
   d. Se mantiene la posición durante 90 s después se regresa la pierna a una posición neutra y se revalúa el punto doloroso.

### Punto doloroso del isquiotibial medial

1. *Punto doloroso*: en el músculo isquiotibial medial cerca de su inserción distal.
2. *Posición del paciente*: en decúbito dorsal.
3. *Posición del médico*: de pie junto a la mesa.
4. *Técnica*:
   a. El médico controla el punto doloroso con el dedo de una mano.
   b. Se flexiona la rodilla a casi 60°.
   c. Se rota la pierna en dirección externa con una aducción leve. Esto se puede lograr al tomar el pie o el tobillo del

paciente para utilizarlo como palanca. Se debe percibir suavidad del tejido y ya no debe doler.
   d. Se mantiene esta posición durante 90 s, luego se regresa la pierna a una posición neutra y se revalúa el punto doloroso.

## Puntos dolorosos laterales
### Punto doloroso del menisco lateral

1. *Punto doloroso*: a lo largo de la línea articular lateral, posterior a la parte lateral de la rótula.
2. *Posición del paciente*: en decúbito dorsal, con la pierna fuera de la mesa.
3. *Posición del médico*: sentado junto a la mesa.
4. *Técnica*:
   a. El médico controla el punto doloroso con el dedo de una mano.
   b. La pierna está fuera de la mesa con la rodilla ligeramente flexionada.
   c. El médico toma el pie del paciente y lo rota en dirección interna (fig. 98-11).
   d. Se abduce un poco la parte inferior de la pierna. Se debe percibir suavidad de los tejidos y ya no debe doler.
   e. En ocasiones, se puede requerir rotación externa.
   f. Se mantiene la posición durante 90 s, después se regresa la pierna a una posición neutra y se revalúa el punto doloroso.

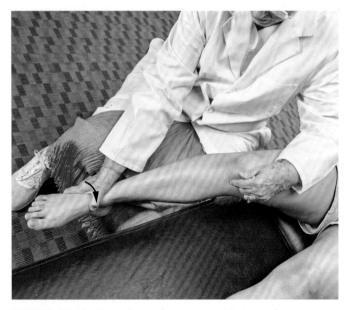

**FIGURA 98-10.** Tratamiento de contratensión para el punto doloroso del menisco medial.

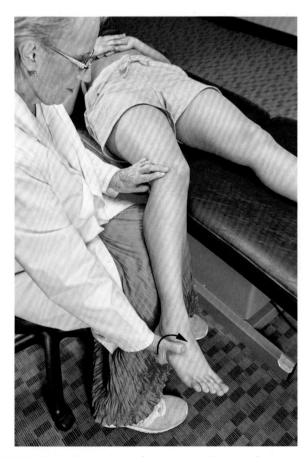

**FIGURA 98-11.** Tratamiento de contratensión para el punto doloroso del menisco lateral.

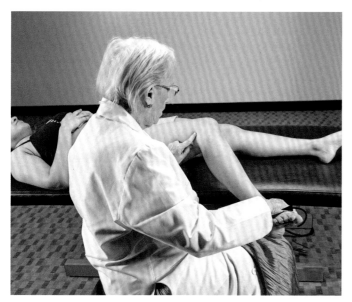

**FIGURA 98-12.** Tratamiento de contratensión para el punto doloroso del isquiotibial lateral.

## Punto doloroso del isquiotibial lateral

1. *Punto doloroso*: en el músculo isquiotibial lateral en su inserción cerca de la cabeza del peroné.
2. *Posición del paciente*: en decúbito dorsal, con la pierna fuera de la mesa.
3. *Posición del médico*: sentado junto a la mesa.
4. *Técnica*:
   a. El médico controla el punto doloroso con el dedo de una mano.
   b. El médico toma el pie del paciente y lo rota en dirección externa.
   c. Se flexiona la rodilla a casi 30° y se aplica una fuerza de abducción a la pierna (fig. 98-12).
   d. Se mantiene la posición durante 90 s después se regresa la pierna a una posición neutra y se revalúa el punto doloroso.

## PIE Y TOBILLO

Las ubicaciones de los puntos dolorosos en las caras lateral y medial del tobillo y el dorso del pie se muestran en la figura 98-13. También hay un punto doloroso en la planta del pie en el extremo distal del calcáneo (tubérculo calcáneo).

## Punto doloroso calcáneo

1. *Punto doloroso*: extremo distal del calcáneo en la planta del pie.
2. *Posición del paciente*: en decúbito ventral.
3. *Posición del médico*: de pie al lado de la mesa con una rodilla apoyada en la mesa.
4. *Técnica*:
   a. El pie del paciente descansa sobre la rodilla del médico.
   b. El médico controla el punto doloroso con el dedo de una mano.
   c. Se coloca el pie en flexión plantar contra la rodilla del médico al presionar hacia abajo contra el calcáneo y al mismo tiempo se le empuja hacia los dedos de los

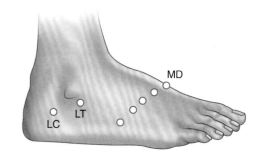

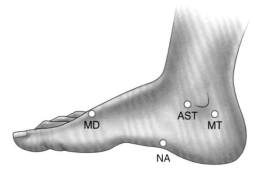

**FIGURA 98-13.** Ubicaciones de los puntos dolorosos del pie y el tobillo. *AST*, astragalino; *LC*, lateral del calcáneo; *LT*, lateral del tobillo; *MD*, metatarsiano dorsal; *MT*, medial del tobillo; *NA*, navicular.

pies hasta que los tejidos se suavicen y ya no duela (fig. 98-14).
   d. Se mantiene la posición durante 90 s, después se libera la presión y se regresa el pie a una posición neutra.
   e. Se revalúa el punto doloroso.

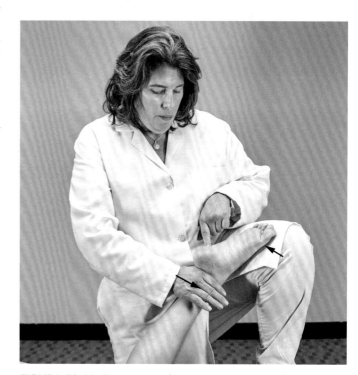

**FIGURA 98-14.** Tratamiento de contratensión para el punto doloroso calcáneo.

## Puntos dolorosos metatarsianos dorsales

1. *Puntos dolorosos*: en los extremos proximales de los metatarsianos a través del dorso del pie.
2. *Posición del paciente*: en decúbito ventral, con la rodilla flexionada a 90°.
3. *Posición del médico*: de pie junto a la mesa.
4. *Técnica*:
   a. El médico controla el punto doloroso con el dedo de una mano.
   b. El médico coloca con fuerza el pie en dorsiflexión al presionarlo hacia abajo (fig. 98-15) hasta que los tejidos se suavicen y ya no duela.
   c. Se mantiene la posición durante 90 s, después se regresan el pie y la pierna a una posición neutra y se revalúa el punto doloroso.

## Punto doloroso medial del tobillo

1. *Punto doloroso*: debajo del maléolo medial y ligeramente posterior en la parte medial del calcáneo.
2. *Posición del paciente*: en decúbito lateral con la pierna afectada hacia arriba.
3. *Posición del médico*: sentado junto a la mesa.
4. *Técnica*:
   a. El médico controla el punto doloroso con el dedo de una mano.
   b. Se lleva el pie del paciente fuera de la mesa.

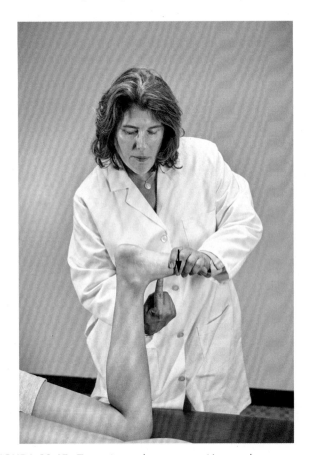

**FIGURA 98-15.** Tratamiento de contratensión para los puntos dolorosos metatarsianos dorsales.

c. Se coloca una toalla enrollada debajo de la parte anterior del tobillo.
d. El médico invierte el pie al presionar con fuerza sobre la parte lateral hasta que los tejidos se suavicen y ya no duela (fig. 98-16).
e. Se mantiene la posición durante 90 s, después se libera la presión y se regresa el pie y la pierna a una posición neutra. Se revalúa el punto doloroso.

## Punto doloroso lateral del tobillo

1. *Punto doloroso*: debajo del maléolo lateral.
2. *Posición del paciente*: en decúbito lateral con la pierna afectada hacia arriba.
3. *Posición del médico*: sentado junto a la mesa.
4. *Técnica*:
   a. El médico controla el punto doloroso con el dedo de una mano.
   b. Se lleva el pie del paciente fuera de la mesa.
   c. Se coloca una toalla enrollada por debajo del tobillo anterior.
   d. El médico evierte el pie con fuerza hasta que los tejidos se suavicen y ya no duela (fig. 98-17).

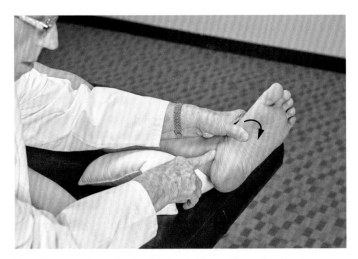

**FIGURA 98-16.** Tratamiento de contratensión para el punto doloroso medial del tobillo.

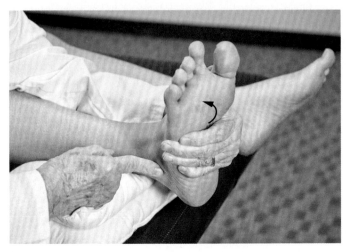

**FIGURA 98-17.** Tratamiento de contratensión para el punto doloroso lateral del tobillo.

e. Se mantiene la posición durante 90 s y después se libera la presión. Se regresan el pie y la pierna a una posición neutra y se revalúa el punto doloroso.

## Punto doloroso astragalino (talar)

1. *Punto doloroso*: en la región anteromedial del tobillo profundo al astrágalo.
2. *Posición del paciente*: en decúbito dorsal con los dedos de los pies apuntando hacia arriba.
3. *Posición del médico*: sentado al extremo de la mesa.
4. *Técnica*:
   a. El médico controla el punto doloroso con el dedo de una mano.
   b. Se coloca el pie en dorsiflexión, inversión y rotación interna hasta que el tejido se ablande y el punto doloroso ya no duela (fig. 98-18).
   c. Se mantiene la posición durante 90 s, después se regresa el pie y la pierna a una posición neutra y se revalúa el punto doloroso.

## Punto doloroso cuboideo dorsal

1. *Punto doloroso*: en el dorso lateral del pie sobre la superficie superior del cuboides.
2. *Posición del paciente*: en decúbito dorsal.
3. *Posición del médico*: de pie junto a la mesa.
4. *Técnica*:
   a. El médico controla el punto doloroso con el dedo de una mano.

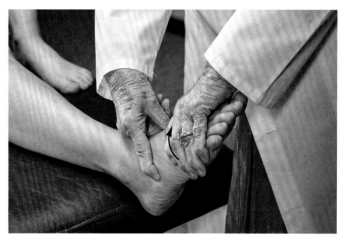

**FIGURA 98-19.** Tratamiento de contratensión para el punto doloroso cuboideo dorsal.

b. El médico toma el pie del paciente y lo invierte al presionar sobre la parte lateral hasta que los tejidos se suavicen y ya no duela (fig. 98-19).
c. Se mantiene la posición durante 90 s, después se regresa el pie a una posición neutra y se revalúa el punto doloroso.

## Punto doloroso navicular

1. *Punto doloroso*: en el arco medial del pie sobre el hueso navicular.
2. *Posición del paciente*: en decúbito dorsal.

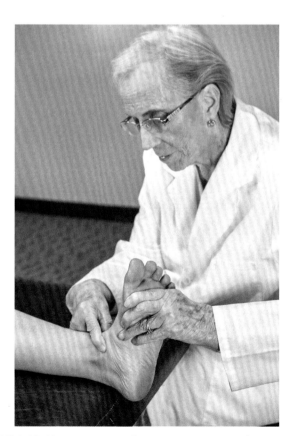

**FIGURA 98-18.** Tratamiento de contratensión para el punto doloroso astragalino.

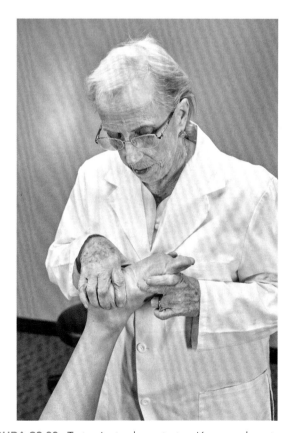

**FIGURA 98-20.** Tratamiento de contratensión para el punto doloroso navicular.

3. *Posición del médico*: sentado o de pie junto a la mesa.
4. *Técnica*:
   a. El médico controla el punto doloroso con el dedo de una mano.
   b. El médico coloca el pulgar o dos dedos sobre el hueso navicular para provocar la inversión del navicular.
   c. Se utiliza flexión leve hasta que los tejidos se suavicen y ya no duela (fig. 98-20).
   d. Se mantiene la posición durante 90 s, después se libera la presión y se regresan el pie y la pierna a una posición neutra y se revalúa el punto doloroso.

# Liberación posicional facilitada de las extremidades inferiores

# 99

Stanley Schiowitz

## CADERA

### Hipertonicidad muscular (dolor a la palpación) de la articulación de la cadera derecha

1. *Posición del paciente*: en decúbito dorsal sobre la mesa con ambas piernas extendidas por completo.
2. *Posición del médico*: de pie en el lado derecho de la mesa y mirando hacia la cabeza del paciente.
3. *Técnica*:
   a. El médico coloca un dedo de la mano izquierda sobre el músculo hipertónico para controlar el movimiento y los cambios en los tejidos.
   b. El médico utiliza la mano derecha para flexionar la articulación de la cadera derecha del paciente a 90°.
   c. El médico empuja la pierna derecha del paciente hacia abajo, en dirección a la mesa, lo que provoca fuerza de compresión, que se percibe en el dedo de control. En algunos casos, puede ser más fácil para el médico apoyar su peso sobre la rodilla derecha del paciente para crear fuerza de compresión.
   d. El médico coloca la pierna del paciente en abducción y rotación externa, hacia el dedo de control. Se debe percibir la liberación de la hipertonicidad (fig. 99-1).
   e. Se mantiene la posición durante 3 a 5 s, se libera y se revalúa.

*Nota*: si el músculo hipertónico se encuentra por arriba de la línea media de la articulación de la cadera, la flexión que se utiliza se reduce en consecuencia. Si el músculo hipertónico está por abajo de la línea media de la articulación de la cadera, se aumenta la flexión de la cadera

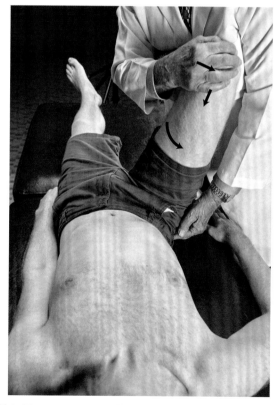

**FIGURA 99-1.** Tratamiento de liberación posicional facilitada para la hipertonicidad en la cara lateral de la cadera derecha.

en consecuencia. Si la hipertonicidad se ubica medial a la línea media de la articulación de la cadera, los movimientos finales son la aducción y la rotación interna.

# RODILLA

## Hipertonicidad muscular (dolor a la palpación puntual) en el punto medio medial de la articulación de la rodilla (izquierda)

1. *Posición del paciente*: en decúbito ventral sobre la mesa, con ambas piernas en extensión completa.
2. *Posición del médico*: de pie junto a la mesa, al lado de la pierna izquierda del paciente y mirando hacia su cabeza.
3. *Técnica*:
   a. El médico coloca un dedo de la mano izquierda sobre el músculo hipertónico para controlar el movimiento y los cambios en los tejidos.
   b. El médico utiliza la mano derecha para flexionar la rodilla izquierda del paciente a 90°.
   c. El médico empuja la pierna del paciente hacia abajo, en dirección a la mesa, lo que provoca fuerza de compresión, que se percibe en el dedo de control.
   d. El médico aduce y rota en dirección interna la pierna izquierda del paciente hacia el dedo de control. Se debe percibir la liberación de la hipertonicidad (fig. 99-2).
   e. Se mantiene la posición durante 3 a 5 s, se libera y se revalúa.

*Nota*: el grado de flexión y si se aplica abducción y rotación externa o aducción y rotación interna debe ser el mismo que para la articulación de la cadera.

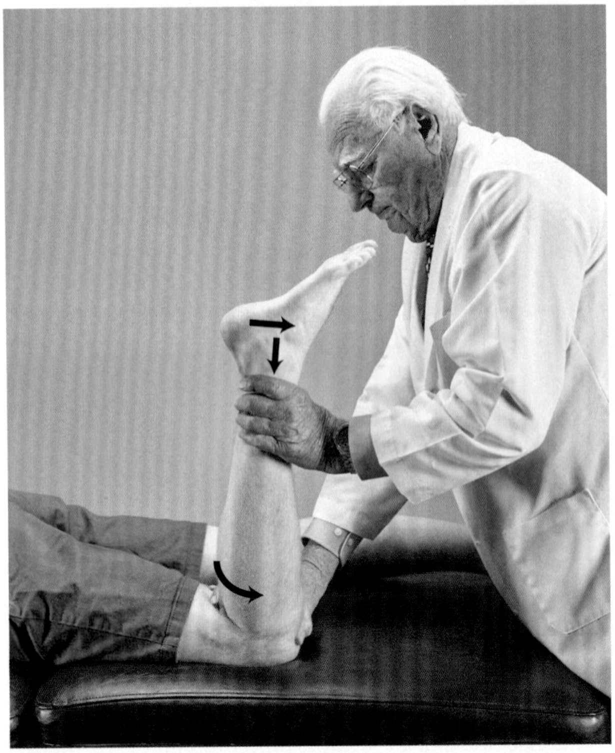

# TOBILLO Y PIE

## Hipertonicidad muscular (dolor a la palpación) en el punto medio medial de la articulación del tobillo (izquierda)

1. *Posición del paciente*: en decúbito ventral sobre la mesa con ambas piernas extendidas por completo.
2. *Posición del médico*: de pie en el lado izquierdo de la mesa y mirando hacia la cabeza del paciente.
3. *Técnica*:
   a. El médico hace que el paciente flexione la rodilla izquierda hasta los 90°.
   b. El médico coloca un dedo de la mano izquierda sobre el músculo hipertónico para controlar el movimiento y los cambios en los tejidos.
   c. El médico utiliza la mano derecha para empujar el pie en forma directa hacia abajo para crear fuerza de compresión de la articulación del tobillo, que se percibe en el dedo de control.
   d. El médico coloca la articulación del tobillo en rotación interna e inclinación lateral en dirección medial, hacia el dedo de control. Se debe percibir la liberación de la hipertonicidad (fig. 99-3).
   e. Se mantiene la posición de 3 a 5 s, se libera y se revalúa.

*Nota*: como se indicó, los movimientos se deben modificar hacia el dedo de control, ya sea inclinación lateral en dirección medial con rotación interna o en dirección lateral con rotación externa.

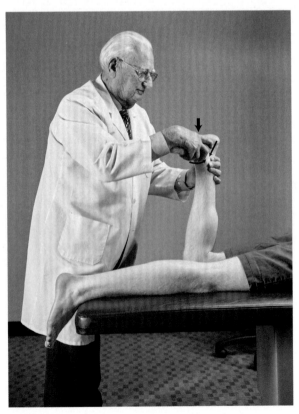

**FIGURA 99-2.** Tratamiento de liberación posicional facilitada para la hipertonicidad de la cara lateral de la rodilla izquierda.

**FIGURA 99-3.** Tratamiento de liberación posicional facilitada para la hipertonicidad en la cara lateral de la articulación del tobillo izquierda.

## Hipertonicidad (dolor a la palpación puntual) del pie (izquierdo)

1. *Posición del paciente*: en decúbito ventral sobre la mesa con ambas piernas en extensión completa.
2. *Posición del médico*: de pie en el lado izquierdo y frente a la mesa.
3. *Técnica*:
   a. El médico coloca un dedo de la mano derecha sobre el músculo hipertónico para controlar el movimiento y los cambios en los tejidos.
   b. El médico coloca el resto de su mano derecha alrededor del antepié y su mano izquierda toma el talón del paciente.
   c. El médico lleva ambas manos una hacia la otra, lo que crea fuerza de compresión hacia el dedo de control.
   d. El médico utiliza ambas manos para provocar inclinación lateral del pie en dirección lateral hacia el dedo de control y luego agrega rotación externa del antepié hasta que se percibe la liberación de la hipertonicidad (fig. 99-4).
   e. Se mantiene la posición durante 3 a 5 s, se libera y se revalúa.

*Nota*: si la hipertonicidad está en la *fascia plantar*, el dedo de control se coloca en la cara plantar del pie; la compresión se ejerce como se mencionó y va seguida por flexión de la cara plantar del pie hacia el dedo de control generada con ambas manos y luego inclinación lateral del pie en dirección medial o lateral, lo que depende de si la hipertonicidad es medial o lateral respecto del punto medio de la cara plantar del pie (fig. 99-5).

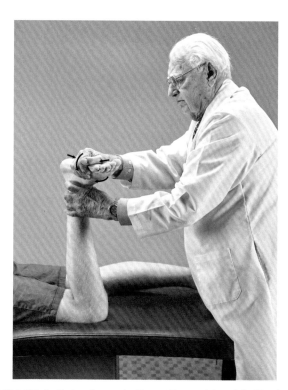

**FIGURA 99-4.** Tratamiento de liberación posicional facilitada para la hipertonicidad en la cara lateral del pie izquierdo.

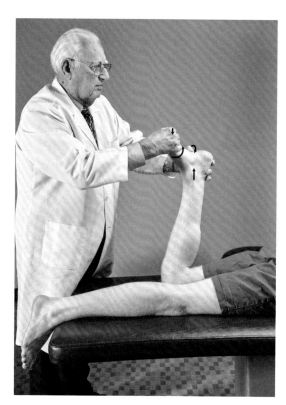

**FIGURA 99-5.** Tratamiento de liberación posicional facilitada para la hipertonicidad de la fascia plantar del pie izquierdo.

# 100

# Técnicas articulares y de empuje para las extremidades inferiores

Eileen L. DiGiovanna y Barry S. Erner

Las técnicas de empuje son más útiles para algunas de las articulaciones de las extremidades que para otras. Por ejemplo, el empuje de la articulación de la cadera no se realiza con frecuencia. En este capítulo se incluyen las técnicas más comunes.

## RODILLA

Las disfunciones somáticas de la cabeza del peroné son las alteraciones somáticas de la rodilla más frecuentes. A menudo provocan dolor en la parte lateral de la rodilla.

### Disfunción somática anterior de la cabeza del peroné

1. *Posición del paciente*: en decúbito dorsal.
2. *Posición del médico*: de pie junto a la mesa, del mismo lado de la disfunción.
3. *Técnica*:
   a. El médico toma el pie del paciente del lado de la disfunción somática con la mano sin empuje. Se provoca inversión, rotación interna y flexión plantar leve del pie.
   b. El médico coloca la eminencia tenar de la mano de empuje sobre la cara anterolateral de la cabeza del peroné.
   c. Se coloca la rodilla del paciente en posición compacta y luego se flexiona un poco.
   d. El médico ejerce una extensión rápida de la rodilla a la vez que realiza un empuje en dirección inferomedial a través de la cabeza del peroné (fig. 100-1).
   e. La rotación interna leve de la tibia facilita el movimiento.

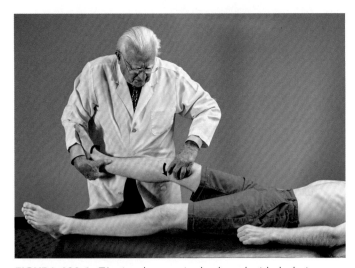

**FIGURA 100-1.** Técnica de empuje de alta velocidad y baja amplitud para una disfunción anterior de la cabeza del peroné.

### Disfunción somática posterior de la cabeza del peroné

1. *Posición del paciente*: en decúbito dorsal.
2. *Posición del médico*: de pie junto a la mesa, contrario a la disfunción.
3. *Técnica*:
   a. El médico toma el pie y el tobillo del paciente del lado de la disfunción con la mano sin empuje.
   b. El médico flexiona la cadera y la rodilla del paciente a 90°.

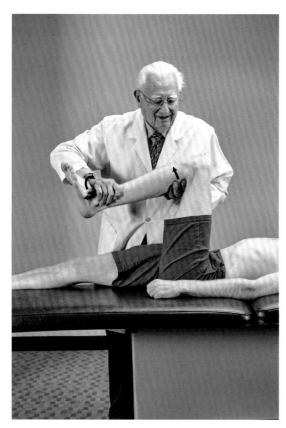

**FIGURA 100-2.** Técnica de empuje de alta velocidad y baja amplitud para una disfunción somática posterior de la cabeza del peroné. (El médico está en el lado opuesto para permitir que se vean las posiciones de la mano).

c. El médico coloca el dedo índice de la mano de empuje hacia el pliegue poplíteo del paciente, controlando la cabeza del peroné disfuncional con su articulación metacarpofalángica.

d. El médico traba el pie del paciente en el lado de la disfunción en eversión, dorsiflexión y rotación externa. Esto lo puede sostener el médico con la mano o en su axila.

e. El médico ejerce flexión rápida de la rodilla mediante un empuje hacia abajo sobre la región distal de la tibia y el peroné a la vez que tira de la cabeza del peroné en dirección anterior con el dedo índice (fig. 100-2).

f. La rotación externa leve de la tibia facilita el movimiento.

## RODILLA Y TOBILLO COMBINADOS: EXTENSIÓN DEL EJE LARGO

Esta técnica es una combinación de liberación ligamentosa miofascial y articular de las articulaciones de la rodilla y el tobillo. Es particularmente útil cuando están afectadas las articulaciones de la rodilla y el tobillo de la misma pierna. Está diseñada para mejorar el movimiento sin empuje.

1. *Posición del paciente*: en decúbito dorsal con la cadera y la rodilla del lado de la disfunción en 90° de flexión.

2. *Posición del médico*: de pie junto a la mesa del lado de la disfunción, frente al extremo de la mesa.

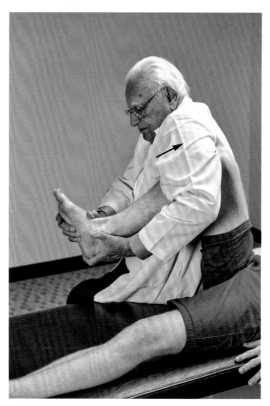

**FIGURA 100-3.** Tratamiento articular combinado de la rodilla y el tobillo mediante la tracción en el eje largo.

3. *Técnica*:
   a. El médico coloca su codo flexionado (más cercano a la mesa) en el espacio poplíteo del paciente y toma el calcáneo con esa mano.
   b. Con la otra mano, el médico sujeta la cara anterior del tobillo del paciente a la altura del astrágalo. Se puede colocar una toalla o un cojín pequeño entre el codo del médico y el muslo del paciente para mayor comodidad o si la pierna del paciente es más larga que el brazo del médico.
   c. A medida que el médico se balancea hacia atrás, su codo debe separar el fémur de la tibia, mientras, su mano sobre el calcáneo y el astrágalo, debe separar el astrágalo del arco crural (fig. 100-3).
   d. Se puede mantener esta posición durante 3 s, luego el médico se balancea hacia delante para relajar la fuerza de tracción.
   e. Se descansa y se repite la maniobra.

## TOBILLO

### Disfunción somática de eversión e inversión del tobillo

1. *Posición del paciente*: en decúbito dorsal.
2. *Posición del médico*: parado al extremo de la mesa.
3. *Técnica*:
   a. El médico toma el pie del paciente en el lado de la disfunción, coloca una mano en la región dorsal a la mitad del tarso y utiliza la otra para sujetar el calcáneo.
   b. El médico aplica tracción a la pierna del paciente (fig. 100-4).

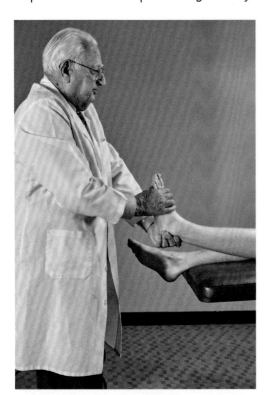

**FIGURA 100-4.** Técnica de empuje de alta velocidad y baja amplitud para una disfunción somática de eversión e inversión del tobillo.

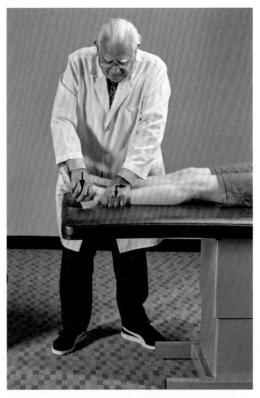

**FIGURA 100-5.** Técnica de empuje de alta velocidad y baja amplitud para una disfunción somática tibiocalcánea.

c. En caso de una disfunción somática de inversión (es decir, restricción de eversión), el médico ejerce tracción rápida en el eje largo a través del calcáneo con hipereversión simultánea del tobillo.

d. En caso de una disfunción somática de eversión (es decir, restricción de inversión), el médico ejerce tracción a través del calcáneo a la vez que realiza hiperinversión del tobillo.

## Disfunción somática tibiocalcánea

1. *Posición del paciente*: en decúbito dorsal.
2. *Posición del médico*: de pie junto a la mesa en el lado de la disfunción somática.
3. *Técnica*:
   a. El médico toma la tibia y el peroné con la mano ahuecada y coloca la eminencia tenar de la otra mano sobre el dorso del antepié del paciente.
   b. El médico ejerce tracción cefálica sobre la pierna del paciente, a través de la tibia y el peroné.
   c. El médico ejerce tracción y empuje posterior rápido a través de la mano sobre el antepié del paciente. La otra mano del médico estabiliza la articulación del tobillo (fig. 100-5).

## PIE

## Disfunción somática metatarsiana

1. *Posición del paciente*: en decúbito dorsal.
2. *Posición del médico*: de pie junto a la mesa en el lado de la disfunción somática.

3. *Técnica*:
   a. El médico toma el pie afectado del paciente y coloca las yemas de los pulgares, uno frente al otro, sobre la unión de la disfunción somática metatarsiana.
   b. El médico ejerce empuje hacia abajo a través de los pulgares, separando la unión articular (fig. 100-6).

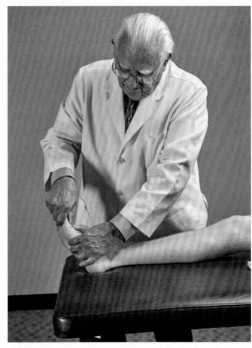

**FIGURA 100-6.** Técnica de empuje de alta velocidad y baja amplitud para una disfunción somática metatarsiana.

## Disfunción somática transtarsiana

1. *Posición del paciente*: en decúbito dorsal.
2. *Posición del médico*: de pie junto a la mesa en el lado de la disfunción somática.
3. *Técnica*:
   a. El médico coloca la rodilla del paciente en flexión, abducción y rotación externa.
   b. El médico coloca la eminencia tenar de una mano sobre el calcáneo; la otra mano, sobre el primer metatarsiano y el astrágalo.
   c. El médico ejerce empuje rotatorio en sentido horario o antihorario con la mano que sostiene el astrágalo a la vez que ejerce empuje hacia abajo a través del calcáneo con la otra mano (fig. 100-7).

## Técnica modificada para la disfunción somática transtarsiana

1. *Posición del paciente*: en decúbito dorsal con la cadera en flexión, abducción y rotación externa.
2. *Posición del médico*: de pie junto a la mesa.
3. *Técnica*:
   a. El médico ejerce empuje simultáneo en dirección inferolateral y rotatorio con la mano sobre el calcáneo. Su otra mano estabiliza el pie (fig. 100-8).

## Disfunción somática cuboidea y navicular

Esta técnica a veces se denomina *técnica de latigazo de Hiss* por el DO J. M. Hiss, quien la introdujo, y por su empuje parecido a un latigazo. Se puede utilizar para los huesos navicular o cuneiforme.

1. *Posición del paciente*: en decúbito ventral.
2. *Posición del médico*: de pie junto a la mesa en el lado de la disfunción.
3. *Técnica*:
   a. El médico flexiona la cadera y la rodilla del paciente del lado disfuncional y luego deja colgando la pierna por el costado de la mesa.

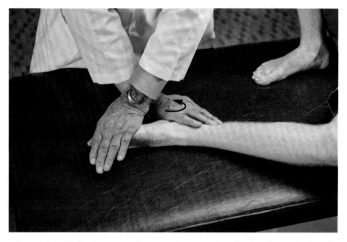
**FIGURA 100-8.** Técnica de empuje modificada de alta velocidad y baja amplitud para una disfunción somática transtarsiana.

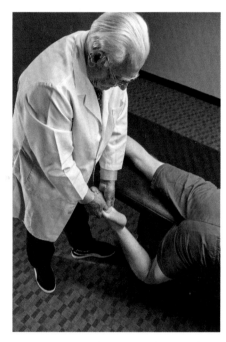
**FIGURA 100-9.** Técnica de empuje de alta velocidad y baja amplitud para una disfunción somática cuboidea y navicular. (Técnica de latigazo de Hiss).

   b. El médico sujeta el pie del paciente con ambas manos y coloca los pulgares en forma de "V" sobre la superficie plantar del cuboides o el navicular, cualquiera que se encuentre en una posición de caída en relación con los otros metatarsianos.
   c. El médico ejerce empuje hacia abajo con los pulgares a la vez que induce una acción parecida a un latigazo sobre el tobillo y la rodilla del paciente (fig. 100-9).
   d. Se puede realizar un empuje más medial para los tarsianos mediales y otro lateral para los tarsianos laterales.

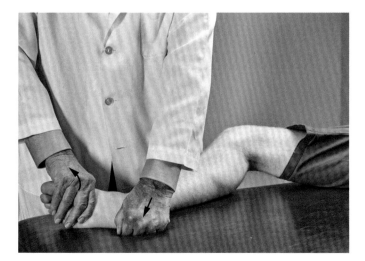
**FIGURA 100-7.** Técnica de empuje de alta velocidad y baja amplitud para una disfunción somática transtarsiana.

### Referencia

DiGiovanna EL. *An Encyclopedia of Osteopathy*. Indianapolis, EN: American Academy of Osteopathy; 2001.

# Tratamiento con ejercicio para las extremidades inferiores

CAPÍTULO

# 101

Stanley Schiowitz y Albert J. DeRubertis

## CADERA

Los ejercicios relacionados se describen en el capítulo 67. Estos ejercicios se deben revisar cuando se prescribe un tratamiento de este tipo para la cadera.

### Estiramiento muscular

A. Estiramiento muscular unilateral de la ingle (fig. 101-1)
   1. *Posición del paciente*: de pie, frente a un apoyo firme, como una mesa.
   2. Instrucciones:
      a. Coloque la planta del pie de la pierna a tratar en el borde de la mesa (se utiliza el pie izquierdo como ejemplo). El otro pie permanece en el piso, con la rodilla extendida por completo.
      b. Flexione la cadera y la rodilla izquierdas mientras inclina su cuerpo hacia la mesa. Continúe inclinándose hasta que logre el estiramiento indoloro máximo de los músculos de la ingle izquierda.
      c. Mantenga esta posición durante 5 a 15 s.
      d. Enderece la pierna izquierda. Relájese, descanse y repita.
      e. El estiramiento debe afectar los músculos de las partes medial, anterior y posterior de la ingle. Para estirar la ingle derecha, repita el ejercicio con el pie de ese lado sobre la mesa.

B. Estiramiento muscular unilateral alternativo de la ingle (fig. 101-2)
   1. *Posición del paciente*: de pie, frente a un apoyo firme, como una mesa.
   2. *Instrucciones*:
      a. Coloque la planta del pie de la pierna sin disfunción en el borde de la mesa (se utiliza la pierna izquierda como ejemplo). La pierna derecha se

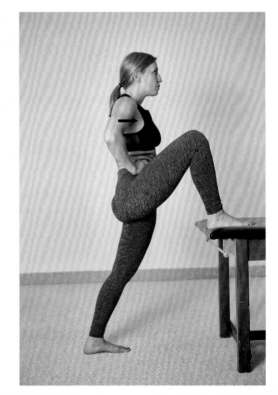

**FIGURA 101-1.** Estiramiento muscular de la ingle (anterior).

extiende por completo con el pie sobre el piso y paralela a la mesa.
      b. Flexione la cadera y la rodilla izquierdas mientras inclina el cuerpo hacia la mesa. Continúe inclinándose hasta que logre el estiramiento indoloro máximo de los músculos mediales de la ingle derecha.
      c. Mantenga esta posición durante 5 a 15 s.

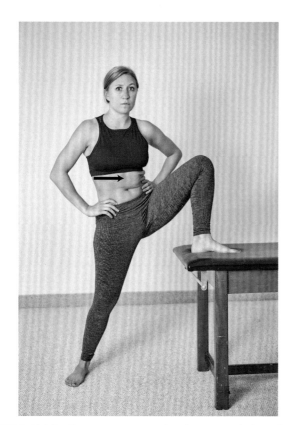

FIGURA 101-2. Estiramiento muscular alternativo de la ingle (lateral).

d. Enderece la pierna izquierda. Relájese, descanse y repita.
e. Para estirar la ingle izquierda, repita el ejercicio con el pie derecho sobre la mesa.

C. Estiramiento muscular bilateral de la ingle (fig. 101-3)
1. *Posición del paciente*: sentado en el piso, con las caderas y rodillas flexionadas, y las plantas de los pies apoyadas una contra la otra. Las manos sostienen los dedos de los pies o los tobillos.
2. *Instrucciones*:
a. Empuje su cuerpo hacia delante, inclinándose desde las caderas, mientras mantiene la espalda recta para evitar tensiones. Cree estiramiento inguinal.

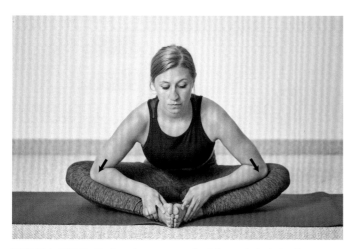

FIGURA 101-3. Estiramiento muscular bilateral de la ingle.

b. Coloque los codos hacia delante y descansando sobre las piernas. Apóyese sobre los codos para empujar los muslos hacia el piso.
c. Mantenga una posición de estiramiento indoloro máximo durante 5 a 15 s.
d. Relájese, descanse y repita.

## Fortalecimiento muscular

A. Flexores de la cadera (fig. 101-4)
1. *Posición del paciente*: de pie, sujetándose a un apoyo firme que se encuentra detrás del paciente; o sentado con las piernas colgando de una mesa alta. Se coloca una pesa de 1.4 a 2.3 kg (3 a 5 libras) en el tobillo de la pierna que se va a ejercitar.
2. *Instrucciones:*
a. Flexione lentamente la rodilla y la cadera a 90°.
b. Mantenga esta posición durante 5 a 15 s.
c. Baje el pie con lentitud hasta el suelo.
d. Relájese, descanse y repita.

B. Extensores de la cadera (fig. 101-5)
1. *Posición del paciente*: de pie, sujetándose a un apoyo firme con la mano contraria a la pierna que se va a ejercitar, o en decúbito ventral. Se coloca una pesa de 1.4 a 2.3 kg (3 a 5 libras) en el tobillo.
2. *Instrucciones*:
a. Mueva la pierna extendida por completo hacia atrás, manteniendo la espalda recta.
b. Mantenga esta posición durante 5 a 15 s.
c. Regrese lentamente a la posición inicial.
d. Relájese, descanse y repita.

C. Abductores de la cadera (fig. 101-6)
1. *Posición del paciente*: de pie, sujetándose a un apoyo firme con la mano opuesta a la pierna que se va a ejercitar; o en decúbito lateral. Se coloca una pesa de 1.4 a 2.3 kg (3 a 5 libras) en el tobillo.

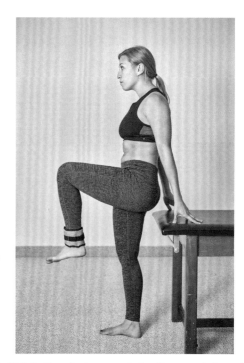

FIGURA 101-4. Fortalecimiento de los flexores de la cadera.

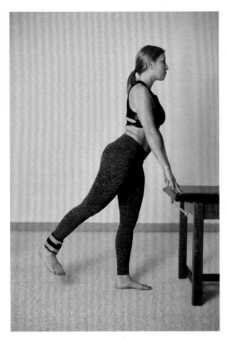

FIGURA 101-5. Fortalecimiento de los extensores de la cadera.

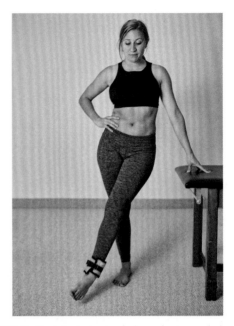

FIGURA 101-7. Fortalecimiento de los aductores de la cadera (de pie).

2. *Instrucciones*:
   a. Mueva la pierna a ejercitar directamente hacia los lados, extendida por completo, en sentido contrario a la línea media del cuerpo.
   b. Mantenga esta posición durante 5 a 15 s.
   c. Regrese lentamente a la posición inicial.
   d. Relájese, descanse y repita.
D. Aductores de la cadera (fig. 101-7)
  1. *Posición del paciente*: de pie, sujetándose a un apoyo firme con la mano del mismo lado que la pierna que se va a ejercitar. Se coloca una pesa de 1.4 a 2.3 kg (3 a 5 libras) en el tobillo.

2. *Instrucciones*:
   a. Extienda la pierna a ejercitar y muévala delante de la otra pierna y a través de la línea media del cuerpo.
   b. Mantenga esta posición durante 5 a 15 s.
   c. Regrese lentamente a la posición inicial.
   d. Relájese, descanse y repita.
E. Aductores de la cadera (fig. 101-8)
  1. *Posición del paciente*: en decúbito lateral del lado a ejercitar. La pierna que está arriba descansa sobre una caja o silla, de 20 a 25 cm (8 a 10 pulgadas) sobre el piso. Se coloca una pesa de 1.4 a 2.3 kg (3 a 5 libras) en el tobillo.
  2. *Instrucciones*:
   a. Eleve la pierna a ejercitar del piso hacia la otra pierna. Mantenga la pierna extendida por completo.
   b. Mantenga durante 5 a 15 s.
   c. Regrese lentamente a la posición inicial.
   d. Relájese, descanse y repita.

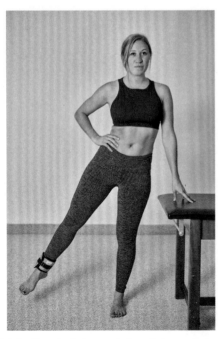

FIGURA 101-6. Fortalecimiento de los abductores de la cadera.

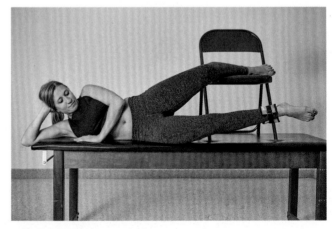

FIGURA 101-8. Fortalecimiento de los aductores de la cadera (en decúbito lateral).

# RODILLA

## Estiramiento muscular

A.  Cuádriceps (fig. 101-9)
1.  *Posición del paciente*: sentado sobre una mesa con las caderas y rodillas flexionadas. La rodilla con el cuádriceps contracturado no se flexiona a 90°.
2.  *Instrucciones*:
   a.  Coloque pesas cada vez más pesadas en el tobillo, lo que fuerza a la rodilla a la flexión y el estiramiento del cuádriceps. O,
   b.  Haga que alguien empuje su pierna hacia abajo lentamente, lo que produce estiramiento del cuádriceps.
   c.  Mantenga de 5 a 15 s. Regrese a la posición inicial.
   d.  Relájese, descanse y repita.

## Fortalecimiento muscular

A.  Flexores de la rodilla (fig. 101-10)
1.  *Posición del paciente*: de pie, sujetándose a un apoyo firme delante del cuerpo. Se coloca una pesa de 1.4 a 2.3 kg (3 a 5 libras) en el tobillo.
2.  *Instrucciones*:
   a.  Flexione la rodilla tanto como sea posible. Mantenga la espalda recta.
   b.  Baje el pie, enderece poco a poco la rodilla. Cuente lentamente hasta 10 mientras baja el pie hacia el piso.
   c.  Relájese, descanse y repita.
B.  Flexores de la rodilla: en decúbito ventral (fig. 101-11)
1.  *Posición del paciente*: en decúbito ventral, con una pesa de 1.4 a 2.3 kg (3 a 5 libras) colocada en el tobillo.
2.  *Instrucciones*:
   a.  Flexione la rodilla a 90°.
   b.  Baje muy despacio esa pierna hasta extenderla por completo.
   c.  Relájese, descanse y repita.
C.  Posición final de la rodilla en extensión completa (fig. 101-12)

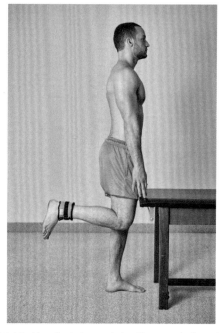

**FIGURA 101-10.** Fortalecimiento de los flexores de la rodilla (de pie).

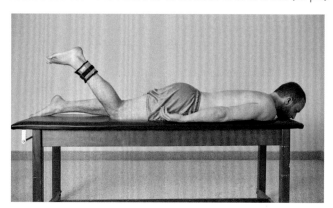

**FIGURA 101-11.** Fortalecimiento de los flexores de la rodilla (en decúbito ventral).

1.  *Posición del paciente*: sentado en el piso o en una mesa. Se coloca una toalla enrollada o un cojín debajo de la rodilla que se va a ejercitar (alrededor de 10 cm [6 pulgadas] de altura). Se coloca una pesa de 1.4 a 2.3 kg (3 a 5 libras) en el tobillo.

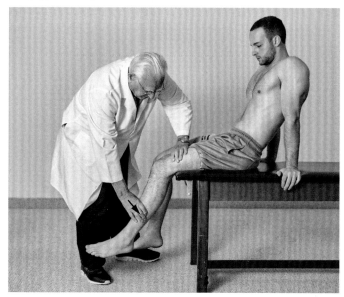

**FIGURA 101-9.** Estiramiento del cuádriceps.

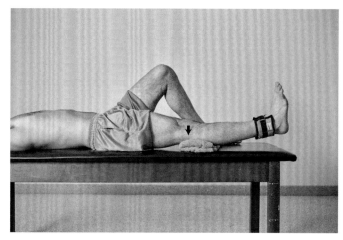

**FIGURA 101-12.** Posición final de la rodilla en extensión completa.

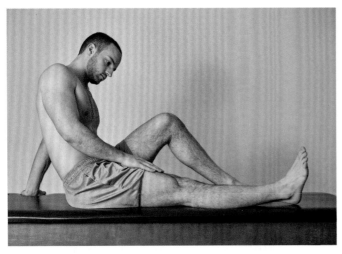

FIGURA 101-13. Contracción isométrica del cuádriceps.

2. *Instrucciones*:
   a. Empuje la rodilla hacia abajo contra el cojín, en dirección al piso, para que el tobillo con peso salga de la mesa mientras la rodilla se endereza. Concéntrese en empujar la rodilla hacia abajo; no intente extender la rodilla.
   b. Mantenga esta posición durante 5 a 15 s.
   c. Baje lentamente el peso a la mesa.
   d. Relájese, descanse y repita.
D. Contracción isométrica del cuádriceps (fig. 101-13)
   1. *Posición del paciente*: sentado, con una mano sobre el músculo cuádriceps del lado a tratar.
   2. *Instrucciones*:
      a. Sin mover la pierna, intente contraer el músculo que está tocando para que la rótula se mueva hacia arriba, en dirección a su mano.
      b. Si el ejercicio se realiza de manera correcta, debe ver que la rótula se mueve y sentir que el músculo se tensa.

## PIE Y TOBILLO

### Estiramiento

A. Estiramiento pasivo del pie y el tobillo (fig. 101-14)
   1. *Posición del paciente*: sentado, sosteniendo el pie que se va a estirar con una mano por arriba del tobillo y la otra mano sobre el antepié.
   2. *Instrucciones*:
      a. Empuje el antepié hacia abajo. Mantenga durante 3 s. Relájese.
      b. Empuje el antepié hacia arriba. Mantenga durante 3 s. Relájese.
      c. Empuje el antepié hacia dentro. Mantenga durante 3 s. Relájese.
      d. Empuje el antepié hacia fuera. Mantenga durante 3 s. Relájese.
      e. Rote el antepié en el sentido horario y luego en sentido antihorario, cuatro veces en cada sentido. Relájese.
      f. Descanse y repita el ejercicio completo.

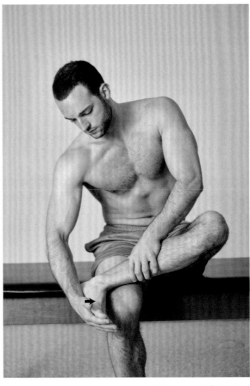

FIGURA 101-14. Estiramiento pasivo del pie y el tobillo.

## Fortalecimiento y estiramiento

A. Elevación de los talones (fig. 101-15)
   1. *Posición del paciente*: parado con ambos pies apoyados en el piso, a una distancia de 15 a 20 cm (6 a 8 pulgadas) entre sí.
   2. *Instrucciones*:
      a. Póngase de puntillas. Sujétese de algo para mantener el equilibrio, si es necesario.

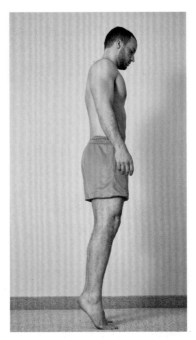

FIGURA 101-15. Elevación de talones para fortalecer los músculos gastrocnemios y estirar los dorsiflexores.

b. Mantenga esta posición durante 5 a 15 s.

c. Regrese a la posición inicial.

d. Relájese, descanse y repita.

B. Caminata de puntillas

1. Se realiza en la misma posición que el ejercicio de elevación de los talones. Camine 10 pasos hacia delante sobre sus dedos.

C. Elevación de los dedos de los pies (fig. 101-16)

1. *Posición del paciente*: de pie, con ambos pies apoyados en el piso y distanciados de 15 a 20 cm (6 a 8 pulgadas) entre sí.

2. *Instrucciones*:

a. Apóyese sobre sus talones.

b. Mantenga esta posición durante 5 a 15 s.

c. Regrese a la posición inicial.

d. Relájese, descanse y repita.

D. Caminata sobre los talones

1. Con el peso sobre los talones y los dedos de los pies elevados del piso, camine 10 pasos hacia atrás sobre sus talones.

E. Levantar canicas (fig. 101-17)

1. *Posición del paciente*: de pie cerca de un apoyo firme. Se colocan canicas en el piso al alcance del pie que se va a ejercitar.

2. *Instrucciones*:

a. Levante una canica con los dedos de los pies.

b. Levante este pie del piso, crúcelo frente a la otra pierna y libere la canica en un contenedor colocado

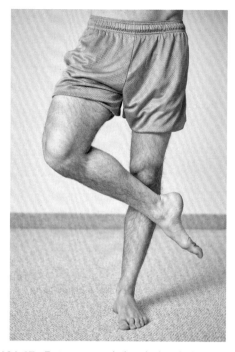

FIGURA 101-17. Estiramiento de los dedos de los pies para estirar el arco y fortalecer el peroneo largo.

de 15 a 20 cm (6 a 8 pulgadas) por arriba del piso al lado de su pierna estacionaria.

c. De este modo, levante todas las canicas del piso, una a la vez.

F. Estiramiento de los dedos de los pies (fig. 101-18)

1. *Posición del paciente*: sentado, con ambos pies descansando sobre un libro apoyado con firmeza sobre el piso.

2. *Instrucciones*:

a. Eleve sólo los dedos de los pies. Mantenga durante 3 s. Relájese.

b. Coloque los dedos sobre el borde del libro y empújelos hacia abajo. Mantenga durante 3 s. Relájese.

c. Separe los dedos. Sostenga por 3 s. Júntelos con firmeza.

d. Contraiga los dedos mientras lleva el pie hacia dentro. Coloque su peso sobre la superficie externa del pie (fig. 101-19). Mantenga durante 3 s. Relájese.

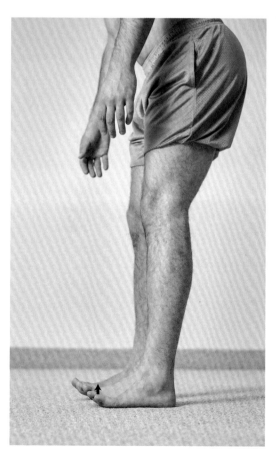

FIGURA 101-16. Elevación de los dedos para fortalecer los dorsiflexores y estirar los gastrocnemios.

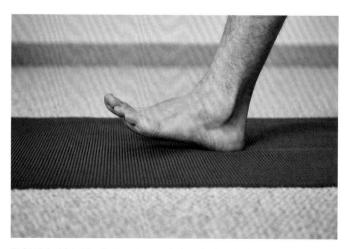

FIGURA 101-18. Estiramiento de los dedos de los pies.

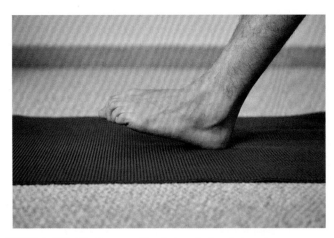

**FIGURA 101-19.** Contracción de los dedos de los pies.

e. Coloque un pie delante apoyado sobre el talón, con el pie y los dedos apuntando hacia arriba. Presione sobre ese talón mientras gira el pie en sentido horario y antihorario. El dedo gordo del pie debe hacer círculos completos. Repita tres veces.

f. Relájese, descanse y repita el ejercicio completo.

# Aplicaciones prácticas y descripción de casos de las extremidades inferiores

Stanley Schiowitz

## CADERA

### Consideraciones pediátricas

1. **Luxación congénita de la cadera en el recién nacido**

Es de extrema importancia diagnosticar esta afección antes del inicio del soporte de peso. El momento del diagnóstico puede hacer la diferencia entre un tratamiento conservador simple y una intervención quirúrgica.

La única información histórica que puede estar disponible es la presencia de la afección en un hermano. Esto ocurre alrededor de 5% de las veces. Además, la afección se encuentra con una frecuencia seis veces mayor en mujeres. Los signos predominantes son la asimetría de los pliegues cutáneos glúteos, con una pierna aparentemente más corta. Hay limitación de la abducción de esa cadera. El uso de la *prueba de "clic" de Ortolani* y la prueba de telescopio de la cadera proporcionan evidencia positiva de luxación de la cadera. Una radiografía simple de la pelvis debe confirmar el diagnóstico.

La prueba de "clic" de Ortolani se realiza con el neonato en decúbito dorsal. El médico lleva ambas caderas del bebé a 90° de flexión y luego las abduce por completo, una cadera a la vez. Se debe producir un clic audible cuando las caderas luxadas se recolocan en la cuenca.

La prueba de telescopio de la cadera se realiza con el bebé en decúbito dorsal. El médico produce tracción en esa articulación de la cadera con una mano mientras la estabiliza con la otra mano, extendiendo un dedo sobre el trocánter mayor. Si el trocánter mayor se mueve en dirección distal a medida que se tracciona y luego regresa a su posición previa al liberar la tracción, es una prueba positiva que indica luxación de la cadera.

2. **Sinovitis transitoria**

Esta afección es cuatro veces más frecuente en hombres que en mujeres. Ocurre entre los 3 y 12 años de edad. La principal indicación de un adolescente con sinovitis transitoria es la caminata con cojera sin antecedentes de traumatismos o lesiones. A la exploración física, hay una disminución de la amplitud de movimiento y el niño mantiene la cadera en flexión, abducción y rotación externa. Otros hallazgos de la exploración incluyen dolor a la palpación de la articulación y febrícula. Una biometría hemática completa debe mostrar leucocitosis leve. Una radiografía de la cadera puede mostrar tumefacción de la cápsula articular y ensanchamiento del espacio articular. Esta afección es autolimitada y mejora con un tratamiento conservador, que incluye reposo, estiramiento y tratamiento de manipulación osteopática (TMO).

### 3. Osteocondritis deformante juvenil de la cadera (enfermedad de Legg-Calvé-Perthes)

La enfermedad de Legg-Calvé-Perthes es una necrosis avascular idiopática, o pérdida del flujo sanguíneo con muerte del tejido de la cadera subsecuente, que se observa con mayor frecuencia en hombres entre los 3 y 12 años de edad. Suele ser unilateral y los síntomas principales son dolor de cadera que empeora de manera progresiva y cojera marcada. El dolor se puede irradiar hacia la ingle y la articulación de la rodilla. Hay limitación en abducción, extensión y rotación interna de esa cadera. Se puede encontrar atrofia por desuso en la parte superior del muslo.

La prueba de Thomas (revisada en el capítulo 92) es positiva debido a la contractura de los músculos psoas y aductores. La prueba de velocidad de sedimentación globular puede estar aumentada. Una radiografía de la articulación de la cadera debe confirmar el diagnóstico.

El desarrollo de esta enfermedad tiene cuatro etapas que inician con la tumefacción articular y la ausencia de deformidad de la cabeza femoral hasta la presencia de una deformidad grave de la cabeza femoral. El tratamiento depende de la etapa que se encuentre al realizar el diagnóstico. Se recomienda suspender todo el soporte de peso en esa articulación de la cadera en los casos más leves; es posible que se necesite el reemplazo de la articulación de la cadera una vez que se haya destruido la cabeza femoral.

### 4. Deslizamiento de la epífisis capital femoral

Esta afección se encuentra casi cuatro veces más común en hombres que en mujeres; por lo general, entre los 4 y 12 años de edad. Se puede encontrar en edades más tempranas en las mujeres. Es bilateral en 40% de los pacientes. El paciente informa cojera y dolor leve en la articulación afectada, alrededor de la ingle, el muslo y la rodilla. Se presenta dolor a la palpación sobre la región articular.

El pie se gira hacia fuera debido a una rotación externa de la cadera. El movimiento de la cadera es limitado. En casos graves, con desplazamiento marcado de la epífisis, la marcha puede ser anserina. Una prueba de Trendelenburg debe ser positiva. Una radiografía de la cadera confirma el diagnóstico, así como la gravedad de la afección. El tratamiento proporcionado, similar al de la osteocondritis deformante, depende de la etapa de desarrollo de la afección.

## Consideraciones en el adulto

### 1. Bursitis isquioglútea

La bursitis isquioglútea se encuentra con frecuencia en pacientes que tienen una ocupación sedentaria. Alguna vez se le llamó *trasero de costurera* debido a que las costureras solían estar sentadas todo el día en sillas rígidas. Los pacientes informan dolor al sentarse en superficies duras. El dolor suele ser unilateral. Hay dolor a la palpación puntual sobre la tuberosidad isquiática que se alivia cuando el paciente se pone de pie. No hay evidencia radiográfica. Una imagen por resonancia magnética (IRM) o tomografía axial computarizada (TAC) pueden revelar un engrosamiento de la bolsa. Se puede aliviar el dolor con la inyección de un anestésico local en el área. La prescripción de un medicamento antiinflamatorio no esteroideo (AINE), el uso de un cojín en la silla,

así como instruir al paciente para que se ponga de pie durante 1 min cada hora mientras trabaja, debe aliviar la afección.

### 2. Bursitis trocantérica

La bursitis trocantérica es causada por una inflamación no infecciosa de la bolsa que se encuentra lateral al trocánter mayor de la cadera afectada. El paciente refiere dolor sobre la parte lateral del trocánter y se irradia hacia la cara lateral de la pierna. El dolor se presenta al soportar peso, caminar o recostarse sobre el lado afectado. No hay antecedentes de traumatismo.

El hallazgo físico principal es el dolor a la palpación puntual justo sobre la bolsa. Por lo general, no se encuentra evidencia radiográfica, pero como se mencionó, una IRM o una TAC pueden mostrar evidencia de engrosamiento de la bolsa.

La pregunta que se debe responder al realizar el diagnóstico es: ¿cuál fue la afección subyacente que causó esta afección? La función de la bolsa se relaciona con la función muscular. Los músculos afectados incluyen los que se utilizan para el movimiento de la cadera y la rodilla. La función pélvica y el equilibrio también están implicados. Las disfunciones somáticas son un hallazgo común que se debe manejar. Se debe buscar el hallazgo de una pierna corta anatómica. El simple tratamiento de los síntomas locales no "curará" la afección.

### 3. Meralgia parestésica

La meralgia parestésica es una inflamación del nervio cutáneo lateral del fémur. El nervio aparece en el borde lateral del músculo psoas y luego cruza el músculo iliaco profundo a su fascia en dirección a la espina iliaca anterosuperior. Se divide en dos ramas, una anterior y una posterior. La rama anterior, la más grande de las dos, pasa por debajo del ligamento inguinal e inerva la piel de la cara lateral del muslo hasta la rodilla. La rama posterior inerva la piel de la parte lateral del glúteo distal al trocánter mayor. Esta afección se produce por un traumatismo en la zona que causa inflamación del nervio. La dificultad surge cuando no hay antecedentes de un traumatismo directo inmediato en la zona seguido por los síntomas. El traumatismo puede ser crónico, como el roce de un cinturón o ropa ajustada que roza el nervio. Desde el punto de vista clínico, también se correlaciona con la obesidad o el embarazo. El paciente refiere parestesia, anestesia o hipoestesia persistentes en la parte lateral del glúteo, por el muslo hasta la rodilla. No parece haber ninguna razón aparente. No hay dolor a la palpación puntual ni cojera ni cambios en la marcha. Es posible que haya un signo de Tinel positivo sobre el nervio. Las radiografías y la IRM o la TAC no son de utilidad para confirmar el diagnóstico.

Se debe realizar una historia clínica muy cuidadosa con la sospecha de la presencia de esta afección. Cualquiera que sea la causa, el traumatismo se debe eliminar. Debe haber múltiples disfunciones somáticas y la región lumbar está afectada de manera significativa. Éstas también se deben tratar.

### 4. Disfunción del músculo psoas

La disfunción del psoas tiene una serie de causas. Entre éstas se encuentran los traumatismos en la columna lumbar, el trocánter menor o el pubis, miositis o bursitis del psoas o disfunción visceral relacionada con el músculo psoas, como apendicitis aguda, disfunciones renales o uretrales, inflamación de las trompas de Falopio y flebitis de las arterias iliacas o femorales. Se debe evaluar cualquier afección musculoesquelética que cause un desequilibrio lumbar y disfunciones somáticas lumbares y pélvicas. Es importante que todos y cada uno de los hallazgos se traten de manera activa.

El paciente informa dolor en la ingle y hacia la pierna. Se presenta marcha psoásica típica con el paciente cojeando con el pie y la cadera en abducción y el cuerpo flexionado hacia ese lado. Al estar de pie, el paciente tiene inclinación pélvica del lado afectado y mantiene la rodilla y la cadera flexionadas. En decúbito dorsal, se observa una lordosis lumbar exagerada. La prueba de Thomas debe ser positiva.

### 5. Osteoartritis de cadera

La osteoartritis de cadera es una afección común que se encuentra en el paciente geriátrico. Sin embargo, se puede manifestar a cualquier edad, suele ser secundaria a un traumatismo en la articulación. El síntoma predominante es dolor progresivo que empeora con el movimiento de la cadera y se alivia con el reposo. Por lo general, el paciente declara que, después de descansar, la articulación está rígida, pero se ablanda con el movimiento, como al caminar, pero poco después el dolor regresa. Se encuentra dolor a la palpación en la zona de la ingle. Hay una limitación en todos los movimientos de la cadera, tanto activos como pasivos. La *crepitación*, una sensación de crujido que también se puede escuchar, se puede percibir o escuchar con el movimiento. Se observa marcha antálgica. Esta afección puede producir atrofia muscular cuando su evolución es prolongada.

Una radiografía puede mostrar evidencia de estenosis del espacio articular y cambios en el hueso subcondral. En las etapas tempranas de la enfermedad no se encuentra evidencia, pero una IRM o una TAC suelen mostrar evidencia de cambios cartilaginosos. La etiología puede incluir traumatismo crónico, como el causado por síndrome de pierna corta o desequilibrio pélvico crónico. La disfunción de la rodilla, el pie y el tobillo, que crean cambios de postura, el soporte de peso o la marcha, pueden ser la causa de la disfunción de cadera. Sin importar la edad de inicio, es relevante que se complete una evaluación postural integral y que se corrijan todos los cambios, incluidos los hallazgos somáticos.

En todas las enfermedades que afectan las extremidades inferiores, el médico debe prescribir los ejercicios indicados. Incluso con el reposo en cama, se debe prevenir la atrofia de los músculos causada por la falta de uso. En otras afecciones, se necesitan ejercicios para aumentar el movimiento o la fuerza.

## RODILLA

## Osteocondritis del tubérculo tibial (enfermedad de Osgood-Schlatter)

La enfermedad de Osgood-Schlatter es una afección que se suele encontrar en hombres adolescentes en quienes se produce una fractura del tubérculo tibial o la entesopatía del tendón. Con frecuencia es bilateral. Tiene un inicio asintomático gradual. Con el tiempo, el paciente se da cuenta de la sensibilidad, el dolor a la palpación y la tumefacción en el tubérculo tibial. Por lo general, no hay antecedentes de traumatismo. Puede ocurrir durante los estirones de crecimiento, con un aumento de la tensión en el ligamento rotuliano. Los síntomas empeoran con la presión directa que se ejerce sobre la zona, como al arrodillarse. Al principio de la enfermedad, es posible que no se encuentre evidencia, aunque una IRM generalmente muestra evidencia de la afección, incluso en etapas tempranas. Después, se puede identificar en la exploración radiológica. Esta enfermedad es autolimitante con la fusión del tubérculo a la tibia.

El tratamiento suele ser conservador y evita la actividad excesiva que genera los síntomas. Una explicación de la afección ayuda al niño y a los padres a comprender la causa del dolor y la necesidad de descansar la rodilla durante el proceso de curación. En ocasiones, el tubérculo se puede clavar a la tibia para crear una fusión temprana.

## Bursitis prerrotuliana

Ésta es una afección inflamatoria de la bolsa que recubre la rótula. El paciente informa tumefacción y dolor a la palpación en el sitio. El dolor empeora con la flexión de la rodilla debido a la tumefacción. Es usual que la inflamación se produzca por un traumatismo agudo, pero también existe la posibilidad de una lesión crónica (es decir, arrodillarse) como causa. La bursitis prerrotuliana se conoce como "rodilla de empleada doméstica". Por lo general, se trata de manera conservadora. En ocasiones, la bolsa requiere drenaje para aliviar la presión. Se pueden prescribir AINE para aliviar la inflamación y el dolor.

## Quiste de Baker

El quiste de Baker suele ser asintomático y el síntoma principal del paciente es una masa grande o tumefacción en la cara posterior de la rodilla. Esta tumefacción de la bolsa se puede comunicar con el espacio articular de la rodilla. Se puede relacionar con osteoartritis de la rodilla afectada. Por lo general, no requiere tratamiento. A veces, puede requerir aspiración debido a que su tamaño interfiere con la función articular. La inyección de un esteroide es eficaz en ocasiones.

## Condromalacia rotuliana

La condromalacia rotuliana es un reblandecimiento del cartílago articular en la parte inferior de la rótula acompañado de cierto grado de fibrosis, fisuras y erosión. En los casos graves, se puede destruir toda la superficie articular de la rótula. Los factores etiológicos pueden ser diversos, desde traumatismos agudos o crónicos hasta cualquier inestabilidad de la integridad estructural de la rodilla, es decir, *genu* varo o valgo, torsión tibial u osteoartritis con deformidad de los meniscos.

El paciente refiere dolor al sentarse, subir escaleras y caminar o correr durante mucho tiempo. Puede indicar que escucha un crujido o chirrido cuando flexiona la rodilla, que aumenta al acuclillarse, o notar tumefacción en la parte anterior de la rodilla. El crujido de la rótula femoral es positivo. Una radiografía puede mostrar cambios positivos, al igual que una IRM o una TAC.

El tratamiento depende del estado de la articulación. Es importante diagnosticar esta afección al inicio y eliminar todos los factores etiológicos, en especial aquellos que generan la inestabilidad de la rodilla. Al igual que en la región de la cadera, se debe considerar la influencia de problemas en otras áreas del cuerpo sobre la estabilidad de la articulación de la rodilla, en particular aquellos que se encuentran debajo de la rodilla en el pie o la articulación del tobillo.

## Desgarros de los meniscos

Los desgarros o roturas de los meniscos medial o lateral son la causa más común de alteración interna que se encuentra en la articulación de la rodilla. La mayoría de las lesiones implican al menisco medial debido a la naturaleza de su inserción en su periferia, lo cual lo hace más móvil que el menisco lateral y más propenso a lesiones. Se suele encontrar una lesión en "asa de cubo" en personas jóvenes, mientras que una lesión posterior horizontal es más probable que se presente en pacientes de mediana y tercera edad. Por lo general, hay antecedentes de traumatismo agudo que provocó tumefacción, dolor y discapacidad de la rodilla.

Una vez que se reduce la tumefacción, una IRM debe determinar con facilidad la naturaleza de la rotura, si hay alguna. La exploración al inicio puede revelar tumefacción, inflamación y dolor a la palpación puntual. Una prueba de McMurray debe ser positiva. La artroscopia para el diagnóstico y la corrección quirúrgica se utiliza con más frecuencia.

Hay dos disfunciones adicionales interesantes que se observan con frecuencia en la región de la rodilla, que en realidad no forman parte de la función de la articulación de la rodilla. Éstas son *bursitis de la pata de ganso (pes anserina)* y *disfunción somática de la cabeza del peroné*.

## Bursitis de la pata de ganso

Esta bolsa se ubica en la cara medial justo debajo de la articulación de la rodilla. Se relaciona con la inserción del músculo semitendinoso. Este músculo se origina en la tuberosidad isquiática y se inserta en la cara medial de la tibia, justo debajo de la articulación de la rodilla. Los otros músculos que se insertan en esta zona son el sartorio y el grácil.

La bursitis tiene como causa un traumatismo en la zona, agudo o crónico, así como cualquier disfunción que afecte al isquion o la integridad estructural de la articulación de la rodilla. El paciente informa dolor en la cara medial de la rodilla, pero una palpación cuidadosa debe provocar dolor puntual debajo de la articulación de la rodilla que es muy específico y localizado. El dolor empeora con la contracción de los músculos semitendinoso, sartorio y grácil. Se debe realizar una evaluación en busca de disfunciones somáticas de la pelvis, el sacro y la región lumbar, así como del equilibrio postural de la extremidad inferior. El tratamiento puede consistir en una inyección esteroidea local, la prescripción de un AINE, hielo, ejercicios y TMO para todas las disfunciones somáticas, incluidas las regiones de la rodilla, la cadera y la pelvis.

## Disfunción somática posterior de la cabeza del peroné

Esta disfunción, incluidos su diagnóstico y tratamiento, se ha explicado en los capítulos previos de esta sección. Este diagnóstico se debe considerar cuando el paciente refiere dolor en la cara lateral y justo debajo de la articulación de la rodilla. Además, se debe reconocer que hay una relación entre el desarrollo de este tipo de disfunción y el esguince agudo de la articulación del tobillo que crea la dorsiflexión del tobillo. Siempre se examina el tobillo para asegurarse de que no se crea una disfunción crónica por arriba del mismo.

# PIE Y TOBILLO

## Esguince de tobillo

El esguince agudo es la lesión más común del tobillo. Su intensidad puede variar desde una distensión leve de los ligamentos hasta el desgarro de los ligamentos con avulsión del hueso en sus inserciones. Además, los traumatismos graves pueden provocar fracturas y luxaciones. La distensión más común se produce por la tensión por inversión. Esto ocurre cuando el pie está en flexión plantar leve y la inversión del pie causa el estiramiento de los ligamentos colaterales laterales. El paciente debe tener antecedentes de inicio agudo e informar dolor, tumefacción y equimosis en la parte lateral de la articulación del tobillo. El paciente presenta cojera y los síntomas empeoran al soportar peso y caminar. Si el paciente indica que escuchó un chasquido en el momento de la inversión, debe tomar en cuenta una posible fractura o rotura ligamentosa. El tratamiento depende de la gravedad de la afección; sin embargo, al inicio, se requiere uso de hielo para la tumefacción y prohibir que el paciente soporte peso en el tobillo.

Una disfunción de dorsiflexión marcada de la articulación del tobillo crea una articulación compactada y una disfunción somática posterior del peroné, la cual se diagnostica y trata con facilidad. Si la enfermedad ocurre de manera crónica, el médico debe evaluar la integridad postural del pie. El calcáneo valgo es una causa común de esguince crónico del tobillo.

# PIE

## Paciente pediátrico

### Pie plano

El pie plano (*pes planus*) es el aplanamiento de los arcos longitudinales. Éste puede ser un hallazgo normal en el lactante que mejora con el tiempo a medida que el niño comienza a caminar. Para evaluar si el aplanamiento es normal, intente moldear el dorso del pie para crear un arco longitudinal. El pie normal se puede moldear. El pie anormal tiene caída de los huesos que no se pueden moldear en su lugar. Se debe intentar crear el movimiento de estos huesos y moldearlos en un arco. Se debe enseñar a los padres estas maniobras y hacer que las lleven a cabo a diario en casa.

### Pie equinovaro (pie zambo)

En el pie equinovaro, o pie zambo, el pie está en posición de inversión, aducción del antepié, varo y equino calcáneos. Los músculos de la pantorrilla se contraen. En el lactante, estos músculos se pueden estirar de forma manual. De nuevo, se debe capacitar a los padres para que realicen esta función en casa. Además, se puede medir al niño para una férula de Denis Browne, que se utiliza para mantener la corrección después del tratamiento y los padres pueden retirarla y volver a ponerla. La manipulación osteopática suave de los huesos de los pies y las piernas ayuda a regresar a la normalidad con mayor rapidez.

### Metatarso varo

Ésta es una afección caracterizada por calcáneo valgo. El antepié se aduce y hay un borde lateral convexo del pie. Se debe instituir el tratamiento temprano con estiramiento manual de los músculos a diario. Se puede utilizar una férula de Denis Browne.

### Torsión tibial

La torsión tibial es una afección en la que la tibia se tuerce en su eje longitudinal, por lo general, en dirección interna, y la relación entre la rótula y el pie es anormal. Puede ser secundaria a una torsión femoral. La torsión provoca que los dedos de los pies apunten en dirección medial. En el lactante, los padres pueden estirar los músculos de los pies y las piernas a diario. La manipulación osteopática, en especial la liberación fascial, es útil en esta afección.

## ADULTOS

### Neuroma de Morton

El neuroma de Morton es una reacción fibrotendinosa que se produce entre las cabezas del 3° y 4° metatarsianos. Se forma un neuroma pequeño e inflamado. El dolor es de tipo neurítico y se irradia a los dedos de los pies. El paciente refiere que quitarse los zapatos le proporciona alivio inmediato. Hay un hallazgo de dolor intenso a la palpación en ese punto. El tratamiento con una inyección esteroidea en el neuroma suele ser eficaz. Se deben evaluar los pies del paciente para determinar si necesita cambiar el tipo de zapatos que usa. Los zapatos pueden estar muy ajustados, tener una horma inadecuada o requerir la elevación de las cabezas metatarsianas.

### Fractura de la marcha

Una fractura de la marcha es resultado de la tensión que se suele encontrar en la diáfisis del 2° o 3° metatarsianos. En un principio se conocía como *fractura de la marcha* porque se encontraba con frecuencia en los soldados justo después de largas marchas usando botas altas. Es difícil diagnosticarla mediante radiografías debido a que es una fractura lineal y pequeña. Puede aparecer en una IRM o una gammagrafía ósea. Se vuelve más fácil de diagnosticar en unas cuantas semanas a medida que se forma el callo, que se aprecia con facilidad en la radiografía. Casi nunca se obtienen antecedentes de traumatismo directo. Hay dolor a la palpación puntual en la parte media de la diáfisis del metatarsiano afectado, que empeora con la flexión o la extensión de los dedos. Por lo general, todo lo que se necesita es descansar el pie durante 3 a 4 semanas. La prevención de más recurrencias es importante. Se debe verificar el ajuste de los zapatos y que la estructura del pie no presente anomalías. Es útil emplear la manipulación osteopática para liberar el movimiento de todos los huesos del pie.

### Hallux valgus

*Hallux valgus* es una desviación lateral de la falange proximal del 1er metatarsiano, en ocasiones conocida como *juanete*. Es una deformidad muy dolorosa. La protrusión del extremo proximal de la falange en dirección lateral provoca presión sobre esa parte del pie y, con el tiempo, la formación de un juanete. El 1er dedo del pie puede ser más corto y tener predisposición al valgo. El médico debe ser consciente del efecto que causa en el dedo gordo de las mujeres el uso de zapatos de tacón alto o puntiagudos. Es importante educar al paciente sobre el uso de los zapatos apropiados y el porqué. El tratamiento suele ser conservador y consiste en ejercicios para el pie, AINE, calor húmedo y, como ya se mencionó, calzado apropiado. La manipulación osteopática es un buen tratamiento adyuvante si se instituye antes de que se produzca una deformidad grave. Si la deformidad está avanzada, se puede necesitar la extirpación quirúrgica.

### Fascitis plantar

La fascitis plantar es una inflamación de la fascia plantar del pie, por lo general, en su inserción en el calcáneo. Cuando es de naturaleza crónica, se puede desarrollar una calcificación en el sitio de inserción del tendón y se realiza un diagnóstico de *espolón calcáneo*. La fascia puede ser dolorosa en cualquiera de sus partes y es común que los pacientes informen dolor en la superficie plantar del pie cada vez que caminan o realizan tareas específicas, como andar de puntillas o sobre los talones. El paciente puede utilizar una plantilla para talón con o sin un agujero en el centro para aliviar el dolor. La inyección esteroidea localizada en la región alivia el dolor. Los zapatos con ajuste adecuado son una necesidad, al igual que un tratamiento de manipulación osteopática dirigido a liberar el movimiento de los huesos del pie y estirar los músculos hipertónicos de la pantorrilla, así como la fascia misma. Los ejercicios para aumentar la flexibilidad del pie y el estiramiento de los músculos de la pantorrilla y el tendón de Aquiles son importantes.

### Pes Planus (pie plano)

El pie plano, llamado con frecuencia *pes planus*, es un diagnóstico que los pacientes y médicos realizan con frecuencia. Es una afección en la que hay un hundimiento del arco longitudinal medial. Los pacientes comentan que sus pies se cansan después de caminar o estar de pie y, con el tiempo, sienten dolor. Es posible que hayan observado sus pies, notado el hundimiento del arco y decidido que ese era el problema. Muchos pacientes llegan con diversos soportes de arco prescritos o de venta sin receta que han utilizado con resultados limitados.

Primero se debe determinar si hay un hundimiento verdadero de este arco. Mientras está de pie, se indica al paciente que cruce la pierna derecha frente a la izquierda y coloque el pie a lo largo de la cara lateral del pie izquierdo, con ambos pies apoyados en el suelo. La altura del arco medial cambia en condiciones normales y se eleva si el arco no está hundido en verdad (plano), pero se puede ver influido por la función de los músculos. Con este hallazgo, los soportes de arco no son el tratamiento recomendado.

Al inicio, se debe evaluar la posición del calcáneo. Si está en posición de valgo, se debe corregir mediante el uso de una cuña medial en el talón. Además, se deben prescribir ejercicios para fortalecer los músculos involucrados. La corrección del calcáneo valgo mediante el uso de cuñas mediales en el talón debe mostrar un cambio inmediato en la marcha. El pie ya no debe presentar abducción mientras el paciente camina. Es importante que, al prescribir la cuña, se evalúen el tamaño y la forma de los zapatos que se usan. Los zapatos deben tener una horma recta y ser del tamaño correcto. Los zapatos con tacones más anchos de lo necesario no sostienen de manera apropiada una cuña medial.

## CASO 1

Un hombre de 64 años de edad acudió a la clínica por un síntoma principal de dolor en la articulación de la cadera derecha. El dolor inició de forma leve, alrededor de 6 meses antes de la consulta, y empeoró de manera gradual hasta ser constante y percibirse como discapacitante. Notó que el dolor se irradiaba a la ingle derecha, pero no hacia la pierna. Además, señaló que en los últimos meses había presentado una restricción marcada de los movimientos de esa cadera. Ya no podía caminar distancias largas y tuvo que dejar de practicar tenis. Era maestro de escuela retirado, pero siempre había estado activo, como se mencionó, al practicar tenis por lo menos tres veces por semana.

Consultó a varios médicos antes por esta afección y le prescribieron diversos AINE. Estos medicamentos aliviaron el dolor, pero le produjeron síntomas gastrointestinales intensos que le hicieron dejar de usarlos. Los demás antecedentes no aportaron mayor información.

La exploración física reveló que el paciente parecía tener inclinación pélvica a la derecha con escoliosis lumbar convexa compensatoria del mismo lado en la posición erecta. Su prueba de flexión en bipedestación fue positiva en el lado derecho. Fue capaz de inclinarse en todas direcciones sin dificultad. Su marcha mostró cojera categórica de la pierna derecha, con restricción marcada de los movimientos normales de la cadera.

La exploración de la espalda y las extremidades inferiores reveló que el paciente tenía restricción de la parte derecha del sacro, disfunciones somáticas en el nivel de los segmentos lumbares 1° y 5° y restricción grave del movimiento pasivo de la articulación de la cadera derecha en todas direcciones.

Llevó sus radiografías previas, así como una IRM, que mostraron que tenía osteoartritis de la articulación de la cadera derecha, con aplanamiento temprano de la cabeza del fémur.

En ese momento, se pospuso la investigación adicional en busca de un posible síndrome de pierna corta porque se consideró que gran parte de la inclinación pélvica observada se podía deber a la disfunción de la cadera. Se evaluaría más a fondo cuando mejoraran los movimientos del sacro y la cadera.

Se trató al paciente con manipulación osteopática para resolver las disfunciones somáticas, así como para aumentar el movimiento de la articulación de la cadera derecha en todas direcciones. Se le prescribió una serie de ejercicios para la cadera con el propósito de aumentar el movimiento y la fuerza muscular.

### Discusión

Ésta es una historia típica de osteoartritis unilateral de la articulación de la cadera. La pregunta de por qué sólo se afectó una articulación no se ha respondido. Debido a que el paciente fue un jugador activo de tenis, pudo tener caídas previas que lesionaron la cadera y no las recordaba. Es posible encontrar un síndrome de pierna corta anatómica que con los años pudo crear una tensión indebida sobre una articulación de la cadera con los cambios osteoartríticos resultantes. El tratamiento original y los ejercicios prescritos deben ralentizar la progresión de la enfermedad y reducir el complejo sintomático. Se planeó tomar una radiografía en bipedestación para evaluar la posibilidad de un síndrome de pierna corta, tan pronto como se mejore el movimiento de la región.

## CASO 2

Una mujer de 25 años de edad acudió a la clínica con un síntoma principal de dolor en la rodilla izquierda. El dolor fue de inicio súbito y consideraba que se produjo cuando se torció el tobillo mientras trotaba 2 sem antes. El dolor se alivió al sentarse o recostarse. No había notado ninguna tumefacción de la articulación de la rodilla. El dolor le provocó cojera después de caminar o estar de pie durante 1 h. Trotaba casi a diario, pero tuvo que dejarlo debido al dolor que desarrolló. Negó tener antecedentes de dolor o lesiones en la rodilla. La información restante fue irrelevante.

Se realizó la exploración física de la rodilla. No se encontró tumefacción, enrojecimiento ni cicatrices evidentes. Hubo dolor a la palpación puntual provocado en la cara medial de la articulación. Se realizaron múltiples pruebas, incluidas las evaluaciones de movimiento pasivo y activo integrales y las que se suelen utilizar para evaluar las disfunciones ligamentosas y meniscales. Cuando se realizó la prueba de tensión en valgo y varo, el dolor aumentó cuando se aplicó la tensión en valgo. Esta prueba generó un estiramiento de los ligamentos colaterales mediales y dolor. Se observó limitación en el deslizamiento transversal del fémur sobre la tibia en ambas direcciones. La fuerza muscular era buena.

Se diagnosticó un esguince ligamentoso colateral medial de la rodilla, con disfunción somática de la articulación. Se trató a la paciente con manipulación osteopática para aumentar el movimiento de la rodilla y reposo, AINE y ejercicios para mantener la fuerza de los músculos y el movimiento articular.

### Discusión

El problema de esta paciente se desarrolló como resultado de una distensión leve con torsión de la articulación de la rodilla. Si el dolor persiste, se debe realizar una IRM para descartar una rotura ligamentosa o meniscal. La paciente se debe recuperar por completo en unas cuantas semanas y ser capaz de regresar de manera gradual a la actividad total. Al evaluar este tipo de informe, el médico debe tener en cuenta que la articulación del tobillo y la cabeza del peroné pueden estar afectadas.

## CASO 3

Un hombre de 32 años de edad acudió a la clínica con síntomas de dolor y tumefacción en el tobillo derecho. Se torció el tobillo mientras corría esa mañana. Negó tener antecedentes de lesiones en el tobillo. Los otros antecedentes fueron irrelevantes.

La exploración de la articulación del tobillo reveló tumefacción de la articulación completa con cierto enrojecimiento y aumento de la temperatura cutánea. No había signos de equimosis. La tumefacción era mayor en la cara lateral de la articulación. Tenía dolor intenso a la palpación puntual en la parte lateral de la articulación del tobillo. El movimiento estaba restringido en todas direcciones. No se encontró dolor a la palpación puntual en la diáfisis de la tibia ni del peroné.

Se tomó una radiografía y se informó como negativa para fractura o luxación. La prescripción de una IRM se pospuso para que la tumefacción tuviera la oportunidad de reducirse. No se encontró evidencia de disfunciones somáticas en la articulación de la rodilla o la cabeza del peroné.

Se diagnosticó un esguince-distensión agudo por inversión del tobillo derecho. El grado de distensión no se identificó hasta que se redujo la tumefacción, el movimiento mejoró y se pudo realizar una evaluación adicional para valorar la rotura de los ligamentos.

Se dijo al paciente que elevara los pies durante los siguientes 3 días, se aplicara paquetes de hielo en la zona durante las 24 h siguientes y tomara los AINE prescritos. Acudió a consulta 3 días después y se le revaluó para procedimientos diagnósticos o tratamiento adicional según se considerara necesario.

### DISCUSIÓN

El esguince de tobillo es un diagnóstico muy común y casi todo el mundo lo experimenta durante su vida. La mayoría de las veces, la afección se resuelve por sí misma después de unos días de reposo y hielo. El mayor problema es que varios de estos esguinces se vuelven crónicos y requieren cada vez menos fuerza de torsión para que ocurra una exacerbación aguda. Esto se debe a que muchas veces no se consulta a un médico o se ignora la consulta de seguimiento. Sin embargo, si hay una consulta de seguimiento, el médico debe ser consciente de que se puede desarrollar un afección crónica. Debe evaluar en busca de roturas menores y verificar que el paciente realice ejercicios específicos para mantener el movimiento articular y la fuerza muscular. Además, el médico debe evaluar las extremidades del paciente para detectar cambios estructurales subyacentes que puedan crear la tendencia a torcer la articulación del tobillo. La afección primaria sin diagnosticar que se encuentra suele ser un calcáneo valgo. Esto se puede tratar del mismo modo que cualquier disfunción somática que se encuentre.

## CASO 4

Una mujer de 46 años de edad acudió a la clínica con un síntoma principal de dolor en el pie izquierdo, en la cara plantar. El dolor tenía una evolución de 6 meses. La paciente no estaba segura de la duración porque comentó que el dolor se desarrolló de manera gradual durante meses o hasta 1 año. El dolor era peor al caminar o trotar, pero se aliviaba con el reposo. La paciente negó tener antecedentes de alteraciones en los pies o accidentes en la zona. Los otros antecedentes fueron irrelevantes.

La exploración de los pies reveló la presencia de un calcáneo valgo leve en ambos talones, así como *hallux valgus* temprano. Sin embargo, presentó dolor a la palpación puntual intenso en la superficie plantar del pie izquierdo casi a 5 cm (2 pulgadas) distal al tubérculo calcáneo. La zona alrededor del tubérculo en sí no mostró dolor al tacto. La fascia alrededor de esa zona parecía estar más firme y tensa que la del pie derecho. Hubo un dolor leve a la palpación en el músculo gastrocnemio izquierdo. El movimiento del pie y la articulación del tobillo fue bueno en todas direcciones. No se encontró evidencia de disfunciones somáticas de la extremidad. Hubo disfunciones somáticas de los segmentos sacro y lumbar. La radiografía fue negativa. Se evaluó la marcha y se observó que dudaba al colocar peso sobre el pie izquierdo. Se examinaron sus zapatos y se discutieron con ella. Se consideró que los zapatos que usaba durante el día en general eran exagerados y contribuían al desarrollo de su *hallux valgus*.

Se diagnosticó distensión fascial plantar y múltiples disfunciones somáticas del sacro y la región lumbar. La paciente recibió manipulación osteopática que incluyó un tratamiento específico para la fascia del pie afectado, así como la prescripción de ejercicios para aumentar la movilidad del pie y el tobillo, fortalecimiento de los músculos y AINE. Se le enseñó sobre el ajuste apropiado de sus zapatos para prevenir más cambios en los dedos de los pies. El calcáneo valgo debía recibir tratamiento adicional en la siguiente visita.

### DISCUSIÓN

Esta paciente tenía una disfunción temprana de la fascia de un pie. No tenía pies planos ni otras deformidades. Era candidata para desarrollar estas deformidades debido a los zapatos que usaba en el trabajo todo el día. Además, era corredora y los tenis o zapatillas deportivas que usaba debían tener soportes calcáneos mediales integrados. Este tipo de calzado está disponible de manera comercial. La afección se resolvió unas cuantas semanas después con uno o dos tratamientos, al usar el calzado adecuado y realizar los ejercicios prescritos. Se espera que llevar a cabo este esquema según lo prescrito debe evitar el desarrollo de una disfunción crónica en el futuro.

# Osteopatía craneal

# 103

# Consideraciones anatómicas craneales

Hugh Ettlinger y Bonnie Gintis

La habilidad para diagnosticar y tratar disfunciones relacionadas con la osteopatía craneal y el mecanismo respiratorio primario (MRP) requiere un conocimiento sólido de la anatomía del cráneo y el sistema nervioso central (SNC), el cerebro y la médula espinal.

## FLUCTUACIÓN DEL LÍQUIDO CEFALORRAQUÍDEO Y POTENCIA DE LA MAREA

La fluctuación del líquido cefalorraquídeo (LCR) se considera el primer principio de los MRP. El movimiento del LCR implica la circulación y la fluctuación. La circulación del LCR se produce a través de fuerzas hidrostáticas en los plexos coroideos y las granulaciones aracnoideas. Este fenómeno está bien documentado. Setenta por ciento del LCR se forma en el plexo coroideo de los ventrículos. Estos plexos están compuestos por la piamadre y los lechos capilares intracraneales y forman parte de la barrera hematoencefálica. El otro 30% se forma a medida que el líquido extracelular del SNC se mueve hacia el espacio subaracnoideo, lo que proporciona una vía hacia el cerebro (fig. 103-1). La distribución intraventricular y subaracnoidea del LCR está conectada mediante dos pequeños orificios en el 4º ventrículo, el agujero de Magendie y el agujero de Luschka. El LCR se drena a través de las granulaciones aracnoideas, constituidas por la aracnoides y la capa interna de la duramadre. Las granulaciones aracnoideas se encuentran en el seno sagital superior y cerca de los ganglios de la raíz dorsal en la médula espinal. El sistema glinfático es una vía funcional de eliminación de desechos para el SNC en los vertebrados, que depende de la actividad de las células gliales. El LCR junto con el líquido intersticial y los solutos extracelulares elimina las proteínas solubles, los productos de desecho y el exceso de líquido extracelular del cráneo. El nombre "sistema glinfático" fue acuñado por Maiken Nedergaard en vista de su similitud con la función del sistema linfático periférico. El drenaje terminal se produce en los vasos linfáticos del cuello.

Las fuerzas generadas por los gradientes hidrostáticos del plexo coroideo y las granulaciones aracnoideas no son suficientes para explicar el movimiento del LCR. La fluctuación, un movimiento de ida y vuelta del líquido, contribuye a este proceso.

Hace poco se documentó la fluctuación del LCR mediante estudios de imagen por resonancia magnética (IRM). Éstos demuestran un movimiento fluctuante del LCR en respuesta al pulso arterial y la respiración. El MRP también hace que el LCR fluctúe. Esta fluctuación proporciona una mezcla continua, que combinada con las pequeñas fuerzas circulatorias permite el movimiento adecuado del LCR y su intercambio con la circulación del cuerpo. Las fuerzas circulatorias por sí solas son inadecuadas para explicar este proceso.

El Dr. Sutherland comparó la fluctuación del LCR con la marea en el océano. En su libro, *The Sea Arround Us (El mar que nos rodea)*, Rachel Carson describe la diferencia entre olas, corrientes y mareas. Su analogía ilustra conceptos que también se aplican a la circulación y fluctuación en el cuerpo humano.

No hay gota de agua en el océano, ni siquiera las partes más profundas del abismo que no conozca y responda a las fuerzas misteriosas que crean la marea. Ninguna otra fuerza que afecte al mar es tan fuerte. En comparación con la marea, las olas creadas por el viento son movimientos de superficie. Así que, a pesar de su barrido impresionante, son las corrientes planetarias, que rara vez se involucran más que los cientos de brazas superiores. —*El mar que nos rodea*, Rachel Carson, pág. 149.

Las corrientes son similares a la circulación, transportando líquido de un lugar a otro a una velocidad relativamente rápida. La marea es una fluctuación, que crea una mezcla mediante el movimiento de vaivén del líquido. La Dra. Carson continúa:

La influencia de la marea sobre los asuntos de las criaturas marinas y los hombres se puede ver en todo el mundo. Los miles de millones de animales sésiles como ostras, mejillones y percebes deben su existencia al movimiento de las mareas, que les llevan el alimento que no pueden ir a buscar.

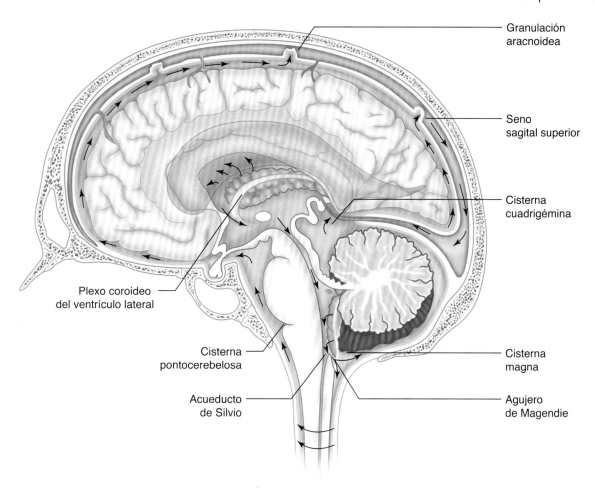

Granulación
aracnoidea

Seno
sagital superior

Cisterna
cuadrigémina

Plexo coroideo
del ventrículo lateral

Cisterna
magna

Cisterna
pontocerebelosa

Acueducto
de Silvio

Agujero
de Magendie

**FIGURA 103-1.** Circulación del líquido cefalorraquídeo. (Adaptado de Netter, colección Ciba).

Las células sésiles del SNC también dependen de una mezcla constante del líquido de sus alrededores para mantener los gradientes de concentración adecuados para la nutrición y la eliminación de desechos. La fluctuación del LCR ayuda a mantener estos gradientes.

El Dr. Sutherland se refirió al efecto de la fluctuación del LCR en los centros fisiológicos del cuerpo: "A través de las funciones del MRP, la médula se relaciona con la fisiología secundaria del cuerpo humano vivo". El descubrimiento de los órganos circunventriculares en las paredes del 3° y 4° ventrículos de 30 a 40 años después de la declaración del Dr. Sutherland esclarece un posible mecanismo de esta relación. Estos órganos son aparatos sensoriales diseñados para controlar el LCR para el funcionamiento de varios mecanismos de retroalimentación del SNC. Se ha demostrado que los órganos circunventriculares intervienen en la regulación de la temperatura, el equilibrio electrolítico, la función hipotalámica-hipofisaria y las funciones cardiovascular y respiratoria. Es necesario un intercambio adecuado de LCR para que estos órganos reciban información precisa y regulen de manera adecuada la función corporal. La capacidad del tratamiento osteopático para influir en la función de los mecanismos de retroalimentación homeostática del cuerpo amplía el alcance de la práctica clínica mucho más allá de la biomecánica del sistema musculoesquelético.

## MEMBRANAS INTRACRANEALES E INTRAESPINALES Y MEMBRANA DE TENSIÓN RECÍPROCA

Todas las estructuras membranosas del cuerpo se componen de tejido conjuntivo derivado del mesénquima embrionario. Todas las membranas se continúan con los demás tejidos conjuntivos del cuerpo derivados del mesénquima. Las membranas intracraneales se relacionan íntimamente con las fascias del resto del cuerpo a través de los agujeros en la base del cráneo y en toda de la columna, el agujero magno y todas las inserciones fasciales debajo de la base del cráneo.

El cráneo del recién nacido no tiene suturas entrelazadas. La única articulación formada por completo en el cráneo es la que se encuentra entre los cóndilos occipitales y el atlas. Los huesos craneales del recién nacido se desarrollan dentro de la duramadre, y la forma del cráneo se mantiene mediante la duramadre, el líquido y el movimiento interno del SNC. Desde el punto de vista del desarrollo antes de la formación ósea, las membranas proveen la forma y protección y también guían y limitan el movimiento.

La piamadre es una membrana delgada, con una célula de grosor, que se adhiere al cerebro y la médula espinal. Está muy vascularizada. Una parte craneal envuelve las raíces nerviosas y se extiende hacia las fisuras y surcos. Sus vasos forman el plexo coroideo de los ventrículos. La parte medular envuelve los nervios raquídeos. Las extensiones laterales forman los ligamentos dentados y se mezclan con el *filum terminale* internamente.

La aracnoides es una membrana translúcida adherida a la duramadre interna que contiene LCR en el espacio entre ésta y la piamadre, y el espacio subaracnoideo. Las cisternas subaracnoideas son agrandamientos del espacio aracnoideo que contiene LCR. Las cisternas funcionan como "camas de agua" que amortiguan el cerebro. Las granulaciones aracnoideas, también llamadas corpúsculos de Pacchioni, se encuentran a lo largo de la fisura longitudinal y su función es reabsorber el LCR. También hay granulaciones aracnoideas raquídeas a lo largo de la capa aracnoidea en el conducto raquídeo.

Se explica que la duramadre tiene porciones craneal y raquídea. En realidad, sólo hay una membrana continua. Ambas partes se nombran sólo por conveniencia anatómica (fig. 103-2).

Hay dos capas de duramadre craneal. Esta membrana es dura y no tiene elasticidad. En el adulto, las capas se adhieren con fuerza entre sí, excepto donde forman los senos venosos.

La capa externa de la duramadre es el periostio interno de los huesos craneales, el pericráneo. El pericráneo se continúa con el periostio de suturas y agujeros, y el periostio externo de los huesos craneales. Las fuerzas de compresión y tensión generadas por el cerebro en crecimiento en la duramadre estimulan el tejido conjuntivo membranoso para formar huesos entre estas capas de la duramadre. Por lo tanto, los huesos del cráneo desarrollan capas dentro de la membrana de la duramadre.

El periostio de todos los huesos craneales se continúa con toda la duramadre. Todas las estructuras membranosas y fasciales adyacentes son continuas entre sí. La duramadre y los huesos craneales son ejemplos de la continuidad de los tejidos conjuntivos de diferentes densidades.

## ESTRUCTURAS CRANEALES FORMADAS POR LA DURAMADRE

La capa interna de la duramadre se llama *capa meníngea*. Esta capa rodea el cerebro y se junta en dos capas que se replican para formar la hoz del cerebro, la tienda del cerebelo y la hoz del cerebelo.

La hoz del cerebro es un arco en forma de media luna entre los dos hemisferios del cerebro y tiene tres polos de inserción (fig. 103-3). El polo anteroinferior se inserta en la cresta de gallo del etmoides. El polo superior se inserta en la superficie del cráneo a lo largo de las suturas metópica y sagital. El polo posterior se inserta en el occipucio y se une a la superficie posterior de la tienda del cerebelo en la zona del seno recto y la protuberancia occipital interna.

La tienda del cerebelo es una membrana doble con forma de hoz en la fosa posterior. Se encuentra orientada en sentido transversal y en su parte anterior es cóncava. Las dos capas de la duramadre, a partir de las que se forma, se derivan de la unión del tejido mesenquimatoso que cubre los lóbulos occipitales por arriba y al cerebelo por abajo. De manera clásica, se describe como si tuviera polos de inserción que se relacionan con los bordes libres y los unidos; sin embargo, la investigación anatómica actual explora los polos de inserción basados en los bordes de las capas superior e inferior de la duramadre.

El borde cóncavo libre o interno forma la incisura tentorial, la cual rodea el mesencéfalo y se describe clásicamente como unida a las apófisis clinoides del esfenoides. La inserción o borde convexo externo de forma clásica se describe como unida a cinco zonas: la cresta transversal del surco del seno occipital, el ángulo posteroinferior del hueso parietal en el nivel del asterión, la porción mastoidea del hueso temporal, la porción petrosa del hueso temporal y las apófisis clinoides posteriores del esfenoides.

La hoz del cerebelo es una pequeña hoz de la duramadre que se extiende entre los dos hemisferios del cerebelo. Su inserción superior se mezcla en la superficie inferior de la tienda del cerebelo en la región del seno recto. Su inserción inferior es en la cresta vertical en la superficie interna del occipucio. La cara inferior de la inserción se extiende hacia atrás, donde tiene una inserción fuerte en el agujero magno. Se continúa con la duramadre del conducto raquídeo.

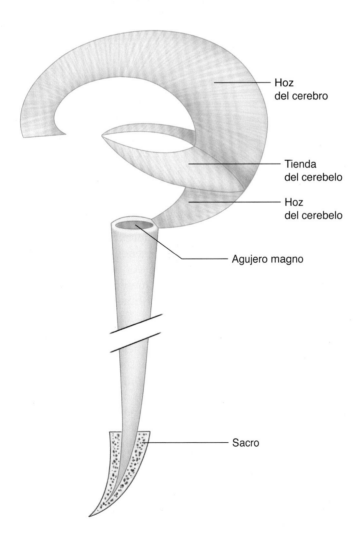

Hoz del cerebro

Tienda del cerebelo

Hoz del cerebelo

Agujero magno

Sacro

**FIGURA 103-2.** Membranas de la duramadre, vista lateral.

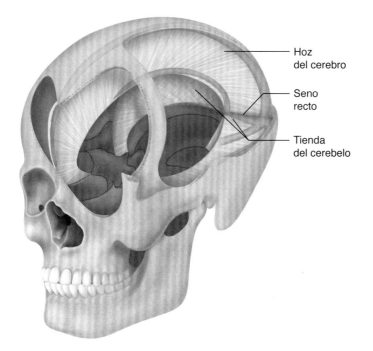

Hoz
del cerebro

Seno
recto

Tienda
del cerebelo

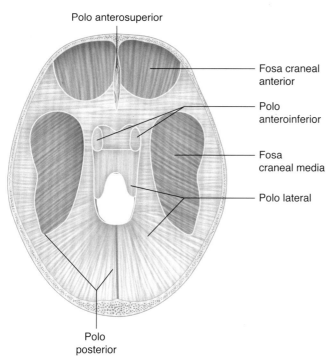

Polo anterosuperior

Fosa craneal
anterior

Polo
anteroinferior

Fosa
craneal media

Polo lateral

Polo
posterior

**FIGURA 103-3.** Sistema de membranas de tensión recíproca.

Las membranas de la duramadre se pliegan o forman un saco para conformar tres estructuras importantes. El diafragma de la silla turca es un pequeño pliegue de la duramadre que cubre la fosa hipofisiaria de la silla turca del esfenoides, que recubre la hipófisis. La duramadre encapsula por completo a la hipófisis y se mezcla con su cápsula. Esta disposición modifica de manera alternativa la forma de la hipófisis con las fases del MRP y ayuda a su circulación portal. La caverna de Meckel está compuesta por un pliegue de la duramadre y se asienta en la superficie anterior de la

porción petrosa del hueso temporal. Encapsula al ganglio semilunar, que se compone de tres ramas sensitivas del 5º nervio craneal, el nervio trigémino. En la terminal anterior del ganglio, la duramadre se une con la cápsula del ganglio. La compresión de la duramadre en esta zona puede producir o contribuir a la neuralgia del trigémino. El saco endolinfático es parte del sistema de laberinto membranoso del oído interno. Se compone de la duramadre y está suspendido desde la cara inferior de la poción petrosa del hueso temporal.

La parte raquídea de la duramadre es continua con la capa interna de la duramadre craneal. Sólo una capa se extiende al conducto raquídeo. La otra capa es continua con el periostio fuera del cráneo. La duramadre raquídea rodea la médula espinal dentro del conducto raquídeo; existen varias inserciones en el interior del conducto. Las inserciones firmes de la duramadre raquídea incluyen al agujero magno, la cara posterior de la apófisis odontoides, la cara posterior del cuerpo de C3, la cara posterior del cuerpo de S2, la cara posterior del cóccix a través del *filum terminale* y grietas fibrosas menores hacia el ligamento longitudinal posterior a lo largo de toda la columna, más predominante en la región lumbar.

El suministro arterial a la duramadre se deriva de las ramas terminales de las arterias carótidas externas e internas. Las arterias que atraviesan la duramadre no sólo irrigan al cerebro. La duramadre posee su propia reserva rica en sangre.

La inervación en la duramadre se deriva de las tres ramas del nervio trigémino, de los nervios simpáticos del plexo carotídeo y el ganglio cervical superior, y de los nervios sensitivos de C1 y C2.

## SENOS VENOSOS DURALES

Los senos venosos son espacios dentro de las capas durales que transportan sangre venosa desde las venas del cráneo hasta la circulación venosa sistémica (fig. 103-4). Los senos venosos carecen del tejido elástico y muscular que se encuentra en todas las demás venas y, por lo tanto, no tienen elasticidad ni contracción muscular para mejorar el drenaje. La circulación depende del movimiento. Durante la fase de inhalación, los senos cambian su forma de "V" a ovoide, con el consiguiente aumento de capacidad. Durante esta fase, las venas tributarias aumentan el drenaje hacia los senos.

Los senos venosos drenan 95% de la sangre del cráneo a través de la vena yugular interna. Es de crucial importancia que exista una relación y un movimiento adecuados entre los huesos occipital y temporal, que comprenden el agujero yugular, para tener un drenaje venoso sin obstáculos. El restante 5% de la sangre venosa se drena a través de las venas faciales y la vena yugular externa.

El seno sagital superior se encuentra en el margen adjunto de la hoz del cerebro y drena de manera principal hacia el seno transverso derecho, el seno sigmoideo y luego hacia la vena yugular interna. El seno sagital inferior se encuentra en los dos tercios posteriores del margen libre de la hoz del cerebro. Se une a la vena de Galeno para formar el seno recto, que desemboca en el seno transverso izquierdo, el seno sigmoideo y luego en la vena yugular interna. El seno recto se

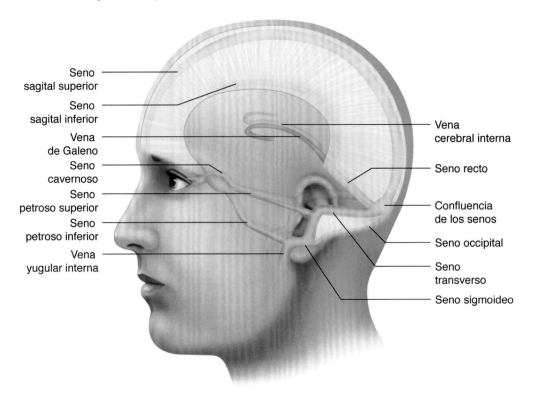

**FIGURA 103-4.** Sistema del seno venoso.

encuentra en la unión de la hoz del cerebro y la tienda del cerebelo. También es el punto de unión de la vena de Galeno y el seno sagital inferior. Estos senos drenan principalmente hacia el seno transverso izquierdo, el seno sigmoideo y luego hacia la vena yugular interna. El seno occipital se encuentra en el margen adjunto de la hoz del cerebelo, que se extiende desde el agujero magno hasta la protuberancia occipital interna. Drena ante todo hacia el seno transverso izquierdo, el seno sigmoideo y luego hacia la vena yugular interna.

Los senos cavernosos se encuentran a ambos lados a la misma altura y a los lados de la silla turca y se extienden desde la fisura esfenoidal hasta el vértice de la porción petrosa del hueso temporal. Los nervios craneales III, IV, VI, la rama oftálmica del V y la arteria carótida interna se ubican en relación con los senos cavernosos. Las venas oftálmicas alimentan los senos y drenan a los senos petrosos superior e inferior, el seno sigmoideo y luego a la vena yugular interna. La disfunción en la punta de la porción petrosa del temporal puede interferir con la salida del seno cavernoso hacia los petrosos estrechos.

El seno circular o seno intercavernoso rodea la hipófisis y conecta a los senos cavernosos a través de dos vasos transversales. El seno circular drena a los senos petrosos superior e inferior, el seno sigmoideo y luego a la vena yugular interna. El seno circular transporta el flujo de salida de la hipófisis, incluidas todas sus hormonas.

Los senos petrosos superiores se encuentran en el margen adjunto de la tienda del cerebelo a lo largo del borde superior de la porción petrosa del hueso temporal. Drenan hacia el seno sigmoideo y luego hacia la vena yugular interna. Los

senos petrosos inferiores se ubican en la unión del borde posterior de la porción petrosa del hueso temporal con la apófisis basilar occipital. Drenan hacia la vena yugular interna.

Los senos transversos se encuentran en el margen adjunto de la tienda del cerebelo y se extienden desde la zona de la confluencia de los senos (protuberancia occipital interna) hasta la fosa yugular. Se encuentran en surcos en la escama occipital y los ángulos mastoideos de los parietales. Los senos transversos se convierten en senos sigmoides a lo largo de la porción mastoidea de los huesos temporales y la apófisis yugular occipital y drenan hacia la vena yugular interna.

El seno basilar o plexo basilar se superpone a la conexión basoesfenoidal y basooccipital con los senos petrosos inferiores. Este plexo consta de varias venas de interfaz entre las capas de la duramadre, que conectan el seno circular con el plexo venoso vertebral interno.

## MEMBRANA DE TENSIÓN RECÍPROCA

La membrana de tensión recíproca (MTR) es una sola unidad de estructura y función. Todas las membranas cambian de forma durante las fases del MRP. Las membranas equilibran y mantienen un nivel constante de tensión durante el cambio de forma rítmico, simultáneo y alterno de las fases del MRP. Así como los ligamentos permiten que las articulaciones se muevan a través de un rango de movimiento, las membranas intracraneales e intraespinales permiten un rango de movimiento de los huesos craneales. Esta acción recíproca funciona alrededor de un punto de apoyo en una relación dinámica, que guía y limita el movimiento en el cráneo y responde al movimiento en todo el cuerpo.

La MTR funciona en las fases de inhalación y exhalación alrededor de un fulcro suspendido que cambia en forma automática. El Dr. Magoun llamó a este punto de apoyo el *fulcro de Sutherland* en honor a su descubridor. Este fulcro cambia y se ajusta para mantener una tensión equilibrada en respuesta al movimiento normal o a un traumatismo. El fulcro de Sutherland funciona de manera normal en algún lugar a lo largo de la unión de la hoz y el tentorio, a lo largo del seno recto. No es un punto anatómico fijo. Se desplaza y se suspende automáticamente para poder adaptarse a las fuerzas cambiantes.

El Dr. Sutherland destacó la importancia de aprender a observar el funcionamiento del fulcro. Si las membranas se pueden llevar a un estado de tensión membranosa equilibrada, las fuerzas inherentes dentro del cuerpo tienen la oportunidad de influir en las disfunciones.

## MOTILIDAD INHERENTE DEL SNC

El SNC exhibe una expansión y contracción rítmica del cerebro y la médula espinal durante las fases del MRP, que ocurre al mismo tiempo que el movimiento de la membrana, el hueso y el líquido. Se trata de un enrollamiento y desenrollamiento del sistema nervioso que se produce alrededor de un fulcro ubicado en la lámina terminal.

### Huesos y suturas craneales

El estudio del desarrollo embriológico de los huesos craneales proporciona información importante sobre su forma y función. Las fuerzas de compresión al principio del desarrollo crean una matriz cartilaginosa en la zona que se convierte en la base del cráneo. Las fuerzas de tensión crean una membrana en el área que se desarrolla en la bóveda craneal. El Dr. Sutherland consideró que el movimiento en la base craneal era primario, y el movimiento en la bóveda se acomodaba a la base.

El MRP es palpable en el recién nacido, cuyo cráneo es, en su mayor parte, cartílago y membrana, y carece de suturas entre los huesos. A medida que el cráneo se osifica, se forman suturas para adaptarse a este movimiento, que ya está presente. Por tanto, la forma de la sutura refleja el movimiento que acomoda. Los tipos básicos de sutura y sus respectivos movimientos se muestran en la figura 103-5 y se enumeran a continuación:

1. *Dentada*: dientes de sierra (p. ej., la sutura sagital). Permite un movimiento de balanceo.
2. *Escamosa*: en forma de escamas o superpuestas, como la sutura temporoparietal (escamoparietal). Permite un movimiento de deslizamiento, determinado por la dirección del bisel y el surco de las dos superficies.
3. *Armónica*: borde a borde (p. ej., la sutura lacrimoetmoidal). Permite el cizallamiento.
4. *Escamodentada*: una combinación, que se encuentra en las suturas coronal y lambdoidea.

El movimiento de un hueso se puede deducir a partir de la forma de sus suturas porque éstas se formaron para acomodar el movimiento que estaba presente antes de que el

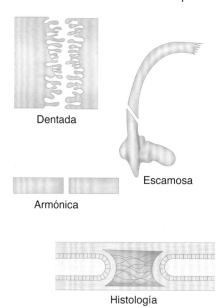

**FIGURA 103-5.** Tipos de suturas que se encuentran en el cráneo.

hueso se osificara (fig. 103-6). Un eje de movimiento que cruza una línea de sutura provoca que la sutura cambie de forma y desarrolle un bisel porque los movimientos en los lados opuestos de un eje son diferentes. Estos puntos se denominan pivotes (fig. 103-7).

### Esfenoides

El esfenoides se articula con 12 huesos (fig. 103-8). Influye en el movimiento de los huesos frontal y facial. Es importante señalar que los huesos no son los principales motores. Tienen movilidad y la capacidad de cambiar de forma y, por lo tanto, influyen, en realidad no mueven, las otras estructuras con las que están en contacto.

Desde el punto de vista estructural, el esfenoides consta del cuerpo, las alas mayores y menores en sus caras laterales y las apófisis pterigoides en la parte inferior.

#### *Articulaciones*

1. *Occipital*: el esfenoides se articula con la porción basilar occipital (la articulación esfenobasilar), una sincondrosis que es cartilaginosa hasta la edad de 20 a 25 años y luego se convierte en hueso esponjoso. Exhibe flexibilidad, no movilidad articular.
2. *Temporales*: el esfenoides se articula con el temporal en tres zonas. Es importante la articulación del borde escamoso del ala mayor del esfenoides con el borde inferior de la escama temporal. Dentro de esta articulación hay un cambio en el bisel llamado pivote esfenoescamoso (pivote EE; fig. 103-9). Una línea que conecta el pivote EE a cada lado del hueso refleja el eje de movimiento del esfenoides. Se encuentra directamente detrás del arco cigomático. Por encima del pivote esfenoescamoso, la articulación es en su mayoría escamosa y el esfenoides está biselado en la superficie externa. El hueso temporal está biselado en la superficie interna. De forma más simple, el hueso temporal se superpone al esfenoides aquí y existe un movimiento de deslizamiento principalmente. Debajo del pivote esfenoescamoso, la articulación es más

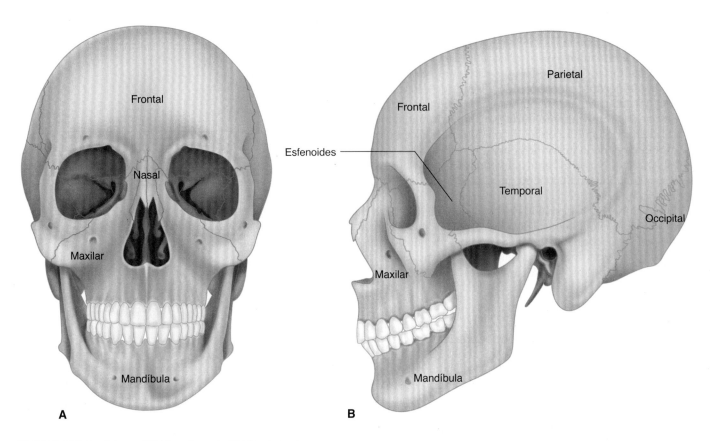

**A**

**B**

**FIGURA 103-6.** Cráneo. **(A)** Vista frontal. **(B)** Vista lateral.

dentada, menos vertical y se bisela de manera más uniforme. El movimiento es más un movimiento de balanceo.

3. *Parietales*: existe una articulación pequeña en el pterion entre la superficie posterosuperior del ala mayor del ángulo anteroinferior del hueso parietal. Es una sutura escamosa que permite un movimiento deslizante. El esfenoides se superpone al hueso parietal.

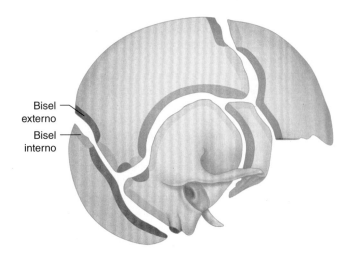

**FIGURA 103-7.** Cambios de bisel en las suturas craneales.

4. *Hueso frontal*:
   a. Existe una articulación en forma de "L" entre la superficie anterosuperior de las alas mayores de las superficies inferolaterales del hueso frontal. Es una sutura dentada.
   b. Existen otras dos articulaciones, también dentadas, entre el borde anterior de las alas menores en la parte lateral y la superficie orbitaria del hueso frontal, y entre la superficie anterosuperior del cuerpo en la parte medial y la superficie orbitaria del hueso frontal. Juntas, estas dos articulaciones permiten que el esfenoides influya en las superficies laterales del hueso frontal en sentido lateral, anterior y un poco superior a medida que se flexiona el esfenoides.

5. *Etmoides*:
   a. La parte anterior del cuerpo del esfenoides (espina etmoidal) se articula con el borde posterior de la lámina cribiforme. Esta articulación es una gónfosis o articulación en clavija.
   b. Otras dos articulaciones, ambas armónicas, permiten la flexibilidad de movimiento en estas zonas de contacto (en sentido lateral en el plano horizontal y en la línea media en un plano vertical).

6. *Palatinos (dos)*
7. *Vómer*
8. *Cigomáticos (dos)*

Los huesos palatinos, vómer y cigomáticos son intermediarios entre el esfenoides y la mandíbula.

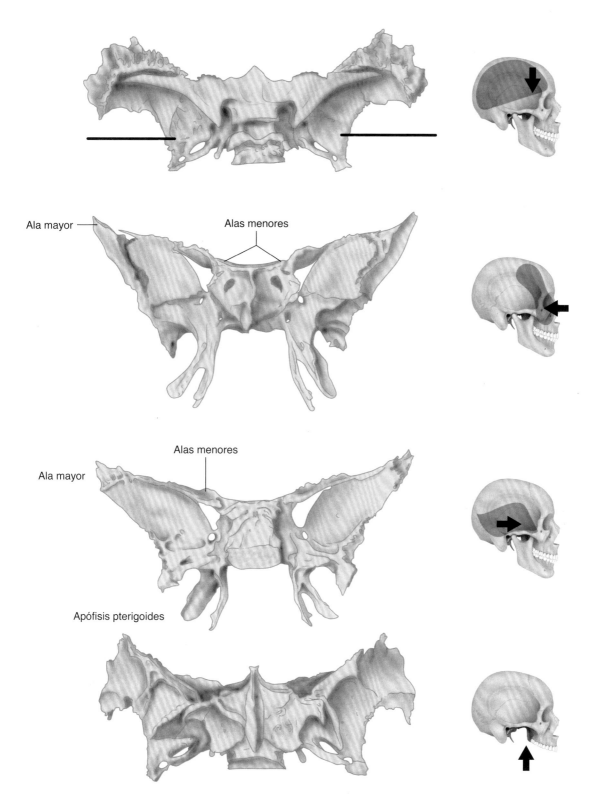

**FIGURA 103-8.** Esfenoides.

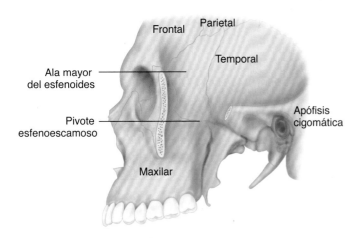

**FIGURA 103-9.** Pivote esfenoescamoso.

## Movimiento

En este texto, el movimiento de cada hueso se simplifica para el estudio de principiantes. Aunque las descripciones son buenas exposiciones del movimiento general presente, es importante considerar que en el cuerpo vivo, otras variables pueden influir de manera activa en la capacidad de movimiento de un hueso.

## Occipucio

El occipucio influye en el movimiento de la parte posterior del cráneo.

### Partes

Las estructuras del occipucio se muestran en las figuras 103-10 y 103-11.

1. *Occipucio basilar (basioccipucio)*: se sitúa anterior al agujero magno y forma el borde anterior del agujero.
2. *Cóndilos*: se sitúan adyacentes al agujero magno y forman los bordes laterales.

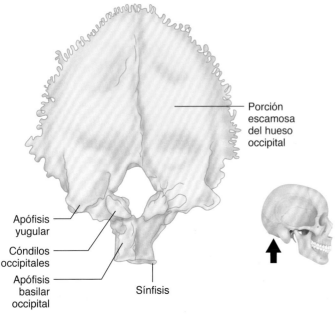

**FIGURA 103-10.** Occipucio.

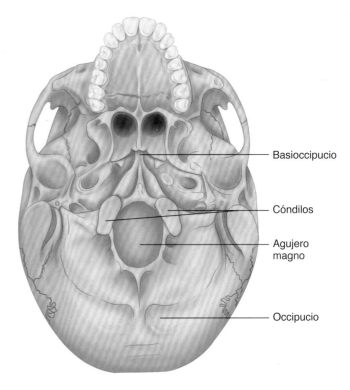

**FIGURA 103-11.** Base del cráneo-occipucio.

3. *Porción escamosa del hueso occipital*: cuerpo del occipucio, que forma el borde posterior del agujero magno.

La osificación de todas las partes no se completa hasta alrededor de los 5 años de edad. Esto tiene gran importancia clínica en el momento del tratamiento de ciertos problemas en los niños.

### Articulaciones

Se articula con seis huesos, el occipucio influye en el movimiento de los temporales y parietales (fig. 103-12).

1. *Esfenoides*: la articulación del occipucio con el esfenoides se discutió en el apartado del hueso esfenoides.
2. *Parietales (dos)*: la sutura lambdoidea entre la superficie superior occipital y el borde posteroinferior del hueso parietal es el sitio de articulación. El cambio de bisel a lo largo de esta articulación se puede encontrar si se extiende la línea temporal superior desde el hueso parietal hacia atrás hasta esta sutura (fig. 103-13). El cambio de bisel ocurre en el punto en el que la orientación de ambos huesos cambia del plano coronal primario (superior) al plano horizontal primario (inferior). Desde la línea media hasta este punto, el occipucio se encuentra biselado en su interior, se superpone al parietal, y la sutura es más dentada, aunque es escamodentada. Lateral a este punto, el occipucio está biselado en su exterior, superpuesto por el hueso parietal y la sutura es menos dentada, aunque todavía es escamodentada (ver fig. 103-13). El movimiento es principalmente de balanceo, pero hay algo de deslizamiento cuando el occipucio se mueve de forma anterior en flexión. El movimiento parietal es casi completamente lateral.

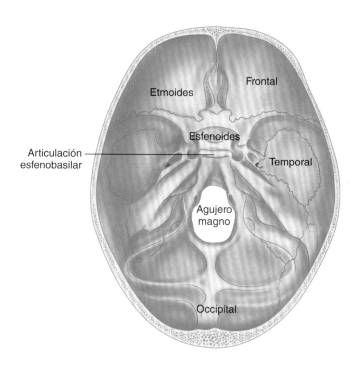

**FIGURA 103-12.** Vista superior del cráneo con la bóveda retirada, se muestran las articulaciones occipitales.

3. *Temporales (dos)*: hay tres áreas distintas de contacto de los huesos occipital y temporales (fig. 103-14).

   a. La superficie lateral posterior del occipucio se articula con la porción mastoidea del hueso temporal. La articulación es convexa en el hueso temporal y cóncava en el occipucio, casi describe una forma de "L". El punto en el que se encuentra su vértice es un punto de cambio

de biselado, llamado *pivote condiloescamomastoideo*. Superior y posterior a este punto, el occipucio está biselado en su exterior, anterior a este punto en su interior está biselado o es plano. La articulación es dentada, lo que permite un movimiento de balanceo.

   b. La muesca yugular del occipucio se articula con la superficie yugular del hueso temporal. Hay dos partes en esta articulación.

      (1) La muesca yugular del occipucio se articula con la fosa yugular del hueso temporal, lo que forma una articulación cuadrangular lisa en el plano coronal.

      (2) Una superficie irregular, plana y rugosa posterior a la muesca se articula con una superficie en el hueso temporal. Está en el plano horizontal. Ésta es una articulación importante en extremo porque es el fulcro alrededor del cual se mueven el occipucio y el temporal en relación entre sí. El hueso temporal se mueve en sentido anterior y superoposterior a este punto, en sentido anterior e inferoanterior a este punto y en sentido lateral por encima del punto y en sentido medial por debajo de éste.

      (3) El margen superior del borde lateral del basioccipucio se articula con la porción petrosa del hueso temporal (borde inferior). Ésta es una articulación de ensamble que permite un movimiento de bisagra y deslizamiento.

4. *Atlas*: la articulación atlantooccipital es una articulación sinovial. Las superficies articulares convergen anterior e inferiormente, lo que predispone la articulación a la compresión cuando está hiperextendida, como en el latigazo cervical o en el proceso de parto. Es la única articulación formada por completo en el cráneo al nacer. El traumatismo al nacimiento que afecta a la unión craneocervical puede tener consecuencias clínicas graves porque las partes condilares del occipucio todavía están separadas y se pueden forzar en sentido medial, cambiando el tamaño y la forma del agujero magno. El atlas se ve afectado con menos frecuencia por traumatismos al nacimiento porque el ligamento transverso del atlas previene el ensanchamiento de las facetas del atlas.

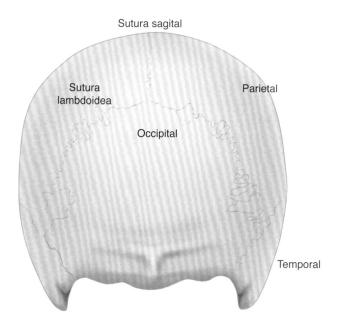

**FIGURA 103-13.** Vista posterior de las articulaciones del cráneo del occipucio.

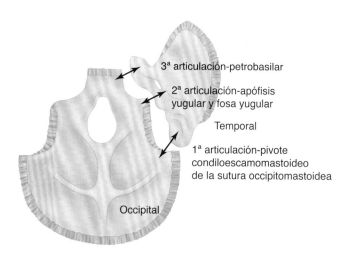

**FIGURA 103-14.** Articulación entre los huesos occipital y temporales, vista superior.

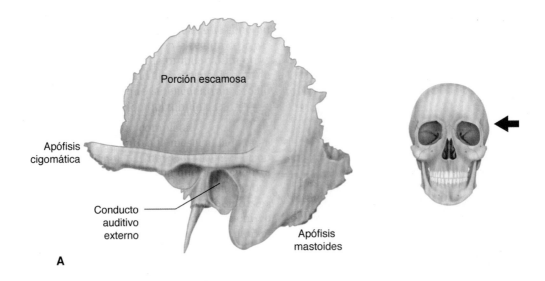

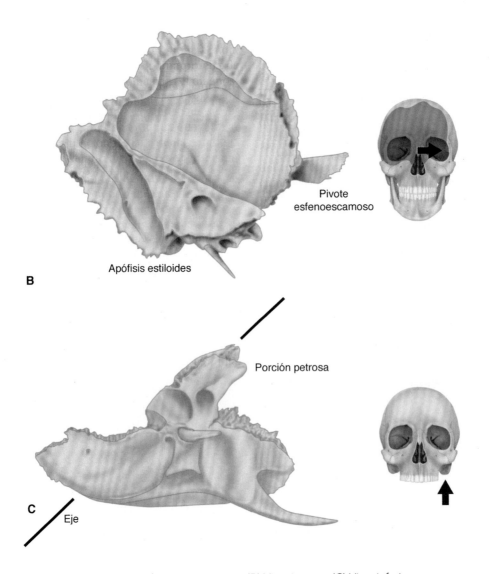

**FIGURA 103-15.** Estructura del hueso temporal. **(A)** Vista externa. **(B)** Vista interna. **(C)** Vista inferior.

*Movimientos*

El movimiento principal del occipucio sobre el atlas es la flexión-extensión, con los cóndilos occipitales convexos y las
facetas articulares superiores del atlas cóncavas.

## Hueso temporal

*Partes*

La estructura del hueso temporal se muestra en la figura
103-15.

1. *Escama*: cuerpo liso del hueso temporal.
2. *Porción mastoidea*: posterior, incluye la apófisis mastoides.
3. *Arco cigomático*: anterior y lateral.
4. *Porción petrosa*: medial, que contiene el aparato auditivo y vestibular. Es la superficie para la inserción de la
   tienda del cerebelo.

*Articulación*

El hueso temporal se articula con otros siete huesos.

1. *Esfenoides*: la articulación del hueso temporal con el esfenoides se discutió en el apartado del hueso esfenoides.
2. *Occipucio*: la articulación del hueso temporal con el hueso
   occipital se discutió en el apartado del occipucio. Tiene la
   mayor influencia sobre el movimiento del temporal.
3. *Huesos cigomáticos (dos)*: la articulación temporocigo-
   mática forma el arco cigomático, una sutura dentada que
   permite el movimiento de balanceo.
4. *Parietal (dos)*: la articulación temporoparietal se puede
   considerar como dos articulaciones separadas o como una
   sola articulación con un cambio en el bisel, donde se unen
   las porciones mastoidea y escamosa del hueso temporal.
   Por los propósitos actuales, se considera como dos articulaciones separadas.
   a. La superficie superior del hueso temporal, biselado de
      forma amplia en su interior, se articula con la superfi-
      cie inferoanterior del hueso parietal, biselado de forma
      amplia en su exterior. Esta sutura es escamosa, lo que

permite el deslizamiento medial y lateral de ambos huesos a medida que rotan en dirección interna y externa.
   b. La superficie superior de la porción mastoidea del
      hueso temporal se articula con la superficie posteroin-
      ferior del hueso parietal, lo que forma una articulación
      adoquinada irregular. Hay un cambio de bisel en el cen-
      tro. Esta sutura permite el movimiento rotatorio de la
      porción petrosa del hueso temporal.
5. *Mandíbula*: la articulación temporomandibular es una
   articulación sinovial que se encuentra debajo de la porción más posterior del arco cigomático.

## Huesos parietales

*Partes*

El hueso parietal tiene sólo una parte (fig. 103-16).

*Articulaciones*

Los huesos parietales se articulan con cinco huesos (fig. 103-17).

1. *Parietal*: la sutura intraparietal (sagital) es dentada, lo
   que permite el movimiento de balanceo mientras los huesos parietales rotan en dirección externa e interna. En
   la parte posterior tiene menos dientes, pero son más anchos para permitir mayor movimiento allí.
2. *Frontal*: la sutura coronal es escamodentada, presenta
   un biselado externo medial y un biselado interno lateral
   en el parietal.
3. *Esfenoides*
4. *Occipital*
5. *Temporal*

## Hueso frontal

*Partes*

1. *Parte nasal*: inferior y en la línea media, se articula con
   el etmoides.
2. *Partes orbitales*: lateral e inferior, formando el techo de
   la órbita.

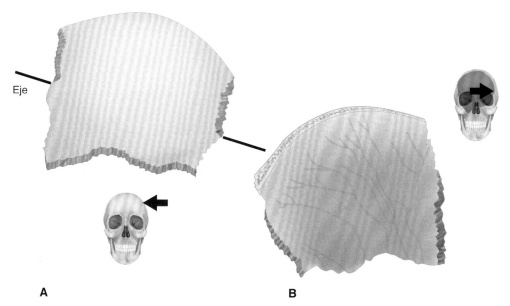

Eje

**A**    **B**

**FIGURA 103-16.** Estructura del hueso parietal. **(A)** Vista externa. **(B)** Vista interna.

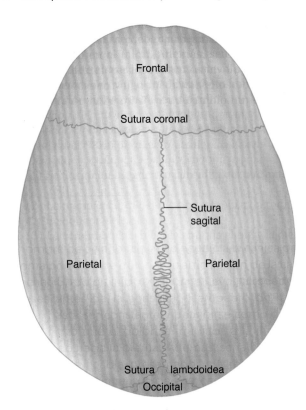

FIGURA 103-17. Suturas y articulaciones de los huesos del cráneo, vista superior.

3. *Escama:* zona de la frente, con eminencias frontales laterales. Existe una sutura metópica en la línea media en 10% de los adultos.

### Articulaciones

El hueso frontal se articula con 12 huesos (fig. 103-18).

1. *Huesos parietales (dos)*
2. *Esfenoides*
3. *Etmoides:* tres suturas, dos laterales, una en la línea media anterior, todas armónicas adaptadas para permitir el deslizamiento.
4. *Lagrimales (dos)*
5. *Maxilares (dos)*
6. *Huesos nasales (dos)*
7. *Huesos cigomáticos (dos)*

## Etmoides

### Partes

1. *Lámina cribosa:* donde se inserta la hoz del cerebro (fig. 103-19).

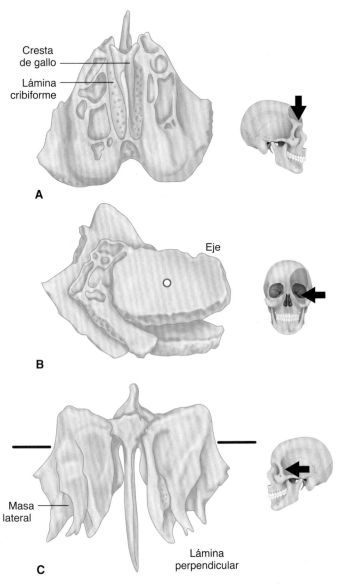

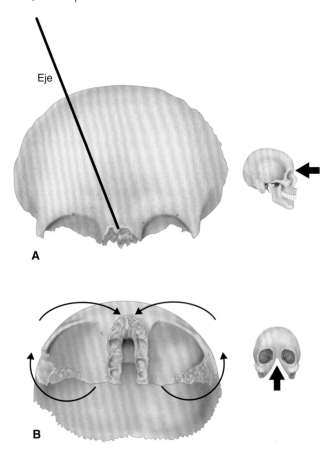

FIGURA 103-18. Hueso frontal. **(A)** Vista anterior. **(B)** Vista inferior.

FIGURA 103-19. Estructura y articulaciones del etmoides. **(A)** Vista superior. **(B)** Vista lateral. **(C)** Vista inferior.

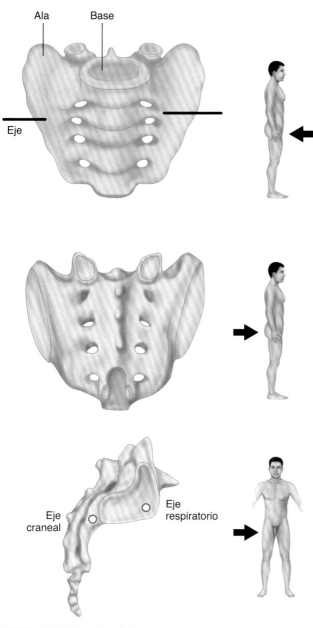

FIGURA 103-20. Ejes del movimiento sacro.

2. *Masas laterales (dos)*
3. *Lámina perpendicular*

### Articulaciones

El etmoides se articula con 13 huesos.

1. Hueso frontal
2. Esfenoides
3. Palatinos (dos)
4. Nasales (dos)
5. Vómer
6. Cornetes inferiores (dos)
7. Maxilares (dos)
8. Lagrimales (dos)

## Movimiento involuntario del sacro entre el ilion

El sacro se balancea en un eje transversal por medio del pilar articular del 2° segmento sacro. El movimiento se produce en conjunto con el balanceo del basioccipucio a través de la conexión de la duramadre (fig. 103-20).

# 104

# Movimientos y disfunción craneal

Hugh Ettlinger y Bonnie Gintis

## PATRONES DE MOVIMIENTO EN EL CRÁNEO

Ningún hueso craneal se mueve de manera independiente. La restricción que se origina en cualquier parte del cráneo provoca cambios en el movimiento de todo el cráneo. Los patrones de movimiento funcional y disfuncional presentados en esta sección se deben considerar en el contexto de la variabilidad que puede influir en el movimiento general que se produce. Este enfoque proporciona una base excelente para una comprensión profunda de la variedad de patrones que se pueden presentar en la clínica.

Magoun identificó tres factores esenciales para el movimiento articular del cráneo.

1. *Resiliencia plástica*: cada hueso debe ser lo bastante resiliente en sí mismo y móvil en las suturas para moverse a través de su rango normal sin distensiones.
2. *Resiliencia de los huesos contiguos*: los huesos contiguos también deben ser resilientes y móviles para acompañar el movimiento o compensarlo sin distensiones.
3. *Movimiento sin restricción de las membranas durales*: las membranas durales no deben tener restricciones en sus áreas de tensión recíproca para permitir que se produzca ese movimiento dentro de los límites normales.

A esta lista se pueden agregar la influencia de la fascia cervical y los músculos que se insertan en la base del cráneo, así como la movilidad articular del sacro y los efectos de los patrones de fluctuación de líquidos.

Magoun enfatiza en otro punto que se refiere a la palpación del cráneo: "no busque el movimiento como en otras articulaciones del cuerpo. Esto es meramente una resiliencia, una combinación de ligera maleabilidad o flexibilidad en la articulación más la flexibilidad de un hueso vivo y flexible".

La unión esfenobasilar es el punto de referencia alrededor del cual se describen los patrones de movimiento diagnóstico. Esto no implica que la disfunción se origina o genera desde este punto. Estos patrones generales representan la adaptación del cráneo a la distensión, la cual puede ser el resultado de una disfunción en cualquier lugar del cuerpo. El tratamiento craneal es más eficaz cuando forma parte de un plan de tratamiento osteopático completo.

La unión esfenobasilar es el punto de referencia para la discusión de los patrones de movimiento craneal fisiológicos y no fisiológicos.

## Flexión y extensión

La flexión de la unión esfenobasilar da como resultado una elevación ligera y relativa de esa articulación. Todos los huesos de la línea media rotan sobre un eje transverso hacia la flexión (fig. 104-1). Los huesos pares laterales se mueven hacia la rotación externa. Durante la extensión, se producen movimientos opuestos (fig. 104-2). Todos los movimientos son sutiles y se pueden percibir mediante el contacto de la mano. Por lo general, este movimiento es imperceptible en la exploración visual.

### Occipucio

Durante la flexión, el occipucio rota sobre un eje transverso de forma directa superior al agujero magno en el nivel de la confluencia de los senos. Conforme rota, la parte basilar y los cóndilos se mueven en sentido anterior y superior, lo que influye directamente en los huesos temporales, y la escama frontal se mueve en sentido posterior y ligeramente hacia un lado. La mayor desviación lateral se produce en los ángulos laterales.

### Esfenoides

El esfenoides rota sobre un eje transverso a través del centro del cuerpo en el nivel del piso de la silla turca. Las alas mayores se mueven hacia delante, ligeramente hacia un lado y hacia abajo, lo que influye en los bordes laterales del hueso frontal hacia delante y hacia un lado. Las apófisis pterigoides se mueven hacia atrás y un poco hacia dentro.

### Hueso temporal

El hueso temporal rota en sentido externo sobre un eje que va desde la superficie yugular hasta el vértice petroso. Esto se aproxima a una línea que atraviesa la porción petrosa a lo largo de su eje. La porción escamosa y el arco cigomático se mueven en sentido anterior, lateral e inferior; la mastoides se mueve

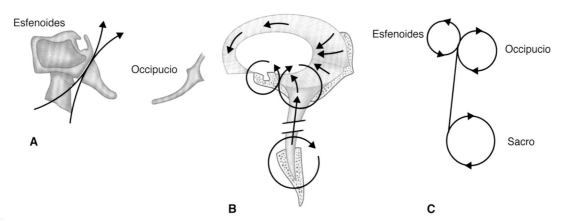

**FIGURA 104-1.** MRP, fase de flexión. **(A)** Relación del esfenoides con el occipucio. **(B)** Efectos sobre el sistema de membranas de tensión recíproca. **(C)** Dirección de la fuerza en flexión. MRP, movimiento respiratorio primario.

en sentido medial, superior y ligeramente posterior; y la punta de la porción petrosa rota lateral y un poco superior. El movimiento de los temporales se compara con el de una "llanta floja".

### Huesos parietales

La superficie inferior del hueso parietal se mueve lateralmente sobre un eje que conecta el cambio de bisel anterior y posterior. La superficie posterior se mueve hacia el lado más externo que la superficie anterior.

### Etmoides

Es un hueso de la línea media que rota sobre un eje transverso a través de la línea media del hueso en la misma dirección que el occipucio. El esfenoides y la hoz del cerebro influyen en el etmoides. Se hunde ligeramente en su borde posterior. Esto permite que el extremo anterior de la placa perpendicular se eleve un poco y se mueva hacia fuera del trayecto de la glabela, la cual se mueve en sentido posterosuperior a medida que los huesos frontales rotan hacia fuera. Las masas laterales se mueven como los huesos pares hacia la rotación externa.

### Hueso frontal

El hueso frontal actúa como los huesos pares, al rotar en sentido externo bajo la influencia del esfenoides. El eje de movimiento corre desde la eminencia frontal hasta el centro de la placa orbitaria. Los ángulos laterales inferiores se mueven en sentido lateral y anterior. La glabela retrocede ligeramente bajo la influencia de la hoz del cerebro.

### Sacro

Por influencia de la duramadre, la base del sacro se mueve hacia atrás y el vértice hacia delante sobre un eje transverso a través del 2º segmento sacro durante la fase de flexión. Aunque la flexión y la extensión son los movimientos fisiológicos normales presentes, pueden estar restringidos en una dirección. La disfunción se puede presentar sin otra disfunción no fisiológica asociada.

## Hallazgos y observaciones generales

Los hallazgos generales de una disfunción de flexión o extensión se presentan en la tabla 104-1.

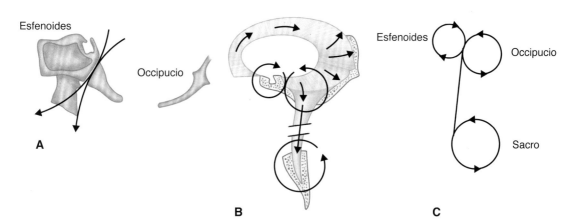

**FIGURA 104-2.** MRP, fase de extensión. **(A)** Relación del esfenoides con el occipucio. **(B)** Efectos sobre el sistema de membranas de tensión recíproca. **(C)** Direcciones de la fuerza en extensión. MRP, movimiento respiratorio primario.

**TABLA 104-1. Hallazgos en una disfunción de flexión o extensión de la sínfisis esfenobasilar**

| PARÁMETRO EVALUADO | DISFUNCIÓN DE FLEXIÓN | DISFUNCIÓN DE EXTENSIÓN |
|---|---|---|
| Movimiento restringido | Extensión | Flexión |
| Diámetro de la cabeza | Aumentado en la dimensión transversa | Aumento en la dimensión longitudinal |
| Frente | Amplia e inclinada | Vertical |
| Ojos | Prominentes | Hundidos |
| Huesos pares | Rotados hacia fuera | Rotados hacia dentro |
| Orejas | Protruidas | Cerca de la cabeza |

## TORSIÓN

La torsión craneal es una rotación de la sínfisis esfenobasilar a lo largo del eje anteroposterior (fig. 104-3). El esfenoides y el occipucio rotan en direcciones opuestas. El eje va desde el nasión hasta el opistion. La torsión recibe su nombre del lado del ala superior del esfenoides (figs. 104-4 y 104-5). La tabla 104-2 enumera los hallazgos importantes.

Los siguientes cambios relativos se llevan a cabo en los otros huesos y membranas.

1. *Hueso temporal*: rotación externa relativa sobre el lado de la torsión.

2. *Hueso parietal*: rotación externa relativa en el lado de la torsión.
3. *Mandíbula*: desviada hacia el lado de la torsión.
4. *Órbita*: más pequeña en el lado de la torsión.

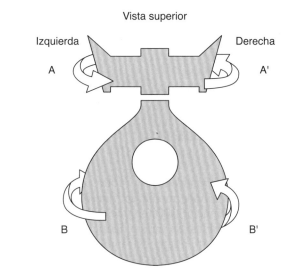

FIGURA 104-5. Torsión izquierda.

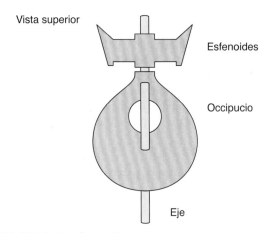

FIGURA 104-3. Eje de torsión.

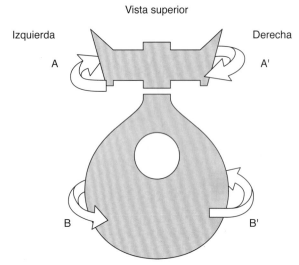

FIGURA 104-4. Torsión derecha.

**TABLA 104-2. Hallazgos en la disfunción de torsión de la sínfisis esfenobasilar**

| PARÁMETRO EVALUADO | LADO DEL ALA SUPERIOR DEL ESFENOIDES | LADO DEL ALA INFERIOR DEL ESFENOIDES |
|---|---|---|
| Ángulo lateral frontal | Anterior | Posterior |
| Órbita | Amplia | Estrecha |
| Ángulo frontocigomático | Aumentado | Disminuido |
| Globo ocular | Protruido | Retraído |
| Borde orbitario cigomático | Evertido y rotado hacia afuera | Invertido y rotado hacia adentro |
| Sínfisis mandibular | Hacia este lado | En sentido contrario a este lado |
| Punta de la apófisis mastoides | Posteromedial | Anterolateral |
| Oreja | Protruida | Cerca de la cabeza |

5. *Membranas*:
   a. Hoz del cerebro, también con torsión con el extremo anterior girado en la misma dirección en la que rota el esfenoides y el extremo posterior girado en la misma dirección en la que rota el occipucio.
   b. Tienda del cerebelo: está inclinada hacia un lado en la misma dirección en la que rota el occipucio.
   c. Duramadre raquídea: se mueve hacia abajo en el lado de la parte inferior del occipucio, lo que permite que la base del sacro en ese lado se mueva en sentido inferior.

## INCLINACIÓN LATERAL Y ROTACIÓN

La inclinación lateral y la rotación son dos movimientos separados de la sínfisis esfenobasilar que se producen al mismo tiempo (fig. 104-6). La inclinación lateral se presenta por la rotación alrededor de dos ejes verticales, uno hacia el centro del cuerpo del esfenoides y el otro hacia el centro del agujero magno (figs. 104-7 y 104-8). El esfenoides y el occipucio rotan en direcciones opuestas sobre estos ejes, lo que provoca la inclinación lateral.

La rotación se produce en el mismo eje que la torsión; no obstante, el esfenoides y el occipucio rotan en la misma dirección. La rotación se presenta hacia el lado de la convexidad, que

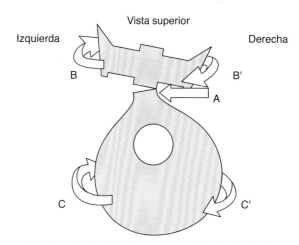

**FIGURA 104-8.** Inclinación lateral y rotación a la izquierda.

es relativamente inferior. Las disfunciones de inclinación lateral y rotación se nombran por la convexidad del movimiento de inclinación lateral.

Los siguientes movimientos relativos se producen en los otros huesos y membranas:

1. *Huesos temporales*: rotados hacia fuera en el lado convexo.
2. *Huesos parietales*: rotados hacia fuera en el lado convexo.
3. *Mandíbula*: desviada hacia el lado convexo.
4. *Hueso frontal*: anterior al lado convexo.
5. *Órbita*: anterior al lado convexo.
6. *Membranas*:
   a. Hoz del cerebro, desviación lateral, que sigue la convexidad de la inclinación lateral de la sínfisis esfenobasilar.
   b. Tienda del cerebelo: sigue el movimiento occipital.
   c. Duramadre raquídea: inferior en el lado de la convexidad (interior del occipucio), descenso de la base del sacro en ese lado.

## Hallazgos y observaciones generales

En las disfunciones de inclinación lateral y rotación, un lado de la cabeza es relativamente convexo y el otro, plano. La tabla 104-3 enumera los hallazgos importantes.

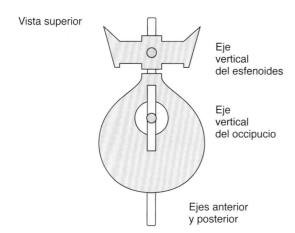

**FIGURA 104-6.** Inclinación lateral y ejes de rotación.

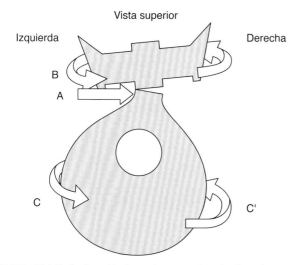

**FIGURA 104-7.** Inclinación lateral y rotación a la derecha.

TABLA 104-3. **Hallazgos en las disfunciones de inclinación lateral y rotación de la sínfisis esfenobasilar**

| PUNTO DE REFERENCIA | CONVEXIDAD | CONCAVIDAD |
|---|---|---|
| Ángulo frontal lateral | Posterior | Anterior |
| Órbita | Estrecha | Amplia |
| Ángulo frontocigomático | Disminuido | Aumentado |
| Globo ocular | Retraído | Protruido |
| Borde orbitario cigomático | Prominente | Plano |
| Sínfisis mandibular | Hacia este lado | En sentido contrario a este lado |
| Punta de la apófisis mastoides | Posteromedial | Anterolateral |
| Porción mastoidea | Anterolateral | Posteromedial |
| Oreja | Protruida | Cerca de la cabeza |

## Patrones de movimiento no fisiológicos

Las *distensiones* son disfunciones no fisiológicas y, por lo general, son inducidas por traumatismos o enfermedad visceral sistémica. Hay distensiones verticales, laterales y una distensión de compresión generalizada. Las disfunciones de los huesos faciales, aunque son relevantes para completar el diagnóstico craneal y el tratamiento, están fuera del ámbito de este capítulo.

## DISTENSIONES VERTICALES

Las distensiones verticales se denominan según la posición de la base del esfenoides. Se pueden mover relativamente en dirección superior o inferior, creando distensiones verticales superiores e inferiores.

## Hallazgos y observaciones generales

Una distensión vertical es la flexión del esfenoides acompañada de la extensión del occipucio o del esfenoides con la flexión del occipucio. Los hallazgos de lado a lado son simétricos. La evidencia de los cuadrantes anteriores en rotación externa indicaría una distensión vertical superior (fig. 104-9) y, si están en rotación interna, hay distensión inferior (fig. 104-10).

## DISTENSIÓN LATERAL

Una distensión lateral es un cizallamiento de lado a lado de la sínfisis esfenobasilar (fig. 104-11). Por lo general, se produce por un traumatismo lateral a un lado de la parte anterior del cráneo o la parte posterior opuesta del cráneo (anterior o posterior a la sínfisis esfenobasilar; figs. 104-11 y 104-12).

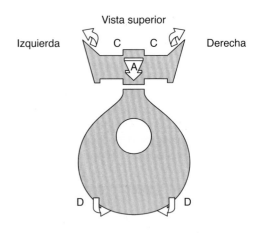

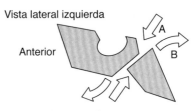

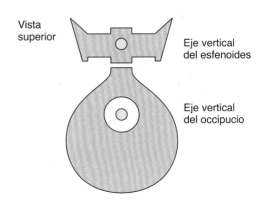

FIGURA 104-10. Distensión inferior.

FIGURA 104-11. Distensión lateral izquierda.

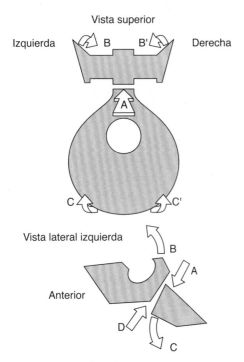

FIGURA 104-9. Distensión superior.

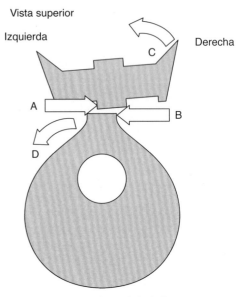

FIGURA 104-12. Distensión lateral derecha.

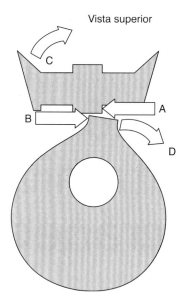

**FIGURA 104-13.** Ejes de distensión lateral.

## Hallazgos y observaciones generales

Ambos huesos rotan sobre un eje vertical en la misma dirección (fig. 104-13). La cabeza puede adoptar la apariencia de un paralelogramo (en especial evidente en los lactantes). Sin importar la edad, los hallazgos de lado a lado no son simétricos.

## COMPRESIÓN DE LA SÍNFISIS ESFENOBASILAR

La disfunción se produce como resultado de la presión o un traumatismo en la parte frontal de la cabeza o la cara, en la parte posterior de la cabeza o en toda la periferia (es decir, la compresión del cráneo del lactante durante un parto difícil; fig. 104-14).

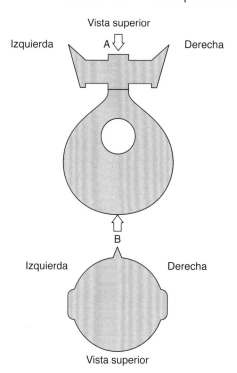

**FIGURA 104-14.** Compresión.

## Hallazgos y observaciones generales

La disfunción se manifiesta como una restricción (leve, moderada o grave) de todos los movimientos en la sínfisis esfenobasilar. Con una compresión grave, el cráneo se siente rígido.

### Referencias

Magxoun HI. *Osteopathy in the Cranial Field*. 3rd ed. Kirksville, MO: The Journal Printing Co.; 1976.
Sutherland WG. *Teachings in the Science of Osteopathy*. Cambridge, MA: Rudra Press; 1990.

# 105

# Diagnóstico y tratamiento del cráneo

Hugh Ettlinger y Bonnie Gintis

## PRINCIPIOS DIAGNÓSTICOS

En su texto, *Filosofía de la Osteopatía*, Andrew Taylor Still dijo: "Encontrar la salud debe ser el objetivo del médico. Cualquiera puede encontrar la enfermedad". ¿Cómo le damos sentido a estas palabras en el contexto del diagnóstico y el tratamiento modernos? Cualquier diagnóstico y tratamiento osteopático debe considerar al paciente en su totalidad en función de lo que mantiene la salud del individuo, incluso en presencia de enfermedad, lesión o disfunción. La capacidad del médico osteópata para diagnosticar y tratar a los pacientes utilizando su salud como punto de referencia y no su enfermedad, lo diferencia de los médicos que no son osteópatas y añade una perspectiva única a la atención médica.

Hacer un diagnóstico de forma tradicional implica sintetizar la información obtenida de la evaluación mediante los antecedentes, la observación y la exploración física. El enfoque osteopático de estos tres aspectos diagnósticos mejora la información clínica que se obtiene por los métodos tradicionales.

Con el propósito de diagnosticar disfunciones craneales, el médico osteópata debe indagar sobre traumatismos y antecedentes perinatales. A menudo es sorprendente la gran variedad de síntomas que se relacionan de manera temporal con traumatismos físicos y cambios de tejido palpables asociados.

También se debe considerar la zona, la estructura y el órgano o sistema involucrado en el síntoma primario, junto con las zonas o los sistemas asociados, posibles mecanismos de compensación, el "contenedor" anatómico de la parte o el sistema involucrados, el tejido conjuntivo asociado, conexiones fasciales, el suministro sanguíneo y linfático, la inervación somática y autonómica, y las influencias hormonales o inmunes. Se deben extender las consideraciones mucho más allá del sistema musculoesquelético y el cráneo.

Las señales visuales proporcionan información que se debe seguir durante la exploración física. La marcha y la apariencia general del paciente revelan información útil. La asimetría puede representar una variante anatómica que funciona con normalidad, por lo que se deben distinguir las asimetrías funcionales y disfuncionales.

Se requiere un toque suave y ligero para obtener información sin alterar el funcionamiento del tejido. La presión excesiva oculta la información que se busca, al igual que se oculta el pulso arterial por una compresión fuerte con los dedos.

La zona principal de la disfunción, el sitio del ataque o lesión original, puede existir en cualquier región o sistema. Una reacción de compensación se puede producir en cualquier parte del cuerpo o no suceder en absoluto. Es posible que diferentes disfunciones generen una apariencia similar en los cambios de movimiento en el cráneo, pero requieren tratamientos muy diferentes. Por ejemplo, un patrón de rotación con inclinación lateral en la base del cráneo puede surgir de un esguince de tobillo o un golpe en la cabeza, cada uno requiere enfoques terapéuticos muy distintos.

La observación y las pruebas de movimiento se utilizan en el proceso diagnóstico. Cuando se utilizan las pruebas de movimiento en el cráneo, se deben realizar con el mayor respeto por el paciente y considerando el efecto del tacto del examinador en la respuesta del paciente. El rango de movimiento del hueso o la membrana se evalúa dentro del contexto del mecanismo respiratorio primario (MRP). El movimiento sólo se inicia durante la fase del MRP que más se parece al movimiento en sí y luego se sigue hasta el punto final. El movimiento no se debe forzar más allá del rango que se produce cuando el flujo continúa con lo que se inicia con un impulso suave.

Siempre que sea posible, el movimiento se debe evaluar cuando el MRP inicie la fase más cercana al movimiento que se evalúa. Se estimula el movimiento con lentitud y suavidad. Cuando se observa una respuesta, el examinador simplemente sigue el movimiento mientras las fuerzas inherentes lo llevan hasta su límite. Si no se observa respuesta, el movimiento que se evalúa no está presente y la evaluación debe continuar. Se debe permitir que el sistema regrese a su movimiento normal durante varios ciclos antes de iniciar otra prueba de movimiento. Es muy fácil interferir con el propio procedimiento diagnóstico si la prueba de movimiento se realiza con mucha rapidez o fuerza. ¡Cuidado! El cráneo puede ser muy sensible a la exposición de una fuerza externa y se pueden producir reacciones adversas si se aplica fuerza excesiva.

## Métodos

Las dos formas más comunes de hacer contacto con el cráneo durante el diagnóstico y el tratamiento son la *sujeción de la bóveda craneal* y la *palpación occipitofrontal*. Cada método brinda al osteópata una vista ligeramente distinta del sistema. La elección del método más eficaz es la que determine el osteópata para cada situación clínica.

1. *Sujeción de la bóveda craneal*: el médico coloca sus manos a ambos lados de la cabeza con los pulgares tocándose justo por arriba de la sutura sagital (no deben tocar la cabeza del paciente). Los dedos índices hacen contacto con las alas mayores del esfenoides; los meñiques hacen contacto con el occipucio y los dedos medios con los huesos temporales y parietales (uno a cada lado de la oreja). Se utilizan las yemas de los dedos, no las puntas. El dedo entero y la palma de la mano deben hacer contacto con la cabeza.

2. *Palpación occipitofrontal*: el médico coloca una mano debajo de la cabeza del paciente y toma la porción escamosa o de la escama occipital. La otra mano se coloca a lo largo de la nuca de manera que el pulgar y el dedo medio o el índice hagan contacto de forma lateral con las alas mayores. La mano entera, no sólo las yemas de los dedos, debe hacer contacto con la cabeza del paciente.

## PRINCIPIOS DEL TRATAMIENTO

Still dejó muy en claro en sus escritos que el tratamiento osteopático se basa en las aplicaciones clínicas de un conjunto de principios y no es sólo una colección de técnicas. Existen varios enfoques de tratamiento que se adhieren a los principios osteopáticos.

William Sutherland diseñó su enfoque del tratamiento en todo el cuerpo con base en lo que observó. Diseñó muchos de sus tratamientos utilizando estos principios del poder en las fuerzas de corrección internas, acción directa, exageración, que ahora se suele denominar "indirecta", desacoplamiento, moldeado y movimiento fisiológico opuesto.

El moldeado y el movimiento fisiológico opuesto no se describen en este capítulo.

1. *Indirecto (exageración)*: la disfunción se guía en la dirección hacia la libertad de movimiento. Es la dirección en la que se suele encontrar el punto de equilibrio de la tensión membranosa.

2. *Acción directa*: la disfunción se mueve en la dirección de la restricción de la barrera de movimiento. Se mantiene un estímulo suave contra la barrera de restricción hasta que se produce la liberación. Adecuar la fuerza y la dirección del tratamiento con la resistencia que se percibe en los tejidos permite realizar tratamientos directos desde un punto de equilibrio y puede mejorar el proceso de tratamiento.

3. *Desacoplamiento*: la articulación se separa. Se pueden necesitar tracción y compresión para desacoplar, según la anatomía de la articulación relacionada.

Se pueden utilizar otras fuerzas adicionales para mejorar el tratamiento, que incluyen:

1. *Dirigir la marea*: la fuerza de la fluctuación del líquido cefalorraquídeo se utiliza para lograr los cambios necesarios en la zona específica que requiere tratamiento. Este enfoque se describe en la sección siguiente.

2. *Asistencia respiratoria*: aunque las fases del MRP son independientes de las fases de la respiración (Sutherland se refiere a esto como *respiración secundaria*) tienen capacidad de influirse entre sí. Se puede utilizar la asistencia respiratoria para mejorar una fase del MRP. Es posible utilizar inhalación para acentuar la flexión y la rotación externa y exhalación para acentuar la extensión y la rotación interna. El osteópata puede indicar al paciente que coordine su respiración secundaria en un momento específico del tratamiento para mejorar una liberación o apoyar un movimiento terapéutico.

## TENSIÓN MEMBRANOSA EQUILIBRADA

Las distensiones articulares membranosas se pueden tratar utilizando los principios de la tensión membranosa equilibrada. Ésta es una forma de exageración en la que se guía el cráneo en la dirección del patrón hasta el punto de mayor facilidad de movimiento. Esto se puede realizar mediante el contacto con la bóveda, palpación occipitofrontal o temporal. Se mantiene la posición hasta que las fuerzas inherentes corrijan la disfunción. Se puede usar asistencia respiratoria o la técnica de dirigir la marea para mejorar el tratamiento. Si hay más de un patrón, cada uno se puede tratar por separado o todos los patrones se pueden tratar al mismo tiempo, proceso llamado *apilamiento*.

## MÉTODOS PARA ALTERAR EL PATRÓN DE FLUCTUACIÓN DE LOS LÍQUIDOS

### Compresión del 4° ventrículo (CV-4)

Esta técnica se suele llamar de CV-4 porque se postula que sus efectos son provocados por la compresión del líquido en el 4° ventrículo, que se encuentra anterior a la escama occipital, y tiene un efecto profundo en los centros fisiológicos, que se ubican en el piso del 4° ventrículo. Es una de las técnicas craneales más útiles. Sus contraindicaciones relativas incluyen hemorragia cerebral aguda y aumento de la presión intracraneal.

Esta técnica se ha utilizado con éxito para aliviar la cefalea, reducir la fiebre, ayudar en el trabajo de parto difícil, aliviar los senos y pulmones congestionados, reducir el edema y, en general, promover el intercambio de líquidos en todo el cuerpo. También se puede utilizar para reducir los efectos de un traumatismo, como una lesión por latigazo cervical. La administración de la técnica CV-4 también puede ayudar a resolver disfunciones somáticas secundarias en todo el cuerpo.

Una forma de realizar la técnica CV-4 es que el osteópata coloque sus eminencias tenares en la escama occipital, debajo de la línea nucal superior. Las manos no deben estar sobre el hueso temporal o la sutura occipitomastoidea (OM) porque provoca disfunciones. Se debe ubicar la sutura OM antes de colocar las manos para evitar su compresión. Los dedos entonces se pueden superponer o entrelazar para tomar el occipucio. Es fundamental recordar que la intención de esta técnica es influir en el líquido del 4° ventrículo y no comprimir los huesos y meninges asociados.

El osteópata comienza por vigilar los MRP a través de varios ciclos. A continuación, se sigue el mecanismo hasta la fase de exhalación, con el médico resistiendo con suavidad su movimiento hacia la fase de inhalación.

Después de un tiempo, la fluctuación del líquido se lentifica hasta un *punto inmóvil*, durante el cual no se percibe ninguna fluctuación en la palpación. En este punto, el osteópata puede notar calor en las palmas o sudor en la frente del paciente y la respiración del paciente puede cambiar. Para finalizar, el médico mantiene la posición de la mano, sin aplicar presión, hasta que regrese la fluctuación físca normal del líquido. Esto puede tomar de 15 s a varios minutos. Esto significa el final del tratamiento. En casos de traumatismo craneoencefálico agudo o dolor a la palpación, este enfoque se puede aplicar al sacro con extensión facilitada al dirigir la base hacia delante, resistiendo la flexión.

## Drenaje del seno venoso

Esta técnica relativamente suave puede aumentar el drenaje venoso intracraneal. El contacto de la mano con el hueso del cráneo influye sobre la duramadre que comprende los senos venosos. Antes de iniciar el tratamiento, se deben movilizar las disfunciones de la salida torácica, cervical y atlantooccipital para permitir el drenaje de los senos venosos, fuera de la vena yugular interna y dentro de la cavidad torácica.

*Paso 1*: el médico coloca cuatro dedos a lo largo de la línea nucal superior, apuntando hacia la cara del paciente. Se mantiene esta posición con una presión ligera (por lo general, el peso de la cabeza es suficiente) hasta que se perciba la liberación o una aparente suavización del hueso debajo de los dedos. Se sigue esta liberación para mantener el equilibrio de la tensión hasta que ambos lados se liberen (varios minutos). Esto promueve el drenaje del seno transverso.

*Paso 2*: para promover el drenaje de la confluencia de los senos, se coloca un dedo sobre el inion mientras las manos sostienen la parte posterior de la cabeza. Se sigue el mismo procedimiento hasta que se percibe una respuesta de "suavización".

*Paso 3*: para promover el drenaje del seno occipital, se alinean dos o tres dedos a cada lado de la línea media desde el inion hacia abajo hasta los tejidos suboccipitales. Se mantiene este contacto hasta que se perciba suavidad.

*Paso 4*: para promover el drenaje del seno sagital superior, se puede extender la sutura sagital con movimientos hacia arriba y hacia delante desde la lambda con dos pulgares cruzados a cada lado de la sutura, desacoplando la sutura. Después de notar una liberación local, el tratamiento avanza por la sutura, un pulgar a la vez, hacia el bregma. Continúe en sentido anterior en el hueso frontal con los dedos alineados a ambos lados de la línea media hasta que perciba una respuesta.

## Técnica de extensión en V

La extensión en V es una combinación de desacomplamiento y dirección de la marea. El médico coloca dos dedos de una mano a cada lado de la sutura que se va a liberar y ejerce una tracción suave para desacoplar la sutura. De manera simultánea, se colocan uno o dos dedos en el punto de mayor distancia de la sutura en el lado contralateral. La intención de dirigir el líquido con estos dedos, combinada con una presión suave, si es necesaria, envía una fluctuación de líquido hacia esa sutura. Esta fluctuación de líquido se debe palpar con los dedos extendidos en V y seguir manifestando un efecto entre las dos manos que dirigen y guían. El médico ajusta los dedos guía hasta que se palpe una respuesta entre los dos dedos extendidos en forma de V. Se debe producir una liberación o una aparente suavización de los tejidos.

## Fluctuación lateral

La fluctuación lateral puede ser útil para calmar a los pacientes después de situaciones traumáticas u otras situaciones estresantes en las que persiste una fluctuación lateral disfuncional o en las que no hay movimiento terapéutico. Se puede iniciar una fluctuación lateral con una sujeción temporal bilateral, con los pulgares sobre la cara anterior de las apófisis mastoides y los dedos tomando la escama occipital. El movimiento se inicia al dirigir un hueso temporal hacia la rotación externa y el otro hacia la rotación interna, lo que desplaza el líquido hacia el lado de la rotación externa. Se pone atención en el líquido que se desplaza, no en la rotación del hueso. El movimiento se debe seguir con cuidado hasta su punto final y después se inicia en la dirección opuesta, se enfoca de nuevo en el desplazamiento del líquido. Repita este proceso hasta que los cambios de líquido persistan sin ayuda. En este punto, se debe permitir que la fluctuación continúe, resistiendo cada fase con suavidad hasta que se alcance un punto inmóvil. El tratamiento se completa cuando el MRP reanude su movimiento físico normal.

### Referencias

Magoun HI. *Osteopathy in the Cranial Field*. 3rd ed. Kirksville, MO: The Journal Printing Co.; 1976.

Still AT. *Philosophy of Osteopathy*. Kirksville, MO: Published by the author; 1889.

Sutherland WG. *Teachings in the Science of Osteopathy*. Cambridge, MA: Rudra Press; 1990.

# 106

# Aplicaciones prácticas de la osteopatía craneal

Sonia Rivera-Martinez

*El osteópata considera que el orden y la salud son inseparables y, cuando se encuentra el orden en todas las partes, la enfermedad no puede prevalecer.*

—*Andrew Taylor Still*

Los médicos osteópatas, desde la época del DO William G. Sutherland hasta la actualidad, han reconocido el concepto craneal como una modalidad terapéutica valiosa en la práctica clínica. Los casos clínicos que describen el diagnóstico y el tratamiento específicos de una gran variedad de trastornos se han documentado ampliamente en la literatura osteopática. En este capítulo, se exponen algunas de estas aplicaciones clínicas.

## CONJUNTIVITIS ALÉRGICA

La alergia a un antígeno aéreo es la causa típica de esta conjuntivitis. Es de inicio agudo, recurrente y, por lo general, estacional. Además de la conjuntivitis bilateral, el prurito ocular y el lagrimeo, la mayoría de los pacientes también refiere rinitis concomitante. El diagnóstico se hace con base clínica. Evitar el antígeno desencadenante, la desensibilización y los antihistamínicos son los pilares del tratamiento. Las disfunciones estructurales tienden a disminuir la resistencia a los alérgenos. El alivio de las restricciones de los huesos faciales, en especial del cigomático, los maxilares y huesos nasales, y también de los conductos lagrimales, la circulación posnasal y los ganglios esfenopalatinos pueden mejorar o aliviar los síntomas.

## ASIMETRÍA FACIAL

La presión infligida en el cráneo, ya sea por el proceso de nacimiento, el uso de fórceps o extractor de vacío (*vacuum extractor*), o por un traumatismo, puede resultar en asimetría de las estructuras faciales (es decir, plagiocefalia). En la literatura médica, esas asimetrías se han documentado con una gama amplia de implicaciones, desde cosméticas hasta clínicamente relevantes. Siempre que sea posible, se deben tratar estas asimetrías en el periodo posnatal o poco después de que se produzca el traumatismo. Es posible que la corrección temprana disminuya la posibilidad de que se vuelvan permanentes; en lactantes y niños, esto puede prevenir que estas asimetrías se incorporen al patrón de crecimiento.

## ANOMALÍAS DE LA ALIMENTACIÓN EN EL LACTANTE

Las anomalías estructurales del cráneo, en particular la compresión de las partes basioccipital y condílea del occipucio fetal, pueden interferir con los reflejos de succión y deglución debido a la compresión de los nervios craneales IX, X y XII. Las alteraciones estructurales afectan la lactancia materna porque implican un mayor uso de los mecanismos de succión y deglución y requiere músculos fuertes de la masticación. Otras consideraciones en la evaluación del lactante con disfunción de succión son la técnica de lactancia materna y el método de apego. El reflejo de succión en el lactante es más fuerte durante la primera hora después del nacimiento y el éxito de la lactancia materna depende en gran medida de que inicie durante el periodo neonatal. El tratamiento posnatal temprano de las disfunciones somáticas del cráneo puede evitar problemas con el agarre y la lactancia materna.

## CEFALEA MIGRAÑOSA

La disfunción somática de la sincondrosis esfenobasilar (SEB) y los huesos temporales es común en la cefalea migrañosa. En sus observaciones, Magoun describe el ala mayor del esfenoides como generalmente alta en el lado del dolor migrañoso. En esta posición, la tensión membranosa tendría tendencia de restringir la región basilar y los lechos vasculares. Dado que los senos cavernosos se encuentran en las inmediaciones, una alteración anatómica de la posición del esfenoides podría interrumpir la circulación venosa. La congestión y el edema resultantes que circundan las estructuras sensibles al dolor pueden activar la cascada de eventos que produce el dolor migrañoso mediante el sistema trigeminovascular. La instauración oportuna y sensata de un tratamiento de manipulación de las disfunciones craneales puede terminar e incluso prevenir un ataque de migraña.

## ESTRABISMO

El estrabismo puede resultar de la parálisis o tono desigual de los músculos oculares. Una lesión del nervio oculomotor puede causar anomalías supranucleares. Si el estrabismo no se corrige antes de los 4 a 6 años de edad, se puede producir la pérdida permanente de la visión. Las opciones de tratamiento médico incluyen lentes correctivos, terapia visual y cirugía para corregir el equilibrio de los músculos oculares. Las distorsiones de la órbita pueden producir un cambio en el origen e inserción de los músculos oculares, que es posible que pierdan su tonicidad inherente y se vuelvan flácidos. Además, las disfunciones somáticas craneales pueden provocar trofismo nervioso deficiente, lo que afecta los nervios craneales que inervan los músculos oculares, y así se prepara el escenario para el estrabismo. El tratamiento osteopático se debe enfocar en corregir estas relaciones.

## ACÚFENO

El acúfeno o *tinnitus* es una experiencia subjetiva caracterizada por un sonido de timbre, zumbido, rugido, silbido o siseado en el oído. La percepción del sonido ocurre sin un estímulo acústico. El ruido puede ser intermitente, continuo o sincrónico con los latidos cardiacos. La hipoacusia se suele presentar con este trastorno. Casi todos los trastornos del oído se pueden asociar con acúfeno. Los audífonos y la música de fondo pueden ayudar a suprimir los ruidos molestos. En dirección craneal, corregir las disfunciones de los huesos temporales y liberar la fascia cervical puede mitigar el acúfeno. Se puede explicar con facilidad esta disminución de los síntomas por el hecho de que la posición del hueso temporal afecta la apertura y el cierre de la porción cartilaginosa de la trompa de Eustaquio. Los sonidos agudos se producen con la rotación externa del hueso temporal en el que la trompa de Eustaquio se mantiene abierta. Un hueso temporal con rotación interna mantiene el tubo cerrado y se produce un sonido grave.

## VÉRTIGO

Las lesiones o alteraciones del oído interno, el 8° nervio craneal o los núcleos vestibulococleares suelen provocar vértigo. Los tipos de vértigo son el subjetivo, en el que el paciente siente como si girara, y el objetivo, en el cual el entorno parece estar rotando. La hipertonicidad esternocleidomastoidea puede comprimir las inserciones mastoideas de los huesos temporales y causar una disfunción somática craneal que resulta en vértigo.

Las opciones terapéuticas incluyen medicamentos en la fase aguda, y para el estado crónico, los ejercicios vestibulares y de la marcha pueden ser eficaces. Una disfunción craneal común que se observa en los pacientes con vértigo es aquella en la que el hueso temporal de un lado se encuentra en rotación externa mientras que el otro, en rotación interna. Esta posición disfuncional puede alterar la orientación de los conductos semicirculares y producir vértigo. Equilibrar los temporales y músculos del cuello asociados puede proporcionar alivio.

## CASO 1

L.D., una niña de 12 h de vida con dificultad para el agarre al pecho de su madre para alimentarse. Este problema persistió incluso después de la asistencia de un especialista en lactancia sobre las técnicas apropiadas de lactancia y el método de apego. La madre de la lactante estaba frustrada porque amamantó a sus dos hijos anteriores con facilidad. Según la madre, la bebé no formaba un sello adecuado entre la boca y el pecho, lo que provocó una presión de succión deficiente. Lo más desconcertante para la madre fue que la bebé se pudo alimentar con biberón de manera exitosa.

Al nacer, las medidas antropométricas y las puntuaciones APGAR de la lactante fueron normales (peso 3.702 kg, talla 53.2 cm y perímetro cefálico 33 cm; APGAR 10 y 9 a 1 y 5 min, respectivamente). Nació a las 39 semanas por parto vaginal con presentación occipitoanterior derecha. La segunda fase del trabajo de parto fue de 1 h y 10 min, se realizó episiotomía y se utilizó el extractor de vacío para ayudar al parto secundario debido al agotamiento materno. Además, no se administró anestesia epidural durante todo el proceso de parto. El embarazo cursó sin complicaciones y sin ninguna enfermedad materna y el único medicamento que tomó fueron vitaminas prenatales. En la actualidad, la madre refiere que la lactante se alimenta bien con leche materna en biberón y parece tener apetito, micción y evacuaciones intestinales normales.

En la exploración física, L.D. estaba alerta y activa, con movimiento libre de las cuatro extremidades. Los signos vitales se mantuvieron estables; la fontanela anterior estaba abierta y plana; se observó el reflejo rojo bilateral; las clavículas estaban íntegras y el reflejo de Moro presente. No se observó cefalohematoma, hemorragia subconjuntival ni *caput succedaneum*. Tampoco se observaron parálisis relacionadas con el nervio facial o el plexo braquial u otros signos que sugirieran un traumatismo evidente al nacimiento. Sin embargo, la exploración de la cavidad oral reveló un reflejo de succión débil. Además, la bebé no tenía defectos congénitos faciales observables (es decir, labio leporino).

Los hallazgos observados en el examen osteopático fueron compresión bilateral de los cóndilos occipitales (el lado izquierdo más grande que el derecho), rotación externa del hueso parietal izquierdo, espasmo del músculo pterigoideo medial derecho y una base sacra anterior. No se observó protuberancia de los huesos frontal y parietal ni hubo superposición de suturas.

El tratamiento de manipulación osteopática de L.D. se realizó mientras dormía. La palpación del movimiento craneal y el tratamiento con técnicas craneales son difíciles en un bebé porque, la mayoría, se mueven continuamente. Por esta razón, es mejor realizar la evaluación y el tratamiento craneal mientras el lactante está dormido o es alimentado. Las disfunciones encontradas en la evaluación osteopática de L.D. se abordaron con tensión membranosa equilibrada, descompresión de los cóndilos occipitales y otras técnicas craneales, así como el equilibrio sacro. Al finalizar el tratamiento craneal, L.D. pudo agarrarse con éxito al pecho de su madre por primera vez. Fue dada de alta del hospital 12 h después sin más síntomas y con instrucciones de seguimiento en 1 semana.

En la siguiente consulta, se encontró que L.D. había recuperado su peso al nacer y amamantándose sin dificultades. La evaluación osteopática reveló que las disfunciones encontradas al inicio no habían vuelto.

## DISCUSIÓN

Se reconoce ampliamente que colocar al bebé en el pecho de la madre en el periodo de posparto temprano es importante para facilitar el vínculo madre e hijo y una lactancia exitosa, y aumentar la confianza de la madre en su capacidad para amamantar. Cuando sea posible, se puede posponer la somatometría de rutina del lactante para permitir que el bebé se apegue a la mama durante las primeras horas posnatales. Además, se sabe que el reflejo de succión del lactante es más fuerte dentro de la primera media hora después del nacimiento y este tiempo coincide con el momento en que el lactante está más alerta.

La lactancia materna es un proceso que implica la participación activa de la madre y el lactante. La evaluación del reflejo de succión del lactante, la técnica de lactancia de la madre junto con el método de apego se debe realizar poco después del parto. Para valorar de forma adecuada la disfunción de la succión en un lactante, es necesario comprender el mecanismo mediante el cual los lactantes pueden introducir la leche en sus cuerpos y el papel de las estructuras anatómicas involucradas en el proceso. Para una lactancia adecuada, los labios y la boca del lactante deben formar un sello alrededor del pezón, la areola y el tejido mamario subyacente. Con la succión que se crea en la boca del lactante, los tejidos mamarios se elongan y forman un pezón que

se extiende hacia el paladar blando. Luego, la mandíbula y la lengua del lactante se comprimen contra la areola, lo que hace que la leche materna pase de los senos lactíferos a la boca del lactante. A continuación, el lactante deprime y retrae la lengua en un movimiento peristáltico ondulante para desplazar la leche hacia la parte posterior de la cavidad oral, donde se estimulan los receptores del reflejo de deglución. Una vez que se inicia el reflejo de deglución, se producen movimientos adicionales de la lengua, el paladar blando y la laringe del lactante junto con el cierre de los conductos nasales y la tráquea, lo que permite que la leche fluya hacia el esófago. Por el contrario, la alimentación con biberón es un proceso más pasivo. La leche del biberón puede fluir con facilidad sin mucha succión o movimiento de lengua/mandíbula del lactante.

Esta descripción del mecanismo de la lactancia y la succión junto con la multitud de estructuras anatómicas involucradas acentúan la importancia de un sistema musculoesquelético que funcione de manera adecuada para que un lactante se alimente con éxito. La Dra. Viola Frymann y el Dr. Harold Magoun, entre otros, describen el traumatismo en el cráneo que se produce durante el trabajo de parto y el parto como una posible fuente de anomalías en la alimentación de un lactante. El uso de fórceps o extractor de vacío pueden ser otras causas de lesión del cráneo. Como en el caso de L.D., la parte más común de hallazgo es el occipucio. Como tal, el occipucio recibe el mayor impacto de las fuerzas del trabajo de parto. Al nacer, el occipucio se divide en cuatro partes, a saber: el basioccipucio, dos partes condilares laterales y el supraoccipucio. Las lesiones del occipucio que ocurren durante el trabajo de parto afectan ante todo a los cóndilos o masas laterales, que se introducen en las facetas articulares superiores del atlas. Las cuatro partes del occipucio rodean el agujero magno y están en estrecha relación anatómica con el nervio hipogloso. Este nervio proporciona inervación motora a la lengua. Como se describió, la lengua es un actor importante en el reflejo de succión y desempeña un papel primordial en el reflejo de deglución. Otros nervios involucrados en el proceso de deglución son el glosofaríngeo y el vago. Los cambios entre las asociaciones estructurales del occipucio pueden alterar estos nervios, lo que da lugar a una disfunción de la succión. La descompresión de los cóndilos occipitales y el abordaje de cualquier disfunción de los músculos de la masticación puede resultar en el alivio de la disfunción de la succión, como se vio en el caso de L.D. y los lactantes en el estudio piloto al que se hace referencia más adelante en este capítulo.

En resumen, es fundamental que la evaluación y el tratamiento de la disfunción de la lactancia se lleven a cabo en el periodo de posparto temprano. La intervención oportuna con técnicas osteopáticas craneales adecuadas puede ayudar al éxito de la lactancia y, a su vez, conducir a un lactante más sano.

## CASO 2

W.R., una mujer caucásica de 32 años de edad que acudió al consultorio con síntoma de migraña crónica desde los 15 años de edad. Las cefaleas ocurrían dos o tres veces por sem. Sin embargo, cuando estaba menstruando o en un periodo estresante, la incidencia era diaria. Sus cefaleas migrañosas se describieron como palpitantes, se exacerbaban con la actividad, el movimiento de los ojos, la luz brillante y el ruido fuerte. Los episodios solían durar entre 4 y 8 h y se relacionaban con náusea, mareo y, en ocasiones, vómito. Estas crisis afectaron principalmente el lado izquierdo de la cabeza, muy pocas veces el derecho. W.R. declaró que no tenía síntomas prodrómicos. La neuroimagen previa fue negativa. Había tomado varios tipos diferentes de medicamentos que al inicio le proporcionaron alivio, pero con el tiempo dejaron de mitigar el dolor. Además, refirió que neurólogos, acupunturistas y muchos otros la evaluaron y trataron en busca de un verdadero alivio. Durante varios meses aumentó un poco la frecuencia de los episodios y, en ocasiones, abandonó su rutina diaria de trotar debido al efecto debilitante de las cefaleas. Además, los medicamentos se volvieron menos eficaces para aliviar el dolor. Con excepción del pequeño aumento en la ocurrencia, no hubo cambios en los signos o síntomas de sus migrañas, y el dolor no la despertaba. Sin embargo, descubrió que los ataques interferían más con su trabajo y le preocupaba que la despidieran. En la presentación, su dolor migrañoso se calificó con 7 en una escala de 10, siendo 10 el peor y 0 el menor.

Su historial clínico y quirúrgico fue positivo para hipertensión, controlada con un betabloqueador y una amigdalectomía cuando tenía 5 años de edad. Trabajó como jefa de biblioteca en una universidad grande y hacía ejercicio con regularidad. Ella negó el consumo de alcohol, cafeína, tabaco o drogas y antecedentes de traumatismo en la cabeza. Los antecedentes familiares fueron importantes porque su madre y su hermano también tenían migrañas, pero no tan graves ni frecuentes. Sus medicamentos incluían un betabloqueador diario para la hipertensión y un agonista selectivo de serotonina según fuera necesario para la migraña. W.R. no tenía alergias conocidas.

La exploración física fue irrelevante. Sus signos vitales eran estables. La evaluación neurológica reveló que estaba despierta, alerta y orientada, los nervios craneales II al XII se encontraban intactos y no había deficiencias motoras o sensoriales focales. Los reflejos tendinosos profundos y la fuerza motora de las extremidades superiores e inferiores estaban dentro de los límites normales.

En la evaluación estructural, había un aplanamiento de la lordosis cervical y un aumento de la lordosis lumbar. Se observó en la prueba de flexión en bipedestación positiva a la izquierda. La longitud de ambas piernas era igual. Había inflamación del ilion izquierdo y torsión sacra de izquierda a izquierda, $OAFI_DR_I$, $AAR_I$, $C3EI_DR_D$, $T2FI_IR_I$, $L5FI_DR_D$ y la fascia de Sibson con tensión bilateral. Los músculos paravertebrales de las regiones cervical y torácica superior y los músculos trapecios eran fibrosos y no estaban doloridos en ningún lado. La exploración craneal reveló puntos dolorosos en la escotadura supraorbitaria y el esfenoides, en la sutura escamosa sobre el lado auricular izquierdo y posterior en el lado derecho. Además, se comprimió la sutura occipitomastoidea derecha, se rotó hacia dentro el hueso temporal izquierdo y se observó un patrón de torsión izquierda de la sincondrosis esfenobasilar (SEB).

En la primera consulta, se trató a W.R. mediante técnicas de tensión ligamentosa equilibrada, liberación miofascial, energía muscular, contratensión, inhibición progresiva de estructuras neuromusculares (IPEN) y técnicas osteopáticas craneales, como extensión en V, distracción y balanceo. Se aplicó IPEN a lo largo de la distribución del trigémino de la cabeza y el cuero cabelludo. Respondió bien al tratamiento y refirió un alivio completo de su dolor migrañoso. Se le recomendaron ejercicios de estiramiento para la columna cervical y torácica superior. Una semana después, en la consulta de seguimiento, W.R. informó que sólo tuvo un episodio de migraña desde la última consulta y que fue menos intenso en comparación con los anteriores y que requirió menos dosis de medicación. Durante la evaluación estructural se observó que los puntos dolorosos en el lado derecho del cráneo reaparecieron. Se le vio y trató mensualmente durante 4 meses. En la última consulta programada, la frecuencia de sus migrañas disminuyó a menos de una vez al mes, el dolor se aliviaba con facilidad con una dosis baja de ibuprofeno y los puntos dolorosos ya no estaban presentes. W.R. fue dada de alta con instrucciones de continuar con los ejercicios de estiramiento y realizar un seguimiento según fuera necesario.

### DISCUSIÓN

La migraña es el segundo tipo de cefalea más común en EUA, cerca de 10 a 20% de la población presenta migraña. La migraña sin aura es el tipo más común de cefalea migrañosa. El primer episodio de migraña a menudo ocurre en la niñez o durante la adolescencia y es menos probable que comience después de los 50 años de edad. La migraña sin aura se define como un trastorno idiopático de cefalea recurrente. Una crisis suele durar entre 4 y 72 h y se caracteriza por la ubicación unilateral y la calidad palpitante, se agrava con la actividad física leve, la intensidad es moderada o grave y se asocia con náusea, vómito, fotofobia y fonofobia. La migraña con aura también es una cefalea recurrente con características de síndrome similares, pero los episodios son precedidos por síntomas neurológicos que duran menos de 60 min (el aura). Un ataque de migraña puede ser intenso y debilitante, y a menudo provoca alteraciones en el estilo de vida y ausentismo laboral. Por lo general, un ataque de migraña se alivia con el sueño.

Se han identificado varios desencadenantes de las crisis de migraña. El estrés es el desencadenante más común. Hombres y mujeres refieren una mayor frecuencia durante los periodos estresantes. En las mujeres, las fluctuaciones hormonales, en especial durante la menarca, el embarazo, la lactancia y la menopausia se asocian de manera característica con un cambio en la frecuencia y gravedad de los episodios. Incluso los anticonceptivos orales y el tratamiento de reemplazo de estrógenos pueden tener efectos similares sobre este síndrome de dolor. Otros desencadenantes son la depresión y la ansiedad.

La fisiopatología de las cefaleas migrañosas no se comprende por completo. Durante un episodio de migraña se produce vasoconstricción y vasodilatación del flujo sanguíneo arterial del cerebro y el cuero cabelludo; sin embargo, se desconoce si éstos son agentes causantes o efectos de la migraña. Varios fenómenos que ocurren durante una crisis de migraña parecen resultar de la activación del sistema trigeminovascular. El sistema trigeminovascular actúa como un sistema centinela que provoca dolor para alertar y proteger al cerebro de agresiones, como isquemia y toxinas. Los desencadenantes de la migraña, por medios directos o indirectos, provocan la liberación de activadores químicos, como prostaglandinas, serotonina e histamina. Estos mediadores pueden estimular el nervio trigémino. La estimulación de los axones trigeminovasculares provoca la liberación de neuropéptidos vasoactivos (sustancia P). La sustancia P actúa sobre los mastocitos y las plaquetas que conducen a la liberación de histamina y serotonina, lo que finalmente produce inflamación y vasodilatación local. Además, la serotonina sensibiliza los receptores del dolor ubicados en los vasos sanguíneos. Esta cascada de eventos provoca la prolongación del dolor y la hiperalgesia observada en las migrañas.

En la evaluación de un paciente con migraña, es posible que el médico deba decidir si es necesario realizar una neuroimagen. Se recomienda que se soliciten neuroimágenes si el paciente presenta un patrón de cefalea atípico o si hay síntomas neurológicos focales. Otros pacientes en los que puede estar indicada la neuroimagen son aquellos que se despiertan por el dolor, en quienes la cefalea empeora con una maniobra de Valsalva, aquellos con síntomas que se agravan de forma rápida y progresiva y un paciente de edad avanzada de inicio reciente.

Los objetivos del tratamiento de la migraña incluyen la prevención de la cefalea, la reducción de la intensidad, la frecuencia y la discapacidad, la restauración de la capacidad funcional del paciente y la mejoría en la calidad de vida del paciente, entre otros. El manejo y el tratamiento dependen de la duración y la gravedad de la migraña, los síntomas asociados y la respuesta al tratamiento inicial. El arsenal farmacológico consiste en ergotamina y sus derivados, triptanos, analgésicos y opiáceos. Se debe evitar el uso excesivo de algunos de estos medicamentos porque puede provocar cefaleas de rebote. Se recomienda el tratamiento farmacológico preventivo en pacientes con más de dos episodios por semana. Los tratamientos complementarios que se pueden considerar y se ha demostrado que ayudan al paciente a controlar los episodios de migraña son la biorretroalimentación y las terapias cognitivo-conductuales.

Al igual que con W.R., los pacientes con migraña a menudo pueden acudir a un médico osteópata después de que los tratamientos farmacológicos y de otro tipo no hayan logrado aliviar el dolor de manera adecuada. La osteopatía en el campo craneal tiene mucho que ofrecer al paciente con migraña. Las zonas comunes de disfunciones somáticas en pacientes con migraña son la unión craneocervical, la cervical superior (C1-C3) y la columna torácica superior (T1-T4), los huesos temporales y un patrón de torsión de la SEB. Los estímulos aferentes de dolor de las raíces C1 a C3 y los nervios craneales V, VII, IX y X convergen en el tracto espinal del trigémino y pueden ser un factor que provoque la irritación de los axones trigeminovasculares que causan la cascada de la migraña. De eso se puede deducir que las alteraciones en las relaciones anatómicas (p. ej., huesos craneales, musculoesquelético) de estos nervios quizá alteren su función y activen los axones trigeminovasculares. La inervación simpática de la cabeza surge de T1 a T4. El aumento del tono simpático desencadena vasoconstricción que conduce a disminución del flujo sanguíneo, lo que a su vez desencadena las secuelas posteriores que producen vasodilatación y migraña. El tratamiento de manipulación apropiado con énfasis en las disfunciones del cráneo, el cuello y la columna torácica superior puede tener efectos preventivos y abortivos en el tratamiento de la migraña.

## Referencias

Atterberry OR. Migraine and its treatment. *J Osteopath Cranial Assoc.* 1954;61-63.

Aukerman G, Knutson D, Miser W. Management of the acute migraine headache. *Am Fam Phys.* 2002;66:2123-2130, 2140-2141.

Beers MH, Berkow R. *The Merck Manual.* Whitehouse Station, NJ: Merck Research Laboratories; 1999.

Fraval MR. A pilot study: osteopathic treatment of infants with a suckling dysfunction. *AAOJ.* 1998;2:25-33.

Frymann VM. The trauma of birth. *Osteopath Ann.* 1976; 5:197-205.

Kappler RE, Ramey KA. Head diagnosis and treatment. En: Ward RC, ed. *Foundations for Osteopathic Medicine.* Baltimore, MD: Lippincott Williams & Wilkins; 1997:535-536.

Magoun HI. The cranial concept in general practice. *Osteopath Ann.* 1976;5:32, 36-42.

Magoun HI. *Osteopathy in the Cranial Field.* 3rd ed. Boise, ID: Northwest Printing; 1976.

Magoun HI. *Practical Osteopathic Procedures.* Kirksville, MO: The Journal Printing Company; 1978.

Sinusas K, Gagliardi A. Initial management of breastfeeding. *Am Fam Phys.* 2001;64:981-988, 991-992.

Ward RC. *Foundations for Osteopathic Medicine.* Baltimore, MD: Lippincott Williams & Wilkins; 1997:901-913.

# Consideraciones sistémicas

# 107 Linfáticos

Dennis J. Dowling

## SISTEMA INMUNOLÓGICO

El sistema inmunológico en realidad no se encuentra en un solo órgano, sino que es un sistema multiorgánico que previene el daño de los microorganismos y también mantiene la homeostasis. Incluye las defensas de primera línea que actúan como mecanismos de filtración y barreras para reducir o eliminar la incursión de partículas y agentes infecciosos. Durante la inhalación, el aire que entra a través de las fosas nasales se filtra mediante los folículos, se humedece con el moco y se lleva a la faringe luego de pasar por los tejidos linfáticos amigdalinos y adenoides. Los materiales dañinos como el polvo y las bacterias se vuelven solubles y se someten a las propiedades bacteriostáticas del moco y la saliva. Si logran llegar hasta los bronquios, una acción de barrido de los cilios respiratorios lleva algunos de estos materiales de regreso a la faringe posterior, donde pueden ser deglutidos y sometidos a los ácidos y enzimas del estómago.

Las células fagocitarias llamadas macrófagos pueden consumir otros componentes que escapen de este proceso. Si persisten, el cuerpo puede reconocerlos y enviar armas conocidas como anticuerpos para lidiar con los antígenos reconocidos.

La piel es la primera línea de defensa para excluir infecciones bacterianas y virales. La mayoría de las veces, se necesita un deterioro en la integridad de la piel para permitir una infección por esta ruta. En la práctica cada uno de los líquidos del cuerpo tiene algunas propiedades bacteriostáticas para reducir la proliferación y anticiparse a una respuesta más dirigida. La transpiración contiene ácidos lácticos y grasos conocidos por tener este potencial. La producción de células tumorales, como el cáncer, también se reconoce y, en gran parte, se elimina.

Los cambios termostáticos regulados por el sistema nervioso central en realidad pueden ser un intento básico para disminuir la replicación de microorganismos. La fiebre como síntoma muestra evidencia de que hay una invasión y una respuesta. Los gradientes de temperatura en cierto nivel inhiben la síntesis de proteínas. El problema en la infección no es que haya fiebre. El paciente puede sufrir cuando no ocurre como debería, es peligrosamente alta, es de inicio súbito o se mantiene elevada de forma inapropiada después de que la infección se manejó como es debido. Por lo general, las personas de edad muy avanzada, muy jóvenes o inmunocomprometidas tienden a presentar estas dificultades. El uso de antipiréticos puede resultar contraproducente para el proceso de defensa contra los microorganismos.

Las intervenciones de la farmacología médica moderna han sido muy eficaces para facilitar la respuesta inmune del cuerpo. Los medicamentos aumentan la eficacia de la respuesta, pero pocas veces la reemplazan. La mayoría de los antibióticos y agentes antivirales que se suelen utilizar, en especial en la consulta externa, tienen una función bacteriostática (es decir, inhiben una mayor replicación del número de microorganismos y, por lo tanto, permiten que el cuerpo produzca sus propias defensas para luchar y destruir a los invasores). Cuando estas defensas están ausentes o sobrepasadas pueden resultar útiles los agentes bactericidas más destructivos y peligrosos. En algunos casos, los efectos secundarios de estos medicamentos causan más daño que el bien logrado.

Cuando funciona de manera óptima, el cuerpo es una máquina integrada capaz de defenderse y repararse. Estas actividades dependen de cada uno de los sistemas neurológico, endocrinológico, hematológico, respiratorio, urológico, gastrointestinal y vascular. La importancia del sistema inmunológico en sus funciones más específicas tiene implicaciones para la salud constante del individuo.

## LINFÁTICOS

### Funciones

Las dos funciones principales del sistema linfático son filtrar las partículas de materia antes de que entren en el sistema vascular, y el desarrollo y envío de componentes para combatir sustancias extrañas. Es selectivo para el tamaño de las partículas y reingresa casi 200 g de la proteína que se filtra por los capilares cada 24 h.

### Componentes

La linfa es una sustancia transparente, clara y acuosa, la produce principalmente el hígado y el tracto gastrointestinal y contiene grasa, ácidos grasos, glicerol, aminoácidos, glucosa y otras sustancias. Estas sustancias pueden dar a la linfa una apariencia más lechosa. Cuando se produce en otras regiones, es un filtrado del exceso de líquido que se drena de los capilares arteriales a través de los vasos linfáticos. El flujo linfático normal se aproxima a 2 L al día para todo el cuerpo.

En la lucha contra las sustancias extrañas, la función inmunológica del sistema linfático depende de la actividad fagocítica de las células carroñeras, como los macrófagos y las células inmunológicamente competentes, como los linfocitos, que tienen una variedad de funciones. Algunos interactúan de forma directa con intrusiones externos, mientras que otros, los *linfocitos B*, producen anticuerpos como medio para abrir o debilitar las defensas de los invasores.

## Estructura

La estructura del sistema consta de ganglios linfáticos y conductos. Los vasos linfáticos, por lo general, atraviesan al menos dos ganglios. Ya que no todos se utilizan en todo momento, existe una capacidad de reserva enorme. El flujo a lo largo de los conductos es unidireccional, controlado por un sistema valvular. Las secciones entre las válvulas se contraen en reacción secuencial a la distensión, lo que promueve aún más el flujo unidireccional. Algunos de los vasos más grandes también son selectivos en la cantidad y el tamaño del material que contienen.

Existe un sistema de vasos superficial y profundo, cada uno supliendo regiones específicas. El sistema profundo

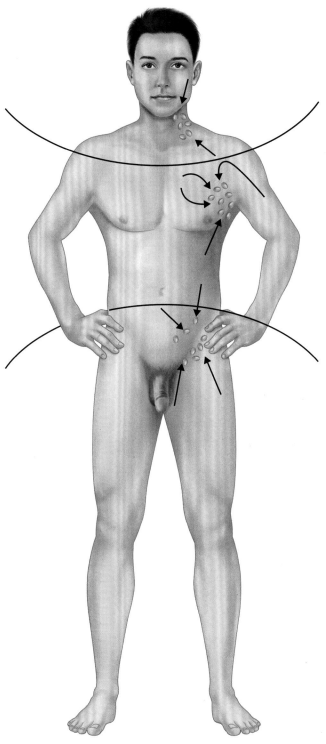

**FIGURA 107-2.** Drenaje simétrico de la piel por el sistema linfático superficial.

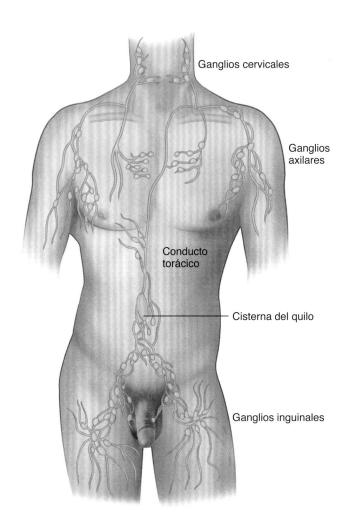

Ganglios cervicales

Ganglios axilares

Conducto torácico

Cisterna del quilo

Ganglios inguinales

**FIGURA 107-1.** Sistema linfático profundo.

(fig. 107-1) drena las estructuras del tórax, abdomen, pelvis y perineo. Los conductos y sus ganglios relacionados rodean órganos principales y vasculatura y se anastomosan a conductos más largos hasta que se unen con el conducto linfático derecho o el torácico. Los vasos linfáticos superficiales (fig. 107-2) drenan la piel y otras estructuras musculoesqueléticas y se ubican con sus componentes ganglionares cerca de las venas y viajan a través de las fascias superficiales. De nuevo, la dirección del flujo es desde la periferia hasta el núcleo, con el drenaje que viaja de forma simétrica hacia las regiones cervical, axilar e inguinal, y luego al sistema profundo. El conducto torácico, el más largo de los conductos linfáticos, también se encuentra bajo cierta influencia neural directa del sistema simpático.

## Flujo linfático

En el individuo generalmente sano, los linfáticos abdominales son responsables de la mayor parte de la producción de linfa. Es paradójico que el aumento de la presión en estos vasos cause que al inicio se abran en lugar de que se cierren. La distensión intraluminal también crea parte del flujo junto con la contracción reactiva de los vasos. La motilidad intestinal, por presión directa en los vasos y una mayor producción de linfa, produce movimiento.

## Diafragma

La bomba fundamental del sistema linfático es la actividad muscular, y el diafragma actúa como el motor principal. A medida que el diafragma desciende hacia la cavidad abdominal durante la inhalación, aumenta la presión intraabdominal, lo que eleva la presión en los vasos y otros tejidos linfáticos, como los ganglios. El contenido de los ganglios linfáticos pleurales relativamente grandes se comprime mediante la expansión de los sacos alveolares para vaciar su contenido. Esto provoca que el contenido se impulse en dirección craneal hacia la vena subclavia. La elevación del diafragma durante la exhalación disminuye la presión intraabdominal y genera un gradiente de presión para que se lleve más líquido al interior de los vasos abdominales. Por lo tanto, el incremento de la capacidad respiratoria aumenta la función y eficiencia del sistema.

## Músculo esquelético

La actividad musculoesquelética es la otra bomba fundamental del sistema linfático. La acción intermitente de la contracción y la relajación durante la actividad física produce un cambio en la presión intersticial, lo que incrementa el flujo por compresión, en especial contra la influencia de la gravedad, de la periferia hacia el tronco. Incluso las actividades pasivas como los masajes o la manipulación alteran la presión en los vasos linfáticos más pequeños.

## Disfunción

La alteración funcional de cualquiera de estas bombas musculares, el diafragma o el músculo esquelético, lleva a la estasis del sistema linfático. La restricción de movimiento de la caja torácica, que a menudo se observa en afecciones crónicas como asma, enfisema, bronquitis y enfermedad respiratoria aguda dificulta la función adecuada. Esto actúa tanto de manera local y sistémica en los pulmones. El edema periférico se suele observar en estados con alteración de la actividad musculoesquelética, en especial cuando el otro medio de drenaje periférico, el sistema venoso, está ausente, bloqueado, rígido, dañado o debilitado. Esto se encuentra con mayor frecuencia en las extremidades inferiores, pero se puede observar en otras regiones que dependen de la gravedad, como el sacro y los glúteos, en pacientes en posición de decúbito dorsal prolongada.

## Presiones

Al ser un sistema de tubos, los vasos linfáticos son conductos endoteliales cerrados permeables a líquidos y compuestos de alto peso molecular. Cuatro presiones principales actúan para movilizar los líquidos dentro y fuera de los capilares linfáticos:

1. La presión capilar mueve los líquidos hacia fuera a través de las membranas capilares.
2. La presión del líquido intersticial mueve el líquido hacia dentro cuando la presión es positiva y hacia fuera cuando la presión es negativa.
3. La presión osmótica coloide del plasma causa la osmosis del líquido hacia dentro a través de la membrana.
4. La osmosis hacia fuera a través de la membrana es provocada por la presión osmótica coloide del líquido intersticial.

## Ganglios linfáticos

Los ganglios linfáticos varían en tamaño y son agregados del tejido linfático. Los riñones tienen forma de frijol y cada uno consta de una corteza que contiene centros germinales y una médula interna. Las células reticuloendoteliales se ubican a lo largo del tejido conjuntivo trabecular y actúan como un sistema de filtración de partículas. Un vaso linfático eferente sale por el hilio, junto con una vena, y se acompaña de una arteria. Un vaso linfático eferente entra por el lado convexo a través de la cápsula.

## Bazo

El bazo es el tejido linfático más grande de todos y descansa contra las costillas inferiores (9 a 11), el diafragma, el estómago y el riñón izquierdo en la región hipocondrial izquierda. Un parénquima de pulpa roja y blanca está rodeado por una cápsula de tejido conjuntivo fibroso que contiene vasos linfáticos eferentes, vasos sanguíneos, nervios y un poco de músculo liso. La pulpa roja es un sistema medular y sinusoide que se encarga principalmente de la producción de hemoderivados. La pulpa blanca, que es un tejido linfático, produce *linfocitos T* y *linfocitos B* dependientes del timo y *células plasmáticas*. Estos últimos producen el componente de anticuerpos humerales del sistema inmunológico y los linfocitos T están relacionados con el brazo mediado por células del sistema. La vasculatura consiste en la arteria esplénica, la rama más larga del tronco celiaco, y la vena esplénica, que se une con la vena mesentérica para formar la vena porta.

Cinco por ciento del volumen sanguíneo por minuto entra en el bazo. Por lo general, el bazo secuestra un tercio de las plaquetas disponibles y alrededor de 40 a 50 mL de eritrocitos. Estos últimos elementos pueden ser células inmaduras que se preparan para su uso, células viejas en preparación para su retiro y reciclaje de sus componentes, o eritrocitos anormales que se han eliminado de la reserva. Como sitio de preparación para las células recién producidas, el área de la superficie se incrementa al ahuecar la parte central de las células para que se conviertan en discos bicóncavos que funcionan con normalidad.

Desde el punto de vista embriológico, el bazo es responsable de la producción de la hemoglobina fetal y mantiene cierto potencial para la hematopoyesis extramedular durante toda la vida. Además de eliminar las células más débiles y menos funcionales, el bazo también elimina los microorganismos y partículas. Produce sustancias gelatinosas llamadas *opsoninas*, que pueden cubrir ciertas partículas u organismos. Luego, el hígado o los macrófagos destruyen estas amalgamas con mayor facilidad. El bazo es más eficiente que el hígado para eliminar complejos antígeno/anticuerpo y el material poco opsonizado.

Varios factores pueden influir en la actividad esplénica. La distensión del estómago o un colon lleno pueden comprimir el bazo. Varias veces por minuto, el descenso del diafragma empuja al bazo aún más abajo y, en actividades intensas como ejercicio, aumenta la frecuencia y la extensión de la compresión esplénica. La estimulación simpática provoca la contracción de la cápsula, lo que causa una mayor expulsión de sangre y otros contenidos a la circulación. Durante momentos de lesión, esto puede actuar como un proceso de autotransfusión, con la liberación de eritrocitos para compensar la pérdida y plaquetas para iniciar parte del proceso de coagulación. Los componentes inmunológicos se pueden impulsar para llegar al lugar de infección activa o potencial.

## INFECCIÓN

En respuesta a la infección, el tejido linfático reacciona de forma muy similar a como lo haría una fábrica para incrementar su demanda. Aumenta la producción de células inmunocompetentes y la destrucción de los microorganismos colonizadores o sustancias. El tejido linfático que antes no era palpable se puede hipertrofiar. Las infecciones de las vías respiratorias superiores con frecuencia tienen hallazgos de linfadenopatía en los ganglios linfáticos de la cadena cervical. La adenopatía de los ganglios linfáticos inguinales se puede observar en casos de infección pélvica o urinaria. El agrandamiento del bazo, conocido como *esplenomegalia*, ocurre durante enfermedades como mononucleosis. Debido a que suele estar cubierto por el estómago y el cartílago costal, cuando se puede palpar el bazo es un signo cardinal de esta infección viral.

También es posible que el bazo se agrande cuando la médula ósea no puede realizar la hematopoyesis. La producción primitiva de la hemoglobina fetal se puede restablecer y ayudar a mantener la capacidad sanguínea para transportar oxígeno a pesar de la anemia idiopática. El hígado puede aumentar de tamaño debido a una infección o la influencia de una toxina. La hepatitis, o inflamación del hígado, con frecuencia provoca *hepatomegalia*. Después de la infección, puede pasar mucho tiempo antes de que el tejido linfático regrese a su tamaño normal, si es que lo hace.

## PERSPECTIVA HISTÓRICA

*He tratado con éxito muchos casos de neumonía, tanto lobular como pleurítica, mediante la convección de las costillas en sus articulaciones raquídeas... ajusté con cuidado las costillas desplazadas.*

*Andrew Taylor Still*

## INFLUENZA ESPAÑOLA

La epidemia de influenza española de 1917 a 1919 ha sido llamada por algunos en la era anterior al VIH como la "última gran plaga". El promedio estimado de defunciones en todo el mundo fue de casi 20 millones de vidas que se perdieron a causa de la enfermedad de esa época. Tal vez hasta 500 millones de personas tenían la enfermedad comúnmente conocida como "gripe". Aunque otras plagas tuvieron tasas de mortalidad más elevadas, en términos de cifras, la pandemia de influenza española se considera una de las peores, si no la peor. En EUA, una persona de cada cuatro (alrededor de 20 millones de casos) se enfermó de influenza.

Los síntomas fueron similares a los experimentados con otras epidemias de influenza, pero la naturaleza virulenta de la enfermedad y las complicaciones que producía, en especial el aumento de la susceptibilidad a presentar neumonía después, aumentaron la morbilidad y la mortalidad. Uno de cada cuatro soldados estadounidenses que murieron en los tiempos de la Primera Guerra Mundial en realidad murió a causa de esta combinación de virus y bacterias. En EUA se estima que cerca de 500 000 personas murieron como resultado de la enfermedad o la neumonía después de la influenza. Las compañías de seguros estimaron que 13% de las muertes fue causada de forma directa por influenza y 87% resultó de la combinación con neumonía. En algunas comunidades a lo largo de la costa atlántica, se estima que tuvieron un riesgo de morir después de la neumonía tan alto como 50%. Una enfermedad que antes se llamó "la amiga del viejo" para terminar con rapidez el sufrimiento de los adultos mayores y enfermos fue indiscriminada en cuanto a la causa de muerte porque la mayoría de las morgues de la ciudad se encontraban totalmente rebasadas. No hubo pánico hasta que casi terminó. A diferencia de la peste negra, los cuerpos no se acumulaban en las calles. Los que se enfermaban se quedaban en cama con la expectativa de mejorar en unos días. El curso de la enfermedad fue insidioso y, después de un tiempo, varias ciudades y comunidades prohibieron los eventos deportivos y reuniones públicas y multaron a la gente por escupir, y la Cruz Roja fabricó 50 000 mascarillas protectoras.

Un individuo infectado solía mostrar síntomas de influenza, tal vez mejoraría un poco y después empeoraría de manera drástica a medida que la neumonía se establcía. Los nativos americanos de la tribu Ute, en Utah, fueron casi diezmados y algunas familias vieron morir a tres cuartas partes o más de sus miembros como resultado. Hubo pandemias de influenza antes, pero ninguna tan mortal como ésta.

Una encuesta realizada por el *Journal of the American Osteopathic Association* en 1919 reveló que 1 350 médicos osteópatas informaron 43 500 casos bien definidos. De éstos, sólo se declararon 160 muertes, con 10 atribuidas a neumonía. Una encuesta posterior de la época, de 2 445 osteópatas, resultó con una estimación de que la tasa de mortalidad de los casos tratados por médicos osteópatas pudo ser tan baja como una cuadragésima parte de la que experimentaron los pacientes de médicos tradicionales. Por lo general, la tasa de casos de neumonía después de la influenza era 1 de cada 16, mientras que las compañías de seguros informaron una tasa tan alta como de uno de cada dos. La tasa de mortalidad informada por los osteópatas, estimó que potencialmente 73 500 estadounidenses habrían fallecido frente a los 500 000 que se informaron. En otras palabras, hubo una tasa de mortalidad aparente de 2.5% para la alopatía en comparación con 0.37% para la osteopatía.

Al menos una intervención distintiva fue la atención de la profesión osteopática encaminada a maximizar la función respiratoria, la elevación de las costillas, la movilización de las regiones raquídeas restringidas y el aumento del flujo vascular y linfático. Por lo demás, las descripciones de tratamiento por parte de los médicos osteópatas individuales no son muy diferentes de las de sus colegas alópatas. Es posible que los médicos osteópatas también evitaran algunas intervenciones potencialmente dañinas que, por tradición, utilizaban los médicos no osteópatas, pero en la mayoría de los casos, los enfoques farmacológicos y terapéuticos eran similares.

## INVESTIGACIÓN OSTEOPÁTICA

Otros investigadores a lo largo de los años han estudiado el efecto de la manipulación osteopática en el sistema inmunológico. Castilio y Ferris-Swift estudiaron el efecto de la manipulación en la región esplénica sobre los índices sanguíneos. Encontraron un aumento promedio de 2 000 en el recuento de leucocitos en 80% de los casos, con una desviación a la derecha y un aumento en el índice opsónico en muchos casos. Se encontró que el poder bacteriolítico del suero aumentó en 68% de los sujetos y hubo una disminución en el recuento de eritrocitos en 75% de los casos.

Watson y Percival examinaron las tasas de mortalidad por neumonía en niños en hospitales urbanos similares. Los niños tratados por bronconeumonía con manipulación en *Los Angeles County Osteopathic Hospital* tuvieron una tasa de mortalidad de 10.66%, frente a 29.6% en un hospital alopático. La neumonía lobular tuvo en esencia la misma tasa de mortalidad, con resultados de 11.2% frente a 10.8% para los hospitales respectivos. Esto fue antes de la época de los antibióticos.

Measel estudió la respuesta de los anticuerpos después de la manipulación dos veces al día durante 1 sem combinada con la administración de una vacuna antineumocócica polivalente. Los sujetos del estudio mostraron un aumento significativo en la respuesta de los anticuerpos a muchos de los subserotipos en comparación con los sujetos control emparejados. Un estudio no publicado de este autor encontró una tendencia hacia el aumento en el recuento de leucocitos en la mayoría de los sujetos tratados en comparación con los controles durante 1 h después del tratamiento. Hubo un aumento significativo en el número absoluto de linfocitos y una disminución insignificante en la hemoglobina medida en un laboratorio independiente.

Un estudio limitado realizado en el *Lake Erie College of Osteopathic Medicine* publicado en 1998 observó una basofilia significativa en siete sujetos tratados con técnicas de bomba linfática y ningún cambio en cinco pacientes control evaluados de manera similar.

Un estudio sobre la respuesta inmune en sujetos inoculados con hepatitis B en la *West Virginia School of Osteopathic Medicine* publicado ese mismo año demostró que 50% de 20 sujetos tratados con técnicas de bomba linfática mostraron un nivel de respuesta inmune de anticuerpos en la semana 13 en comparación con 16% de los sujetos control. Esos resultados deberían conducir a un cambio en la práctica de la medicina a favor del uso regular de la manipulación linfática en pacientes vacunados para producir en la medida de lo posible una respuesta inmune más temprana de lo que se esperaría con la vacunación sola.

Algunos de los efectos atribuidos a las intervenciones de manipulación se han discutido en la literatura y atribuido al fenómeno de *marginación*. Un porcentaje significativo de células hematológicas se encuentra en realidad contra las paredes internas de los vasos como reserva. Hay una gran capacidad, pero debido a que hay muchos vasos, arteriales, venosos y linfáticos que tienen reserva, se dispone de células en abundancia. Las actividades como el ejercicio conducen de forma automática a un mayor flujo. Parece que estas células, la gran mayoría son inmunocompetentes y maduras, se "desprenden" y se envían al torrente sanguíneo. Incluso si este fuera el único efecto, sería una mejora con respecto al estancamiento que se produce en los pacientes que no se pueden mover o hacer ejercicio por sí mismos. La manipulación puede servir para imitar este proceso natural en los pacientes frágiles y debilitados.

## TRATAMIENTO

Gran parte del tratamiento realizado desde siempre dentro de la profesión osteopática ha sido el bombeo torácico. Otros medios de bombeo linfático incluyen tracción pectoral, elevación de costillas, frotamiento, bombeo pedal de Dalrymple (fig. 107-3), drenaje linfático cervical, abombamiento del diafragma y bombeo esplénico y hepático. Las técnicas de drenaje de los senos paranasales que se realizan en la cara se utilizan junto con las otras técnicas para ayudar a promover la producción y eliminación del moco acuoso de la región respiratoria superior.

El enfoque más eficaz es tratar primero los componentes centrales, lo que libera el drenaje hacia las estructuras linfáticas más grandes y luego trabajar hacia fuera, en dirección a la periferia. Las técnicas dirigidas a movilizar las costillas superiores, en particular la primera costilla, ayudan a despejar

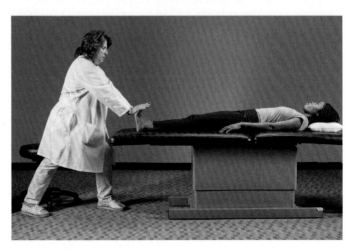

**FIGURA 107-3.** Bombeo pedal.

el camino para el drenaje a las venas subclavias. Trabajar en dirección proximal a distal tiene más sentido, ya que permite una vía más abierta a través de la cual puede fluir el líquido congestionado. Sin embargo, el beneficio real de la manipulación osteopática puede estar en la restauración de un funcionamiento más normal y en facilitar los procesos de restauración innatos del paciente.

## Contraindicaciones

Algunas de las técnicas pueden estar limitadas o ser inapropiadas, según la condición médica del paciente. Esplenomegalia, hepatitis, neumotórax, fractura costal, osteoporosis, pielonefritis, fenómeno trombótico y cirugía reciente pueden impedir la utilización de la manipulación torácica por temor a complicaciones adicionales. Anemia, embarazo y antecedentes de procesos neoplásicos son contraindicaciones relativas.

No hay ninguna prueba de que esas manipulaciones promuevan la metástasis de células malignas al aumentar la circulación. De hecho, se podría argumentar que la presentación de células neoplásicas en órganos corporales que pueden desarrollar componentes de búsqueda y destrucción de tejido anómalo puede ser beneficiosa. Sin embargo, se debe tener precaución en este aspecto. Lo mismo ocurre si hay un absceso u otra infección localizada. A veces, es más prudente permitir que el cuerpo encapsule y se ocupe de un invasor que romper el compartimento y permitir una mayor propagación.

Es muy probable que las afecciones cardiacas y respiratorias se beneficien de esta forma de tratamiento. Sin embargo, se debe tener cuidado al desarrollar intervenciones que faciliten la mejoría sin comprometer otros aspectos. El bombeo torácico puede aumentar la capacidad respiratoria y la dinámica de los líquidos, pero para quien experimenta la sensación de presión torácica extrema, los beneficios se pueden ver superados por las consideraciones psicológicas. Como en todos los casos de intervenciones de manipulación o de otro tipo, las decisiones se desarrollan mejor cuando se hace un diagnóstico y se evalúan las indicaciones y contraindicaciones.

## CASO 1

T.Z. es una mujer de 55 años con un largo historial de alcoholismo que ingresó al hospital por insuficiencia hepática. Se encontraba ictérica. El hígado estaba cuatro dedos por debajo del margen costal derecho y también se palpaba a través de la línea media. En la evaluación neurológica, la paciente mostró dificultades de equilibrio, cierta fabulación y asterixis. Su piel se sentía pastosa y sus extremidades inferiores estaban edematosas. Los hallazgos de laboratorio fueron consistentes con la hepatitis, con SGPT, ALT, AST, bilirrubinas y LDH elevadas varias veces más de lo normal. El tratamiento fue principalmente de apoyo y hubo restricciones dietéticas.

La paciente se negó a levantarse de la cama y refirió que le dolían mucho las piernas y los pies como para hacerlo. La circunferencia de los tobillos era de 55 cm para la pierna derecha y 50 cm para la pierna izquierda a la altura de los maléolos. El estudiante de medicina osteopática solicitó permiso al médico tratante y a la paciente para intentar incorporar la medicina de manipulación osteopática en el tratamiento. Se aprobó y el médico residente estuvo presente para el registro inicial de los diámetros del tobillo.

El tratamiento de manipulación osteopática (TMO) consistió en tracción pectoral, elevación de costillas, bombeo pedal, frotamiento y rango de movimiento pasivo de todas las extremidades. Esto se realizó dos veces al día, con un intervalo aproximado de 3 h. Al concluir el segundo tratamiento, hubo diferencias notables en las circunferencias de los tobillos y se realizaron nuevas mediciones en el nivel de las marcas de tinta que aún estaban en la piel de la paciente. Los nuevos diámetros eran de casi 30 cm cada uno. La paciente expresó que sus tobillos se sentían mucho mejor y procedió a levantarse de la cama del hospital y caminar. Estaba bastante entusiasmada y les dijo a los médicos y a otros pacientes que podía caminar debido al tratamiento. Cuando se le examinó al día siguiente, hubo un aumento del edema y las circunferencias ahora eran de casi 35 cm, pero la paciente estaba básicamente asintomática. Se le trató de nuevo y volvieron a los 30 cm.

### Discusión

Es evidente que el tratamiento se debe adaptar al paciente. La compresión del tórax y la parte superior del abdomen estaba contraindicada en esta paciente debido a la hepatomegalia. La disminución en el retorno de líquidos fue parte de un círculo vicioso de disfunción. La probable hipertensión de la vena porta restringió el retorno venoso de esa vía. Debido a la incomodidad, la paciente no se movió y a causa de esto se produjo más estasis. El tratamiento con técnicas linfáticas de TMO permitió un mayor retorno de líquido. Una vez que se logró esto y se liberó la compresión, se podría producir una circulación más normal. La paciente, al presentar menos síntomas, pudo moverse y estimuló más su propio bombeo linfático al deambular.

## CASO 2

V.S., un hombre de 65 años se presentó para recibir tratamiento para el dolor, la tumefacción y la debilidad en las piernas. Se encontraba en su estado de salud habitual 2 años antes cuando de repente desarrolló dorsalgia. Se descubrió que tenía un aneurisma aórtico abdominal de 6 cm que se estaba expandiendo y tenía fuga. Se sometió a una cirugía de urgencia y recibió un injerto en la aorta. Mientras estuvo hospitalizado, refirió dolor en el pecho y dolor bilateral en las piernas. Se descubrió que tenía cambios isquémicos del músculo cardiaco y las extremidades inferiores. Se realizó una cirugía más extensa, que incluyó una derivación subclavio-femoral con injerto y una derivación coronaria de cuatro vasos con arterias mamarias internas e injertos de vena safena mayor de la pierna izquierda. El paciente evolucionó bien y se le pudo dar el alta hospitalaria. Presentó paresia persistente y edema en ambas extremidades inferiores. Se sometió a tratamiento, pero no hubo mucha mejoría en ninguna de estas dos afecciones.

Un familiar recomendó al paciente que intentara con el TMO. Había debilidad en 2/5 de los músculos extensores del dedo gordo de ambos pies, y la pierna izquierda estaba oscura y tenía edema con fóvea +2 que se extendía hasta la tuberosidad tibial. El paciente había perdido todo el vello de las piernas por debajo de la rótula. En ocasiones, los pulsos eran difíciles de apreciar.

El esquema del TMO para las extremidades inferiores se concentró en la movilidad de los líquidos. Después del tratamiento, se aplicaron técnicas de bombeo pedal y frotamiento en el diafragma pélvico y la región inguinal. Se instruyó al paciente para que realizara ejercicios en casa; que incluían trazar el alfabeto con los pies mientras estaba sentado o en decúbito dorsal. También realizó ejercicios utilizando una banda elástica.

El paciente se sometió a TMO una vez a la semana durante 2 meses, y luego el intervalo aumentó de forma gradual a los tratamientos mensuales más recientes. La fuerza del paciente aumentó a 3/5 en el pie izquierdo y a 4/5 en el pie derecho. El paciente informó que el dolor y la tumefacción disminuyeron de manera significativa. También señaló que el color se mantuvo en apariencia normal. Además, notó que el vello había comenzado a crecer otra vez en sus piernas.

### Discusión

El motivo del edema de las extremidades inferiores del paciente se debió de manera principal a la extirpación de la vena safena mayor. Aunque en teoría todavía existía retorno linfático, es probable que este sistema estuviera sobrepasado. Además, la disección quirúrgica de la vena safena muy probablemente también dañó los vasos linfáticos. La paresia fue causada por un infarto de la médula espinal no descubierto antes.

El tratamiento linfático permitió el retorno de líquidos. Esto también contribuyó a mejorar la circulación arterial en las extremidades. La mejoría de la circulación y la frecuente movilización por parte del paciente al realizar ejercicio facilitó el aumento de la fuerza y la circulación. El crecimiento del vello demostró el efecto de este tratamiento.

### Referencias

Castilio Y, Ferris-Swift L. Effects of splenic stimulation in normal individuals on the actual and differential blood cell count and the opsonic index. *Kansas City Coll Osteopath Surg Bull.* 1932;16:10-16.

Castilo Y, Ferris-Swift L. The effect of direct splenic stimulation on the cells and the antibody content of the blood stream in acute infectious diseases. *Coll J Kansas City Coll Osteopath Surgery.* 1934;18(7):196-211.

Chiles HL. Editorial: a new survey of public health. *J Am Osteopath Assoc.* 1919;1:227-230.

Galewaler JE. Motion, the lymphatics and manipulation. *J Am Osteopath Assoc.* 1969;69:247-254.

Guyton AC. *Textbook of Medical Physiology.* 7th ed. Philadelphia, PA: W.B. Saunders; 1986.

Jackson KM, Steele TF, Dugan EP, ct al. Effect of lymphatic and splenic pump techniques on the antibody response to hepatitis B vaccine: a pilot study. *J Am Osteopath Assoc.* 1998;98:155-160.

Kapandji IA. *The Physiology of the Joints.* Vol III. Edinburgh, Scotland: Churchill Livingstone; 1974.

Kohn GC. *Encyclopedia of Plague and Pestilence.* New York, NY: Facts on File; 1995.

Langley L, Telford IR, Christensen JB. *Dynamic Anatomy and Physiology.* 5th ed. New York, NY: McGraw-Hill; 1980.

Measel JW. Introduction: thoughts on osteopathic practice and infectious diseases. *Osteopath Ann.* 1982;10:92-94.

Measel JW. The effect of the lymphatic pump on the immune response: I. Preliminary studies on the antibody response to pneumococcal polysaccharide assayed by bacterial agglutination and passive hemagglutination. *J Am Osteopath Assoc.* 1982;82:28-31.

Mesina J, Hampton D, Evans R, et al. Transient basophilia following the application of lymphatic pump techniques, a pilot study. *J Am Osteopath Assoc.* 1998;98:91-94.

Moore KL. *Clinically Oriented Anatomy.* 2nd ed. Baltimore, MD: Lippincott Williams & Wilkins; 1985.

Robbins SL. *Pathologic Basis of Disease.* 3rd ed. Philadelphia, PA: W.B. Saunders; 1984.

Smith RK. One hundred thousand cases of influenza with a death rate one-fortieth of that officially reported under conventional medical treatment. *J Am Osteopath Assoc.* 2000;100:320-323.

Tasker EE. Spanish influenza: what and why? *J Am Osteopath Assoc.* 1919;2:270-273.

Watson JO, Percival EN. Pneumonia research in children at Los Angeles County Osteopathic Hospital. *J Am Osteopath Assoc.* 1939;39:153-159.

# 108 Sistema circulatorio

Dennis J. Dowling

Andrew Taylor Still declaró: "La regla de la arteria es suprema". En lugar de elevar la arteria por arriba de todos los demás componentes corporales, el Dr. Still intentaba señalar la importancia de la sangre, sus componentes y sus conductos. Sin éstos, no habría intercambio de oxígeno-dióxido de carbono, nutrición, eliminación limitada de productos de desecho ni vida. El sistema circulatorio tiene la función de proporcionar combustible, calor, componentes inmunitarios que combaten a los invasores, así como regresar cualquier sustancia utilizada o inservible hacia los órganos adecuados para su reciclaje y eliminación.

La sangre se mueve y cambia en forma dinámica y afecta a todas las estructuras. La ausencia de sangre, *isquemia*, en el mejor de los casos, provoca una menor función y muerte de los tejidos. La estasis, o flujo lento, puede resultar en la falta de oxigenación de las estructuras afectadas. Los signos y síntomas pueden incluir apariencia pálida que se manifiesta con facilidad y persistencia después de la presión. La piel también puede tener un aspecto liso y es posible que desaparezca el vello. En ocasiones, éstas son indicaciones de disfunciones somáticas solas o regionales. Una alteración adicional provoca cianosis. La piel demuestra el tinte azul de la sangre desoxigenada y se puede producir muerte celular. La extensión de estos fenómenos a otros órganos se refleja mediante atonía y la posible muerte orgánica. En casos de obstrucción de los vasos coronarios, el músculo cardiaco y el control del marcapasos neural intrínseco relacionado puede resultar gravemente afectado. Si no se restablece con rapidez el suministro sanguíneo, es posible que ocurra un infarto del miocardio y la muerte. La constricción de los vasos renales causa hipertensión y se puede producir insuficiencia renal progresiva. La disminución de flujo sanguíneo a los intestinos puede detener la peristalsis e incluso provocar una rotura. Los efectos sobre los sistemas nervioso central y periférico incluyen alteraciones del sensorio, la consciencia, la función, los reflejos y la fuerza.

Las capacidades innatas del cuerpo se pueden adaptar a los cambios hasta un límite. El uso de vasos colaterales y la neovascularización son dos de los mecanismos que reflejan los intentos por restablecer un funcionamiento más normal después de una disfunción persistente. La respuesta adaptativa a la disminución aguda del flujo sanguíneo da como resultado la constricción de los vasos sanguíneos para funciones relativamente no esenciales, pero incluso esto no es tan eficaz como restablecer la actividad normal. El diámetro de las arterias lo controla el sistema nervioso simpático y cualquier evento que provoque un aumento de la actividad causa vasoconstricción. Por lo tanto, la disminución del flujo puede ser resultado de una lesión local, con lo que se desvía a otra región, o estimulación simpática persistente. El estado final depende de la capacidad de los capilares terminales para llevar la sangre al tejido diana.

Existen dos vías de drenaje posibles para los líquidos del cuerpo: los sistemas venoso y linfático. Cuando uno se altera, el otro compensa de alguna manera. Hay límites e incluso una afección temporal puede desencadenar una cascada de alteración de la función, compensación y, quizá, recuperación. Con mucha frecuencia, la compensación es inadecuada.

Cuando se observan los signos vitales relacionados con la circulación, como frecuencia cardiaca y presión arterial, que indican alteraciones fuera de lo normal, es obligatorio encontrar la causa. Además de las influencias neurales, la circulación resulta afectada por la temperatura y el clima, la función endocrinológica, los medicamentos e incluso los alimentos. La razón más evidente de la disminución de la presión arterial y el aumento de la frecuencia cardiaca es la pérdida sanguínea. El hipertiroidismo se suele relacionar con un aumento de la frecuencia cardiaca y de la presión arterial, junto con otros signos y síntomas. El hipotiroidismo presenta lo contrario. Muchos medicamentos pueden provocar alteraciones sutiles o graves.

El cuerpo intenta responder al exceso de calor, ya sea el que se establece de manera interna como en la fiebre o debido al entorno, aumentando la transpiración y dilatando los vasos superficiales como medio para disipar el calor. La fiebre es un proceso natural que cumple al menos una función parcial de inhibir la replicación microbiana. Dentro de los parámetros normales, es mejor dejarla. A excepción de los pacientes muy jóvenes, de edad muy avanzada y aquellos con afecciones preexistentes, unas pocas horas de temperaturas de 38.3 a 38.8 °C (101 °F a 102 °F) son tolerables. La creencia arcaica era que un exceso de sangre provocaba la fiebre y la solución era extraer el exceso mediante una flebotomía. El resultado era un enfriamiento que también parecía calmar al paciente agitado. El tratamiento del síntoma no trataba la causa de la enfermedad y sin duda no se centraba en el paciente. Esos tratamientos eran la base de la atención médica, incluso en el siglo xx. Hace sólo unos años, el método de tratamiento de la fiebre consistía en enfriar rápidamente al paciente con sábanas mojadas con agua fría, friccionar la piel con alcohol e incluso mediante la infusión de líquidos fríos en el colon. Además de debilitar la respuesta inmune, estos tratamientos provocaban un cambio muy rápido y los vasos dilatados producían mayor permeabilidad de la piel, aumento de absorción de alcohol isopropílico y disminución del umbral convulsivo. Los enfoques actuales de la fiebre, es decir, permitir que se produzcan temperaturas tolerables sin control, va más acorde con la filosofía y la práctica osteopáticas. En respuesta al frío, los vasos se constriñen como un medio para mantener la temperatura central. El tratamiento contemporáneo de la hipotermia es un proceso también más lento que el que se había utilizado antes como "estándar de atención". El calentamiento lento provoca un menor daño tisular.

La sangre libera sustancias de reparación y defensa. Las plaquetas y las sustancias vasoactivas se presentan en las zonas dañadas para actuar como un vendaje temporal. Después, otros componentes se mueven hacia la zona del coágulo y promueven la curación. Los elementos mediados por células y los humorales son llevados a zonas de invasión en defensa del organismo. Muchos esperan a lo largo de las paredes internas de los vasos en un proceso conocido como marginación. Las lesiones e infecciones promueven la marginación y un flujo sanguíneo más rápido puede contribuir junto con los elementos quimiotácticos. Cuando la circulación se altera, también lo está la función inmune. Además de cumplir una función inmune, el bazo retiene 50 mL o más de sangre. Aunque gran parte de esta sangre se compone de eritrocitos viejos, éstos todavía pueden cumplir alguna función. Cuando experimenta tensión o hay una lesión, la cápsula del bazo se puede contraer y producir una cantidad pequeña de esta autotransfusión.

Si se tomara al corazón como punto de inicio para la circulación, la sangre entra a la aurícula derecha y se transfiere al ventrículo del mismo lado. La sangre desoxigenada viaja a los pulmones por la arteria pulmonar. La mayor afinidad de la hemoglobina por el oxígeno en comparación con el dióxido de carbono permite una transferencia más fácil en el nivel capilar. Las venas pulmonares conducen la sangre a la aurícula izquierda, a través de la válvula mitral al ventrículo izquierdo y después sale del corazón por la válvula aórtica. Una parte de la sangre se desvía para el propio uso del corazón hacia los vasos coronarios. El resto viaja a través de la aorta a todas las partes del cuerpo. Una vez en la zona diana, la sangre sale de forma temporal por medio de un capilar y vuelve a entrar en éste. El retorno al corazón comienza en una vénula y a través de las venas subsecuentes que aumentan de diámetro. Las alteraciones de las presiones intraabdominal e intratorácica, provocadas por el movimiento diafragmático, llevan la sangre al corazón por medio de la vena cava. Un sistema portal subsidiario se especializa en el retorno de la sangre desde el hígado. La hipertensión portal puede tener una expresión superficial con un patrón de vasos sanguíneos congestionados en el abdomen, lo que se conoce como "cabeza de Medusa". Las válvulas dentro de las venas evitan el retorno. La investigación original de Harvey hace cientos de años estableció que el flujo dentro de las venas era unidireccional y hacia el corazón. Aunque las arterias y venas contienen músculos lisos, las paredes de las arterias son más gruesas y estos vasos son menos compresibles. Cuando hay tumefacción localizada, es más probable que las venas tengan un estrechamiento de su luz y se produzca congestión. Se puede producir la inflamación de los vasos, con o sin coágulos.

El papel del médico osteópata es facilitar los procesos normales, en especial cuando se altera el flujo hacia o desde una región. Con el conocimiento de la estructura y la función, se debe abordar la eliminación de lo que impide la circulación. Las contraindicaciones incluyen circunstancias en las que el aumento de la circulación pueda provocar aumento de la pérdida sanguínea, daño mayor, diseminación de una infección o desprendimiento de un coágulo sanguíneo. También se pueden utilizar muchas de las técnicas que sirven para tratar las dificultades linfáticas.

## CASO 1

S.B., hombre de 63 años de edad que fue llevado inconsciente al servicio de urgencias. Al parecer, tomó una sobredosis de su medicamento anticoagulante prescrito, lo que provocó un sangrado bihemisférico que produjo la compresión del parénquima cerebral. Los neurocirujanos y neurólogos que evaluaron el caso determinaron que la afección era inoperable.

Después de unas horas de su ingreso, el paciente presentó fibrilación auricular con frecuencia ventricular rápida (200 por min), presión arterial de 90/50 mm Hg y comenzó con hiperpirexia de 41 °C (106 °F). El paciente respiraba por sí mismo, pero en ocasiones presentaba respiración de Cheyne-Stokes. A menudo hacía muecas. Los intentos por disminuir la frecuencia cardiaca y aumentar la presión arterial por medios farmacológicos fracasaron, al igual que las tentativas por ejercer presión carotídea y ocular. De hecho, no afectaron los parámetros en una forma positiva y la presión arterial del paciente disminuyó.

Hubo alguna inconsistencia en los informes para la familia. Por un lado, se les dijo que no había esperanza; y por el otro, uno de los médicos a cargo les dio pronósticos más esperanzadores de lo que era razonable.

El interno osteópata recibió permiso para tratar al paciente con manipulación.

Las causas de los signos del paciente se debieron a la compresión del contenido craneal. Los cambios cardiacos, respiratorios y de temperatura se originaron por esto. Había un patrón de flexión del movimiento craneal y la amplitud era superficial y rápida. El tratamiento consistió en CV4 y técnicas craneales indirectas.

A unos minutos del inicio del tratamiento, la respuesta ventricular del paciente disminuyó a alrededor de 115 latidos por min, la temperatura bajó a 38.8 °C (102 °F) y la respiración se volvió más regular. La presión arterial aumentó a 100/60 mm Hg. El paciente dejó de hacer muecas. Estos efectos duraron 8 h. El tratamiento se repitió con efectos similares. Se obtuvo una orden de "no reanimar" y el paciente murió al siguiente día.

### Discusión

Las causas de los hallazgos en este paciente fueron los efectos sobre las partes relevantes del cerebro. Es probable que la compresión del puente provocara los cambios respiratorios. La estimulación del cerebro también fue responsable de la fibrilación auricular y la respuesta ventricular rápida. La frecuencia cardiaca rápida está directamente relacionada con la disminución de la presión arterial. Aunque hay otras causas para las muecas del paciente, el ritmo cardiaco anormal no permite el llenado adecuado de las cámaras cardiacas y es posible que los vasos coronarios no reciban una circulación adecuada. Esto es una causa frecuente de dolor precordial en los pacientes con arritmias cardiacas.

Aunque debería haber cierta preocupación al practicar osteopatía craneal en pacientes con hemorragia intracraneal, la naturaleza extrema de esta situación disminuyó relativamente las contraindicaciones. El sangrado se limitó a un espacio cerrado y hubo un proceso de taponamiento en efecto. La disminución de la presión arterial no fue provocada por la pérdida sanguínea, sino que estuvo relacionada con la arritmia cardiaca. La compresión del parénquima cerebral fue responsable de la hiperpirexia. El tiempo insuficiente y el repentino aumento de su temperatura descartaron la probabilidad de una causa infecciosa.

El objetivo final del tratamiento en este caso no era mejorar la condición del paciente, sino hacer que estuviera más cómodo. Se desconoce si en realidad pudo sentir dolor o molestia. Sin embargo, la mejoría de todos los signos parece indicarlo.

## CASO 2

Una mujer de 70 años de edad se presentó con múltiples síntomas de dolor de espalda y cadera de 3 sem de duración. Aunque se encontraron disfunciones somáticas relevantes para explicar el síntoma principal, la exploración de las extremidades inferiores demostró edema con fóvea 2+. La paciente declaró que había tenido edema de los tobillos durante varios años y tomaba diuréticos y antagonistas del calcio para esta afección y para la hipertensión. Las piernas edematosas le dificultaban caminar de manera cómoda en su vecindario. Negó tener antecedentes de infarto del miocardio o dificultad para respirar. Además del síntoma principal, la hipertensión y el edema periférico, no hubo otros problemas médicos.

El hallazgo principal en esta paciente fue un ilion rotado hacia atrás con cizallamiento unilateral del sacro. Esto fue muy fácil de abordar y la paciente sintió que regresó a su nivel previo de funcionamiento en este aspecto. La paciente también aceptó tratamiento para el edema. Las piernas edematosas además tenían una apariencia ceniza y la piel estaba escamosa.

El tratamiento se enfocó en aumentar el drenaje de las extremidades inferiores. Se utilizaron el bombeo pedal de Dalrymple, la fricción (*effleurage*) y el masaje (*petrissage*). Se le instruyó cómo bombear sus pies con las piernas elevadas, en casa. La paciente regresó 1 sem después y refirió que había orinado más de lo habitual la noche del tratamiento previo y sintió que sus tobillos habían disminuido de tamaño. También aumentó su capacidad para caminar con comodidad. Ahora había un edema con fóvea de 1+. El tratamiento continuó una vez a la semana durante 8 sem. El edema de la paciente se redujo de manera significativa y el color y la superficie mejoraron. Hubo una recurrencia leve cuando regresó 1 mes después, pero aún así mejoró mucho con respecto a su apariencia inicial. Se siguió a la paciente durante varios años con una frecuencia mensual o bimestral. En un momento, refirió que tuvo que volver a depilarse las piernas.

### Discusión

Había evidencia de insuficiencia cardiaca congestiva del lado derecho, así como de insuficiencia venosa. A menudo hay un círculo vicioso que se produce con estasis-disminución de la función-aumento de la estasis, y así de manera sucesiva. A medida que las extremidades se ponen más edematosas, los pacientes no realizan tanta actividad. No se produce la acción de bombeo que debería ocurrir para facilitar el drenaje. Los diuréticos tienen el efecto de desviar los líquidos, pero su efecto sobre los riñones es provocar vasoconstricción de las arterias renales. Esto puede resultar en un aumento de la tolerancia y la necesidad de dosis cada vez más mayores para lograr el mismo efecto. También hubo cierta evidencia de que los antagonistas del calcio provocan efectos secundarios de edema periférico. La paciente había tomado estos medicamentos durante años sin que esto se presentara.

El tratamiento tuvo el efecto de desviar la precarga venosa. La liberación de una mayor cantidad de sangre al lado derecho del corazón aumentó la capacidad de llenado y luego se llevó más de esa sangre a los riñones. Esto explica la diuresis que presentó la paciente en la noche del primer tratamiento. Con la disminución del edema, la paciente fue capaz de caminar una mayor distancia y esto combinado con su tratamiento en casa permitió un drenaje mayor y más regular. Con la mejoría del drenaje venoso, el flujo arterial tuvo una menor resistencia al tejido. La mejoría de la circulación tuvo el efecto secundario no deseado, pero bastante aceptable dada la alternativa, de reanudar el crecimiento del vello.

## Referencias

Rogers FJ. An osteopathic perspective on cardiology. En: Ward RC, ed. *Foundations for Osteopathic Medicine*. 2nd ed. Philadelphia, PA: Lippincott Williams & Wilkins; 2003:345-369.

Sparks HV. Tissue respiration and circulation. En: Ward RC, ed. *Foundations for Osteopathic Medicine*. 2nd ed. Philadelphia, PA: Lippincott Williams & Wilkins; 2003:157-164.

# 109

# Sistema nervioso autónomo

Dennis J. Dowling

El sistema autónomo es responsable de la modificación que se produce cada momento en casi todas las funciones del cuerpo. Aunque existen plexos intrínsecos que promueven la actividad normal, los sistemas simpático y parasimpático fomentan o retardan la función. Los plexos de Auerbach y Meissner se activan por la distensión intraluminal e inician la peristalsis anterógrada. El aumento de la actividad parasimpática, principalmente del nervio vago en el eje craneal, aumenta la motilidad gastrointestinal. Lo mismo puede ocurrir por la irritación microbiana y química en las paredes internas. Los efectos son disminución del tiempo de tránsito y reducción de la absorción de agua, entre otros. La persona también puede presentar otros síntomas, entre éstos, malestar, náusea, distensión e irritación.

La función complementaria de la actividad simpática mejorada tiene casi los resultados opuestos, por lo menos en cuanto a los efectos mecánicos. Los esfínteres que suelen tener más probabilidades de abrirse, en realidad se cierran. La motilidad de los contenidos se reduce de manera radical. Todo esto se espera, dado que el aumento de la actividad simpática es favorable para la reacción de lucha o huida. La circulación hacia los componentes locomotores del cuerpo, brazos y piernas, aumenta y disminuye hacia las vísceras. Los efectos son reducción de la función intestinal, incremento de la absorción de agua causado por un mayor tiempo de tránsito y contacto con la superficie interna, y producción más sólida de materia fecal. El paciente también puede tener dolor y malestar debido al meteorismo y su atrapamiento. En algunos casos graves, se puede producir dehiscencia y rotura.

La actividad parasimpática de todas las vísceras tiene el resultado inconsciente de aumentar de manera fundamental los procesos de restauración y adaptación. Las funciones cardiaca y respiratoria se lentifican, la conservación de agua renal aumenta y los sentidos se embotan. No hay fibras parasimpáticas para las extremidades. La actividad simpática provoca aumentos de la presión arterial, dilatación de algunos vasos sanguíneos y constricción de otros, broncodilatación por aumento del área de superficie y los vasos renales se constriñen, lo que reduce el flujo hacia los riñones. Las pupilas se dilatan para captar más de los alrededores e incluso el oído se agudiza.

Todos estos efectos son al parecer de corta duración en condiciones normales. Son ejemplos de las adaptaciones que afectan la estructura y la función del cuerpo. Sin embargo, la disfunción se produce cuando hay una persistencia más allá del punto de funcionalidad, una activación inadecuada, un patrón de asa en el reflejo o cualquier combinación. La activación de cualquier porción puede ser primaria, secundaria o terciaria. El cuerpo responde al estrés con vasoconstricción de todas las arterias como un medio para desviar la sangre hacia los músculos. Una reacción normal de los vasos coronarios es dilatarse, no debido a un efecto paradójico aparente o diferencia de receptores, sino porque la estimulación simpática aumenta los efectos inotrópico y cronotrópico sobre el corazón. El aumento de la presión, debido a la frecuencia y la fuerza de contracción, por lo general, provoca una mayor capacidad y perfusión del corazón mismo. La oclusión parcial o total por ateroesclerosis o fenómenos tromboembólicos produce isquemia y posible infarto. El dolor y la presión resultantes contribuyen a aumento incluso mayor de la estimulación simpática y empeoramiento del estrechamiento de los vasos.

En otro caso, la esofagitis por reflujo puede afectar la musculatura pararraquídea y las articulaciones facetarias vertebrales desde las vértebras torácicas medias y hacia arriba. Por lo general, la región desarrolla disfunciones somáticas bilaterales y restricción de movimiento. El aplanamiento de la región es un problema común. Cualquier incompetencia del esfínter gastroesofágico y el reflujo ácido pueden disminuir una vez que desaparezca la causa. Las disfunciones somáticas se pueden resolver de manera espontánea o persistir. Cualquier persistencia puede entonces establecer lo contrario a la condición previa: un reflejo somatovisceral en oposición al viscerosomático inicial. En otras palabras, las disfunciones, mediante la inervación común de las fibras simpáticas, puede provocar un recrudecimiento de los efectos iniciales en ausencia de las causas originales.

Algunas afecciones persistentes se relacionan con la irritación constante o intermitente del sistema nervioso simpático. La distrofia simpática refleja (DSR) es una enfermedad difícil de tratar. La lesión precipitante puede ser significativa o menor. Las fracturas óseas de las extremidades parecen ser el elemento causante más frecuente, pero a veces situaciones en apariencia inocuas son el suceso relevante precedente. Al parecer, la sensibilidad del sistema está establecida con excelencia para cualquier irritación menor. La persona afectada puede presentar síndrome de Raynaud y alodinia. Los estímulos que no deberían provocar una reacción lo hacen. El roce de la ropa o la brisa que toca la piel de la extremidad afectada puede producir enrojecimiento progresivo, palidez e incluso cianosis subsecuente. El dolor puede ser lancinante con todo tipo de alteraciones sensoriales.

El sistema parasimpático no está exento de dificultades. Es posible que las disfunciones somáticas de la región suboccipital influyan en la región del 4° ventrículo y el núcleo ambiguo subyacente. La estimulación del nervio vago, en especial si hay cambios intermitentes, provoca reacciones como disminución de la presión arterial, alteraciones de la tiroides y otras funciones endocrinas y respiratorias, bloqueos cardiacos, hiperactividad gastrointestinal e incluso cambios pélvicos. Según el sitio del efecto electrofisiológico, las respuestas cardiacas en ciertos casos incluyen disminución (el nodo sinoauricular en la bradicardia) o ausencia (bloqueos cardiacos mediados por el nodo auriculoventricular) u otra irregularidad de la frecuencia y el ritmo cardiacos. Hay muchas causas de diarrea, pero el nervio vago está implicado en cierta persistencia. Esto se evidencia por la elección de algunas intervenciones farmacológicas que se suelen utilizar. Lo mismo se puede decir de varias respuestas urológicas, ginecológicas e incluso respiratorias.

Todas estas consideraciones no serían de utilidad para los médicos osteópatas sin la posibilidad de la aplicación del conocimiento. El principio del tratamiento racional indica que la comprensión de los procesos se puede traducir en tratamiento. Esto puede implicar la utilización de manipulación osteopática en la atención integral del paciente. La meta, como siempre, es facilitar los mecanismos normales y compensatorios del cuerpo del individuo.

A menudo, los médicos osteópatas hablan de disminuir o aumentar algún componente. Aunque ésta es una perspectiva teórica, quizá la comprensión más precisa es que el médico osteópata actúa para ayudar al restablecimiento con la eliminación de la impedancia para un funcionamiento saludable. En lugar de trabajar a partir de un protocolo estándar, el desarrollo de un plan de tratamiento se debe basar en la comprensión de cómo los sistemas del cuerpo interactúan en el descubrimiento de la causa en lugar de enfocarse en los efectos, que suelen ser los síntomas del paciente. Esto algunas veces es difícil de lograr porque el paciente a menudo está interesado en detener los síntomas. El enfoque debe permanecer en la determinación de las funciones y estructuras anómalas y los medios por los cuales se puede fomentar la salud interna.

## CASO 1

R.P. es una mujer de 66 años de edad que se presentó con un nuevo síntoma de dolor y malestar en las extremidades inferiores de 6 meses de duración. Ya había estado en la clínica por dolor de espalda y cuello y no había recibido manipulación osteopática durante, por lo menos, 1 año. Tenía cáncer de mama y se había sometido a una tumorectomía, radioterapia y quimioterapia. La paciente estaba bien, pero después se cayó y se fracturó la tibia y el peroné de la pierna derecha. La fractura fue provocada por el traumatismo y no se consideró que estuviera relacionada con ningún proceso metastásico. Se sometió a una cirugía para tratar la fractura y se le realizó una reducción abierta y una fijación interna de la fractura tibial. La aproximación y cicatrización ósea final parecían adecuadas. Sin embargo, la paciente siguió refiriendo dolor localizado en el sitio de la fractura y en toda la extremidad inferior. Esto también se acompañó de sensaciones de ardor y frío, enrojecimiento, palidez e incluso momentos en los que el pie se ponía azul. La paciente notó que algunas veces no podía tolerar el roce de la ropa o las sábanas y que los síntomas podían empeorar de forma drástica incluso en respuesta a la brisa. El pie a menudo estaba inflamado. Otro médico trató a la paciente con analgésicos narcóticos y no narcóticos. Tuvo dificultades para tolerarlos y no se observó ninguna mejoría.

Comenzó con esteroides orales en dosis relativamente altas, que después se redujeron de manera paulatina. Los síntomas mejoraron un poco, pero luego regresaron al nivel previo cuando se disminuyó el medicamento. Hubo preocupación acerca de los efectos secundarios a largo plazo relacionados con los corticoesteroides.

A la exploración, los signos vitales de la paciente estaban dentro de los límites normales, excepto por un aumento leve de la presión arterial. Se revisaron las radiografías de la paciente y al parecer tenía una resolución satisfactoria. Se examinó la pierna de la paciente y tenía edema con fóvea 1+ y estaba eritematosa al inicio. Mientras se palpaba, la piel palideció y se tornó moteada. Había una restricción de movimiento de la cabeza del peroné en su deslizamiento anterior, el astrágalo era anterior, había restricción en la región poplítea y tensión y múltiples puntos dolorosos a lo largo de la cintilla iliotibial. Había mayor inversión del pie derecho. El ilion derecho era anterior y había disfunciones somáticas únicas en L5, L1 y T12, entre otras.

La extremidad inferior se trató con inhibición progresiva de estructuras neuromusculoesqueléticas, liberación miofascial, contratensión, técnicas de energía muscular y técnicas de empuje de alta velocidad y baja amplitud (AVBA). Las últimas dos modalidades se dirigieron a las disfunciones iliaca, de la cabeza del peroné y del astrágalo. La región lumbar se trató con liberación fascial y tensión ligamentosa equilibrada. También se aplicaron las técnicas de fricción (*effleurage*) y drenaje linfático. Todos los tratamientos se seleccionaron y aplicaron conforme toleró la paciente. Aunque tuvo malestar inicial con toda la manipulación, pero el edema se redujo, mayor movilidad y se observó un cambio de color.

La paciente regresó 1 sem después y notó que aunque los síntomas no se resolvieron por completo, sí habían mejorado. Parecía tener una mayor tolerancia al contacto con la piel que antes. El tratamiento continuó hasta que la paciente pudo tolerar el uso de una tobillera para dar soporte a los ligamentos astragaloperoneos en apariencia más débiles. Comenzó a tomar gabapentina como un medio para tratar la afección neuropática y la toleró.

## Discusión

Las fracturas son parte de la causa en la mayoría de los casos de DSR y las extremidades son las más afectadas. Los síntomas pueden ser unilaterales o bilaterales. Parece haber hipersensibilidad de las fibras simpáticas. Éstas acompañan a las arterias e influyen directamente en sus diámetros mediante una mayor estimulación. Al parecer hay una combinación de apariencia crónica y aguda del trastorno. La constricción prolongada provoca isquemia y esto puede producir cambios inflamatorios en la liberación de otras sustancias vasoactivas y aumento de la reactividad, similar a la migraña.

Para esta paciente, el tratamiento se dirigió a la región más evidente de los síntomas, así como al origen de las fibras simpáticas de la extremidad inferior, la región toracolumbar. También se trató la estasis que se produjo. No sólo se altera el flujo arterial a la región, sino también se reduce el retorno venoso y linfático.

Dirigirse a los componentes del DSR parece paliar el trastorno. Sin embargo, dada la naturaleza de la afección, quizá no haya una reversión completa o un retorno a la función previa. La mejoría sin resolución puede ser una meta aceptable. Esto también requiere que la paciente y el médico osteópata comprendan las expectativas.

# CASO 2

A.D. es una mujer de 47 años de edad que fue remitida por su gastroenterólogo por dorsalgia. El dolor era casi constante, con una calificación de 5/10, y se describía como de "sordo a intenso". Había limitación del movimiento. El dolor se localizaba en la región media torácica sin irradiación. La paciente tenía antecedentes de reflujo gastroesofágico y tomaba bloqueadores $H_2$ e inhibidores de la bomba de protones en dosis que habían aumentado progresivamente. Los síntomas abdominales que tenía ya habían remitido, pero no desaparecieron por completo. La paciente tuvo una exploración endoscópica 2 sem antes y le dijeron que todo "se veía bien".

En la exploración física, la columna vertebral de la paciente parecía no tener movimiento entre los niveles de T2 a T9, con múltiples disfunciones somáticas únicas, y la musculatura paravertebral tenía consistencia fibrosa. Se trató a la paciente con técnicas miofasciales, de energía muscular y de empuje de AVBA para la región torácica. Se incluyeron ejercicios para aumentar la movilidad. La paciente toleró bien estas intervenciones y poco a poco sintió una mejoría de sus síntomas abdominales. Durante un periodo de 3 meses, con intervalo entre las sesiones de tratamiento aumentado a 3 sem, la paciente mejoró de modo significativo. Ya no tuvo síntomas continuos de dorsalgia y tampoco de reflujo. Su gastroenterólogo acordó reducir y después eliminar sus medicamentos. Regresó 9 meses después para una consulta por cervicalgia no relacionada y refirió que no había recurrencia de la dorsalgia ni del malestar abdominal.

## Discusión

La relación entre las afecciones gastrointestinal y musculoesquelética es evidente cuando se considera la inervación simpática del esófago. En retrospectiva, es difícil determinar si hubo reflejos viscerosomáticos o somatoviscerales. Es casi irrelevante si las disfunciones musculares y somáticas se produjeron primero y provocaron la dificultad gastrointestinal o si ocurrió lo contrario. Lo que es más pertinente es que ambas disfunciones, en algún punto, sostuvieron una a la otra. El tratamiento farmacológico sólo afectó un aspecto del ciclo y, en ausencia de un tratamiento completo, se debe esperar que sea total o parcialmente ineficaz. Al dirigirse a ambos componentes, la afección pudo mejorar.

## Referencias

Kuchera ML, Kuchera WA. *Osteopathic Considerations in Systemic Dysfunction.* 2nd ed. Columbus, OH: Greyden Press; 1994.

Willard FH. Autonomic nervous system. En Ward RC, ed. *Foundation for Osteopathic Medicine.* 2nd ed. Philadelphia, PA: Lippincott Williams & Wilkins; 2003:90-119.

# 110 Manipulación visceral

Eileen L. DiGiovanna y Dennis J. Dowling

Desde los primeros días de la osteopatía, se ha incluido la manipulación directa de las vísceras en el catálogo del médico osteópata. En su último libro, *Osteopathy, Research and Practice*, Andrew T. Still, el fundador de la osteopatía, expuso el tratamiento de muchas enfermedades y enfatizó el de "lesiones" de las vértebras y costillas, así como también describió técnicas aplicadas en forma directa a las vísceras. Su meta establecida era siempre mejorar la circulación de la sangre arterial y venosa, así como el flujo linfático hacia y desde las vísceras, y también asegurar una función neural adecuada. Su preferencia en el tratamiento visceral era colocar al paciente en una posición genopectoral, desde la cual elevaría las vísceras a tratar, en dirección al diafragma. Describió el uso de este tipo de técnica en el tratamiento de la disentería y la apendicitis. Utilizó una técnica para la dispepsia en la que colocaba al paciente sobre su lado derecho mientras llevaba el estómago hacia la izquierda.

Los intestinos se suspenden en una vaina de fascia conocida como mesenterio. En los cuadrúpedos, los intestinos flotan en la cavidad abdominal con forma de espiral y el quimo se mueve a través de la luz sin impedimentos de la gravedad. En los humanos, la peristalsis debe superar la gravedad y las tensiones de las capas de los intestinos en un espacio muy estrecho; además, los medicamentos y algunos alimentos pueden alterar la función gastrointestinal.

Las *técnicas de elevación mesentérica* ayudan a descongestionar los intestinos y permiten mejorar el flujo sanguíneo arterial porque su aporte sanguíneo entra por el mesenterio unido. Estas técnicas también liberan los conductos linfáticos provenientes de los intestinos que se encuentran en los tejidos del mesenterio.

En su texto de 1915, *Osteopathic Mechanics*, el DO Edythe Asmore describe tres tipos de tratamiento del hígado:

1. El paciente está en decúbito dorsal, con las rodillas flexionadas. El médico coloca una mano debajo de la 7ª a 10ª costillas y la otra en la parte superior de las uniones condrales de las mismas costillas. Las manos se comprimen juntas y después se sueltan de repente.

2. El paciente se acuesta sobre el lado izquierdo. El médico se coloca de pie detrás del paciente y le pide que pase su brazo derecho detrás de éste y tome su hombro. Al inclinarse hacia atrás, el médico eleva las costillas del paciente y coloca sus manos sobre las partes anterior y posterior de la caja torácica. El paciente inhala por completo y, mientras exhala, el médico se inclina y comprime la parte lateral de la caja torácica con su tórax. El paciente inhala por completo y después, al final de la exhalación, el médico libera con rapidez las fuerzas de compresión.

3. El paciente en posición genopectoral. El médico eleva las vísceras si hay alguna ptosis.

Como se describe, las técnicas son útiles para descongestionar el hígado con la eliminación de los productos de desecho tóxicos. El hígado posee un lecho rico de conductos linfáticos y vasos venosos en el sistema portal. Es un órgano sensible a la presión y estas técnicas de manipulación, mediante cambios de los gradientes de presión, ayudan a mover la linfa a través de los conductos.

Se pueden utilizar técnicas de compresión similares para el bazo, que también es un órgano sensible a la presión. El bazo sirve para almacenar eritrocitos y leucocitos y eliminar las células dañadas de la circulación. Es una parte integral del sistema inmunológico. Las técnicas de bombeo esplénico ayudan a los pacientes que necesitan fortalecer la función inmune, es decir, en presencia de infecciones sistémicas y, en algunos pacientes con anemia, para aumentar el número de eritrocitos en circulación.

Ambos órganos son frágiles y se debe tener cuidado al llevar a cabo estas técnicas. No se debe realizar el bombeo esplénico en un bazo agrandado por el peligro de rotura. La compresión de la caja torácica en casos de hepatitis puede dañar al hígado.

Still y Ashmore instaron al uso de las superficies palmares de los dedos, no de la punta de los dedos, cuando se trabaja con cualquiera de los contenidos abdominales y así evitar lesiones en los órganos internos.

En 1983, Jean-Pierre Barral y Pierre Mercier publicaron en París un texto sobre la manipulación visceral titulado *Manipulations Viscérales*. En 1988, se tradujo al inglés como *Visceral Manipulation*. Este texto generó un interés renovado en el tratamiento directo de las vísceras.

Se describen cuatro tipos de movimiento visceral con base en el sistema que influye o controla ese movimiento:

1. Sistema nervioso somático
2. Sistema nervioso autónomo
3. Ritmo craneosacro
4. Motilidad visceral

El movimiento del sistema neuromusculoesquelético que se produce con actividades como caminar, correr o el movimiento del tronco provocan la actividad pasiva de las vísceras. Es necesario que las vísceras sean móviles para que se produzca este funcionamiento.

El movimiento que controla el sistema nervioso autónomo puede ser directo o indirecto. Existen tres factores principales:

1. *Movimiento diafragmático*: produce el movimiento indirecto de los contenidos de las cavidades abdominal y torácica.
2. *Movimiento cardiaco*: afecta directamente a pulmones, esófago, mediastino y diafragma.
3. *Movimiento peristáltico*: las ondas contráctiles de los órganos huecos, de menor efecto que los otros.

El ritmo craneosacro incluye la fluctuación del líquido cefalorraquídeo, que baña al cerebro y la médula espinal. Sus cambios de presión, así como las variaciones en las presiones ejercidas por los sistemas arterial y venoso, afectan el funcionamiento de todos los sistemas.

Se pueden realizar las técnicas intrarrectal e intravaginal con el fin de una manipulación más directa de las vísceras pélvicas, así como algunas estructuras musculoesqueléticas como los músculos y ligamentos.

Barral y Mercier describen la motilidad visceral como un "movimiento intrínseco activo". Cada órgano posee este movimiento independiente de las fuerzas extrínsecas. Esto se produce en dos fases, que Barral y Mercier denominan *expir* e *inspir*. En "expir", los órganos se mueven hacia la línea media del cuerpo y durante "inspir" lo hacen en sentido contrario a la línea media de manera rotatoria. Al parecer, las rotaciones ocurren alrededor de los ejes de su origen embriológico. Estos movimientos pueden estar relacionados con el ritmo craneosacro.

El diagnóstico osteopático visceral, igual que el somático, son principalmente palpatorios. Cada órgano se evalúa por sus características de movimiento. La movilidad de los órganos se evalúa durante la inhalación y la exhalación y mediante pruebas de movimiento de las uniones de los órganos. La movilidad inherente de cada órgano se valora con palpación. También se observan los cambios de temperatura en el órgano.

Las estructuras musculoesqueléticas relacionadas se evalúan por la evidencia de disfunciones. Los hallazgos del reflejo viscerosomático y los puntos de Chapman pueden ser útiles en el diagnóstico. Los reflejos visceroviscerales y somatoviscerales y las influencias simpáticas o parasimpáticas anómalas afectan las vísceras.

La manipulación osteopática visceral se dirige a restablecer la movilidad y motilidad normales del órgano afectado, asegurar el flujo linfático y la circulación normales, establecer un impulso rítmico craneal habitual y eliminar las influencias somáticas o nerviosas anómalas sobre las vísceras.

## ELEVACIÓN MESENTÉRICA

Esta técnica es útil para tratar a los pacientes con una variedad amplia de problemas gastrointestinales con síntomas como diarrea, estreñimiento, náusea, vómito y dolor abdominal. Siempre se debe tener cuidado y asegurar una exploración minuciosa para descartar afecciones más graves del abdomen.

1. *Posición del paciente*: en decúbito dorsal
2. *Posición del médico*: al inicio de pie en el lado izquierdo del paciente
3. *Técnica*:
   a. El médico extiende la mano por el abdomen del paciente y coloca los dedos sobre el cuadrante inferior derecho medial a la espina iliaca anterosuperior (EIAS).
   b. El médico hunde las yemas de los dedos en el abdomen hasta que hace contacto indirecto con el ciego. Se observa el grado de resistencia.
   c. Se ejerce tracción hacia el ombligo y se mantiene hasta que se tenga la sensación de que existe un posible movimiento adicional de la estructura.
   d. Después, el médico recoloca las manos en el lado derecho del abdomen entre la cresta iliaca y las costillas inferiores, casi en la línea media axilar.
   e. El médico entonces utiliza las yemas de los dedos para ejercer tracción sobre el colon ascendente en sentido medial hacia el ombligo. Se mantiene la tracción hasta que se perciba una liberación. En ocasiones, se puede percibir peristaltismo.
   f. Luego, el médico mueve los dedos hacia el cuadrante superior derecho del abdomen y ejerce tracción sobre el ángulo hepático del colon en sentido medial y de manera oblicua hacia abajo, en dirección al ombligo. Se utiliza el mismo punto final antes de pasar a la siguiente región.
   g. A continuación, el médico coloca la mano derecha, orientada en sentido transverso, en la región epigástrica. El borde cubital de la mano se hunde en la región y se puede ayudar con la otra mano para ejercer tracción sobre el colon transverso hacia el ombligo. Se debe percibir la liberación antes de pasar al ángulo esplénico del colon.
   h. El médico se mueve hacia el lado derecho del paciente.
   i. Después mueve los dedos hacia el cuadrante superior izquierdo del abdomen y ejerce tracción sobre el ángulo esplénico del colon en sentido medial y de manera oblicua hacia abajo, en dirección al ombligo, hasta que se perciba la liberación.
   j. Luego, el médico utiliza las yemas de los dedos para ejercer tracción sobre el colon descendente en sentido medial hacia el ombligo. Se mantiene la tracción hasta que se perciba la liberación.
   k. Después extiende la mano por el abdomen del paciente y coloca los dedos sobre el cuadrante inferior izquierdo medial a la EIAS.

l. El médico extiende la mano por el abdomen y coloca los dedos sobre el cuadrante inferior izquierdo medial a la EIAS para ejercer tracción sobre el colon sigmoide.

m. A continuación, el médico coloca las yemas de los dedos a lo largo de una línea orientada desde la EIAS derecha hasta la línea axilar anterior izquierda donde cruza la caja torácica. Los dedos deben estar por debajo y a ambos lados del ombligo. La presión leve se aumenta poco a poco para ejercer tracción hacia el cuadrante superior derecho. Esto puede resultar incómodo, por lo que se debe tener cuidado.

## LIBERACIÓN ESOFÁGICA

1. *Posición del paciente*: en decúbito dorsal
2. *Posición del médico*: de pie a un lado del paciente en el nivel del tórax del paciente
3. *Técnica*:
   a. Con la mano cefálica (la más cercana a la cabeza del paciente), el médico ubica el cartílago traqueal justo en sentido cefálico a la muesca yugular.

b. El pulgar del lado cercano y el dedo índice del sitio lejano se deslizan con suavidad hacia abajo a ambos lados de la tráquea hasta que se hace contacto con el esófago. Pedir al paciente que degluta puede ayudar a localizarlo.

c. Se ejerce un pellizco ligero y se sostiene el esófago.

d. El pulgar y el índice de la mano caudal (la más cercana a los pies del paciente) se separan de 3 a 5 cm, con el pulgar en un sitio lateral e inferior a la apófisis xifoides sobre el lado izquierdo del paciente. Ambos dedos se dirigen después atrás y abajo a la parte inferior de la caja torácica de ese lado.

e. El médico ejerce tracción en sentido cefálico con la mano que está en el cuello y hacia los pies del paciente con la otra mano.

f. El médico puede trasladar una o ambas manos en sentido lateral y determina la libertad relativa de cada una. Se mantiene en la dirección de la libertad de movimiento hasta que se perciba la liberación.

Otras técnicas están fuera del ámbito de este texto y se pueden obtener de los libros dedicados a este tema.

## ESTUDIO DE CASO

H.S. es una mujer de 25 años de edad con síntoma principal de "síndrome del intestino irritable". Tenía algunos de los síntomas clásicos de la afección, incluidos episodios de dolor y estreñimiento, aparentemente alternando con deposiciones acuosas que describió como diarrea. Refirió que estos síntomas habían sido intermitentes desde que tenía 13 años.

El protocolo de estudio gastrointestinal, incluidos los radiológicos, no reveló ninguna causa evidente. La paciente había intentado utilizar varios medicamentos sin ningún éxito aparente.

La exploración reveló ruidos intestinales normoactivos y dolor a la palpación en los cuatro cuadrantes. Había disfunciones somáticas tipo II en la columna torácica inferior, con puntos de Chapman sobre la parte lateral del muslo derecho. No hubo rebote abdominal y la paciente estaba afebril.

El tratamiento comenzó con la inhibición de los músculos paravertebrales en la región toracolumbar, así como con técnicas de energía muscular y de empuje para las disfunciones somáticas. Se utilizó la elevación mesentérica con una liberación adecuada. Se trataron los puntos reflejos de Chapman. Se indicó a la paciente que tomara varios vasos de agua al día y que mantuviera una dieta equilibrada.

Dos semanas más tarde regresó y dijo que sólo tuvo un episodio de estreñimiento que no fue de la gravedad habitual. Se le trató de nuevo y se le dio seguimiento en 1 mes con una mejoría marcada.

### Discusión

El síndrome de intestino irritable (SII) es una afección clínica que no se relaciona con una causa específica. Los síntomas principales son estreñimiento y malestar abdominal con dolor. En ocasiones, se alterna con diarrea verdadera. El tratamiento con laxantes puede provocar sensación de plenitud gástrica, meteorismo y estreñimiento de rebote. El agua y el volumen son importantes para un movimiento de heces más normal. La salida simpática de la región torácica reduce el peristaltismo y aumenta el tono del esfínter.

El tratamiento de la columna torácica se dirige a reducir la salida simpática al intestino delgado y, en especial, al intestino grueso. Los reflejos de Chapman se suelen encontrar en casos de disfunción gastrointestinal.

El mesenterio es un órgano sensible al estiramiento y se puede producir un ciclo de estiramiento-disfunción-dolor-tono simpático. La tracción del mesenterio en direcciones hacia sus fijaciones puede reducir estas fuerzas de tensión y ayudar a romper el ciclo.

### Referencias

Ashmore E. *Osteopathic Mechanics*. London, England: Tamor Pierston Publishers; 1915 (republished 1981).

Barral J-P, Mercier P. *Visceral Manipulation*. Seattle, WA: Eastland Press; 1988.

Kuchera ML. Kuchera WA. *Osteopathic Considerations in Systemic Dysfunction*. Columbus, OH: Greydon Press; 1994.

Still AT. *Osteopathy, Research and Practice*. Seattle, WA: Eastland Press; 1910 (republished 1992).

Ward RC. *Foundations for Osteopathic Medicine*. 2nd ed. Philadelphia, PA: Lippincott Williams & Wilkins; 2003.

# 111

# Aplicaciones HEENT

(*H*ead, cabeza; *E*yes, ojos; *E*ars, oídos; *N*ose, nariz; *T*hroat, garganta)

Eileen L. DiGiovanna, Donald E. Phykitt y Mary-Theresa Ferris

## CEFALEAS

La cefalea es una afección que los médicos ven a menudo. La mayoría de las personas presenta cefaleas en algún momento de sus vidas y mucha gente queda incapacitada de forma significativa. Millones de personas se tratan con medicamentos de venta sin receta, como paracetamol o ácido acetilsalicílico.

Las causas de la cefalea son muchas y variadas. Algunas ponen en riesgo la vida, como aneurismas o hemorragias, meningitis o hipertensión no controlada. Por lo tanto, el médico debe tener esto en mente al tratar a un paciente con cefalea intensa. Sin embargo, la mayoría de las cefaleas es causada por tensión muscular o migraña. Un estudio de 28 años de duración en la *Headache Unit of Montefiore Hospital* encontró que 90% de los pacientes con cefalea tuvo migraña, cefaleas tensionales o una combinación de ambas.

## Patogénesis

El cerebro por sí mismo es casi por completo insensible al dolor. El cuero cabelludo, las arterias, los músculos, las membranas mucosas de los senos paranasales, los oídos y los dientes son estructuras sensibles al dolor. Las áreas cruciales en la generación de la cefalea son las regiones occipital y cervical superior, así como el cuero cabelludo. En los dos segmentos cervicales superiores, las fibras sensitivas de los primeros tres segmentos cervicales se unen por los tractos descendentes de los nervios craneales V, IX y X. Estos tres nervios craneales, junto con el 2° nervio cervical, median la transferencia de tensión excesiva del tejido conjuntivo en la región cervical como dolor en la bóveda craneal o cefalea.

Dentro del cráneo, sólo la duramadre, sus arterias, las grandes arterias en la base del cráneo y los senos venosos, son sensibles al dolor. Las presiones del tejido conjuntivo que causan tensión o arrastre en la duramadre crean un entorno propicio para el desarrollo de las cefaleas migrañosas. Esto ocurre a través de un vasoespasmo reflejo mediado por una cascada bioquímica con la consiguiente isquemia.

Algunos tipos de cefalea o dolor facial son mediados a través de los nervios craneales que contienen fibras sensitivas: V, VII, IX y X. Los más notables son la *neuralgia del trigémino* y la *parálisis de Bell*.

## Cefalea tensional

Las cefaleas tensionales son probablemente las formas más comunes. Por lo general, son de tres tipos:

1. Emocional
   a. Estrés y ansiedad relacionada
   b. Depresión
   c. Ira, en particular conflictos no resueltos
2. Postural
   a. Laboral
   b. Desequilibrio postural
   c. Curvaturas anómalas de la columna
   d. Mala postura al estar sentado o de pie, en especial cuando hay inclinación hacia delante.
3. Hipertonicidad muscular o fatiga
   a. Mantener el ceño fruncido: afecta el músculo frontal
   b. Bruxismo: afecta los músculos temporal y masetero
   c. Fatiga general: disminuye el soporte muscular apropiado de la cabeza y el cuello

Cuando se relacionan dos o más componentes, es probable que haya dolores de cabeza tensionales frecuentes y recurrentes.

La contracción prolongada de los músculos del cuero cabelludo, la cara y el cuello es un factor importante que contribuye a la cefalea tensional. Esto a menudo se relaciona con vasoconstricción refleja de los vasos superficiales. El paciente puede experimentar dolor "semejante a una banda" alrededor de la cabeza o en la región occipital. El dolor suele ser bilateral y no se acompaña de náusea ni vómito. La columna cervical superior con frecuencia se involucra en la cefalea y se debe evaluar en el paciente que la experimenta.

## Cefalea migrañosa

La cefalea migrañosa es un tipo de cefalea que se observa con frecuencia; sin embargo, muchos pacientes diagnostican ellos mismos sus cefaleas como migrañosas, que en realidad son tensionales. Las cefaleas migrañosas suelen ser recurrentes, por lo general unilaterales, punzantes o pulsátiles y se asocian con náusea o vómito. El paciente puede presentar algunos pródromos, como auras visuales, puntos ciegos o cambios auditivos.

Uno o más factores desencadenantes, como estrés, algunos alimentos, traumatismos o cambios hormonales, suelen provocar el inicio de la migraña, que lleva a vasoconstricción y vasodilatación subsecuente de los vasos sanguíneos con inervación adrenérgica en la base del cerebro y las meninges.

## Consideraciones y evaluación osteopáticas

El sistema musculoesquelético se relaciona de manera estrecha con la cefalea tensional y migrañosa. La participación muscular en la cefalea tensional es evidente e incluye los músculos de la cabeza y la cara, la columna cervical y la parte superior del tórax. Las disfunciones somáticas de la articulación occipitoatloidea, la articulación atlantoaxial y C2 en C3 son causas frecuentes de cefalea. Se deben considerar los músculos elevador de la escápula, con sus inserciones en la escápula y la columna cervical, y trapecio. Los músculos faciales pueden ser la principal fuente de cefalea. Se debe evaluar al paciente para detectar bruxismo, rechinar los dientes o apretar la mandíbula, que afecta los músculos temporales y maseteros. El bruxismo puede provocar disfunción del movimiento del hueso temporal o problemas con la articulación temporomandibular.

Se debe evaluar al paciente con cefaleas migrañosas en busca de una variedad de disfunciones craneales, en especial el movimiento del hueso temporal y los patrones de inclinación lateral y rotación. Las disfunciones de la columna torácica superior pueden afectar la inervación simpática de los vasos sanguíneos de la cabeza. Las disfunciones somáticas de la columna cervical superior a menudo se relacionan con cefaleas migrañosas. Es frecuente una combinación de patrones de cefalea tensional y migrañosa.

# ARTICULACIÓN TEMPOROMANDIBULAR

## Anatomía

La articulación temporomandibular (ATM) es sinovial formada por la articulación del cóndilo mandibular con la fosa mandibular (glenoidea) y el tubérculo articular del hueso temporal. La articulación se divide en los compartimentos superior e inferior mediante un disco fibrocartilaginoso. Los principales movimientos de la ATM son depresión mandibular (abrir la boca) y elevación de la mandíbula (cerrar la boca). Estos movimientos se logran mediante rotación del cóndilo en la fosa mandibular, acompañada de deslizamiento anterior o posterior en el tubérculo articular, respectivamente. Además, la articulación permite protracción, retracción y deslizamiento de lado a lado de la mandíbula.

La fosa mandibular es una depresión oval en el hueso temporal, anterior al conducto auditivo externo. Está delimitada por el tubérculo articular por delante, las apófisis cigomáticas a ambos lados y la placa timpánica por detrás. La estrecha proximidad de la fosa mandibular al conducto auditivo externo permite que los dedos colocados en el meato de cada oído palpen el movimiento condíleo a medida que rota y se desliza en la fosa. En ocasiones, una pequeña cresta de hueso (el tubérculo posglenoideo) forma una prominencia en el borde posterior de la fosa. La forma de la fosa mandibular no se ajusta con exactitud al cóndilo mandibular. El disco articular moldea y junta ambas superficies.

El disco articular es fibroso y se ajusta a las superficies óseas. Tiene un grosor variable y es más delgado en el centro. Sus márgenes se unen con la cápsula articular. El disco se inserta con más firmeza en la mandíbula que en el hueso temporal. Por lo tanto, cuando el cóndilo mandibular se desliza en sentido anterior sobre el tubérculo articular (como al abrir la boca), el disco articular se desliza en sentido anterior contra el tubérculo.

La cápsula fibrosa de la ATM es laxa. Se inserta en los márgenes de la zona articular sobre el hueso temporal y el cuello del cóndilo mandibular. Se engrosa a ambos lados para formar el *ligamento temporomandibular*. Éste es un ligamento triangular cuya base se adhiere a la apófisis cigomática y al tubérculo articular. Su vértice se fija a la cara lateral del cuello de la mandíbula. Los ligamentos accesorios de la ATM son los ligamentos *estilomandibular*, *esfenomandibular* y *pterigomandibular*; ninguno tiene un efecto significativo en el movimiento articular.

La rama auriculotemporal de la fracción mandibular del nervio trigémino proporciona principalmente la inervación de la articulación. La rama masetérica del nervio mandibular aporta las fibras adicionales. La irrigación se deriva de la arteria superficial y la rama auricular profunda de la arteria maxilar.

Los movimientos de la ATM son el resultado sobre todo de las acciones de los músculos masticadores: los músculos *temporales*, *maseteros*, *pterigoideos mediales* y *laterales*. Los diversos movimientos de la ATM son el resultado de la actividad cooperativa de varios músculos, ya sea bilateral o unilateral.

1. *Temporal*: músculo extenso en forma de abanico que cubre la región temporal. *Origen*: fosa temporal y fascia temporal. *Inserción*: apófisis coronoides y borde anterior de la rama de la mandíbula. *Acciones*: eleva la mandíbula (cierra la boca) y retrae la mandíbula después del cierre
2. *Masetero*: músculo cuadrangular que cubre las apófisis coronoides y la rama de la mandíbula. Se palpa con facilidad en las mejillas cuando se aprietan los dientes. *Origen*: margen inferior y superficie profunda del arco cigomático. *Inserción*: superficie lateral de la rama y apófisis coronoides de la mandíbula. *Acciones*: eleva la mandíbula, aprieta los dientes y ayuda en la protracción de la mandíbula
3. *Pterigoideo lateral*: músculo corto y grueso con dos cabezas de origen. *Origen*: cabeza superior, superficie infratemporal de las alas mayores del esfenoides; cabeza inferior, superficie lateral de la lámina lateral de la apófisis pterigoides. *Inserción*: cuello de la mandíbula y disco articular. *Acciones*: cuando se contraen de forma

bilateral, los músculos pterigoideos laterales protruyen y deprimen la mandíbula. Cuando se contraen de forma unilateral, producen un deslizamiento lateral contralateral de la mandíbula.

4. *Pterigoideo interno*: músculo cuadrilátero grueso que se ubica en la parte profunda de la rama mandibular; sujeta la cabeza inferior del músculo pterigoides externo. *Origen*: cabeza profunda, superficie medial de la placa lateral de la apófisis pterigoides; cabeza superficial, tuberosidad del maxilar. *Inserción*: superficie medial de la mandíbula, cerca de su ángulo. *Acciones*: su contracción bilateral ayuda a la elevación y la protracción de la mandíbula; su contracción unilateral produce deslizamiento lateral contralateral de la mandíbula.

## Biomecánica

Los movimientos mandibulares se pueden clasificar como simétricos bilaterales o asimétricos bilaterales. Ya que la mandíbula es un hueso impar con dos articulaciones, el movimiento a través de una articulación no puede ocurrir sin una coordinación similar o un movimiento reactivo diferente en la otra articulación. La depresión, elevación, protracción y retracción de la mandíbula son movimientos simétricos bilaterales porque requieren movimientos similares en ambas articulaciones. Las desviaciones laterales (movimientos de lado a lado) son asimétricas bilaterales, ya que hay movimientos diferentes en las articulaciones.

La *depresión* es una rotación de bisagra del cóndilo mandibular acompañada de deslizamiento anterior simultáneo de los cóndilos y discos articulares en los tubérculos articulares. Esto se produce principalmente por los músculos pterigoideos. Los músculos suprahioideos e infrahioideos ayudan un poco. El eje de rotación es a través de la cabeza de la mandíbula; el eje de deslizamiento es a través del agujero mandibular.

La *elevación* es lo opuesto a la depresión. El movimiento se logra principalmente mediante las acciones de los músculos temporales y pterigoideos internos, con la asistencia de las fibras anteriores del masetero.

La *protracción* (*protrusión*) es un movimiento que involucra el deslizamiento anterior de ambos cóndilos y discos articulares a lo largo de los tubérculos articulares. Se logra por medio de la contracción bilateral de los músculos pterigoideos externos e internos.

La *retracción* es un movimiento opuesto al de la protracción. Se produce por la contracción bilateral de las fibras horizontales de los músculos maseteros.

La *desviación lateral* es un movimiento que implica el deslizamiento lateral del cóndilo mandibular ipsilateral, acompañado de una ligera rotación interna del cóndilo contralateral sobre el medial, cambiando el eje. Se logra mediante la contracción unilateral de los músculos pterigoides externos e internos contralaterales.

## Evaluación y tratamiento

La disfunción de la ATM afecta cerca de 20% de la población estadounidense, con una proporción 3:1 de mujeres a hombres.

El dolor asociado a la ATM se describió por primera vez en la década de 1830. El primer tratamiento fue ostectomía.

La causa de la disfunción de la ATM parece ser una combinación de varios factores, como maloclusión, traumatismo, estado psicológico o emocional, aparato neuromuscular y salud general del paciente. El trastorno interno es otro factor etiológico, se describe como una relación anómala de los discos articulares con el cóndilo mandibular, la fosa y la eminencia articular. Se incluyen en esta categoría la perforación, la fragmentación y el desplazamiento del disco.

Los procedimientos dentales, como extracciones forzadas, se pueden considerar traumáticos y el bruxismo (rechinamiento de los dientes) se considera un microtraumatismo repetido en la ATM. El desequilibrio muscular es otro factor etiológico que puede ser una causa o provocado por maloclusión. Es posible que ésta se produzca con la pérdida de uno o varios dientes, la alineación incorrecta de las dentaduras postizas y otros factores.

## Signos y síntomas de disfunción

Los signos más comunes de disfunción de la ATM son los sonidos de clic o chasquidos en la articulación, dolor preauricular, movimientos limitados del maxilar y dolor a la palpación. Otros síntomas frecuentes incluyen dolor de mandíbula, oído y cara, cefalea, dolor de los músculos masticadores, fatiga y rigidez. Aunque no son tan comunes, también se presentan los síntomas siguientes: dificultad para deglutir, acúfeno, dorsalgia, xerostomía, nerviosismo, trastornos del sueño, ronquidos, pérdida del equilibrio y trastornos mentales.

## Evaluación

Una historia clínica exhaustiva es muy importante y debe incluir traumatismos (no sólo del cuello o la cabeza), trabajos dentales, consumo de goma de mascar, apretura o rechinamiento de los dientes, estrés, perfil psicológico y hábitos posturales. El factor estresante de la ATM puede estar presente durante mucho tiempo antes de que se manifieste como un síntoma.

Se debe realizar una exploración física completa y descartar cualquier posible causa orgánica. Se deben evaluar espasmos musculares, escoliosis, discrepancias en la longitud de las piernas, arcos de los pies, movimientos craneosacros y disfunciones somáticas. Las asimetrías de cualquier mecanismo postural se pueden reflejar en la ATM.

La exploración de la ATM debe incluir lo siguiente:

1. Observación de la simetría o asimetría facial
2. Análisis de una desviación de la mandíbula en la línea media y la palpación de la ATM durante la apertura y el cierre de la boca
3. Medición de la apertura de la mandíbula. El promedio de apertura en el adulto es de 40 mm
4. Evaluación de los ruidos articulares: cuando se produce un clic durante la apertura mandibular
5. Palpación de la articulación y las zonas circundantes en busca de anomalías óseas y dolor a la palpación
6. Evaluación de la musculatura: espasmos, desequilibrio, etc.
7. Valoración del movimiento craneosacro, en especial de los huesos temporales

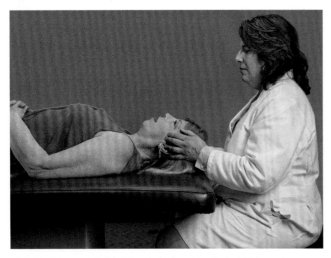

**FIGURA 111-1.** Evaluación de la función de la ATM mediante la observación del seguimiento mientras se palpa la articulación a través del conducto auditivo.

8. Palpación de la ATM a través del conducto auditivo externo, dolor a la palpación o desviación notorios con el movimiento (fig. 111-1)
9. Es muy común encontrar disfunciones de la articulación occipitoatloidea, C2 y C3

La exploración dental también es esencial para una evaluación completa de disfunción de la ATM.

Se debe examinar el cuello, ya que es muy común encontrar disfunciones somáticas de la articulación occipitoatloidea, C2 y C3.

También se puede incluir las imágenes de la ATM en la evaluación diagnóstica. La imagen por resonancia magnética es el procedimiento de elección para los trastornos internos y debe demostrar los detalles óseos, así como los tejidos blandos.

## Tratamiento

El tratamiento de la disfunción de la ATM tiene tres componentes:

1. Identificar y eliminar cualquier causa tratable
2. Tratamiento de manipulación osteopática
3. Prescribir un programa de ejercicios para que el paciente lo realice en casa

Antes de cualquier consideración quirúrgica se debe intentar un tratamiento conservador que siga estas guías.

Los dispositivos de estabilización interoclusal, también conocidos como férulas o aparatos, pueden ser útiles. El reposicionamiento se logra después de varios meses e implica reajustes frecuentes a medida que los músculos se relajan y la mandíbula se desplaza.

## Técnicas de manipulación osteopática

### Técnicas de energía muscular

Las técnicas de energía muscular están diseñadas para tratar y relajar los diversos músculos de la masticación: los que abren y cierran la mandíbula y los que la mueven de lado a lado.

1. *Posición del paciente*: en decúbito dorsal
2. *Posición del médico*: sentado a la cabecera de la mesa

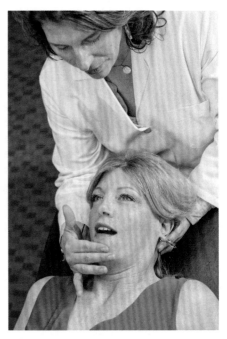

**FIGURA 111-2.** Tratamiento de energía muscular para los músculos que cierran la mandíbula.

3. *Técnica*:
   a. Para tratar los músculos que cierran la mandíbula, se pide al paciente que abra la boca. Se colocan dos dedos en la barbilla del paciente. Se le indica que intente cerrar la boca contra la resistencia del médico (fig. 111-2). Se repite tres veces.
   b. Para tratar los músculos que abren la mandíbula, se pide al paciente que cierre la boca. Se colocan dos dedos en la barbilla. Se le indica que intente abrir la boca contra la resistencia del médico (fig. 111-3). Se repite tres veces.

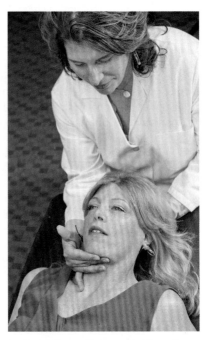

**FIGURA 111-3.** Tratamiento de energía muscular para los músculos que abren la mandíbula.

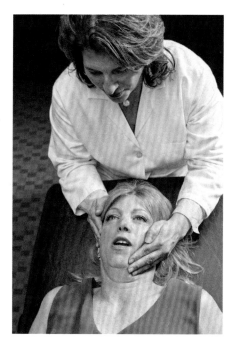

**FIGURA 111-4.** Tratamiento de energía muscular para los músculos que mueven la mandíbula hacia los lados.

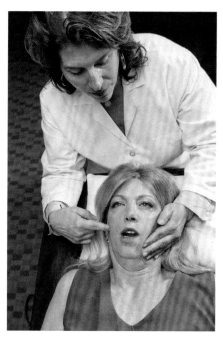

**FIGURA 111-5.** Tratamiento de contratensión para el punto doloroso en el músculo masetero derecho.

c. Para tratar los músculos que mueven la mandíbula hacia los lados, se pide al paciente que mueva la boca en sentido contrario a la zona afectada. Se colocan dos dedos del lado de la mandíbula que acaba de mover y se le indica al paciente que mueva la mandíbula de regreso contra los dedos del médico mientras aplica resistencia (fig. 111-4). Se repite tres veces, intentando mover la mandíbula fuera de su restricción.

### Técnicas de contratensión

1. *Posición del paciente*: en decúbito dorsal
2. *Posición del médico*: sentado a la cabecera de la mesa
3. *Técnica*:
   a. Un dedo controla el punto doloroso en el músculo.
   b. Se pide al paciente que relaje la mandíbula. Con la otra mano, el médico mueve la mandíbula hacia el lado afectado hasta que el punto ya no sea doloroso (fig. 111-5).
   c. Se mantiene esta posición durante 90 s. Después, se regresa la mandíbula a la posición neutra.

### Estiramiento de los músculos pterigoideos

En algunos casos de disfunción de la ATM, los músculos pterigoideos están hipertónicos. Estos músculos se pueden estirar de manera pasiva al aplicar presión con un dedo enguantado dentro de la boca. El dedo se desliza con suavidad a lo largo del músculo, se le masajea y estira. También se puede utilizar la inhibición de los puntos dolorosos en estos músculos.

### Tratamiento craneal

Ya que el hueso temporal se encuentra involucrado de manera estrecha en la mayoría de los casos de ATM, se debe evaluar y tratar cualquier restricción que se encuentre (ver la sección X). Dado que el movimiento del sacro se relaciona de cerca con el movimiento del cráneo, la evaluación y el tratamiento del sacro también pueden proporcionar una ayuda importante.

## SENOS PARANASALES

Los senos paranasales incluyen cuatro pares de celdas aireadas en los huesos craneales, que llevan el nombre de los cuatro huesos en los que se encuentran: frontal, esfenoidal, etmoidal y maxilar. Estos senos están revestidos con epitelio similar al de los conductos nasales. Este epitelio contiene células caliciformes que secretan moco, que suele ser moderadamente líquido y translúcido, y células ciliadas cuyo propósito es mover las secreciones de los senos paranasales hacia las fosas nasales, asistidas por la gravedad.

La inervación simpática es responsable de la vasoconstricción de los vasos sanguíneos y linfáticos, aumentando la producción de células caliciformes y moco espeso. La inervación parasimpática adelgaza el moco. Los senos frontales drenan principalmente por gravedad; los senos etmoidales, esfenoidales y maxilares dependen en gran medida de las células ciliadas que los recubren para mover el moco hacia los conductos nasales. El revestimiento de los senos paranasales está sujeto a los mismos irritantes, alérgenos e infecciones que afectan la mucosa de la vía aérea superior.

El edema o el moco viscoso, así como la lentitud del movimiento ciliar, como es provocado por el tabaquismo, pueden afectar la salida de secreciones de los senos paranasales. Se acumulan líquidos secretores, se bloquea el paso del aire y se producen presiones desiguales que provocan dolor. Este dolor se puede localizar sobre los senos paranasales en la frente, las órbitas o las mejillas, y se puede referir a una vía refleja al occipucio y el cuello, los dientes, las sienes o las orejas.

La inervación simpática de los senos paranasales surge en el región torácica superior y pasa a través de los ganglios cervicales. Se deben evaluar las regiones torácica superior y cervical para detectar la presencia de una disfunción somática y se debe tratar cualquier disfunción encontrada. Probablemente el hallazgo mecánico más constante relacionado con la sinusitis es la disfunción occipitoatloidea, que requiere tratamiento para su alivio.

El tratamiento osteopático de la sinusitis tiene varios objetivos: aliviar la obstrucción y el dolor; mejorar el flujo venoso y linfático de la zona; modificar los cambios reflejos, y mejorar el aclaramiento mucociliar. Se han diseñado varias técnicas manuales para lograr estos objetivos. Aunque sólo un conjunto de senos paranasales puede producir dolor, se debe realizar toda la serie de técnicas para ayudar al drenaje de todas las zonas de los senos paranasales.

## Técnicas de tratamiento

Las posiciones del paciente y el osteópata, que se describen a continuación, son idénticas para todas las técnicas:

1. *Posición del paciente*: en decúbito dorsal sobre la mesa, con los ojos cerrados y relajado
2. *Posición del médico*: sentado cómodamente a la cabecera de la mesa

## Presión directa y "ordeño"

Se puede aplicar presión directa con los pulgares sobre los senos frontales. La presión aumenta de forma gradual y se libera con un movimiento suave y rítmico, nunca lo suficientemente fuerte como para causar dolor intenso. Se repite el ciclo varias veces (fig. 111-6).

Luego, se colocan los pulgares uno al lado del otro en el centro de la frente y, con presión suave hacia abajo, se mueven lateral hacia las sienes. En el borde de las fosas temporales, los pulgares se llevan en dirección caudal al cigomático. Se repite este ciclo veces.

Para la *escotadura supraorbitaria* se puede aplicar una presión suave sobre la escotadura; luego, los pulgares se deslizan a lo largo del borde de la ceja de forma bilateral (fig. 111-7).

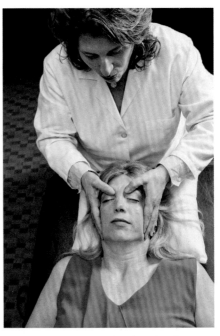

**FIGURA 111-7.** Presión suave aplicada sobre la escotadura supraorbitaria.

Para los *senos maxilares*, se puede aplicar la misma técnica. Se aplica presión sobre los senos paranasales con los pulgares. Los conductos nasales se "ordeñan": se comienza con los pulgares a cada lado de la nariz y se presiona hacia abajo mientras se deslizan los lados a lo largo del maxilar (fig. 111-8).

En las *regiones temporales* se puede aplicar presión directa: se colocan con suavidad las eminencias tenares en las fosas temporales en ambos lados y se comprimen entre las manos. La presión se aplica y se libera con movimientos suaves y rítmicos (fig. 111-9).

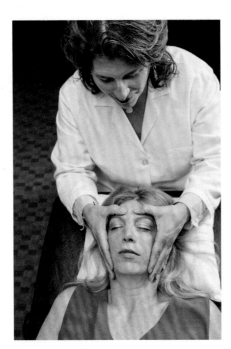

**FIGURA 111-6.** Presión directa aplicada sobre los senos frontales.

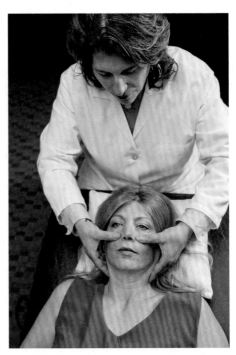

**FIGURA 111-8.** Presión aplicada sobre los senos maxilares.

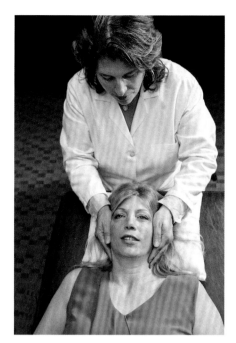

FIGURA 111-9. Presión directa aplicada sobre las regiones temporales.

## Presión indirecta

Los dedos de las manos del osteópata se entrelazan y se colocan con la palma hacia arriba sobre la mesa, debajo de la cabeza del paciente. La eminencia tenar de cada mano se coloca lateral contra la cabeza del paciente en el occipucio. Se aplica presión suave y rítmica en la cabeza al presionar las manos juntas y liberarlas. Se aplica técnica de contratensión de la misma manera. Se mantiene la presión durante 90 s y luego se libera muy despacio. Una técnica similar consiste en tomar el occipucio con una mano ahuecada y colocar las eminencias tenar e hipotenar de la otra mano en el centro de la frente del paciente, comprimiendo la cabeza entre las dos manos con un movimiento suave y rítmico.

## Técnicas de contratensión

En los *senos maxilares*, los puntos dolorosos se encuentran sobre los nervios infraorbitarios. Una técnica de contratensión eficaz para los senos maxilares consiste en entrelazar los dedos por encima del puente nasal con las eminencias tenares descansando sobre la curva lateral del cigomático. La presión mediante las eminencias tenares, en un movimiento de compresión y elevación, se mantiene durante 90 s y luego se libera (fig. 111-10).

Los *puntos dolorosos supraorbitarios* se encuentran cerca del sitio de los nervios supraorbitarios. Un brazo descansa sobre la frente del paciente y tira ligeramente hacia arriba y, con los dedos de la otra mano, pellizca el puente nasal, el examinador lleva la nariz hacia abajo (fig. 111-11).

## CONDUCTOS NASALES

Los conductos nasales funcionan como ductos para que el aire ingrese al aparato respiratorio y para el olfato. El aire se calienta, humidifica y filtra a medida que pasa a través de éstos. Una capa de moco, que es secretada por las células

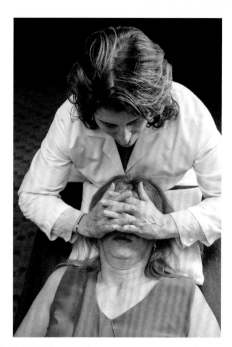

FIGURA 111-10. Técnica de contratensión para los senos maxilares.

caliciformes, cubre la mucosa nasal, que está muy ciliada. La mucosa requiere un sistema nervioso autónomo equilibrado para funcionar de manera correcta. Los vasos sanguíneos, que funcionan para calentar el aire, dependen del sistema nervioso simpático para crear la cantidad necesaria de dilatación.

Los conductos nasales están sujetos a inflamación por irritantes, infecciones virales y bacterianas, y alérgenos. El proceso inflamatorio desencadena la producción de moco acuoso y fino que provoca rinorrea. En algunos procesos

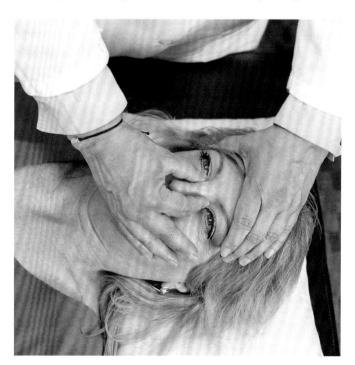

FIGURA 111-11. Técnica de contratensión para los puntos dolorosos supraorbitarios.

infecciosos, el moco se vuelve espeso y viscoso, con frecuencia es de color verde o amarillo, en especial en las infecciones bacterianas. Los cornetes se inflaman y bloquean los conductos nasales, lo que dificulta la inhalación por la nariz.

El tratamiento de estos procesos inflamatorios puede incluir manipulación osteopática. El drenaje linfático de los conductos afectados, en particular la cadena linfática profunda, el "ordeño" de las cadenas de ambos lados puede ayudar. Dado que algunos de los drenajes linfáticos se dirigen directamente a la región retrofaríngea, se debe realizar el tratamiento de la faringe.

## Técnicas de drenaje de los conductos nasales

Los conductos nasales son ordeñados por el médico, que coloca el pulgar de la mano derecha en el lado izquierdo de la nariz del paciente y el pulgar izquierdo en el lado derecho de la nariz, cruzando los pulgares por encima del puente nasal. Cada pulgar aplica presión alternada y se mueve hacia abajo a lo largo de la nariz (fig. 111-12). Esto se realiza varias veces, luego se invierten los pulgares y se hace un movimiento de barrido hacia ambos lados de la nariz y afuera sobre los maxilares.

## GARGANTA/FARINGE

La nasofaringe es la zona que está por encima del paladar blando y en la base de los conductos nasales. La orofaringe es la zona posterior a la cavidad bucal desde el paladar blando hasta el hueso hioides. Debajo del hioides hacia la laringe está la laringofaringe. La nasofaringe y laringofaringe están revestidas con epitelio ciliado seudoestratificado, mientras que la orofaringe y la cavidad bucal están revestidas con epitelio estratificado.

Las amígdalas palatinas se encuentran en fosas en los bordes laterales del paladar blando. Están formadas por tejido linfoide. Las adenoides son tejido linfoide en la nasofaringe y en la parte posterior de la lengua. Las amígdalas y las adenoides se agrandan en presencia de procesos infecciosos, mientras se llama al sistema inmunológico para combatir la infección.

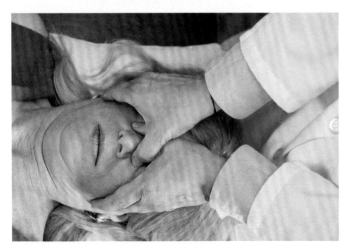

**FIGURA 111-12.** Técnica de drenaje de los senos paranasales para la congestión nasal.

La infección, ya sea viral o bacteriana, es el más común de todos los procesos patológicos en las zonas faríngeas. Si bien los antibióticos se suelen utilizar para combatir las infecciones bacterianas, las infecciones virales no se deben tratar con estos fármacos. La manipulación osteopática es útil para ayudar en el tratamiento de infecciones faríngeas bacterianas y virales.

### Técnicas

Se debe equilibrar el sistema nervioso autónomo para asegurar una circulación adecuada a los tejidos faríngeos. Ambas regiones, cervical superior y torácica superior, se deben tratar por cualquier disfunción somática que se encuentre.

1. *Drenaje linfático:* se debe ayudar a las cadenas cervicales anteriores con "ordeño" de las cadenas cervicales de arriba abajo para mover la linfa hacia el gran sistema de recolección en el tórax. Se debe tratar un lado a la vez para asegurar que no se produzca compresión bilateral del seno carotídeo.
2. *Movimiento hioideo/traqueal:* el médico toma suavemente el hueso hioides entre el pulgar y el índice y lo mueve de lado a lado, estirando con cuidado los músculos y la fascia de la parte anterior de la garganta. El médico mueve los dedos del hioides a la tráquea y continúa el movimiento de lado a lado. Esto se realiza de forma rítmica hacia arriba y abajo por la parte anterior de la garganta. Esto estimula la circulación sanguínea, ayuda a la circulación linfática y libera los tejidos tensos en la zona para mayor comodidad.
3. No se debe intentar el drenaje linfático en presencia de glándulas cervicales muy grandes ni utilizar para la *mononucleosis infecciosa* (infección por el virus de Epstein-Barr).

## OÍDO MEDIO

El oído medio está separado del conducto externo por la membrana timpánica. Contiene tres pequeños huesecillos: el estribo, el martillo y el yunque. La cavidad está llena de aire. El sonido se transmite a través del oído medio a la cóclea en el oído interno y de allí al cerebro para su interpretación. Está revestido por el mismo epitelio ciliado que el aparato respiratorio.

El oído medio está conectado a la nasofaringe por la *trompa de Eustaquio*, que se encuentra parcialmente en el hueso temporal y es en parte un tubo cartilaginoso. Este tubo sólo se abre al tragar o bostezar y sirve para mantener un equilibrio entre las presiones del aire en el oído medio y la nasofaringe.

La patología más común del oído medio es la *otitis media*. Ésta puede ser de origen bacteriano, en cuyo caso el oído medio se llena de líquido infectado que suele ser opaco. El nivel de este líquido se puede ver detrás del tímpano. El tímpano se inflama, hincha y tensa. El *cono de luz* no se observa durante la exploración física.

La *otitis media serosa* se produce con mayor frecuencia en niños. En estos casos, el oído medio se llena de secreciones serosas, lo que crea de nuevo un nivel de líquido que se ve detrás del tímpano. El tímpano se tensa pero, por lo general, no se inflama. Esta afección a menudo es el resultado de una restricción de apertura de la trompa de Eustaquio, de modo que los líquidos secretados no se pueden drenar desde el oído medio.

Cualquiera de los tipos de otitis media tiene el riesgo potencial de rotura del tímpano, lo que puede resultar en cicatrices y disminución o pérdida de audición en el oído afectado. Para prevenir la rotura, a menudo se insertan pequeñas sondas a través del tímpano de los niños para permitir el drenaje del líquido. Los antibióticos son necesarios para eliminar el proceso infeccioso.

La manipulación osteopática ha demostrado eficacia en el tratamiento de la otitis media para permitir un drenaje natural de líquido a través de las trompas de Eustaquio. Mills y cols. (2003) sugirieron un beneficio potencial del tratamiento de manipulación osteopática como terapia adyuvante en niños con otitis media aguda recurrente. Además, el estudio mostró que la manipulación osteopática puede prevenir o disminuir la intervención quirúrgica o el uso excesivo de antibióticos.

## Técnica de Galbreath

La *técnica de Galbreath*, también conocida como *elevación de la mandíbula*, ayuda a abrir la trompa de Eustaquio. Es eficaz en la otitis media y también para tratar la congestión ótica que a menudo experimentan los pasajeros de las aerolíneas, en especial si persiste a pesar de deglutir y bostezar.

1. *Posición del paciente*: en decúbito dorsal
2. *Posición del médico*: de pie al lado del paciente, opuesto al oído afectado
3. *Técnica*:
   a. El médico toma el ángulo de la mandíbula del lado contralateral.
   b. Se eleva con suavidad la mandíbula hacia el techo y se lleva hacia el médico.

   c. Se mantiene esta posición durante varios segundos y luego se libera la mandíbula. El paciente puede percibir un chasquido en el oído mientras se realiza.
   d. Esto se repite cerca de seis veces.

## Hueso temporal

Debido a que el tercio medial de la trompa de Eustaquio se encuentra en el hueso temporal, es importante liberar los movimientos de este hueso. La osteopatía en el campo craneal proporciona varias técnicas para asegurar que los movimientos de rotación interna y externa del hueso temporal sean libres y simétricos. Se pueden utilizar técnicas directas o indirectas.

## Técnica de Muncie

La técnica de Muncie a veces se conoce como *cirugía de dedos*. Los dedos enguantados del médico se insertan en la boca del paciente, con un dedo en la apertura de la trompa de Eustaquio. Las adherencias estructurales pueden romperse o eliminar la mucosidad viscosa de la apertura de la trompa.

Esta técnica es favorable cuando otras técnicas no han aliviado la otitis media. También es útil en pacientes con síntomas crónicos de congestión ótica, dolor con los cambios de altitud, vértigo o acúfeno.

## OÍDO INTERNO

Las estructuras del oído interno se encuentran dentro del hueso temporal. Funcionan en la audición y en el mantenimiento del equilibrio corporal. Cualquier enfermedad que afecte al oído interno puede provocar pérdida de audición, hiperacusia, acúfeno o vértigo.

El tratamiento osteopático para cualquiera de los anteriores depende en gran medida del tratamiento del hueso temporal. También se deben considerar y tratar la circulación normal al oído y su drenaje linfático normal.

## CASO 1

J.J., un niño de 2 años, fue visto en la clínica con antecedentes de infecciones óticas recurrentes durante el año anterior. Tuvo al menos cinco episodios de dolor en los que el niño se jalaba el oído afectado, la mayoría de las veces el derecho, pero con dos episodios en los que ambos oídos estaban infectados. Se trató al niño con antibióticos. Se utilizaron descongestionantes durante los dos últimos episodios. El pediatra recomendaba la inserción de sondas a través del tímpano para prevenir futuras infecciones de oído y el riesgo de pérdida auditiva. J.J. tomaba antibióticos preventivos en el momento de la consulta. Se le prescribió un ciclo de antibióticos orales por 3 meses. Los padres no querían la cirugía y preguntaban por alguna otra forma de tratamiento. Aparte de las infecciones óticas, el niño estaba sano, excepto por un episodio de bronquitis 1 año antes.

A la exploración física, J.J. era un niño de apariencia saludable con todos los parámetros de crecimiento dentro de los límites normales. El conducto auditivo estaba limpio; el tímpano estaba algo tenso con un nivel de líquido de casi un tercio de altura del tímpano. La nariz y la garganta no mostraron inflamación, tumefacción de los cornetes ni agrandamiento de las amígdalas. El corazón y los pulmones estaban normales. La audición no pareció verse afectada. El niño respondía a su nombre cuando se susurraba detrás de él. En la evaluación estructural, se encontró que tenía C2 $Fl_D R_D$, T4$Fl_I R_I$, el hueso temporal derecho en rotación interna y el izquierdo en rotación externa. Hubo una leve compresión condílea del occipucio.

El diagnóstico fue otitis media serosa crónica. Después de una discusión con los padres, se decidió probar una serie de tratamientos de manipulación osteopática antes de optar por la cirugía.

Se trató al niño con técnica de Galbreath en ambos lados, liberación miofascial de la columna cervical, bomba linfática torácica, tratamiento craneal de los temporales y liberación de la compresión condílea.

Se trató a J.J. cada semana durante 1 mes y luego cada 2 sem durante 2 meses, con evaluaciones de seguimiento y tratamiento cada mes durante 3 meses. Durante este tiempo completó su tratamiento con antibióticos. El líquido se reabsorbió en la cuarta consulta y no regresó durante el tratamiento. La madre llamó al octavo mes a la institución del tratamiento de manipulación osteopática para informar que J.J. no había tenido más casos de infecciones óticas y ya no tomaba ningún medicamento.

**Discusión**

La manipulación osteopática del oído interno es favorable para mantener la trompa de Eustaquio permeable y ayuda en el drenaje del oído interno. La técnica de Galbreath, o elevación de la mandíbula, es útil en este sentido. Ya que una porción de la trompa de Eustaquio se encuentra en el hueso temporal, este hueso se debe mantener funcionando de manera normal, es decir, la rotación interna y externa junto con el impulso rítmico craneal normal. Al formular un plan de tratamiento, se deben tener en cuenta la circulación al oído y el flujo normal de los linfáticos hacia y desde el oído.

## CASO 2

D.T., una secretaria de 34 años, se presentó con síntomas de congestión nasal, dolor de garganta y en el oído izquierdo de 2 días de evolución. Solicitó un antibiótico. Refirió que tuvo una condición similar 6 meses antes y que se le trató con eritromicina. Su historia clínica era positiva para cefalea frontal cada primavera con goteo retronasal asociado. Tenía antecedentes quirúrgicos de apendicectomía 3 años antes. Admitió ser alérgica a la penicilina y los mariscos. No tomaba más medicamentos aparte de un multivitamínico diario y pastillas de zinc para la garganta durante los últimos 2 días.

La exploración física mostró una mujer de apariencia saludable con cornetes nasales hiperémicos y tumefactos, secreción nasal escasa y clara, y enrojecimiento leve de la garganta. Los oídos no mostraron inflamación con un cono de luz timpánico normal. Sus pulmones estaban limpios a la auscultación. En la evaluación estructural, se diagnosticó una disfunción somática de la articulación occipitoatloidea como $FI_IR_D$

Se le diagnosticó un resfriado común y se le explicó por qué un antibiótico no sería útil en ese momento debido a la naturaleza viral de un resfriado. Se le explicaron los beneficios de beber suficientes líquidos y descansar lo necesario. Se le trató con osteopatía con técnicas miofasciales de la columna cervical y torácica superior, y se facilitó la liberación posicional de la disfunción somática occipitoatloidea. Se utilizó una bomba linfática junto con drenaje cervical anterior para asegurar un buen movimiento de la linfa desde la garganta hasta los conductos torácicos. Se realizó drenaje de los senos paranasales y de los conductos nasales para aliviar la congestión nasal y sinusal. La técnica de Galbreath se utilizó para asegurar que la trompa de Eustaquio permitiera el drenaje del oído medio y evitara la congestión en este punto.

**Discusión**

Los pacientes suelen solicitar antibióticos para tratar el resfriado común. A menudo asumen que el dolor de garganta es una infección bacteriana, cuando es más frecuente de origen viral. La manipulación osteopática es ideal para hacer que los pacientes se sientan más cómodos y para ayudar a su propio sistema inmunológico a combatir la infección. El sistema linfático es una parte fundamental de la respuesta inmune y el movimiento de la linfa es importante. Los líquidos y el descanso ayudan al paciente en el proceso de recuperación. Abrir los conductos nasales y ayudar al drenaje de los senos paranasales hace que los pacientes se sientan más cómodos y evita que el material infectado quede atrapado en los senos. El dolor de oído a menudo es causado por la inflamación de la garganta en la región de la apertura de la trompa de Eustaquio hacia la nasofaringe. Asistir al paciente a abrir el conducto ayuda a mantener la presión equilibrada en el oído medio para que no haya un aumento de la presión que provoque dolor y congestión del oído. De forma ideal, se debe tratar al paciente en 1 o 2 días, en especial si no se observa mejoría.

## Referencias

Berkowitz BKB, Moxham BJ. *A Textbook of Head and Neck Anatomy*. Chicago, IL: Yearbook Medical Publishers; 1988.

Blood SJ. The craniosacral mechanism and the temporomandibular joint. *J Am Osteopath Assoc*. 1986;86:56-59.

Downs JR. Treating TMJ dysfunction. *Osteopath Phys*. 1976;43:106-113.

Goulet JP, Clark PT. Clinical TMJ examination methods. *J Calif Dent Assoc*. 1990;18:25-33.

Hasso AH, Christiansen EL, Alder ME. The temporomandibular joint. *Radiol Clin North Am*. 1989;27:301-314.

Jones LH. *Strain and Counterstrain*. Indianapolis, EN: American Academy of Osteopathy; 1981.

Kuchera ML, Kuchera WA. *Osteopathic Considerations in Systemic Dysfunction*. Columbus, OH: Greydon Press; 1994.

Mills MV, Henley CE, Barnes LLB, et al. The use of osteopathic manipulative treatment as adjuvant therapy in children with recurrent acute otitis media. *Arch Pediatric Adolesc Med*. 2003;157(9). doi:10.1001/archpedi.157.9.861.

Royder JO. Structural influences in temporomandibular joint pain and dysfunction. *J Am Osteopath Assoc*. 1981;80:60-67.

Ward RC. *Foundations for Osteopathic Medicine*. 2nd ed. Philadelphia, PA: Lippincott Williams & Wilkins; 2003.

# 112 Aplicaciones pulmonares

Eileen L. DiGiovanna y Sonia Rivera-Martinez

La vía aérea inferior incluye el árbol traqueobronquial, los pulmones, la pleura, el sistema circulatorio pulmonar y la inervación autónoma y visceral de estas estructuras. Todas estas estructuras viscerales están contenidas en la caja torácica ósea. La caja torácica contiene las costillas, la columna torácica, las clavículas, el esternón y sus inserciones fasciales y musculares. El diafragma muscular separa la cavidad torácica superior de la cavidad abdominal inferior.

La manipulación osteopática agrega una dimensión diferente y eficaz significativamente marcada al tratamiento del paciente con enfermedad pulmonar. El tratamiento de la enfermedad pulmonar crónica puede ser en particular desafiante para el médico. La capacidad de apoyar la respiración mediante el contacto manual con las estructuras musculoesqueléticas de la caja torácica es un complemento importante del médico osteópata en el tratamiento de afecciones agudas y crónicas del sistema pulmonar.

El proceso de respiración consta de dos fases: inhalación y exhalación. La inhalación lleva aire oxigenado del exterior a la vía respiratoria superior y después a la inferior. El aire se limpia de partículas y se calienta en la vía respiratoria superior. El aire pasa por la tráquea, el árbol broncopulmonar y llega a los alvéolos de los pulmones. El oxígeno pasa a través de los alvéolos hacia la circulación pulmonar, donde los eritrocitos llevan aire oxigenado a todo el cuerpo. También en los pulmones se elimina el dióxido de carbono de la sangre y sale del cuerpo durante la fase de exhalación. Todo este proceso es la respiración.

La respiración utiliza no sólo las vías respiratorias superior e inferior, sino también un gran segmento del sistema musculoesquelético del cuerpo, incluidas las costillas, el esternón, las clavículas, la columna torácica y, en menor medida, la columna lumbar. Los músculos de la respiración y los tejidos conjuntivos están unidos a estas estructuras esqueléticas. La manipulación osteopática desempeña un papel significativo en el mantenimiento de estas estructuras para una función óptima en el trabajo respiratorio.

## DIAGNÓSTICO SOMÁTICO DE LAS ENFERMEDADES PULMONARES

El diagnóstico osteopático de la disfunción somática puede ser una herramienta valiosa para identificar la presencia de enfermedad pulmonar. A lo largo de los años se han realizado numerosos estudios para encontrar los mejores indicadores somáticos de enfermedad respiratoria. Myron Beal revisó muchos estudios previos y también informó uno propio. Los hallazgos más consistentes estuvieron en T2 a T7, con una representación significativa en C2 a C3. Beal encontró una disfunción somática de dos o más vértebras adyacentes en esta región, paralización muscular profunda, y resistencia a la inmovilización compresiva de la región involucrada. Estas áreas representan reflejos viscerosomáticos provenientes del pulmón hacia el cuerpo y son útiles como hallazgos diagnósticos para el médico osteópata. En estas zonas donde la inervación autónoma de la vía respiratoria inferior pasa desde la médula espinal a través de las estructuras musculoesqueléticas o se distribuye en los ganglios relacionados. Cuando los hallazgos presentes son resistentes al tratamiento, el médico debe sospechar enfermedad pulmonar.

La presencia de puntos dolorosos miofasciales, conocidos como puntos de Chapman, también puede ayudar en el diagnóstico de enfermedad pulmonar. Los puntos de Chapman para el árbol bronquial y los lóbulos superiores e inferiores del pulmón se ubican cerca del esternón, del 2º al 4º espacio intercostal en la unión esternocostal. La inervación simpática de los pulmones se origina en los niveles raquídeos torácicos 1 a 6. Se producen vasoconstricción de la vasculatura, dilatación bronquial y espesamiento de las secreciones. La congestión del tejido pulmonar es común cuando hay un tono simpático prolongado. La inervación parasimpática de los pulmones depende del nervio vago. Se produce vasodilatación de la vasculatura, broncoconstricción y adelgazamiento de las secreciones. El drenaje linfático primario de los pulmones y sus tejidos relacionados se realiza mediante los ganglios pretraqueales, los vasos intercostales y los ganglios axilares hacia el conducto linfático derecho primordialmente.

# EVALUACIÓN

Cuando se evalúa a un paciente con problemas pulmonares, también es importante valorar todos los componentes involucrados en la respiración, que incluyen el movimiento de las costillas, la capacidad de la columna para estirarse durante la inhalación y curvarse durante la exhalación, el movimiento diafragmático, los músculos accesorios de la respiración, como el escaleno, el esternocleidomastoideo y los músculos abdominales.

El diafragma torácico se debe abombar de manera adecuada para permitir su máxima extensión. Un aumento en la carga de trabajo del diafragma puede distender las inserciones en las costillas y en la unión toracolumbar. A causa de la tensión, la lordosis lumbar puede aumentar y el diafragma se aplana y se vuelve espástico. Debido a que el diafragma es responsable de mover el aire dentro y fuera de los pulmones, una disminución de su extensión evita el intercambio óptimo de gases esenciales. También actúa como fulcro para que se produzca la respiración.

Además del funcionamiento adecuado de los músculos y las estructuras óseas, otros componentes necesarios para los tejidos sanos incluyen:

1. Irrigación arterial adecuada
2. Inervación sensorial y motora
3. Entorno bioquímico adecuado
4. Retorno venoso y linfático libre

# BRONQUITIS Y NEUMONÍA

Los beneficios de la manipulación osteopática en la influenza viral se demostraron en 1918 cuando, por primera vez, se llevaron registros estadísticos de los pacientes que recibieron tratamiento osteopático en comparación con los que tuvieron atención médica estándar de la época. Ese año se produjo un brote grave de influenza española. No había antibióticos para tratar la neumonía bacteriana que era una complicación común de la afección viral. Kuchera y Kuchera señalan en la obra *Osteopathic Considerations in Systemic Dysfunctions* que, de las más de 100 000 personas que recibieron manipulación osteopática mientras eran tratadas para la influenza, sólo hubo una tasa de mortalidad de 0.25%. Esto es significativamente más bajo que la tasa estimada de mortalidad general de 5% para los que tuvieron sólo atención médica estándar en ese momento. De los individuos que desarrollaron neumonía como una complicación, la tasa de mortalidad de los que recibieron tratamiento médico estuvo entre 30 y 60%; para los que tuvieron tratamiento osteopático fue de 10%.

Por lo general, la bronquitis y la neumonía son de naturaleza infecciosa, ya sea bacteriana o viral. En la bronquitis, el árbol bronquial es la estructura afectada y en la neumonía, la infección está en el parénquima pulmonar. Aunque la causa y las manifestaciones pueden ser distintas, las metas del tratamiento son relativamente las mismas en cualquiera de estas afecciones:

1. Mejorar el flujo venoso y linfático.
2. Aumentar la circulación arterial para llevar productos del sistema inmunológico a los pulmones.
3. Facilitar la eliminación de secreciones bronquiales y flemas acumuladas.
4. Disminuir el trabajo respiratorio.

La manipulación osteopática se debe dirigir a estas metas para ayudar al cuerpo a luchar contra las infecciones.

Varias formas de bombeo linfático o bombeo torácico ayudan a mejorar el flujo venoso y linfático, así como a mejorar la circulación arterial. Es posible llevar a cabo técnicas de elevación de las costillas para liberar las secreciones bronquiales, de manera que se puedan expectorar con mayor facilidad y para normalizar la inervación simpática de los pulmones. El trabajo respiratorio se puede reducir al mejorar la distensibilidad del tórax, es decir, al liberar las costillas, las vértebras, las clavículas y el esternón para restaurar las fuerzas elásticas intrínsecas en el tórax.

El diafragma torácico puede volver a abombarse al colocarse de pie detrás del paciente sentado, extender la mano alrededor del tórax y doblar las yemas de los dedos debajo del borde anteroinferior de la caja torácica. Se pide al paciente que exhale un poco a medida que los dedos presionan con suavidad los tejidos blandos. Después, se le pide que inhale profundo mientras el médico se resiste al descenso del diafragma. Conforme el paciente exhala otra vez, las yemas de los dedos presionan más profundo debajo del borde de la caja torácica y se repite la inhalación. Esto se realiza varias veces, moviendo las yemas de los dedos en sentido medial a lateral ligeramente con cada exhalación.

# ASMA BRONQUIAL

El asma bronquial representa un grupo de síntomas de diversas causas. Los pulmones de los asmáticos están muy sensibilizados y reaccionan a estímulos tan variados como alérgenos, irritantes, olores fuertes o vapores, emociones y ejercicio. Cualquiera que sea el desencadenante, la crisis asmática se manifiesta por una respuesta inflamatoria, que incluye espasmo de los bronquiolos, edema de la membrana mucosa y aumento de la producción de moco espeso y viscoso. Estos tres factores provocan dificultad para vaciar el aire de los alvéolos, con la resultante disnea y sibilancias o crepitaciones en todos los campos pulmonares al exhalar. Por lo general, el paciente se apoya en sus brazos y utiliza los músculos accesorios de la respiración para ayudarse a respirar. En casos graves, se produce hipoxia y el paciente puede presentar cianosis de los labios.

Al tratar una crisis asmática aguda, es esencial abordar las necesidades inmediatas del paciente. Algunos médicos osteópatas pueden intentar estimular de manera vigorosa el simpático pulmonar para facilitar la broncodilatación. Primero se deben administrar los medicamentos indicados y utilizar un nebulizador si es necesario. La hidratación es muy importante porque hay una gran pérdida de líquidos debido a la respiración rápida. A medida que la respiración se normaliza, es posible comenzar el tratamiento osteopático con técnicas de elevación de las costillas con el paciente sentado o algunas técnicas miofasciales para la región torácica, ambos tipos son útiles para ayudar a los esfuerzos respiratorios del paciente y para aflojar los tapones mucosos. Las técnicas de tensión ligamentosa equilibrada son adecuadas para utilizarse durante la fase aguda.

Entre las crisis agudas, es importante tratar todos los componentes del sistema respiratorio. En particular, se deben tratar todas las áreas reflejas viscerosomáticas para prevenir una posible retroalimentación autonómica anormal a los pulmones. A menudo se presenta la disfunción somática de las costillas superiores por reflejos viscerales pulmonares y quizá sea resistente al tratamiento con AVBA. Normalizar el movimiento en la articulación occipitoatloidea puede tratar el posible aumento en la respuesta vagal.

Debido a la implicación emocional como factor etiológico del asma y al temor que provoca por la disnea, es probable que el simple acto de colocar las manos sobre el paciente tenga un efecto terapéutico y sirva para calmarlo mientras se le trata. Esto sólo puede ser un factor terapéutico significativo.

## ENFERMEDAD PULMONAR OBSTRUCTIVA CRÓNICA

Como resultado del tabaquismo y la contaminación del aire, la enfermedad pulmonar obstructiva crónica (EPOC) se ha convertido en una causa importante de enfermedad pulmonar en el mundo actual. Tiene un inicio insidioso y es devastadora para sus víctimas. La disnea puede ser muy significativa y requerir el uso frecuente o constante de un tanque de oxígeno. A medida que aumenta la disnea, se reduce la actividad física. La bronquitis crónica produce grandes cantidades de moco espeso y el enfisema produce cantidades menores.

Se producen cambios musculoesqueléticos durante el curso de la enfermedad. El tórax asume una forma de barril en la que el diámetro anteroposterior es igual al transverso. Los músculos accesorios de la respiración se hipertrofian gradualmente. Los músculos escalenos hipertróficos en ciertos casos afectan las estructuras neurovasculares que pasan entre o cerca de éstos. El movimiento de las costillas está restringido marcadamente y con el tiempo contribuye a la disnea. La columna torácica se vuelve cifótica e inmóvil. El movimiento del diafragma está reducido.

La manipulación osteopática contribuye al bienestar general del paciente, aunque la fisiopatología básica quizá no sea reversible. La columna torácica se trata para restaurar la movilidad y abordar los cambios reflejos viscerosomáticos en la columna torácica superior. El movimiento de las costillas se puede mejorar con técnicas de energía muscular o de contratensión, así como con miofasciales para relajar los músculos torácicos hipertónicos. Se debe realizar liberación fascial y reabombamiento del diafragma. El bombeo torácico mejora el flujo linfático y la expectoración de moco viscoso.

Es mejor no utilizar técnicas de empuje en estos pacientes. Muchos sujetos con EPOC reciben dosis altas y prolongadas de corticoesteroides, lo que los predispone a osteoporosis. Se debe tener precaución al realizar el bombeo torácico y al dirigir la presión hacia el esternón en lugar de las costillas.

Se debe tratar la columna cervical, prestando atención a los músculos accesorios de la respiración. Se deben liberar las clavículas y tratar cualquier restricción esternal, incluido el ángulo de Louis. En la enfermedad pulmonar crónica es posible encontrar restricción del movimiento de las extremidades superiores. Las técnicas de Spencer liberan el rango de actividad de las extremidades superiores.

Después de la manipulación osteopática, los pacientes con EPOC con frecuencia refieren un aumento subjetivo de su sensación de bienestar y duermen mejor durante la noche. Experimentan un menor esfuerzo durante la respiración y un mejor funcionamiento físico.

## CASO 1

A.L. era un hombre de 78 años de edad con antecedentes de tabaquismo intenso de larga evolución, que acudió a la clínica con síntomas de dificultad respiratoria, a menudo sin esfuerzo, pero limitando incluso la marcha lenta. Necesitaba dormir en posición casi vertical sobre varias almohadas. El paciente solicitó de manera específica manipulación osteopática, pues había escuchado que podría ayudarle. Un neumólogo ya le había diagnosticado enfermedad pulmonar obstructiva crónica moderadamente grave como resultado de su tabaquismo previo. Algunas veces se veía obligado a utilizar un tanque de oxígeno cuando hacía calor o quería viajar más allá de una distancia corta. Los episodios de tos producían moco espeso.

A la exploración física, parecía un poco angustiado y con una frecuencia respiratoria rápida. El tórax de A.L. tenía forma de "barril", con el diámetro anteroposterior de su tórax igual al del transverso. Sus pulmones mostraban crepitaciones dispersas en todos los campos pulmonares a ambos lados. El ritmo cardiaco era regular, con una frecuencia de 80. Por lo demás, su exploración física se encontraba dentro de los límites normales para una persona de su edad.

La exploración estructural reveló una restricción marcada de todas las costillas. Las primeras costillas estaban elevadas en ambos lados. La columna torácica era cifótica con restricción de movimiento de las vértebras. Los músculos escalenos y esternocleidomastoideos estaban hipertrofiados y tensos. El trapecio y otros músculos escapulares estaban hipertónicos. El movimiento del hombro estaba restringido en ambos lados para la flexión y la abducción. El esternón estaba rígido sin flexibilidad en el ángulo de Louis. El movimiento cervical estaba restringido en todas las direcciones. La columna lumbar estaba aplanada con hipertonicidad de los músculos paraespinales.

Se trató a A.L. con técnicas miofasciales generales para toda la columna; se usaron modalidades pasivas y activas. Se utilizaron las técnicas de Spencer para mejorar el movimiento del hombro. Se practicó energía muscular para tratar los músculos cervicales y lumbares, así como el trapecio. Se realizó liberación fascial sobre el esternón y ambas escápulas. Las primeras costillas se trataron con contratensión.

En la segunda consulta, refirió que estuvo dolorido durante un tiempo, pero que había notado una mayor facilidad para respirar casi 1 día y medio después del tratamiento. La mayor parte de los mismos hallazgos estructurales estuvieron presentes en la segunda consulta y se trataron de manera similar, y se agregaron algunas técnicas de elevación de las costillas.

Se le trató semanalmente durante 6 sem y después cada 2. Continuó mostrando alguna mejoría. La mayoría de los cambios para él fueron en calidad de vida. Mostró facilidad para respirar durante varios días después de un tratamiento. Sus hombros mostraron un mejor rango de movimiento que le permitió un mayor uso de sus brazos. En su opinión, la mayor mejoría fue el aumento en la sensación de bienestar que presentó con el tratamiento.

Murió por complicaciones de sus afecciones y neumonía 1 año después de suspender el tratamiento de manipulación osteopática.

### Discusión

La enfermedad pulmonar obstructiva crónica provoca una gran limitación funcional. Los efectos del estilo de vida son devastadores para la mayoría de los individuos, incluidos los cuidadores. Aunque la afección en sí no se cura mediante manipulación osteopática, la capacidad para respirar con mayor facilidad y para moverse con más libertad son de gran valor para el paciente.

Hay menos trabajo para respirar cuando las costillas se pueden mover con mayor libertad y cuando la columna es más flexible porque la inhalación y la exhalación profundas requieren flexión y extensión de los segmentos raquídeos. La relajación de las estructuras cervicales brinda comodidad al paciente que depende de los músculos accesorios de la respiración.

Se puede considerar que la principal meta del tratamiento osteopático en estos casos es la mejoría de la calidad de vida.

## CASO 2

R.B. es un hombre hispano de 36 años de edad que acudió al servicio de urgencias con síntomas de dificultad respiratoria de inicio agudo, sibilancias, tos y sensación de opresión en el tórax. El paciente informó que sus síntomas comenzaron inmediatamente después de estar expuesto a una ráfaga de viento muy frío mientras caminaba hacia su automóvil. Sintió que no podía respirar y estaba jadeando. Al poco tiempo comenzó con tos y sibilancias. R.B. negó haber tenido contacto con personas enfermas, fiebre, congestión nasal, dolor de oídos y producción de esputo. Durante su niñez tuvo "crisis de asma" similares y consultas frecuentes al servicio de urgencias por episodios; no obstante, nunca requirió intubación. La última exacerbación se presentó al inicio de la adolescencia.

Los antecedentes de R.B. eran relevantes por hipertensión, que estaba bien controlada con un inhibidor de la enzima convertidora de la angiotensina. Negó tener alergias a animales, insectos, polvo, alimentos y medicamentos. El paciente refirió tabaquismo de 20 cajetillas al año, consumo ocasional de alcohol y negó el uso de drogas. R.B. trotaba 5 km a diario, jugaba futbol con frecuencia y trabajaba para el departamento de sanidad. Su madre y dos hermanos tenían antecedentes de asma y su padre tuvo dermatitis atópica cuando era niño.

En la exploración física, el paciente parecía ansioso, tenía dificultad para hablar, estaba ligeramente diaforético y presentaba dificultad respiratoria al sentarse inclinado hacia delante. Estaba afebril, con frecuencia cardiaca de 120 latidos por minuto y una frecuencia respiratoria de 30 latidos por minuto. Su movimiento torácico se redujo con respiraciones cortas y rápidas y usaba los músculos accesorios de la respiración. Se observaron retracciones supraesternales y aleteo nasal. La exploración pulmonar reveló sibilancias inspiratorias y espiratorias difusas bilaterales e hiperresonancia a la percusión del tórax.

La exploración estructural osteopática fue relevante por las restricciones graves de exhalación en las costillas 1 a 10 con músculos intercostales rígidos a ambos lados. Además, había disminución diafragmática marcada, entrada/salida torácica, movimiento esternal y clavicular. Las disfunciones somáticas incluyeron $OAEI_DR_I$, $C2EI_DR_D$ y $T2\text{-}T6NI_IR_D$ con aumento de la tonicidad de los músculos paravertebrales intraescapulares.

En el servicio de urgencias, R. B. recibió un agonista $\beta2$ y un anticolinérgico con nebulizador, esteroides intravenosos y oxígeno. Mientras recibía los medicamentos nebulizados, se trataron sus costillas y músculos intercostales con técnicas de tensión ligamentosa equilibrada y de fortalecimiento respiratorio a ambos lados con el paciente sentado. Hubo un aumento notable en el movimiento de la caja torácica y de los músculos intercostales durante la aplicación de las técnicas de manipulación osteopática. Además, el paciente se sintió menos ansioso, lo que ayudó a disminuir el trabajo respiratorio. Una vez que se resolvieron los síntomas agudos y el paciente se sintió cómodo en decúbito dorsal, se instituyó un tratamiento de manipulación adicional, que incluía una variedad de técnicas, para atender las restricciones de movimiento de la articulación occipitoatloidea, la columna cervical y torácica, los músculos paraespinales, el esternón, las clavículas, la salida/entrada torácica y el diafragma toracoabdominal. Los síntomas de R.B. mejoraron significativamente y se le dio el alta en condición estable del servicio de urgencias con instrucciones para evitar la exposición a factores exacerbantes como un ambiente frío. Después se le prescribieron agonistas β2 y esteroides inhalados, un flujómetro de pico y una consulta de seguimiento con el centro de atención familiar.

## Discusión

El asma es una enfermedad inflamatoria crónica común que afecta el paso de las vías respiratorias de los pulmones. Se caracteriza principalmente por un estrechamiento episódico y reversible del músculo liso de las vías respiratorias secundario a hipersecreción de moco, hiperreactividad y edema de la mucosa. El estrechamiento puede ser de inicio súbito o prolongado, lo que explica los diferentes grados de obstrucción de las vías respiratorias que se observan en esta enfermedad. La característica distintiva de la obstrucción de las vías respiratorias es una reducción en el volumen espiratorio forzado en 1 segundo ($VEF_1$) y la relación del $VEF_1$ con la capacidad vital forzada (CVF).

Las exacerbaciones del asma pueden ser precipitadas por la inhalación de alérgenos como perfumes o pólenes, irritantes, ejercicio, aire frío, infección de las vías respiratorias, tabaquismo o estrés emocional. Los síntomas típicos son sibilancias, que son más notables en la espiración, disnea, ansiedad, hipoxia, opresión en el pecho y tos paroxística.

El sistema nervioso autónomo ajusta el tamaño de las vías respiratorias mediante mecanismos homeostáticos para satisfacer las demandas del cuerpo. Un desequilibrio de estos mecanismos puede aumentar el trabajo respiratorio durante una crisis asmática. Durante situaciones relajadas cuando existe una disminución de la demanda de flujo de aire, la estimulación parasimpática promueve broncoconstricción que provoca una mayor resistencia al flujo aéreo. En contraste, durante un aumento de la demanda de consumo de oxígeno, se presenta el dominio simpático, provocando broncodilatación, lo que permite una resistencia mínima al flujo aéreo.

La meta del tratamiento del paciente con asma es el control de los síntomas y, por lo tanto, el de la enfermedad. Es esencial disminuir la resistencia de las vías respiratorias en el tratamiento del paciente con asma, ya que esto disminuye el esfuerzo para respirar. El movimiento mecánico limitado de la caja torácica y las estructuras anatómicas adyacentes puede contribuir a una función respiratoria deficiente y la ansiedad del paciente. En el manejo del paciente con asma, el médico osteópata puede incorporar fácilmente el tratamiento de manipulación, además de los medicamentos y la evitación de los factores exacerbantes. La meta es maximizar el potencial del paciente para la salud. En el estado agudo, es posible que los pacientes con síntomas graves de asma no sean capaces de permanecer en decúbito supino, ya que la respiración es más difícil en esta posición. Las técnicas con el paciente sentado, como la liberación sutil de las costillas, son adecuadas para estos casos. El tratamiento se debe enfocar en cualquier disfunción de las costillas tanto en casos agudos como crónicos. La movilización de las costillas no sólo mejora el movimiento respiratorio, sino también puede estimular la broncodilatación de las vías respiratorias mediada por el simpático.

En las crisis asmáticas graves, quizá sea necesario repetir el tratamiento a intervalos de 30 min para obtener un alivio significativo de los síntomas. Se debe calibrar el grado de tratamiento para que el paciente lo pueda tolerar. Como se observó en el caso de R.B., el tratamiento de manipulación no interfiere con la administración de medicamentos y se implementa al mismo tiempo. Es importante señalar que durante una crisis asmática aguda se debe evitar el tratamiento de estimulación de la columna cervical superior (occipitoatloidea, C1 y C2) porque la estimulación vagal puede exacerbar todavía más el broncoespasmo.

Una vez que los síntomas agudos de asma han disminuido, o entre las exacerbaciones, el tratamiento de manipulación puede incluir técnicas directas o indirectas (entre éstas las articulatorias) para tratar las restricciones de movimiento de las clavículas, la columna torácica y cervical, las costillas, la entrada torácica, el esternón y el diafragma toracoabdominal. El tratamiento de estas regiones puede mejorar el movimiento de la pared torácica, y así disminuye el trabajo respiratorio en definitiva en beneficio del paciente con asma.

## Referencias

Ali J, Summer WR, Levitzky MG. *Obstructive Airway Disease in Pulmonary Pathophysiology.* New York, NY: McGraw-Hill; 1992:97-102.

Beal M, Morlock J. Somatic dysfunction associated with pulmonary disease. *J Am Osteopath Assoc.* 1984;84:179-183.

D'Alonzo GE, Krachman SL. Respiratory system. En: Ward RC, ed. *Foundations for Osteopathic Medicine.* Baltimore, MD: Lippincott Williams & Wilkins; 1997:441-458.

Greenman P. Manipulative therapy for the thoracic cage. *Osteopath Ann.* 1977;3:140-149.

Hoag JM, Cole WV, Bradford SG. *Osteopathic Medicine.* New York, NY: McGraw-Hill Book Company; 1969:693-697.

Howell RK, Allen TW, Kappler RE. The influence of osteopathic manipulative therapy in the management of patients with chronic obstructive lung disease. *J Am Osteopath Assoc.* 1975;74:757-760.

Kuchera ML, Kuchera WA. *Osteopathic Considerations in Systemic Dysfunction.* Columbus, OH: Greyden Press; 1994:33-52.

Paul FA, Buser BR. Osteopathic manipulative treatment applications for the emergency department patient. *J Am Osteopath Assoc.* 1996;96:403-407.

Stiles E. Manipulative management of chronic lung disease. *Osteopath Ann.* 1981;9:300-304.

# 113 Aplicaciones cardiacas

Charles J. Smutny III, Eileen L. DiGiovanna
y Sonia Rivera-Martinez

El corazón provee el bombeo para la circulación arterial en todo el cuerpo. Su funcionamiento adecuado es necesario para la vida misma. Comprender su importancia y sus interacciones con el sistema neuromusculoesquelético es clave para el enfoque osteopático de la intervención manipulativa en una variedad de afecciones cardiacas.

Andrew Taylor Still, padre de la osteopatía, señaló la importancia del funcionamiento adecuado del corazón y el sistema arterial cuando expresó: "El fundamento del osteópata es que toda la sangre se debe mover todo el tiempo en todas partes hacia y desde todos los órganos".

El DO Edward Stiles mostró que el tratamiento de manipulación osteopática redujo de forma significativa la morbilidad y la mortalidad de los pacientes con diversas enfermedades cardiovasculares. El DO Felix Rogers informó que la manipulación osteopática que se utilizó en el tratamiento de pacientes con arteriopatía coronaria tuvo un valor importante para algunos de estos pacientes.

## ANATOMÍA

El corazón se encuentra en el tórax, por lo general, a la izquierda, rodeado por el pericardio. Está formado por músculo estriado que tiene una estructura muy similar a la del sistema musculoesquelético, con la diferencia de que el músculo cardiaco funciona como un *sincitio*, es decir, siempre que se aplica un estímulo a cualquier parte del músculo, todo el músculo se contrae. El corazón tiene un complicado sistema eléctrico que controla la frecuencia y el ritmo de las contracciones, que sirven para bombear la sangre arterial entre el sistema pulmonar y el resto del cuerpo.

El corazón tiene cuatro cámaras para la recolección y la distribución de la sangre a medida que se mueve por el cuerpo. Los lados izquierdo y derecho están separados por un tabique. Las cámaras superior e inferior, las aurículas (arriba) y los ventrículos (abajo), también están separadas por tabiques, pero la sangre fluye de las aurículas a los ventrículos a través de las válvulas que aseguran el flujo

unidireccional de la sangre. Éstas actúan como dos bombas en serie: una a través del sistema pulmonar y la otra a través del resto del cuerpo. La contracción de los ventrículos se conoce como *sístole* y la relajación de los ventrículos, con un rebote elástico de las paredes de las arterias más grandes que impulsa la sangre, se llama *diástole*.

La inervación del corazón es importante para la capacidad del médico osteópata para diagnosticar y tratar cardiopatías. La inervación simpática surge de la región de T1 a T6. Las fibras del lado derecho de la médula pasan al plexo cardiaco profundo y sirven al nodo sinoauricular (SA) y al lado derecho del corazón. A la izquierda, inervan al nodo auriculoventricular (AV) y el plexo cardiaco izquierdo. La inervación parasimpática surge principalmente del vago; el vago derecho va al nodo SA y el izquierdo a los nodos AV. La región torácica superior y occipitoatloideo, atlantoaxial y C2 son zonas donde el médico puede encontrar cambios en los tejidos y disfunciones somáticas relacionadas con cardiopatías.

## INFARTO DEL MIOCARDIO

El corazón, por sí mismo, recibe sangre a través de las arterias coronarias y sus pequeñas ramas. El bloqueo, parcial o completo, de una arteria coronaria provoca daño en los tejidos o la muerte, lo que se conoce como *infarto del miocardio* (IM). La oclusión de una arteria suele ser provocada por *placas ateroescleróticas* que se forman en el revestimiento interno de la superficie de las arterias. Es posible que se produzca la calcificación de estas placas. Los coágulos de sangre tienden a formarse en las placas, en especial si se desgarra o rompe la placa. La oclusión de la arteria es el resultado de la disminución de la luz por la placa con un coágulo que se desprende y queda atrapado en una arteria ocluida, lo que impide el flujo libre de sangre al músculo cardiaco.

Los síntomas habituales son dolor precordial, que puede ser devastador por naturaleza, irradiación del dolor al brazo izquierdo, la mandíbula o el epigastrio, diaforesis y una mayor sensación de ansiedad.

## Nocicepción cardiaca

Los fundamentos de la filosofía osteopática se expresan de manera clara en el paciente con cardiopatía y dolor precordial. Los conceptos osteopáticos más fáciles de comprender se expresan aquí con ejemplos de la relación función-estructura que se evidencia en el dolor viscerosomático.

Las fibras nociceptivas (dolor) de las paredes viscerales del miocardio, la vasculatura miocárdica y el pericardio regresan al asta dorsal de la columna vertebral en los segmentos de T1 a T6 con la mayor concentración en T4. La vía nerviosa viaja desde las estructuras cardiacas por medio del plexo cardiaco y hace sinapsis con los nervios en los ganglios cervicales superior, medial e inferior cerca de los niveles de C2, C5 y C7, respectivamente. La información se transmite desde estos puntos a lo largo de los ganglios paravertebrales hacia abajo hasta el asta dorsal en el nivel de T1 a T6. Aquí, hacen sinapsis con una amplia gama de interneuronas. Estas interneuronas conectan múltiples axones sensitivos que entran en la zona uno a través de la zona siete en el asta dorsal. Funcionan (en este caso) como unidades sumatorias que se interconectan con las fibras nociceptivas (dolor) de otras zonas del cuerpo, como la extremidad superior izquierda, el epigastrio, la parrilla costal izquierda, el tórax, la parte superior de la espalda y la mandíbula izquierda. Debido a este patrón entrelazado, el cerebro, a menudo, interpreta el dolor visceral como somático. Por tanto, el dolor del IM se puede referir a los sitios típicos mencionados.

La facilitación de cualesquiera de los impulsos en estos segmentos aumenta la probabilidad de una respuesta con un impulso adicional en alguna parte del circuito. Es interesante que la contracción muscular, que se exhibe como una contracción paraespinal fusiforme, edema, eritema y diaforesis dentro de la región segmentaria, sigue apareciendo incluso en ausencia de la percepción de dolor. La conciencia sobre esta respuesta facilitada se puede interpretar como dolor, malestar y debilidad en el sistema musculoesquelético o nada en absoluto.

En presencia de ciertas neuropatías metabólicas, como neuropatía diabética, es posible que las fibras nociceptivas no indiquen dolor. Esto lleva a un posible IM silencioso. En la exploración física, la restricción de movimiento y otros hallazgos simpáticos regulados al alza se mantienen perceptibles por el ojo y la mano entrenados. Este sistema simplificado de la percepción dolorosa de las vísceras tiene un sistema de respaldo con ciertas estructuras orgánicas clave.

El sistema cardiaco también tiene nervios vagos sensitivos aferentes que duplican la transmisión de información nociceptiva, pero evita el mecanismo de compuerta en la médula espinal. Este circuito de retroalimentación lleva información de forma directa a las motoneuronas vagales que regulan la frecuencia de activación de los nodos SA y AV. Esto puede anular la función de los generadores de ritmo cardiaco inherentes. Está claro que existe una interacción compleja entre el sistema nervioso simpático y parasimpático.

Los grandes vasos en la cara superior del corazón se encuentran rodeados por un plexo mixto de fibras vagales parasimpáticas y fibras simpáticas de los nervios cardiacos. Hay ganglios parasimpáticos que se incrustan en el plexo y reciben las fibras preganglionares vagales. El plexo provee fibras posganglionares a los nodos SA y AV, al músculo cardiaco en sí y a la vasculatura coronaria del corazón. La estimulación de las fibras simpáticas acelera el gasto cardiaco y puede ser arritmógena, en especial la estimulación del lado izquierdo de las vías simpáticas [...] La estimulación de las fibras parasimpáticas vagales estabiliza la frecuencia cardiaca. Por lo tanto, el equilibrio entre las vías simpáticas y parasimpáticas es crucial para la función cardiaca. (Willard y Carriero, 1994).

Los mecanorreceptores y quimiorreceptores distales, como las estructuras barosensitivas dentro del hipotálamo, los cuerpos carotídeos, el cayado aórtico y los riñones cerca del complejo mesangial, duplican aún más la retroalimentación nociceptiva, aunque es posible que estos receptores no desencadenen su estímulo de forma consciente. Además, existe evidencia de que las células del sistema inmunológico neuroendocrino también pueden regular de forma directa e indirecta la frecuencia cardiaca mediante la secreción de hormonas o neuropéptidos. Como ejemplo, hay que considerar cuántos mecanismos existen que liberan adrenalina de las glándulas suprarrenales. La nocicepción (dolor) desempeña un papel importante en la función y la disfunción visceral. Still dijo: "Clave un solo clavo en un dedo del pie. ¿Estaría sorprendido si el corazón latiera a 75 (latidos por minuto)? ¿O incluso a 125 latidos por minuto?".

Los quimiorreceptores que detectan la falta de oxígeno, a menudo, proporcionan información adicional nociceptiva. Estos quimiorreceptores también comunican a las interneuronas segmentarias a lo largo de la columna vertebral, así como a los núcleos vagales, lo que aumenta aún más la capacidad para equilibrar los sistemas parasimpático y simpático. En un sistema sano, este circuito de retroalimentación mantiene el equilibrio, pero cuando un sistema sano se compromete, este equilibrio de protección puede dejar de funcionar a favor del paciente. Por ejemplo, en las enfermedades cardiovasculares avanzadas, el esfuerzo puede ser un evento desencadenante. El esfuerzo genera un aumento en la demanda de oxígeno. Cuando la demanda incrementa lo suficiente y el aporte es deficiente, los quimiorreceptores comienzan de inmediato a indicar niveles crecientes de dolor. A medida que la demanda sigue excediendo el aporte, el reclutamiento de zonas de influencia aún más extensas señala el avance conocido del dolor precordial para incluir el brazo izquierdo y luego el de mandíbula. Este proceso lleva al incremento de la frecuencia cardiaca, volumen sistólico, gasto cardiaco, flujo sanguíneo coronario, presión arterial sistólica, presión arterial pulmonar, flujo sanguíneo cerebral, flujo sanguíneo muscular, consumo de oxígeno, producción de ácido láctico, respiración y estado de alerta. Esto se acompaña de disminución de la resistencia periférica total en la epidermis, aumento del flujo sanguíneo subcutáneo y renal, que crea la clásica piel húmeda y diaforética, y aumento transitorio del gasto urinario. Esto puede precipitar un efecto de compensación para el incremento de la demanda de oxígeno que puede superar con rapidez la capacidad del corazón afectado para su adaptación. El entorno electroquímico que resulta transmite un dolor importante entre 5 y 10 en la escala visual análoga y, si no disminuye, puede provocar daño tisular (IM). El daño tisular prolongado sin reparación o grandes zonas de daño tisular preceden a la evolución de una insuficiencia cardiaca congestiva (ICC).

## Reflejos viscerosomáticos

Los efectos somáticos de la cardiopatía probablemente se encuentran mejor documentados que los de cualquier otra patología visceral. Los patrones de dolor del IM son bien conocidos: brazo izquierdo, lado izquierdo de la mandíbula, epigastrio y pared torácica anterior izquierda. Las disfunciones somáticas y los cambios tisulares también son comunes y consistentes con la cardiopatía. Una serie de estudios ha mostrado que los hallazgos más frecuentes se producen en T2 y T3 del lado izquierdo. Otros hallazgos ocurren con relativa frecuencia en T1 y T4 del lado izquierdo y T1 y T2 del lado derecho. Más de 70% de todas las disfunciones somáticas suceden entre T1 y T5 del lado izquierdo. Los cambios incluyen modificaciones en la textura tisular de los músculos intercostales del lado izquierdo y disfunción somática en cualquiera de las vértebras torácicas mencionadas. Los puntos de Chapman también son consistentes en presencia de problemas cardiacos. El punto anterior se ubica en el segundo espacio intercostal cerca del esternón. Asimismo, se encuentran cambios en la región cervical superior, en especial con un infarto de la pared posterior o anterior.

## Consideraciones en el tratamiento osteopático

Es preferible el tratamiento del paciente en las etapas iniciales del IM. En cualquier caso, el tratamiento debe seguir el estándar de atención y abordar primero los problemas que pongan en riesgo la vida. El uso de oxígeno, morfina, nitratos, recanalización de los vasos con medicamentos o por medios mecánicos, ácido acetilsalicílico o antiagregantes plaquetarios destacan en algunos de los enfoques farmacológicos básicos. Los problemas de hipertensión se deben tratar con fármacos.

Una vez que estas intervenciones han iniciado, sin duda es prudente una mayor disminución de la demanda de oxígeno. Los procedimientos de manipulación que disminuyen la facilitación en los segmentos de T1 a T4, así como en la columna cervical, deberían disminuir aún más las demandas de oxígeno y energía. Los problemas de hipertensión pueden tener influencias musculoesqueléticas que se deben abordar. Un gran porcentaje de pacientes con hipertensión, en un estudio piloto, mostró un patrón de disfunción somática consistente de C6, T2 y T6, como informó el DO William Johnson.

En el nivel del segmento de C2, la ubicación de los ganglios cervicales superiores, existe una influencia del vago y los ganglios paravertebrales que puede disminuir la propensión a las arritmias así como la frecuencia cardiaca. Además, el tratamiento de los elementos estructurales que influyen en el curso y el trabajo de la respiración puede aumentar aún más el aporte de oxígeno. Con el incremento de la expansión torácica, los sistemas linfático y venoso drenarán de forma más funcional, disminuyendo aún más la carga quimiotáctica periférica y central.

## ARRITMIAS Y PALPITACIONES

El sistema eléctrico del corazón se ve alterado por varios factores, con mayor frecuencia, daño tisular, que involucra nodos o vías eléctricas, debido a un IM. Pueden influir factores congénitos, como los defectos del tabique. Algunos son de causa desconocida.

Los cambios en el ritmo pueden ser aumento o disminución de la frecuencia cardiaca o una irregularidad del ritmo. Las irregularidades lentas se conocen como *bradiarritmias* y las frecuencias rápidas se conocen como *taquiarritmias*. Algunas involucran las aurículas y otras los ventrículos.

Janet Travell observó un punto gatillo de "arritmia cardiaca", que se encuentra debajo de la 5° costilla derecha a la mitad entre el margen esternal y la línea del pezón. Se cree que este punto gatillo se correlaciona de manera específica con las taquicardias sinusales.

Con respecto a las arritmias, es significativo para el paciente el hecho de que la mayoría de los agentes farmacológicos que se utilizan para tratarlas tienen numerosos efectos secundarios, algunos pueden ser graves e incluso potencialmente mortales.

El paciente percibe algunas de las arritmias como *palpitaciones*. Las palpitaciones se sienten como "latidos saltados", latidos o golpes en el pecho, frecuencia cardiaca rápida o latidos irregulares del corazón. Esto es incómodo y aterrador para el paciente. Las palpitaciones pueden ser síntomas de problemas cardiacos graves o el resultado de ansiedad y benignas sin disfunción cardiaca. El IM establece la posibilidad de cualquier tipo de palpitación.

Es típico encontrar disfunción somática en la región torácica superior, de las vértebras y sus costillas. A menudo se presenta disfunción somática cervical superior. Un hallazgo muy común es el de un punto gatillo en el músculo pectoral mayor izquierdo.

## Tratamiento osteopático

En algunos casos de arritmia, los medicamentos serían esenciales o se puede requerir el uso de un marcapasos o un desfibrilador implantado. Incluso en estos casos, es posible utilizar los cuidados manipulativos como complemento. Si la arritmia en potencia no es mortal o si las palpitaciones no son de origen cardiaco, la manipulación osteopática puede ser todo lo que se requiera para prevenir o disminuir la frecuencia de las palpitaciones.

Se deben tratar todas las disfunciones somáticas de las vértebras de T1 a T6. Las disfunciones somáticas de las costillas pueden ser secundarias a las disfunciones vertebrales o quizá las disfunciones primarias requieran el tratamiento. La elevación de las costillas puede resolver el tono excesivo del sistema nervioso simpático y ayudar al movimiento linfático. Se deben tratar los puntos de Chapman para el corazón y, si se encuentra un punto gatillo en el pectoral, también se debe tratar para evitar la retroalimentación al corazón.

## INSUFICIENCIA CARDIACA CONGESTIVA

El corazón puede comenzar a agrandarse como resultado del estrés excesivo: hipertensión arterial crónica con aumento de la carga de trabajo cardiaco, anomalías cardiacas congénitas como defectos del tabique y valvulares, miocardiopatías infecciosas o pérdida significativa del músculo cardiaco causada por un infarto. El músculo cardiaco se vuelve menos eficiente para bombear sangre y los líquidos se comienzan a acumular en las distintas partes del cuerpo. Si la falla principal involucra el lado derecho del corazón, las partes dependientes del cuerpo son las primeras en manifestar edema: pies, tobillos, piernas y región sacra. En la insuficiencia del lado izquierdo, los pulmones son los primeros en demostrar la acumulación de líquidos como *edema pulmonar* en el que el paciente tiene tos y dificultad para respirar.

## Tratamiento osteopático

La intervención farmacológica es necesaria para aliviar la resistencia al gasto cardiaco y eliminar el exceso de líquido de los pulmones y otras partes del cuerpo. Si es posible, se debe tratar la causa básica, como el tratamiento de la hipertensión.

La intervención osteopática debe incluir al sistema nervioso autónomo y los linfáticos. Se deben equilibrar los sistemas simpático y parasimpático. Las técnicas linfáticas son importantes, pero se deben utilizar con precaución para que una sobrecarga de líquido de las extremidades no reingrese al sistema cardiovascular deficiente.

El esfuerzo físico pone a prueba al corazón cuando ya está fallando. Por tanto, es importante que se corrijan todas las disfunciones para evitar un trabajo innecesario en el uso de las extremidades y los músculos posturales.

## OTRAS DISFUNCIONES CARDIACAS

El conocimiento de hallazgos estructurales específicos que sean consistentes con procesos patológicos únicos puede ayudar en el diagnóstico y el refinamiento del tratamiento osteopático elegido para estas afecciones. Una descripción de los hallazgos estructurales que se asocian a menudo con ciertas afecciones cardiovasculares es:

1. *Coartación de la aorta*: mayor desarrollo muscular de las extremidades superiores que de las inferiores.
2. *Defecto del tabique ventricular*: en los niños puede haber una prominencia bilateral de la parte anterior del tórax con abultamiento de los dos tercios superiores del esternón.
3. *Defecto del tabique ventricular*: en el adulto puede haber un abultamiento unilateral en el 4° y 5° espacio intercostal en el borde esternal izquierdo.
4. *Defecto del tabique auricular*: abultamiento en la zona del 2° y 3er espacio intercostal en el borde esternal izquierdo.

Los textos *The Heart* de Hurst, 9ª edición, y *Heart Disease* de Braun-Wald, 6ª edición, describen el aplanamiento de la columna torácica cuando existe un IM en evolución y disminución progresiva del diámetro anteroposterior en el prolapso avanzado de la válvula mitral.

La distinción entre las causas cardiacas y no cardiacas del dolor y la disfunción se simplifica un poco cuando se utiliza un abordaje osteopático. La estructuración de un plan de tratamiento que incluya el estándar de atención y la adición de un tratamiento osteopático aplicado de manera inteligente puede reducir la gravedad y la frecuencia de la cardiopatía y disminuir la duración de la estancia hospitalaria.

## CASO 1

K.S. es una mujer hispana de 64 años que acudió a la clínica y dijo: "Tengo insuficiencia cardiaca". En enero de 1998, le diagnosticaron miocardiopatía dilatada secundaria a hipertensión de larga duración y arteriopatía coronaria subyacente. En los últimos 3 años estuvo hospitalizada 16 veces por complicaciones de insuficiencia cardiaca.

K.S. declaró que no podía caminar más de 15 m sin fatiga, dificultad para respirar, debilidad y palpitaciones. De vez en cuando se despertaba por la noche tosiendo y sin aliento. Constantemente presentaba edema en las extremidades inferiores, aumentó 14 kg y lamentaba no poder jugar con su única nieta.

Su historia clínica fue positiva para hipotiroidismo, hiperlipidemia, apendicectomía, amigdalectomía y tabaquismo de 30 paquetes al año. El ecocardiograma de noviembre del año 2000 mostró una fracción de eyección de 20%.

Su medicación incluía levotiroxina, un inhibidor de la enzima convertidora de la angiotensina, un bloqueador $\alpha$ y uno $\beta$, dos diuréticos, un nitrato, un fármaco reductor de lípidos y ácido acetilsalicílico.

En la exploración física destacaba ingurgitación yugular, soplo holosistólico, punto de máximo impulso desplazado hacia la izquierda y edema pedio.

La evaluación estructural osteopática reveló los siguientes hallazgos somáticos: las restricciones de movimiento más graves se encontraron en los segmentos facilitados de T2 a T4 a la izquierda, la articulación occipitoatloidea, entrada torácica, diafragmas toracoabdominal y pélvico, y la parte inferior de la caja torácica. Estos hallazgos pueden suponer una carga de trabajo adicional en una bomba cardiaca ya comprometida.

En cada sesión de tratamiento, se abordaron el sistema nervioso autónomo y los linfáticos, además de otros hallazgos osteopáticos. La meta del plan de tratamiento era apoyar los mecanismos homeostáticos cardiovasculares y permitir a la paciente perder peso.

Con el tratamiento osteopático, la condición de la paciente comenzó a mejorar. Luego se le desafió con un programa de ejercicios de caminata diaria.

**TABLA 113-1. Caso 1: cambios después de 9 meses de tratamiento osteopático**

| INDICADORES | FEBRERO 2001 (ANTES) | FEBRERO 2001 (DESPUÉS) |
|---|---|---|
| Fracción de eyección | 20% | 45% |
| Capacidad de ejercicio | < 15 metros (< 50 pies) | 4 km (2.5 millas) |
| Hospitalizaciones | 4-6 por año | Ninguna en 11 meses |
| Medicamentos | ↑ de dosis | ↓ de dosis |
| Ganancia/pérdida de peso | Ganancia de 14 kg (32 libras) | Pérdida de 17 kg (38 libras) |

La tabla 113-1 ilustra los cambios que tuvieron lugar después de 9 meses de tratamiento osteopático. La fracción de eyección aumentó a 45%. Podía caminar 4 km al día sin dificultad para respirar, no tuvo ninguna hospitalización, se redujo la dosis de todos sus medicamentos cardiacos y se quitó un diurético de su esquema. Perdió 17 kg (38 libras), tuvo edema en las extremidades inferiores con poca frecuencia y se controló su hipertensión.

Lo más importante para la paciente era su capacidad para volver a jugar con su nieta.

## Discusión

La insuficiencia cardiaca es un síndrome clínico en el que un corazón enfermo es la pieza central. Se caracteriza por la incapacidad del corazón para satisfacer las demandas metabólicas. Se pueden observar los componentes de precarga, poscarga y contractilidad relacionados con la función cardiaca en la salud y la enfermedad que se ven afectados por este síndrome. La ICC se puede deber a un déficit de la contractilidad cardiaca o una mayor carga de trabajo.

La insuficiencia cardiaca en pacientes con miocardiopatía dilatada es provocada principalmente por una disfunción sistólica en la que hay disminución de la capacidad para expulsar sangre contra la poscarga. Por lo tanto, la reducción de la poscarga se convierte en un componente esencial del plan de tratamiento.

La poscarga se puede reducir mediante la disminución de la vasoconstricción y la pérdida de peso. Los sistemas nervioso autónomo y linfático desempeñan un papel clave en la hemodinámica y, por tanto, en la reducción de la poscarga.

Una investigación publicada en *Mayo Clinical Proceedings* demostró que un aumento crónico del tono simpático es un potente factor de riesgo de episodios cardiovasculares, en especial en pacientes con insuficiencia cardiaca. La normalización del tono del sistema nervioso simpático disminuye la vasoconstricción y aumenta la capacidad venosa. Éstos conducen a una disminución de la poscarga.

Los mecanismos compensatorios en la insuficiencia cardiaca tienden a aumentar la frecuencia cardiaca, disminuyendo aún más el gasto cardiaco. La normalización del sistema nervioso parasimpático puede reducir la frecuencia cardiaca a la normalidad, lo que permite aumento de la poscarga

La insuficiencia cardiaca se relaciona con la presión venosa elevada. El tratamiento de los vasos linfáticos aumenta el retorno linfático y reduce la presión venosa central. El movimiento adecuado de la caja torácica y los muchos diafragmas del cuerpo son importantes para mantener los gradientes de presión para el retorno linfático y venoso.

La fascia envuelve todos los órganos del cuerpo. Forma las vías para todos los nervios, vasos sanguíneos y linfáticos. La liberación de las restricciones fasciales reduce la congestión de los tejidos, permite el movimiento normal de los sistemas orgánicos y aumenta la circulación.

## CASO 2

N.S. es una mujer de 68 años con un síntoma principal de palpitaciones en el pecho ocasionales. Tenía un antecedente de defecto del tabique auricular diagnosticado 45 años antes, por lo que se sometió a reparación quirúrgica. Varios años después de la cirugía, desarrolló un latido cardiaco irregular, por lo que finalmente se le implantó un marcapasos. Estuvo bien durante un tiempo, pero volvió a desarrollar arritmia, que no se controló con el marcapasos. Esta vez, el ventrículo se vio afectado y, después de las pruebas fisiológicas, requirió desfibrilador-cardioversor implantable. También le recetaron medicamentos antiarrítmicos. Como resultado de los episodios de arritmia, se produjo un debilitamiento gradual del músculo cardiaco, lo que resultó en ICC. Ella refirió que cuando se estresaba, realizaba algún esfuerzo o, a veces, sin razón aparente, su corazón latía con fuerza o escuchaba los latidos en sus oídos. Encontró esto muy incómodo y desconcertante.

Sus medicamentos incluían digoxina, un diurético y un betabloqueador.

En la exploración física estaba normotensa. La frecuencia cardiaca era de 86 y el ritmo en ese momento era regular. No se escuchó ningún soplo. El punto de máximo impulso se desplazó a la izquierda. Había ingurgitación yugular y edema leve de tobillo. Tenía cicatrices en el cuello, la parte anterior del pecho, la línea media y la región pectoral izquierda, relacionadas con las cirugías previas. La protuberancia de un dispositivo mecánico era evidente en su pared abdominal.

La evaluación estructural osteopática reveló dolor a la palpación marcado en la región torácica superior izquierda con disfunción somática de T2, T3, T4 y la 3ª costilla. Las primeras costillas se elevaron en ambos lados, hubo tensión y sensibilidad marcadas en el trapecio de forma bilateral. También se encontraron disfunciones somáticas cervicales: OA $FI_IR_D$, C2 $FI_IR_I$ y C3 $FI_DR_D$.

Se agregó la manipulación osteopática a su plan de tratamiento. Se manejó la hipertonicidad muscular con técnicas miofasciales pasivas y liberación posicional facilitada, y las disfunciones somáticas con energía muscular, liberación posicional facilitada y tensión ligamentosa equilibrada. Se utilizó la elevación de costillas para inducir un drenaje linfático adecuado y normalizar el tono simpático.

Respondió bien a los tratamientos y, además de sentirse más cómoda, tuvo menos episodios de palpitaciones y algunos que estaban presentes se interrumpieron con el tratamiento.

## Discusión

Las arritmias cardiacas son muy complejas de tratar debido a sus múltiples causas y a los problemas con los tratamientos disponibles. Los medicamentos para esta afección tienen muchos efectos secundarios, algunos muy graves, y los medicamentos y marcapasos tienen una tasa de fracaso significativa. Las palpitaciones dan miedo y el estrés añadido empeora la frecuencia y gravedad, por lo que se forma un círculo vicioso. Los problemas somáticos que resultan de la cardiopatía se pueden volver muy incómodos e incluso dolorosos, lo que complica aún más la vida del paciente.

La manipulación osteopática se dirige al sistema nervioso autónomo, en particular buscando equilibrar los sistemas simpático y parasimpático. La eliminación de los problemas somáticos hace que el paciente se sienta más cómodo y, por lo tanto, más capaz de afrontar los demás problemas de la vida.

## Referencias

Beal MC, Kleiber GE. Somatic dysfunction as a predictor of coronary artery disease. *J Am Osteopath Assoc.* 1985;85:302-307.

Curtis BM, O'Keefe JH. Autonomic tone as a cardiovascular risk factor: the dangers of chronic fight or flight. *Mayo Clin Proc.* 2002;77:45-54.

Fuster V, Alexander RW, O'Rourke RA. *Hurst's The Heart.* 10th ed. New York, NY: McGraw-Hill; 2002.

Goldman L, Braunwald E. *Primary Cardiology.* Philadelphia, PA: W.B. Saunders Company; 1998.

Johnston W. Palpatory findings in the cervicothoracic region: variations in normotensive and hypertensive subjects. A preliminary report. *J Am Osteopath Assoc.* 1980;79:300-308.

Kuchera ML, Kuchera WA. *Osteopathic Considerations in Systemic Dysfunction.* 2nd ed. Columbus, OH: Greyden Press; 1994.

Rogers FJ. Cardiology. En: Ward RC, ed. *Foundations for Osteopathic Medicine.* Baltimore, MD: Lippincott Williams & Wilkins; 1997.

Shamsham F, Mitchell J. Essentials of the diagnosis of heart failure. *Am Fam Phys.* 2002;61:1319-1328.

Thomas PH. Congestive heart failure. En: Hoag JM, ed. *Osteopathic Medicine.* New York, NY: McGraw-Hill Book Company; 1969.

Travell JG, Simons DG. *Myofascial Pain and Dysfunction: A Trigger Point Manual.* Vol 1. Baltimore, MD: Lippincott Williams & Williams; 1983:chap 42.

Wallace E, McPartland JM, Jones JM, et al. Lymphatic system. En: Ward RC, ed. *Foundations for Osteopathic Medicine.* Baltimore, MD: Lippincott Williams & Wilkins; 1997.

# 114 Aplicaciones gastrointestinales

Dennis J. Dowling y Michael F. Oliverio

## ESTRUCTURA Y FUNCIÓN

El sistema gastrointestinal es una serie de estructuras que procesan de un modo mecánico los alimentos, contribuye al proceso mediante químicos y hormonas, o ambos. Literalmente inicia en los labios y termina en el ano. Al ser un tubo, contiene orificios en ambos extremos con varias puertas o esfínteres que actúan como válvulas que controlan el movimiento retrógrado. El alimento entra en la boca y se somete a procesos digestivos mecánicos y químicos casi de inmediato. El hambre inicia con la recepción de señales en el sistema nervioso central como nivel de glucosa, estado del llenado gástrico, olores e incluso señales visuales. El aumento de la producción de saliva puede comenzar al pensar en el alimento, pero se ve reforzado por otros estímulos.

Los alimentos se vuelven solubles en la boca a través de la masticación y la salivación y crean vapores que estimulan las fibras del nervio olfatorio. El nervio olfatorio (nervio craneal I) atraviesa la lámina cribiforme del etmoides. Ya sea que el nervio se dañe o comprima, la disminución de la capacidad para oler puede perjudicar la capacidad para saborear y reducir el disfrute de la comida.

El nervio trigémino (nervio craneal V) inerva los músculos de la masticación. La sensación del gusto, en los dos tercios anteriores de la lengua , la conduce las fibras sensoriales del nervio facial (nervio craneal VII), y desde la cara posterior y los lados por el nervio glosofaríngeo (nervio craneal IX) y, en grado mínimo, el nervio vago (nervio craneal X). La deglución se inerva por el nervio hipogloso (nervio craneal XII) y, en menor medida, por el nervio vago (nervio craneal X). El nervio glosofaríngeo también moviliza la lengua y empuja el alimento hacia los dientes y la parte posterior de la faringe.

El deterioro de alguno o todos estos componentes, en especial en ausencia de una causa conocida, requiere la comprensión del trayecto de cada uno de los nervios y las posibles restricciones e impedimentos, que pueden ocurrir al pasar a través y alrededor de otras estructuras. El curso de las divisiones maxilar y mandibular del nervio trigémino atraviesa los agujeros oval y redondo, respectivamente. *Los problemas de la masticación* resultan en dolor e incomodidad. El nervio facial recorre a través de varias aperturas comunes en los huesos temporales y, a veces, se comprime junto con una rama del nervio vestibulococlear en el conducto auditivo. El hipogloso y el vago, al igual que el nervio espinal accesorio (nervio craneal XI), surgen del núcleo ambiguo en la médula y la región cervical superior (nervio craneal XI) y luego descienden a través del agujero yugular. Los nervios hipoglosos salen, a través del agujero del mismo nombre, hacia los cóndilos occipitales en sentido medial. *Las dificultades en la deglución* pueden estar relacionadas con las disfunciones craneales, en particular de los huesos occipital, temporales y esfenoides, y afectan a la columna cervical superior.

El siguiente aspecto relacionado con el procesamiento involucra la gravedad en menor medida y los procesos neurales intrínsecos. La epiglotis protege la laringe y la tráquea durante la deglución para evitar la aspiración del contenido alimentario al aparato respiratorio. El alimento, cuando entra en el esófago, causa distensión del tubo; al estar lubricado con saliva y facilitado por la expansión, es empujado por las contracciones del músculo liso. Un esfínter en la unión gastroesofágica (GE) señala la entrada en el estómago. Se encuentra justo debajo de y es reforzado por el diafragma. La *esofagitis por reflujo o enfermedad por reflujo gastroesofágico* (ERGE) suele resultar del cierre incompleto, el aumento de la producción de ácido que salpica la unión GE o muy probablemente ambas. Las variaciones en el contorno del estómago cumplen la función de permitir la expansión de los alimentos y proveer una mayor superficie para la descomposición del quimo o productos digestivos.

El aumento de la producción de ácido, ya inducido por la noción y el procesamiento oral del alimento, disminuye el pH del entorno, lo que contribuye a la descomposición química del alimento y a la facilitación de otras enzimas capaces de degradar los enlaces moleculares de las proteínas, grasas y almidones. Aunque se ha identificado la participación positiva de *Helicobacter pylori* en el desarrollo de las úlceras pépticas, debe haber una oportunidad para que ejerza su influencia. El enfoque farmacológico del tratamiento combina antibióticos e inhibidores de la bomba de protones en búsqueda de un ambiente menos habitable al elevar el pH. Las alteraciones del medio probablemente permitan que otros microorganismos se arraiguen y florezcan.

El revestimiento de la pared gástrica es protegido por la producción de moco mediada por prostaglandinas. Esto se ve afectado por algunos alimentos, uso de esteroides, antiinflamatorios no esteroideos y otros medicamentos. El estado mental del individuo también puede afectar los elementos protectores comunes de todos los sistemas. La *actividad simpática prolongada* no aumenta la producción de ácido tanto como reduce la integridad del revestimiento mucoso. Otras estructuras, como el hígado, el bazo, la vesícula biliar y el páncreas se relacionan desde el punto de vista embriológico con los intestinos y se conectan, en su mayor parte, por conductos. También se encuentran influencias simpáticas y parasimpáticas en estas estructuras. En respuesta, las cápsulas esplénicas y hepáticas se contraen un poco y el proceso altera algunas de las funciones. Al igual que con otros esfínteres, los conductos que van hacia y desde la vesícula biliar reaccionan.

La combinación de ácido, productos alimentarios y otros jugos se libera desde el píloro del estómago y a través de un esfínter en la parte proximal del intestino delgado del duodeno. Sin la amortiguación que proveen los productos de bicarbonato que produce el hígado, concentrados en la vesícula biliar y liberados por pequeños conductos, las paredes se erosionarían. La glucosa se procesa en glucógeno y se almacena en el hígado; la insulina del páncreas lleva la glucosa al interior de las células, y las grasas, proteínas y agua se procesan más adelante. Algunos microorganismos entéricos controlados asisten en la descomposición de las sustancias y ayudan a mantener el medio interno. Este equilibrio se puede alterar por la acción inespecífica de los antibióticos.

El peristaltismo, la contracción rítmica del tubo digestivo que reacciona a la expansión local y empuja el contenido de manera anterógrada, es un proceso localizado que no requiere intervención cognitiva, pero se modifica por ésta y el sistema nervioso autónomo. Los plexos intrínsecos gestionan la estimulación al músculo liso como respuesta al estiramiento intraluminal. Las influencias vagales afectan al tubo digestivo por toda la vía hasta casi la porción distal de los intestinos y mejoran el proceso. Otras funciones, como la locomoción y el estado mental se reducen a medida que el organismo pasa por los procesos de restauración mediados por el sistema parasimpático. El aumento del peristaltismo y los tiempos de procesamiento más rápidos son resultado de una mayor influencia parasimpática. Existe una desventaja cuando este estado se mantiene más tiempo de lo necesario: disminuye la absorción de componentes de nutrientes y agua. Cuando esto se prolonga, las heces que se producen son acuosas y sin trozos sólidos. Estos resultados se suelen denominar *diarrea*, aunque la definición correcta incluye una cantidad crítica de casi 1 L o más. A veces, esto puede ser una ventaja, como cuando los agentes infecciosos invaden el tubo digestivo. Los componentes tóxicos y otros residuos irritan el revestimiento de la pared interna y aceleran el peristaltismo. Aunque hay incomodidad por el llenado de los intestinos y deposiciones más frecuentes, el tiempo de tránsito intestinal más rápido reduce la oportunidad de

que los organismos se reproduzcan e invadan. La irritación de las paredes gástricas y el revestimiento de los intestinos puede provocar la contracción refleja del músculo liso y la expulsión retrógrada del estómago mediante el proceso de vómito. Además, es posible que aumente la producción mucosa. También, en ciertos casos hay consecuencias nutricionales y médicas graves, ya que la salud del individuo puede verse afectada y en peligro por la desnutrición y la deshidratación debido a la absorción limitada que resulta de estas circunstancias.

El componente complementario del sistema parasimpático en el sistema nervioso autónomo, el sistema simpático, también puede modificar la función del aparato digestivo. Las fibras nerviosas surgen de todos los segmentos vertebrales torácicos y lumbares más superiores y acompañan a las arterias hacia los diferentes órganos. El incremento de la actividad simpática produce efectos opuestos a los de la función parasimpática. Su activación causa una disminución del peristaltismo, la contracción de los esfínteres y una reducción o incluso la interrupción de la actividad gastrointestinal. Una forma leve, benigna y, por lo general, autolimitada se produce con el estreñimiento. Cuando es apropiada, esa actividad retrasa los procesos de restauración relativamente innecesarios mientras prepara al individuo para escapar ("huir") o defenderse ("luchar") con la redirección de los esfuerzos del músculo esquelético. Desde el punto de vista fisiológico, también tiene un efecto beneficioso directo en el aparato digestivo.

Ya sea por traumatismo o intervención quirúrgica, el aparato digestivo casi detiene su función cuando se ingresa a la cavidad abdominal. A veces esto ocurre sin traumatismo, como cuando se produce una rotura intestinal y el contenido provoca un proceso inflamatorio conocido como *peritonitis*. El daño al peritoneo también resulta en una respuesta de rigidez de los músculos abdominales más superficiales. Estas respuestas reducen la cantidad de sangre que se pierde por la constricción simpática de las arterias, así como también limitan la cantidad de contenido intraluminal que se vacía en la cavidad. De nuevo, esto es útil en situaciones temporales, pero interfiere con el funcionamiento normal si persiste más allá del punto de utilidad.

La actividad simpática prolongada, como ocurre en un *íleo posoperatorio*, causa un aumento de la absorción de agua, un mayor requerimiento energético y la desorganización de algunos procesos normales. Las heces se pueden volver duras y difíciles de movilizar. Es posible que se desarrollen fisuras en las heces y se filtren los líquidos proximales, lo que da la impresión de heces sueltas cuando la verdad es lo contrario.

Algunas afecciones, como el *síndrome del intestino irritable* (SII), parecen involucrar patrones alternos de aumento de la actividad simpática y parasimpática en lugar de lo que se consideraría normal. Los pacientes parecen presentar episodios de diarrea con episodios intermedios de estreñimiento. Casi nunca tienen periodos cómodos prolongados. Aunque no se puede culpar sólo a los factores psicológicos en esas afecciones, a menudo están implicados y algunas intervenciones farmacológicas se enfocan en reducir elementos de ansiedad, depresión y otros sentimientos; también puede haber un punto en común con algunos de los neurotransmisores involucrados.

Aunque el tratamiento evidente para la *apendicitis* es quirúrgico, la presentación clínica inicia con algunos patrones y hallazgos típicos. El apéndice existe como una bolsa ciega en el fondo del ciego. La raíz raquídea en T10 inerva la región. El síntoma inicial en la apendicitis es el dolor referido y los calambres en la región umbilical. Cuando los músculos se ponen tensos y rígidos, se produce un reflejo viscerosomático. También puede aparecer una disfunción somática aguda en o alrededor de T10. Más tarde, si el apéndice hace contacto con el peritoneo anterior, el cuadrante abdominal inferior derecho localizado se vuelve más sintomático. Si el apéndice es retrocecal, el psoas se irrita e incluso puede presentar espasmos y acortamiento. Un punto de Chapman se encuentra en la punta de la 12ª costilla derecha y es útil para diagnosticar la apendicitis.

La estructura y la función del tubo digestivo son principalmente viscerales. Los músculos de la masticación mencionados forman parte del músculo esquelético. El diafragma divide las cavidades abdominal y torácica y actúa más que como un tabique o pared. El descenso del diafragma durante la inhalación respiratoria causa compresión mecánica del hígado, el estómago y los intestinos. Esto se intensifica mediante el cierre glótico y la adición de la contracción de otros músculos abdominales como cuando se realiza una maniobra de *Valsalva*. En algunos casos, esto puede desencadenar una reacción vasovagal por *reflejo somático viscero-visceral*.

Otras contribuciones de los músculos esqueléticos incluyen la contracción de los del piso pélvico. El cabestrillo puborrectal y el de otros músculos elevadores del ano son responsables de mantener la continencia fecal junto con un reflejo simpático entrenado. La relajación de estos músculos y el esfínter rectal se controlan voluntariamente y se facilita mediante la contracción del diafragma cuando es necesario. El diafragma también se involucra en un tipo de irritación mecánica del diafragma y su irradiación a otras partes. Ya sea por el aire libre debajo del diafragma, las contracciones espásticas del estómago y la inflamación de la vesícula biliar u otra estructura, la irritación del diafragma resulta en la irradiación del dolor hacia el hombro, el cuello y la escápula ipsilaterales.

El *hipo* o *singulto* también puede implicar una respuesta somatovisceral, y se debe dirigir la atención no sólo a la región inmediata sino también a los orígenes del nervio frénico en los niveles de C3, C4 y C5.

Las influencias parasimpáticas de la región más inferior del tubo digestivo no surgen del vago que se origina en el cráneo, sino del 2°, 3° y 4° nervios sacros. La libertad de movimiento de los componentes pélvicos, el sacro, el iliaco e incluso el cóccix, es necesaria para un funcionamiento adecuado. Asimismo, las disfunciones somáticas de la región se pueden relacionar con *hemorroides, diverticulosis, abscesos* u otras enfermedades. El vínculo central dural del agujero magno, a través de la columna y sus adherencias al 2° segmento sacro, conecta el mecanismo craneal con su componente sacro inferior. Las restricciones locales, en especial del sacro, pueden afectar de manera mecánica y neurológica el colon sigmoide, el recto y el ano, así como restringir el funcionamiento craneal óptimo. Lo contrario también es cierto.

## CASO 1

La señora A.M. es una mujer de 49 años de edad con obesidad y antecedentes de colecistitis crónica. Tuvo tres episodios en el último año antes de su hospitalización para una colecistectomía electiva. Cada episodio pareció precipitarse al consumir alimentos con un contenido de grasa relativamente alto. Refirió náusea, vómito y dolor intenso en la parte superior derecha del abdomen con irradiación al hombro y la escápula. El tratamiento consistió en analgesia narcótica y recibió el alta del servicio de urgencias sin ser hospitalizada después de cada episodio. El signo de Murphy fue positivo. El pulso, la temperatura y la presión arterial aumentaron de manera leve. La radiografía simple, la ecografía y la tomografía computarizada confirmaron el diagnóstico de colecistitis. Las paredes del conducto cístico común y las de la vesícula biliar estaban engrosadas. También se observaron litos radiotransparentes

y lodo biliar. La señora A.M. no tenía otros problemas médicos importantes. En lugar de presentar otra crisis, la paciente decidió someterse a una cirugía.

La señora A.M. quería que el procedimiento se realizara por vía laparoscópica. Aunque el cirujano aceptó intentarlo, le advirtió a la paciente que probablemente sería necesario realizar una intervención abierta dada su obesidad y la inflamación de la vesícula biliar. Después de intentar el procedimiento laparoscópico, el cirujano modificó el proceso a cirugía abierta debido a la dificultad de acceso y la precisión quirúrgica que encontró durante la cirugía.

Se extrajo con éxito la vesícula biliar. Recibió medicación para el dolor que incluía un narcótico combinado con un antihistamínico administrado por vía intramuscular y también líquidos por vía intravenosa y se le permitió ingerir sorbos de agua. No se le permitió comer hasta que el cirujano lo autorizó. En las siguientes 6 h, el cirujano, su médico de atención primaria, la enfermera y el interno la examinaron. No se auscultaron ruidos intestinales, no canalizaba gases y aumentó la circunferencia abdominal. La percusión del abdomen reveló timpanismo. El cirujano ordenó que el interno colocara una sonda nasogástrica con el fin de descomprimir la producción de gas del tubo digestivo. También hubo cierta discusión sobre la posible necesidad de colocar una sonda de succión rectal. Se expresó la preocupación de que un aumento adicional de la circunferencia abdominal podría precipitar la dehiscencia de las suturas abdominales. El interno solicitó permiso y órdenes para realizar manipulación osteopática como complemento del tratamiento del íleo posoperatorio.

El interno examinó a la paciente más a fondo y encontró rigidez de los músculos paravertebrales, así como disfunciones somáticas en la región de T5 a T9 en ambos lados. La más significativa fue T7 E $I_D R_D$. Se informó a la paciente sobre la situación y prefirió la manipulación osteopática en lugar de la sonda rectal. El interno se sentó con los brazos apoyados en el colchón del lado derecho de la paciente, con las palmas de las manos debajo de la paciente y los dedos curvados hacia arriba. Las yemas de los dedos de ambas manos entraron en contacto con los músculos paravertebrales hipertónicos como medio de aplicar presión inhibitoria. Esto se mantuvo durante más de 2 min, siendo el punto final la relajación resultante de los músculos. Los músculos, que también presentaron dolor a la palpación, ya no lo manifestaron. El procedimiento se repitió en otras regiones de la columna torácica y lumbar en el mismo lado y en lados opuestos con resultados similares. La disfunción somática única se trató mediante una técnica ligamentosa equilibrada. La apófisis espinosa de T7 se empujó hacia el lado izquierdo, y se introdujo rotación a la derecha, mientras que las apófisis espinosas de T6 y T8 se llevaron hacia la derecha. Esto se mantuvo hasta que hubo una liberación y se notó una exageración. Luego se introdujo movimiento en las direcciones de la barrera. Las otras apófisis transversas posteriores, que reflejaban las disfunciones vertebrales menos rígidas, se torcieron con suavidad hacia delante.

Por último, también se trató el abdomen de la paciente. El interno se colocó en el lado izquierdo de la paciente, extendió la mano y colocó las yemas de los dedos contra la cara lateral de los músculos abdominales en la línea axilar posterior entre la 10ª costilla y la cresta ilíaca. La paciente toleró esto y se mantuvo durante cerca de 1 min hasta que la musculatura se relajó. Lo mismo repitió el interno en el lado derecho de la paciente y dirigiéndose al lado izquierdo. Por último, el interno colocó el borde de su mano en la orilla del vendaje abdominal debajo y paralelo a la incisión

quirúrgica. Se ejerció presión suave oblicua hacia la incisión durante casi 30 s. La paciente toleró bien todas las maniobras y todo el tratamiento duró poco más de 10 min.

Dos horas después, la paciente refirió que tenía menos dolor y, con renuencia, dijo que había canalizado gases. La auscultación del abdomen reveló ruidos intestinales casi normales en los cuatro cuadrantes. La paciente pudo reanudar la alimentación al día siguiente y recibió el alta 2 días después. No se necesitaron sondas rectales o bucales.

## Discusión

El íleo posoperatorio involucra procesos mecánicos y autónomos mediados por nervios. A pesar de que la cirugía apenas afectó los intestinos, existía la necesidad de manipularlos físicamente para permitir una mayor exposición del campo quirúrgico. En respuesta, el proceso de peristaltismo se lentifica e incluso se interrumpe. El otro factor es la irritación y la aparente regulación positiva del sistema nervioso simpático. Esto, además, mantiene el cierre del esfínter y reduce el peristaltismo. El reflejo viscerosomático se percibe y mantiene por el aumento de la rigidez de la columna. El dolor de la incisión y el estrés del procedimiento sirvieron, además, para mantener la rigidez esquelética y la actividad simpática. Parte del resultado también se podría atribuir a los efectos secundarios de la anestesia operatoria. Los narcóticos también tienen efecto en la reducción del peristaltismo, lo que hace considerar el beneficio frente al riesgo. Con el cierre del esfínter, la disminución de la motilidad, el aumento de la estasis y la actividad entérica intacta, la producción de gases continúa sin un escape fácil.

La intervención común es tratar de descomprimir la acumulación de gas mientras se espera el regreso de las funciones inherentes del paciente. Esto no siempre ocurre de manera espontánea y se puede esperar que alrededor de 7 a 8% de los pacientes que se someten a cirugía abdominal tengan un íleo posoperatorio. Hermann (1963) realizó un estudio no ciego en el que los sujetos fueron asignados para tratamiento con manipulación osteopática después de la cirugía. De los 317 pacientes que se trataron, sólo uno presentó íleo posoperatorio (0.3%). Los siguientes 92 pacientes no recibieron tratamiento y siete tuvieron íleo. Los siete se trataron después y sólo un caso quedó sin resolver y requirió otras intervenciones. El tratamiento, inhibición paravertebral, fue similar al que se aplicó en este caso.

Un estudio más reciente de Baltazar y cols., encontró que el tratamiento osteopático aplicado después de una cirugía gastrointestinal mayor se asoció a disminución de los gases, así como con una menor duración de la estancia hospitalaria posoperatoria (Baltazar y cols., 2013).

# CASO 2

T.C. es una mujer de 25 años de edad que presentaba un síntoma principal de diarrea y estreñimiento alternados. Refirió que cada uno duraba unos días y que casi no tenía periodos en los que se sentía "normal". El estreñimiento que describió consistía en, como máximo, una evacuación intestinal por día, que requería esfuerzo, y se acompañaba de distensión abdominal y calambres. Tomaba laxantes para tratar de aliviar estos síntomas. Cuando presentaba diarrea, tenía varias evacuaciones intestinales de poca consistencia (sueltas) por día. A menudo terminaba una evacuación intestinal y sentía que necesitaba volver al baño aproximadamente 1 h más tarde. Aunque no tenía el mismo nivel de malestar abdominal, encontró la diarrea casi igual de preocupante porque las evacuaciones frecuentes también provocaban que sus hemorroides se inflamaran y le dolieran. Intentó aumentar su ingesta dietética de fibra cuando se desarrollaron estos síntomas y usaba agentes tópicos para las hemorroides. Aparte de las principales molestias, la paciente no tenía otros problemas médicos.

Intentó cambios en la dieta, incluidas dietas de sustracción, para tratar de eliminar los alimentos problemáticos y se sometió a pruebas de alergia alimentaria. Ninguna de estas vías demostró utilidad alguna. No hubo una correlación aparente con su menstruación porque había intentado rastrear su influencia con anterioridad. No estaba casada, no tenía una relación y trabajaba como maestra de primer grado. Expresó que disfrutaba su trabajo, pero que a veces lo encontraba estresante.

A la exploración física, la paciente se encontraba afebril y con signos vitales normales. No hubo hallazgos destacables más que una leve molestia abdominal a la palpación de los cuadrantes izquierdos. Los ruidos intestinales eran relativamente normales y estaban presentes en todo momento. Se observaron disfunciones somáticas como compresión occipitoatloidea (OA) y OA $EI_IR_D$, C3 $EI_IR_I$, C4 $EI_DR_I$, C7 $FI_IR_I$, T3 $EI_DR_D$, T7 $FI_DR_D$, T9 $EI_IR_I$, T10 $EI_DR_D$, L5 $EI_DR_D$ y una torsión sacra de izquierda a izquierda. Hubo una leve disfunción craneal de torsión derecha y espasmo de los músculos paravertebrales en un patrón no compensatorio. Además del dolor a la palpación de la mitad izquierda del abdomen, las estructuras subyacentes se percibían distendidas y resistentes.

Se trató a la paciente por sus disfunciones somáticas en la primera consulta con una combinación de técnicas que incluyeron energía muscular, liberación posicional facilitada, alta velocidad y baja amplitud y osteopatía craneal. Además, se utilizaron técnicas viscerales ventrales. Se descubrió que el hemidiafragma izquierdo también estaba restringido y se utilizó liberación diafragmática. Comenzando en el cuadrante inferior izquierdo, el médico inclinó el abdomen hacia el ombligo y lo sostuvo hasta que las estructuras se liberaron. Esto estaba dirigido a sostener el mesenterio y el colon sigmoide. Se repitió el procedimiento para la porción descendente, el ángulo esplénico, el colon transverso, el ángulo hepático, la porción ascendente y el ciego, en ese orden. La dirección de tracción se orientó hacia el ombligo para cada uno de los esfuerzos. Se utilizó presión posterior directa para tratar la región central en las ubicaciones de los ganglios mesentéricos. Esto fue incómodo moderadamente para la paciente. Las regiones sacra y occipital se trataron con una maniobra de balanceo y CV4, recíproca.

Se indicó a la paciente que suspendiera los medicamentos recetados y de venta sin receta que utilizaba. Podía utilizar un agente formador de masa si fuera necesario para la diarrea o el estreñimiento. También se le recomendó que hiciera ejercicio caminando y que buscara otras actividades similares que quizá le pudieran interesar. Además, se le indicó que aumentara su ingesta diaria de agua y limitara la de bebidas y alimentos que contuvieran cafeína. Se le recomendó el consumo de verduras con algunas limitaciones. Se consideró la posibilidad de recibir asesoramiento conductual para controlar el estrés, pero se aplazó para la siguiente consulta.

La paciente regresó 2 sem después y refirió mejoría y que ya no era una "prisionera del baño". Presentó una o dos evacuaciones intestinales normales al día. Expresó que tuvo dolores abdominales durante 24 h después del tratamiento y dos evacuaciones intestinales abundantes la noche del primer tratamiento. Algunas de las disfunciones somáticas que se observaron en la primera consulta estaban presentes, pero tenían un patrón más compensatorio. La exploración abdominal fue normal y no hubo restricciones aparentes. Se trató de nuevo a la paciente con métodos similares a los de la primera consulta. Llamó antes de su siguiente consulta programada y canceló su cita con la justificación de que sentía que "estaba curada".

## Discusión

El trastorno del SII es sólo eso, un "síndrome". En realidad, no es un diagnóstico. Es un conjunto de síntomas y signos que indican algo en común. La causa más probable se refiere a los efectos del sistema autónomo. Los sistemas simpático y parasimpático no son adversarios sino complementarios. El primero es para modificar la preparación y la interacción con el entorno. El segundo ajusta los componentes viscerales en su función de reparación, almacenamiento de energía y reconstrucción. Uno no puede funcionar sin el otro. La etapa de sucesos más probable en el SII es el aumento de la modificación simpática eferente del aparato digestivo. En efecto, los procesos se cierran. Esto conduce a una mayor absorción de líquido, la producción de heces más compactas y difíciles de movilizar y, por último, malestar. La obstrucción da como resultado una reserva del contenido. A veces, la materia fecal densa se fractura y las heces relativamente no absorbidas se filtran y puede parecer diarrea. También es posible un rebote parasimpático y que se acelere el tiempo de tránsito como un medio para tratar de restablecer el equilibrio. De hecho, en ciertos casos hay una compensación excesiva. El desencadenante inicial puede ser una lesión física, ansiedad, miedo, ira o algún otro evento o pensamiento. También puede haber participación de sensibilidad química, alergias y elementos autoinmunes como instigadores o modificadores. La cascada de episodios se puede repetir de manera indefinida. El sistema musculoesquelético actúa como espejo, refractor y ancla. La aparición de reflejos viscerosomáticos marca los elementos subyacentes y puede actuar como parte de un circuito resonante para mantener la existencia del extremo visceral. La manipulación de los hallazgos disponibles permite al médico osteópata entrar en la ruptura del circuito, reducir su incremento y restablecer la armonía. No se trata tanto de aumentar un componente y degradar otro. La homeostasis equilibrada es el objetivo.

En este caso, la paciente pudo haber contribuido al patrón alterno mediante el uso de medicamentos antidiarreicos. Muchos son irritantes para el revestimiento del aparato digestivo. Los reflejos somatoviscerales y viscerosomáticos se producen en patrones relacionados con las estructuras inervadas por los mismos niveles segmentarios. Su persistencia puede mantener las disfunciones durante más tiempo del que tendría la afección original. El efecto de la medicina de manipulación osteopática puede no ser tanto una mejora de los simpáticos o parasimpáticos como lo es en la eliminación de impedimentos y patrones reflejos para permitir un restablecimiento del sistema hacia la salud.

## CASOS 3 y 4

C.B. y B.C., dos lactantes femeninas que fueron llevadas al médico osteópata por sus respectivos padres con síntomas de "cólico". Ambas estaban inconsolables en casi todo momento, irritables y difíciles de manejar; tenían 6 meses de edad y habían pasado por una amplia gama de intentos de cambiar fórmulas. Ninguna de las intervenciones farmacológicas pareció funcionar, y para los padres, la frustración fue que sus primeros bebés no eran los "paquetes de alegría" que esperaban. Las lactantes comían, aumentaban de peso, defecaban y dormían de manera irregular. Todo contacto y actividades, en especial la alimentación y la defecación, parecían agravar su condición. Los antecedentes perinatales no fueron relevantes y ambas nacieron a término por parto vaginal espontáneo normal.

C.B. fue la primera niña que se presentó. Nunca sonreía y forcejeaba si la tocaban o la dejaban sola. En la exploración física, la articulación occipitoatloidea tenía movimiento relativamente libre. El elemento clave fue un diafragma espástico. También había una protuberancia posterior cerca del nivel de la 6ª costilla izquierda. Se sujetó y trató a la lactante. Se aplicó presión suave por delante, un dedo por debajo de las costillas del lado izquierdo. Se quejó y lloró durante minutos y luego se durmió. Esto casi coincidió con la liberación del diafragma. La presión ligera anterior ejercida sobre la parte posterior de la costilla resultó en un movimiento audible y palpable. Los padres estaban un poco desconcertados por el proceso, pero aceptaron a la lactante dormida.

Al día siguiente, se recibió una llamada. La primera frase fue: "¿Qué le hicieron a nuestra bebé?". Había dormido durante todo el camino a casa en el coche, se despertó y comió, estuvo relativamente tranquila y luego durmió toda la noche. Éstos fueron los primeros acontecimientos. Un seguimiento que tuvo lugar varios días después reveló que éste se había convertido en el comportamiento más consistente. Los padres notaron que sonreía y parecía interactuar con ellos, lo que no había hecho de ninguna manera antes.

Los padres de C.B. recomendaron a los padres de B.C. unas semanas después. A grandes rasgos, su historia clínica era casi idéntica. Sin embargo, hubo diferentes hallazgos. B.C. tenía compresión de la articulación OA y diafragma libre. El tratamiento se dirigió a la disfunción. Hubo una ligera mejoría después de la descompresión de la articulación OA. De hecho, se necesitó un total de tres tratamientos semanales sucesivos antes de que se pudieran obtener los mismos resultados que se lograron con C.B. Aunque al inicio se decepcionaron, los padres estuvieron muy contentos con el resultado final.

Hubo algunas pistas clínicas sobre las diferencias entre las dos niñas. C.B. casi consumía comidas completas y luego regurgitaba gran parte. B.C. podía hacer un buen sello alrededor del chupón del biberón, pero demostró dificultad para deglutir, y la mitad, si no es que más, de lo que tomaba no lo podía deglutir. Ambas tenían meteorismo y, al parecer, se sentían incómodas durante gran parte del día. Dormían poco, lloraban mucho y no sonreían ni parecían reaccionar bien al ser sostenidas en brazos. La dificultad de C.B. provenía del diafragma espástico, mientras que la de B.C. estaba relacionada con la compresión de la articulación OA que afectaba los nervios hipoglosos donde salían en sentido medial de los cóndilos occipitales.

## Discusión

El cólico es una afección muy común. Cerca de 10 a 30% de los lactantes lo presentan. El síntoma principal es el llanto continuo durante largos periodos, que suele empeorar por la noche. Más allá de los aparentes periodos de llanto interminables, un lactante con cólicos también puede parecer incómodo y tener dolor. Los lactantes pueden levantar la cabeza o las piernas, ruborizarse, canalizar gases, negarse a comer o ponerse inquietos poco después de comer. La alteración del sueño es otro síntoma común. Los lactantes continúan su alimentación y con ganancia peso. El sueño de los padres también se altera y experimentan un mayor estrés y ansiedad. El tratamiento habitual es el cambio de dieta, aunque menos de 5% de los lactantes con cólicos diagnosticados tiene una alergia alimentaria perceptible. Si la madre está amamantando, también debe cambiar su dieta. Con todo, esto puede ser más un efecto temporal, ya que la mayoría de los niños lo supera después de 3 o 4 meses.

No se reconocen las causas mecánicas. Una historia clínica perinatal, aunque útil, quizá no brinde mucha información. Los hallazgos de la evaluación estructural osteopática pueden revelar hallazgos craneales, cervicales, torácicos, costales, diafragmáticos, lumbares o pélvicos. Todos los hallazgos significativos se deben tratar con manipulación osteopática. Por lo general, los lactantes son bastante flexibles y las fuerzas necesarias son mínimas.

## Referencias

Adams RD, Victor M. *Principles of Neurology*. 5th ed. New York, NY: McGraw-Hill Inc.; 2001.

Baltazar GA, et al. *J Am Osteopath Assoc*. 2013.

Barral J-P, Mercier P. *Visceral Manipulation*. Seattle, WA: Eastland Press; 1988:67-183.

Carreiro JE. *An Osteopathic Approach to Children*. New York, NY: Churchill-Livingstone; 2003:85-103.

Carreiro JE. *Pediatric Manual Medicine*. New York, NY: Churchill Livingstone Elsevier; 2009:40, 45-50.

Educational Council on Osteopathic Principles. *Clinical Osteopathically Integrated Learning Scenarios. Am Assoc Coll Osteopath Med*. 2001:87-92.

Finet G, Williame C. *Treating Visceral Dysfunction*. Portland, OR: Stillness Press; 2000.

Hermann E. The D.O. 1965; L163-L164.

Kuchera ML, Kuchera WA. *Osteopathic Considerations in Systemic Dysfunction*. 2nd ed. Columbus, OH: Greyden Press; 1994;79-122.

Magoun HI Sr. *The dental search for a common denominator in craniocervical pain and dysfunction. J Am Osteopath Assoc*. 1979;78:810-815.

# 115 Consideraciones renales y urológicas

Stanley Schiowitz

El sistema renal funciona como una estructura de filtración que elimina los productos de deshecho del sistema circulatorio, excretándolos del cuerpo a través de la orina. El sistema urinario tiene dos propósitos:

1. Provee los conductos por los que pasa la orina desde los riñones y fuera del cuerpo por medio de los uréteres, vejiga y uretra.
2. El sistema urinario del hombre se encuentra íntimamente relacionado con los órganos reproductivos. Estos dos sistemas separados, en general, se consideran como uno.

## HIPERTROFIA PROSTÁTICA BENIGNA

La hipertrofia prostática benigna (HPB) es un agrandamiento de la próstata que crea obstrucción de la vía urinaria inferior acompañada por síntomas de la vía urinaria. Es una afección que probablemente se produzca en casi todos los hombres, si viven lo suficiente. Los estudios realizados en autopsias encontraron evidencia microscópica en 90% de los hombres mayores de 80 años de edad, pero también en hasta 25% de los hombres de 40 años de edad.

### Causas

El envejecimiento y los andrógenos son los únicos factores establecidos en el desarrollo de HPB. Se sabe que los estrógenos, factores de crecimiento, como el factor de crecimiento fibroblástico e interacciones del estroma epitelial, desempeñan un papel en el crecimiento prostático. Las dietas con alto contenido de grasas, margarina y aceites vegetales, y con bajo contenido de frutas y zinc pueden predisponer al desarrollo de síntomas.

### Signos y síntomas

Los síntomas obstructivos parecen estar relacionados con la oclusión de la salida de la vejiga. Éstos incluyen cambios en la fuerza y el flujo de la orina, poliuria, nicturia, goteo posmiccional, urgencia e incontinencia urinaria. Por lo general, existe un agrandamiento prostático palpable cuando se examina con tacto rectal, pero el tamaño puede no tener relación con el grado de los síntomas presentes. Durante un tiempo, es posible que se desarrollen cambios secundarios de la vejiga como engrosamiento de las paredes vesicales, trabeculación y litiasis vesical. La intensidad de los signos y síntomas del síndrome de las vías urinarias bajas suele progresar con el tiempo. Sin embargo, en ciertos casos se produce una mejoría espontánea en el paciente sin tratamiento.

El tratamiento suele ser conservador, dedicado principalmente al alivio del complejo de síntomas y la mejora de la calidad de vida. En la actualidad, se utiliza una serie de agentes farmacéuticos nuevos que tienen varios efectos en estos síntomas.

Las indicaciones para la intervención quirúrgica suelen incluir azoemia, hematuria recurrente, cálculos vesicales, grandes cantidades recurrentes de orina residual, infecciones periódicas e incontinencia.

### Conceptos osteopáticos

La inervación de la próstata proviene del plexo prostático del sistema nervioso central autónomo. Recibe inervación simpática, parasimpática y sensitiva del plexo hipogástrico inferior. Estos nervios se distribuyen a la próstata, las vesículas seminales, la uretra prostática, los conductos eyaculadores, los cuerpos cavernosos, el cuerpo esponjoso, las partes membranosa y peneana de la uretra y las glándulas bulbouretrales. Las fibras preganglionares eferentes de este plexo se derivan de los últimos tres segmentos inferiores torácicos y los primeros dos segmentos superiores lumbares de la médula espinal. Las fibras parasimpáticas preganglionares se originan en el 2º, 3º y 4º segmentos sacros de la médula espinal (nervios esplácnicos pélvicos).

Las disfunciones somáticas agudas y crónicas se encuentran comúnmente en T11, T12 y L1. Se pueden presentar los puntos de Chapman para la próstata, así como las restricciones del mecanismo craneosacro. Se ubican a lo largo de la cintilla iliotibial posterior. Todos éstos, cuando están presentes, se deben tratar con el fin de resolver muchos de los síntomas que se manifiestan. También es importante tratar cualquier deficiencia estructural, como una pierna corta o escoliosis toracolumbar, como un medio para disminuir los efectos creados por la estimulación del sistema nervioso autónomo involucrado.

## NEFROLITIASIS

En Estados Unidos se registran de 16 a 24 casos de nefrolitiasis por cada 10 000 personas al año. Los hombres tienen un riesgo de tres a cuatro veces mayor de desarrollar cálculos renales en comparación con las mujeres. Los cálculos de ácido úrico y calcio son los tipos más frecuentes en hombres, mientras que la litiasis infecciosa es más común en mujeres.

La composición de estos cálculos puede ser cualquiera de las siguientes: calcio, fosfato, combinación de calcio y fosfato, amonio o fosfato de magnesio, ácido úrico, cistina y otros minerales diversos. De éstos, los cálculos de calcio, fosfato y ácido úrico son los más frecuentes, en este orden.

### Causa de los tipos específicos de cálculos

Los cálculos de oxalato de calcio se desarrollan en la orina ácida, mientras que los cálculos de fosfato de calcio se desarrollan en la orina alcalina. Además del pH de la orina, se debe identificar la causa de la hipercalcemia que puede estar presente. Entre las posibles afecciones presentes que generan hipercalcemia se encuentran: hiperparatiroidismo, hipervitaminosis, enfermedad de Paget, mieloma múltiple y otros tumores malignos que metastatizan al hueso, como pulmones, mamas, riñones, cabeza y cuello, así como la inmovilización.

Los cálculos de ácido úrico son un producto del metabolismo de las purinas y se debe considerar el diagnóstico de gota. Las infecciones renales crónicas y síndromes de retención urinaria son otras causas importantes. Es fácil ver la importancia de obtener una historia clínica completa y la composición química de cualquier lito que se expulse. La asesoría nutricional y el tratamiento intensivo de las infecciones puede prevenir la recurrencia de los cálculos.

### Signos y síntomas

El dolor es el síntoma que se presenta con mayor frecuencia. Puede ser leve o muy intenso y requiere hospitalización. El cólico renal es el resultado de la obstrucción provocada por un cálculo. La afección puede ser asintomática cuando no hay obstrucción. El dolor suele iniciar de repente en las primeras horas del día y pronto se vuelve más intenso a medida que el cálculo se desplaza hacia abajo por el uréter. Un antecedente de deshidratación relativa puede preceder al inicio de una crisis. La ubicación del dolor depende de la posición del cálculo. Una obstrucción ureteral superior y pélvica causa malestar en el flanco afectado con dolor a la palpación costovertebral y se puede irradiar al abdomen. Se suele encontrar el

signo de Lloyd positivo. La obstrucción ureteral inferior en ciertos casos produce dolor que se irradia a la ingle, los testículos o labios. Es posible que haya náusea y vómito y se debe realizar el diagnóstico diferencial de apendicitis aguda. Se puede desarrollar fiebre leve. Si se expulsa el cálculo, el paciente debe presentar alivio de los síntomas. Si no se expulsa el cálculo, con la persistencia de la obstrucción, se requerirá intervención terapéutica. En la actualidad, se encuentran disponibles las siguientes metodologías para el tratamiento de los cálculos: litotripsia extracorpórea por ondas de choque, litotricia, nefrolitotomía percutánea, ureteroscopia rígida o flexible o abordajes quirúrgicos abiertos.

### Conceptos osteopáticos

La prevención es uno de los conceptos más importantes en la osteopatía. Se debe hacer hincapié en la hidratación, la prescripción dietética y la prevención de infecciones urinarias recurrentes con tratamiento inmediato e intensivo cuando es aguda, así como de todas las enfermedades subyacentes.

Los plexos renal y ureteral del sistema nervioso autónomo inervan los riñones y uréteres. El plexo renal se compone de filamentos del ganglio celiaco, el plexo celiaco, el ganglio aorticorrenal, el menor de los nervios esplácnicos torácicos, el 1er nervio lumbar y el plexo aórtico. El plexo ureteral se deriva de los plexos renal y aórtico, el plexo hipogástrico superior, el nervio hipogástrico y el plexo hipogástrico inferior. Las fibras eferentes del sistema nervioso autónomo relacionadas con los riñones y uréteres se derivan del nervio vago y del 1°, 2° y 3er segmentos lumbares de la médula espinal.

Las disfunciones somáticas se suelen encontrar en el 12° segmento torácico y los dos primeros segmentos lumbares. El espasmo del psoasiliaco es un hallazgo somático común en el paciente con enfermedad renal aguda o crónica. Se deben evaluar los puntos de Chapman para los riñones, así como el mecanismo craneosacro. El Dr. Andrew Taylor Still menciona en su libro, *Osteopathy Research and Practice*, que los isquiones pélvicos se encontraban muy cerca en todos los casos de hiperplasia prostática a lo largo de sus 30 años de práctica. Descubrió que la separación del isquion proporcionaba a sus pacientes alivio y reducción de la glándula hipertrófica. Cualquier disfunción que se encuentre debe recibir tratamiento de manipulación osteopática (TMO) en el momento del incidente agudo, con una evaluación de seguimiento y tratamiento según sea necesario cuando el complejo de síntomas haya disminuido.

## PIELONEFRITIS

La pielonefritis aguda es una infección intensa del parénquima renal y el sistema colector de las vías urinarias altas. La pielonefritis crónica es consecuencia de las crisis repetidas de pielonefritis aguda, que producen cambios que se caracterizan por una cicatrización renal progresiva, por lo general, asimétrica e irregular, que afecta a la corteza y al sistema pielocalicial.

La pielonefritis aguda suele ser causada por un agente bacteriano. *Escherichia coli* y otras enterobacterias son responsables de 90% de estas infecciones. Por lo general, las recurrencias crónicas de los episodios agudos se producen por factores predisponentes, como deformidades funcionales que incluyen catéteres permanentes, anomalías anatómicas de las vías urinarias que provocan estasis u obstrucción, urolitiasis, tumores malignos, vejiga neurógena y cuerpos extraños. Otros factores de riesgo incluyen diabetes mellitus, edad e inmunodeficiencia. Las mujeres son más propensas a las infecciones de las vías urinarias debido a la posición relativa de la uretra en relación con el recto.

## Signos y síntomas

Los pacientes suelen presentar fiebre, escalofrío, dolor en el flanco con o sin irradiación a la ingle. Además, dependiendo de la gravedad de la enfermedad, pueden mostrar otros signos de septicemia como malestar, náusea y vómito. Es posible que haya síntomas de las vías urinarias bajas como disuria, poliuria y urgencia urinaria. La exploración debe mostrar dolor a la palpación del ángulo costovertebral en el lado afectado. Un análisis de orina debe indicar piuria, bacteriuria y hematuria macroscópica o microscópica. La biometría hemática completa debe reportar leucocitosis con predominio de neutrófilos. Los urocultivos son diagnósticos y un antibiograma debe identificar el tratamiento antibiótico apropiado.

Un paciente con antecedentes de crisis recurrentes se debe evaluar para detectar cualquier factor predisponente que pudiera existir. Se debe buscar con ahínco la exclusión de estos hallazgos. En la paciente pediátrica, unas instrucciones simples sobre el aseo correcto del ano y la uretra de adelante hacia atrás pueden eliminar las recurrencias de la cistitis aguda y el riesgo de que provoque pielonefritis.

## Conceptos osteopáticos

La inervación de los riñones y órganos relacionados se revisó en el tema Nefrolitiasis. Esto incluyó sitios comunes de desarrollo de disfunciones somáticas.

Cole informó que la investigación con animales que realizó en 1951 mostró que "en los riñones algunos de los glomérulos estaban hinchados, al igual que las células de los túbulos colectores de la corteza". En su resumen, dice que "se puede afirmar que la fijación raquídea en los animales de experimentación resultó en alteraciones celulares y vasculares en las estructuras viscerales de forma refleja (relacionadas de manera simpática)".

Frymann, en el anuario de 1950 de la *Academy of Applied Osteopathy*, revisó la investigación publicada con anterioridad por Davis, McConnell y Burns. Señaló que además de los sitios esperados para el hallazgo de disfunciones somáticas secundarias a patología renal, se encontraron disfunciones somáticas involucradas en la región cervical.

En el mismo anuario, Zirul afirma en la conclusión de su artículo que "la lesión osteopática, en especial del sexto segmento cervical al primer segmento lumbar, provoca impulsos nerviosos aberrantes en los riñones".

Nelson, en el anuario de 1951 de la *Academy of Applied Osteopathy*, encontró que "la pielonefritis, aunada con el espasmo y estructura uretrales, tiene sus contrapartes de lesión raquídea en el nivel del 4° y 5° segmentos lumbares, con énfasis en el cuarto".

Todos éstos son sitios diferentes a los que se discutieron en el tema Nefrolitiasis. Destaca el hecho de que el diagnóstico estructural debe ser integral y el TMO se debe aplicar para tratar de resolver todos los hallazgos estructurales anómalos.

## CASO 1

Un hombre de 38 años de edad acudió al servicio de urgencias del hospital local. Había llamado a las 4:00 a.m. con el síntoma de un dolor intenso en el lado derecho de la espalda. El dolor lo despertó a las 3:00 a.m. y empeoró de manera gradual. Le dijeron que acudiera al servicio de urgencias. En ese momento notó que el dolor aún era muy intenso y parecía haber migrado hacia su ingle derecha. Además, tenía urgencia urinaria y disuria, así como un poco de náusea. Negó tener antecedentes de dorsalgia o afecciones renales. Refirió que había dejado de fumar 1 año antes, pero consumía de tres a cuatro latas de cerveza al día. Su apetito era, en general, muy bueno y admitió haber aumentado alrededor de 11 kg (25 libras) en los últimos años. No tenía restricciones alimentarias y señaló que era "un tipo de carne y papas".

Al seguir con el interrogatorio, se revelaron antecedentes de dolores articulares múltiples de reciente aparición, con la mayor parte de las molestias en el tobillo y el pie izquierdos, en especial en el dedo gordo.

Tomó un medicamento antiinflamatorio, de venta sin receta, que le alivió los síntomas. Su ocupación era la contabilidad y no tenía restricciones para la actividad física y podía realizar todas sus funciones.

La exploración física reveló un hombre bien desarrollado y con sobrepeso que presentaba un dolor evidente. El signo de Lloyd fue positivo del lado derecho. La exploración abdominal no reveló ninguna defensa, masa ni agrandamiento de órganos. Se encontró que todos los demás sistemas estaban dentro de los límites normales. Su temperatura, por vía oral, era de 37.2 °C (99 °F).

Una evaluación estructural reveló hipertonicidad grave en la parte derecha de la espalda, desde la región torácica superior hasta el sacro. Además, tenía una disfunción somática en T8 y T9 y una reducción del ritmo craneosacro.

Se realizó un análisis de orina y el examen microscópico fue positivo para eritrocitos y pH ácido. Una radiografía simple del abdomen mostró algo de gas en el colon, pero no había evidencia de cálculos renales.

Se realizó un diagnóstico tentativo de cálculos de ácido úrico en el riñón derecho. Se le administraron líquidos intravenosos y analgésicos parenterales. Se realizó una tomografía computarizada que mostró un cálculo translúcido en el tercio inferior del uréter derecho cerca de su inserción en la vejiga urinaria. Se valoró el ácido úrico en suero y se informó como superior a lo normal. Se vigiló su orina de manera continua para observar la producción total, así como para intentar obtener el cálculo en caso de que se eliminara.

El paciente notó en las siguientes 4 h que su dolor se alivió por completo. Se suspendieron todos los analgésicos, pero se mantuvo la observación de la orina.

Recibió TMO para aliviar la hipertonicidad muscular, la disfunción somática y para aumentar el movimiento craneosacro. Además, se le dio alopurinol y citrato de potasio para ayudar a reducir la concentración ácido úrico, así como para crear orina alcalina.

Unas horas después se recuperó un cálculo de la orina y se envió al patólogo para una evaluación adicional. Más tarde se confirmó que se trataba de un cálculo de ácido úrico.

El paciente recibió el alta ese mismo día y se le instruyó sobre los cuidados posteriores en su domicilio. Se le indicó una dieta baja en purinas y que continuara tomando alopurinol y citrato de potasio.

El paciente regresó al trabajo en las siguientes 48 h y se le vio en el consultorio 30 días después. En ese momento no tenía síntomas. No tenía síntomas urinarios y sus dolores articulares ya no estaban presentes. Se informó que el resultado del siguiente análisis de ácido úrico en suero estaba dentro de los valores normales. Había perdido 2 kg (5 libras) y mantenía su dieta. Los hallazgos somáticos se aliviaron. Se le dijo que continuara con el tratamiento actual y que regresara para realizar más pruebas en 3 meses.

### Discusión

Este paciente presentaba antecedentes y un complejo de síntomas típicos de un cálculo de ácido úrico. Ésta es una afección que suele ocurrir en hombres y, por lo general, hay antecedentes familiares. Además, su dieta contribuyó a la enfermedad. En cierto modo, fue muy afortunado de que el problema urinario se desarrollara en una etapa temprana de la evolución de la gota. Mantener una dieta y medicación adecuadas debe prevenir que se desarrollen cambios patológicos que habrían ocurrido en sus articulaciones porque la afección se diagnosticó antes de la aparición de cambios óseos con destrucción articular.

El paciente tendrá que continuar con una dieta restringida y medicamentos, así como asegurarse de que su orina permanezca ligeramente alcalina.

La disfunción somática de T8 y T9, por lo general, se encuentra con enfermedad renal. Ayuda en el diagnóstico de un problema renal y se debe tratar para asegurar que no haya retroalimentación autónoma negativa al riñón desde el soma y para aliviar parte del dolor somático relacionado con el cálculo renal.

## CASO 2

Un hombre de 66 años de edad acudió a la clínica con un síntoma principal de nicturia. Había sido paciente en la clínica durante los últimos 5 años y acudía a consulta para el manejo de su hipertensión arterial. Lo veían cada 6 meses y estaba bien controlado. Tomaba un agente bloqueador beta-adrenérgico al día, atenolol 50 mg.

No tenía antecedentes de angina, disnea, hinchazón de los tobillos u otros indicios de retención hídrica. Toda su historia clínica fue irrelevante. Al seguir con el interrogatorio, señaló que había tenido nicturia durante los últimos 3 años. Se despertaba un promedio de dos veces cada noche por la necesidad de orinar. En los últimos 6 meses, notó que se despertaba un promedio de cuatro a cinco veces durante la noche. Además, durante el día, aumentó su urgencia urinaria y tenía necesidad de correr al baño y problemas para iniciar la micción. La fuerza del flujo disminuyó y "goteó" el resto de la orina. Todo el proceso tardaba mucho más de lo necesario hasta entonces.

La exploración física reveló un hombre con obesidad leve, sin deformidades evidentes. Su presión arterial era de 128/78 mm Hg; tenía un ritmo sinusal regular; no se escucharon soplos. Los sonidos del pecho eran claros. No se palparon masas abdominales ni visceromegalia. No hubo evidencia de hinchazón de sus extremidades inferiores.

Una evaluación estructural reveló la presencia de disfunción somática en T12-L1 y L1-L2. Además, disminuyó el ritmo craneosacro.

El tacto rectal reveló que tenía una glándula prostática un poco agrandada y que estaba un poco esponjosa a la palpación. No se palparon nódulos ni masas firmes. Al comparar estos hallazgos con los de años anteriores, se observó que hubo un pequeño aumento en el tamaño y la consistencia esponjosa.

Se realizó un análisis de orina que resultó negativo para cualquier signo de infección, albúmina, glóbulos o sedimento. Se hizo la prueba de antígeno prostático específico, que resultó normal y sin cambios respecto a las realizadas en años anteriores. Una química sanguínea de rutina mostró aumento de los valores de colesterol (200 mg/dL), con lipoproteína de baja densidad de 160 mg/dL y lipoproteína de alta densidad de 45 mg/dL.

Se realizó el diagnóstico de HPB, así como de obesidad e hiperlipidemia. El paciente se sometió a un esquema de pérdida de peso que incluía ejercicio. El problema urinario se examinó a fondo con el paciente y se acordó que comenzaría a tomar finasterida por vía oral durante, por lo menos, los siguientes 6 meses y vería si tenía algún efecto en su condición. También se discutió el uso de otros medicamentos para reducir los síntomas inmediatos de urgencia urinaria y nicturia, y se acordó que si sus síntomas empeoraban, recibiría la prescripción necesaria.

Recibió TMO para aliviar las disfunciones que se encontraron y se le dijo que regresara para una evaluación adicional en 6 meses. Su perfil de lípidos se revaluaría después del periodo de control de la dieta.

## Discusión

Lo anterior describe un caso típico de HPB. El médico debe ser consciente de la posibilidad de cáncer de próstata, así como del desarrollo de retención urinaria. Cualquiera de estas afecciones requiere una evaluación más intensa y una posible intervención quirúrgica. En un gran porcentaje de estos pacientes, los síntomas se resuelven sin administrar ningún tratamiento. Es importante comentar con el paciente toda la enfermedad, así como los posibles resultados y todos los enfoques alternativos del tratamiento porque el uso de un fármaco, como la finasterida, puede implicar un compromiso de por vida.

El hallazgo de disfunción somática en la región T12-L1 es común en enfermedad prostática. Se deben explorar las disfunciones de la sínfisis púbica y la congestión de la fosa isquiorrectal, y tratar para aliviar o prevenir molestias en esta zona.

## CASO 3

Una mujer de 38 años de edad ingresó como paciente de urgencia en la clínica. Refirió fiebre, escalofrío y dolor en la espalda, así como un aumento en la frecuencia miccional. Esto se desarrolló durante las 24 h previas. No recordaba ningún incidente anterior que fuera similar. Sus antecedentes fueron positivos para múltiples incidentes de cistitis cuando era niña y episodios ocasionales de disuria, y frecuencia miccional durante los últimos 3 a 4 años. Consultó a su médico y le recetó antibióticos. A menudo se automedicaba para estos síntomas. No tuvo ninguna otra enfermedad importante o cirugía y tuvo dos embarazos sin incidentes. Refirió que sus ciclos menstruales eran regulares y no tomaba anticonceptivos orales.

La exploración física reveló una mujer bien desarrollada en estrés aparente. Su temperatura, por vía oral, era de 38 °C (101 °F). Su pulso era de 94 latidos por min; sus respiraciones eran normales. Su presión arterial era de 110/75 mm Hg y sus ruidos cardiacos y respiratorios eran normales. El abdomen estaba dolorido de forma generalizada, sin rigidez y tenía dolor a la palpación en el lado derecho de la espalda en la región costovertebral. La evaluación estructural reveló disfunción somática en L3 a L4 y reducción del ritmo croneosacro normal.

Se obtuvo una muestra de orina estéril y se realizó el análisis de inmediato. En el examen microscópico se reveló la presencia de bacterias, eritrocitos y residuo. No hubo evidencia de albúmina o glucosa. La orina se envió al laboratorio para cultivo y antibiograma, y la sangre para biometría hemática completa y química sanguínea.

Se hizo un diagnóstico tentativo de pielonefritis y se envió a la paciente a casa para reposo en cama. Además, se le recetó un antibiótico para que iniciara el tratamiento de inmediato. Se consideró que *E. coli* causa la mayoría de estas infecciones y se eligió el antibiótico para tratar este microorganismo, en espera de los resultados del cultivo y el antibiograma. Se le indicó a la paciente que tenía que aumentar su ingesta de líquidos y que podía tomar paracetamol según fuera necesario. Debía llamar dentro de las siguientes 24 h y a diario durante 4 días para vigilar su progreso y regresar a la clínica para una consulta de seguimiento en 1 sem.

Se observó una mejoría diaria de todos sus signos y síntomas. El antibiótico prescrito demostró ser eficaz para el tratamiento de la infección, que fue causada por *E. coli* como se predijo.

Cuando fue a consulta, 1 sem después, la paciente se sentía bien. No presentaba signos ni síntomas, salvo una sensación general de fatiga. El examen microscópico de orina ya no reveló bacterias ni células sanguíneas. Ya no tenía dorsalgia. Las disfunciones somáticas antes vistas regresaron y se trataron una vez más.

Se le recomendó que continuara con el antibiótico durante la semana siguiente, cuando se repetiría el cultivo.

Se conversó con la paciente sobre sus antecedentes de cistitis y su automedicación. Se le explicó que había utilizado los medicamentos de manera incorrecta, y que debió tomarlos hasta que la infección se resolviera por completo, ya que esto provocó incidentes repetidos y la condición actual, y podría llevarla a desarrollar daño renal grave. Se le instruyó sobre el cuidado que debía tener al limpiarse después de defecar u orinar. Además, se consideró que, una vez que el urocultivo se informara como negativo, se le debía administrar un medicamento a largo plazo para mantener las vías urinarias asépticas durante por lo menos 3 meses.

## Discusión

Éste es un caso típico de pielonefritis observada por el médico de atención primaria. Los pacientes suelen ser mujeres con antecedentes de infecciones de las vías urinarias. Se ve en pacientes que, de niños, tuvieron múltiples incidentes de cistitis. Además, los pacientes son propensos a la automedicación, utilizando una dosis del fármaco menor de la necesaria para tratar por completo la infección. Esto los hace propensos a infecciones repetidas y al desarrollo gradual de patología renal. Entre los factores a tener en cuenta están tener múltiples parejas sexuales con el desarrollo de infecciones ginecológicas crónicas de las que no son conscientes. Si son conscientes de la infección ginecológica, a menudo piensan que la afección urinaria es un síntoma de infección vaginal y la tratan de forma local, lo que permite que la infección ascienda, de cistitis hacia los uréteres y riñones, hasta convertirse en pielonefritis.

Las disfunciones somáticas en las regiones torácica inferior y lumbar superior, a menudo, se encuentran relacionadas con afecciones renales y urológicas. Se pueden producir disfunciones somáticas púbicas y pélvicas debido a la inflamación regional o los reflejos viscerosomáticos. Éstas se deben tratar para aliviar el malestar y evitar que los reflejos viscerosomáticos y somatoviscerales generen condiciones de retroalimentación cíclica.

## Referencias

Cole WV. Somaticovisceral reflexes. *J Am Osteopath Assoc.* 1951;50:309-314.

Cole WV. *Somaticovisceral Reflexes (Part two).* The Cole Book. Newark, OH: American Academy of Osteopathy. 1951;141-178.

Frymann VM. *The Role of the Osteopathic Lesion in Functional and Organic Renal Pathology.* Colorado Springs, CO: Year Book, Academy of Applied Osteopathy; 1950.

Hanno PM, Malkowicz SB, Wein AJ. *Clinical Manual of Urology.* 3rd ed. New York, NY: McGraw-Hill; 2001.

Isselbacher KJ, Braunwald E, Wilson JD, et al. *Harrisons's Principles of Internal Medicine.* 13th ed. New York, NY: McGraw-Hill, Inc; 1994.

Kuchera M, Kuchera WA. *Osteopathic Considerations in Systemic Dysfunction.* 2nd ed. Kirksville, MO: Kirksville College of Osteopathic Medicine; 1994.

Nelson CR. *Structural Diagnosis and Treatment of Urological Problems.* Colorado Springs, CO: Year Book, Academy of Applied Osteopathy; 1954.

Resnick MI, Novick AC. *Urology Secrets.* 3rd ed. Philadelphia, PA: Hanley and Belfus, Inc.; 2002.

Teichman JMH. *Urology.* New York, NY: McGraw-Hill; 2000.

Warwick R, Williams PL. *Gray's Anatomy.* 35th British ed. Philadelphia, PA: W.B. Saunders Company; 1973.

Zirul EE. *The Role of the Osteopathic Lesion in Functional and Organic Renal Pathology.* Colorado Springs, CO: Year Book, Academy of Applied Osteopathy; 1950.

# 116

# Consideraciones obstétricas y ginecológicas

Anita Showalter

## OBSTETRICIA OSTEOPÁTICA

### El parto es una función fisiológica normal

La obstetricia es una disciplina médica dedicada a las funciones fisiológicas normales de la concepción, el embarazo y el parto. Para el médico osteópata, la atención para la optimización de la función normal y la corrección de la disfunción somática cuando ocurre debe producir los mejores resultados posibles.

### Práctica histórica de la obstetricia osteopática

Los primeros médicos osteópatas se involucraron en el uso del tratamiento de manipulación osteopática (TMO) y la comprensión de los principios mecánicos del parto para mejorar los resultados.

- Cuando el Dr. A. T. Still, MD y DO, enseñaba sobre si había suficiente espacio en la pelvis para el parto, comparaba el proceso con conducir un carruaje para pasar por una puerta. Si el carruaje se conduce derecho para pasar por la reja, pasará los postes de la puerta sin dificultad.
- Según el DO W. J. Conner, alumno de Still: "El Dr. A.T. Still nos enseñó que la apertura del canal del parto era bastante amplia para que pase el feto si el conductor sabía cómo dirigirlo de manera adecuada. En mis 30 años de práctica, nunca he utilizado toda la amplitud del canal del parto".
- Still describió el parto sin laceraciones guiando la dirección del feto y apoyando el perineo: "Si sigues esta ley de la naturaleza, la laceración puede ocurrir en uno de cada mil casos, y tú tendrás la culpa de eso, y puedes ser censurado por ignorancia criminal". Los primeros médicos osteópatas estaban orgullosos de su registro de partos sin laceraciones.

### Investigación sobre TMO en la atención obstétrica

El TMO era una parte rutinaria de la atención prenatal y los primeros médicos osteópatas demostraron algunos resultados mejorados. En la investigación, se ha encontrado que el TMO logra lo siguiente:

- Disminuir la duración del trabajo de parto en primíparas y multíparas, cuando se utiliza durante la atención prenatal, según lo publicado por Whiting en 1919.
- En el libro *Osteopathic Obstetrics*, publicado por Grow en 1933, se describen los elementos de atención prenatal que incluyen TMO, con vigilancia de la pelvis y se debe aplicar cada semana.
- En un estudio publicado en 1933, una serie de 13 816 mujeres recibieron TMO y médicos osteópatas atendieron sus partos. Las estadísticas mostraron que 30 mujeres murieron, lo que representa una tasa de mortalidad de 2.2 por 1 000 nacidos vivos, en comparación con 6.8 por 1 000 nacidos vivos en mujeres caucásicas, tomado de boletines gubernamentales.
- Investigación más reciente también muestra mejores resultados con el TMO en la atención prenatal. En un estudio de casos y controles, publicado en 2003, se demostró una mejoría estadística en el líquido meconial, el parto con fórceps y el trabajo de parto prematuro en las mujeres que recibieron TMO prenatal en comparación con las mujeres que no lo recibieron.

### El estudio PROMOTE

El estudio PROMOTE es el más grande hasta la fecha que examina los efectos del TMO durante la atención prenatal. Se incluyó a un total de 400 pacientes a las 30 sem de gestación y se asignaron al azar en tres grupos: atención prenatal con TMO (realizada en una paciente vestida según protocolo de tratamiento); atención prenatal con placebo (sonda de ultrasonido pasada por la paciente vestida sobre las áreas de tratamiento sin energía ni ondas de ultrasonido), y atención prenatal estándar. El protocolo de tratamiento se centró en 1 a 2 min de tratamiento en cada región corporal hasta que se apreciaron los cambios tisulares. Se trataron las siguientes zonas: articulación occipitoatloidea, tejidos blandos cervicales, fascia de Sibson, vértebras y costillas torácicas, diafragma toracoabdominal, unión toracolumbar, diafragma pélvico, iliacos, sacro, caderas y cráneo (CV4).

En el sitio web de la *Journal of the American Osteopathic Association* se encuentra un video de demostración de las técnicas PROMOTE. Los criterios de valoración incluyeron herramientas de puntuación del dolor y la discapacidad. Los resultados son los siguientes:

- Se confirmó que el TMO y el placebo redujeron de manera significativa el dolor y la discapacidad sobre la atención prenatal de rutina.
- No hubo significación estadística entre el TMO y el placebo en el dolor y la función.
- Los autores plantearon la hipótesis de que una razón de la falta de significación entre el placebo y el TMO pudo ser la provisión de contacto, tiempo e interacción durante el tratamiento con placebo.
- Los estudios futuros se pueden centrar en identificar el tratamiento con placebo que no incluya estos elementos.

Investigaciones adicionales publicadas sobre los datos de la cohorte de PROMOTE identificaron una mejor función hemodinámica en el grupo con TMO (PROMOTE *hemodynamics*), y no mostraron un aumento del riesgo de complicaciones para las pacientes tratadas con TMO durante el embarazo (*No increased complications* PROMOTE).

El TMO, tal como se aplica en el ámbito clínico, trata las disfunciones somáticas específicas después de la evaluación estructural que las identificó mediante los hallazgos que forman la sigla en inglés TART:

- Cambios en la textura del tejido (*Tissue texture changes*)
- Asimetría (*Asymmetry*)
- Restricción de movimiento (*Restriction of motion*)
- Dolor a la palpación (*Tenderness*)

Los obstetras que utilizan el TMO suelen iniciar el tratamiento regular cuando la paciente establece los cuidados prenatales, a menudo en el primer trimestre. La atención temprana para el mantenimiento del sistema musculoesquelético en ciertos casos conduce a una mejor función, disminución del dolor y tal vez mayor impacto en las complicaciones. Sería favorable realizar más estudios para determinar la eficacia y qué resultados se lograrían mediante la introducción del TMO regular a partir del primer trimestre del embarazo.

## Estado de la obstetricia moderna

Hoy se disfruta de los avances médicos que han hecho que el parto sea mucho más seguro de lo que era en el tiempo de A.T. Still, aunque en Estados Unidos se ha registrado un aumento alarmante de la mortalidad materna en las últimas décadas. En la actualidad, se tiene la tasa más alta de mortalidad materna y neonatal de cualquier nación industrializada. En 2018, Estados Unidos tuvo una mortalidad materna de 20.7 por cada 100 000 nacimientos y 5.9 muertes de lactantes por cada 1 000 nacidos vivos. En comparación, las estadísticas de Canadá para 2015 mortalidad materna fue de 7 por cada 100 000 nacimientos y, en 2018, la de lactantes de 4.47 por cada 1 000.

La mortalidad relacionada con el embarazo es la muerte materna dentro de 1 año del embarazo. Algunas de estas muertes se producen en el puerperio inmediato y otras fueron más tarde durante el año. En la figura 116-1 se muestra la mortalidad relacionada con el embarazo en Estados Unidos durante las últimas décadas. Las causas de muerte se detallan en la figura 116-2.

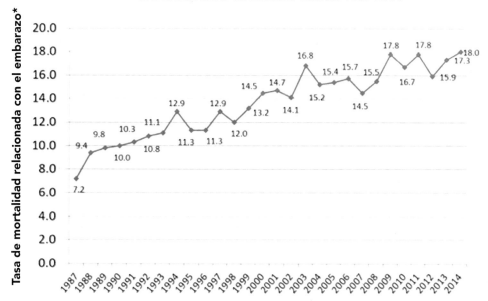

**Tendencias en la mortalidad relacionada con el embarazo en Estados Unidos: 1987-2014**

*Nota: número de muertes relacionadas con el embarazo por cada 100 000 nacidos vivos por año.

**FIGURA 116-1.** Tendencias en la mortalidad relacionada con el embarazo en Estados Unidos: 1987 a 2014. (Datos de los *Centers for Disease Control and Prevention, Pregnancy Mortality Surveillance System*.)

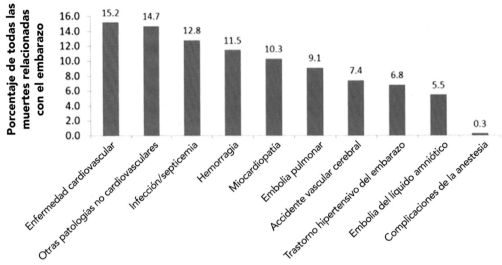

**Causas de muerte relacionadas con el embarazo en Estados Unidos: 2011-2014**

*Nota: se desconoce la causa en 6.5% de todas las muertes relacionadas con el embarazo.

**FIGURA 116-2.** Causas de muerte relacionadas con el embarazo: 2011 a 2014. (Datos de los *Centers for Disease Control and Prevention, Pregnancy Mortality Surveillance System*).

Aún más preocupante son las disparidades raciales en la mortalidad relacionada con el embarazo. Entre 2011 a 2014, las tasas de mortalidad relacionadas con el embarazo fueron:

- 12.4 muertes por cada 100 000 nacidos vivos de mujeres caucásicas.
- 40.0 muertes por cada 100 000 nacidos vivos de mujeres afroamericanas.
- 17.8 muertes por cada 100 000 nacidos vivos de mujeres de otras razas.

La tasa de partos por cesárea en Estados Unidos alcanzó un máximo de 32.9% en 2009, después disminuyó un poco y se ha mantenido en cerca de 32% desde entonces. Se sabe que la morbilidad y la mortalidad materna y neonatal son mayores después de un parto por cesárea en lugar de un parto vaginal, a menos que exista una afección que ponga en riesgo la vida o la salud y justifique el procedimiento. En 2015, la Organización Mundial de la Salud (OMS) realizó una revisión sistemática de la literatura médica y constató que una tasa de parto por cesárea de más de 10% en cualquier población no se relaciona con mejores tasas de mortalidad materna o neonatal. Los estudios han mostrado una relación entre una mortalidad de lactantes mayor y tasas de cesáreas superiores en los países industrializados (fig. 116-3).

Se ha demostrado que las consultas prenatales grupales mejoran los resultados en algunos grupos de alto riesgo. Las consultas grupales logran las metas de la atención prenatal de rutina y también proporcionan educación prenatal sobre temas como lactancia materna y planificación familiar que podrían tener efectos positivos a largo plazo en la salud de las pacientes y de sus bebés. Los médicos osteópatas podrían elegir las estrategias siguientes para abordar las crecientes tasas de mortalidad en Estados Unidos:

- Aplicación de los principios osteopáticos en la atención de la paciente.
- Satisfacer las necesidades sociales y educativas de las pacientes a través de modelos de atención prenatal grupal.

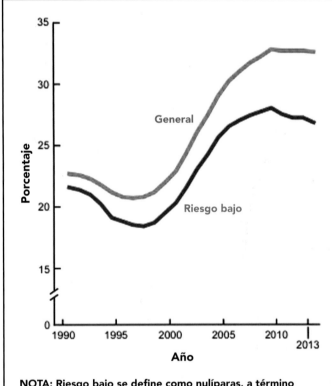

**NOTA: Riesgo bajo se define como nulíparas, a término y nacimientos únicos en presentación de vértice (cabeza primero).**
**FUENTE: CDC/NCHS, *National Vital Statistics System.***

**FIGURA 116-3.** Parto por cesárea general y parto por cesárea de riesgo bajo: Estados Unidos, final de 1990 a 2012 y preliminar de 2013. (Datos de Osterman M, Martin, JA. Trends in low-risk cesarean delivery in the United States, 1990–2013. *Nat Vital Stat Rep.* https://www.cdc.gov/nchs/data/nvsr/nvsr63/nvsr63_06.pdf. Consultado en junio 12, 2019).

- Seguir metodologías de tratamiento basadas en evidencia.
- Comprender y apoyar el proceso normal del trabajo de parto y el parto cuando no hay complicaciones.
- Utilizar todas las herramientas disponibles cuando existen complicaciones.
- Escuchar con atención las preocupaciones y los síntomas de la paciente para identificar problemas importantes a tiempo.

## Modelo de atención médica para la mente, el cuerpo y el espíritu

El primer principio de la atención osteopática es que la persona es una unidad de cuerpo, mente y espíritu. La atención a este principio es especialmente importante en el cuidado obstétrico. Con el diagnóstico de embarazo, una paciente puede presentar un amplio espectro de emociones dependiendo de las circunstancias que rodean su situación.

- Si el embarazo es deseado, recibe apoyo emocional y se satisfacen sus necesidades financieras y médicas, se adapta con más facilidad a las exigencias del embarazo.
- Si el embarazo es no deseado o alguna de estas necesidades no se satisface, el miedo y la ansiedad pueden aparecer.
- Un médico sensible puede ayudar a la paciente a comprender sus emociones y los recursos que están disponibles para ella.
- El proceso del parto, aunque es un suceso fisiológico, también es una transición a la maternidad, para que la paciente dé a luz y empiece el vínculo con su descendencia y su crianza.
- La atención a las emociones que rodean esta transición proporciona a la paciente el apoyo que necesita.

## Asesoramiento previo a la concepción

La razón fundamental para tener una consulta previa a la concepción es identificar los factores de riesgo modificables antes del embarazo. Los temas que se deben abordar en una consulta previa a la concepción incluyen:

- Planeación familiar y espaciamiento de los embarazos.
- Estado de inmunización.
- Factores de riesgo de infecciones de transmisión sexual (ITS).
- Consumo de sustancias, que incluyen alcohol, tabaco y drogas recreativas e ilegales.
- Exposición a violencia y agresión de la pareja.
- Antecedentes patológicos, quirúrgicos y psiquiátricos.
- Medicamentos actuales (con y sin prescripción).
- Antecedentes familiares.
- Antecedentes genéticos (maternos y paternos).
- Alimentación, peso corporal y ejercicio.
- Teratógenos; exposiciones ambientales y laborales.
- Evaluación del contexto socioeconómico, educativo y cultural.

El asesoramiento a la paciente debe abordar cualquier preocupación que pueda poner su embarazo en mayor riesgo, y qué pasos se deben tomar antes para optimizar su salud; se pueden abordar las inmunizaciones necesarias, la pérdida de peso o las alteraciones de los medicamentos.

Durante la exploración física, se debe realizar una evaluación estructural para identificar cualquier disfunción somática para que se pueda tratar.

- La identificación de un problema crónico, como discrepancia en la longitud de las piernas, da tiempo para resolverlo antes de los primeros meses del embarazo cuando es posible que la paciente se descompense.
- Los estudios han demostrado un aumento de la laxitud articular periférica durante el embarazo, lo que puede provocar incremento en el riesgo de disfunción somática.
- La hormona relaxina, que es producida por el cuerpo lúteo, la decidua y la placenta, parece que tiene una función de remodelación de los tejidos conjuntivos reproductivos para prepararlos para el trabajo de parto. Esta hormona, además de otras hormonas del embarazo, resulta en una mayor distensibilidad de los tejidos.
- El grado de laxitud articular pélvica y periférica no parece estar relacionado de modo directo con la relaxina; sin embargo, se observa un aumento de la laxitud en la sínfisis púbica a partir de las 10 sem de gestación.

## Atención prenatal estándar

Durante la atención prenatal, el médico osteópata participa en los componentes habituales de la atención prenatal:

- Evaluar la salud y el bienestar de la mujer y su feto.
- Proporcionar educación prenatal continua, oportuna y relevante.
- Completar los exámenes médicos recomendados y revisar los resultados.
- Detectar complicaciones médicas y psicosociales, y establecer intervenciones.
- Tranquilizar a la mujer.

Además, el osteópata puede aplicar principios osteopáticos a la atención prenatal. Se debe realizar una evaluación estructural para detectar la disfunción somática en busca de los hallazgos habituales de TART. Se puede realizar una exploración de detección rápida en la pelvis, ya que es un área frecuente de disfunción somática durante el embarazo con los componentes siguientes:

- Se empieza por evaluar la simetría de las espinas iliacas anterosuperiores (EIAS; fig. 116-4).
- Se revisa en busca de dolor a la palpación en la sínfisis púbica.
- Se valora para detectar cizallamiento vertical (fig. 116-5) o anterior/posterior del pubis (fig.116-6).
- Se evalúan las articulaciones sacroiliacas (SI) mediante una prueba de compresión (fig. 116-7).

Esta exploración breve de detección se puede realizar en menos de 1 min. Si la paciente tiene otras molestias, también se deben valorar esas regiones.

## TMO en la atención prenatal

El tratamiento de la disfunción somática identificada se puede llevar a cabo con cualquiera de las técnicas de TMO, modificada para el abdomen en crecimiento. Una técnica en particular útil se denomina en honor al médico que la utilizaba en toda paciente embarazada en cada consulta prenatal: técnica del Dr. Eberly. El tratamiento engancha los músculos de la paciente para balancear y desenredar la pelvis (fig. 116-8). A continuación se presentan algunos puntos importantes para recordar:

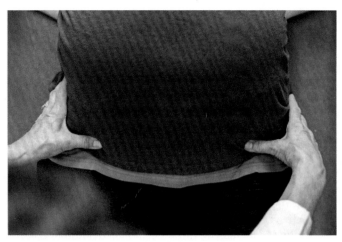

**FIGURA 116-4.** Evaluación de la simetría de la espina iliaca anterosuperior. (*Copyright Pacific Northwest University of Health Sciences*).

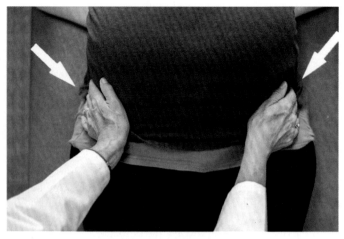

**FIGURA 116-7.** Se realiza la prueba de compresión SI mediante la compresión alternada de las crestas iliacas en dirección posteromedial con el vector dirigido hacia las articulaciones sacroiliacas. (*Copyright Pacific Northwest University of Health Sciences*).

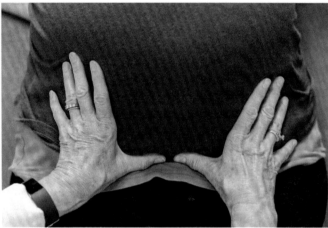

**FIGURA 116-5.** Evaluación para detectar cizallamiento vertical en la superficie superior de la sínfisis púbica. (*Copyright Pacific Northwest University of Health Sciences*).

- La laxitud articular empieza en el primer trimestre del embarazo, por lo que no se necesita un tratamiento agresivo para lograr la corrección de la disfunción somática.
- Se debe tener cuidado de no tener a la paciente en decúbito dorsal durante más de unos minutos en el último trimestre del embarazo para evitar la compresión de la vena cava.
- Un cambio en el centro de gravedad a medida que el abdomen se agranda es un factor que contribuye a la disfunción somática en el embarazo.
- El centro de gravedad se mantiene contra el abdomen en crecimiento con aumento de la lordosis lumbar, lo que pone esfuerzo adicional en los tejidos pelvicolumbares.
- La lordosis se exagera aún más en las pacientes con obesidad, que pueden presentar disfunción somática más temprana e importante.
- Un aumento de la lordosis causa espasmo del psoas, lo que hace que el síndrome del psoas sea más probable en el embarazo.
- En las últimas semanas de embarazo, cuando se espera que la cabeza fetal se encaje en la pelvis, un espasmo del psoas empuja al feto hacia delante, lo que evita el encajamiento.
- Una presentación de vértice alta en ocasiones se malinterpreta como un feto muy grande para el parto vaginal, cuando es posible que el psoas sea el culpable.
- Aplanar la lordosis lumbar con una posición en cuclillas o flexionar las caderas y rodillas para que la parte inferior de la espalda se empuje hacia la cama durante el trabajo de parto (incluso con un bloqueo epidural) puede permitir el descenso del vértice. Los ejercicios de "gato y vaca" (fig. 116-9) también son útiles para relajar el psoas y los músculos paraespinales lumbares y ayudar a que la presentación se encaje en la pelvis.

La disfunción somática del psoas a veces se presenta como dolor unilateral en la fosa iliaca. Cuando hay dolor con una prueba de embarazo positiva, se debe descartar un embarazo ectópico. Si se identifica un embarazo intrauterino mediante ecografía y se descarta una apendicitis aguda, el dolor

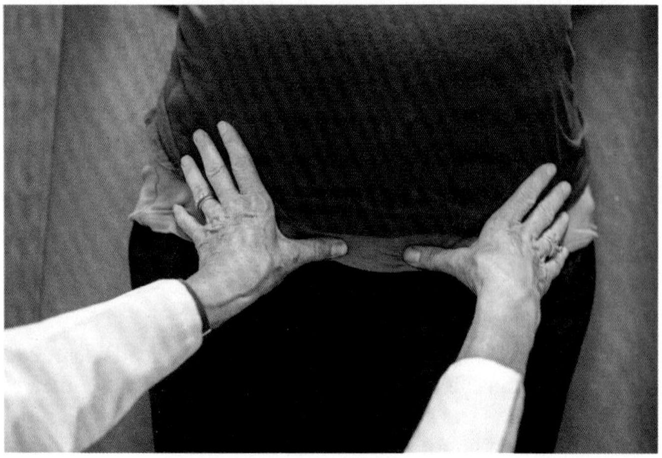

**FIGURA 116-6.** Evaluación del cizallamiento anteroposterior del pubis con los pulgares equidistantes desde la línea media sobre la superficie anterior de la rama del pubis. (*Copyright Pacific Northwest University of Health Sciences*).

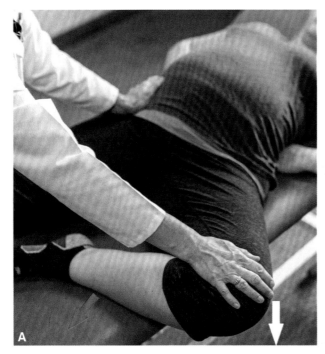

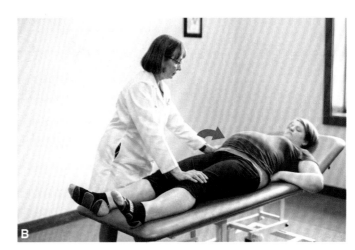

**FIGURA 116-8.** Técnica del Dr. Eberly. **(A)** Evaluación de la EIAS se realiza antes de posicionar a la paciente. En el lado homolateral de la EIAS superior, la pierna de la paciente está estirada y la mano del osteópata evalúa el ilion. La paciente flexiona la rodilla en el lado de la EIAS más inferior. La mano del osteópata descansa sobre las rodillas de la paciente. El osteópata aplica fuerza de resistencia sobre la rodilla hacia la mesa (*flecha roja*). La paciente estira de forma activa la pierna flexionada en contra de la fuerza suave del osteópata (*flecha blanca*). **(B)** El osteópata debe percibir que el ilion rota en sentido posterior a medida que la paciente activa los músculos para estirar la pierna. (*Copyright Pacific Northwest University of Health Sciences*).

intenso puede ser secundario al psoas. En ciertos casos, el psoas se trata en forma directa mediante técnicas de estiramiento o energía muscular. La paciente embarazada tolera bien la contratensión y el espasmo del psoas responde bien a esta técnica indirecta.

## Preparación de la paciente para el parto

Conforme la paciente se acerca a la fecha probable de parto, el médico se debe enfocar en el apoyo emocional, la educación y la preparación de la pelvis para el parto durante las consultas prenatales regulares. Éstos son algunos puntos importantes de recordar cuando se acerca el parto:

- Las hormonas del embarazo reblandecen los tejidos blandos de la pelvis y el efecto de la relaxina en la sínfisis púbica puede ayudar a que la pelvis se abra para el parto.
- El sacro se debe ampliar para permitir que el vértice fetal se encaje en la pelvis verdadera y se flexione para permitir el descenso a través del canal del parto.

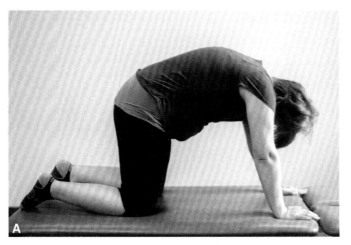

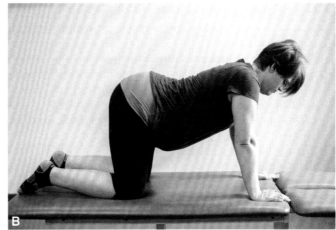

**FIGURA 116-9. (A)** Gato: la paciente se coloca sobre las manos y rodillas y arquea la espalda, al estirar los músculos de la espalda. **(B)** Vaca: la paciente permite que el abdomen caiga al relajar los músculos de la espalda. Se repite gato y vaca durante 1 a varios min. (*Copyright Pacific Northwest University of Health Sciences*).

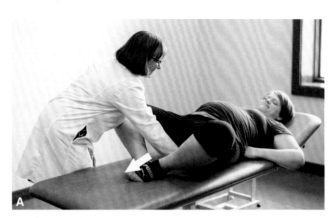
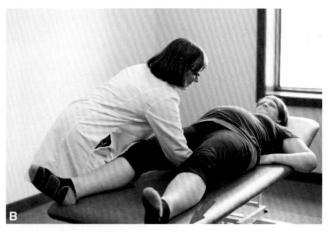

**FIGURA 116-10.** Patada de rana. **(A)** La paciente levanta los glúteos para que la mano del osteópata se pueda colocar con la palma hacia arriba, debajo del sacro, con las yemas de los dedos en la base del sacro. La paciente junta los pies, flexiona las rodillas y deja que las piernas roten en sentido externo. Se aplica tracción al sacro en dirección caudal. **(B)** La paciente participa de forma activa al patear para estirar las piernas mientras se aplica tracción al sacro. La paciente debe estirar con rapidez las piernas, como una patada, en vez de deslizarlas sobre la mesa. (*Copyright Pacific Northwest University of Health Sciences*).

- Se puede utilizar una técnica de TMO denominada "patada de rana" para aumentar la movilidad del sacro y las articulaciones SI (fig. 116-10). Esta técnica se aplica durante las consultas prenatales después de las 36 sem y al ingreso para el trabajo de parto y el parto.
- Si se identifica una presentación con asinclitismo, la "patada de rana" a veces mejora la movilidad lo suficiente como para que el vértice se corrija y ayude a resolver el progreso lento.
- Si la "patada de rana" es después de la rotura de membranas, la mano enguantada se coloca debajo del apósito absorbente de la paciente para abordar el sacro. Si la paciente tiene bloqueo epidural y no le es posible manejar sus propios músculos para ayudar, dos ayudantes pueden colocar sus piernas y jalarlas para lograr el tratamiento.

## Manejo del trabajo de parto y el parto

Cuando la paciente se ingresa al comienzo del trabajo de parto, se debe recomendar la deambulación, ya que caminar y moverse ayudan a mantener las articulaciones móviles. Cuando se atiende a una paciente durante el trabajo de parto, se pueden utilizan estos métodos:

- Una posición erguida permite que la gravedad ayude en el descenso fetal.
- Si se identifica una presentación de occipucio posterior, que se suele acompañar de trabajo de parto de espalda, la posición de las manos y rodillas (o el ejercicio de "gato y vaca") facilita la rotación anterior de la espalda fetal con la subsiguiente rotación de la cabeza al occipucio anterior (ver fig. 116-9).
- La movilización de la paciente de un lado al otro y el uso de una pelota con forma de cacahuate entre sus piernas en ocasiones ayuda a que el feto se alinee en la pelvis y descienda.
- El alivio del dolor se puede lograr utilizando puntos de acupresión y presión directa sobre el sacro. En un informe de caso publicado se describe el uso del TMO para ayudar a una primigesta con espondilolistesis a realizar el trabajo de parto sin medicamentos.

## Manejo de la segunda etapa

Durante la segunda etapa del trabajo de parto, el médico debe estar atento al vector de empuje de la paciente y asegurarse de que sus empujes sean eficaces para ayudar a la propulsión del feto hacia delante. Un exceso de lordosis lumbar puede causar un espasmo del psoas que empuje al feto en sentido anterior. Ayudar a la paciente a colocarse en cuclillas aplana la lordosis, relaja el psoas y ayuda al feto a descender. Además, ponerse en cuclillas tiene un efecto de apertura de la pelvis. Un estudio en el que se utilizó simulación computarizada de la pelvis embarazada constató que las mediciones de la salida en la posición en cuclillas aumentaron en 6.1 mm el diámetro anteroposterior y 11 mm el diámetro transverso. Si la paciente tiene un bloqueo epidural y no le es posible ponerse en cuclillas, la posición de McRobert produce el mismo efecto y en ciertos casos ayuda a prevenir una distocia de hombros al maximizar el espacio pélvico (fig. 116-11).

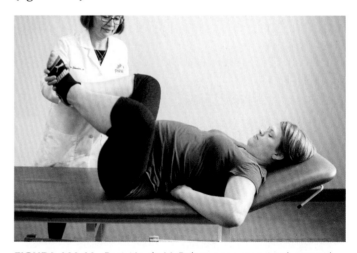

**FIGURA 116-11.** Posición de McRobert para empujar durante el trabajo de parto, abriendo la pelvis a un diámetro mayor. Ésta es también la posición recomendada como primer paso para resolver la distocia de hombros. (*Copyright Pacific Northwest University of Health Sciences*).

A continuación se exponen consejos útiles para el parto:

- A medida que el vértice fetal empieza a coronar, la atención al manejo de la fascia vaginal y vulvar ayuda a reducir las laceraciones. Si la frecuencia cardiaca fetal es normal, no hay necesidad de acelerar el parto.
- Cuando el vértice alcanza la coronación completa, una paciente no anestesiada presenta una sensación de ardor alrededor del introito a medida que los tejidos alcanzan el máximo estiramiento. Si empuja muy fuerte en este momento, los tejidos se lacerarán.
- Si la paciente tiene tensión en las piernas y glúteos, el piso pélvico también está tenso y más propenso a dañarse.
- Si la paciente tiene anestesia regional, el médico debe observar los tejidos e indicarle con qué fuerza debe empujar para evitar la laceración.
- Si la paciente se relaja durante el estiramiento máximo del perineo y mantiene una presión constante sobre la fascia, después de 10 a 20 s se relaja, se estira aún más y la cabeza sale sin (o con una mínima) laceración.
- Alentar a la paciente a que respire y deje de empujar puede ayudar a proporcionar esta relajación. La comprensión de la dinámica fascial del canal del parto ayuda al osteópata a lograr un parto sin laceración.
- Cuando se aplica una presión fuerte a la fascia, existe una sensación de que el tejido está "luchando en contra" y, si se supera con más presión, se puede producir daño tisular. Si se aplica una presión suave y constante, los tejidos se ajustan y se estiran.

## Manejo de la tercera etapa

El estudiante astuto de osteopatía se pregunta: "¿Por qué pulsa el cordón y por qué deja de hacerlo?". Después del parto, el pinzamiento tardío del cordón permite que el recién nacido equilibre el volumen sanguíneo con la sangre de la placenta y proporciona sangre oxigenada a la circulación central mientras se cierran las derivaciones, el recién nacido elimina el líquido de los pulmones y se logra la circulación de adulto. Un metaanálisis de estudios sobre el pinzamiento tardío del cordón mostró que el principal beneficio para el recién nacido de término es una mejoría en las reservas de hierro durante los primeros 6 meses de vida. Las concentraciones de hemoglobina fueron 1.49 g/dL más altas con el pinzamiento tardío. No se observó un aumento de la morbilidad materna por hemorragia posparto o la necesidad de uterotónicos debido al retraso del pinzamiento. Los recién nacidos prematuros con un retraso (60 s) en comparación con el pinzamiento temprano tuvieron una disminución de la mortalidad y de la necesidad de transfusión sanguínea, aunque tuvieron un aumento del hematocrito máximo de 2.73 puntos porcentuales.

## Iniciativa de hospitales a favor del bebé

La Organización Mundial de la Salud (OMS) y el Fondo de las Naciones Unidas para la Infancia (UNICEF, *United Nations Children's Fund*) lanzaron la *Baby Friendly Hospital Initiative* para promover las mejores prácticas de lactancia materna. Los 10 pasos para una lactancia materna exitosa (revisados en 2018) promueve el contacto piel con piel inmediato e ininterrumpido del recién nacido y la madre. Siempre y cuando el lactante respire de forma espontánea, se debe secar, colocarlo sobre el abdomen de la madre y cubrirlo para mantener la temperatura corporal.

Al igual que otros mamíferos, el lactante humano tiene un reflejo innato de ir hasta el pezón e iniciar la succión de manera espontánea. La OMS y el UNICEF han promovido el "gateo hacia la mama (*breast crawl*)" en países en vías de desarrollo para reducir la mortalidad neonatal y como una mejor práctica para el inicio de la lactancia materna. A continuación se enumeran los pasos y beneficios del gateo hacia la mama:

- Después del parto, al secarlo y colocarlo sobre el abdomen de la madre en el nivel de los pezones, el recién nacido debe buscar el pezón y empezar a succionar de forma espontánea en la mayoría de los casos.
- "La hora dorada (*The Golden Hour*)" describe una estrategia basada en la evidencia para la primera hora después del nacimiento que incorpora el pinzamiento tardío del cordón, el contacto piel con piel, el inicio temprano de la lactancia materna y la evitación de los procedimientos que no son esenciales.
- Mantener al lactante piel con piel durante la hora dorada contribuye al mantenimiento de la temperatura neonatal, disminuye los niveles de estrés y mejora el vínculo entre la díada madre e hijo, lo que resulta en mejores tasas y duración de la lactancia materna.

El contacto inmediato piel con piel también es importante después del parto por cesárea. Un estudio confirmó que los lactantes que se colocaron piel con piel tuvieron menos ingresos en la unidad de cuidados intensivos neonatales (UCIN) que los que no se colocaron. Se demostró que el contacto piel con piel con la madre después del parto por cesárea aumenta la tasa de lactancia materna exclusiva en el momento del alta y ese efecto continuó durante los 6 meses de seguimiento.

## Disfunción somática en el puerperio

Si la paciente tiene dolor pélvico o lumbar durante el puerperio, quizá la disfunción somática contribuya. Si es así, una evaluación estructural adecuada debe revelar una disfunción somática que es posible tratar. Se debe tener especial precaución en la aplicación del TMO en el puerperio temprano, ya que los ligamentos y tejidos pélvicos son, en especial, móviles después del parto.

El ensanchamiento de la sínfisis púbica es una manifestación frecuente después de un parto vaginal espontáneo, aunque en ocasiones es posible que haya ocurrido una lesión más importante. Los factores de riesgo de diáfisis de la sínfisis púbica incluyen:

- Macrosomía
- Salida pélvica estrecha
- Contracciones rápidas
- Anestesia epidural
- Antecedente de traumatismo pélvico

La presentación de la paciente incluye dolor tipo pellizcamiento sobre la sínfisis púbica con la deambulación, dificultad para levantarse de una posición sentada y al cargar algo ligero. Es posible evaluar a las pacientes con estudios de imagen que muestren el ensanchamiento de la sínfisis. El

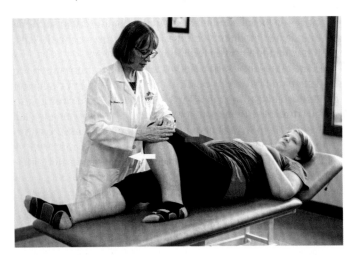

**FIGURA 116-12.** Energía muscular para la diáfisis de la sínfisis púbica. El osteópata coloca a la paciente con la rodilla flexionada y rotada en sentido interno hacia el borde de pluma de la barrera en el modelo de energía muscular. El osteópata mantiene la posición (*flecha blanca*) y se resiste al esfuerzo suave de la paciente para alejarse durante 3 a 5 s (*flecha roja*). Cuando la paciente se relaja, el osteópata posiciona (*flecha blanca*) hacia el nuevo borde de pluma. Se repite varias veces. Para ayudar a que la paciente regrese a una posición neutra, se mantiene la pierna en rotación interna mientras se estira de manera pasiva la pierna. (*Copyright Pacific Northwest University of Health Sciences*).

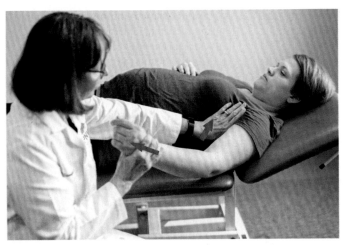

**FIGURA 116-13.** Bomba axilar. La mano del osteópata se coloca contra la pared torácica con el pulgar rodeando la región axilar. El osteópata toma la mano de la paciente. La paciente es pasiva con el brazo relajado mientras el osteópata presiona contra la pared torácica (se evita la presión en la axila) y, al mismo tiempo, jala con suavidad el brazo. Después, el osteópata relaja y empuja/jala de nuevo, creando una acción de bombeo rítmico. Se continúa con el bombeo durante 30 a 60 s. (*Copyright Pacific Northwest University of Health Sciences*).

tratamiento osteopático de la diáfisis de la sínfisis púbica incluye los siguientes puntos:

- El tratamiento debe tener como objetivo corregir la asimetría pélvica y reducir la ampliación de la sínfisis púbica.
- Se debe tener cuidado de no introducir una rotación externa o abducción de los aductores de las extremidades inferiores, ya que esto provoca dolor intenso.
- La preparación de un cinturón de trocánter que se aplica después del tratamiento aumenta la capacidad de la paciente para deambular y acelerar la curación.
- Una andadera puede ayudar a la paciente con las actividades de la vida diaria.
- Se debe tratar a la paciente con TMO diario mientras está hospitalizada, dos a tres veces por semana al inicio hasta que mejore la deambulación; después cada semana durante el puerperio.
- Si en la consulta posparto a las 6 sem aún persiste alguna disfunción, puede ser necesario prolongar el tratamiento.

En la figura 116-12 se muestra una técnica de energía muscular que puede resultar útil. En los casos muy graves o cuando se produce una rotura completa de la sínfisis, tal vez se requiera una fijación interna para restablecer la función.

## Lactancia materna, mastitis y congestión mamaria

Después del inicio de la lactancia materna, se espera algo de dolor a la palpación en los pezones. Si la lactancia materna se realiza con frecuencia, a demanda y sin pezones artificiales, la congestión mamaria es poco frecuente. Si la lactancia materna es limitada o si se utilizan pezones artificiales o chupetes, es posible que se produzca congestión cuando la leche "baja" de 3 a 4 días después del parto. Las técnicas linfáticas alrededor de las mamas y axilas en

ciertos casos reducen el dolor y la congestión (fig. 116-13). Las mismas técnicas ayudan a prevenir la mastitis o a tratarla si ocurriera. Si el dolor persiste después de los primeros días de lactancia materna, quizá sea un problema de prendimiento del lactante. Una consulta temprana con un asesor de lactancia puede ayudar a prevenir problemas de prendimiento.

## Síndrome del túnel carpiano y tenosinovitis de De Quervain

El síndrome del túnel carpiano es una queja frecuente durante el embarazo, que en algunas muestras hasta 67% de las pacientes embarazadas refiere síntomas y es posible que persistan durante el puerperio. El TMO, que incluye tratamiento con rodamiento de los oponentes, puede aliviar los síntomas (fig. 116-14). El uso de férulas en la muñeca afectada, en especial por la noche, en ocasiones ayuda a controlar los síntomas.

La tenosinovitis de De Quervain llega a ocurrir durante el embarazo, pero es más frecuente en el puerperio que el síndrome del túnel carpiano. También llamado "pulgar de mamá", las actividades repetitivas involucradas en el cuidado del lactante pueden ser el factor predisponente. El tratamiento tradicional incluye inyecciones de esteroides y colocación de férula, aunque esta última por sí sola quizá no proporcione un alivio adecuado del dolor. Una estrategia holística incluye la educación de la paciente sobre la postura adecuada y el uso de auxiliares, como almohadas diseñadas para la lactancia materna, a fin de reducir el esfuerzo de los tendones.

## Depresión posparto

Los médicos osteópatas han enseñado desde siempre que es posible que el arrastre de los tejidos pélvicos por el embarazo y el parto contribuya a la depresión y a la falta de una

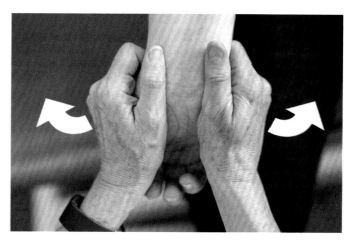

**FIGURA 116-14.** Rodamiento de los oponentes. El osteópata toma con firmeza la muñeca afectada con las eminencias tenares en el nivel del retináculo. Con presión firme, se "abre" el espacio como si se estuviera abriendo un libro. Se mantiene la tracción firme contra el tejido hasta que se observa la liberación. (*Copyright Pacific Northwest University of Health Sciences*).

sensación de bienestar después del parto. Existe una técnica para corregir la flacidez de los tejidos pélvicos que la DO Melicien Tettambel aprendió de su mentora la DO Edna Lay. Esta técnica se puede utilizar para tratar la depresión posparto y la Dra. Tettambel la utilizó con éxito para este propósito. También se ha empleado para tratar los síntomas perimenopáusicos y menopáusicos, como el insomnio o la "mente nublada". Es una técnica que requiere habilidades de palpación avanzadas y coordinación de esfuerzos entre el osteópata y la paciente. Antes de utilizar el "*Whoopie*", se deben tratar primero otros hallazgos de TART, reservando el "*Whoopie*" para la técnica final. La descripción siguiente de la técnica del "*Whoopie*" se utiliza con autorización.

*Indicaciones*: depresión resultante de la restricción del sistema nervioso autónomo por alguna de las siguientes situaciones clínicas: parto difícil con fórceps o extracción con vacío; exceso de tracción de los ligamentos uterosacros durante la histerectomía vaginal; otros procedimientos quirúrgicos pélvicos que causan tracción inferior en los ligamentos pélvicos insertados en el sacro de manera que éste se desplaza en sentido caudal entre los iliones.

*Presentación clínica*: la paciente refiere que "no se siente como ella misma". Puede presentar un inicio de cambios mentales bipolares, depresión, dificultad para concentrarse, dificultad para dormir después del parto o cirugía. El inicio en ciertos casos es inmediato o insidioso dentro de 1 a 3 meses.

*Hallazgos de la exploración osteopática*: con la paciente en decúbito ventral, la base del sacro se encuentra en una posición anterior o posterior sobre su eje transversal. La posición "normal" del sacro es comparable a una dovela entre los iliones. Con esta disfunción, la relación del sacro y los iliones cambia a la de un sacro que "cae" entre los iliones, de modo que éstos están más paralelos. (La imagen es la de una tela triangular que cuelga de un tendedero entre dos postes paralelos). No hay movimiento fisiológico del sacro; la respiración de la paciente no exagera la restricción.

*Técnica*: el osteópata se sienta en un banco sin ruedas, frente a una mesa. La paciente se sienta en el regazo del osteópata de tal manera que las tuberosidades isquiáticas estén arriba de las rótulas del osteópata. Las piernas de la paciente y del osteópata están paralelas entre sí y los pies están separados por lo menos 20 cm lateralmente.

Es posible que el osteópata no sea capaz de palpar la base del sacro de la paciente. Las manos se colocan alrededor de los iliones de la paciente para que los dedos estabilicen las crestas iliacas anteriores y restrinjan su movimiento a medida que la paciente se desploma y la cabeza y el cuello se flexionan. La paciente coloca ambos antebrazos sobre la mesa mientras se desploma. El osteópata pide a la paciente que "gatee" hacia delante hasta que la base del sacro parezca "detenerse" en su avance. Los iliones de la paciente se estabilizan de forma constante durante el movimiento. Ya que el osteópata no puede hacer contacto con la base del sacro, se perciben los cambios en la tensión de los ligamentos. El osteópata puede apreciar mejor estos cambios si realiza muchas pruebas de flexión del sacro de pie y observa que la base del sacro se mueve hacia delante conforme la paciente se flexiona hasta que el sacro deja de moverse. A medida que la paciente continúa flexionándose, el sacro empezará a moverse en sentido posterior.

Después, el osteópata pide a la paciente que permanezca desplomada e inhale por la nariz y luego exhale por la boca, lenta y constantemente. La paciente y el osteópata deben percibir como si el piso pélvico de la paciente se hundiera o cayera entre sus rodillas; está restringido en la elevación conforme la paciente inhala. A medida que la paciente continúa con la respiración constante, el osteópata evalúa este proceso hasta que comienza a producirse una ligera elevación del piso pélvico con la inhalación. Es la respiración de la paciente la que influye en la tensión sobre los ligamentos longitudinales anterior y posterior, de manera que el sacro parece "subir y bajar como un pez entra y sale del agua cuando ha picado", moviéndose con lentitud de regreso entre los iliones. Cuando el osteópata se da cuenta de que el sacro se mueve en sentido superior con regularidad con la inhalación, le pide a la paciente que realice una inhalación prolongada y constante. A la par que inhala, también se le pide que mantenga la misma posición mientras "gatea" de regreso. El osteópata se mantiene estabilizando los iliones todo este tiempo. La paciente inhala y coloca el tórax sobre la pelvis. A continuación, se pide a la paciente que "mire hacia el techo". Al mismo tiempo, el osteópata aproxima con rapidez las rodillas conforme la base del sacro se levanta hacia su posición "normal" entre los iliones.

La paciente se pone de pie y deambula. Es posible que refiera que puede respirar mejor y que tiene una sensación de estar "anclada". Esta técnica se debe realizar sólo una vez. No debe ir seguida de otras técnicas de tratamiento.

Para un tratamiento exitoso, el osteópata debe estabilizar los iliones y percibir la posición del sacro. La paciente debe desplomarse de manera que el piso pélvico baje más con la exhalación; además, debe ser capaz de tomar una respiración profunda y prolongada mientras sigue las instrucciones. El osteópata deber ser lo suficientemente astuto para percibir el movimiento cefálico del sacro durante la inhalación de la paciente con el fin de aproximar las rodillas después de que el sacro se "reacomoda" entre los iliones para lograr una arquitectura ósea normal de la pelvis. Si estos pasos se realizan de modo incorrecto, no se debe intentar repetir el tratamiento de manera fragmentada; se debe intentar de nuevo en otra consulta. (*Copyright* de la DO Melicien Tettambel, usado con permiso).

*Nota*: en esta época de mayor sensibilidad con respecto a las relaciones entre médicos y pacientes, es importante tener coherencia en el manejo de los procedimientos que pueden ser incómodos para las pacientes. Se recomienda que: 1) se proporcione una explicación adecuada del procedimiento y su beneficio previsto, así como las alternativas al tratamiento con consentimiento informado antes del mismo, 2) esté presente un acompañante; 3) se documente la exploración y los hallazgos de la historia clínica que justifiquen el procedimiento, y 4) se registre en la historia clínica la documentación de la respuesta de la paciente al tratamiento.

## Caso obstétrico

Paciente de 38 años de edad, G3 y P2, que ha recibido atención prenatal desde el primer trimestre de embarazo. A lo largo de su embarazo se le ha tratado con TMO cada 1 a 2 sem por molestias del embarazo.

Su historia clínica incluye cefaleas frecuentes por tensión muscular. Recibió tratamiento ortodóncico que incluyó aparatos dentales, y tiene síndrome de la articulación temporomandibular (ATM). Sus antecedentes quirúrgicos incluyen una colecistectomía laparoscópica. Sus embarazos anteriores fueron partos vaginales espontáneos a término.

Los hallazgos de la evaluación estructural son similares en cada consulta. Presenta un aumento del dolor pélvico tipo calambre y un incremento de las contracciones de Braxton Hicks cuando han pasado más de 2 sem desde su tratamiento previo. La evaluación estructural pélvica revela EIAS en dirección caudal en el lado derecho, dolor a la palpación del pubis con cizallamiento vertical ligero del pubis, caudal a la derecha y restricción de las articulaciones SI bilateral.

La técnica del Dr. Eberly se utiliza para la asimetría de EIAS y, a menudo, corrige el cizallamiento leve del pubis. Si éste no se corrige por completo con la técnica del Dr. Eberly, se aplica energía muscular con resolución. La amplitud de movimiento del SI se realiza en ambos lados. Estas técnicas resuelven el dolor a la palpación de la sínfisis púbica y los calambres pélvicos.

La paciente suele tener la 1ª costilla del lado derecho elevada, que se trata con liberación posicional facilitada. Los puntos dolorosos cervicales se atienden con liberación miofascial directa y contratensión. Se utiliza la liberación miofascial directa para los puntos dolorosos en el cuero cabelludo, lo que resuelve su cefalea. Se utilizan técnicas craneales para mejorar la función de la ATM.

A partir de las 36 sem de gestación, las consultas se hicieron semanales y se agregó la patada de rana para preparar la pelvis para el parto. El tiempo total de tratamiento es de alrededor de 5 a 10 min en cada consulta, con un alivio significativo de los síntomas. Durante el último mes del embarazo, se determina la posición fetal mediante las maniobras de Leopold, que solía ser de occipucio posterior al inicio la atención. Después de completar con éxito el tratamiento, se pudo palpar la espalda fetal en posición anterior, lo que indica una optimización de la posición fetal.

## GINECOLOGÍA OSTEOPÁTICA

La paciente ginecológica se presenta para recibir atención por una variedad de razones, que incluyen, entre otras, las siguientes:

- Exploración para el mantenimiento de la salud
- Sangrado uterino anormal
- Amenorrea
- Dolor pélvico
- Problemas de infertilidad

La ginecología osteopática se caracteriza por su estrategia holística, que incluye la habilidad de escuchar a la paciente para descubrir indicios sobre las molestias de la paciente y la promoción de un modelo de atención del bienestar.

## Revisión anatómica

La pelvis femenina es el hogar del sistema reproductor, así como de las partes terminales de los uréteres, la vejiga urinaria, el recto, los órganos genitales pélvicos, los vasos sanguíneos y linfáticos, y los nervios. La pelvis ósea proporciona soporte al útero, las trompas de Falopio y los ovarios que están suspendidos de las paredes laterales pélvicas a través del ligamento ancho. El diafragma pélvico forma el piso pélvico y es un sistema de músculos y fascia de incorporación que causa que actúe como una unidad, que incluye los músculos elevadores del ano y el coccígeo. La inserción proximal del elevador del ano se encuentra en el arco tendinoso, que emana de la fascia del obturador y se extiende desde la sínfisis púbica hasta la espina iliaca. La inserción distal está en el perineo; cóccix; ligamento anococcígeo; paredes de la vagina, recto y canal anal. Los elevadores del ano incluyen:

- Puborrectal
- Pubococcígeo
  - Pubovaginal
  - Puboperineal
  - Puboanal
- Iliococcígeo

El cóccix y la porción inferior del sacro forman el límite posterior de la pelvis. Las aperturas centrales del diafragma pélvico incluyen la vagina, la uretra y el ano.

Aunque el coccígeo y los músculos elevadores individuales tienen cada uno su propia capa de fascia, y cada uno son músculos estrechos que cubren el piso pélvico, juntos tienen un recubrimiento de fascia que crea una unidad funcional. Juntos forman un tazón en la pelvis, con la apertura vaginal en una posición central. Para un parto vaginal exitoso, el feto debe atravesar el diafragma pélvico que tiene que abrirse para permitir el paso. Si hay asimetría de la estructura ósea y de los tejidos blandos en el momento del parto, es más probable que se dañe cualquiera de las múltiples capas de fascia y músculo del piso pélvico.

## Exploraciones para el mantenimiento de la salud

Cuando se realiza la historia clínica del paciente, el interrogatorio cuidadoso sobre los antecedentes debe incluir:

- Traumatismo
- Experiencias obstétricas
- Antecedente de violación
- Problemas con el dolor pélvico
- Presencia de dispareunia, disuria o irritación vaginal puede revelar una posible afección visceral o disfunción somática

Además de los exámenes médicos habituales y recomendados que se deben realizar como parte de la consulta, el médico osteópata debe hacer evaluaciones estructurales para identificar cualquier disfunción somática. En ocasiones, las pacientes presentan dolor de larga duración, por lo que es posible que no lo mencionen sin que se les pregunte y no sean conscientes de que el TMO tal vez resuelva sus síntomas.

Cuando el médico realiza la exploración física, la atención a los hallazgos de TART puede revelar disfunción somática, incluso durante la exploración pélvica. El eritema de la vulva en ciertos casos se debe a alguna patología o a una disfunción somática de la pelvis, con inflamación de los tejidos secundaria a la disfunción. Si hay dolor en el introito al introducir el espéculo o en la exploración bimanual, tal vez haya un cizallamiento pélvico u otra disfunción somática de la pelvis.

La observación durante la exploración pélvica en busca de los hallazgos de TART incluye lo siguiente:

- En la visualización del cuello uterino, ¿está en la línea media o desviado?
- ¿El útero está en la línea media o desviado?
- ¿El útero es doloroso a la palpación o está reblandecido?
- ¿Existe asimetría en la tensión de los ligamentos cardinales, con laxitud de un lado y aumento de la tensión del otro?

Una desviación de la línea media podría deberse a un proceso patológico en la pelvis que afecta la posición del útero o quizá sea secundaria a un desequilibrio de las tensiones tisulares dentro del ligamento ancho. Es posible que el dolor a la palpación del útero sea por un proceso patológico como una infección, un mioma en degeneración o adenomiosis, o tal vez sea secundario a la induración por restricción del flujo venoso y linfático procedente de una disfunción somática que se puede corregir con TMO pélvica.

Si durante la exploración pélvica se observa dolor a la palpación uterina, se deben realizar pruebas de detección de infecciones de transmisión sexual (ITS). Una evaluación estructural de la pelvis puede revelar una disfunción somática. Si el dolor a la palpación uterina o el dolor pélvico son secundarios a una disfunción somática, se debe considerar repetir la exploración pélvica después del TMO

para tratar los hallazgos de TART. Se debe encontrar una disminución del dolor a la palpación uterina y una mejoría en la simetría del útero, el cuello uterino y las tensiones del ligamento cardinal. Si el dolor y la simetría no mejoran con el TMO, es más probable que el origen del dolor sea visceral y se debe realizar un estudio diagnóstico ginecológico completo para identificar la causa.

La exploración pélvica debe incluir una evaluación completa del piso pélvico. Se puede girar un solo dedo en el introito para barrer a lo largo de los elevadores de forma bilateral con el fin de evaluar los cambios en el tono muscular y en la textura de los tejidos. Las tensiones desiguales en los elevadores de un lado al otro y el dolor a la palpación son compatibles con la disfunción del piso pélvico. La asimetría de la estructura ósea puede impedir el funcionamiento sincrónico del piso pélvico, en especial porque las inserciones distales del diafragma pélvico incluyen el cóccix y el sacro, dos estructuras móviles de la pelvis. Si los síntomas son de larga evolución, es posible que un enfoque multidisciplinario dé mejores resultados.

## Dolor pélvico agudo

Al investigar la presencia de dolor, el médico debe establecer si es agudo o crónico, si es cíclico o constante y si es de aparición reciente. Las afecciones que causan dolor agudo incluyen:

- Dismenorrea
- Torsión anexial
- Infección
- Embarazo ectópico
- Disfunción somática

Las afecciones que son urgencias quirúrgicas, como embarazo ectópico o torsión anexial, son contraindicaciones para el TMO. Las infecciones se deben tratar con los antibióticos adecuados. La dismenorrea primaria, en cambio, se puede tratar eficazmente con el TMO.

## Dolor unilateral en la fosa ilíaca

Algunas mujeres presentan dolor unilateral de inicio agudo. Se debe realizar una prueba de embarazo si la paciente está en edad reproductiva para asegurar que no haya un embarazo ectópico y se debe descartar apendicitis si el dolor es del lado derecho. Una causa somática frecuente de dolor unilateral agudo es el músculo psoas. El psoas mayor es un músculo postural con inserciones superiores de T12 a L5 y recorre el abdomen y la pelvis hasta sus inserciones inferiores en el trocánter menor del fémur. En sitio inferior con el ilíaco, flexiona el muslo y, en sitio superior, flexiona la columna vertebral en sentido lateral para equilibrar el tronco. En sedestación, actúa en sentido inferior con el ilíaco para flexionar el tronco. Desde el punto de vista anatómico, en la pelvis, se encuentra justo detrás del ovario.

El espasmo del psoas se presenta con dolor abdominal o lumbalgia. Las pacientes que acuden al servicio de urgencias con dolor en fosa ilíaca y se les encuentra un quiste de ovario pequeño se deben evaluar en busca de espasmo del psoas. Los quistes de ovario pequeños pocas veces se relacionan con dolor, aunque algunas pacientes tienen dolor a mitad del ciclo relacionado con la ovulación. Cuando el dolor es intenso y no se encuentra otra causa, se debe evaluar el psoas.

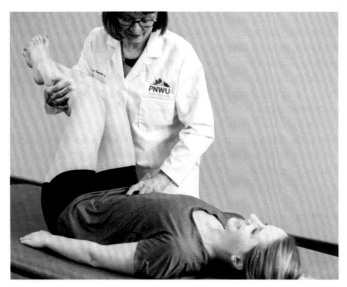

**FIGURA 116-15.** Contratensión del abdomen. Se identifica el punto doloroso. Las caderas y rodillas se flexionan y se mantienen con la paciente relajada. Se ajusta la posición hasta que no se perciba dolor o persista muy leve con la presión. Inclinarse hacia el lado afectado a menudo ayuda. Se suele percibir una pulsación de los tejidos cuando se encuentra la mejor posición de tratamiento. Se mantiene durante casi 90 s. El osteópata puede comenzar a moverse hacia la posición neutra siempre y cuando se perciba la pulsación. Si la paciente se mueve demasiado rápido, se perderá el efecto del tratamiento. (*Copyright Pacific Northwest University of Health Sciences*).

Las técnicas de contratensión, a menudo, son eficaces para relajar el psoas al colocar a la paciente en decúbito dorsal y flexionar las caderas y rodillas (fig. 116-15). Se puede utilizar energía muscular para estirar el psoas en decúbito ventral (fig. 116-16). Para aumentar el tratamiento osteopático en ciertos casos se prescriben estiramientos en el hogar.

## Dismenorrea

La dismenorrea primaria es el dolor cíclico que aparece durante los primeros 6 a 12 meses de la menarquia. Al parecer, las prostaglandinas participan en estos ciclos dolorosos y los síntomas suelen responder bien a los antiinflamatorios no esteroideos. Se ha establecido que el uso del TMO es eficaz para aliviar los síntomas de la dismenorrea. Los enfoques de tratamiento de la medicina manual descritos en la literatura médica incluyen:

- El TMO dentro de las 24 h del inicio de la menstruación durante 3 meses consecutivos proporcionó alivio de la dismenorrea hasta por 12 meses.
- El TMO de alta velocidad y baja amplitud (AVBA) proporcionado a pacientes con lumbalgia relacionada con cólicos menstruales mejoró los síntomas y disminuyó la actividad electromiográfica después del tratamiento.
- En un estudio comparativo y doble ciego, las mujeres con dolor menstrual de moderado a intenso se trataron con una técnica de manipulación pélvica global bilateral. En el grupo de tratamiento, se observó una disminución significativa en la lumbalgia y el dolor pélvico después del tratamiento y un aumento en el umbral del dolor por presión, así como un aumento de las concentraciones de serotonina 30 min después de la intervención.
- Se utilizó un diseño de estudio pragmático para tratar a mujeres con dismenorrea primaria durante un total de seis sesiones, dos veces con cada ciclo menstrual durante tres ciclos sucesivos. Se utilizó una escala de dolor para determinar la eficacia. Se observó una reducción significativa en la intensidad del dolor en el grupo de tratamiento, así como una disminución total de días con dolor en comparación con el grupo de control.

La fisiopatología de la dismenorrea secundaria depende de la causa subyacente del dolor cíclico, es posible que no se limite al tiempo en el que la paciente está menstruando

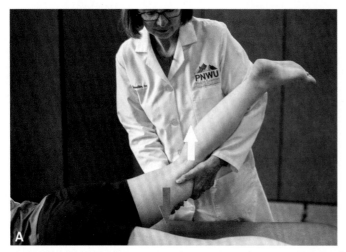

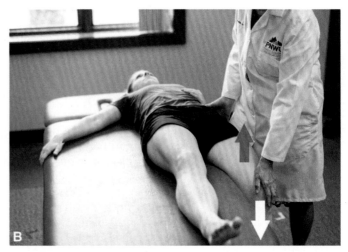

**FIGURA 116-16.** Energía muscular para el psoas: en decúbito ventral. **(A)** La pierna afectada se levanta hasta un punto de facilidad hacia el borde de pluma de la barrera. El osteópata sostiene la pierna (*flecha blanca*) y se resiste al esfuerzo suave de la paciente para llevar la pierna hacia la mesa (*flecha roja*). El osteópata levanta de forma pasiva la pierna hacia el nuevo borde de pluma. Se repite varias veces. **(B)** Energía muscular para el psoas: decúbito dorsal. La paciente se mueve hasta el borde de la mesa para que la pierna afectada cuelgue. El osteópata lleva la pierna hasta el borde de pluma de la barrera. El osteópata se resiste (*flecha blanca*) al esfuerzo de la paciente para levantar la pierna (*flecha roja*). El osteópata empuja la pierna hacia el nuevo borde de pluma (*flecha blanca*). Se repite varias veces. (*Copyright Pacific Northwest University of Health Sciences*).

y no se comprende del todo. Si bien el tratamiento con antiinflamatorios no esteroideos suele ser útil, quizá no sea eficaz para tratar el proceso subyacente. De igual manera, los medicamentos que sólo suprimen en parte el ciclo menstrual pueden no proporcionar un alivio verdadero del dolor.

## Dolor pélvico crónico

El dolor pélvico crónico es un dolor que ha estado presente durante 6 meses o más. Para calificar como dolor pélvico crónico, no debe depender del ciclo menstrual, aunque es posible que lo exacerbe. Las afecciones ginecológicas que pueden provocar dolor pélvico crónico incluyen:

- Endometriosis
- Enfermedad inflamatoria pélvica
- Síndrome de remanente ovárico
- Síndrome de congestión pélvica
- Dolor pélvico (uterino) cíclico
- Miomatosis uterina (en degeneración)
- Adenomiosis
- Adherencias
- Disfunción somática

No se conoce la prevalencia exacta del dolor pélvico crónico, pero se estima que es de casi 3.8%. La disfunción musculoesquelética es una causa posible que se menciona con frecuencia. Una revisión de la literatura médica intentó examinar los enfoques fisioterapéuticos para el tratamiento pero no identificó métodos específicos que fueran eficaces constantemente y se concluyó que el dolor pélvico crónico es un problema de salud importante. Se sugirió un enfoque multidisciplinario.

El ginecólogo osteopático está bien capacitado en el uso de una estrategia holística para este problema desconcertante, que incluye tratamientos conservadores, medicamentos y cirugía si es necesario. Hasta una tercera parte de las pacientes que presentan dolor pélvico crónico no recibe un diagnóstico definitivo, incluso después de la laparoscopia. Cuando no se identifica un diagnóstico, se recomienda considerar las pruebas psicológicas. Cuando no se establece una afección visceral, la disfunción somática puede ser parte de la causa y es posible que se incorpore el TMO. Éste en ciertos casos ayuda a resolver los síntomas y mejorar la sensación de bienestar de la paciente, incluso si no se trata la causa subyacente.

Cuando se utiliza laparoscopia diagnóstica para investigar el dolor pélvico crónico y no se identifica ninguna causa, las pacientes en ocasiones obtienen un alivio sintomático durante un tiempo, incluso si no se realizaron procedimientos. Se ha teorizado que el uso de agentes paralizantes durante la inducción de la anestesia puede ayudar a restablecer los tejidos con tensiones anormales, lo que da un alivio temporal del dolor. Cuando esto ocurre, apoya fuertemente la disfunción somática como causa para el dolor pélvico crónico en estas pacientes.

## Cizallamiento anterior/posterior del pubis

El dolor pélvico crónico se relaciona con cizallamiento anterior/posterior del pubis. Es mucho menos frecuente que los cizallamientos verticales y es el resultado de un traumatismo

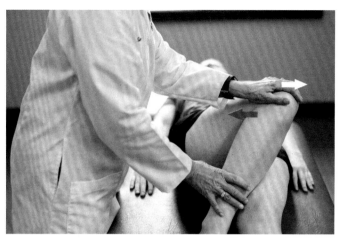

**FIGURA 116-17.** Energía muscular para corregir un cizallamiento anterior/posterior del pubis. Se evalúa la sínfisis púbica. Si una rama está más anterior que la otra y hay dolor a la palpación significativo, se coloca a la paciente con la pierna flexionada y rotada en sentido interno sobre el lado más posterior y se rota la pierna hacia el borde de pluma de la barrera. El osteópata se resiste (*flecha blanca*) al esfuerzo de la paciente para rotar en sentido externo (*flecha roja*). Luego empuja la pierna hacia el nuevo borde de pluma (*flecha blanca*). Se repite varias veces. Para ayudar a la paciente a regresar a una posición neutra, se mantiene la pierna en rotación interna mientras se estira de forma pasiva la pierna. (*Copyright Pacific Northwest University of Health Sciences*).

significativo. Los músculos elevadores se insertan en las ramas del pubis, el cóccix y el sacro, lo que crea un cabestrillo sobre el piso pélvico. El cizallamiento anterior/posterior crea tensiones anormales en todo el piso pélvico y es posible que contribuya a su disfunción.

El diagnóstico se hace con hallazgos de dolor a la palpación importante sobre la sínfisis púbica y asimetría en el plano anterior/posterior. Se colocan los pulgares bilaterales en las ramas del pubis equidistantes de la línea media y se presta atención a si un lado está más posterior que el otro. El lado de disfunción más significativa es el más dolorido. El TMO se dirige a poner las ramas en simetría, ayudando a la rama más posterior a una posición más anterior o viceversa. En la figura 116-17 se muestra la técnica de energía muscular para este propósito.

## Vaginitis

La vaginitis o irritación vaginal es una queja frecuente en el consultorio ginecológico. En una encuesta reciente, 78% de las mujeres refirió tener candidosis vaginal y 38% candidosis recurrente. Existen medicamentos de venta sin receta para el tratamiento de la vulvovaginitis por *Candida*. En ocasiones, una paciente presenta irritación vulvovaginal, pero sin evidencia de infección y tal vez se haya automedicado varias veces sin éxito. Se debe considerar la disfunción somática como una posible causa de los síntomas irritativos, en especial el cizallamiento del pubis debido a su proximidad a estos tejidos. Si no se encuentra la causa en los estudios diagnósticos de rutina ni se presenta una mejoría con el tratamiento osteopático, se debe considerar la biopsia. La irritación y el prurito quizá sean un signo de neoplasia intraepitelial vulvar o carcinoma epidermoide.

## Dispareunia

Cuando una paciente se presenta con dispareunia se debe realizar una historia clínica cuidadosa. De manera específica, es importante evaluar si el dolor aparece en la penetración inicial o en la penetración profunda. La contracción involuntaria de los músculos perivaginal y elevador del ano se denomina vaginismo y puede ocurrir cuando se intenta el coito o la exploración pélvica. Aunque el vaginismo, a menudo, se relaciona con antecedentes de abuso sexual o traumatismo, también es posible que sea una respuesta condicionada secundaria al dolor. Cuando está presente, un médico comprensivo puede ayudar a la paciente a relajar de manera voluntaria el piso pélvico mientras la examina. Este ejercicio ayuda a la paciente a aprender a relajar los músculos a voluntad. Si hay antecedentes de abuso o traumatismo, un enfoque multidisciplinario con asesoramiento profesional es posible que dé los mejores resultados.

Si la paciente nota dolor con la penetración inicial, se debe examinar en busca de lesiones o infecciones que contribuyan y se deben tratar de forma adecuada. La exploración cuidadosa de la vulva, el introito y la vagina distal en ocasiones revela hallazgos de TART como cambios en la textura de los tejidos o dolor a la palpación. Se puede aplicar un tratamiento osteopático después de una explicación completa del procedimiento y de obtener y documentar en la historia clínica el consentimiento verbal o por escrito. Tener una acompañante presente es una buena práctica profesional siempre que se utilicen técnicas intravaginales, sin importar el género del osteópata. Se debe realizar una evaluación estructural de la pelvis antes del TMO y después de que se hayan corregido las asimetrías. La mayoría de las pacientes tolera bien la contratensión y en ciertos casos da resultados excelentes cuando se encuentran los puntos dolorosos.

Es más probable que ocurra dispareunia con la penetración profunda cuando la causa es una disfunción del piso pélvico o cuando existe una afección visceral, como la endometriosis. La exploración cuidadosa del piso pélvico debe revelar si hay puntos dolorosos específicos o si la tensión del piso pélvico es general. Las técnicas miofasciales y la contratensión son modalidades adecuadas para los cambios identificados en la textura del tejido. El dolor a la palpación alrededor del cóccix se puede tratar mediante distracción de la manera siguiente:

- Se colocan dos dedos en la vagina, laterales al cóccix en el fórnix posterior.
- Se aplica tracción suave hasta que se percibe un cambio en el tejido.
- El tratamiento exitoso resuelve el dolor a la palpación.

El dolor alrededor del cóccix a veces se corrige con la paciente vestida en decúbito ventral. La liberación miofascial externa o contratensión pueden lograr un tratamiento eficaz.

## Cistitis intersticial/síndrome de la vejiga dolorosa

Cuando el ginecólogo trata a una paciente con dolor pélvico crónico, es importante recordar que quizá esté relacionado con afecciones que involucran otros órganos que no forman parte del sistema reproductivo. Es recomendable remitir a otros especialistas para identificar la causa. La atención a los síntomas acompañantes ayuda al médico a completar un estudio diagnóstico eficiente. Por ejemplo, si una paciente tiene dolor pélvico crónico con distensión abdominal, meteorismo, diarrea o estreñimiento, el estudio diagnóstico se debe iniciar con el aparato digestivo. Asimismo, el dolor pélvico crónico con disuria, frecuencia y volúmenes pequeños de orina pueden indicar la presencia de una afección vesical, como cistitis intersticial o síndrome de la vejiga dolorosa (SVD).

La cistitis intersticial o síndrome de la vejiga dolorosa es una afección inflamatoria y dolorosa crónica con una constelación de síntomas que incluyen urgencia urinaria, nicturia, dolor pélvico y disminución de la calidad de vida. Se produce aproximadamente en 45 de cada 100 000 mujeres y en 8 de cada 100 000 hombres. No se comprende del todo la etiología ni la epidemiología. Los desafíos diagnósticos incluyen la naturaleza difusa de la expresión del dolor pélvico y que, a menudo, hay más de un síndrome doloroso concomitante.

Se denomina como "síndrome del gemelo malvado" en las pacientes con diagnóstico de cistitis intersticial y de endometriosis. Se realizó una revisión de la literatura médica para determinar la prevalencia del SVD y su coexistencia con endometriosis. De las pacientes identificadas con dolor pélvico crónico, la prevalencia promedio de SVD fue de 61% y la prevalencia promedio de endometriosis fue de 70% y la coexistencia de SVD y endometriosis fue de 48%. Las pacientes con estas dos afecciones dolorosas necesitan en especial una atención empática y un compromiso para encontrar estrategias para tratarlas y mejorar su calidad de vida.

Hay poco en la literatura médica acerca de los enfoques manuales para el tratamiento de pacientes con cistitis intersticial. Un artículo informó sobre un estudio de factibilidad para el uso de fisioterapia miofascial en el tratamiento de los síndromes de dolor pélvico crónico urológico en hombres y mujeres. Se asignaron dos grupos al azar para masaje terapéutico general o fisioterapia miofascial. El grupo miofascial tuvo una tasa de valoración de respuesta global de 57%, mientras que el grupo de tratamiento con masaje terapéutico general tuvo una tasa de respuesta de 21%. El tamaño de las muestras es pequeño, pero respaldan la eficacia del tratamiento miofascial dirigido.

Los informes anecdóticos indican que el tratamiento de contratensión puede mejorar los síntomas de la cistitis intersticial. Los puntos dolorosos, a menudo, se encuentran agrupados sobre los tejidos blandos suprapúbicos en la zona de la vejiga. Con el fin de tratar con eficacia múltiples puntos dolorosos en un tiempo más corto, se sugiere la estrategia siguiente:

- Se identifica primero el punto doloroso más importante.
- Se coloca a la paciente con las caderas y rodillas flexionadas y en inclinación lateral según sea necesario para lograr el máximo alivio del dolor.

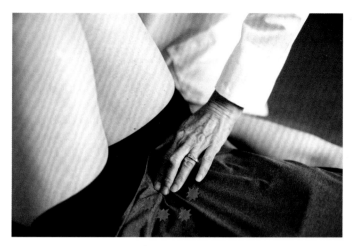

**FIGURA 116-18.** Puntos de contratensión tratados en secuencia. Cuando se encuentran múltiples puntos dolorosos a poca distancia, se elige uno para iniciar el tratamiento. Después de que la paciente se posicione y se perciba la pulsación en el tejido, se elige otro punto y se ajusta la posición hasta que se perciba una pulsación sin esperar 90 s. Es posible tratar el siguiente punto y así de manera sucesiva. Este método permite tratar varios puntos sin esperar 90 s en cada uno. (*Copyright Pacific Northwest University of Health Sciences*).

- En lugar de mantener la posición durante 90 s en el modelo habitual, tan pronto como se identifican los cambios tisulares, como la pulsación tisular, se puede identificar el siguiente punto y tratarlo de la misma manera sin regresar a la posición neutra.
- De esta manera, es posible tratar múltiples puntos dolorosos en un tiempo más corto (fig. 116-18).

## Enfoque multidisciplinario

La mayor parte de lo que se sabe acerca de la medicina manual y el TMO para el tratamiento del dolor pélvico crónico y el SVD proviene de evidencia anecdótica y de la experiencia del médico, aunque en la literatura médica se pueden encontrar algunos estudios en los que se utilizan tratamientos manuales con resultados mixtos. Se necesitan estudios de alta calidad para determinar la eficacia del TMO para estas afecciones.

El dolor pélvico crónico puede ser multifactorial y, como resultado, es posible que cualquiera que haya luchado contra el dolor crónico tenga depresión y ansiedad. La estrategia para la paciente debe ser multidisciplinaria, y aunque casi la mitad de las pacientes mejora con la histerectomía, cerca de 40% continúa con el dolor y 5% quizá empeore. Las modalidades que se sugieren para resolver el dolor pélvico crónico incluyen medicamentos, operaciones quirúrgicas, modalidades físicas, intervenciones conductuales y tratamientos complementarios y alternativos con el objetivo de mejorar la función y la calidad de vida.

Los médicos osteópatas están especialmente calificados para abordar los aspectos emocionales, psicológicos y estructurales de este fenómeno complejo. El enfoque de la mente, el cuerpo y el espíritu para la atención médica con capacitación en el diagnóstico de enfermedades por etiologías viscerales y somáticas, la capacidad para administrar farmacoterapia, realizar cirugías cuando esté indicado y proporcionar manipulación osteopática para la disfunción somática hace que el médico osteópata sea un socio calificado en la búsqueda de la salud de la paciente con dolor pélvico crónico.

## CASO 1

Una paciente de 36 años de edad con un problema de dispareunia de larga evolución. En el pasado, buscó tratamiento médico para el dolor a la palpación vulvar y recibió inyecciones de lidocaína en el punto doloroso vulvar. Las inyecciones resolvían su dispareunia durante casi 1 sem, luego regresaba el dolor. Buscó tratamiento de vez en cuando, aunque no a menudo porque las inyecciones eran dolorosas y el alivio de duración corta.

La exploración física no reveló lesiones vulvares ni cambios cutáneos. Se identificó un punto doloroso en el introito alrededor de las 4:00 en punto en sentido horario. Se ofreció una prueba de tratamiento osteopático y describió la técnica de contratensión. Se obtuvo consentimiento verbal. En posición de litotomía, con el dedo de control en el punto doloroso, el pie de la paciente del mismo lado se colocó en el hombro del osteópata, que utilizó la mano en el lado contralateral para rotar la pierna en sentido interno y externo mientras la flexión y la extensión de la cadera y la rodilla se controlaron mediante el movimiento hacia delante o atrás en el banco del osteópata. Cuando se identificó la posición de tratamiento con el alivio del dolor máximo, se mantuvo la posición durante 90 s. Se observaron cambios en los tejidos durante el tratamiento. Se regresó a la paciente a la posición neutra y se mantuvo el alivio del dolor.

La paciente regresó 2 sem después para una revisión y refirió el alivio total del dolor. Se le dijo que regresara si el dolor volvía. (*Nota:* los intervalos de tratamiento se deben determinan cuando el dolor regrese, y se tratan poco después de que se tengan de nuevo los síntomas. Es posible que la disfunción somática de larga evolución requiera tratamiento varias veces, pero cada tratamiento sucesivo debe resultar en un alivio más prolongado de los síntomas). Después de un periodo de casi 4 meses reapareció la dispareunia y se vio de nuevo a la paciente. Se encontró un punto doloroso en el mismo lugar y se trató otra vez con resultados satisfactorios. La paciente estaba muy satisfecha de recibir tratamiento con éxito sin una aguja con periodos de alivio más largos.

## CASO 2

Una paciente nulípara de 26 años de edad se presentó con un problema de vaginismo. Deseaba embarazarse, pero no había podido participar en el coito durante 3 años de matrimonio. Negó cualquier actividad sexual previa a esa, cualquier antecedente de abuso o traumatismo sexual y tener aversión al sexo o angustia psicológica que pudiera contribuir. Recibió tratamiento de un experto reconocido a nivel nacional en trastornos del piso pélvico y vaginismo, y después de someterse a biorretroalimentación y fisioterapia para el piso pélvico, se le remitió al psicólogo sin mejoría de los síntomas.

Mientras se preparaba para su exploración física en la posición de litotomía, tuvo una contracción del piso pélvico. Se le alentó a que relajara los glúteos y los muslos y pudo relajarse de manera voluntaria, pero al tocarle la vulva, la contracción se produjo de nuevo. Se le dio el control de la exploración y se le informó que si en algún momento quería detenerse, no se procedería.

Continuó relajándose de manera voluntaria después de cada contracción involuntaria hasta que fue posible explorarla. Se encontró un punto muy doloroso a las 4:00 en punto en sentido horario en la vulva, y al tocarlo provocó una fuerte contracción inmediata de los músculos paravaginales. El punto se trató con contratensión. Después del tratamiento, la paciente pudo tolerar una exploración pélvica con relajación voluntaria según fuera necesario y sin dolor.

Si bien la paciente aprendió a relajarse por completo para una exploración pélvica en el consultorio, continuó presentando vaginismo cada vez que intentaba el coito. Se sugirió psicoterapia con un terapeuta sexual para ella y su esposo. Aunque no es posible saber por qué empezó el vaginismo en este caso, la paciente y el médico teorizaron que quizá el dolor desencadenó el vaginismo como una respuesta condicionada en vez de que el vaginismo fuera la causa del dolor inicial.

## CASO 3

Una paciente de 32 años de edad, G2 y P2, se presentó para una exploración anual de rutina de mujer sana. Sus antecedentes obstétricos incluyen dos partos vaginales sin complicaciones. Negó antecedentes de traumatismo y el resto de la historia clínica no tenía datos de importancia. Tenía una relación estable y negó exposición a ITS. La exploración pélvica reveló genitales externos normales sin lesiones. La secreción fue fisiológica. Se observó que el cuello uterino estaba desviado a la izquierda. En la exploración pélvica bimanual, se notó un aumento de la tensión en el ligamento cardinal izquierdo y laxitud en el derecho. El útero era de tamaño normal con un fondo liso, en anteversión y anteflexión, con dolor a la palpación sin reblandecimiento.

La paciente no se había sometido a instrumentación uterina reciente ni había razones para considerar la endometritis en el diagnóstico diferencial. Se realizó una evaluación estructural para ver si una disfunción somática podría estar contribuyendo al dolor a la palpación uterina. Las EIAS asimétricas se trataron con la técnica del Dr. Eberly. Las restricciones de SI bilaterales se trataron con liberación posicional facilitada y la torsión del sacro se trató con técnica de energía muscular. Después de la corrección de las disfunciones somáticas pélvicas que se identificaron, se repitió la exploración pélvica bimanual. A la palpación, el cuello uterino estaba en la línea media, las tensiones eran iguales en los ligamentos cardinales y el útero ya no estaba doloroso a la palpación.

Si el TMO no hubiera tenido éxito en la resolución del dolor a la palpación uterina, se habría realizado una investigación más profunda con detección de ITS y ecografía en busca de patología uterina.

## Referencias

Aldabe D, Ribeiro DC, Milosavljevic S, et al. Pregnancy-related pelvic girdle pain and its relationship with relaxin levels during pregnancy: a systematic review. *Eur Spine J.* 2012;21:1769.

America's Health Rankings. Infant mortality. https://www.americashealthrankings.org/explore/health-of-womenand-children/measure/IMR_MCH/state/ALL. Accessed April 10, 2019.

Avci S, Yilmaz C, Sayil U. Comparison of nonsurgical treatment measures for de Quervain's disease of pregnancy and lactation. *J Hand Surg.* 2002;27(2):322-324.

Betran AP, Torloni MR, Zhang JJ, Gülmezoglu AM; for the WHO Working Group on Caesarean Section. WHO statement on caesarean section rates. *Br J Obstet Gynecol.* 2016;123:667-670.

Boesler D, Warner M, Alpers A, Finnerty EP, Kilmore MA. Efficacy of high-velocity low-amplitude manipulative technique in subjects with low-back pain during menstrual cramping. *J Am Osteopath Assoc.* 1993;93(2):203.

The Breast Crawl. A scientific overview. 2016. http://breastcrawl.org/science.shtml. Accessed April 7, 2019.

Centers for Disease Control and Prevention. Cesarean delivery rate by state. https://www.cdc.gov/nchs/pressroom/sosmap/cesarean_births/cesareans.htm. Accessed April 10, 2019.

Centers for Disease Control and Prevention. Pregnancy mortality surveillance system: trends in pregnancy-related mortality in the United States: 1987-2013, cause of death, racial disparities. https://www.cdc.gov/reproductivehealth/maternalinfanthealth/pregnancy-mortality-surveillance-system.htm. Accessed April 10, 2019.

Chapman JD. Progress in scientifically proving the benefits of OMT in treating symptoms of dysmenorrhea. *J Am Osteopath Assoc.* 1993;93(2):196.

Conner WJ. *The Mechanics of Labor*, taught by Andrew Taylor Still, M.D., Kirksville, Missouri and interpreted by W. J. Conner, D.O. Kansas City, Missouri. Typeset and republished by the National Center for Osteopathic History; chap 2.

Fernandes JG. Occupational therapists' role in perinatal care: a health promotion approach. *Am J Occup Ther.* 2018;72(5):7205347010p1-7205347010p4. doi: 10.5014/ajot.2018.028126.

FitzGerald MP, Anderson RU, Potts J, et al. Randomized multicenter feasibility trial of myofascial physical therapy for the treatment of urological chronic pelvic pain syndromes. *J Urol.* 2013;189(1 suppl):S75-S85. doi:10.1016/j.juro.2012.11.018.

Fogarty M, Osborn DA, Askie L, et al. Delayed vs early umbilical cord clamping for preterm infants: a systematic review and meta-analysis. *Am J Obstet Gynecol.* 2018;218(1):1-18.

Geoba.se. http://www.geoba.se/country.php?cc=CA&year=2018. Accessed April 4, 2019.

Grow OP. *Osteopathic Obstetrics.* Kirksville, MO: The Journal Printing Company; 1933:31.

Guala A, Boscardini L, Visentin R, et al. Skin-to-skin contact in cesarean birth and duration of breastfeeding: a cohort study. *The Scientific World Journal.* 2017. doi:10.1155/2017/1940756.

Hacker NF, Gambone JC, Hobel CJ. *Hacker & Moore's Essentials of Obstetrics and Gynecology* [VitalSource Bookshelf version]. 6th ed. Philadelphia, PA: Elsevier; 2015.

Hemmerich A, Bandrowska T, Dumas GA. The effects of squatting while pregnant on pelvic dimensions: a computational simulation to understand childbirth. J Biomech. 2019;87:64-74. doi: 10.1016/j.jbiomech.2019.02.017.

Hensel KL, Buchanan S, Brown SK, Rodriguez M, des Cruser A. Pregnancy research on osteopathic manipulation optimizing treatment effects: the PROMOTE Study a Randomized Controlled Trial. *Am J Obstet Gynecol.* 2015;212(1):108.e1-108.e9. doi: 10.1016/j.ajog.2014.07.043.

Hensel KL, Carnes MS, Stoll ST. Pregnancy research on osteopathic manipulation optimizing treatment effects: the PROMOTE Study Protocol. *J Am Osteopath Assoc.* 2016;116(11):716-724. doi: 10.7556/jaoa.2016.142.

Herren C, Sobottke R, Dadgar A, et al. Peripartum pubic symphysis separation: current strategies in diagnosis and therapy and presentation of two cases. *Injury.* 2015;46(6):1074-1080.

Index Mundi. Maternal mortality rate (deaths/100,000 live births). https://www.indexmundi.com/g/g.aspx?c=ca&v=2223. Accessed April 10, 2019.

Jones M. Osteopathy and obstetrical mortality and stillbirth and infant mortality: symposium on osteopathy in obstetrics chaired by S.V. Robuck, DO. *J Am Osteopath Assoc.* 1933;33:350-353.

Kilpatrick SJ; American Academy of Pediatrics, American College of Obstetricians and Gynecologists. *Guidelines for Perinatal Care.* 8th ed. Elk Grove Village, IL: American Academy of Pediatrics; 2017. http://search.ebscohost.com/

login.aspx?direct=true&db=nlebk&AN=1605923&site=e-host-live. Accessed April 9, 2019.

King HH, Tettambel MA, Lockwood MD, et al. Osteopathic manipulative treatment in prenatal care: a retrospective case control design study. *J Am Osteopath Assoc.* 2003;103:577-582.

Loving S, Nordling J, Jaszczak P, Thomsen T. Does evidence support physiotherapy management of adult female chronic pelvic pain? a systematic review. *Scand J Pain.* 2012;3(2):70-81. doi:10.1016/j.sjpain.2011.12.002.

Marnach ML, Ramin KD, Ramsey PS, et al. Characterization of the relationship between joint laxity and maternal hormones in pregnancy. *Obstet Gynecol.* 2003;101:331.

McDonald SJ, Middleton P, Dowswell T, Morris PS. Effect of timing of umbilical cord clamping of term infants on maternal and neonatal outcomes. *Evid Based Child Health.* 2014;9:303-397. doi:10.1002/ebch.1971.

Molins-Cubero S, Rodríguez-Blanco C, Oliva-Pascual Vaca Á, et al. Changes in pain perception after pelvis manipulation in women with primary dysmenorrhea: a randomized controlled trial [published online March 25, 2014]. *Pain Med.* 2014;15(9):1455-1463. doi:10.1111/pme.12404.

Moore KL, Daley AF, Agur AMR. *Clinically Oriented Anatomy.* 8th ed. Philadelphia, PA: Wolters Kluwer; 2018.

Neczypor JL, Holley SL. Providing evidence-based care during the golden hour. *Nurs Women's Health.* 2017;21(6):462-472.

Patnaik SS, Laganà AS, Vitale SG, et al. Etiology, pathophysiology and biomarkers of interstitial cystitis/painful bladder syndrome. *Arch Gynecol Obstet.* 2017;295:1341. https://doi.org/10.1007/s00404-017-4364-2.

Pires RES, Labronici PJ, Giordano V, et al. Intrapartum pubic symphysis disruption. *Ann Med Health Sci Res.* 2015;5(6):476-479. doi: 10.4103/2141-9248.177980.

Schauberger CW, Rooney BL, Goldsmith L, et al. Peripheral joint laxity increases in pregnancy but does not correlate with serum relaxin levels. *Am J Obstet Gynecol.* 1996;174(2):667-671.

Schellinger MM, Abernathy MP, Amerman B, et al. Improved outcomes for Hispanic women with gestational diabetes using the Centering Pregnancy© Group Prenatal Care Model. *Mater Child Health J.* 2017;21(2):297-305. doi:10.1007/s10995-016-2114-x.

Schneider LW, Crenshaw JT, Gilder RE. Influence of immediate skin-to-skin contact during cesarean surgery on rate of transfer of newborns to NICU for observation. *Nurs Women's Health.* 2017;21(1):28-33.

Schwerla F, Wirthwein P, Rütz M, Resch KL. Osteopathic treatment in patients with primary dysmenorrhea: a randomized controlled trial. *Int J Osteopath Med.* 2014;17:222-231. doi:10.1016/j.ijosm.2014.04.003.

Smallwood CR, Borgerding CJ, Cox MS, et al. Osteopathic manipulative treatment (OMT) during labor facilitates a natural, drug-free childbirth for a primigravida patient: a case report. *Int J Osteopath Med.* 2012. http://dx.doi.org/10.1016/j.ijosm.2012.10.005.

Speer LM, Mushkbar S, Erbele T. Chronic pelvic pain in women. *Am Fam Phys.* 2016;93(5):380-387.

Still, AT. *The Philosophy and Mechanical Principles of Osteopathy.* Kansas City, MO: Hudson-Kimberly Pub. Co.; 1892:314.

Strickland C, Merrell S, Kirk JK. Centering pregnancy: meeting the quadruple aim in prenatal care. *NC Med J.* 2016;77(6):394-397. http://search.ebscohost.com.proxy.pnwu.org/login.aspx?direct=true&db=mdc&AN=27864486&site=ehost-live. Accessed April 14, 2019.

Tettambel M. Using integrative therapies to treat women with chronic pelvic pain. *J Am Osteopath Assoc.* 107(suppl 6):ES17-ES20.

Tirlapur SA, Kuhrt K, Chaliha C, et al. The 'evil twin syndrome' in chronic pelvic pain: a systematic review of prevalence studies of bladder pain syndrome and endometriosis. *Int J Surg.* 2013;11(3):233-237.

Trotman G, Gayatri C, Darolia R, et al. The effect of centering pregnancy versus traditional prenatal care models on improved adolescent health behaviors in the perinatal period. *J Pediatr Adolesc Gynecol.* 2015;28(5):395-401.

Whiting LM. Can the length of labor be shortened by osteopathic treatment? *J Am Osteopath Assoc.* 1911;11:917-921.

World Health Organization. Tens steps to successful breastfeeding, Revised 2018. https://www.who.int/nutrition/bfhi/ten-steps/en/. Accessed April 7, 2019.

Xie RH, Gaudet L, Krewski D, et al. Higher cesarean delivery rates are associated with higher infant mortality rates in industrialized countries. *Birth Issues Perinatal Care.* 2015;42(1):62-69.

Yano J; Sobel JD; Nyirjesy P, et al. Current patient perspectives of vulvovaginal candidiasis: incidence, symptoms, management and posttreatment outcomes. *BMC Women's Health.* 2019;19:48.

# 117 Consideraciones neurológicas

Eileen L. DiGiovanna y Michael Rowane

El sistema nervioso humano es extremadamente complejo y tiene efecto sobre todo el cuerpo y, a su vez, resulta afectado por el mismo. El sistema nervioso central (SNC) se compone del cerebro, que incluye la corteza cerebral, el cerebelo, los ganglios basales y el tronco cerebral, junto con la médula espinal. Del cerebro surgen los 12 nervios craneales y de la médula espinal surgen los nervios periféricos:

1. Motor
2. Sensorial
3. Autónomo
   a. Simpático
   b. Parasimpático

## CEREBRO

La corteza cerebral es el centro de la actividad consciente del cerebro. El inicio de la función motora comienza aquí en el nivel consciente. Aquí se procesa e interpreta el impulso sensorial al cerebro. El habla, el procesamiento visual y la memoria tienen sus centros en el cerebro. Sólo en el cerebro humano se pueden utilizar el pensamiento racional y las emociones en un nivel avanzado.

Los ganglios basales son estructuras que actúan como centros de control entre los sistemas sensorial y motor. Controlan los movimientos autónomos e inhiben los reflejos segmentarios. Cuando son disfuncionales, se pueden producir temblores, rigidez de los músculos o trastornos posturales.

El cerebelo tiene una función propioceptiva que controla la postura, el equilibrio y la uniformidad del funcionamiento muscular. Cuando se altera esta función se pueden manifestar síntomas como movimiento disfuncional, temblor muscular, pérdida del equilibrio o ataxia.

El tronco cerebral es la conexión principal entre las partes superiores del SNC y la médula espinal. Todos los impulsos nerviosos que ascienden de la médula espinal al SNC o descienden del SNC a la médula espinal pasan a través del tronco cerebral. Dentro del tronco cerebral están los núcleos de los nervios craneales y los centros autónomos. El daño significativo del tronco cerebral es incompatible con la continuación de la vida.

Las vías motoras en el cerebro constan de una *motoneurona superior* y una *motoneurona inferior*. La motoneurona superior se encuentra en la corteza cerebral y la inferior en el tronco cerebral. Una lesión de la motoneurona superior provoca debilidad muscular o parálisis, sin atrofia muscular temprana y atrofia por desuso que se desarrolla después de un tiempo. Si una parte del cuerpo está representada a ambos lados en la corteza, esto no sería tan notorio. Se puede presentar aumento del tono muscular junto con incremento de los reflejos tendinosos. La motoneurona inferior se encuentra en el tronco cerebral. Una lesión de la motoneurona inferior, por lo general, se manifiesta como debilidad muscular, parálisis flácida, pérdida de reflejos y atrofia de los músculos.

## Nervios craneales

Existen 12 nervios craneales que surgen del SNC. Surgen del cerebro a diferencia de los que salen de la médula espinal. Aportan inervación, motora y sensorial, a la cabeza y el cuello. Hay tres tipos de inervación motora y tres de inervación sensorial de los nervios craneales:

1. Motora
   a. Somática: a los músculos desarrollados a partir de somitas.
   b. Braquial: a músculos desarrollados a partir de los arcos branquiales.
   c. Viscerales: a músculos de las vísceras, incluidos los músculos lisos y las glándulas.
2. Sensorial
   a. General: dolor, presión, temperatura y tacto.
   b. Especial: visión, audición, equilibrio, olfato y gusto.
   c. Visceral: impulsos de las vísceras.

Las fibras motoras somáticas se llevan en tres nervios craneales a los músculos del ojo, el motor ocular común (III), patético o troclear (IV) y motor ocular externo (VI), y en uno a la lengua, el hipogloso (XII). Las fibras motoras branquiales se llevan por el trigémino (V) a los músculos temporales y maseteros, por el facial (VII) a los músculos de la expresión facial, por el glosofaríngeo (IX) y el vago (X) a los músculos de la faringe y la laringe, y el nervio espinal (XI) a los músculos esternocleidomastoideos y trapecio.

Las fibras motoras viscerales se llevan en el nervio motor ocular común (III) a los músculos de la pupila del ojo. Se llevan en el nervio facial (VII) a las glándulas de la cabeza a excepción de la parótida, que es inervada por el nervio glosofaríngeo (IX). El nervio vago (X) inerva a todas las vísceras torácicas y abdominales hasta el ángulo esplénico del colon.

Los nervios craneales que llevan impulso sensorial especial son:

1.   Olfativo (I)
2.   Visión (II)
3.   Gusto (VII, IX)
4.   Equilibrio (VIII)
5.   Audición (VIII)

El nervio trigémino (V) es el único nervio craneal que lleva fibras sensoriales generales. Inerva la cabeza, el cuello, las meninges y los senos paranasales. El nervio glosofaríngeo (IX) y el vago (X) llevan aferentes viscerales, impulso sensorial de las vísceras como la náusea, pero no el dolor.

Es importante que el médico osteópata comprenda el curso y la función de cada nervio craneal. La disfunción de un nervio puede resultar de numerosos factores, como traumatismos, infecciones o tumores. Es posible ayudar al proceso de curación al descubrir y tratar cualquier componente somático de la disfunción con manipulación osteopática. Mejorar la circulación en la región, eliminar el líquido del edema y liberar la compresión del nervio por el hueso o músculo son algunas formas en las que el médico puede ayudar.

## Médula espinal

La médula espinal se extiende desde el tronco cerebral hasta la 2ª vértebra lumbar, en cuyo nivel se convierte en la *cola de caballo*, al separarse en haces nerviosos individuales. La médula está segmentada con las raíces nerviosas que salen de cada sección. Dentro de la médula hay células del asta anterior de las que surgen los nervios motores periféricos y las astas dorsales en las cuales entran los nervios sensoriales.

## Sistema nervioso autónomo

El sistema nervioso autónomo proporciona acceso a la mayoría de las vísceras del cuerpo mediante los sistemas simpático o parasimpático, o al equilibrar los dos sistemas. El sistema nervioso autónomo se expone en detalle en el capítulo 109.

## Neuropatías por atrapamiento

Las neuropatías por atrapamiento se producen cuando los tejidos circundantes atrapan un nervio, lo que provoca irritación mecánica o lesión al nervio. Las más comunes se presentan en los nervios de las extremidades superiores o inferiores.

## PARÁLISIS DE BELL

La parálisis de Bell es el resultado de disfunción del nervio facial (VII), cuya causa no se conoce con certeza, pero puede estar relacionada con un resfriado, una infección viral o un traumatismo que provoque inflamación del nervio. Es una lesión de la motoneurona inferior, con parálisis de todos los músculos en varios grados en el lado de la lesión. Por lo general, hay asimetría facial marcada con caída del ángulo de la boca y de la ceja, pérdida del pliegue nasolabial y pliegues de la frente. Debido a que las fibras se cruzan, suele haber integridad del músculo frontal. Los párpados no se cierran con firmeza y el parpadeo es difícil de manera que se pierde el lagrimeo, o las glándulas lagrimales no producen lágrimas y el ojo se seca. Se debe mantener lubricado hasta que se recupere la producción normal de lágrimas. El alimento tiende a acumularse en las mejillas o se escapa por la comisura de la boca. La percepción del sonido aumenta, lo que provoca malestar, y se puede perder el gusto. Puede haber un dolor significativo en la mandíbula y alrededor del oído.

El médico osteópata encuentra con frecuencia dolor a la palpación de los músculos faciales y cervicales, incluidos el esternocleidomastoideo y escaleno, del mismo lado. A menudo hay disfunción somática en el nivel de C3. Es posible encontrar compresión occipitomastoidea con el hueso temporal en rotación interna en el lado afectado.

El tratamiento de los tejidos blandos miofasciales con técnicas de contratensión y energía muscular puede aliviar el dolor facial relacionado con la parálisis de Bell. Se debe liberar la compresión occipitomastoidea y se debe llevar el hueso temporal a rotación interna/externa normal. Se debe asegurar un flujo linfático normal al corregir las disfunciones de la columna cervical, el movimiento craneal y el sacro. Siempre se debe evaluar C3 y corregir cualquier disfunción encontrada.

## Enfermedad de Parkinson

La enfermedad de Parkinson es un trastorno neurológico degenerativo en el cual las sinapsis dopaminérgicas en el *cuerpo estriado* se deterioran y provocan temblor, bradicinesia y rigidez muscular. Las neuronas, con alto contenido de dopamina, se pierden de manera gradual en la *sustancia negra*. El paciente pierde el control voluntario de los músculos y, a menudo, se queda "congelado" y no puede iniciar el movimiento o no puede detener el movimiento hasta que se encuentra con algún obstáculo; por ejemplo, caminar hacia una pared. Muchos medicamentos disponibles para el tratamiento de la enfermedad provocan discinesia, por lo que los fármacos se deben equilibrar con cuidado.

Los pacientes con Parkinson comienzan a adoptar una postura flexionada, con la cabeza inclinada hacia delante y una mayor cifosis de la columna torácica. La marcha es lenta y arrastrada, disminuye la flexión de las caderas, rodillas y tobillos, por lo que se producen con frecuencia tropiezos y caídas y provocan múltiples lesiones. En ocasiones se produce una extensión de la cabeza y el cuello, lo que dificulta que la persona vea hacia dónde camina. La calidad de vida se deteriora para el paciente y el cuidador.

Por lo general, los pacientes con enfermedad de Parkinson tienen una discapacidad mayor de la que provoca la enfermedad. Esto quizá sea causado por el hecho de que tienden a disminuir sus actividades con la resultante pérdida de fuerza muscular, y la rigidez muscular aumenta por la inactividad y las posiciones flexionadas prolongadas, es decir, estar sentado. Se ha demostrado que la manipulación osteopática mejora varias facetas de la enfermedad de Parkinson, incluida la calidad de vida. Una combinación de manipulación, fisioterapia y entrenamiento de fuerza, en especial en las fases iniciales, puede lograr varios aspectos en el paciente:

1. Mejorar la postura de la cabeza y el cuerpo
2. Aumentar la longitud de la zancada
3. Incrementar la flexión de las caderas, las rodillas y los tobillos con mayor elevación del pie desde el piso
4. Disminuir el número de caídas
5. Mejorar la calidad de vida con disminución de la depresión

Al parecer, las técnicas de energía muscular son particularmente útiles en el tratamiento de estos pacientes.

El estiramiento de los músculos rígidos e hipertónicos aumenta el rango de movimiento de las articulaciones y ayuda a disminuir las deformidades de flexión. Las zonas de disfunción somática se pueden tratar con técnicas de energía muscular, contratensión o liberación posicional facilitada. Las técnicas de empuje no son útiles debido a la rigidez muscular que, a menudo, impide el movimiento a través de una barrera. Los pacientes deben recibir un programa de ejercicio estructurado para realizar en casa, que incluya el fortalecimiento muscular de las extremidades. Es necesario enseñar a los pacientes y a sus cuidadores cómo hacer su hogar más seguro para evitar tropezones y pérdida del equilibrio, así como quitar alfombras, cubrir o eliminar cables del piso, e instalar barras de seguridad en las bañeras y junto a los inodoros.

## Distrofia simpática refleja (síndrome de dolor regional complejo)

La distrofia simpática refleja (DSR) manifiesta una actividad vasomotora inestable en las extremidades distales. Aunque es más común en las extremidades superiores (manos), también se puede presentar en las inferiores (pies). La causa es poco conocida, pero, al parecer, la DSR a menudo se manifiesta después de una afección dolorosa que involucra la extremidad que ha provocado que se inmovilice por un tiempo. El infarto del miocardio con dolor en el brazo izquierdo ha precedido a algunos casos. La lesión de una extremidad o la enfermedad vascular cerebral que afecta a la extremidad puede ser causa precipitante.

Al parecer se produce una estimulación anormal del sistema nervioso simpático, con síntomas que se manifiestan semanas a meses después del evento precipitante. Al inicio, hay enrojecimiento, edema y dolor ardoroso en la extremidad. Las fibras simpáticas del sistema autónomo se distribuyen con las arterias. La actividad hipersimpática provoca vasoconstricción, cambios inflamatorios y liberación de sustancias vasoactivas. El dolor puede ser tan intenso que impide el uso de la extremidad. A menudo, en las extremidades superiores, el hombro del brazo afectado está doloroso al igual que la mano, lo que se conoce como *síndrome de hombro/mano*. Después, la piel se vuelve atrófica con palidez o cianosis de los dedos, muy similar al fenómeno de Raynaud. Si no se resuelve pronto, se presentan cambios irreversibles, incluida contractura de los músculos de las extremidades y osteoporosis.

La prevención, si es posible, es la clave. Los pacientes que presentaron enfermedad vascular cerebral o infarto del miocardio se deben movilizar pronto. Es importante buscar y tratar cualquier disfunción somática relacionada con el sistema simpático que inerva la extremidad afectada; cuello, costillas superiores y parte superior del tórax para las extremidades superiores; y para las extremidades inferiores, la parte superior del tórax o región lumbar. Se debe controlar el dolor para que se puedan prescribir y realizar los ejercicios de forma regular. Es posible que se requiera bloqueo nervioso simpático.

## CASO 1

R.B. es un hombre caucásico de 68 años de edad con antecedentes que incluyen fusión raquídea cervical, 14 años de enfermedad de Parkinson y 8 años de rigidez cervical, con la cabeza en una posición inclinada hacia delante de manera crónica. En el pasado tuvo dificultad con la deambulación, en la cual parecía cruzar una pierna frente a la otra y caer. La familia del paciente recurrió a un fisioterapeuta privado para ayudarlo, varias veces por semana, con ejercicio y masajes de tejidos blandos para disminuir la tensión muscular en la columna cervical y mejorar su capacidad para elevar la cabeza.

La exploración física reveló un paciente en silla de ruedas con el cuerpo encorvado hacia delante y la cabeza flexionada hacia delante. El paciente se pudo comunicar, pero su habla varió en la claridad de la articulación. La exploración neurológica reveló que sus nervios craneales estaban aparentemente intactos. Tenía un temblor intencional leve, en especial en las extremidades. Su fuerza muscular era de 4/5 bilateral; los reflejos tendinosos profundos se redujeron 1 y 1.5/4 bilateral; y la sensibilidad parecía igual en ambos lados.

Los hallazgos clave de la exploración estructural del paciente incluyeron aumento significativo de la curvatura cifótica de la columna torácica y el aplanamiento asociado de las curvaturas lordóticas de las regiones lumbar y cervical. Había una disminución del rango de flexibilidad de los músculos piriforme derecho y psoas izquierdo, así como una asimetría pélvica de los huesos iliacos que eran anterior/inferior a la derecha y posterior/superior a la izquierda. Había una restricción paravertebral torácica media a superior en el lado derecho, en especial en T3 y T6. La exploración de la columna cervical reveló una disminución marcada del rango de movimiento con la cabeza flexionada hacia delante y un mayor movimiento rotatorio a la izquierda. Había disfunción somática cervical superior en C2 y disminución evidente del tono y laxitud de la musculatura cervical posterior, mientras que había tensión y contracción de los músculos cervicales anteriores.

El enfoque principal del tratamiento inicial fue realizar una evaluación completa de los sitios primarios y secundarios de disfunción somática. Aunque la preocupación principal del paciente era la región cervical, era importante corregir cualquier problema estructural que afectara a otras partes del cuerpo. Las técnicas de tejidos blandos y energía muscular se complementaron con técnicas de moderada velocidad y baja amplitud, a excepción de la columna cervical, donde las técnicas de liberación miofascial fueron la modalidad principal utilizada. Las técnicas de inhibición del trapecio se realizaron con una técnica de compresión miofascial para el trapecio derecho.

El paciente y su cuidador recibieron una serie de ejercicios específicos para estirar la columna cervical y rehabilitarla. Otras modalidades para ayudar en la rehabilitación incluyeron uso de calor, atención para mejorar la postura y modificación de la actividad.

Se vio al señor R.B. durante los siguientes meses, una vez al mes, con cierta mejoría gradual. Tenía antecedentes de rigidez cervical anterior crónica que le provocaba inclinación hacia delante. Su esposa notó que durante los periodos de fatiga, regresaba a esta posición. En sesiones de tratamiento posteriores, las metas eran aumentar el rango de movimiento, relajar la musculatura cervical anterior y estimular el fortalecimiento de la musculatura cervical posterior. Estos parámetros se afectaron debido al estado de flexión prolongada de la columna cervical del paciente. Él descubrió que después de algunos tratamientos podía mantener la cabeza erguida mejor y dejó de caerse. Hubo una plática larga con el paciente acerca de la necesidad de un programa de rehabilitación a largo plazo, a la luz de la naturaleza progresiva de la enfermedad de Parkinson. El intervalo de 4 sem entre las sesiones de tratamiento parecía ser óptimo para que el paciente mantuviera el control de la cabeza y evitara las caídas. La familia se comprometió a realizar todas las medidas para ayudar a mejorar el estado del paciente.

## Discusión

La enfermedad de Parkinson es una afección frustrante con un deterioro progresivo grave de las capacidades motoras que provoca una discapacidad completa. Se debe explorar cualquier modalidad que pueda ayudar a mejorar la calidad de vida. Existen estudios del *New York College of Osteopathic Medicine* que demuestran los beneficios de la manipulación osteopática, incluido uno de Wells y cols. (1988). Se utilizó un protocolo sencillo con 10 pacientes con enfermedad de Parkinson para evaluar el efecto sobre la marcha. Lo interesante es que una sola sesión del protocolo de tratamiento de manipulación osteopática (TMO) tuvo un impacto inmediato en la marcha típica del Parkinson. Otros estudios apoyan la integración de un equipo multidisciplinario con fisioterapia, entrenamiento propioceptivo y de fortalecimiento, junto con TMO, en especial uno de Smutny y cols. (1998). Los 35 pacientes con Parkinson con 193 consultas tuvieron mejorías medibles en uno o más elementos del análisis de la marcha, mientras que 71% tuvo mejorías medibles en todos los aspectos del análisis de la marcha.

La osteopatía en el campo craneal (OCF) parece ser otra área que puede ofrecer beneficios a los pacientes con Parkinson. Rivera-Martinez y cols. (2002) demostraron que los patrones de distensión que involucran la compresión occipitoatloidea y occipitomastoidea bilateral se redujeron de manera significativa con la OCF.

Existe una amplia literatura en desarrollo sobre la manipulación osteopática para los pacientes con Parkinson. Los beneficios de la manipulación osteopática justifican una mayor exploración en cuanto a protocolos de manipulación específicos. Esto puede fomentar el uso generalizado por parte de los médicos de atención primaria para aplicar manipulación osteopática de manera eficaz. Los beneficios de la manipulación osteopática fueron evidentes para este paciente y sus actividades de la vida diaria. El paciente tuvo una disminución de las caídas y pudo mantener el control cefálico si recibía TMO, por lo menos, cada 4 semanas. Éste es uno de los beneficios más drásticos para una población específica que la manipulación osteopática puede ofrecer.

## Referencias

Berne RM, Levy MN. Physiology. St. Louis, MO: Mosby; 1998.

Lehman SK, Wells MR, Smutny C, et al. Development of "The NYCOM osteopathic physical treatment program for patient's with Parkinson's disease." *J Am Osteopath Assoc.* 1998;98:390.

Rivera-Martinez S, Wells MR, Capobianco JD. A retrospective study of cranial strain patterns in patients with idiopathic Parkinson's disease. *J Am Osteopath Assoc.* 2002;102:417-422.

Smutny CJ, Wells MR, Bosak A. Osteopathic considerations in Parkinson's disease. *J Am Osteopath Assoc.* 1998;98:389.

Ward RC, ed. *Foundations for Osteopathic Medicine.* 2nd ed. Philadelphia, PA: Lippincott Williams & Wilkins; 2003.

Wells MR, Giantinoto S, D'Agate MS, et al. Osteopathic manipulative treatment acutely improves functional gait performance in patients with Parkinson's disease. *J Am Osteopath Assoc.* 1999;99:92-98.

Wilson-Pauwels L, Akesson EJ, Stewart PA. *Sandoz Course, Cranial Nerves, Anatomy and Clinical Comments.* Toronto, Canada: BC Decker Inc.; 1988.

# 118 Prescripción de la manipulación

Eileen L. DiGiovanna

El médico osteópata tiene la oportunidad y la responsabilidad de aplicar los principios osteopáticos en el tratamiento de todos los pacientes. La manipulación osteopática debe desempeñar un papel destacado en el cuidado de los pacientes cuando sea apropiado. Este capítulo describe cómo la manipulación osteopática encaja en el plan de manejo junto con la información proporcionada en los capítulos de aplicación práctica a lo largo de este texto. Este plan, a menudo, se denomina "prescripción osteopática". Así como el médico prescribe alguna intervención quirúrgica o medicamentos, el médico osteópata proporciona la prescripción adicional de cuidados manipulativos.

## EVALUACIÓN DEL PACIENTE

En ningún área de la medicina se inicia un tratamiento sin el beneficio de una historia clínica y una exploración física cuidadosas. A partir de éstas, sigue una *lista de diagnóstico diferencial*, que debe incluir todas las posibles causas del síntoma principal del paciente. En el proceso de resolución de problemas, el médico debe determinar si se necesitan más pruebas de evaluación para reducir el diagnóstico diferencial a un *diagnóstico de trabajo*. La información recopilada de la historia clínica, la exploración física y las pruebas adicionales se utiliza para "incluir" o "descartar" afecciones de la lista de diagnóstico diferencial. En todos los casos, se deben excluir primero las enfermedades que ponen en riesgo la vida.

Una parte importante de la exploración física para el médico osteópata es la *evaluación estructural*. Esto no sólo proporciona información sobre el sistema neuromusculoesquelético del paciente, sino también aporta pistas sobre problemas viscerales a través de los hallazgos del reflejo viscerosomático y los puntos reflejos de Chapman.

Para determinar qué prueba complementaria utilizar, el médico puede seguir una variedad de pautas:

1. Saber con exactitud qué información está buscando cuando solicite pruebas complementarias. La realización de pruebas indiscriminadas no sustituye al conocimiento clínico.

El diagnóstico diferencial debe constituir la base de la toma de decisiones en cuanto a las pruebas complementarias.

2. Saber qué pruebas proporcionan la mayor cantidad de información con el menor riesgo para el paciente y cuáles son las más rentables. Se deben evitar las pruebas que no confirmen ni alteren el curso del tratamiento. Es posible que se deba tener en cuenta el momento en que se realizan algunas pruebas. Las pruebas electrofisiológicas, por lo general, requieren una latencia de 6 sem antes de que sean útiles. Es posible que ciertos cambios radiológicos sólo se hagan evidentes en determinados intervalos.

3. Planificar el orden en el que se deben realizar las pruebas para asegurarse de que se aborden primero las enfermedades o lesiones más graves. Por lo general, se sigue una secuencia de las menos a las más invasivas.

4. Explicar al paciente por qué se solicita la prueba y qué información proporcionará. Es más probable que el paciente coopere en la obtención de la prueba si comprende el motivo.

## Pruebas complementarias

1. Análisis de sangre: se deben realizar cuando se buscan procesos infecciosos, problemas metabólicos, participación visceral específica en una patología, enfermedades autoinmunes, problemas hematológicos y otros que se pueden identificar a través de la sangre.

2. Estudios radiográficos: las radiografías del sistema musculoesquelético se deben tomar en las condiciones siguientes:
   a. Sospecha de fractura o dislocación.
   b. Sospecha de artritis importante.
   c. Traumatismo musculoesquelético significativo.
   d. Cualquier persona mayor de 50 años de edad con dolor de huesos o articulaciones.
   e. Cuando un paciente está lesionado de una manera que pudiera tener implicaciones legales.
   f. Cuando existe un riesgo relevante de una demanda por negligencia médica.

g. Para diagnosticar y vigilar el progreso de escoliosis estructural.

h. Para medir las discrepancias en la longitud de las piernas y la inclinación pélvica.

3. Imagen por resonancia magnética (IRM): es útil para identificar lesiones de tejidos blandos o hernias discales intervertebrales. No es necesario realizarla para cada sospecha de hernia discal, a menos que el hallazgo de la misma cambie el plan de tratamiento del paciente. Ciertas patologías óseas que se encuentran con rayos X se pueden investigar con más detalle en la IRM.

4. Gammagrafía ósea: es particularmente útil en la búsqueda de una enfermedad metastásica cancerosa y se debe utilizar cuando existe sospecha. También se pueden detectar fracturas ocultas.

5. Estudios de densidad ósea: son útiles para determinar la presencia y el alcance de la pérdida de masa ósea en afecciones como osteopenia y osteoporosis. A menudo, ésta es una prueba de detección valiosa para las mujeres que han entrado en la menopausia o para las personas que usan medicamentos esteroides a largo plazo.

6. Estudios electromiográficos/de conducción nerviosa (EMG/ECN): son útiles para identificar la participación específica de nervios y músculos, tanto qué nervio está involucrado como la extensión de la afección. Si bien los resultados pueden ser útiles, no son tan precisos en todos los casos.

7. Tomografía por emisión de positrones (TEP): esta exploración puede ser útil para determinar el funcionamiento real del cerebro u otros tejidos.

## DESARROLLO DE UN PLAN DE MANEJO

El paso siguiente es desarrollar un plan de manejo para el paciente. Algunas consideraciones son:

1. Alivio del dolor.
2. Control de cualquier proceso infeccioso o trastorno metabólico con los medicamentos adecuados.
3. Mejorar la movilidad y la calidad de vida del paciente.
4. Cambios en el estilo de vida necesarios
   a. Dejar de fumar.
   a. Buen plan de nutrición que cubra las necesidades especiales que pueda tener el paciente.
   a. Esquema de ejercicio adecuado.
   b. Evaluación de factores de riesgo con los cambios apropiados, incluidas medidas preventivas contra futuras lesiones o enfermedades.

## PRINCIPIOS OSTEOPÁTICOS

Los principios osteopáticos deben ser una parte integral de la evaluación y el tratamiento generales de cada paciente.

1. **El cuerpo es una unidad:** a medida que el médico se acerca al diagnóstico de la enfermedad del paciente, debe tener en cuenta la unidad del cuerpo. Nunca es una buena práctica aislar el foco de la evaluación en una sola parte del cuerpo, aunque el síntoma parezca estar relacionado con una área única. Un ejemplo claro es el dolor de hombro, que puede ser causado por un problema cervical, afectación de la articulación del hombro o de la cintura escapular, un problema de codo o muñeca; disfunción temporomandibular, isquemia cardiaca, irritación del diafragma, enfermedad de la vesícula biliar, o incluso, un desequilibrio postural que ha causado compensación del sacro a la región cervical. Los problemas viscerales se pueden manifestar en el soma y viceversa. Los puntos gatillo pueden referir el dolor a cierta distancia del punto mismo. El médico debe considerar todas las facetas de interrelación del cuerpo.

El concepto del cuerpo como unidad incluye la consideración de la salud mental y espiritual del paciente, así como su estado físico. El desarrollo y la recuperación de la enfermedad se ven fuertemente influidos por la depresión, la ansiedad, el miedo, la ira, la culpa, los sentimientos de impotencia y desesperanza, las relaciones familiares y los sistemas de apoyo espiritual.

2. **La estructura y la función están interrelacionadas:** el médico debe reconocer que es probable que una estructura anómala produzca un funcionamiento anormal de esa parte del cuerpo. Del mismo modo, la función anómala de larga evolución con el tiempo afecta la estructura involucrada al crear una posición compensatoria o un patrón de movimiento, cambios en la estructura misma o tensiones en la estructura que resultan en una rotura del tejido. Un plan de tratamiento se debe enfocar en mejorar la estructura y la función del paciente lo más cercano posible a lo normal para éste, incluso cuando lo encontrado no parece estar relacionado con el problema en cuestión. El sistema musculoesquelético es la puerta de entrada del médico osteópata al tratamiento de muchas afecciones, tanto de ese sistema como de otros conectados mediante los sistemas nervioso y circulatorio.

3. **El cuerpo se autorregula y se cura a sí mismo:** el médico sabio debe utilizar la capacidad del cuerpo para repararse y mantenerse. Entonces, es el papel del médico saber cuándo y dónde intervenir para ayudar al cuerpo en su proceso de curación. Las consideraciones osteopáticas incluyen: a) mantener una buena circulación en las partes del cuerpo involucradas; y b) mantener un buen flujo linfático para asegurar el mejor funcionamiento del sistema inmunológico.
   a. Prevenir la facilidad con la que los segmentos espinales pueden enviar retroalimentación inapropiada a las estructuras involucradas a través del sistema nervioso, motor, sensorial o autónomo.
   b. Eliminar cualquier fuente de dolor o malestar que se pueda tratar manualmente.
   c. Tratar todas las disfunciones somáticas que interfieran con el movimiento de cualquier parte del cuerpo o la movilidad del paciente en general.

## PRESCRIPCIÓN DEL TRATAMIENTO DE MANIPULACIÓN OSTEOPÁTICA

Una vez que el médico ha determinado el diagnóstico de trabajo y ha desarrollado un plan para el manejo del paciente, es necesario decidir un programa para la aplicación del tratamiento de manipulación osteopática (TMO). Al tomar una decisión sobre qué técnicas utilizar, es útil determinar las metas de este tratamiento:

1. Aliviar el dolor o el malestar musculoesquelético
2. Mejorar el movimiento de articulaciones específicas
3. Aumentar la circulación arterial o venosa
4. Mejorar el flujo linfático
5. Modificar la participación del sistema nervioso
   a. Impulso autónomo
   b. Atrapamiento del nervio
      (1) Nervio periférico
      (2) Raíz nerviosa
      (3) Plexo nervioso
   c. Facilitación de la médula espinal
   d. Reflejos
      (1) Viscerosomático
      (2) Somatovisceral
      (3) Somatosomático
      (4) Puntos de Chapman
      (5) Puntos gatillo
6. Influir en el estado mental del paciente
   a. Ayudar a la relajación
   b. Aliviar la ansiedad
   c. Mejorar la sensación de bienestar del paciente

Cada médico y cada paciente deben comprender al comienzo de cualquier curso de tratamiento que no todas las afecciones son del todo "curables". Muchas veces la meta debe ser la mejoría y, aun así, no todas las afecciones ni todos los pacientes responden de manera favorable al tratamiento de manipulación. Se deben revaluar las metas cada cierto tiempo para garantizar que sigan siendo adecuadas y razonables.

## Modelos de tratamiento de manipulación

Como parte de la determinación del tipo de tratamiento de manipulación que se va a seleccionar, Greenman propone algunos modelos para ayudar en esta selección. Éstos se centran en metas específicas del tratamiento. En algunos pacientes puede ser necesario considerar varias metas y, por lo tanto, se puede utilizar más de un modelo.

1. **Modelo biomecánico:** este modelo se centra en los aspectos posturales y estructurales de la afección del paciente. Es útil en el tratamiento de dolor y disfunción musculoesquelética, desequilibrios posturales, lesión o disfunción articular, lesión o desequilibrio muscular y tendinoso, lesiones ligamentosas, anomalías de la marcha y disfunciones del movimiento. Las metas de este modelo son el alivio del dolor, la calidad del movimiento y la función de las articulaciones, la tonificación de los músculos y la salud general del sistema musculoesquelético.

2. **Modelo neurológico:** este modelo está indicado para influir en el sistema nervioso mediante la manipulación osteopática. Incluye efectos directos sobre el sistema nervioso, por ejemplo, alivio de un atrapamiento nervioso, como en el síndrome del túnel carpiano, o sobre las vísceras a través del sistema nervioso autónomo o el tratamiento de los reflejos viscerosomáticos o puntos de Chapman. Se puede utilizar para el alivio del dolor que se mantiene por vías neurológicas o para mejorar la calidad

de vida de las personas discapacitadas por procesos de enfermedades neurológicas crónicas.

3. **Modelo respiratorio/circulatorio:** las metas incluyen el uso de la función del sistema musculoesquelético en el mantenimiento de una circulación arterial adecuada y, en especial, venosa, así como la asistencia en el flujo normal de la linfa por todo el cuerpo; también sostener el funcionamiento adecuado del diafragma, asegurar el movimiento apropiado de la caja torácica, el uso de bombas linfáticas y frotamiento (*effleurage*), eliminar las obstrucciones del flujo de sangre o linfa y asegurar el flujo de todos los líquidos en el cuerpo, incluso la eliminación del edema tisular y el drenaje de los senos paranasales. Los reflejos viscerosomáticos del corazón y los pulmones se tratan como una combinación de los dos modelos respiratorio/circulatorio y neurológico cuando se determine que es útil.

4. **Modelo de bioenergía:** se centra de manera principal en las energías inherentes al cuerpo y asegura un flujo libre de estas energías, que el cuerpo utiliza en sus esfuerzos reguladores y reparadores. Un ejemplo de esto es el impulso rítmico craneal, la fuerza inherente normal del sistema nervioso central, al que se puede acceder a través de la osteopatía en el campo craneal. Las personas capacitadas en este método pueden utilizar algunas energías térmicas del cuerpo como diagnóstico. El *martillo de percusión*, como lo utiliza y enseña el DO Robert Fulford, modifica y normaliza las energías vibratorias en el cuerpo.

5. **Modelo psicoconductual:** los efectos de la medicina de manipulación osteopática pueden ser poderosos en el ámbito de la salud mental del paciente. Se ha documentado durante mucho tiempo que el tacto es un vínculo fuerte entre las personas y una demostración física de afecto y preocupación. El estrés es un factor conocido que contribuye a la enfermedad, el dolor, el sufrimiento mental y el mantenimiento de las condiciones dentro del cuerpo que permiten que se produzcan enfermedades y lesiones. Un enfoque práctico del tratamiento no sólo tranquiliza al paciente, sino también relaja los músculos afectados por el estrés y mejora la sensación de bienestar. A medida que el dolor disminuye, también lo hacen la ansiedad y los sentimientos de impotencia y desesperanza. Muchos pacientes experimentan una liberación emocional durante un TMO. Pueden reír o llorar, a veces casi de manera incontrolable. Un médico que pueda lidiar con estos episodios puede hacer mucho para aliviar la angustia mental del paciente.

Al tratar a una persona con TMO, se brinda una excelente oportunidad para explorar las preocupaciones, los miedos, los problemas sociales y otros aspectos de la vida del paciente que pueden estar afectando su salud.

## Elección de técnicas

Una vez que se ha seleccionado un modelo o modelos de tratamiento, el médico debe determinar el tipo de técnicas que va a utilizar. El tipo de técnica(s) depende de varios factores:

1. Condición física y resistencia del paciente
2. Edad del paciente

3. Agudeza o cronicidad del problema
4. Capacidad del paciente para realizar ciertos movimientos
5. Ubicación de la disfunción o lesión
6. Conocimiento y habilidad del médico con varias técnicas
7. Edad, fuerza y complexión del médico
8. Factores ambientales
   a. Disponibilidad de la mesa de exploración
   b. En el hospital, el hogar o la oficina
9. Eficacia de los tratamientos osteopáticos previos
10. Contraindicaciones de ciertas técnicas en pacientes específicos
11. Consideraciones del riesgo-beneficio

El médico osteópata añadirá tantas técnicas a su conocimiento como sea posible, tanto del tipo directo como indirecto. Esto permite una selección más amplia de técnicas. Debe comprender los principios de la aplicación técnica y tener un buen conocimiento anatómico. Entonces podrá modificar las técnicas en beneficio y comodidad del paciente.

## Frecuencia del tratamiento

Ya que cada paciente es único, la frecuencia del tratamiento puede variar de un paciente a otro, incluso para una afección que parece la misma en dos pacientes. Una regla general que se puede utilizar es que un procedimiento semanal casi siempre es suficiente para una afección subaguda o en el tratamiento temprano de afecciones más crónicas. Algunas afecciones agudas necesitan terapia con mayor frecuencia, tal vez incluso a diario en etapas iniciales.

Sin embargo, es importante recordar que el paciente requiere tiempo para permitir que el cuerpo se adapte a los cambios realizados durante el tratamiento y que proceda con sus propios procesos de curación. Los tratamientos muy frecuentes pueden ser más perjudiciales que útiles. Ser consciente de los cambios que se han producido desde los tratamientos previos, ayuda al médico a determinar el tiempo entre consultas, lo que es más productivo en la recuperación.

## Duración del tratamiento

La duración del tratamiento tiene dos aspectos:

1. Duración del tratamiento en una consulta
2. Duración total del tratamiento para cualquier afección

La duración del tratamiento puede variar desde varios minutos hasta 1 h según el tipo de técnicas que se utilicen y el tiempo disponible para que el médico lo realice. Es importante valorar de forma continua los tejidos para asegurarse de que el paciente no reciba un tratamiento excesivo (dolor significativo después o aparición de nuevos síntomas de los que el paciente no se había quejado antes del tratamiento). También es importante comprender que no siempre es posible realizar un tratamiento de pies a cabeza en cada paciente. El paciente no lo tolerará o incluso puede ser lastimado. Encontrar la fuente principal del problema y tratarla primero puede eximir al médico de la necesidad de manejar muchos de los hallazgos compensatorios que se resolverán cuando la disfunción central ya no se encuentre. Las técnicas, como el tratamiento craneal, pueden requerir más tiempo debido a la naturaleza a veces lenta y delicada del movimiento y las respuestas.

La duración del plan de tratamiento total varía según la respuesta del paciente. Las afecciones más agudas deben responder en un plazo razonablemente corto, tal vez en una sesión o quizá después de cuatro a seis tratamientos. Luego de ese tiempo, la mayoría de las disfunciones se resolverán o se volverán subagudas, aunque debido a la respuesta individual única, esto puede llevar más tiempo o más tratamientos. Una vez que ha terminado la fase aguda, muchos pacientes responderán mejor a los tratamientos administrados cada 2 o 3 sem. Sus cuerpos continúan el proceso de curación con menos ayuda externa.

El tratamiento de las enfermedades crónicas es mucho más variable y, en algunas afecciones, se convierte en una cuestión de sesiones de mantenimiento en plazos específicos. A menudo, un tratamiento mensual o bimensual es suficiente, mientras que otros sólo pueden necesitar terapia cada 3 a 6 meses. El paciente y el médico deben ser capaces de determinar la duración de las respuestas al tratamiento, con base en el retorno de los síntomas a su estado anterior.

## Consideraciones del riesgo-beneficio

Aunque la manipulación osteopática es un tratamiento muy eficaz y seguro para muchas afecciones y un complemento útil en el manejo de otras, se deben tener en cuenta ciertas precauciones, contraindicaciones y efectos adversos al formular un plan de tratamiento. Debido a la amplia variedad de técnicas disponibles para los médicos osteópatas, no hay contraindicación absoluta para, al menos, una forma de manipulación en cualquier paciente o afección siempre que la condición del paciente sea estable y se permita el movimiento.

Ya que la manipulación no sólo la practican los médicos osteópatas, sino también muchos médicos no osteópatas, quiroprácticos, fisioterapeutas y otros involucrados en la medicina manual, es evidente que millones de esos tratamientos se aplican cada año a los pacientes con pocas complicaciones informadas en la literatura. En general, se informa que la incidencia de eventos adversos que ocurren como resultado del tratamiento de manipulación es de 1:400 000 a 1:3 000 000 de casos. Muy pocas intervenciones médicas tienen este grado de seguridad.

Es importante diferenciar entre efectos adversos y complicaciones. Por ejemplo, es común que los pacientes experimenten un poco de dolor después de técnicas como la contratensión. Esto no es una complicación, sino un efecto adverso de colocar al paciente en una posición en la que se estira un grupo muscular, mientras se acortan otros. La osteopatía craneal puede causar una sensación de letargo o fatiga en algunos casos, pero esto no es una complicación, sino más bien un efecto secundario.

Muchas incidencias que se consideran complicaciones, como el vértigo, son a menudo el resultado de algo distinto al tratamiento. El vértigo, por ejemplo, puede ser el resultado de que el paciente gire la cabeza y el oído interno, siendo esto la causa de vértigo y no la técnica en sí.

Algunos pacientes tienen miedo a ciertas técnicas, en particular a las formas de empuje, y puede ser mejor posponerlas hasta que el paciente se sienta más cómodo y confiado con el médico.

## Técnicas de empuje

La mayoría de las complicaciones yatrógenas graves comunicadas como resultado de la manipulación se relacionan con las técnicas de empuje. De acuerdo con información publicada, la mayoría se relaciona con la columna cervical superior. Las complicaciones incluyen enfermedades neurovasculares, algunas resultantes de una lesión en la arteria vertebrobasilar, agravamiento de los síndromes discales y fracturas. Los diagnósticos fallidos contribuyen de modo significativo a las complicaciones, lo que enfatiza la necesidad de una evaluación cuidadosa del paciente.

Los problemas que se relacionan con el médico incluyen falta de habilidad, error de diagnóstico y el uso de fuerza inapropiada. Los problemas relacionados con el paciente incluyen estructura ósea anómala, entidades patológicas, intolerancia al movimiento de la cabeza que produce vértigo e intolerancia psicológica a este tipo de manipulación.

Quizá la complicación más significativa comunicada es el accidente vertebrobasilar con la rotación cervical manipulada, como lo publica Gittinger. En algunas personas, la rotación y extensión de la columna cervical causan el estrechamiento de la arteria vertebral en el lado opuesto a la rotación. Se debe considerar el compromiso preexistente de las craneales colaterales, como las arterias carótidas. Se puede producir un infarto occipital con diversas secuelas neurológicas. Algunas consideraciones al utilizar técnicas de alta velocidad y baja amplitud (AVBA) incluyen evitar la extensión extrema, asegurar que no se lleve la cabeza y el cuello fuera de la línea media y utilizar una rotación mínima o nula. Existen muchas otras técnicas disponibles para la columna cervical, por lo que se debe considerar el riesgo frente al beneficio de realizar una técnica de empuje, en particular en la región cervical superior.

A veces, se recomienda probar la tolerancia del paciente mediante la extensión y la rotación de la cabeza durante 30 s mientras se observa si hay nistagmo, náusea o mareo. No obstante, esta prueba de detección, conocida como *examen de DeKleyn*, en realidad puede incitar un accidente y, con frecuencia, no aporta información precisa.

Al parecer, el vértigo es uno los efectos adversos más comunes de la técnica de cervical. Aunque esto puede indicar problemas vasculares inminentes, en la mayoría de los casos es de origen postural. Es probable que las contraindicaciones verdaderas para las técnicas de empuje incluyan artritis reumatoide en fase aguda, osteoporosis, cáncer de hueso, fracturas, placas ateroescleróticas conocidas y espondilosis cervical con isquemia de la arteria vertebral. Se debe tener cuidado al tratar a pacientes con dolor radicular por hernia discal, embarazadas o con latigazo cervical agudo, enfermedad de Scheuermann y afecciones posquirúrgicas. Los pacientes en tratamiento anticoagulante o que utilizaron medicamentos que influyen en la matriz ósea se deben tratar con mucha precaución.

## Tratamiento de energía muscular

El tratamiento de energía muscular es muy seguro. En ocasiones, se produce un poco de rigidez y dolor muscular después del tratamiento. Si la zona a tratar no está bien localizada o si se utiliza mucha fuerza de contracción, el dolor puede aumentar.

A veces, el paciente presenta mucho dolor como para contraer un músculo o, por alguna razón, no puede cooperar con las instrucciones o el posicionamiento del médico. En esos casos, el tratamiento de energía muscular puede ser difícil de aplicar.

Algunas complicaciones comunicadas como resultado del tratamiento de energía muscular incluyen empeoramiento del síndrome de hernia discal y aumento del dolor. Cuando la técnica se realiza de manera correcta, es poco probable que ocurran.

## Técnicas de contratensión

La contratensión es una de las técnicas más seguras porque es sólo posicional y el paciente o el médico no ejercen fuerza. Es necesario advertir a los pacientes que pueden sentirse doloridos después del tratamiento, ya que éste es un efecto adverso común. Se puede esperar que cualquier dolor resultante desaparezca dentro de 24 a 48 h, seguido del alivio del síntoma original.

El problema principal con la contratensión es la incapacidad del paciente para asumir ciertas posiciones debido a afecciones preexistentes que las impiden.

## Técnicas de liberación posicional facilitada

Aunque la técnica de liberación posicional facilitada (LPF) es una técnica posicional, se utiliza un poco de fuerza facilitadora. La LPF con fuerza de compresión no se debe utilizar en la radiculopatía de la columna cervical; se puede sustituir por fuerza de tracción.

## Técnicas de liberación miofascial, tensión ligamentosa equilibrada y distensión ligamentosa articular

Quizá las más gentiles de todas las técnicas cuando se realizan de manera indirecta; aún así tienen algunas complicaciones y efectos adversos que hay que tener en cuenta. Los más comunes, aunque poco frecuentes, pueden ser el agravamiento de los síntomas discales y el espasmo muscular. Se ha comunicado cefalea, aumento del dolor y separación costocondral, ninguno debería suceder cuando la técnica se realiza con habilidad.

## Tratamiento craneal

Por lo general, estas técnicas son suaves; sin embargo, pueden tener los efectos de mayor alcance cuando se producen complicaciones y efectos adversos.

La fatiga y el letargo son los efectos adversos más comunes. Se observan náusea, vómito, cefalea, mareo y anorexia. El hipopituitarismo es la complicación más grave de la que el autor ha oído hablar, después de una técnica intraoral, que era un problema reversible. La liberación emocional, que puede ocurrir con cualquier tipo de manipulación, se suele producir con el tratamiento craneal y el médico debe estar preparado para lidiar con esta situación.

## Técnicas de inhibición

Aunque al inicio pueden ser dolorosas en su aplicación, casi nunca tienen efectos adversos o complicaciones. La más común sería un hematoma leve en algunos pacientes en el sitio donde se aplicó la presión.

## Manipulación ecléctica

El dominio de las múltiples técnicas de tratamiento de manipulación ayuda al médico a determinar y aplicar el tratamiento más apropiado para cada paciente. Se puede establecer una analogía con la prescripción de medicamentos: cuanto más se sabe sobre los fármacos, sus interacciones y efectos, mejor se puede adaptar el tratamiento al caso individual. De igual manera, cuantas más técnicas manipulativas conozca el médico, más segura y eficazmente podrá elegirlas y utilizarlas. Cada paciente y cada médico es diferente de cualquier otro. Los procedimientos manipulativos que se utilizan deben reflejar estas diferencias.

## Referencias

Bourdillon JF. *Spinal Manipulation*. 3rd ed. Norwalk, CT: Appleton-Century-Crofts; 1982.

Brownson RJ, Zollinger WK, Madeira T, Fell D. Sudden sensorineural hearing loss following manipulation of the cervical spine. *Laryngoscope*. 1986;96(2):166-170.

DiGiovanna EL, Banihashem M, et al. 1996 Survey of American Academy of Osteopathy. unpublished.

DiGiovanna EL, Schiowitz A. *An Osteopathic Approach to Diagnosis and Treatment*. 2nd ed. Philadelphia, PA: Lippincott-Raven; 1997.

Gittinger JW. Occipital infarction following chiropractic cervical manipulation. *J Clin Neuroophthalmol*. 1986;6:11-13.

Grayson MF. Horner's syndrome after manipulation of the neck. *Br Med J*. 1987;295:1381-1382.

Greenman PE. *Principles of Manual Medicine*. 2nd ed. Baltimore, MD: Lippincott Williams & Wilkins; 1996.

Laughlin TM. Complications of spinal manipulation: a literature review 1975–1984. *Osteopath Ann*. 1987;14:21-23.

Maitland GD. *Vertebral Manipulation*. 4th ed. Stoneham, MA: Butterworths; 1977.

# 119

# Consideraciones osteopáticas en la diabetes mellitus

Denise K. Burns y Susan Milani

## INTRODUCCIÓN

Andrew Taylor Still afirma que "la diabetes es un desgaste continuo de las sustancias del cuerpo que se deben adaptar a la forma y el movimiento normales". La prevalencia de diabetes tipo I (DM1) y diabetes tipo II (DM2) y otros tipos más recientes está en aumento significativo en todo el mundo. La DM2 representa 90% de los casos. La diabetes es un trastorno metabólico que se caracteriza por hiperglucemia crónica, ya sea mediada inmunológicamente (DM1), resistente a la insulina (DM2), gestacional u otras. La prevalencia general estimada de la diabetes en los adultos varía de 5.8 a 12.9%. Se destinan recursos considerables de atención de la salud a esta enfermedad. Numerosos factores contribuyen a su impacto en las actividades de la vida diaria, la calidad de vida y los asuntos socioeconómicos. La diabetes se relaciona con una alta prevalencia de comorbilidades, las cuales son consecuencia de la enfermedad macrovascular (ateroesclerosis) y de la microvascular (retinopatía, nefropatía y neuropatía). En la DM2, el inicio de la enfermedad es insidioso y el diagnóstico, a menudo, se retrasa. Como resultado, las complicaciones diabéticas pueden estar presentes en el momento del diagnóstico y su frecuencia aumenta con el tiempo. Las manifestaciones musculoesqueléticas son comunes y una causa significativa de dolor y discapacidad. La diabetes no controlada aumenta el riesgo de complicaciones musculoesqueléticas. Los pacientes posoperados con DM2 también pueden experimentar incremento de la morbilidad y la mortalidad debido a respuestas exageradas al estrés, alteración de la regulación de la glucosa y elevación del estado trombótico. La estructura y función se interrelacionan recíprocamente. Las manifestaciones viscerosomáticas de la diabetes mellitus influyen en las regiones locales y distales del cuerpo. Sus efectos en el cuerpo, en su totalidad, son de gran alcance. Puede resultar afectada la función del sistema nervioso central y periférico, el cráneo, la columna vertebral, la caja torácica, las extremidades superiores e inferiores, los tejidos blandos (fascias, músculos y tendones) y otras vísceras. El tratamiento de manipulación osteopática (TMO) puede servir como complemento eficaz de los métodos actuales en el manejo de la diabetes. Es posible que el TMO contribuya positivamente en el sistema musculoesquelético, que influye de manera sustancial en la capacidad del individuo para mantener la homeostasis y la salud. El Dr. Still destacó la importancia de tener un conocimiento profundo de la anatomía y fisiología normales de todos los sistemas corporales, incluida su presentación somática en un estado óptimo de homeostasis. Es a partir de este conocimiento que la disfunción somática se puede reconocer, diagnosticar específicamente y tratar de manera apropiada.

## ANATOMÍA

### Ubicación

El páncreas es una glándula grande y plana de alrededor de 12 a 15 cm de longitud que se encuentra detrás del estómago y horizontal frente a la columna, a través del nivel L1-L2. Consta de cabeza, apófisis uncinada, cuello, cuerpo y cola. La cabeza, el cuerpo y la cola constituyen la mayor parte del tamaño de la glándula. La orientación y el tamaño exactos del páncreas varían significativamente entre individuos; no obstante, existe una orientación general para identificar su ubicación en la mayoría de los individuos. La cabeza del páncreas se encuentra enfrente de la vértebra L2, el cuerpo frente a la L1 y la cola en el nivel de la vértebra T12. La cabeza del páncreas se encuentra en el asa duodenal en C frente a la vena cava inferior y la vena renal izquierda. La apófisis uncinada es una extensión de la mitad inferior de la cabeza hacia la izquierda. El cuello del páncreas se encuentra frente a la vena mesentérica superior (VMS), la vena esplénica y la unión de la vena porta. El cuerpo y la cola del páncreas corren en forma oblicua hacia arriba a la izquierda frente a la aorta y el riñón izquierdo. El cuello del páncreas está en la unión entre la cabeza y el cuerpo del páncreas.

## Suministro arterial

El páncreas deriva un suministro de sangre abundante que proviene de las arterias celiaca y mesentérica superior, con colaterales entre estos dos sistemas. El páncreas recibe irrigación directamente de las ramas pancreáticas de la arteria esplénica y las arterias pancreaticoduodenales superior e inferior, las cuales son ramas de las arterias gastroduodenal y mesentérica superior.

## Drenaje venoso

Por lo general, las venas acompañan a las arterias. La vena mesentérica superior se encuentra a la derecha de la arteria mesentérica superior enfrente de la apófisis uncinada y la tercera parte del duodeno. La vena esplénica surge del hilio esplénico detrás de la cola del páncreas y corre de izquierda a derecha en la superficie posterior del cuerpo pancreático. La unión de la vena esplénica y la VMS forman la vena porta detrás del cuello. Las venas pancreaticoduodenales superiores drenan en la vena porta y las venas pancreaticoduodenales inferiores drenan en la VMS. Algunas venas que provienen de la cabeza del páncreas drenan en el tronco gastrocólico. Numerosas venas pequeñas drenan directamente del cuerpo y la cola pancreáticos hacia la vena.

## Drenaje linfático

La cabeza del páncreas drena en los ganglios linfáticos pancreaticoduodenales y los ganglios linfáticos en el ligamento hepatoduodenal, así como los ganglios prepilóricos y pospilóricos. El cuerpo y la cola del páncreas drenan en los ganglios linfáticos mesocólicos (alrededor de la arteria cólica media) y los ganglios linfáticos a lo largo de las arterias hepática y esplénica. El drenaje final se produce en los ganglios linfáticos celiacos, mesentéricos superiores y paraaórticos y aortocavos hacia el conducto torácico. El conducto torácico se encuentra entre la aorta y el pilar derecho del diafragma. Todos en conjunto drenan en el conducto linfático izquierdo cerca de la vena braquiocefálica entre las venas yugular interna y subclavia izquierda. El diafragma toracoabdominal desempeña un papel clave en el movimiento de la linfa y la sangre venosa. Saca la linfa de la cavidad abdominal al utilizar gradientes de presión para ayudar a evitar la estasis venosa y linfática de las vísceras abdominales. Si el diafragma tiene un desplazamiento alterado o una tensión inferior a la óptima, los gradientes de presión intratorácica pueden cambiar y provocar efectos locales y distales en los líquidos.

## Fisiología

El páncreas tiene funciones digestivas y hormonales. Es una glándula exocrina que produce enzimas pancreáticas que se secretan hacia el duodeno para la degradación de los alimentos y una glándula endocrina que produce insulina y glucagón que se liberan como hormonas en el torrente sanguíneo. Las enzimas secretadas por la glándula exocrina en el páncreas ayudan a degradar los hidratos de carbono, grasas, proteínas y ácidos en el duodeno. La cabeza está íntimamente conectada al duodeno y es penetrada por la terminación del conducto biliar. El conducto pancreático y el colédoco se unen para atravesar el esfínter de Oddi hacia el duodeno. La función productora de insulina del páncreas está bajo presión con mucha frecuencia y, al final, resulta comprometida.

## Fisiopatología

La DM2 se presenta cuando el páncreas produce cantidades inadecuadas de insulina para cubrir las demandas del cuerpo o cuando hay resistencia a la insulina y las células corporales no responden a pesar de las concentraciones más elevadas de insulina. El sistema nervioso simpático desempeña un papel crucial en la disminución de la secreción de insulina. El aumento del tono simpático puede provocar un mayor espasmo del esfínter de Oddi. La DM2, a menudo, se acompaña de otras afecciones como hipertensión, resistencia al receptor de insulina, concentraciones séricas elevadas de colesterol de lipoproteína de baja densidad y cifras séricas bajas de lipoproteína de alta densidad. Esto puede aumentar el riesgo cardiovascular. Esta constelación de condiciones clínicas se conoce como síndrome metabólico. La hiperinsulinemia que se produce en respuesta a la resistencia a la insulina puede desempeñar un papel importante en el origen de estas anomalías. El aumento de las concentraciones de ácidos grados libres, citocinas inflamatorias derivadas de la grasa y factores de oxidación se han relacionado con la patogenia del síndrome metabólico, la DM2 y sus complicaciones cardiovasculares. Se sabe que la glucosilación directa daña los tejidos del cuerpo. Es muy probable que su aparición represente una interacción compleja entre muchos genes y factores ambientales, los cuales son distintos entre diferentes poblaciones e individuos. Los factores de riesgo comunes incluyen obesidad, uso de fármacos citotóxicos, tabaquismo, sedentarismo y mala alimentación. La inflamación quizá sea el mediador común en la patogenia de la diabetes.

## Sistema nervioso
### Sensorial

La información sensorial del páncreas se transmite al sistema nervioso central por medio de las vías vagales y raquídeas. Los cuerpos celulares de las neuronas pancreáticas aferentes raquídeas se ubican en los ganglios de las raíces dorsales de T6 a L2 y sus axones siguen los nervios esplácnicos y el plexo celiaco, antes de entrar en el páncreas. Estas fibras comprenden pequeñas fibras mielinizadas y amielinizadas (C) que transmiten información mecanorreceptiva y nociceptiva a las neuronas simpáticas preganglionares en la columna celular intermediolateral a través de interneuronas en las láminas I y IV de la médula espinal. Se ha demostrado que la ablación química de los nervios sensoriales pancreáticos aumenta o no tiene ningún efecto sobre la secreción de insulina estimulada por la glucosa, lo que sugiere que los nervios sensoriales pueden ejercer una inhibición tónica de la secreción de insulina.

## Parasimpático

El sistema nervioso parasimpático aporta el mayor impulso excitatorio al páncreas. Las neuronas parasimpáticas preganglionares que inervan el páncreas se originan en el núcleo motor dorsal del vago (MDV) en la médula y activan a las neuronas posganglionares parasimpáticas en los ganglios pancreáticos, principalmente mediante la activación de los receptores nicotínicos de acetilcolina. La salida motora vagal de las neuronas del MDV se expresa en el tubo digestivo mediante dos vías, que se pueden distinguir en función de sus neurotransmisores posganglionares. La vía colinérgica excitatoria libera acetilcolina, que actúa sobre los receptores muscarínicos M3 y M1 y aporta un impulso tónico hacia las vísceras gastrointestinales. La vía inhibidora no adrenérgica, no colinérgica usa dióxido nítrico, péptido vasointestinal, péptido liberador de gastrina o polipéptido activador de la adenilato ciclasa hipofisiaria. El MDV, que contiene neuronas parasimpáticas preganglionares que inervan varias regiones del tubo digestivo, muestra una organización viscerotópica, con neuronas que se proyectan a diferentes partes del tubo digestivo distribuidas en columnas mediolaterales anatómicamente distintas. Las neuronas en la parte medial del MDV se proyectan al tubo digestivo proximal, mientras que las neuronas en el MDV lo hacen a las partes más distales del tubo digestivo. Las neuronas vagales preganglionares del MDV que inervan al páncreas suelen estar ubicadas en el MDV izquierdo en la región que comprende las ramas hepática y gástrica anterior del nervio vago. El MDV se encuentra en la médula ventral hasta el piso del cuarto ventrículo. El principal impulso a las neuronas del MDV se origina en el núcleo del tracto solitario (NTS) adyacente del tronco cerebral. Las sinapsis del NTS-MDV tiene un grado de plasticidad enorme y se pueden modular mediante numerosos neurotransmisores, neuromoduladores, hormonas y afecciones fisiológicas. Además del NTS, las neuronas de segundo orden que inervan al páncreas se localizan en el área postrema, el núcleo accesorio del nervio trigémino raquídeo, el rafe pálido, el rafe oscuro, la sustancia reticular, la médula ventrolateral y el área de A5. La alteración del control neuronal del nervio vago se ha relacionado con las complicaciones de la diabetes como la gastroparesia diabética. El vago se distribuye a través del hiato esofágico del diafragma y sus fascias y puede resultar afectado por éste. Las técnicas craneales se dirigen al tono parasimpático para afectar la función pancreática mediante el cuarto ventrículo y el tronco cerebral.

## Simpático

La inervación simpática del páncreas se origina a partir de las neuronas simpáticas preganglionares en los segmentos torácico (esplácnico) y lumbar superior de la médula espinal. Los axones de estas neuronas salen de la médula espinal a través de las raíces ventrales y llegan a los ganglios paravertebrales de la cadena simpática a través de las ramas comunicantes de los nervios torácico y lumbar, o los ganglios celiaco y mesentérico por medio de los nervios esplácnicos. Las neuronas catecolaminérgicas de estos ganglios inervan los ganglios, islotes y vasos sanguíneos intrapancreáticos y, en menor extensión, los conductos y acinos. Se ha demostrado que el sistema nervioso simpático afecta la función endocrina más que la exocrina. Con la estimulación nerviosa se produce vasoconstricción y disminución de la secreción de insulina. La activación simpática tiene un efecto menor sobre las secreciones de las células ductales y acinares. Los principales neurotransmisores liberados por las neuronas simpáticas posganglionares que inervan el páncreas son noradrenalina, galanina y neuropéptido Y. Los efectos simpáticos sobre el hígado, en general, provocan un mayor gasto de glucosa. Los puntos reflejos de Chapman son una representación somática de hipersimpaticotonía dentro de uno o más sistemas de órganos.

## EVALUACIÓN MÉDICA

El Dr. Still creía que con las herramientas de la exploración y el tratamiento osteopáticos "podemos arrojar luz sobre este tema (diabetes)". Explica que "no importa cómo llamemos a la afección, pero queremos saber su causa". Los pacientes recién diagnosticados con diabetes requieren una historia clínica y una exploración física minuciosas para evaluar las características del inicio de la diabetes (hallazgo de laboratorio en el caso asintomático o poliuria y polidipsia en el caso sintomático), antecedentes de nutrición y peso, actividad física, factores de riesgo cardiovascular, antecedentes de complicaciones como gastroparesia, episodios de hipoglucemia, frecuencia de cetoacidosis diabética (sólo en DM1) y tratamiento actual. Aunque las complicaciones microvasculares específicas de la diabetes dependen de la duración, éstas pueden manifestarse en los pacientes recién diagnosticados debido, en gran parte, a los retrasos típicos en el diagnóstico. Las manifestaciones musculoesqueléticas en la diabetes son numerosas. El sistema musculoesquelético es vulnerable a lesiones debido a alteraciones de la circulación y cicatrización deficiente, afecciones fibrosantes de múltiples articulaciones (manos, tobillos y hombros) y estados comórbidos. La exploración musculoesquelética se debe realizar con regularidad en esta población de pacientes. Cuanto más avanzada sea la enfermedad, más frecuentes serán la evaluación y el tratamiento. Desde el punto de vista microscópico, las manifestaciones musculoesqueléticas se deben al depósito anormal de colágeno en los tejidos conjuntivos periarticulares. Además, la glucosilación aumenta la hidratación y pueden estar involucradas matrices de colágeno anormales. Los pacientes con concentraciones aleatorias más altas de azúcar en sangre demostraron aumento en la integridad de los tejidos y confusión, como lo muestran 2 o 3 mediciones que alcanzaron significación estadísticas. Los hallazgos sugirieron que el incremento de los cambios en la cifra de líquido en el compartimento extracelular se debió a la elevación en las concentraciones de glucosa. En 1971, a un médico osteópata recién graduado, su entonces jefe y mentor, le dijo que "Harrison Fryette podía calcular el azúcar en sangre al azar mediante el tacto". Hipotetizó que los tejidos blandos del paciente diabético tenían un cambio en la textura del tejido distinto que no estaba presente en los tejidos blandos de su compañero de habitación, no diabético. Dijo que los tejidos pueden sentirse más llenos o "hinchados".

La patología renal y cardiaca también puede desempeñar un papel en este proceso. Los pacientes con diabetes presentan aumento de las fuerzas biomecánicas articulares, engrosamiento de los tejidos blandos, desgaste muscular y polineuropatía. Los cambios en los tejidos blandos, las articulaciones y fascias con el tiempo pueden iniciar una disfunción somática como modificaciones TART (*Tenderness*, dolor a la palpación; *Asymmetry*, asimetría; *Restricted motion*, restricción de movimiento; *Tissue texture changes*, cambios en la textura del tejido). La evaluación estructural debe incluir la observación de la simetría corporal total, pruebas de rango de movimiento (RDM) de la columna vertebral y las articulaciones periféricas, palpación y pruebas especiales cuando corresponda. La evaluación estructural debe incluir determinación de la presencia y reactividad de los reflejos viscerosomáticos del cuerpo, involucrados pero no limitados al páncreas y otros órganos del tubo digestivo alto, cráneo, corazón, riñones y ojos. Se deben diagnosticar y tratar los reflejos somato-somato raquídeos. La disfunción del sistema nervioso simpático provoca neuropatía y neuroartropatía. Licciardone realizó un estudio de lumbalgia crónica y concluyó que la disfunción somática grave se presentaba con mayor frecuencia en pacientes con diabetes mellitus que en pacientes sin la patología.

## Disfunción somática común en el paciente diabético

Cráneo
- La base craneal puede tener patrones de distensión palpatorios que emanan de reflejos del tronco cerebral, cerebelo e hipotálamo, y los patrones de distensión dural subsiguientes.
- Los reflejos vagales pueden provocar tensiones en los tejidos blandos suboccipitales, disfunción somática de las articulaciones OA y AA y disfunciones somáticas craneales.

Cervical
- La irritación del nervio frénico, a menudo, resulta en disfunción somática media cervical (C3-C5).

Extremidades
- Las alteraciones de la marcha, en particular en pacientes con neuropatía diabética, reducen el movimiento articular del tobillo al caminar (fuerza articular neta combinada con fuerza muscular), incluido un mayor gasto metabólico al caminar.
- El pie diabético se somete a una presión plantar anormal que provoca engrosamiento del tendón de Aquiles y la fascia plantar. Los pacientes desarrollan un pie rígido con carga anormal debajo del antepié.
- Capsulitis adhesiva.
- Síndrome del túnel carpiano.
- Dolor de hombro referido por espasmo del diafragma.

Miofascial/esquelético/artrodial
- La distorsión fascial es una complicación con fibrosis asociada en zonas afectadas comúnmente.
- Mayor prevalencia de gota y osteoporosis.
- Existe un mayor riesgo de diabetes tipo I en pacientes con artritis reumatoide. El riesgo se ha relacionado en parte con la presencia de un alelo específico (*620W PTPN22*).
- Hiperostosis o engrosamiento/extensión de la unión ósea de tendones y ligamentos, se produce en ubicaciones raquídeas y paravertebrales, en especial en prominencias óseas. Se puede transformar en inserción tendinosa/sitios de origen dolorosos e inflamados (entesopatía).

- La hiperglucemia en sí provoca pérdida urinaria de calcio, que da lugar a reducción de la densidad ósea y aumento del riesgo de fracturas.

Los órganos viscerales y sus reflejos a la columna torácica y lumbar
- Los cambios microvasculares a órgano terminal con reflejos raquídeos simpáticos prominentes de la columna torácica y lumbar superior, y la caja torácica. Se puede presentar restricción del diafragma.
- El plexo nervioso abdominal (ganglios mesentéricos celiaco, superior e inferior).
- Puntos de Chapman del páncreas; intercostal anterior costilla 6 a la derecha/apófisis transversa derecha posterior.

## TRATAMIENTO MÉDICO

Un enfoque osteopático para la diabetes mellitus se debe centrar en el diagnóstico y el tratamiento tempranos, y minimizar el proceso de la enfermedad, restaurar la homeostasis, aumentar la función corporal y promover un estilo de vida saludable, que incluye la actividad física regular.

- Modificaciones alimentarias (vitamina C, vitamina D, folato y picolinato de cromo).
- Ejercicio para aumentar la captación de glucosa sanguínea e incrementar la sensibilidad a la insulina.
- Reducción de peso, fisioterapia, actividad física, cese del tabaquismo.
- Control glucémico estricto (meta de A1C < 6.5 con tratamiento intensivo) con medicamentos.
- Control de la presión arterial estricto, tratamiento con inhibidores de la enzima convertidora de la angiotensina sin tener en cuenta la presión arterial, terapia para reducir los lípidos, ácido acetilsalicílico/AINE, modificación conductual para reducir el estrés e inyecciones intraarticulares de esteroides.

## TRATAMIENTO DE MANIPULACIÓN OSTEOPÁTICA

El TMO se puede utilizar de manera segura y eficaz en el manejo de la patología diabética. Se debe ofrecer el TMO a pacientes con diabetes sin contraindicaciones ya que puede mejorar la circulación, restaurar el equilibrio autónomo del cuerpo, aumentar la inmunidad y los movimientos de las articulaciones y los tejidos blandos, y maximizar la función pancreática y del tubo digestivo alto. Se debe individualizar el tratamiento para cada paciente. Still declaró que, como médico osteópata, al tratar al paciente con diabetes "debemos explorar para encontrar variaciones del cóccix, el sacro, las vértebras lumbares y dorsales, las costillas, las articulaciones de la cadera y ambos huesos iliacos". Se debe considerar la manipulación de las vísceras. También comentó que es esencial "para llevar el estómago y los intestinos del lado derecho al izquierdo quitando toda la presión del plexo solar".

Heinking recomendó el TMO para la región torácica superior, las costillas superiores y el complejo del hombro. Knebl y cols., demostraron la eficacia del TMO para aumentar el rango de movimiento en el complejo del hombro que también podría utilizarse para la capsulitis adhesiva. Siu y cols., demostraron que el TMO se puede utilizar con eficacia como complemento de los tratamientos tradicionales para el síndrome del túnel carpiano. Sucher utilizó previamente las imágenes por resonancia magnética de la muñeca para revelar que las dimensiones anterior y posterior del túnel aumentan con el TMO. Licciardone informó que los sujetos con diabetes mellitus que recibieron TMO tuvieron reducciones significativas en la intensidad de la lumbalgia durante el periodo de 12 semanas del estudio. Las zonas de tratamiento somático comunes en el paciente con diabetes son cráneo, columna cervical y torácica, caja torácica, columna lumbar, pelvis, sacro y extremidades. Se pueden utilizar varias técnicas osteopáticas con base en las necesidades del paciente y el médico.

## Drenaje linfático

El drenaje linfático puede aumentar la circulación y la eliminación de toxinas, ayudar con las anomalías de los lípidos, la descongestión de órganos, mejorar la circulación, la inmunidad, la movilidad articular y, concomitantemente, disminuir el dolor y la inflamación (fig. 119-1). La liberación del diafragma toracoabdominal puede ayudar a normalizar el movimiento alrededor de los órganos del tubo digestivo alto, incluido el páncreas y su sistema ductal.

## Extremidades

El rango de movimiento articular se puede aumentar con procedimientos miofasciales y articulares directos o indirectos. La técnica de Spencer para el hombro y, de igual manera para las articulaciones de la cadera, es eficaz para aumentar el rango de movimiento del hombro (fig. 119-2). La técnica de energía muscular, técnica de alta velocidad y baja amplitud (AVBA), es muy útil para la realineación de los huesos del carpo en pacientes diagnosticados con síndrome del túnel

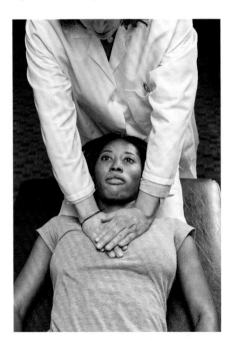

FIGURA 119-1. Técnica de bombeo linfático de Miller en decúbito dorsal.

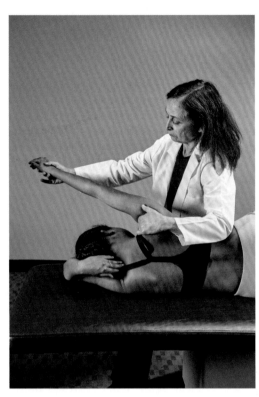

FIGURA 119-2. Técnica de Spencer de la articulación del hombro en decúbito lateral.

carpiano. El estiramiento de la fascia plantar para la fascitis plantar también es eficaz para aliviar el dolor y aumentar el movimiento articular del pie.

La liberación posicional facilitada (LPF), la liberación miofascial y la tensión ligamentosa equilibrada son técnicas bien toleradas y eficaces para suavizar los tejidos miofasciales y aumentar la movilidad y el rango de movimiento de las articulaciones. También son excelentes técnicas de preparación antes de llevar a cabo la técnica de AVBA.

## Columna vertebral

La TMO para la columna cervical, torácica, articulaciones OA y AA, y el sacro afecta el control autónomo y promueve el drenaje craneal linfático y venoso. También se pueden abordar la patología microvascular del cerebro y la gastroparesia. Las técnicas de contratensión y LPF son útiles para disminuir de manera sutil las anomalías en la textura de los tejidos y el dolor (fig. 119-3).

## Reflejos simpáticos

### Puntos de Chapman

Estos puntos se pueden utilizar para diagnosticar y tratar la diabetes y sus complicaciones. El manejo de los puntos anteriores y posteriores para el páncreas y otros sistemas de órganos afectados por la diabetes mellitus disminuye el tono simpático y aumenta el flujo sanguíneo y fomenta el drenaje del órgano afectado. El tratamiento del punto de Chapman anterior para el páncreas-espacio intercostal (6) en el lado medial derecho del esternón y la columna torácica posterior entre las apófisis espinosa y transversa de T6 con presión inhibidora circular hasta palpar la liberación de los tejidos blandos.

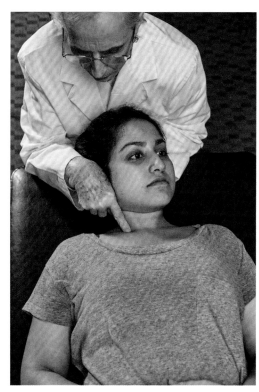

**FIGURA 119-3.** Técnica de distensión/contratensión de la columna cervical en decúbito dorsal.

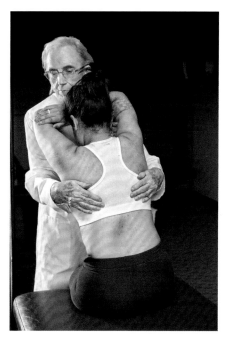

**FIGURA 119-4.** Técnica de elevación de las costillas para la región torácica media.

## Elevación de las costillas y liberación de los ganglios periaórticos

Estas técnicas pueden ayudar a equilibrar la alteración autónoma de los sistemas de órganos por las respuestas hipersimpáticas. Las técnicas viscerales específicas aumentan el apoyo homeostático a los sistemas de órganos afectados, como corazón, páncreas, riñón e hígado (fig. 119-4).

En resumen, el TMO es una modalidad de tratamiento favorable, segura y eficaz para el paciente con diabetes y se debe considerar en gran medida para el manejo del paciente con diabetes.

## SECUENCIA DE TRATAMIENTO SUGERIDA

1. Liberación suboccipital
2. Columna cervical MF
3. Salida y entrada torácica
4. Elevación de la costilla/inhibición paravertebral T5-L5
5. Liberación toracoabdominal
6. Inhibición de ganglios periaórticos/liberación del esfínter del tubo digestivo alto
7. Movilización sacroiliaca
8. CV4

## Referencias

Babic T, Travagli RA. *Pancreapedia: Exocrine Pancreas Knowledge Base*. Minneapolis, MN: American Pancreatic Association; 2016.

Giacomozzi C, D'Ambrogib E, Ucciolib L, Macellaria V. Does the thickening of Achilles tendon and plantar fascia contribute to the alteration of diabetic foot loading? *Clin Biomech*. 2005;20(5):532-539.

Licciardone JC, Fulda KG, Stoll ST, Gamber RG, Cage AC. A case-control study of osteopathic palpatory findings in type 2 diabetes mellitus. *Osteopath Med Prim Care*. 2007;1:6.

Licciardone JC, Kearns CM, Hodge LM, Minotti DE. Osteopathic manual treatment in patients with diabetes mellitus and comorbid chronic low back pain: subgroup results from the OSTEOPATHIC Trial. *J Am Osteopath Assoc*. 2013;113(6):468-478.

Merashili M, Chowdhury TA, Jawad AS. Musculoskeletal manifestations of diabetes mellitus. *QJM*. 2015;108(11): 853-857.

Moore KL, Agur AMR, Dalley AF. *Clinically Oriented Anatomy*. 8th ed. Philadelphia, PA: Wolters Kluwer; 2018.

Nelson KE, Mnabhi AKS, Glonek T. The accuracy of diagnostic palpation: the comparison of soft tissue findings with random blood sugar in diabetic patients. *Osteopath Fam Phys*. 2010;2:165-169.

Petrovic M, Reeves ND. Altered leverage around the ankle in people with diabetes: a natural strategy to modify the muscular contribution during walking. *Gait Posture*. 2017;57:85-90.

Seffinger MA. *Foundations of Osteopathic Medicine*. 4th ed. Philadelphia, PA: Wolters Kluwer; 2018:365, 1241-1242.

Van Ravenswaay VJ, Hain SJ, Grasso S, Shubrook JH. The effects of osteopathic treatment on diabetic gastroparesis. *J Am Osteopath Assoc*. 2015;115:452-458.

# 120 El paciente hospitalizado

Denise K. Burns

## INTRODUCCIÓN

En palabras de Andrew Taylor Still, "la enfermedad es el resultado de anomalías anatómicas seguidas de anormalidades fisiológicas". El paciente hospitalizado ejemplifica esta afirmación. El tratamiento de manipulación osteopática (TMO) es una modalidad médica segura y valiosa para la atención del paciente hospitalizado con patología aguda o crónica. Los efectos secundarios del TMO son mínimos y los efectos benéficos en la salud son máximos. Esta población de pacientes tiene una enfermedad grave y, a veces, que pone en riesgo la vida, acompañada de una falla multiorgánica y alteraciones en el sistema inmunológico. Puede haber un fuerte componente emocional, así como miedo, vulnerabilidad y desorientación en relación con su estado y entorno. Los mecanismos homeostáticos y autorreguladores del cuerpo están siempre bajo presión en estos pacientes. Es frecuente una disfunción somática significativa. En el paciente hospitalizado, el tratamiento de la disfunción somática puede proporcionar un alivio rápido y tiempos de recuperación más cortos. No obstante, el tratamiento osteopático para este paciente es un reto debido a las limitaciones impuestas por el propio entorno hospitalario, la gravedad de la enfermedad y las limitaciones físicas de la población hospitalizada.

## ANTECEDENTES Y EXPLORACIÓN FÍSICA

Los antecedentes del paciente se pueden obtener de los registros hospitalarios previos y actuales, los miembros de la familia y del propio paciente cuando sea posible. Se determina si la afección es reciente o está establecida. Si se pueden obtener registros anteriores, sería muy útil para decidir el curso de tratamiento actual. Si el paciente tiene antecedentes de TMO para la afección actual, se deben registrar las características relacionadas con esos encuentros clínicos, así como el nombre del médico que lo aplicó, cualquier resultado positivo o negativo o efectos secundarios y duración del tratamiento. Se revisa la información actual del paciente y los resultados de las pruebas, como estudios de imagen, signos vitales y análisis de sangre, antes de la consulta. Siempre se verifica lo que indica la historia clínica del paciente, en especial los hallazgos en la exploración física. El médico tratante debe solicitar una consulta de medicina de manipulación osteopática y el paciente debe ser plenamente consciente del procedimiento y las razones. Se deben tener en cuenta las precauciones de la habitación y la privacidad del paciente.

Al lado de la cama del paciente, se observa la apariencia general, las señales sociales, el afecto y su entorno (incluidos otros miembros de la familia, presentes). Se observa al paciente en reposo. ¿Está cómodo, ansioso, fatigado o inquieto? ¿Cuál es su posición confortable? Esto puede dar pistas sobre sus patrones de tensión inherentes que pueden estar presentes. ¿Su movimiento abdominal y de la caja torácica superior, media e inferior es óptimo o limitado/asimétrico en su desplazamiento? ¿Se observan movimientos paradójicos que puedan indicar secuelas inminentes más graves? Se realiza una evaluación de la gravedad de la enfermedad a partir de la apariencia general. Después de verificar los antecedentes patológicos y los signos y síntomas actuales, se realiza una exploración física. La posición del paciente en decúbito dorsal es la más común, en ocasiones, se puede explorar en una silla o de pie si es necesario. Una evaluación general rápida del estado de salud (vitalidad) actual de un paciente utilizando las características del impulso rítmico craneal (IRC) puede ayudar a determinar el plan de tratamiento manual. Por ejemplo, si el IRC es lento y torpe, es lógico utilizar técnicas manuales pasivas de ahorro de energía. Es probable que las regiones clave del cuerpo que tienen una disfunción somática significativa se hagan evidentes al detectar la falta de movimiento y otros hallazgos somáticos de TART (*Tenderness*, dolor a la palpación; *Asymmetry*, asimetría; *Restricted motion*, restricción de movimiento; *Tissue texture changes*, cambios en la textura del tejido) con uso del mecanismo respiratorio primario. Para lograr esto, se suele sostener el cráneo o ambos tobillos. Este método ahorra la energía y el tiempo del médico y del paciente.

Las exploraciones médicas de pacientes nuevos son más completas y requieren más tiempo que en el caso de los pacientes subsecuentes. En un paciente subsecuente se realiza una exploración médica más enfocada (a menos que su estado médico haya cambiado o disminuido significativamente). Existen cuatro elementos de la evaluación estructural: observación, palpación, prueba de rango de movimiento (RDM) y pruebas especiales. La extensión de cada una de estas partes depende de la cooperación y capacidad del paciente. Las pruebas de RDM pueden incluir pruebas activas, pasivas, de movimiento grueso o segmentarias.

En decúbito dorsal, se debe realizar palpación ventral y dorsal de extremidades, columna vertebral, parrilla costal, diafragmas corporales, entrada torácica, caja torácica, cráneo, abdomen y tejidos miofasciales torácicos en las articulaciones costotransversas para los reflejos viscerosomáticos. Se buscan movimientos paradójicos que pueden ser un signo grave de alteraciones de la función.

Es útil deslizar las manos enguantadas bajo las sábanas del paciente si está inmóvil o sucio. Se deben identificar los sistemas de órganos afectados en la facilitación raquídea segmentaria específica (viscerosomática). La facilitación central incluye alteración sensorial y motora general que se puede manifestar como una presentación clínica semejante a fibromialgia. Las zonas de reflejos viscerosomáticos agudos suelen presentan calor, hinchazón y dolor a la palpación difuso profundo en distribución paraespinal fusiforme perceptible.

La evaluación de la entrada torácica, el diafragma toracoabdominal y pélvico es importante para el drenaje linfático y venoso proximal. Esto también incluye una valoración de la primera costilla para liberar cualquier restricción de su movimiento. El espasmo del psoasiliaco y el cuadrado lumbar son comunes en estos pacientes y puede jalar hacia abajo el diafragma, lo que disminuye su desplazamiento. La palpación ósea y miofascial debe incluir un resorteo suave sobre las apófisis espinosas, la entrada torácica, la pelvis y las costillas (costotransversas y diáfisis costales a los lados) para una valoración rápida de la movilidad y la distensibilidad, que compare ambos lados cuando sea posible. La exploración abdominal debe evaluar los puntos de Chapman anteriores, los ganglios periaórticos y la integridad mesentérica. Se requiere una documentación adecuada de toda la evaluación.

## PRINCIPIOS GENERALES DE TRATAMIENTO

El tratamiento se debe dirigir a las demandas fisiológicas del paciente al momento de la consulta. En lo que respecta al manejo, se acentúa lo básico: respiración, flujo y actividad catabólica. Se reduce la facilitación y la inflamación. Los hallazgos de la exploración física cambian en cada consulta y también debe hacerlo el enfoque y el plan de tratamiento osteopático. Las técnicas osteopáticas que se dirigen a los mecanismos fisiopatológicos de la enfermedad, la inflamación y los mecanismos homeostáticos de la salud son ideales. No todas las disfunciones somáticas que se palpan requieren tratamiento. Se deben determinar las disfunciones somáticas clave y las compensaciones secundarias. El diagnóstico exacto es la piedra angular de la eficacia del tratamiento.

Es probable que el tratamiento de las disfunciones somáticas clave produzca un cambio significativo en la condición del paciente. El tratamiento de las compensaciones secundarias que no suelen ser tan graves en las características de TART no afectan de modo significativo la condición del paciente a largo plazo, si se tratan. Se deben seguir los modelos de tratamiento que mejor se adapten a las necesidades médicas críticas del paciente. Abordar múltiples modelos de tratamiento osteopático (respiratorio, neurógeno, biomecánico, circulatorio y psicosocial) con un pequeño número de técnicas sinérgicas superpuestas es favorable para el paciente y ahorra tiempo al médico.

Se deben elegir las técnicas con base en el espacio físico de la habitación, el equipo hospitalario que interfiere con las posiciones de tratamiento del médico y la condición física del paciente. La postura característica es sentada o en decúbito dorsal. La eficacia de la técnica de energía muscular (TEM) y las técnicas de contratensión, por ejemplo, depende de la posición. La duración del tratamiento depende del estado de la enfermedad del paciente. Cuanto más enfermo esté, más frecuentes serán las sesiones de tratamiento; no obstante, con intervalos de tratamiento más cortos (dos veces al día durante casi 5 min es ideal, según se tolere). Utilizar una mano para controlar la parte anterior y, al mismo tiempo, la otra para la parte posterior permite un diagnóstico y un tratamiento más rápidos de la disfunción somática. Las técnicas pasivas en los casos agudos conservan la energía y son más cómodas para el paciente. Es mejor realizar las técnicas pasivas que tienen efectos generales en la primera consulta, como las técnicas craneales (CV4), el drenaje linfático y venoso, y el equilibrio autónomo. Estas técnicas fomentan la restauración de la homeostasis y mejoran la circulación de anticuerpos y medicamentos. Conforme el paciente se estabiliza y se fortalece, se puede prolongar el tiempo de tratamiento; por lo general, 10 min con una combinación de técnicas pasivas y activas, como las técnicas de contratensión, TEM, liberación posicional facilitada, liberación miofascial y tensión ligamentosa equilibrada (TLE), según se tolere. El tratamiento de tres a cuatro regiones corporales es favorable sin agobiar al paciente y suele ser bien tolerado (1 × día). No se recomienda el uso de la técnica de alta velocidad y baja amplitud en pacientes posquirúrgicos, con facilitación central o en aquellos que simplemente no quieren que se les aplique esa técnica. El dolor después de la técnica se puede minimizar. Es posible que los pacientes tengan pérdida de masa muscular, según la duración de la hospitalización y las comorbilidades. Una nutrición deficiente, la fiebre prolongada y la inmovilidad provocan atrofia muscular. Las técnicas viscerales pueden desempeñar un papel fundamental en este tipo de pacientes y pueden restablecer la función para enfermedades orgánicas específicas y prestar atención de apoyo a otros tratamientos como la antibioticoterapia. El médico tratante determina, en última instancia, el número de zonas que necesitan tratamiento. Se pueden realizar ejercicios al lado de la cama, como levantar las piernas y hacer círculos con los brazos dentro o fuera de la cama, según el estado de salud y las restricciones (una vez al día durante la hospitalización). Se debe evitar el tratamiento directo y la presión excesiva en sitios posquirúrgicos, heridas abiertas o fracturas.

# TÉCNICAS OSTEOPÁTICAS

- **Craneal:** CV4, descompresión condilar, de la sincondrosis esfenobasilar y suboccipital para:
  - Equilibrio parasimpático a través del nervio vago.
  - Regulación a la baja de la facilitación generalizada.
  - Drenaje del seno venoso dural.
- **Columna cervical:** inhibición suboccipital, liberación del segmento vertebral C3 a C5 para (fig. 120-1):
  - Dolor somático, equilibrio autónomo.
  - Desplazamiento diafragmático motor.
- **Columna torácica:** elevación de las costillas en las uniones costotransversas (1-12), distracción costovertebral bilateral de la costilla (fig. 120-2), puntos de Chapman: anterior y posterior, liberación miofascial de la entrada torácica, liberación del diafragma toracoabdominal para:
  - Equilibrio simpático, dolor somático.
  - Favorecer la circulación.
  - Normalización de la función orgánica (también diagnosticar y tratar el segmento vertebral más reactivo dentro del reflejo raquídeo para obtener mejores resultados).
- **Columna lumbar:** inhibición raquídea de los músculos psoas y cuadrado lumbar, del erector de la columna; liberación del segmento vertebral de la costilla 12 c/1 TLE y L1, puntos de Chapman: anterior y posterior para:
  - Desplazamiento diafragmático y dolor somático.
  - Normalización de la función orgánica.
- **Pelvis/sacro:** liberación del piso pélvico, movilización sacroilíaca con ayuda respiratoria para:
  - Movilización del piso pélvico para mejorar la respiración.
  - Aumento del movimiento craneosacro mediante la conexión central.
  - Equilibrio del tono parasimpático mediante los nervios esplácnicos pélvicos.

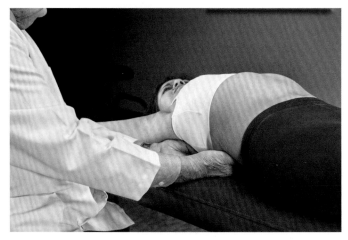

**FIGURA 120-2.** Elevación de las costillas en el paciente encamado.

- Movilización articular y dolor somático.
- **Abdomen:** liberación de ganglios colaterales, elevaciones mesentéricas para:
  - Función intestinal.
  - Equilibrio del tono simpático.

# CONCLUSIÓN

El tratamiento de manipulación osteopática en el entorno hospitalario es invaluable para el enfermo grave. Se basa en principios y prácticas osteopáticos sólidos basados en la ciencia. El diagnóstico y tratamiento osteopático en estos pacientes proporciona comodidad, curación y apoyo en la homeostasis y estabilización de la salud. La adición de TMO en la práctica clínica, en especial para el enfermo grave, es simplemente una medicina sensible y se debe utilizar siempre que sea posible.

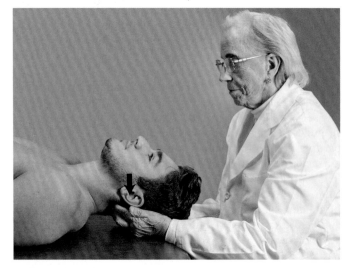

**FIGURA 120-1.** Médico realizando una técnica de inhibición suboccipital.

## Referencias

Noll DR, Degenhardt BF, Morley TF, et al. Efficacy of Osteopathic Manipulation as an adjunct treatment for hospitalized patients with pneumonia: a randomize controlled trial. *Osteopath Med Prim Care.* 2010:4:2. doi:10.1186-1750-4732-4-2.

Kuchera WA, Kuchera ML. *Osteopathic Principles and Practice.* 2nd ed. Columbus, OH: Greyden Press: 1994; 297-302.

Noll D, Shores J, Gamber R, Herron KM, Swift J. Benefits of osteopathic manipulative treatment for hospitalized elderly patients with pneumonia. *J Am Osteopath Assoc.* 2000:100(12):776-777.

Seffinger MA. *Foundations of Osteopathic Medicine.* 4th ed. Alphen aan den Rijn, The Netherlands: Wolters Kluwer; 2018: 1030-1039.

Pomykala M, McElhinney B, Beck B, et al. Patient perception of osteopathic manipulative treatment in a hospitalized setting: a survey-based study. *J Am Osteopath Assoc.* 2008:108(11):665-668.

# 121

# Enfoque osteopático de la enfermedad tiroidea

Denise K. Burns y Mary Banihashem

## INTRODUCCIÓN

Los trastornos tiroideos pueden afectar la producción de las hormonas tiroideas y la regulación de los procesos metabólicos sistémicos, las funciones cardiaca y digestiva, el control de los músculos, el desarrollo del cerebro, el mantenimiento de los huesos, la competencia inmunológica y la utilización de energía en todos los sistemas del cuerpo. Los trastornos inmunológicos de la glándula tiroides pueden estimular la sobreproducción de hormonas tiroideas (tirotoxicosis) o causar destrucción glandular y deficiencia hormonal (hipotiroidismo). La disfunción de la glándula tiroides puede tener efectos a largo plazo sobre la salud y los mecanismos homeostáticos. Es la única glándula endocrina que se puede palpar y ver con facilidad durante una exploración física de rutina. La posición anatómica de la glándula tiroides es tal que se encuentra envuelta por la fascia cervical y sus estructuras musculares. Las manifestaciones musculoesqueléticas son prevalentes de manera local y distal en el paciente con una afección tiroidea. El tratamiento osteopático dirigido tiene el potencial de disminuir la disfunción somática en y alrededor de la glándula, al aumentar la capacidad de la tiroides para metabolizar el yodo presente. Esto, a su vez, probablemente afecte la producción de hormonas y su resultado en las estructuras de los órganos diana. Existe vulnerabilidad funcional si su integridad musculoesquelética y visceral no es óptima, en especial en las regiones craneal, cervical, extremidades superiores y torácica del cuerpo.

Desde finales del siglo XIX, los médicos osteópatas utilizan la manipulación osteopática en el tratamiento de los trastornos tiroideos. En la literatura osteopática se han documentado casos anecdóticos del tratamiento eficaz en las afecciones tiroideas mediante la manipulación osteopática. En su libro, *Osteopathy Research and Practice*, el Dr. Still menciona sus experiencias en el diagnóstico y tratamiento osteopático de patología tiroidea. En su explicación de la causa y el tratamiento de la tiroiditis, afirma que la pérdida de la relación anatómica normal entre estas estructuras interfiere con la función adecuada de los nervios y los vasos linfáticos y sanguíneos, lo que en definitiva conduce a la enfermedad. Explicó, además, que el tratamiento osteopático se debe orientar a mejorar el drenaje del sistema venoso y del flujo de la irrigación arterial para que la inflamación disminuya y se obtenga una función normal. El Dr. Thomas Ray, en su artículo titulado *Osteopathic Treatment of Goiter* (Tratamiento osteopático del bocio), confirmó que las anomalías estructurales más comunes en sus pacientes con afección tiroidea estaban relacionadas con el bocio. El Dr. Ray informó que el bocio y los síntomas asociados se podrían curar con un tratamiento de manipulación osteopática (TMO) apropiado y que esto, a menudo, resultaba en la resolución permanente. También, en sus más de 40 años de experiencia en el tratamiento del bocio, muchas veces constató que una causa importante era estructural. El Dr. Howard Lamb afirma que el bocio nodular suele causar síntomas de presión en la tráquea u otras estructuras vecinas. Asevera que el TMO aplicado con inteligencia tiene un efecto benéfico sobre el sistema nervioso simpático e influye en el curso de la enfermedad. El Dr. Robert Clark postuló que las anomalías estructurales podrían ser causa directa o indirecta del hipotiroidismo. Estas disfunciones estructurales podrían estar en las inmediaciones de la glándula tiroides o en una ubicación remota. Informó mejoría en los síntomas de sus pacientes con la manipulación osteopática sola o junto con el extracto tiroideo. Supuso que la lesión estructural en esos pacientes requería una dosis de mantenimiento permanente de extracto tiroideo. Algunos pacientes se recuperaron por completo. El Dr. Clark confirmó que la necesidad de extracto tiroideo disminuyó con el TMO. El Dr. Cotrille hizo eco de esto en su artículo *Detection and Management of Hypothyroidism* (Detección y manejo del hipotiroidismo). El Dr. Cotrille sugirió que el tratamiento de manipulación para el hipotiroidismo también debería incluir la disminución de las restricciones de los tejidos conjuntivo y blando para optimizar la respuesta sistémica a la tiroides.

## FISIOLOGÍA

La glándula tiroides produce dos hormonas: tiroxina ($T_4$) y triyodotironina ($T_3$). Al actuar a través de receptores nucleares, estas hormonas regulan los procesos de desarrollo del sistema nervioso central, la diferenciación celular, la morfogénesis, el crecimiento, la tasa metabólica, la temperatura corporal y la contractilidad miocárdica. Las tasas de anabolismo y catabolismo afectan los valores de grasas, hidratos de carbono y proteínas en el cuerpo. La hormona y la tiroglobulina se almacenan dentro del coloide tiroideo. Al microscopio, la glándula tiroides consta de folículos esféricos que reciben y almacenan los productos del revestimiento folicular compuesto por células epiteliales cuboides. Las células foliculares tiroideas están polarizadas y rodeadas por capilares y estroma. La superficie basolateral se yuxtapone a la corriente sanguínea y una superficie apical se enfrenta al lumen folicular. El segundo tipo de célula que se encuentra en la glándula tiroides es la célula C. Estas células contienen y secretan calcitonina y están esparcidas por toda la glándula. El yodo es un oligoelemento esencial que se necesita para producir hormonas tiroideas. La glándula tiroides tiene la capacidad de metabolizar el yodo e incorporarlo en compuestos orgánicos. Convierte el yodo en yoduro, que se absorbe y se capta mediante la glándula tiroides. Ésta concentra el yoduro a través de un gradiente electroquímico con la ayuda de un mecanismo mediado por un portador activado por trifosfato de adenosina (ATP). La regulación hormonal de la glándula tiroides comienza con el hipotálamo. El hipotálamo secreta hormona liberadora de tirotropina (TRH, *thyrotropin-releasing hormone*). La hipófisis responde a esto liberando hormona estimulante de la glándula tiroides (TSH, *thyroid-stimulating hormone*). Después, la TSH se libera en la circulación sistémica y se une a los receptores de las células foliculares en la superficie basolateral de la glándula tiroides. Esto provoca la reabsorción de tiroglobulina de la luz folicular y estimula las células foliculares para producir hormonas derivadas de amina, tiroxina ($T_4$) y triyodotironina ($T_3$). La activación de los receptores de TSH estimula el crecimiento y la vascularización de la glándula tiroides, así como modula múltiples aspectos del metabolismo y la función relacionados con la producción de hormonas. La producción de hormonas tiroideas está regulada negativamente en un mecanismo de retroalimentación. Este mecanismo de regulación y retroalimentación se conoce como eje hipotálamo-hipófisis. Por último, la secreción de TRH y TSH se suprime de forma directa por la presencia de $T_4$ y $T_3$ a través de este circuito de retroalimentación negativa. Fisiológicamente, es la hormona libre (no unida) en el plasma la que está activa e inhibe la secreción hipofisiaria de TSH.

## FISIOPATOLOGÍA

Las tensiones anormales de los huesos, los tejidos blandos, neurológicas y de líquidos sobre la glándula tiroides pueden provocar estasis crónica de líquidos, tirones fasciales, aberrancia neurológica y depósito de proteínas. Es probable que se produzcan macro y microagresiones a la glándula. Estas agresiones y lesiones pueden provocar daño celular, afectación circulatoria, cambios edematosos, infiltración de mediadores inflamatorios en los tejidos (debido a una lesión tisular) y acumulación de productos de desecho. La afectación arterial, venosa y linfática puede fomentar un ambiente glandular interno privado de oxígeno y hormonas tiroideas. El resultado es una función deficiente. Los órganos terminales y el propio sistema endocrino se pueden ver afectados.

## ANATOMÍA

### Embriología

La glándula tiroides se desarrolla a partir del piso de la faringe primitiva durante la tercera semana de gestación. La faringe embrionaria se encuentra en el agujero ciego en el dorso de la lengua.

### Musculatura y tejido conjuntivo

Las inserciones musculares del cartílago tiroides son: músculos esternotiroideo, cricotiroideo, tirohioideo y estilofaríngeo. Es pertinente considerar las ramas de los NC 9, 10, 12, C1 a C3 en la enfermedad tiroidea, ya que se relacionan con estas estructuras. El nervio laríngeo recurrente inerva todos los músculos intrínsecos de la laringe excepto el cricotiroideo, que es inervado por el nervio laríngeo superior. Las fascias cervicales superficiales y profundas se insertan en el agujero magno y las apófisis pterigoides del hueso esfenoides. El rafe faríngeo se ancla al tubérculo faríngeo del hueso esfenoides en la línea media.

### Irrigación y circulación

La tiroides recibe irrigación principalmente de pares de arterias tiroideas superior e inferior. El drenaje venoso de la glándula tiroides está formado por tres pares de venas tiroideas, que suelen drenar el plexo venoso en la superficie anterior de la glándula.

### Linfáticos

El drenaje linfático de la cabeza y el cuello se realiza principalmente a través de los conductos linfáticos bilaterales a las venas subclavias. Los vasos linfáticos de la glándula tiroides recorren el tejido conjuntivo interlobulillar, a menudo alrededor de las arterias, y se comunican con una red capsular de vasos linfáticos. Estos vasos pasan a los ganglios linfáticos prelaríngeos, pretraqueales (infra y supraístmicos) y paratraqueales. Los vasos linfáticos laterales ubicados a lo largo de las venas tiroideas superiores pasan a los ganglios linfáticos cervicales inferiores profundos. Algunos vasos linfáticos pueden drenar en los ganglios linfáticos braquiocefálicos o en el conducto torácico.

## Inervación

Las densas redes capilares de nervios simpáticos y parasimpáticos rodean los folículos. La inervación simpática de la glándula tiroides se origina desde los segmentos raquídeos de T1 a T4 hasta los ganglios superior, medio e inferior de la cadena cervical simpática (se ubican en el nivel de la apófisis transversa C2, C6 y anterior a C7). La inervación autónoma regula la síntesis hormonal, la secreción y el flujo sanguíneo. Las fibras simpáticas son vasomotoras y provocan vasoconstricción de los vasos sanguíneos. El control parasimpático de la glándula tiroides se realiza a través del nervio vago y sus ramas, como el nervio laríngeo recurrente. Esto puede causar acumulación excesiva de productos de desecho celular, lo que puede tener consecuencias micro y macrocelulares. Este entorno puede minimizar o incluso impedir la producción de hormonas tiroideas o las funciones de transporte transmembrana que son vitales, lo que provoca una posible disminución de la función glandular tiroidea. La simpaticotonía puede causar vasoconstricción vascular y flujo sanguíneo y linfático deficiente.

## PRESENTACIÓN DEL PACIENTE

Los síntomas comunes del hipotiroidismo incluyen bradipsiquia, letargo, fatiga, piel fría y reseca, cabello engrosado, caída del cabello, rigidez muscular, piel seca, parestesia, estreñimiento, hipotermia, menorragia, disminución de la libido y aumento de peso. Los signos comunes del hipotiroidismo incluyen cara redonda e hinchada, lentitud al hablar, ronquera, hipocinesia, debilidad muscular generalizada, rigidez, mialgia, relajación retardada de los reflejos profundos tendinosos, depresión y cambios mentales. Los síntomas comunes del hipertiroidismo incluyen temblor en las manos, insomnio, hipertensión, cambios de humor, taquicardia, pérdida de peso, ansiedad y debilidad muscular.

## TRATAMIENTO OSTEOPÁTICO

La meta del tratamiento médico es equilibrar las concentraciones hormonales, aumentar la función glandular innata, disminuir la distensión del sistema orgánico y restaurar los mecanismos homeostáticos. Las intervenciones terapéuticas comunes incluyen tratamientos de restitución hormonal, de puntos gatillo, modificación de la alimentación, reducción del estrés, cirugía y tratamiento con yodo radiactivo.

## TRATAMIENTO DE MANIPULACIÓN OSTEOPÁTICA

La meta del TMO es resolver la disfunción somática y sus implicaciones en la salud corporal. El Dr. Still relaciona la causa y el tratamiento de la glándula tiroides con la mala posición de las estructuras craneales, clavículas, escápulas, esternón y la 1ª y 2ª costillas como una posible causa de la reserva de sangre u otros líquidos dentro de la glándula tiroides, que resulta en inflamación y tiroiditis. Menciona que la pérdida de la

relación anatómica normal entre estas estructuras interfiere con la función adecuada de los nervios, el drenaje linfático y los vasos sanguíneos, lo que finalmente lleva a la enfermedad. Además, el mal funcionamiento de las estructuras que drenan los órganos de elementos perjudiciales dificulta los procesos de curación natural del cuerpo. De esto se deduce que la eliminación de estas obstrucciones estructurales permitiría el regreso de la función óptima de la glándula tiroides. La consideración de las características funcionales y estructurales de la tiroides puede sugerir posibles rutas a través de las cuales el TMO podría tener influencia positiva en la función glandular. Es probable que la manipulación osteopática restaure la perfusión y función glandular y mejore la salud. Mediante el alivio de las restricciones musculoesqueléticas, se puede fomentar la mejoría de los mecanismos de autorregulación y autocuración. El eje hipotálamo-hipófisis-tiroides puede funcionar con mayor eficiencia si las estructuras miofasciales, neurológicas, linfáticas y articulares relacionadas desde el punto de vista anatómico con la glándula tiroides actúan en armonía. En aquellos casos en los que la enfermedad se prolonga y la glándula tiroides se inflama y presenta edema debido a una agresión infecciosa o autoinmunitaria (tiroiditis), la manipulación osteopática puede prevenir daños irreversibles a la glándula, como fibrosis y atrofia. La intervención temprana con TMO en un paciente es ideal y puede ayudar a preservar la función glandular.

El médico osteópata puede maximizar la función y la estructura dentro de la glándula tiroides y acelerar la función del órgano terminal. Las secuelas a corto y largo plazos de la enfermedad tiroidea pueden manifestarse. La restricción esternal puede impedir el flujo vascular. Las venas tiroideas inferiores drenan los polos inferiores de la glándula tiroides y recorren por detrás del manubrio del esternón. Se comunica con frecuencia la rotación de C2 como resultado del tono vagal anormal. En un estado tiroideo crónico, una disfunción somática de flexión en T2 fue reproducible a la palpación durante la exploración física. La manipulación craneal dirigida a las restricciones de movimiento de los huesos craneales y los patrones de distensión de los tejidos blandos afectan la función hipofisiaria e hipotalámica. Específicamente con el tratamiento de manipulación, la movilización del hueso esfenoides se utiliza para incrementar la irrigación nutricia hacia y desde la glándula hipofisiaria y la manipulación de la base del cráneo a través de la extensión de la base se utilizaría para aumentar el movimiento esfenobasilar. Se pueden tratar la movilización del hueso occipital, la salida parasimpática y la distensión de la inserción miofascial en el agujero magno y las regiones cervicales por debajo. El equilibrio del hueso temporal puede afectar las adherencias del cartílago tiroides por el ligamento estilohioideo y los grupos musculares estilofaríngeos. El aporte vascular insuficiente hacia y desde la hipófisis aumenta con la manipulación esfenoidal y sus relaciones con las fascias dural y cervical profunda. La restricción del movimiento esfenobasilar se debe a exceso de la tensión membranosa craneal y a la congestión del líquido craneal. Esto se correlaciona directamente con la restricción de la columna cervical superior (articulaciones OA y AA), el estiramiento de la duramadre y de la fascia cervical anterior. Las disfunciones somáticas de las articulaciones occipitoatloidea (OA) y atlantoaxial (AA) debidas a anomalías de los tonos autónomo y vagal pueden mejorar con el TMO craneal, y ayuda con el estreñimiento que se suele observar en estos pacientes. La movilización sacra, que mejora el movimiento craneal, se puede incrementar con las técnicas de balanceo del sacro. La liberación miofascial pretraqueal también se puede aumentar mediante técnicas de movilización traqueal, tiroidea, del cricoides, del hueso hioides y de los tejidos blandos cervicales anteriores. Las arterias, los vasos linfáticos y las venas de la glándula tiroides corren dentro de esta capa fascial. El tratamiento de los tejidos cervicales anteriores puede ayudar a aliviar el bocio, la ronquera y las alteraciones del nervio laríngeo recurrente. En el hipotiroidismo hay acumulación generalizada de líquidos corporales que puede ser desplazada de los tejidos. Las técnicas de movilización de líquidos se pueden utilizar local y distal, se emplean técnicas de mejoría de drenado, como el frotamiento (*effleurage*) cervical y la inhibición muscular paravertebral cervical. Esto permite la relajación de los tejidos blandos y la circulación vascular óptima. La corrección de las disfunciones somáticas vertebrales, bombeo linfático esternal, liberación de la salida torácica, liberación esternal y de T1/1ª costilla también pueden ayudar a restaurar la circulación vascular. Las clavículas se encuentran cerca de la glándula tiroides y se adhieren a la 1ª costilla y el manubrio. La disfunción somática clavicular se debe tratar para asegurar el drenaje venoso y linfático de la glándula tiroides. La elevación de la 1ª costilla unilateral o bilateral causa suavización supraclavicular en uno o ambos lados. Los puntos de Chapman, que son contracciones anormales nodulares inducidas por el tono hipersimpático, provocan edema y engrosamiento miofascial (puntos dolorosos). Estos puntos se encuentran profundos en la piel en la fascia profunda o el periostio. Por lo general, son puntos reflejos pares que tienen un componente anterior y otro posterior. Los puntos anteriores se pueden palpar y el dolor a la palpación en la parte anterior del segundo espacio intercostal es un hallazgo común y se asocia a un punto de Chapman tiroideo. Los puntos de Chapman, posteriores se palpan en las apófisis periespinosas y espinosas de T2 en la patología tiroidea. El tratamiento de estos puntos puede mejorar el drenaje linfático y ayudar a normalizar el tono simpático de la glándula tiroides, lo que, a su vez, puede influir en su función. También se puede mejorar el flujo cardiovascular. El aporte simpático se normaliza para promover la máxima permeabilidad vascular mediante técnicas osteopáticas que tratan los ganglios simpáticos cervicales superior, medio e inferior. Se debe tratar y abordar la hipertonicidad de los músculos cervicales y torácicos superiores con dolor a la palpación y restricción vertebral en T2 con disfunción somática asociada a la 1ª y 2ª costillas por aumento de los tonos simpáticos.

## SECUENCIA DE TRATAMIENTO SUGERIDA

1. Técnica de energía muscular/técnicas miofasciales de la columna cervical: OA, AA, C2 a C7 (fig. 121.1).
2. Liberación miofascial: hueso hioides, entrada torácica.
3. Elevación de las costillas: T1 a T4.
4. Frotamiento: tejidos blandos cervicales anteriores.

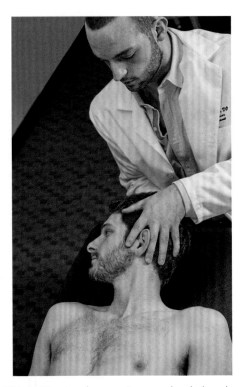

**FIGURA 121-1.** Técnica de energía muscular de la columna cervical en decúbito dorsal.

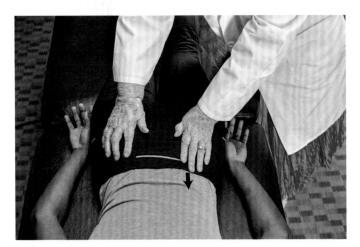

**FIGURA 121-2.** Técnicas de balanceo sacro en decúbito ventral.

5. Puntos de Chapman: glándulas tiroides y suprarrenales (anterior y posterior) en T2 y T10.
6. Técnica de Spencer: bilateral en extremidades superiores.
7. Técnica de balanceo sacro (fig. 121.2).
8. Descompresión de la sincondrosis esfenobasilar mediante palpación frontooccipital.
9. HTM huesos temporales y maxilares.
10. CV4.

## CONCLUSIÓN

El TMO restaura las capacidades neurológica, endocrina, biomecánica y circulatoria inherentes al cuerpo, por lo tanto, se incrementa la inmunidad, la autocuración y la salud. Los síntomas clínicos del paciente, a menudo, se minimizan mientras se mejora el aumento o la preservación de la función glandular. El tratamiento clínico regular promueve una mejor calidad de vida. Es probable que el TMO para la enfermedad tiroidea tenga efectos sinérgicos y de apoyo en el paciente con este trastorno y se debe considerar en el ámbito hospitalario y ambulatorio.

## Referencias

Baniahmad A. Introduction to thyroid hormone receptors. *Methods Mol Biol*. 2002;202:1-12.

Barrett E. The thyroid gland. En: Boron WF, Boulpaep EL, eds. *Medical Physiology: A Cellular and Molecular Approach*. Philadelphia, PA: WB Saunders Company; 2003: 1035-1048.

Braunwald E. Disorders of the thyroid gland. In: Braunwald E, eds. *Harrison's Principles of Internal Medicine*. 15th ed. Philadelphia, PA: The McGraw-Hill Companies; 2001: 1-54.

Cavalieri RR. Iodine metabolism and thyroid physiology: Current concepts. *Thyroid*. 1997;7:177-181.

Clark R. Hypothyroidism recognition and treatment of mild cases. *Osteopath Profession*. 1938;3:16-19.

Clemente D. The endocrine glands. En: Gray H, ed. *Gray's Anatomy Text*. 13th ed. Philadelphia, PA: Lea and Febiger; 1985:441-446.

Cottrille WP. Detection and management of hypothyroidism. *Osteopath Profession*. 1961;1:56-59, 76, 78.

Dillman W. The thyroid. En: Goldman L, ed. *Cecil Textbook of Medicine*. 21st ed. Amsterdam, The Netherlands: Elsevier; 2000:1235-1236, 1241, 1242.

Golding D. Hypothyroidism presenting with musculoskeletal symptoms. *Ann Rheum Dis*. 1970;29:25-43.

Harvey CB, Williams GR. Mechanism of thyroid hormone action. *Thyroid*. 2002;12:441-446.

Jameson JL, Weetman AP. Disorders of the thyroid gland: introduction. In: Fauci AS, ed. *Harrison's Principles of Internal Medicine Online*. 17th ed. New York, NY: The McGraw-Hill Companies; 2001-2002:1-20.

Khaleeli A. The clinical presentation of hypothyroid myopathy and its relationship to abnormalities in structure and function of skeletal muscle. *Clin Endocrinol*. 1983;19:365-376.

Lamb H. Treatment for diseases of the thyroid gland. *JAOA*. 1944;44:197,198, 210.

Lowe JC. A case of debilitating headache complicated by hypothyroidism: Its relief through myofascial therapy. *Digest of Chiropractic Economics*. 1988;31(3):73-75.

McPhee SJ, Lingappa VR, Ganong WF. *Lange Pathophysiology of Disease*. 4th ed. New York, NY: Lange Medical Books/McGraw-Hill Publishing; 2003:556-561, 567-575.

Moore KL, Dalley AF, Agur AMR. *Clinically Oriented Anatomy*. 8th ed. Alphen aan den Rijn, The Netherlands: Wolters Kluwer, 2018.

Nelson K, Glonek T. *Somatic Dysfunction in Osteopathic Family Medicine*. Baltimore, MD: Wolters Kluwer/Lippincott, Williams & Wilkins; 2014: 304-315.

Porterfield SP. Thyroid gland. En: *Endocrine Physiology*. St. Louis, MO: Mosby; 1997: 57.

Rakel R. *Textbook of Family Practice*. 5th ed. Philadelphia, PA: W.B. Saunders Company; 1995: 1099-1100.

Ray TL. Osteopathic treatment of goiter. *Osteopath Profession*. 1942;10(2):4, 42-46.

Routledge NW. Endocrine problems. *Osteopath Profession*. 1943;10(7):8, 40, 42, 44.

Schalck MA. Osteopathic viewpoint on endocrine dysfunction, recent experiments in gland therapy. *Osteopath Profession*. 1935;2(10):14-19, 34, 36.

Still AT. *Osteopathy Research and Practice*. Seattle, WA: Eastland Press; 1992:60-61.

Travell JG, Simons DG, Simons, L. *Myofascial Pain and Dysfunction*. The Trigger Point Manual. Baltimore MD: Williams & Wilkins; 1983: 213-216.

Unverferth EC. Goiter: A case report. *Osteopath Manipulative Ther*. 1940;3:102-108.

Walker FP. The thyroid gland: It's relationship to the adrenal gland. *The Osteopathic Profession*. 1936;3(6):7-9, 34, 36, 38.

# Índice alfabético de materias